U0276047

角膜病学

第 2 版

上　册

主　　编　谢立信　史伟云
主编助理　林　萍
副 主 编　高　华　胡建章　晋秀明　王　婷　张立军　周庆军

人民卫生出版社
·北　京·

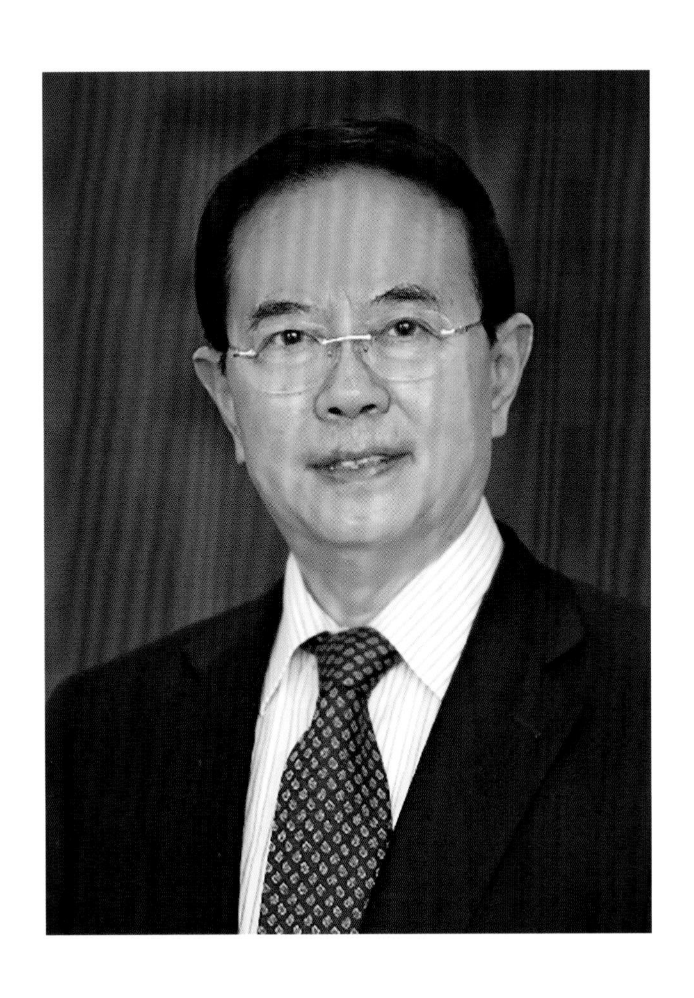

谢立信 主编

谢立信，教授、研究员、博士生导师，我国著名眼科学专家。1965年，毕业于山东医学院，创建潍坊医学院眼科。1987年，赴美国路易斯安那州立大学眼科中心从事角膜病研究。1991年回国后，在青岛创建山东省眼科研究所，现已成为拥有青岛眼科医院（三个院区）、山东省眼科医院（济南）两个三级甲等专科医院的集科研、医疗、教学为一体的中国主要眼科中心之一。现任山东第一医科大学终身教授、山东第一医科大学附属青岛眼科医院院长，兼任亚太角膜病学会名誉主席、中华医学会眼科学分会名誉主任委员、《中华眼科杂志》荣誉主编等职务。2001年，当选中国工程院院士。

谢立信教授主要从事眼科角膜病、白内障的应用基础和临床研究，是我国角膜病专业的领军者和白内障超声乳化手术的开拓者。在感染性角膜病、生物工程角膜、角膜内皮细胞、糖尿病性角膜病变及眼内植入缓释药物等领域取得了众多开创性成果，将我国角膜病的应用基础研究和临床治疗推向了世界前沿。承担国家自然科学基金重点项目等50余项，发表论文500余篇，出版专著5部，主编、主译和参编书籍30余部。先后获得国家科学技术进步奖二等奖3项、山东省科学技术最高奖、山东省科学技术进步奖一等奖6项、何梁何利基金科学与技术进步奖、中美眼科学会金钥匙奖、中华眼科杰出成就奖、美国眼科学会成就奖、亚太眼科学会 De Ocampo Lecture 奖和 Arthur Lim 奖、中华眼科终身成就奖、亚洲角膜基金会学术成就奖等，培养研究生130余名。至今仍工作在医疗、科研和教学一线。

Lixin Xie, Professor, Doctoral Supervisor, is a renowned ophthalmologist in China. He graduated from Shandong Medical College in 1965 and established the Department of Ophthalmology at Weifang Medical College. In 1987, he went to US Louisiana State University Eye Center to conduct research on corneal diseases. After returning to China in 1991, he founded the Shandong Eye Institute in Qingdao, which now includes two tertiary grade A hospitals: the Qingdao Eye Hospital (with three branches) and the Shandong Eye Hospital (in Jinan). It has become one of the major ophthalmic centers in China integrating research, medical and education. Currently, Professor Xie is a lifelong professor at Shandong First Medical University and the Director of the affiliated Qingdao Eye Hospital. He also serves as the Honorary Chairman of the Asia-Pacific Society of Keratopathy, the Honorary Chairman of the Ophthalmology Branch of the Chinese Medical Association, and the Honorary Editor-in-Chief of the *Chinese Journal of Ophthalmology*. In 2001, Professor Xie was elected as the Academician of the Chinese Academy of Engineering.

Professor Xie mainly focuses on the basic and clinical research of corneal diseases and cataracts. He is the leader of corneal specialty and pioneer of cataract phacoemulsification surgery in China. He has made numerous groundbreaking achievements in infective corneal diseases, bioengineered cornea, corneal endothelial cells, diabetic keratopathy, and intraocular implantation of sustained-release drugs. These promoted the applied basic research and clinical treatment of corneal diseases in China to the forefront of the world.

Professor Xie has undertaken more than 50 research projects, including the Key Program of the National Natural Science Foundation of China, published over 500 papers, authored five monographs and co-authored more than 30 books. He has received three Second Prize of National Science and Technology Progress Award, Shandong Science and Technology Highest Award, six First Prize of Shandong Provincial Science and Technology Progress Award, the Science and Technology Progress Award of Ho Leung Ho Lee Foundation, the Golden Key Award of Chinese American Ophthalmological Society, the Outstanding Achievement Award of Chinese Ophthalmological Society, the Achievement Award of American Academy of Ophthalmology, the De Ocampo Lecture and Arthur Lim Award of Asia-Pacific Academy of Ophthalmology, the Lifetime Achievement Award of Chinese Ophthalmology Society, and the Asia Cornea Foundation Lecture Award. Professor Xie has supervised more than 130 postgraduate students. Today, he is continuing to work in the front line of clinical treatment, research and education.

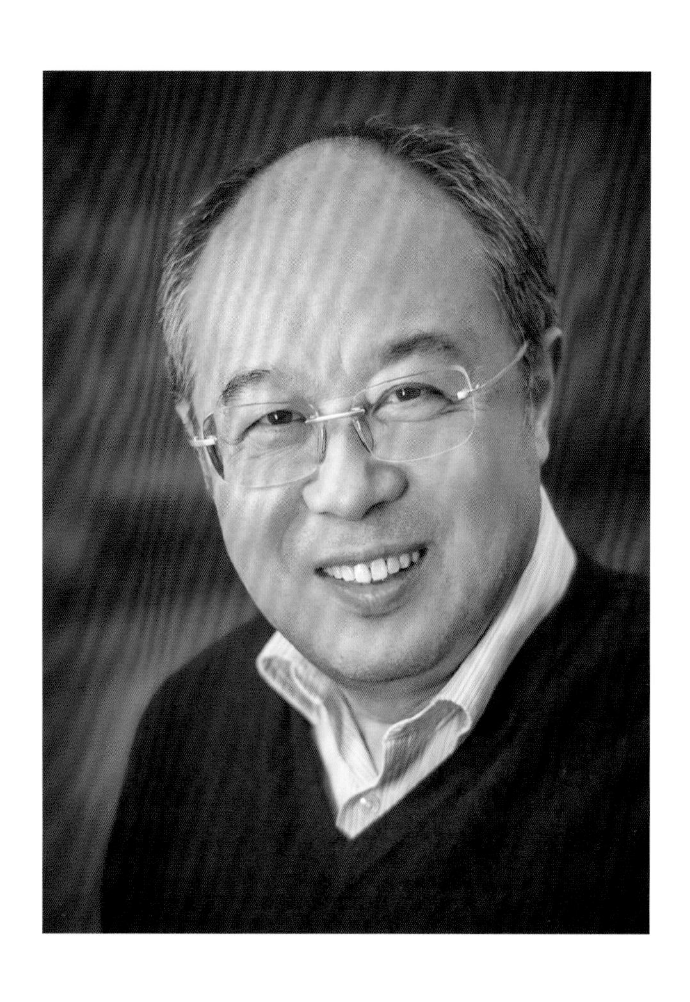

史伟云　主编

史伟云，医学博士、二级教授、主任医师、博士生导师，师从谢立信院士，曾跟随著名角膜病大师 Herbert E. Kaufman 教授学习工作。现任山东第一医科大学附属眼科医院（山东省眼科医院）院长、省部共建国家重点实验室培育基地主任；是第十三、十四届全国人大代表，俄罗斯自然科学院外籍院士，国务院政府特殊津贴专家，中华医学会眼科学分会常委和角膜病学组组长，亚洲角膜学会理事，中国民族卫生协会眼学科分会主任委员，《中华眼科杂志》副总编辑及其他 8 部眼科杂志编委等。专注于我国常见致盲眼病——角膜病临床和基础研究，是国内极少完成角膜移植手术超万例的专家。创新系列角膜移植手术，成功研发新型生物角膜和人工角膜产品等 4 项产品，获Ⅲ类植入医疗器械产品证书 3 项，授权发明专利 30 余项，转化 6 项。承担国家自然科学基金重点项目等 30 余项，发表论文近 400 篇，SCI 收录 100 余篇，出版专著 3 部。获国家科学技术进步奖二等奖 2 项、何梁何利基金科学与技术进步奖、山东省科学技术最高奖、山东省科学技术进步奖和技术发明奖一等奖 4 项、吴阶平-保罗·杨森医学药学奖、中华眼科杰出成就奖、中美眼科学会金钥匙奖。培养眼科学博士、硕士百余名。

Weiyun Shi, MD, PhD, Senior Professor, Chief Physician, and Doctoral Supervisor, studied following the Academician Lixin Xie and the renowned corneal expert Professor Herbert E. Kaufman. Currently, he is the Director of the Eye Hospital of Shandong First Medical University (Shandong Eye Hospital) and the Director of the State Key Laboratory Cultivation Base. Professor Shi was selected as a Deputy to the 13th and 14th National People's Congress, the Foreign Academician of the Russian Academy of Natural Sciences, and a recipient of the State Council Special Allowance. He is a Standing Committee Member of the Ophthalmology Branch of the Chinese Medical Association and the Chairman of the Corneal Society, the Council Member of the Asia Cornea Society, the Chairman of the Ophthalmology Branch of the China National Health Association. He is also the Deputy Editor-in-Chief of the *Chinese Journal of Ophthalmology* and serves as an editorial board member for eight other ophthalmology journals. Professor Shi focuses on the clinical and basic research of corneal diseases and has performed over 10,000 corneal transplantation surgeries. He has innovated series of corneal transplantation surgeries and successfully developed four products, including bioengineered cornea and keratoprosthesis. He has obtained three certificates of Class III implantable medical devices and 30 national invention patents, of which six have been successfully transformed. He has undertaken more than 30 research projects, including the Key Program of the National Natural Science Foundation of China. Professor Shi has published nearly 400 papers, including over 100 papers indexed by SCI, and has authored three monographs on corneal diseases. He has received two Second Prize of National Science and Technology Progress Award, Science and Technology Progress Award of Ho Leung Ho Lee Foundation, Shandong Science and Technology Highest Award, four First Prize of Shandong Provincial Science and Technology Progress Award and Technology Invention Award, Wu Jieping-Paul Janssen Medical and Pharmaceutical Award, Outstanding Achievement Award of Chinese Ophthalmological Society, Golden Key Award of Chinese American Ophthalmological Society. Professor Shi has supervised over 100 doctoral and master's students in ophthalmology.

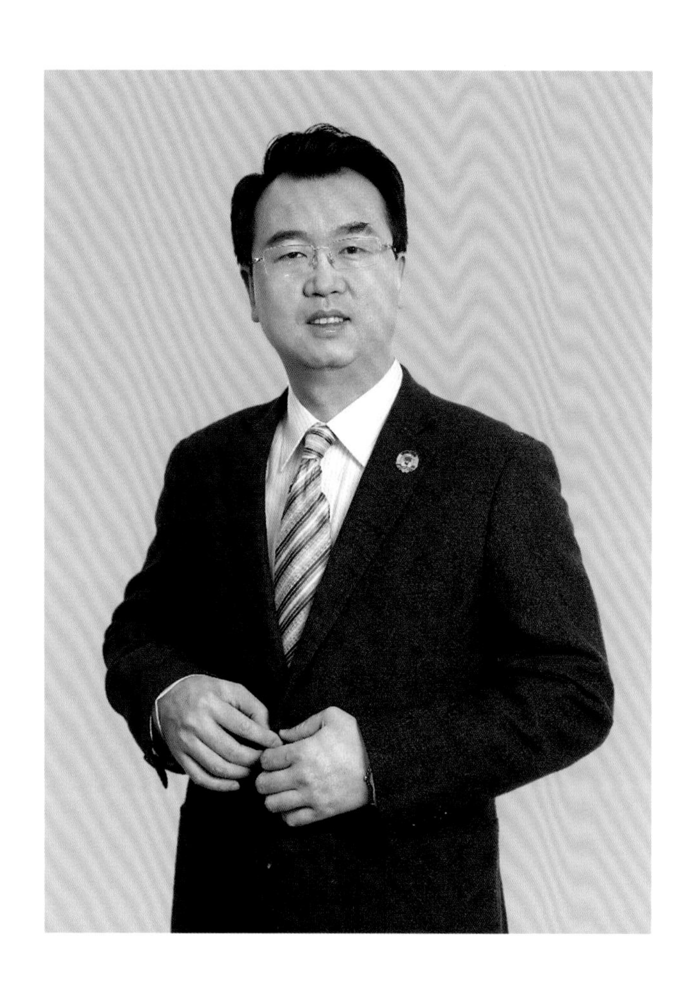

高　华　副主编

高华，医学博士、二级教授、主任医师、博士生导师，泰山学者青年专家。现任山东第一医科大学附属眼科研究所所长、山东第一医科大学眼科学院党委书记、山东第一医科大学附属眼科医院副院长、山东眼科博物馆馆长。兼任中华医学会眼科学分会角膜病学组委员，中国民族卫生协会眼学科分会秘书长、常委和眼科文史学组组长等。主要从事角膜疾病诊治和屈光手术治疗，每年完成各类手术 2 000 余例。在飞秒激光微创角膜移植、深板层角膜移植和屈光手术等方面经验丰富。主持国家自然科学基金 5 项，发表论文 100 余篇，代表作发表在 *Cell Discovery* 和 *American Journal of Transplantation* 等一区期刊。获国家科学技术进步奖二等奖 2 项（第 5、10 位），山东省科学技术进步奖和技术发明奖一等奖 3 项（第 2、3、4 位），获中华眼科学会奖和中国优秀眼科医师称号。

Hua Gao, MD, PhD, Senior Professor, Chief Physician, Doctoral Supervisor, Taishan Scholar Young Expert. Professor Gao is the Director of the Eye Institute of Shandong First Medical University, the Secretary of Party Committee of School of Ophthalmology at Shandong First Medical University, the Deputy Director of the Eye Hospital of Shandong First Medical University (Shandong Eye Hospital) and the Director of Shandong Eye Museum. He also serves as the Committee Member of the Corneal Society of the Ophthalmology Branch of the Chinese Medical Association, the Chairman of the Ophthalmic Culture and History Group and the Secretary-General and Standing Committee Member of the Ophthalmology Branch of the China National Health Association. Professor Gao mainly focuses on the diagnosis and treatment of corneal diseases and refractive surgery. He completes more than 2,000 surgeries each year and has rich experience in femtosecond laser-assisted corneal transplantation, deep anterior lamellar keratoplasty, and refractive surgery. Professor Gao has hosted five projects of the National Natural Science Foundation of China and has published more than 100 papers in top-tier journals such as *Cell Discovery* and *American Journal of Transplantation*. He has won two Second Prize of National Science and Technology Progress Award (ranked 5th and 10th), and three First Prize of Shandong Provincial Science and Technology Progress Award and Technology Invention Award (ranked 2nd, 3rd, 4th). He has also been awarded the Chinese Ophthalmological Society Award and the title of Excellent Ophthalmologist of China.

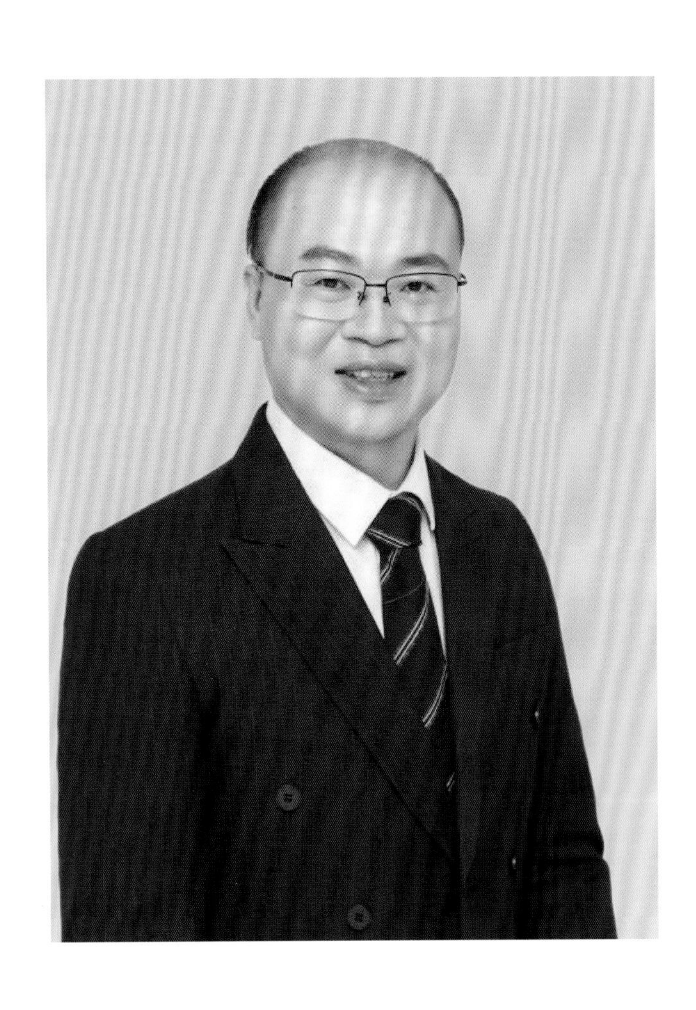

胡建章 副主编

胡建章，医学博士、教授、主任医师、博士生导师。师从我国著名角膜病专家、中国工程院院士谢立信教授，美国迈阿密大学 Bascom Palmer 眼科研究所访问学者。现任福建医科大学附属协和医院眼科主任、福建医科大学眼视光学系副主任、福建省眼科医师协会副会长。从事眼表疾病，如角膜病、干眼、白内障、屈光不正的临床诊治及应用基础研究，尤其擅长角膜移植、眼表重建、角膜屈光手术、重度干眼的综合治疗，具有丰富的临床经验。担任国家自然科学基金评审专家、教育部研究生学位论文评审专家，主持和承担多项国家自然科学基金面上项目，发表学术论文 40 余篇，其中 SCI 收录论文 30 余篇。

Jianzhang Hu, MD, PhD, Professor, Chief Physician, Doctoral Supervisor. He studied following the Academician Lixin Xie, the renowned corneal expert in China and was a visiting scholar at the Bascom Palmer Eye Institute of the University of Miami of US. He is currently the Director of Ophthalmology Department of the Affiliated Union Hospital of Fujian Medical University, the Deputy Director of the Department of Ophthalmology and Optometry of Fujian Medical University, and Vice President of Fujian Association of Ophthalmologists. Professor Hu focuses on the clinical and basic research of ocular surface diseases, such as dry eye, cataract, refractive error. He is particularly skilled in corneal transplantation, ocular surface reconstruction and corneal refractive surgery, and the comprehensive treatment of severe dry eye, with extensive clinical experience. Professor Hu is a reviewer for the National Natural Science Foundation of China and a postgraduate thesis reviewer at the Ministry of Education. He has undertaken multiple projects of the National Natural Science Foundation of China and has published over 40 academic papers, with more than 30 SCI-indexed papers.

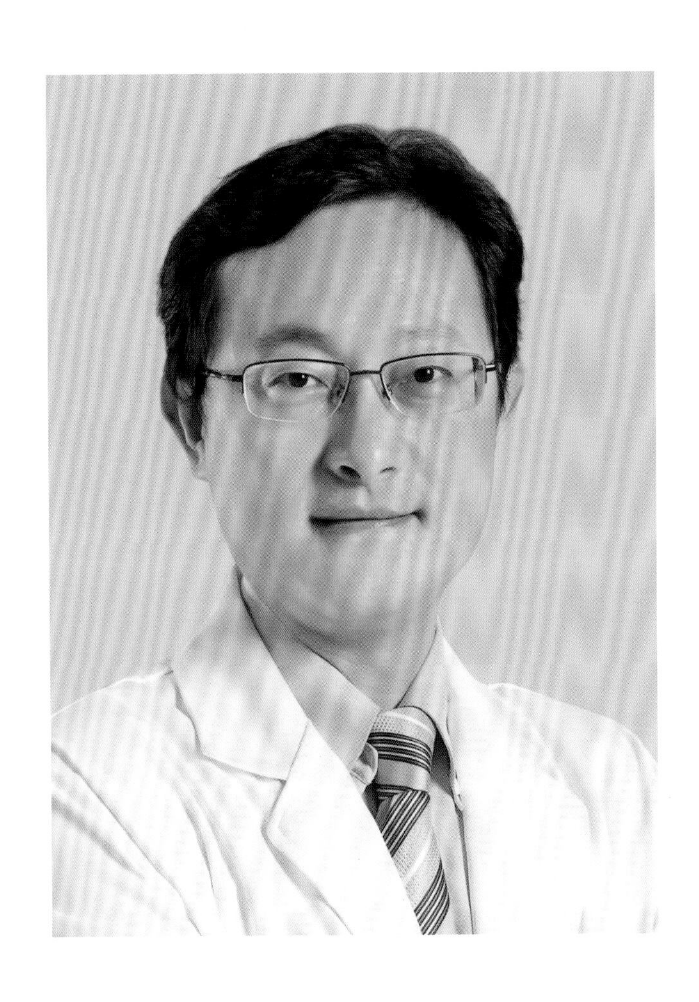

晋秀明　副主编

晋秀明，医学博士、教授、主任医师、博士生导师。浙江大学眼科医院副院长，浙江大学医学院附属第二医院眼科中心副主任、角膜和眼表疾病专科主任。中华医学会眼科学分会角膜学组委员、中国医师协会眼科学分会角膜病学组委员、中国医药卫生事业发展基金会干眼病防治专家委员会主任委员、中国康复医学会眼科专委会干眼康复学组组长、中国民族卫生协会眼科分会干眼研究学组组长、国家眼库专家委员会委员、浙江省医学会眼科学分会委员、浙江省医师协会眼科学分会委员、浙江省角膜病诊治技术指导中心副主任。主要从事角膜和眼表疾病的基础和临床研究，在感染性角膜炎和干眼诊疗领域研究深入，推动和引领了我国干眼门诊建设。主持国家自然科学基金在内各类项目8项。

Xiuming Jin, MD, PhD, Professor, Chief Physician, Doctoral Supervisor. He is the Vice President of the Zhejiang University Eye Hospital, the Vice Director of the Eye Center and the Director of Corneal and Ocular Surface Department of the Second Affiliated Hospital of Zhejiang University School of Medicine. He is a the Committee Member of the Corneal Society of the Ophthalmology Branch of the Chinese Medical Association, the Committee Member of the Corneal Society of the Ophthalmology Branch of the Chinese Medical Doctor Association, the Chair of the Dry Eye Disease Prevention Society of the China Medical Board of Health Care Development Foundation, the Chair of the Dry Eye Rehabilitation Society of the Ophthalmology Branch of the Chinese Association of Rehabilitation Medicine, the Chair of the Dry Eye Research Group of the Ophthalmology Branch of the China National Health Association. He is also the member of the Chinese Eye Bank Committee, the member of the Ophthalmology Branch of the Zhejiang Medical Association and the Zhejiang Medical Doctor Association. Additionally, he is the Deputy Director of the Zhejiang Corneal Disease Diagnosis and Treatment Technical Guidance Center. He is expertise in the basic and clinical research on corneal and ocular surface diseases. He has made significant contributions in the diagnosis and treatment of infectious keratitis and dry eye and promoted the development of dry eye clinics in China. Professor Jin has hosted eight projects, including projects of the National Natural Science Foundation of China.

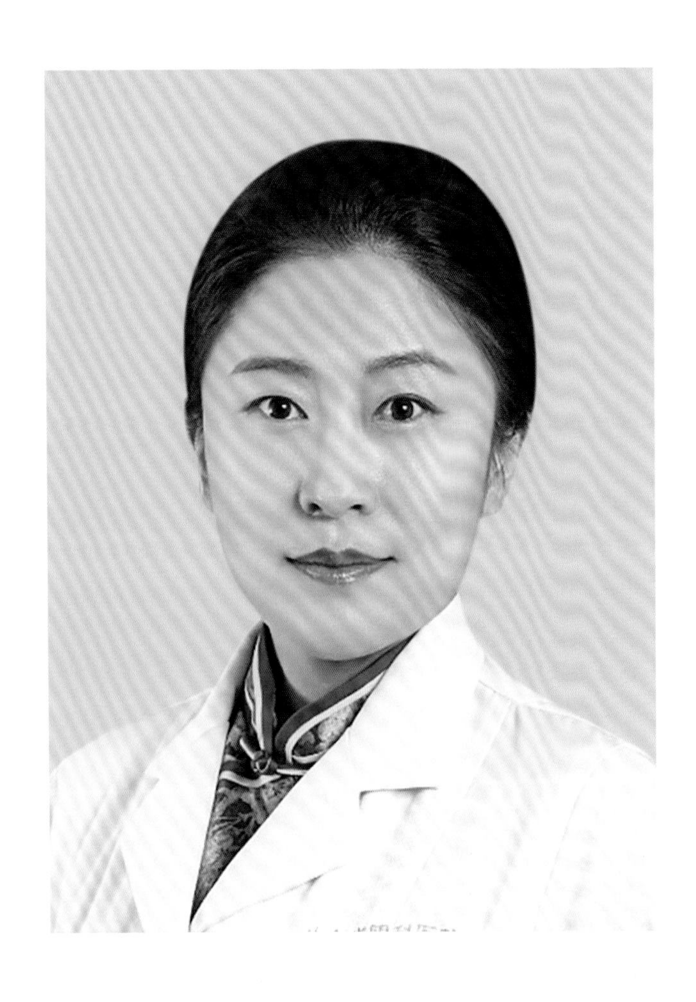

王　婷　副主编

王婷，医学博士、教授、主任医师、博士生导师，泰山学者青年专家，美国宾夕法尼亚大学高级访问学者。现任山东第一医科大学附属眼科医院副院长。任中华医学会眼科学分会青年委员、中华医学会眼科学分会眼外伤学组委员、中国女医师协会专委会委员、《中华眼科杂志》通信编委。从事眼科医教研工作，主要致力于角膜病、白内障、青光眼的临床与基础研究。先后主持国家自然科学基金面上项目、山东省重点研发计划等 6 项课题，发表论文 85 篇，其中 SCI 论文 40 篇。参与获得国家科学技术进步奖二等奖 2 项、山东省科学技术进步奖一等奖 2 项、山东省技术发明奖 1 项。获全国巾帼建功标兵、中国优秀眼科医师、中华眼科学会先进工作者等荣誉称号，任山东省青年医务工作者协会副会长。

Ting Wang, MD, PhD, Professor, Chief Physician, Doctoral Supervisor, Taishan Scholar Young Expert, Senior Visiting Scholar at the University of Pennsylvania in the US. Professor Wang serves as the Vice Director of the Eye Hospital of Shandong First Medical University (Shandong Eye Hospital). She is the Young Committee Member and the Committee Member of the Ocular Trauma Society, of the Ophthalmology Branch of the Chinese Medical Association, the Committee Member of China Medical Women's Association and the Corresponding Editor of *Chinese Journal of Ophthalmology*. Professor Wang has been devoted to clinics and education, and basic research on corneal diseases, cataracts, and glaucoma. She has undertaken six research projects, including the General Project of the National Natural Science Foundation of China and Shandong Provincial Key Research and Development Program. She has published 85 papers, including 40 SCI papers. Professor Wang has won two Second Prize of National Science and Technology Progress Award, two First Prize of Shandong Provincial Science and Technology Progress Award and one Technology Invention Award. She has been honored with titles such as National Model for Women's Achievement, Excellent Ophthalmologist of China and Advanced Worker of the Chinese Ophthalmological Society. Professor Wang also serves as the Vice President of Shandong Young Medical Workers Association.

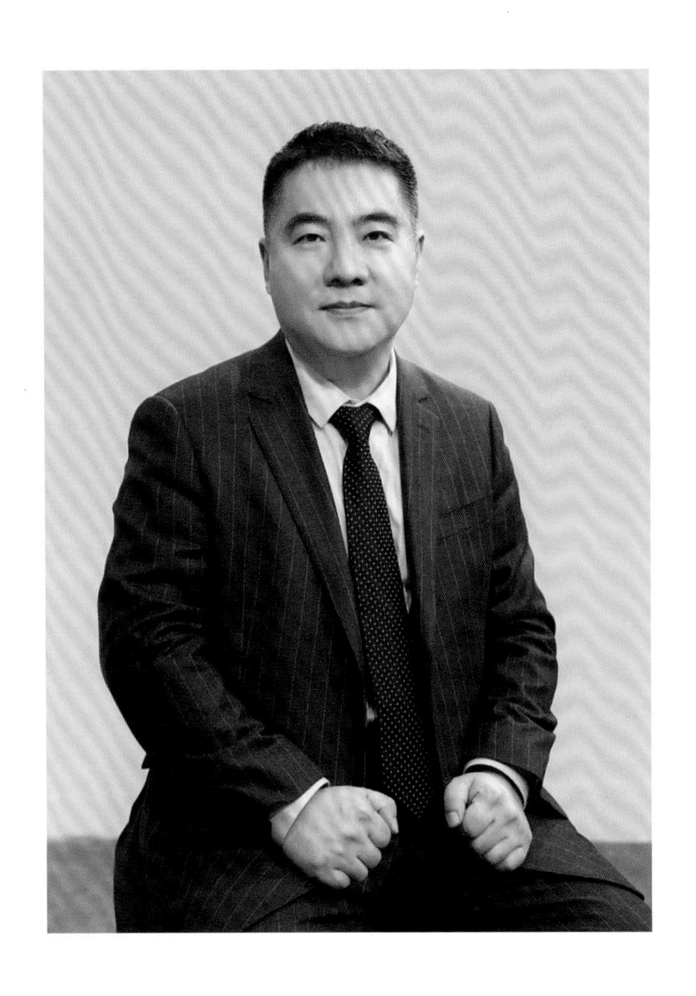

张立军 副主编

张立军，医学博士、二级教授、主任医师、博士生导师。现任大连市第三人民医院（大连市眼科医院）院长、辽宁省角膜与眼表重点实验室和眼视光工程研究中心主任。兼任中华医学会眼科学分会角膜病学组委员、中华医学会激光医学分会眼科学组委员、中国医师协会眼科分会角膜病学组委员、中国医师协会医学科普专业委员会委员，是国务院政府特殊津贴专家、辽宁省优秀专家、辽宁省青年名医。在临床方面具有丰富的临床经验和娴熟的显微手术技巧，尤其在屈光手术方面具有较高的造诣，擅长各类角膜激光近视矫正手术与 ICL 植入手术，已累计完成近 6 万例。主持和承担国家自然科学基金面上项目，在国内外核心期刊发表学术论著 60 余篇。培养博士和研究生 30 余名。

Lijun Zhang, MD, PhD, Senior Professor, Chief Physician, Doctoral Supervisor. Professor Zhang currently serves as the President of the Third People's Hospital of Dalian (Dalian Eye Hospital), the Director of Liaoning Key Laboratory of Cornea and Ocular Surface, and the Director of the Liaoning Optometry Engineering Research Center. Professor Zhang serves as the Committee Member of Chinese Corneal Society of the Ophthalmology Branch of the Chinese Medical Association, the Committee Member of the Laser Medicine Branch of the Chinese Medical Association, the Committee Member of the Corneal Society of the Ophthalmology Branch of the Chinese Medical Doctor Association, the Member of the Medical Science Professional Committee of the Chinese Medical Doctor Association. Professor Zhang is a recipient of the State Council Special Allowance, the Outstanding Expert of Liaoning Province, and Renowned Youth Doctor of Liaoning Province. Professor Zhang is specialized in refractive surgery with extensive clinical experience and microsurgical skills. He possesses technical expertise in various corneal laser myopia correction surgeries and ICL implantation surgeries. He has completed nearly 60,000 surgeries. Professor Zhang has hosted the General Project of the National Natural Science Foundation of China and has published more than 60 academic papers in core domestic and international journals. Professor Zhang has trained more than 30 doctoral and postgraduate students.

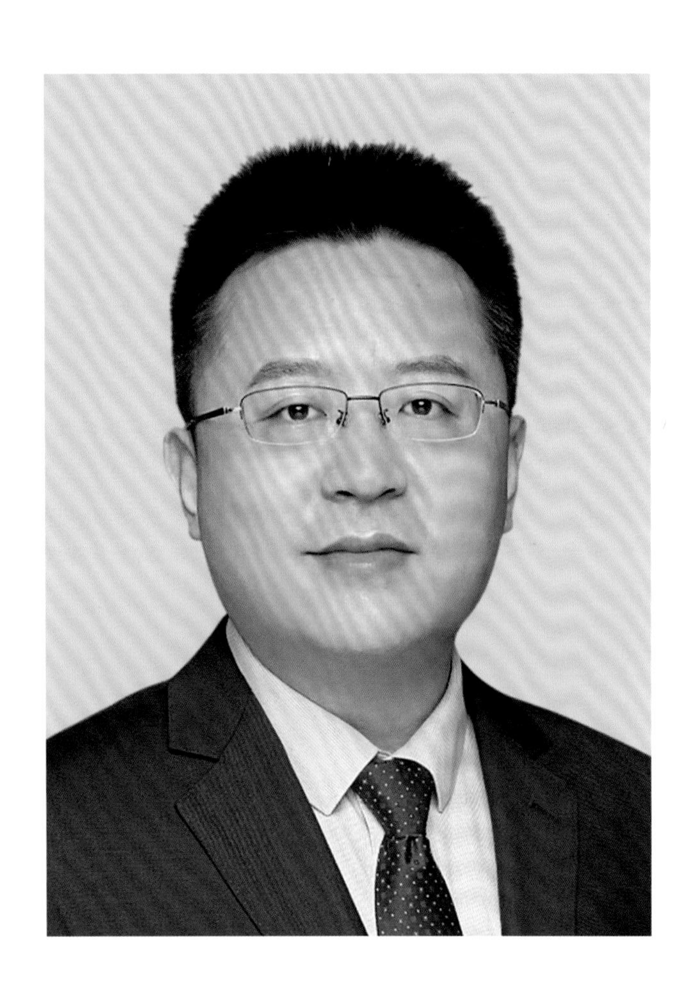

周庆军　副主编

周庆军，博士、研究员、博士生导师。现任山东省眼科学重点实验室常务副主任、山东第一医科大学附属青岛眼科医院副院长，兼任中华医学会眼科学分会视觉生理学组委员、《中华实验眼科杂志》通信编委等职务。主持国家重点研发计划课题 1 项、国家自然科学基金 5 项，参与 863 计划项目、973 计划课题等 20 余项，入选中组部青年拔尖人才、泰山学者特聘专家和山东省杰出青年。在 *J Clin Invest*, *Diabetes*, *IOVS* 等杂志发表论文 143 篇，授权发明专利 20 项，获国家科学技术进步奖二等奖、山东省技术发明奖和科学技术进步奖一等奖 6 项（3 项列第 2 位）。

Qingjun Zhou, PhD, Senior Professor, Doctoral Supervisor. Currently serving as the Executive Deputy Director of Shandong Provincial Key Laboratory of Ophthalmology, the Deputy Director of Qingdao Eye Hospital of Shandong First Medical University, and the Committee Member of the Visual Physiology Group of Ophthalmology Branch of Chinese Medical Association, and the Communication Editor of the *Chinese Journal of Experimental Ophthalmology*. Professor Zhou has hosted one National Key Research and Development Program Project, five projects of the National Natural Science Foundation of China, and participated in more than 20 projects including the 863 Program and the 973 Program. He has been supported by the National Youth Talent Support Program, Taishan Scholar and Shandong Provincial Outstanding Youth Fund. He has published 143 papers in journals such as *J Clin Invest*, *Diabetes* and *IOVS*. He has authorized 20 invention patents and won six awards including the Second Prize of National Science and Technology Progress Award, the First Prize of Shandong Provincial Technology Invention Award, and Science and Technology Progress Award (ranked 2nd in three of them).

编委名单

主　　编　谢立信　史伟云

主编助理　林　萍

副 主 编　高　华　胡建章　晋秀明　王　婷　张立军　周庆军

编　　者（按姓氏拼音排序）

边　江（山东第一医科大学附属眼科研究所）
陈　敏（山东第一医科大学附属眼科研究所）
程　钧（山东第一医科大学附属眼科研究所）
董燕玲（山东第一医科大学附属眼科研究所）
窦圣乾（山东第一医科大学附属眼科研究所）
杜显丽（山东第一医科大学附属眼科研究所）
高　华（山东第一医科大学附属眼科研究所）
郭　萍（暨南大学附属深圳眼科医院）
胡建章（福建医科大学附属协和医院）
黄　挺（中山大学中山眼科中心）
黄一飞（解放军总医院第三医学中心）
贾艳妮（山东第一医科大学附属眼科研究所）
晋秀明（浙江大学医学院附属第二医院）
冷　林（山东第一医科大学附属眼科研究所）
李德卫（山东第一医科大学附属眼科研究所）
李素霞（山东第一医科大学附属眼科研究所）
李宗义（山东第一医科大学附属眼科研究所）
刘明娜（山东第一医科大学附属眼科研究所）
龙克利（山东第一医科大学附属眼科研究所）
鲁伟聪（山东第一医科大学附属眼科研究所）
鹿秀海（山东第一医科大学附属眼科研究所）
马　林（天津医科大学眼科医院）
亓晓琳（山东第一医科大学附属眼科研究所）
曲利军（哈尔滨医科大学附属第二医院）
曲明俐（山东第一医科大学附属眼科研究所）
任胜卫（河南省人民医院）

史伟云（山东第一医科大学附属眼科研究所）
宋方英（山东第一医科大学附属眼科研究所）
唐涵锋（福建医科大学附属协和医院）
田　乐（山东第一医科大学附属眼科研究所）
万鲁芹（山东第一医科大学附属眼科研究所）
王　群（山东第一医科大学附属眼科研究所）
王　婷（山东第一医科大学附属眼科研究所）
王付燕（山东第一医科大学附属眼科研究所）
王富华（山东第一医科大学附属眼科研究所）
王红卫（山东第一医科大学附属眼科研究所）
王慧风（山东第一医科大学附属眼科研究所）
王君怡（清华大学附属北京清华长庚医院）
韦　超（山东第一医科大学附属眼科研究所）
吴　洁（山东第一医科大学附属眼科研究所）
吴护平（厦门大学附属厦门眼科中心）
谢立信（山东第一医科大学附属眼科研究所）
徐玲娟（华中科技大学同济医学院附属同济医院）
许　军（大连市第三人民医院）
杨　硕（浙江大学医学院附属第二医院）
杨玲玲（山东第一医科大学附属眼科研究所）
苑克兰（浙江大学医学院附属第二医院）
曾庆延（武汉爱尔眼科医院汉口医院）
翟华蕾（复旦大学附属中山医院青浦分院）
张　静（山东第一医科大学附属眼科研究所）
张　菊（山东第一医科大学附属眼科研究所）
张碧凝（山东第一医科大学附属眼科研究所）
张衡瑞（山东第一医科大学附属眼科研究所）
张立军（大连市第三人民医院）
张阳阳（山东第一医科大学附属眼科研究所）
赵　龙（山东第一医科大学附属眼科研究所）
周庆军（山东第一医科大学附属眼科研究所）

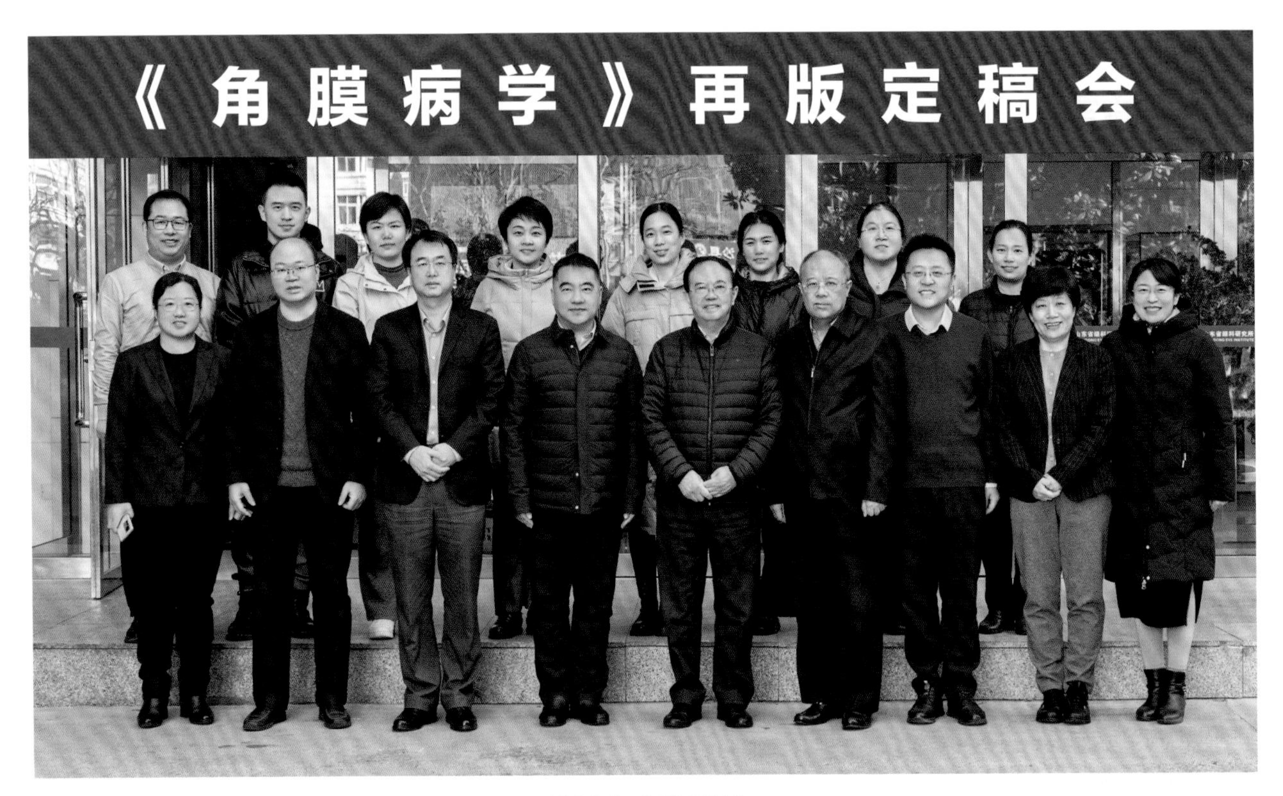

2023年2月25日

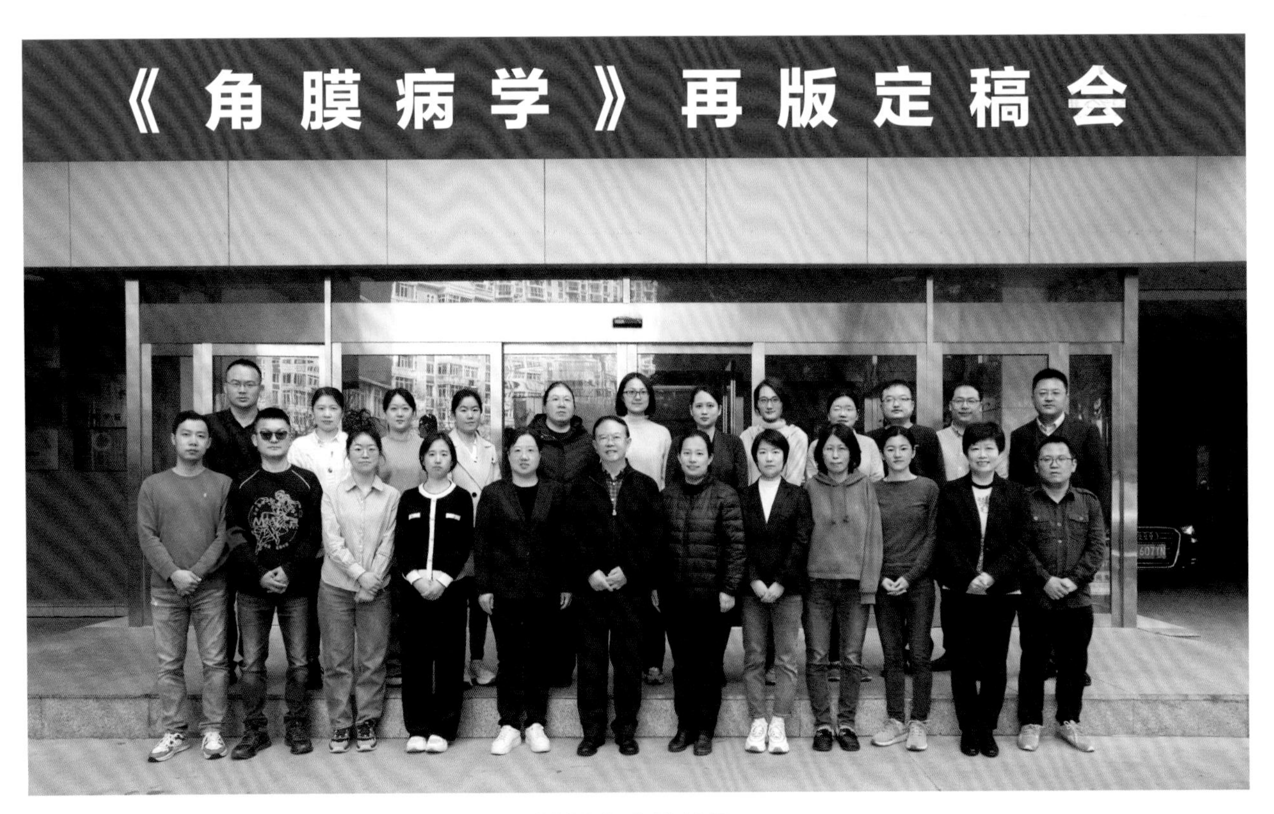

2023年3月11日

再版前言

2007年，人民卫生出版社出版了我和史伟云教授合著的《角膜病学》。该书系统总结了我们在角膜病领域的基础研究和临床诊治成果，出版后受到眼科同道，特别是角膜病专业医生的欢迎。时光飞逝，16年过去了。随着科学技术的发展，我国在眼科角膜病专业领域，如感染性角膜病诊治、生物工程角膜研发等方面已经走在国际前列。相关的应用基础和临床研究亦有很大的进展。我们应当用文字继续记录下来，以更好地推动角膜病专业的发展。中华医学会眼科学分会角膜病学组近年来也发表了系列角膜病临床诊治专家共识，《角膜病学》也应该把这些宝贵的临床经验和学术思想推广给国内外同行，为我们的专业走向国际舞台提供资源。

近年来，我国角膜病领域走出了一批年富力强、勇于创新的青年专家，并取得一定的学术成就。他们和角膜病专业有缘，和我的学术成就有缘，在专业成长初期，多在我和史伟云教授的学术团队工作过。看到一批批优秀的后起之秀加入角膜病专业学术队伍中，我感到我国角膜病专业后继有人，由衷欣慰。在我身体康健之年，组织大家再版《角膜病学》，也是为继续发扬光大角膜病专业团队，推动学术创新发展贡献力量！

《角膜病学》（第2版）全书共分为5篇，240万余字，分上、下册。考虑到学术的创新和连续性，我们保留了首版的经典内容部分，新版在四个方面作了修改、增加：大幅更新了角膜病的基础研究内容；对疾病部分内容进行调整，充分反映学科进展和学术发展趋势；增加了角膜屈光手术、角膜接触镜与角膜病相关的内容；配套精选的手术视频，使读者更好地通过视频学习、理解手术的步骤和技巧；我们特别邀请了中山大学中山眼科中心黄挺教授和解放军总医院第三医学中心黄一飞教授撰写了角膜后弹力层内皮移植术和米赫人工角膜移植术，在此表示衷心感谢！

感谢人民卫生出版社先后为我和团队出版了《角膜移植学》（2000年），《角膜病学》（2007年），《角膜病图谱》（2011年、2017年再版），《角膜手术学》（2012年）、《临床角膜病学》（2014年）和《角膜治疗学》（2019年）等系列专著，为我国角膜病学科发展提供了一个系统的学术平台，也为这一时期我国角膜病诊治技术的发展和普及作出了贡献！相信新版《角膜病学》的出版，将为年轻眼科医生和角膜病专业学者提供一部更为全面的工具书。

我坚信，只要坚持学术开放、合作、创新，角膜病专业就一定会在学术上“走在前、开新局”，为中国眼健康事业高质量发展贡献力量！

谢立信

2023年8月

Preface to the New Edition

In 2007, People's Medical Publishing House published the *Cornea* that co-authored by Professor Shi Weiyun and me, which systematically summarized our basic research and clinical achievements in the field of cornea. Thereafter, the book has received high acclaim from ophthalmologists, especially corneal specialists. Over the last sixteen years, China has made remarkable progress and advancement of applicative basic and clinical research in the field of cornea, especially in the diagnosis and treatment of infective corneal diseases and the development of bioengineered cornea. It is crucial that we continue to remark these advancements to promote the further development of corneal specialty. In recent years, the Chinese Corneal Society of the Ophthalmology Branch of the Chinese Medical Association has also published a series of expert consensus on clinical diagnosis and treatment of corneal diseases. The *Cornea* also aims to disseminate these valuable clinical experiences and academic insights to domestic and international colleagues, laying the foundation of promoting our corneal specialty towards the internationalization.

In recent years, a group of young, talented and innovative corneal experts with notable academic achievements have developed in China. They are dedicators to the corneal specialty and to my academic works. Many of them have worked with me and Professor Weiyun Shi during their early career. It gives me immense pleasure to see these young professionals joining the academic team of the corneal specialty and becoming successors in the field. Calling upon and work with these young experts when I am still in good health to publish the new edition of *Cornea* is also a contribution to the development of the corneal society and academic innovation.

The new edition of *Cornea* is divided into five sections with two volumes and a total of 2.4 million words. Considering the development and continuity of the knowledge, we have retained the classic content of the first edition, with modifications and additions in four aspects. The new edition has substantially updated the basic research content of corneal diseases; adjusted the disease content to fully reflect the progress of the discipline and the trend of academic development; added content related to corneal refractive surgeries, corneal contact lenses, and corneal diseases; and selected surgical videos to help readers better understand surgical procedures and techniques. We have specially invited Professor Ting Huang from Zhongshan Ophthalmic Center and Professor Yifei Huang from Chinese People's Liberation Army General Hospital to compile the Descemet's membrane endothelial keratoplasty and the MICOF keratoprosthesis transplantation sessions. Here we express our heartfelt thanks to them!

We would also like to express our sincere gratitude to People's Medical Publishing House for their support and publishing of a series of our professional books, including *Corneal Transplantation* (2000), *Cornea* (2007), *Corneal Atlas* (2011, 2017 reprints), *Surgery of the Cornea* (2012), *Clinical Cornea* (2014), and *Therapeutics of The Cornea* (2019), which have set up a systematic platform for the development of China's corneal specialty and contributed to the development and popularization of corneal disease diagnosis and treatment all along. We believe that the new edition of *Cornea* will provide a comprehensive tool for young ophthalmologists and corneal professionals.

I firmly believe that as long as we adhere to academic openness, cooperation, and innovation, we will continue to make significant progress and broaden new horizons in corneal research, thus facilitating the development of ophthalmology in China.

Lixin Xie
August 2023

首版前言

2000年人民卫生出版社出版了我的专著《角膜移植学》,2004年我和我的同事又在该社翻译出版了美国George L. Spaeth主编的《眼科手术学》,学习和积累了诸多编写和翻译的相关知识。我从事眼科医疗、教学和科研工作40余年,其中30年都在潜心学习和收集角膜病的临床病例资料,我和我的同事们在国家863、973计划,国家自然科学基金及山东省重大课题的资助下,近20年在感染性角膜病、角膜内皮细胞的生理和病理、眼库技术以及眼科缓释药物等方面进行了一些相关的临床基础研究,并获得了进展,这就是我们撰写《角膜病学》一书的学术背景和技术平台。

《角膜病学》共分四篇,分别是角膜的应用基础、检查法、疾病和手术,全书共120万字,其中插图1 000余幅是从我们图片库的数万张照片中精心选出的。在编写过程中,考虑到我国的应用基础研究和发达国家相比仍有较大差距,我们尽量把与临床密切相关的基础理论写清楚,自然就较多地引用了国内外的研究结果。在临床方面,我国和发达国家相比,有病人多、实践机会多,临床经验较为丰富的优势,把我们自己多年来苦心积累的临床资料和心得体会毫不保留在本书中作了详细的叙述,特别是在真菌性角膜炎发病机制和治疗、环孢素A缓释药物防治角膜移植免疫排斥反应、眼库保存和活性鉴定技术,以及对角膜内皮细胞的生理和病理变化等诸多学术领域,都反映了我们国家角膜病研究的学术水平。这些学术问题都曾先后在国外不同的学术刊物发表,但随着学术研究的不断深入,又都有新的进展,故我们在本书中尽量翔实系统地进行了表述。本书中的许多图片都是很珍贵的,因为有些疾病并不常见;而有些疾病虽然常见,但临床表现的图像各异,形态变化造成鉴别诊断的困惑,鉴于此,我们在书中尽量用鲜活的图片加深读者的印象,同时这也是我们几十年收集资料的展示,这些资料虽已在平日研习多遍,仍然感觉爱不释手。书中有些地方文字表述较多,甚至自觉有重复感,但为了便于同行理解和交流,我还是没有采用论文中"讨论"的写法,而是想到哪里就尽量释放完毕。

在"角膜手术学"一篇中,特别是角膜移植手术方面,我把40年所积累的经验、技巧和我经历的教训都在书中展现。

本书的主要阅读对象是眼科研究生、住院医师的课外习读书,也是眼科角膜病临床工作和研究的参考书。但限于学术观点和学术水平的差异,很难达到每位读者的要求,我会在再版时尽量予以改进。

本书在编写过程中,得到人民卫生出版社领导的关怀和新老编审专家的具体指导,在此深表谢意。同时也对我的研究生和身边专业人员在本书编写过程中的帮助表示感谢。

谢立信

2007年元月于青岛

Preface to the First Edition

With the publication of *Corneal Transplantation* in 2000 and *Ophthalmic Surgery Principles and Practices* (Chinese version) in 2004 by the People's Medical Publishing House, I obtained professional knowledge of writing and translating books as author and translator-in-chief, respectively. During my active engagement in eye care, medical teaching, and vision research over four decades, collection of clinical data on corneal diseases has lasted 30 years. Moreover, supported by the National High Technology Research and Development Program of China (863 Program), National Basic Research Program of China (973 Program), National Natural Science Foundation of China, and Shandong Provincial Key Program, my fellow colleagues and I have made advances in the basic and clinical investigations on corneal infections, physiology and pathology of corneal endothelial cells, eye banking, intraocular drug delivery system, and other issues. These make it possible to write the book of *Cornea*.

This book covers a comprehensive overview of the cornea-basic science, examinations, diseases, and surgeries. It contains about 1.2 million words and over 1,000 illustrations selected from thousands of pictures in our picture archives. Considering the current status of basic research in China behind developed countries, a great many research findings from home and abroad have been referenced in an attempt to provide more details of basic theories. With respect to clinical practice, however, there is an advantage of case number and practical experience in our country. We are willing to share our clinical knowledge and practice-proven experience, with focus on pathogenesis and treatment of fungal keratitis, cyclosporine A drug delivery system for prevention of corneal allograft rejection, corneal storage and activity identification techniques, and physiologic and pathologic changes in corneal endothelial cells. These findings reflect the development of cornea study in China. Besides the data already published in international journals, we have supplemented much latest information in these subjects. In the section of corneal surgeries, particularly corneal transplantation, all my personal experience and skills acquired in the last few decades have been included. This book also features many typical illustrations of uncommon disorders and various manifestations of some disease not easy to be differentiated. In addition, some narratives may be repetitive, which is intended for a better understanding.

It is recommended as a reference for graduate students, residents, clinicians and investigators in the field of ophthalmology. I hope to present readers a book of high quality, despite some unavoidable flaws in it.

I greatly appreciate the superb work of dedicated staffs at the People's Medical Publishing House. And I also would like to thank my graduate students and faculty at the Shandong Eye Institute for their support.

Lixin Xie

January 2007

目　录

上　册

第一篇　角膜的应用基础

第二篇 角膜的检查法

第三篇 角膜疾病

下 册

第四篇　角膜屈光手术和角膜接触镜

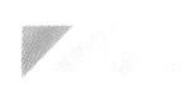

Contents

First Volume

Part I Fundamentals of the Cornea

Part III Corneal Diseases

Second Volume

Part IV Corneal Refractive Surgery and Contact Lenses

视频目录

扫二维码观看网络增值服务：

1. 首次观看需要激活，方法如下：①刮开带有涂层的二维码，用手机微信“扫一扫”，按界面提示输入手机号及验证码登录，或点击“微信用户一键登录”；②登录后点击“立即领取”，再点击“查看”即可观看网络增值服务。
2. 激活后再次观看的方法有两种：①手机微信扫描书中任一二维码；②关注“人卫助手”微信公众号，选择“知识服务”，进入“我的图书”，即可查看已激活的网络增值服务。

Video Contents

Instructions for using the digital value-added service:

1. Activation is required for first-time use as follows: ①Scratch off the coating over the activation code, scan the code by WeChat, enter your cell phone number and verification code as prompted to log in, or click on "微信用户一键登录" (WeChat user login); ②Click on "立即领取" (Get now) after logging in, and then click on "查看" (Watch) to watch the online videos.
2. There are two ways to watch the videos again after activation: ①Scan any QR code in the book by WeChat; ②Follow the WeChat official account of "人卫助手", select "知识服务" (Knowledge service), and then go to "我的图书" (My books) to watch the videos.

第一篇

角膜的应用基础

第一章
中国角膜病研究现状和历史

第一节　中国角膜病的研究现状

一、感染性角膜病

感染性角膜病是我国致盲性角膜病的主要原因。2009—2012 年，谢立信教授通过中国工程院重大咨询研究项目，首次在全国范围内开展了基于人群的感染性角膜病流行病学调查，明确了我国角膜盲的主要致盲原因和人口分布特征。该研究共抽样 191 242 人，涉及全国 10 个省、自治区、直辖市，弥补了中国角膜病流行病学数据的不足。调查结果表明：总体角膜病患病率为 2.49%，感染性角膜病居我国角膜盲病因的首位，其中真菌性角膜炎致盲率最高；角膜盲在我国西部发生率高于中部和东部，东部沿海发达城市最低，与眼外伤、酒精饮料消费、年龄和受教育程度相关。根据估算，我国单眼角膜盲约 299 万例，双眼角膜盲约 44 万例。

近年来，真菌性角膜炎发病率逐年上升，在某些地区甚至占到感染性角膜疾病首位。在发达国家，最常见的致病真菌为念珠菌属，而中国和印度等发展中国家以镰刀菌属（约占 70%）和曲霉菌属（约占 10%）为主，其次是链格孢霉菌属。根据统计，2006—2016 年，在以山东地区为主的中国北方地区真菌性角膜炎病例中，镰刀菌致病率占到 61.2%。

不同真菌菌种的菌丝在角膜内有不同的生长方式，导致临床表现和治疗手段明显不同。谢立信教授团队通过大量临床和基础研究发现：我国感染率较高的镰刀菌属菌丝在角膜内呈水平生长，感染率低的曲霉菌属菌丝呈垂直生长，由此提出板层移植是治疗真菌性角膜炎的最佳手术方式。采用板层移植治疗后一次手术成功率达到 92.7%，免疫排斥发生率低于 10%，复发率降至 1.9%，且非活性供体角膜容易获得，其远期疗效明显优于穿透性角膜移植，并在国内外获得广泛应用。此外，还将共聚焦显微镜技术应用到临床真菌性角膜炎无创快速诊断中，由此把诊断阳性率从通过传统刮片培养的 30% 提升到 96.9%，是目前最快捷有效的技术，为真菌性角膜病的早期治疗奠定了基础。

这些研究从不同的角度和深度对中国常见感染性角膜病的发病机制与诊疗技术进行了深入研究和创新，为临床角膜盲的防治提供了重要的参考依据。

二、角膜损伤修复

角膜损伤修复是一个重要的临床问题，可涉及角膜上皮、基质、内皮和神经的损伤。角膜上皮和基质的损伤修复是由细胞迁移、增殖、黏附与分化等多步骤参与的动态过程，并受细胞外基质、生长因子、细胞因子和免疫细胞等多种因素的复杂调控。角膜内皮的损伤会引起内皮渗漏屏障破坏，从而导致角膜水肿，其修复主要通过细胞扩大和移行，而不依赖于细胞增殖。角膜感觉神经损伤多引起角膜上皮缺损，促进角膜神经的再生也是角膜损伤修复的重要组成部分。

角膜上皮损伤的治疗应在控制感染和抗炎的前提下，给予促进上皮修复的药物如小牛血去蛋白提取物、生长因子、自体血清等，对有糖尿病等全身性相关病史者，应注意联合全身治疗原发病。角膜基质损伤的治疗主要以抑制瘢痕形成为主，TGF-β/Smad 是导致角膜瘢痕形成的主要信号通路，通过基因调控抑制角膜瘢痕形成的基础研究取得较大进展。角膜内皮损伤的治疗以角膜内皮移植为主，后弹力层角膜内皮移植术逐渐成为主流，但供体短缺仍是主要的限制因素。因此，角膜内皮细胞移植逐渐成为临床和基础研究的热点。目前，靶向角膜神经再生的手段有限，重组人神经生长因子（rhNGF）是唯一被批准用于神经营养性角膜炎治疗的“孤儿药”（罕用药），笔者研究团队发现其对糖尿病角膜病变也具有较好的疗效。

三、干细胞与组织工程角膜

组织工程角膜是指利用支架材料和种子细胞，结合组织工程技术构建的角膜替代物，来移植替换病变角膜，达到控制角膜病变或增进视力的目的。角膜位于眼表，且具有无血管和淋巴管、相对免疫赦免等特点，组织工程角膜一直是干细胞和组织工程研究领域的热点之一，也是解决我国角膜供体匮乏的重要途径。理想的组织工程角膜需要有来源于角膜的种子细胞及支架材料，种子细胞包括角膜上皮细胞、基质细胞和内皮细胞，接种于支架材料形成全层组织工程角膜，但其构建技术复杂，标准化困难，临床应用前景有限。

从产品研发和临床治疗的角度出发，组织工程角膜上皮、基质和内皮等成分角膜替代物的科学性和可行性更高。同时，随着对角膜功能和修复特性的深入研究，组织工程角膜的研发思路也从经典的种子细胞联合支架材料，逐渐向细胞治疗和功能化材料模式发展。在角膜上皮方面，利用体外扩增的角膜缘上皮或口腔黏膜上皮细胞为种子细胞，以羊膜、纤维蛋白胶或温敏材料等为载体，构建组织工程角膜上皮，用于治疗角膜缘干细胞缺乏症等，已在日本等国家实现临床应用。单细胞测序技术的发展，推动了角膜缘干细胞的精确鉴定及新型标志物的发现，为更有效分选角膜缘干细胞创造了条件。在角膜基质方面，目前的研究多集中于透明支架材料的制备筛选，其中脱细胞角膜基质已上市并实现临床应用，交联Ⅲ型胶原蛋白等支架材料已进入临床试验，水凝胶角膜的临床前研究发展迅速。在角膜内皮方面，基于前房注射的人培养角膜内皮细胞移植已完成 5 年期的临床试验，并获得良好治疗效果。同时，不依赖于种子细胞的人工合成角膜内皮替代物正在开展多中心临床试验，并报道了初步的安全性和有效性。

四、角膜移植排斥

角膜移植术后的免疫排斥反应机制依然是角膜病研究的重点和难点。角膜的独特解剖结构决定了角膜移植术后的免疫排斥反应存在与其他器官和组织移植不同的机制。在基础研究方面，研究发现可溶性血管内皮生长因子受体（soluble vascular endothelial growth factor receptors，sVEGFR）是角膜维持血管和淋巴管赦免的关键机制，角膜的细胞外基质成分及其衍生产物、眼前房水也具有抑制角膜新生血管和淋巴管的功能。角膜神经在维持角膜血管和淋巴管豁免、诱导眼前房免疫偏离等过程中也发挥重要作用，受损角膜神经通过释放 P 物质等神经肽破坏眼前房免疫偏离。此外，角膜组织中存在驻留型树突状细胞和记忆性淋巴细胞，可能在维持角膜免疫豁免中具有重要作用。

这些稳态因素被破坏，不仅可以破坏角膜的免疫豁免状态，还能导致角膜移植术后免疫排斥反应的发生。笔者研究团队通过多年研究证实，角膜缘途径是角膜移植免疫排斥反应发生的经典通路，眼内“虹膜—睫状体—房水”途径是引起角膜移植免疫排斥发生的另一途径，并据此开发了我国首个长效环孢素 A 眼前房植入缓释药物，获得良好治疗效果。移植术后的眼内免疫排斥微环境不仅破坏 Treg 细胞的免疫抑制功能，还能激活 NLRP3 炎症小体加速免疫排斥反应，靶向 c-Rel 改善 Treg 功能或阻断 NLRP3 炎症小体能有效延长角膜植片存活时间。另外，通过改善骨髓源抑制细胞不仅可以抑制角膜新生血管和淋巴管，还能显著延长角膜植片存活时间。这一系列发现不仅加深了我们对角膜移植术后免疫排斥反应的理解，还为后续指导或防治角膜移植免疫排斥提供了重要参考依据。

五、角膜病药物治疗

由于泪液和角膜等给药屏障的影响，传统眼用制剂在结膜囊和眼内难以达到有效的药物浓度，无法取得理想治疗效果。因此，如何实现药物的高效利用一直是研究的重点和难点。目前，对眼用药物的研究主要集中在药物缓释系统方面，根据给药方式不同，眼用药物可以分为植入型缓释装置和微/纳米眼用制剂。

植入型缓释装置是将药物与控释载体结合，通过结膜下或者前房植入，使药物以受控的形式从载体中缓慢释放。将药物洗脱技术和医用级硅胶结合的泪点栓塞已进入临床二期试验，可在1个月内维持眼表药物有效浓度；多种氟轻松植入剂也已上市，给药时间长达36个月。此外，植入型缓释装置可以植入眼内，避开泪液屏障和角膜屏障，在眼内达到较高的药物浓度，是提高眼部药物生物利用度最直接的方法。地塞米松水凝胶植入剂将药物的眼表生物利用度从低于5%提高到70%以上。笔者研究团队对多种免疫抑制剂的植入型缓释装置进行系列研究，可以取得比常规滴眼液更好的免疫抑制效果。

微/纳米眼用制剂是指运用微/纳米载体通过静电吸附、共价或非共价链接等方式将药物结合在载体表面或者包裹在载体内部的一类新型眼用药物制剂，主要通过滴眼方式给药。微/纳米眼用制剂具有独特的优势，与角膜细胞及其表面黏蛋白发生静电作用的阳离子纳米乳剂滴眼液能够增强药物与角膜黏附性，延长眼表滞留时间；环孢素A纳米胶束制剂有助于药物进入角膜和结膜细胞，促进药物渗透；地塞米松和水溶性环糊精复合制备的纳米颗粒滴眼液可显著改善难溶性药物的溶解度，提高药物的安全性，减少药剂量和用药频率，提高患者依从性。随着纳米合成技术的不断进步，聚酯聚合物、树枝状大分子等有机微/纳米载体和金属氧化物、量子点、介孔二氧化硅等无机微/纳米载体也已进入研究人员的视野。但目前只有少量有机纳米眼用制剂正在开展临床试验，无机纳米眼用制剂多处于动物水平研究。

六、角膜病基因治疗

基因治疗是指通过分子生物学技术，关闭或降低异常基因表达，或将正常外源性基因导入靶细胞以弥补缺陷基因，或将特定基因导入细胞表达特定蛋白质，以实现对疾病的治疗。基因治疗的安全性、免疫源性和基因传递效率是限制其发展与应用的主要问题。由于眼的特殊解剖结构和血-眼屏障的存在，靶向眼部组织的基因治疗方案较少引起全身性副作用，具有较好的安全性。同时，眼球体积相对较小，较低的给药剂量即可发挥良好的治疗效果。眼表疾病的基因治疗起步和发展晚于视网膜疾病，但因其存在独特的优势，如靶向组织位置表浅，相对眼底组织易于操作、便于观察，是发展基因治疗的理想靶组织。

眼表疾病种类繁多、病因复杂，相关基因治疗目前多处于临床前研究阶段。目前，对于遗传性角膜疾病、糖尿病角膜病变、角膜新生血管、角膜瘢痕、病毒性角膜炎和干眼等眼表疾病，均有基因治疗方面的研究尝试。在针对单纯疱疹病毒性角膜炎的治疗方面，我国学者开发了一种靶向单纯疱疹病毒基因组的基因编辑技术，在体外细胞模型和小鼠单纯疱疹病毒性角膜炎模型中均验证了其有效性，目前正在开展相关临床试验，但长期的安全性和有效性仍需要观察。

（宋方英　杨玲玲　李宗义　韦超　张衡瑞　张碧凝）

第二节　中国角膜病专业发展历程和角膜移植简史

一、角膜移植的发展史

自古以来，器官和组织移植是人类一个梦寐以求的愿望。几千年前，人类就有器官和组织移植的梦想。人类用了十几个世纪编织梦想和渴望，却在一个世纪的时间里使器官和组织移植神话走向了现实。

在人类创造历史文明的征途上，角膜移植的临床应用为角膜盲患者的复明谱写了光辉的篇章。角膜移植是器官和组织移植的组成部分，人类最早的成功的同种异体组织移植是在1905年进行的穿透性角膜移植，比肾移植早了49年。

（一）穿透性角膜移植

角膜移植试验在1813年由Karl Himley率先提出，他设想从其他动物身上获取透明角膜用来代替不透明的动物角膜。他的学生Franz Reisinger于1818年开始了实验动物角膜移植，创造了“角膜移植术”这个术语，并于1824年建议使用动物角膜组织来代替人类角膜。Reisinger对数百只兔子和鸡进行了试验，但他的实验没有取得成功。

之后，角膜移植这一概念被 Astley Cooper、Karl Himily、Gottlieb Mossner、Johannes Dieffenbach、Samuel Bigger 和 Michael Marcus 等进一步丰富和完善。尽管如此，早期的大部分关于角膜移植的尝试都以失败告终，在随后的几十年内对于角膜移植术的探索逐渐冷却下来。到 19 世纪晚期，Arthur von Hippel 进一步丰富了板层角膜移植的理论，他设计的圆形机械性环钻再次引起了人们对角膜移植的关注。

最终，奥地利眼科医生 Eduard Zirm 在 1905 年成功完成了首例人穿透性角膜移植手术。值得注意的是，他当时手术的病例在现在看来也属于高难度手术。患者为一名 45 岁的农场工人，在 16 个月前用石灰清理鸡舍时遭受了严重的双眼碱烧伤。活体捐献者是一名 11 岁的男孩，他的眼睛因巩膜穿通伤而失明。供体眼在移植前被摘除，一个角膜用于提供两个 5mm 供体移植物。虽然右眼移植失败，但左眼移植的角膜使这名 45 岁患者的视力从指数提高到 6 个月时的 0.15，此时的角膜仍然保持透明。Zirm 随后总结了成功角膜移植的几点建议：使用人类角膜（最好来自年轻和健康的供体）；使用 von Hippel 环钻，深度麻醉；严格无菌手术操作，使用重叠缝合技术固定植片并严格把握手术适应证，避免接触角膜组织，以及在移植前将移植物放置在潮湿的纱布之间进行保护等。

自 Zirm 医生完成第一次成功的角膜移植以来，无数眼科医生为角膜移植的发展和完善作出了贡献。经过许多人的不懈努力，从早期的方法到现代角膜移植技术的过渡仍旧经历了大约 50 年。新型环钻的发明、改变缝线固定方法及扩大手术适应证等方面的研究，促进了传统手术向现代角膜移植技术的发展。在这些推动角膜移植由传统向现代角膜移植手术发展的过程中，有三位医生值得特别一提（图 1-1-2-1）。

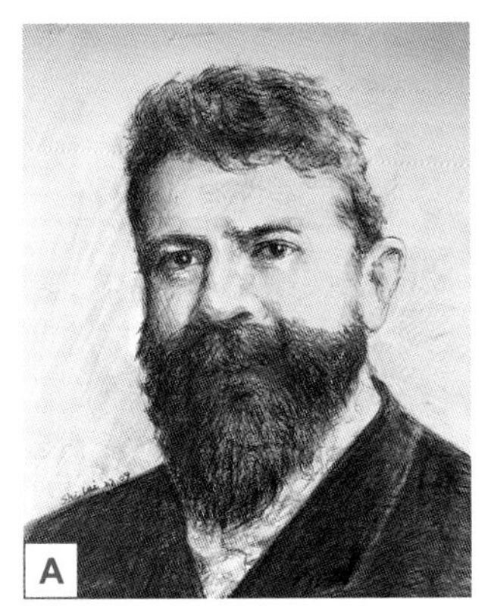

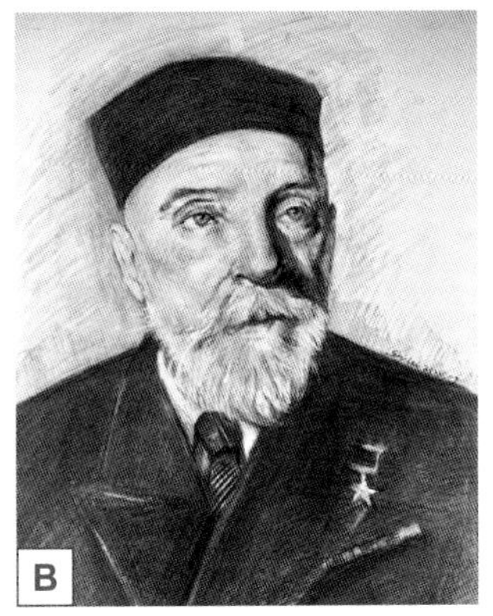

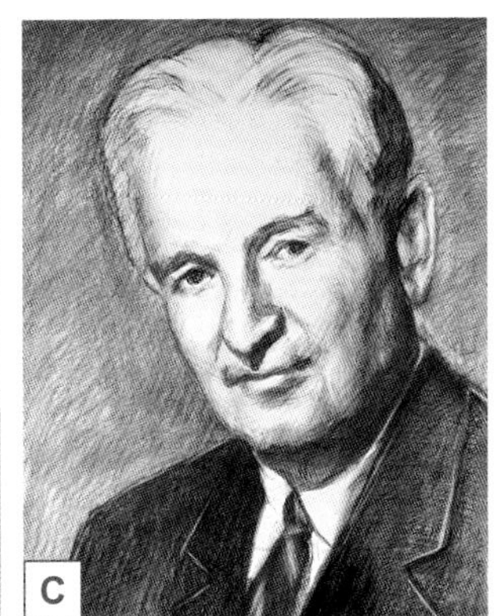

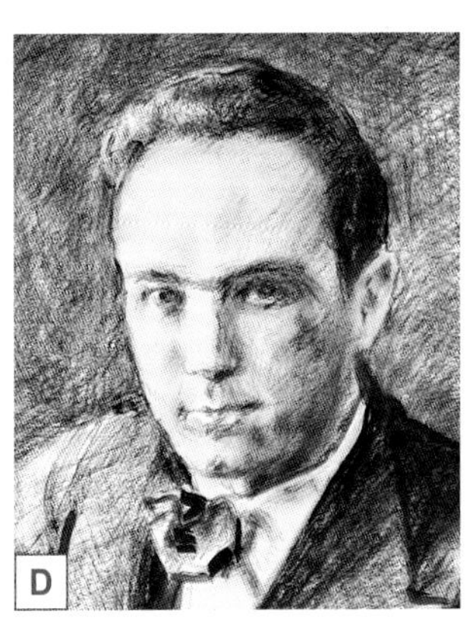

图 1-1-2-1　角膜移植领域的先驱

图 A　Eduard Zirm（1863—1944），成功完成首例穿透性角膜移植手术
图 B　Vladimir Filatov（1875—1956），开创了尸体角膜应用于角膜移植的先河
图 C　Richard Paton（1901—1984），在 1945 年建立第一个眼库
图 D　Ramon Castroviejo（1904—1987），改良和推广角膜移植技术、手术器械
山东眼科博物馆艺术员石蕾手绘

第一位是俄罗斯眼科医生 Vladimir Filatov（1875—1956）。他创新性应用在 2~4℃保存的人尸体角膜作为供体，成功地为角膜盲患者进行同种异体穿透性角膜移植手术，开创了尸体角膜应用于移植的先河，为眼库的建立奠定了基础。他还提出了用鸡蛋膜作为角膜移植片的固定材料，提高了手术的成功率。

第二位是美国眼科医生 Richard Paton（1901—1984）。Paton 使 Filatov 提出的尸眼作为供体角膜的想法得到进一步发展，在 1945 年建立了第一个眼库。这成为现代眼库发展的奠基石，有利于角膜移植在各地开展。

第三位著名的眼科医生是西班牙人 Ramon Castroviejo（1904—1987）。他在美国对角膜移植技术进行了详细的研究：改良手术技巧、将方形植片改良为圆形植片。他推广了直接缝合线的使用，提高了角膜移植手术的成功率。他也在角膜移植手术器械方面进行了创新和改良，一些现代手术器械仍然以他的名字命名。

伴随现代角膜移植取得的成功，其手术方式也在不断发展。尽管在过去的30多年里，角膜移植手术的创新主要来自板层角膜移植术的成分角膜移植的多元化，并取得了更好的临床效果，但在世界范围内，穿透性角膜移植术仍是最常见的手术方式。

（二）板层角膜移植

1840年，Wather Muhlbauer首创动物的异种板层角膜移植，使用2/3角膜厚度和三角形植片，但手术最终失败。

1886年，Von Hippel用兔角膜板层做供体，为角膜板层混浊的女孩做了角膜板层移植手术，术后植片透明并裸眼视力脱盲，视力从眼前指数提高到0.1。这是人类历史上首次成功的异种板层角膜移植手术。但后来多数人的异种板层角膜移植都以免疫排斥反应告终，说明异种板层移植的成功不是一个普遍的规律。到1888年他才真正成功地完成了人角膜同种异体移植，并获得透明愈合的持久性成功。

1894年，Ernst Fuchs连续报告了近30眼的人类同种板层角膜移植成功的病例，使同种异体板层移植术成为人们普遍接受的现实。

1908年，Plange为石灰烧伤患者切除了混浊的角膜组织，然后用其另一盲眼（角膜完好透明）做供体，行板层移植到石灰伤的患眼上，获得了植片的长期透明，并保持脱盲的裸眼视力。这是人类为自己进行的首次自体板层角膜移植。

1914年，Anton Elsching使用Von Hippel环钻为一位角膜基质炎的患者成功完成首例板层角膜移植。他后续的174个病例的研究报告启发了Vladimir Filatov等对部分板层角膜移植术优势的进一步研究。在Barraquer、Filatov、Paufique等的努力下，板层角膜移植术在20世纪初得到进一步发展。然而，由于当时手术器械的局限和手术剖切的光滑度粗糙等原因，板层角膜移植术存在层间雾状混浊、瘢痕形成以及上皮植入等问题，使得穿透性角膜移植术有了一个迅速发展时期。

随着病理生理学的发展，眼科医生逐渐认识到对于许多病例没有必要替换整个或全层角膜，事实上只替换病变部分可能更好。这样既能维持受体角膜的完整性，又减少了手术的并发症和风险，同时部分缓解了供体角膜缺乏。这些认知结合已证实的开天窗式角膜移植手术的风险，使得板层角膜移植术的研究再次引起关注。甚至在一些区域，板层角膜移植的比例已经超过穿透性角膜移植，有广阔的发展前景。

事实上，在过去的20年里，最神奇的创新就在于板层角膜移植术的再发展并且迎来了角膜移植的又一个春天。从后部板层角膜移植术（posterior lamellar keratoplasty，PLK）发展到后弹力层剥除自动角膜内皮移植术（Descemet's stripping automated endothelial keratoplasty，DSAEK）治疗内皮细胞功能失代偿，前部深板层角膜移植术（deep anterior lamellar keratoplasty，DALK）治疗角膜基质病变，表层角膜移植术（ocular surface transplantation）治疗上皮性病变，微创板层角膜移植（minimally invasive lamellar keratoplasty，MILK）治疗完成期圆锥角膜。

二、角膜移植的器械与技术

（一）角膜植床和植片制作技术

1841年，Michael Marcus和Konig Shofer应用两把特制的双刀片，做方形或长方形的穿透移植片进行移植手术。

1843—1867年，Steinberg和Peuteh尝试制作了圆形手钻样器械，但均是全角膜移植的初始应用器械。

1877年，Von Hipple发明了第一个环钻，开始钻取供体角膜和制作植床，开创了真正的部分穿透性角膜移植的先河。1886年，又使用同种环钻进行了第一例兔给人的部分板层角膜移植获得成功。环钻的出现为部分穿透性角膜移植术器械技术的进步奠定了基础。1905年，Eduard Zirm用这种环钻成功地做了人类第一例同种异体部分穿透性角膜移植手术。在后来的很多年里，环钻保持其基本结构，环钻后来的发展又导致了穿透性角膜移植成功率和光学效果的革命。

1936年，Vladimir Filatov改进了环钻，使环钻内装有直径互相匹配的钻芯。

1959 年，Ramon Castroviejo 成功制作了世界上第一个电动环钻。随后，Barraquer 改进了这种环钻，使其更加精密，缩短了手术时间，减少了植片内皮细胞的损伤。但电动环钻由于不容易掌握钻切角膜植床深度，容易造成前房组织损伤，造价也较昂贵，故现在应用并不流行。

1976 年，David Lieberman 报告了单切式环钻（single-point cutters），外面有一个外环负压吸引固定在角膜缘或巩膜上，里面是一个圆锥形钻切器，但临床现在很少应用。

1974—1979 年，Drews，Donaldson，Miller，Doughman 等相继报告应用了中间带孔并有手柄和一次性应用的可更换钻头的手持环钻，使穿透性角膜移植达到了现代光学移植的境界。

1980 年，Hessburg 和 Barron 共同报告了负压吸附固定式环钻，环钻的外环可以吸附固定在角膜上，内环可以进行植孔的钻切。Barron 还有供体角膜负压切割枕，与上述的负压环钻配对使用。这些常用于增视的角膜移植和深板层角膜移植术，现在仍广泛应用。

1989 年，德国 Gottfried Naumann 等在国际上首先报道采用准分子激光辅助进行穿透性角膜移植手术，采用准分子激光辅助进行植床和植片的制作。

2000 年之后，飞秒激光陆续用于角膜移植手术，可以辅助进行穿透性角膜移植、板层角膜移植、角膜内皮移植等，飞秒激光辅助可以进行不同类型的边切，有助于切口愈合。目前可以用于辅助进行角膜移植手术的飞秒激光仪器主要包括 IntraLase（AMO，加利福尼亚）、WaveLight FS-200（ALCON，德国）、VisuMax（Carl Zeiss，德国）和 Femto LDV（Ziemer，瑞士）。

目前，国内外广泛应用的环钻主要是手持式环钻，通过环钻柄芯看到角膜且带有一次性使用的环钻头，也有人倾向于应用负压吸引式环钻。随着患者对角膜移植手术的期待效果越来越高，光学角膜移植的要求越来越受到重视，飞秒激光辅助的角膜移植手术的接受程度也越来越高。

（二）角膜植片的固定技术

1877 年，Von Hipple 行部分穿透移植时，用压迫眼睑的方法固定植片。

1906 年，Eduard Zirm 采用了交叉压迫缝线。

1908 年，Anton Elschnig 采用打结缝合和交叉压迫固定缝线。

1927 年，Vladimir Filatov 采用结膜瓣遮盖固定植片法。

1934 年，Tudor Thomas 首创用间断缝合的方式直接缝合固定移植片。但在那个没有手术显微镜和特制的角膜镊的时代，手术操作并非易事。

1952 年，Hans Littmann 设计制造了第一台 Zeiss 手术显微镜，并应用于眼科手术。随后多年来进行了各种改进，设计出各种不同用途、不同类别的眼科手术显微镜。

1972 年，小向正纯等人提出用 10-0 尼龙线进行连续缝合固定角膜移植片，发展到现代各种不同型号的 10-0 单丝尼龙角膜移植专用缝合线。

三、眼库技术

1931 年前，角膜移植的供体材料主要来源于眼外伤或其他原因死亡而立即摘除的眼球，获得的角膜需要立即移植给受眼。这样得到眼球的机会很少，而且接受手术的患者立即行手术也会有很多问题。

1931 年，Vladimir Filatov 首创应用 2~4℃湿房冷藏保存尸体眼球，这对推动角膜移植发展起了很关键的作用。

1965 年，Joseph Capella 和 Herbert Kaufman 报告用深低温保存技术行穿透性角膜移植并获得成功。

1973 年，William Summerlin 报告了用器官培养的方法保存角膜 3 周并获得成功。

1974 年，Bernard McCarey 和 Herbert Kaufman 首创了 M-K（McCarey-Kaufman）液，开创了用人工营养液保存角膜片的方法，对推动眼库技术发展奠定了基础。

1981 年，谢立信等在国内首次研制成功人脐带血清角膜活性保存液；同年，马镇西和朱志忠在临床应用改进的 M-K 液对角膜进行保存。

1984 年，Herbert Kaufman 报告了 K-Sol 液，证实保存在营养液内的角膜片延长到 2 周行穿透性角膜移植都是安全的。

1987 年，Richard Lindstrom 报告了 CSM 角膜活性保存液。

1990 年，Debra Skelnik 报告了 Dexsol 角膜活性保存液。

1992 年，Herbert Kaufman 报告了 Optisol 角膜活性保存液，使眼库对角膜片的保存在 2~3 周内应用安全可靠，成为全世界眼库保存角膜片行穿透性角膜移植首选采用的保存液。其他的活性保存方法很少应用。

四、近代对世界角膜移植有特殊贡献的代表人物

Paufique，法国角膜移植的开拓者，在角膜移植缝线和板层角膜移植方面作了大量的改革。作为首位学者把人工角膜应用于临床，并获得短暂的成功。

Eduard Zirm，1905 年成功完成了首例人穿透性角膜移植手术。

Edward Maumenee，美国著名眼科学家，首次描述角膜移植术后免疫排斥反应的临床表现，并被 Khodadoust 和 Silverstein 的动物实验所证明。这些仍是目前临床上观察术后排斥的指标。

Vladimir Filatov，苏联眼科学家，首创应用尸体角膜作为供体成功进行角膜移植手术，为眼库的建立奠定了基础。

Townley Paton，世界上第一个眼库的创立者，并在角膜移植手术方式上作了许多革新。

Ramon Castroviejo，创新了角膜移植手术技术，发明了许多角膜移植用的显微外科手术器械，并沿用至今。

David Maurice，发明了世界上第一台角膜内皮显微镜。

Herbert Kaufman，发明了第一种抗单纯疱疹病毒滴眼液和第一种角膜中期保存液，1982 年发明了角膜表层镜片术（epikeratophakia，EP）并应用于圆锥角膜患者。

谢立信和史伟云，1999 年首先建立了“不同真菌菌种的菌丝在角膜内存在不同生长方式”的理论，2002 年又首先提出“板层角膜移植术（lamellar keratoplasty，LKP）应是治疗真菌性角膜炎的主要手术方式”的转化医学模式。

Mohammed Anwar，2002 年首次描述大泡技术辅助的暴露后弹力层的前部深板层角膜移植手术（deep anterior lamellar keratoplasty，DALK），使深板层角膜移植的手术成功显著提高。

Gerrit Melles，2006 年首次描述取尸眼后弹力层并在 Fuchs 角膜内皮营养不良患者中进行后弹力层角膜内皮移植术（Descemet’s membrane endothelial keratoplasty，DMEK），使角膜内皮移植患者术后视觉功能得到快速、良好的恢复。

Shigeru Kinoshita，日本京都府立医科大学眼科专家，2018 年采用前房注射培养的角膜内皮细胞复合 ROCK 抑制剂，对 11 例大泡性角膜病变患者进行了细胞移植治疗并取得良好效果。

五、中国角膜病专业发展历程和角膜移植研究简史

1949 年前，能行角膜移植的眼科医生仅在北京、上海两地，且寥寥无几，更谈不上经验与发展。

1950 年，哈尔滨医科大学石增荣报告 8 例穿透性角膜移植，其中 7 例获得术后视力增进。

1952 年，哈尔滨医科大学等报告 105 眼部分穿透性角膜移植，术后成功率达到 58.7%。

1956 年，《中华眼科杂志》出版了角膜移植专号，这是新中国成立以来的一次角膜移植高潮。

1978 年，第一届全国眼科角膜病专题讨论会在广州召开。全国眼科界的前辈和中青年业务骨干近百人出席了会议，对我国角膜病的发展起到了关键的推动作用。会上成立了角膜病研究协作组（1988 年更名为角膜病学组），由广州中山医科大学杜念祖教授任组长，河南眼科研究所朱志忠医师任秘书。自此，全国角膜病研究有了统一的组织，历任角膜病学组组长见图 1-1-2-2。

1985 年，第二届全国角膜病学术会议在辽宁抚顺召开，来自全国各地正式代表 134 人参加会议，另有 65 人列席了会议。会议领导小组由李辰、夏德昭、朱鹏汉、杜念祖、董世范、金秀英、马世英、杨润樵、邱孝芝、朱志忠、蔡如超、郑一仁、谢立信 13 人组成。

1988 年，第三届全国角膜病学术会议在陕西西安召开，会上按照单纯疱疹病毒性角膜炎、基础研究、

角膜移植和角膜病的临床诊疗四个专题进行大会发言和即席讨论。此次会议专门讨论了眼库协会工作，会议经过民主协商，选举学组组长杜念祖教授，并提名和通过了谢立信教授任中华眼库协会会长，朱秀萍主任医师任副会长。眼库协会总部设在潍坊医学院眼科。

届次	时间/年	组长
第一、二、三、四届	1978—1994	杜念祖
第五届	1994—1997	徐锦堂
第六、七届	1997—2004	陈家祺
第八、九、十届	2004—2014	谢立信
第十一、十二届	2014 至今	史伟云

图 1-1-2-2　中华医学会眼科学分会角膜病学组历任组长

1991 年，第四届全国角膜病会学术会议在青岛山东省眼科研究所召开，本次会议强调了我国屈光手术，尤其放射性角膜切开术（RK）的规范，对我国屈光手术的发展起到了积极的推动作用。会议期间，召开了眼库专题座谈会，讨论了中华眼库协会的眼库章程草案，拟上报中华医学会眼科学会审批，为我国眼库的建立和标准化奠定了基础，起了积极推动作用。虽然此次会议召开时杜念祖教授已定居国外，但为了表彰他在我国角膜病学组任学组组长时的功绩，仍然推举他为学组组长。

1993 年，角膜病学组在深圳主持召开全国角膜屈光手术研讨会，通过论文报告、即席讨论、手术示范和器械展览等形式，展示了国内近年来在角膜屈光手术方面取得的可喜成绩。

1994 年，第五届全国角膜病学术会议在深圳召开，在此会议之前的 1992 年，在北京召开的全国眼科学术会议年会上，改选了角膜病学组组长，考虑杜念祖教授的实际情况，其不再担任角膜病学组组长，由暨南大学医学院徐锦堂教授担任组长，陈家祺教授、朱志忠教授等任副组长。此次会议由徐锦堂教授主持，深圳人民医院为主办单位，会议宣读了上届角膜病会议以来的学术论文，眼库协会会长、副会长连任。

1997 年，第六届全国角膜病学术会议在成都召开，四川省人民医院为主办单位。这次会议报告了角膜移植联合玻璃体切割，角膜移植的应用基础方面也有专门报告。角膜病学组组长由中山医科大学陈家祺教授担任，副组长由河南眼科研究所孙秉基教授和山东省眼科研究所谢立信教授担任。

2003 年，第七届全国角膜病及眼表疾病学术会议在云南省昆明市召开，本次会议由中华医学会眼科学分会角膜病学组和中华眼科杂志编委会联合主办，共有 280 余位来自全国各地的眼科医生参加，参会论文充分体现了近 2 年来我国在此领域基础和临床研究的新进展。中华眼科杂志副总编辑、中国工程院院士谢立信教授概括和总结了我国角膜病的研究现状。与会众多专家、学者广泛交流了角膜病和眼表疾病领域的最新进展。

2005 年，第八届角膜病学组第一次全体委员会于青岛召开，来自全国的 15 位新一届学组委员出席了此次会议。会议由学组组长谢立信院士主持。谢院士介绍了我国角膜病学组发展的历程，追忆了老一辈角膜病专家为我国角膜病领域发展作出的杰出贡献，回顾了前七届全国角膜病大会的情况；阐述了我国角膜病临床和基础研究中存在的问题与今后的研究方向。会议期间，全体委员针对学组在眼表疾病和眼库的规范化建设中应发挥的作用、普及角膜病的诊疗知识、突出我国角膜病的研究特长、壮大角膜病研究队伍、加强国际合作与交流及建立多中心的临床研究机制等问题，进行了深入、细致的讨论。

2006 年，第九届全国眼表及角膜病学术大会暨第二届国际角膜病学术研讨会在杭州召开，由中华医学会眼科学分会角膜病学组主办，浙江省医学会协办。中华医学会副会长、浙江省卫生厅厅长李兰娟院士及中国工程院院士谢立信教授主持了本次会议的开幕式。参加会议的有全国角膜病学组全体委员，角膜病学组的老前辈金秀英、徐锦堂、朱志忠、庞国祥等教授，中华眼科杂志社韩锟副主任，以及国际眼科界知名人士：日本东北大学眼科 Kohji Nishida 教授、美国新英格兰眼科中心 Helen Wu 教授、美国加利福尼亚眼与视觉中心主任林宁教授等。本次会议接待了来自全国 27 个省市和自治区的代表共 240 余人。大会在眼表和角膜疾病等方面交流学术论文 300 余篇。

2008 年，第十届全国角膜及眼表疾病学术会议在厦门召开，由中华医学会眼科学分会角膜病学组主办，厦门大学眼科研究所与附属厦门眼科中心以及厦门市医学会共同承办。此次大会共收到论文 317 篇，角膜病学组全体委员和来自全国各地的 450 余名眼科医师出席了大会，同时有 21 个国内外参展厂商参加了大会。我国角膜病学组的第一任组长杜念祖教授专程从美国飞回厦门参会，前角膜病学组专家金秀英教授和陈家祺教授也参加了本次大会。在贯彻中华医学会眼科学分会常委会决定的基础上，角膜病学组将角膜屈光手术专业统一纳入学组管理后，本次大会首次设立了角膜屈光手术专题。

2009 年，第一届全国角膜屈光手术学术会议在北京召开，中华医学会眼科学分会角膜病学组主办，温州医学院附属眼视光医院、中国医学科学院北京协和医院和中国医师协会眼科医师分会共同承办。本次会议的主题是回顾和总结我国准分子激光角膜屈光手术 16 年来的经验和教训，进一步明确角膜屈光手术的概念和内容，规范角膜屈光手术。

2010 年，第十一届全国角膜及眼表疾病学术会议暨第二届全国角膜屈光手术学术会议在青岛召开，由中华医学会眼科学分会角膜病学组主办，山东省眼科研究所承办。此次会议是角膜病学组第一次主办的将角膜和角膜屈光手术融为一体的学术大会，对推动我国角膜病学组学术的健康发展具有重要意义。会议收到论文 380 篇，参会人数 600 余人，对感染性角膜病、干细胞与眼表、移植与免疫、角膜屈光手术的视觉质量等四个方面的专题进行了研讨。

2011 年，第三届全国角膜屈光手术学术会议在杭州召开，由中华医学会眼科学分会角膜病学组主办，温州医学院附属眼视光医院和北京协和医院眼科承办。会议邀请国内外著名专家围绕屈光手术的创新和发展进行精彩的演讲和深入的讨论，会议通过专家专题报告、学术论文报告、标准和规范讨论、上岗培训与专题培训班、热点问题辩论与听众互动反馈、与专家面对面讨论疑难病例、设备展览以及新产品介绍等多种交流形式，传递和交流该领域的新技术、新知识和新经验。

2012 年，第十二届全国角膜及眼表疾病学术会议暨第四届全国角膜屈光手术学术会议在成都召开，由中华医学会眼科学分会角膜病学组主办，四川大学华西医院、四川省医学会承办。会议主要针对感染性角膜病、眼表疾病和干细胞、移植与免疫和角膜屈光手术的视觉质量等四个方面的热门话题进行研讨。会议邀请来自美国和日本的著名角膜病专家现场演讲，参会人数 400 余人。

2013 年，第五届全国角膜屈光手术学术会议在武汉召开，由中华医学会眼科学分会角膜病学组主办，湖北省医学会、武汉大学人民医院眼科中心承办，华中科技大学同济医学院附属协和医院协办。会议邀请国内外著名专家围绕屈光手术的创新和发展进行了精彩演讲和深入讨论，就屈光手术的视觉质量等方面的新进展通过专题报告、学术论文报告等方式传递和交流该领域最新成果。

2014 年，第十四届全国角膜及眼表疾病学术会议暨第六届全国角膜屈光手术学术会议在上海召开，由中华医学会眼科学分会角膜病学组主办，复旦大学附属眼耳鼻喉科医院承办。会议主要围绕感染性角膜病、眼表疾病、移植与免疫和角膜屈光手术等方面展开讨论。会议邀请美国、日本及国内著名角膜病专家进行演讲，参会人数 1 000 余人。

2015 年，第七届全国角膜屈光手术学术会议在长春召开，由中华医学会眼科学分会角膜病学组主办，北京协和医院、吉林省医学会以及吉林大学第一医院协办。邀请美国、澳大利亚及我国著名角膜病专家齐聚一堂，参会代表 900 余人。谢立信院士发表了《中国角膜病 20 年》主题演讲，总结了近 20 年我国角膜病在临床和基础研究领域取得的重要成果，并对存在的问题和未来的发展趋势提出了建议。

2016 年，第十五届全国角膜及眼表疾病学术会议暨第八届全国角膜屈光手术学术会议在济南召开，由全国角膜病专业委员会主办，山东省眼科研究所及山东省眼科医院协办。会议规模空前，包括亚洲角膜学会主席 Donald Tan 教授、日本大阪大学 Kohji Nishida 教授在内的 1 500 余位国内外眼科专家、眼科医师和企业工作人员参加会议。本届会议创新地增加了对青年医生学术发展的鼓励和支持，增设优秀青年演讲奖和优秀展板奖。

2017 年，第十六届全国角膜及眼表疾病学术会议、第九届全国角膜屈光手术学术会议暨国际泪膜协会干眼学术会议在上海召开，由全国角膜病专业委员会主办，复旦大学附属眼耳鼻喉科医院、山东省眼科研究所、山东省眼科医院协办。包括欧洲视觉与眼科学会主席 Harminger Dua 教授、国际泪膜与眼表协会创始人兼前任主席 David Sullivan 教授在内的近 1 500 位国内外眼科专家、眼科医师和企业工作人员参加会议。

2018 年，第十七届全国角膜及眼表疾病学术会议暨第十届全国角膜屈光手术学术会议与第六届亚洲角膜学会学术会议一同在青岛召开，由亚洲角膜学会、全国角膜病专业委员会、中国国际科技交流中心共同主办，山东省眼科研究所（青岛眼科医院）、山东省眼科医院共同承办。

亚洲角膜协会于2007年3月4日在新加坡成立，是亚洲及太平洋地区进行角膜病、眼表疾病、角膜屈光手术及角膜接触镜等领域研究的学术组织。首届理事会由13位理事组成，山东省眼科研究所谢立信院士当选为副主席，现为荣誉主席，厦门大学医学院刘祖国教授当选为理事会理事。第六届亚洲角膜学会学术会议期间召开了亚洲角膜学会理事会，增补史伟云教授为新的理事。

亚洲角膜协会每两年举行一次学术会议，至今已成功举办五届，是亚洲乃至世界范围内最有影响力的眼科学术会议之一。此次大会是我国角膜病学组首次与亚洲角膜病学会合作举办，也是亚洲角膜病会第一次在中国召开。5月17日上午开幕式上，大会名誉主席、中国工程院院士谢立信教授首先作了欢迎致辞，中华医学会眼科学分会主任委员姚克教授、亚洲角膜病协会主席Donald Tan教授也分别致辞表示祝贺。本次会议国内外1 500余名眼科同道会聚青岛，近200名外籍眼科专家参加了此次盛会。他们分别来自韩国、日本、印度、印尼、新加坡、美国、澳大利亚、新西兰等十余个国家。会议对我国角膜屈光及角膜疾病领域的新规范、新技术、新方法、新技能等内容进行广泛的研讨和交流，并召开了爱思唯尔出版集团、人民卫生出版社《角膜》（*Cornea*）第4版翻译定稿会。

2019年，第十八届全国角膜及眼表疾病学术会议暨第十一届全国角膜屈光手术学术会议在北京召开，由全国角膜病专业委员会、中国国际科技交流中心主办，北京协和医院、首都医科大学附属北京同仁医院和山东省眼科研究所共同承办。大会邀请谢立信院士、David A. Sullivan教授、Ula Jurkunas教授、Virender Singh Sangwan教授等在内的国内外知名专家亲临现场，1 500余名国内外代表参会。会议期间，大会组织委员会与人民卫生出版社共同举办了由史伟云教授主译、中华医学会眼科学分会角膜病学组全体委员以及角膜领域的博士和专家共计95名译者共同翻译的巨著《角膜》（*Cornea*），史伟云教授编著的新书《角膜治疗学》的发布会。角膜病领域著作的出版，对提高我国临床角膜病的诊疗水平及人才培养有重大意义。

2020年，第十九届全国角膜及眼表疾病学术会议暨第十二届全国角膜屈光手术学术会议在南京召开，由全国角膜病专业委员会、中国国际科技交流中心主办，南京市第一医院、山东省眼科研究所、山东第一医科大学附属眼科医院（山东省眼科医院）协办。受疫情影响，会议两次延期，最终于10月15日~18日召开，近800名代表参会。会议开幕式上，组委会播放了《中国角膜病发展70年》专题视频，系统回顾了中国角膜病专业在新中国成立后70年的光辉发展历程，激励新一代角膜人为人民健康继续作出更大贡献。

2021年，第二十届全国角膜及眼表疾病学术会议暨第十三届全国角膜屈光手术年会在天津召开，由全国角膜病专业委员会、中国国际科技交流中心主办，天津医科大学眼科医院、天津医科大学总医院、天津市眼科医院、山东省眼科研究所、山东第一医科大学附属眼科医院联合协办。大会邀请近百位知名角膜和屈光手术专家、教授，通过演讲、会议发言等形式与千余名医生开展学术交流和疑难病例讨论，对角膜眼表疾病、屈光手术临床诊疗的新规范、新技术、新方法、新技能等内容进行广泛的研讨和交流。在本届大会上，由谢立信教授任荣誉主编、史伟云教授、高华教授主编，角膜学组委员参编的《中国角膜病发展回顾》举行了新书发布会。这部由人民卫生出版社出版的著作，首次系统地回顾了我国角膜病诊疗技术发展，综合整理了新中国成立以来19届全国角膜会议和12届全国角膜屈光手术会议等资料，将眼科学与医学文史学有机融合，是关于新中国成立以来中国角膜病事业发展历程的珍贵记录。

（高华）

参考文献

1. GAO H，LIU M，LI N，et al. Femtosecond laser-assisted minimally invasive lamellar keratoplasty for the treatment of advanced keratoconus [J]. Clin Exp Ophthalmol，2022，50：294-302.
2. RAFAT M，JABBARVAND M，SHARMA N，et al. Bioengineered corneal tissue for minimally invasive vision restoration in

advanced keratoconus in two clinical cohorts [J]. Nat Biotechnol, 2023, 41(1): 70-81.

3. VERCAMMEN H, MIRON A, OELLERICH S, et al. Corneal endothelial wound healing: understanding the regenerative capacity of the innermost layer of the cornea [J]. Transl Res, 2022, 248: 111-127.
4. YU F X, LEE P S Y, YANG L, et al. The impact of sensory neuropathy and inflammation on epithelial wound healing in diabetic corneas [J]. Prog Retin Eye Res, 2022, 89: 101039.
5. MOHAN R R, KEMPURAJ D, D'SOUZA S, et al. Corneal stromal repair and rengeneration [J]. Prog Retin Eye Res, 2022, 91: 101090.
6. LI Z, DUAN H, JIA Y, et al. Long-term corneal recovery by simultaneous delivery of hPSC-derived corneal endothelial precursors and nicotinamide [J]. J Clin Invest, 2022, 132: e146658.
7. ZHAO L, SHI Z, SUN X, et al. Natural dual-crosslinking bioadhesive hydrogel for corneal regeneration in large-size defects [J]. Adv Healthc Mater, 2022, 11: e2201576.
8. LOI J K, ALEXANDREL Y O, SENTHIL K, et al. Corneal tissue-resident memory T cells form a unique immune compartment at the ocular surface [J]. Cell Rep, 2022, 39: 110852.
9. ADRIANTO M F, ANNURYANTI F, WILSON C G, et al. In vitro dissolution testing models of ocular implants for posterior segment drug delivery [J]. Drug Deliv Translational Res, 2022, 12: 1355-1375.
10. AMADOR C, SHAN R, GHIAM S, el al. Gene therapy in the anterior eye segment [J]. Curr Gene Ther, 2022, 22: 104-131.
11. 史伟云,高华. 中国角膜病发展回顾[M]. 北京:人民卫生出版社,2021.
12. KAMIL S, MOHAN R R. Corneal stromal wound healing: Major regulators and therapeutic targets [J]. Ocul Surf, 2021, 19: 290-306.
13. HATCHER J B, SOIFER M, MORALES N G, et al. Aftermarket effects of cenegermin for neurotrophic keratopathy in pediatric patients [J]. Ocul Surf, 2021, 21: 52-57.
14. AUFFARTH G, SON H, KOCH M, et al. Implantation of an artificial endothelial layer for treatment of chronic corneal edema [J]. Cornea, 2021, 40: 1633-1638.
15. BIAN J, WANG T, SUN J, et al. Targeting NF-κB c-Rel in regulatory T cells to treat corneal transplantation rejection [J]. Am J Transplant, 2021, 21: 3858-3870.
16. REN Y, DONG X, ZHAO H, et al. Myeloid-derived suppressor cells improve corneal graft survival through suppressing angiogenesis and lymphangiogenesis [J]. Am J Transplant, 2021, 21: 552-566.
17. SWETLEDGE S, JUNG J P, CARTER R, et al. Distribution of polymeric nanoparticles in the eye: implications in ocular disease therapy [J]. J Nanobiotechnol, 2021, 19: 1-19.
18. WONG C W, METSEAAR J M, STORM G, et al. A review of the clinical applications of drug delivery systems for the treatment of ocular anterior segment inflammation [J]. Brit J Ophthalmol, 2021, 105: 1617-1622.
19. YIN D, LING S, WANG D, et al. Targeting herpes simplex virus with CRISPR-Cas9 cures herpetic stromal keratitis in mice [J]. Nat Biotechnol, 2021, 39: 567-577.
20. 史伟云,高华. 中国角膜病诊疗技术 70 年发展回顾[J]. 中华眼科杂志,2020,56:401-408.
21. GAO H, HUANG T, PAN Z, et al. Survey report on keratoplasty in China: A 5-year review from 2014 to 2018 [J]. PLoS One, 2020, 15: e0239939.
22. 何键,程钧,董燕玲,等. 真菌性角膜炎 1414 例临床分析[J]. 中华眼科杂志,2020,56:286-293.
23. WANG F, SHI W, LI H, et al. Decellularized porcine cornea-derived hydrogels for the regeneration of epithelium and stroma in focal corneal defects [J]. Ocul Surf, 2020, 18: 748-760.
24. JAMALI A, HU K, SENDRA V G, et al. Characterization of resident corneal plasmacytoid dendritic cells and their pivotal role in herpes simplex keratitis [J]. Cell Rep, 2020, 32: 108099.
25. WEI C, MA L, CHI H, et al. The NLRP3 inflammasome regulates corneal allograft rejection through enhanced phosphorylation of STAT3 [J]. Am J Transplant, 2020, 20: 3354-3366.
26. SINGH M, BHARADWAJ S, LEE K E, et al. Therapeutic nanoemulsions in ophthalmic drug administration: concept in formulations and characterization techniques for ocular drug delivery [J]. J Control Release, 2020, 328: 895-916.
27. NAOMI H B, HOLLY R C, LAURA E D, et al. Material, immunological, and practical perspectives on eye drop formulation [J]. Adv Funct Mater, 2020, 30: 1908476.
28. MOLAVI F, BARZEGAR-JALALI M, HAMISHEHKAR H. Polyester based polymeric nano and microparticles for

pharmaceutical purposes: a review on formulation approaches [J]. J Control Release, 2020, 320: 265-282.
29. SONG L, BOWER J J, LLANGA T, et al. Ocular tolerability and immune response to corneal intrastromal AAV-IDUA gene therapy in new zealand white rabbits [J]. Mol Ther Methods Clin Dev, 2020, 18: 24-32.
30. 高华,陈秀念,史伟云. 我国盲的患病率及主要致盲性疾病状况分析[J]. 中华眼科杂志,2019,55:625-628.
31. 史伟云. 角膜病治疗学[M]. 北京:人民卫生出版社,2019,286-293.
32. AL-AQABA M A, DHILLON V K, MOHAMMED I, et al. Corneal nerves in health and disease [J]. Prog Retin Eye Res, 2019, 73: 100762.
33. SHI W, ZHOU Q, GAO H, et al. Protectively decellularized porcine cornea versus human donor cornea for lamellar transplantation [J]. Adv Funct Mater, 2019, 29: 1902491.
34. LYNCH C, KOBDIAH P P D, CHOONARA Y E, et al. Advances in biodegradable nano-sized polymer-based ocular drug delivery [J]. Polymers, 2019, 11: 1371.
35. MANNIS M J, HOLLAND E J. 角膜(第 4 版)[M]. 史伟云,译. 北京:人民卫生出版社,2018.
36. KINOSHITA S, KOIZUMI N, UENO M, et al. Injection of cultured cells with a ROCK inhibitor for bullous keratopathy [J]. N Engl J Med, 2018, 378: 995-1003.
37. WEI C, WANG Y, MA L, et al. Rapamycin nano-micelle ophthalmic solution reduces corneal allograft rejection by potentiating myeloid-derived suppressor cells' function [J]. Front Immunol, 2018, 9: 2283.
38. MANNIS M, HOLLAND E. Cornea [M]. 4th ed. New York: Elsevier, 2017.
39. 谢立信. 对我国防盲治盲工作的几点建议[J]. 中华眼科杂志,2017,53:1-2.
40. LU Y, AI J, GESSLER D, et al. Efficient transduction of corneal stroma by adeno-associated viral serotype vectors for implications in gene therapy of corneal diseases [J]. Hum Gene Ther, 2016, 27: 598-608.
41. LJUBIMOV A V, SAGHIZADEH M. Progress in corneal wound healing [J]. Prog Retin Eye Res, 2015, 49: 17-45.
42. LIU C Y, KAO W W. Corneal epithelial wound healing [J]. Prog Mol Biol Transl Sci, 2015, 134: 61-71.
43. PAUNICKA K J, MELLON J, ROBERTSON D, et al. Severing corneal nerves in one eye induces sympathetic loss of immune privilege and promotes rejection of future corneal allografts placed in either eye [J]. Am J Transplant, 2015, 15: 1490-1501.
44. SONG X, XIE L, TAN X, et al. A multi-center, cross-sectional study on the burden of infectious keratitis in China [J]. PLoS One, 2014, 9: e113843.
45. 谢立信. 临床角膜病学[M]. 北京:人民卫生出版社,2014:28-50.
46. FAGERHOLM P, LAGALI N S, ONG J A, et al. Stable corneal regeneration four years after implantation of a cell-free recombinant human collagen scaffold [J]. Biomaterials, 2014, 35: 2420-2427.
47. CRAWFORD A Z, PATEL D V, MCGHEE C N J. A brief history of corneal transplantation: From ancient to modern [J]. Oman J Ophthalmol, 2013, 6: S12-S17.
48. BOCK F, MARUYAMA K, REGENFUSS B, et al. Novel anti (lymph) angiogenic treatment strategies for corneal and ocular surface diseases [J]. Prog Retin Eye Res, 2013, 34: 89-124.
49. SINGH N, TIEM M, WATKINS R, et al. Soluble vascular endothelial growth factor receptor 3 is essential for corneal alymphaticity [J]. Blood, 2013, 121: 4242-4249.
50. SHI W Y, CHEN M, XIE L X, et al. A novel cyclosporine A drug-delivery system for prevention of human corneal rejection after high-risk keratoplasty: a clinical study [J]. Ophthalmology, 2013, 120: 695-702.
51. TAN D T, DART J K, HOLLAND E J, et al. Corneal transplantation [J]. Lancet, 2012, 379: 1749-1761.
52. MOHAN R R, TOVEY J C, SHARMA A, et al. Gene therapy in the cornea: 2005-present [J]. Prog Retin Eye Res, 2012, 31: 43-64.
53. SHI W, WANG T, XIE L, et al. Risk factors, clinical features, and outcomes of recurrent fungal keratitis after corneal transplantation [J]. Ophthalmology, 2010, 117: 890-896.
54. RAMA P, MATUSKA S, PAGANONI G, et al. Limbal stem-cell therapy and long-term corneal regeneration [J]. N Engl J Med, 2010, 363: 147-155.
55. ELLENBERG D, AZAR D T, HALLAK J A, et al. Novel aspects of corneal angiogenic and lymphangiogenic privilege [J]. Prog Retin Eye Res, 2010, 29: 208-248.
56. XIE L, QI F, GAO H, et al. Major shifts in corneal transplantation procedures in north China: 5316 eyes over 12 years [J].

Br J Ophthalmol, 2009, 93: 1291-1295.

57. ALBUQUERQUE R J, HAYASHI T, CHO W G, et al. Alternatively spliced vascular endothelial growth factor receptor-2 is an essential endogenous inhibitor of lymphatic vessel growth [J]. Nat Med, 2009, 15: 1023-1030.
58. XIE L, ZHAI H, SHI W, et al. Hyphal growth patterns and recurrence of fungal keratitis after lamellar keratoplasty [J]. Ophthalmology, 2008, 115: 983-987.
59. XIE L, HU J, SHI W. Treatment failure after lamellar keratoplasty for fungal keratitis [J]. Ophthalmology, 2008, 115: 33-36.
60. XIE L, ZHONG W, SHI W, et al. Spectrum of fungal keratitis in north China [J]. Ophthalmology, 2006, 113: 1943-1948.
61. INATOMI T, NAKAMURA T, KOIZUMI N, et al. Midterm results on ocular surface reconstruction using cultivated autologous oral mucosal epithelial transplantation [J]. Am J Ophthalmol, 2006, 141: 267-275.
62. AMBATI B K, NOZAKI M, SINGH N, et al. Corneal avascularity is due to soluble VEGF receptor-1 [J]. Nature, 2006, 443: 993-997.
63. CERSIEFEN C, CHEN L, SAINT-GENIEZ M, et al. Nonvascular VEGF receptor 3 expression by corneal epithelium maintains avascularity and vision [J]. Proc Natl Acad Sci USA, 2006, 103: 11405-11410.
64. 高华，史伟云，谢立信，等. 雷帕霉素缓释片防治兔高危角膜移植免疫排斥反应和新生血管增殖的研究[J]. 中华眼科杂志，2006，42：6-11.
65. MOHAN R R, SHARMA A, NETTO M V, et al. Gene therapy in the cornea [J]. Prog Retin Eye Res, 2005, 24: 537-559.
66. 赵靖，谢立信，臧新杰，等. 人脐带血清器官培养液保存猪角膜的实验研究[J]. 中华眼科杂志，2004，40：533-538.
67. 中华医学会眼科学会角膜病学组. 角膜移植准入标准(征求意见稿)[J]. 中华眼科杂志，2004，40：861.
68. NISHIDA K, YAMATO M, HAYASHIDA Y, et al. Corneal reconstruction with tissue-engineered cell sheets composed of autologous oral mucosal epithelium [J]. New Eng J Med, 2004, 351: 1187-1196.
69. NAKAMURA T, INATOMI T, SOTOZONO C, et al. Transplantation of cultivated autologous oral mucosal epithelial cells in patients with severe ocular surface disorders [J]. Br J Ophthalmol, 2004, 88: 1280-1284.
70. 郭萍，谢立信，史伟云，等. 肿瘤坏死因子相关凋亡诱导配体转基因治疗鼠角膜移植免疫排斥的研究[J]. 中华眼科杂志，2003，39：19-23.
71. XIE L, SHI W, LIU Z, et al. Lamellar keratoplasty for the treatment of fungal keratitis [J]. Cornea, 2002, 21: 33-37.
72. 王旭，谢立信，史伟云. 外源基因转入角膜内皮细胞的实验研究[J]. 中华眼科杂志，2002，38：117-118.
73. 董晓光，谢立信，张新晨，等. 角膜中期保存液的研制和临床应用[J]. 中华眼科杂志，2000，36：21-23.
74. BURATTO L, BRINT S. LASIK: Surgical techniques and complications [M]. 2nd ed. Thorofare: SLACK, 2000.
75. 谢立信. 角膜移植学[M]. 北京：人民卫生出版社，2000.
76. NORTON S W, ZAMORA J, BAKER T. Epikeratophakia and hexagonal keratotomy.//BRIGHTBILL F S. Corneal surgery: Theory, technique, and tissue [M]. 3rd ed. St. Louis: Mosby, 1999, 820-832.
77. 谢立信，史伟云，董晓光，等. 108 例真菌性角膜炎的临床和组织病理学研究[J]. 眼科研究，1999，17：283-285.
78. KAUFMAN H E, BARRON B A, MCDONALD M B. The Cornea[M]. 2nd ed. Boston: Butterworth-Heinemann, 1998.
79. PELLEGRINI G, TRAVERS C E, FRANZI A T, et al. Long-term restoration of damaged corneal surfaces with autologous cultivated corneal epithelium [J]. Lancet, 1997, 349: 990-993.
80. SMOLION G, THOFT R A. The Cornea[M]. 3rd ed. Boston: Little Brownard Company, 1994.
81. HYMAN L, WITTPENN J, YANG C. Indications and techniques of penetrating keratoplasties, 1985- 1988 [J]. Cornea, 1992, 11: 573-576.
82. 张士元，邹留河，高永庆，等. 全国盲及低视力流行病学调查[J]. 中华眼科杂志，1992，28：260-264.
83. KAUFMAN H E, BEUERMAN R W, STEINEMANN T L, et al. Optisol corneal storage medium [J]. Arch Ophthalmol, 1991, 109: 864-868.
84. LASS J H, REINHART W J, SKELNIK D L, et al. An in vitro and clinical comparison of corneal storage with chondroitin sulfate corneal storage medium with and without dextran [J]. Ophthalmology, 1990, 97: 96-103.
85. 张士元. 我国眼科学进展概况[J]. 中华眼科杂志，1989，25：259.
86. MCDONALD M, SHOFNER S, KLYCE S, et al. Clinical results of central photorefractive keratectomy (PRK) with the 193NM excimer laser for the treatment of myopia: the blind eye study [J]. Invest Ophthalmol Vis Sci, 1989, 30: 216.
87. 邱孝芝，蒋秀莉，蒋雪芹，等. 深低温保存角膜的临床观察[J]. 中华眼科杂志，1988，24：73.

88. LINDSTROM R L, SKELNIK D L, MINDRUP E A, et al. Corneal preservation at 4℃ with chondroitin Sulfate Containing Medium. ARVO abstract [J]. Invest Ophthalmol Vis Sci, 1987, 28: 167.
89. 陈耀真. 中国眼科学发展史[J]. 眼科学报, 1986, 2: 3.
90. 朱志忠, 周道伐, 黎勉勤. 角膜病学[M]. 北京: 人民卫生出版社, 1986, 279-285.
91. BRIGLTNILL F S. Corneal Surgery [M]. St. Louis. The C. V. Mosby Company, 1986.
92. KAUFMAN H E, VARNELL E D, KAUFMAN S. Chondroitin sulfate in a new cornea preservation medium [J]. Am J Ophthalmol, 1984, 98: 112-114.
93. 马镇西, 朱志忠. 角膜保存的改进和临床应用[J]. 中华眼科杂志, 1981, 17: 331-334.
94. 谢立信, 李贵仁, 白林, 等. 人脐带血清营养液活性保存角膜实验研究和临床应用报告[J]. 中华眼科杂志, 1981, 17: 294-298.
95. MANNIS M J, KRACHMER J H. Keratoplasty: a historical perspective [J]. Surv Ophthalmol, 1981, 25: 333.
96. 王守敬, 朱志忠, 徐锦堂. 角膜移植术[M]. 西安: 陕西科学技术出版社, 1980: 1-8.
97. FYODOROV S N, DURNEV V V. Operation of dosaged dissection of corneal circular ligament in cases of myopia of mild degree [J]. Ann Ophthalmol, 1979, 11: 1885-1890.
98. FORSTOT S L, KAUFMAN H E. Corneal transplantation [J]. Annu Rev Med, 1977, 28: 21.
99. LIEBERMAN D M. A new corneal trephine [J]. Am J Ophthalmol, 1976, 81: 684-685.
100. MCCAREY B E, KAUFMAN H E. Improved corneal storage [J]. Invest Ophthalmol Vis Sci, 1974, 13: 165.
101. 左克明. 十年来新中国眼科的成就[J]. 中华眼科杂志, 1959, 9: 329.
102. FILATOV V P. Transplantation of the cornea [J]. Arch Ophthalmol, 1935, 13: 321.

第二章
角膜的胚胎发育

第一节　角膜胚胎发育的一般概念

一、胚眼的发生与形成

胚眼是由神经外胚叶、脑神经嵴细胞、表皮外胚叶和中胚叶发育而成。眼的发育开始于受精后 3 周左右，由神经管发育而来的前脑两侧神经褶（neural fold）呈现弧形凹痕，形成视沟，并发育成单层神经外胚叶的视窝。随着神经管的闭合，在胚长 3.2mm 时，视窝内陷加深形成囊状突起，称为视泡（optic vesicle）。视泡远端膨大与大脑远离，近脑端变窄形成视茎（optic stalk），即为视神经始基。在胚胎第 4 周（胚长 4mm），视泡继续膨大，形如囊状隆起，构成视泡的神经外胚层与表皮外胚层逐渐接近，两者接触后表皮外胚层增厚，形成晶状体板（lens plate），为晶状体始基。随后晶状体板内陷，与表皮外胚叶脱离，形成晶状体泡，晶状体泡向视杯形成的空腔移动。晶状体上皮细胞围绕晶状体泡的空腔，其外层被一层基底膜包绕，发育为未来的晶状体囊膜。视泡的远端偏下方渐向内凹陷形成一双层细胞的杯状结构，称为视杯（optic cup）。视杯内层发育为将来的神经视网膜，视杯外层发育为将来的视网膜色素上皮层。来自神经视网膜的轴突投射到视茎中，发育为视神经。

早期视杯逐渐凹陷包围晶状体的上方和两侧，下方至视茎形成一道裂缝，称为胚裂。围绕视杯的中胚叶发出玻璃体动脉，经胚裂进入视杯内，这种结构为眼内血管提供通道，并为轴突的投射提供出口。胚裂在胚胎发育第 5 周时开始闭合，闭合由中部开始，向前后延展。当胚裂闭合不全时，可形成先天性脉络膜缺损和先天性虹膜睫状体缺损。视杯的边缘向将来瞳孔的位置延伸，发育为虹膜和睫状体，视杯内壁形成虹膜后色素上皮，视杯外壁形成虹膜前色素上皮；延伸细胞上可见平滑肌标记物，形成瞳孔开大肌和瞳孔括约肌；睫状上皮也由视杯前缘发育而来。

表皮外胚叶与晶状体板脱离后发育为将来的角膜上皮，神经嵴衍生的间充质细胞迁移到晶状体和角膜上皮之间的空间，发育为角膜内皮和基质细胞。胚胎发育末期，来源于神经嵴细胞的间充质围绕着视杯的外层聚积，最深层次的部分血供丰富，形成脉络膜始基，致密的间充质外层形成巩膜始基。间充质经过胚裂进入视杯中，发育为初级玻璃体。负责调节晶状体的睫状肌也来自间充质细胞。胚胎发育的第 7 周，在结膜上皮和眼周间充质的相互作用下，泪腺开始出现，定位于眼眶的上外侧位；泪腺导管约在胚胎发育第 3 个月时形成。在胚胎发育的第 10 周，眼的各部分已具雏形，即形成胚眼（图 1-2-1-1）。

眼睛是一个非常复杂的器官，转录因子和信号通路保证了不同眼结构的正确发育。胚眼对于胚胎发育过程中的错误信号十分敏感，严重者会导致无眼、缺损、独眼、白内障、无虹膜、视网膜脱离、玻璃体动脉持续存在、无晶状体和隐眼球等先天性眼畸形。随着现代诊断治疗手段的发展，基于眼胚胎发育的深入探索可以指导开发新的疾病管理和治疗方案，为个体提供更多的治疗选择。目前，治疗性干细胞的发展，包括视网膜和泪腺再生技术，均为眼发育学的延伸应用场景。

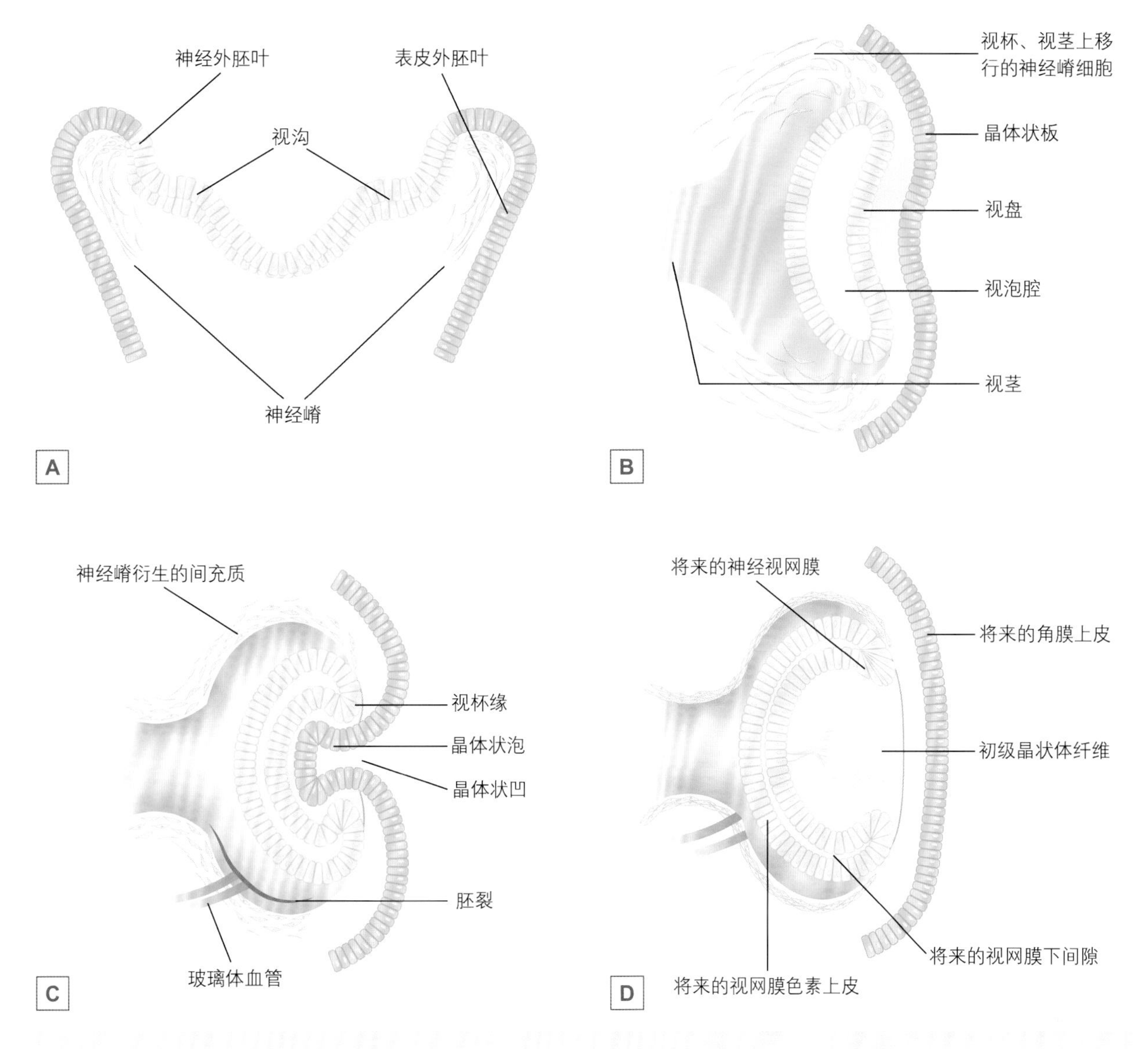

图 1-2-1-1　正常人眼胚胎发育模式图

图 A　胚胎第 3 周起,前脑两侧神经褶凹陷形成视沟,逐渐发育为视泡
图 B　胚胎第 4 周,视杯、晶状体板、晶状体凹形成
图 C　胚胎 5 周初,视杯发育,胚裂、晶状体泡的形成
图 D　胚胎发育第 5 周后,视杯发育,晶状体泡分离

二、角膜的发生与发育

角膜主要由上皮层、基质层和内皮层构成。在胚胎发育第 5 周晶状体板从表皮外胚叶分离后,表皮外胚叶又重新融合,发育成角膜上皮层。表皮外胚叶分泌富含胶原的细胞外基质,这种初级细胞外基质吸引眼周围神经嵴来源的间充质细胞迁移进入晶状体和角膜上皮之间的空间,发育为角膜内皮。在内皮细胞形成后,第二波间充质细胞迁移进入角膜上皮与内皮之间,形成角膜基质细胞。随着发育过程中甲状腺素水平的增加,角膜基质开始脱水和致密化,形成透明的成熟角膜。胚胎 3 个月时,基质层前部细纤维形成前弹力层。内皮细胞胶原蛋白形成后弹力层。

笔者团队对 382 只胎儿眼球进行研究,总结了胎儿角膜的一般发育规律。角膜直径和角膜厚度与胎龄成正相关,随着胎龄增加,角膜直径增大(表 1-2-1-1),角膜厚度增厚(表 1-2-1-2)。8 个月以上胎儿角膜直径大于 8mm,厚度超过成人角膜,因此,在特殊情况下,胎儿角膜可满足临床板层角膜移植的要求。

表 1-2-1-1 角膜直径与胎龄关系

胎龄/月	例数	横径/mm(均值 ± 标准差)	纵径/mm(均值 ± 标准差)
3	2	3.17 ± 0.95	3.17 ± 0.95
4	8	5.01 ± 0.59	4.86 ± 0.641
5	34	6.34 ± 0.94	6.18 ± 0.98
6	43	7.32 ± 0.83	7.07 ± 1.42
7	8	7.73 ± 0.98	7.56 ± 0.92
8	93	8.67 ± 0.87	8.33 ± 0.84
9	28	9.65 ± 0.57	9.11 ± 0.51
10	51	9.74 ± 0.59	9.55 ± 0.59
新生儿	13	10.18 ± 0.53	9.89 ± 0.61

表 1-2-1-2 角膜厚度与胎龄的关系

胎龄/月	眼数	厚度/mm
4	2	0.26
5	2	0.29
6	13	0.49
7	37	0.82
8	49	0.99
9	37	1.16

(张碧凝)

第二节 角膜细胞的胚胎发育

一、角膜上皮细胞的胚胎发育

角膜上皮细胞来源于表皮外胚叶。在胚胎发育第 4 周后期,晶状体板与其覆盖的表皮外胚叶分离后,表皮外胚叶又重新融合形成一层立上皮,将来发育为角膜上皮。在胚胎发育第 5 周,部分区域基底上皮表面出现少量细胞核较大的扁平细胞,开始形成双层细胞结构;其他区域基底细胞仍然表现为裸露状态,无扁平细胞覆盖。角膜继续发育至所有上皮区域形成典型的双层细胞结构,最外层的扁平细胞呈长方体,顶端细胞膜光滑无微绒毛,细胞质富含游离核糖体、少量线粒体和一个高尔基区;角膜基底细胞具有椭圆形细胞核,细胞质富含游离核糖体。在胚胎发育第 7 周,上皮基底细胞下形成了结构良好且无间断的基底膜,顶端细胞表面偶尔可见微绒毛;基底细胞中线粒体数量增多,高尔基复合体发达,粗面内质网中的扁池增多,细胞核出现明显的核仁;此后,基底细胞从扁平的椭圆形发展为立方上皮细胞,然后形成柱状上皮细胞。角膜上皮通过基底细胞层中细胞的分化和成熟来不断地增加数量,约在胚胎发育第 40 周时,角膜上皮细胞发育为至少 4 层。

发育中的角膜上皮和晶状体囊泡进行相互作用产生初级基质,标志着角膜原纤维形成的开始。初级基质主要由Ⅰ型、Ⅴ型、Ⅺ型胶原蛋白和硫酸软骨素蛋白聚糖组成，起到吸引眼周间充质细胞迁移的作用。在角膜发育时期，有连续三波间充质细胞迁移进入初级基质，第一波产生角膜内皮，第二波形成角膜基质，第三波成为虹膜基质。神经嵴细胞移行进入初级基质，形成由不同成分组成的较复杂的细胞团，称为次级间充质（secondary mesenchyme）。

PAX6 在角膜上皮发育时期表达并指导角膜上皮分化。在晶状体囊泡与表皮外胚叶分离后，*PAX6* 阳性细胞融合发育为将来的角膜上皮细胞。如果在此阶段 *PAX6* 表达异常，可能会出现几种角膜发育缺陷，包括角膜新生血管、上皮变薄以及晶状体和角膜分离不当等。

二、角膜基质细胞的胚胎发育

角膜基质的形成是由将来的角膜内皮和上皮之间的第二波神经嵴细胞迁移引发的，这一过程大约发生在胚胎发育的第 7 周。在基质发育过程中，糖胺聚糖与蛋白质结合并填充胶原纤维之间的空间，硫酸角质素在该空间中积累。约在胚胎发育的第 8 周，发育中的角膜基质母细胞增殖并合成细胞外基质，角膜中可检测到排列疏松的胶原纤维。在基质发育后期，基质内的胶原束开始形成高度定向的薄层，角膜基质母细胞逐渐成熟，成为长而扁平的角膜基质细胞。此过程起始于深基质层，而后逐渐向表层推进。

一些发育相关的基因在间充质来源的眼组织分化过程中发挥关键作用，如 *PITX2*、*FOXC1*、*SIX3*、黏连蛋白复合体亚基 *RAD21* 等。这些基因的突变会导致眼前节发育异常，例如 Axenfeld-Rieger 综合征和 Peters 异常。间充质细胞的迁移受到来自晶状体和自身表达因子的共同调节。在角膜发育过程中，摘除晶状体会导致间充质过早迁移和角膜分化异常，说明晶状体是角膜正常发育的重要信号来源。晶状体分泌的转化生长因子-β（TGF-β）信号可调节眼周神经嵴迁移，TGF-β 信号的缺失会导致角膜内神经嵴细胞数量减少。信号素（semaphorin）家族成员 SEMA3A 在晶状体基板和上皮中表达，并抑制眼周间充质迁移；神经纤毛蛋白（neuropilin）家族成员 NRP-1 在眼周间充质细胞中高表达，而在分化的角膜内皮和基质细胞中 NRP-1 的表达水平降低。SEMA3A/NRP-1 信号通路协调间充质细胞的迁移，对角膜发育至关重要。

三、角膜内皮细胞的胚胎发育

（一）胎儿角膜内皮细胞发育的研究

灵长类和人类的角膜内皮细胞在胚胎期数量最多，在出生后急剧下降，并随年龄增加呈现持续下降趋势。在正常状态下，成人角膜内皮几乎不能再生，但在外伤或炎症状态下，角膜内皮可表现出一定的再生能力，但其中的机制尚不清楚。

1. 胎儿角膜内皮细胞的一般规律　谢立信等通过比较 382 只胎儿眼球角膜内皮与成人角膜内皮细胞的形态，发现不同月龄胎儿角膜内皮六边形细胞分布率与 20~30 岁成人相比均有显著性差异，且胎儿四边、五边形的内皮细胞个数明显多于成人（表 1-2-2-1）。正六边形是覆盖一个平面而不留任何空隙的最稳定的结构状态，自然界中的蜂窝、人眼中的角膜内皮、视网膜色素上皮都为近似正六边形的排列，以保持其结构和功能的稳定性。通过内皮照相分析，发现 5 个月以下胎儿角膜内皮细胞多呈圆形或椭圆形，表面不平整，光泽差，间隙宽，边界不清，难于进行形态分析和计数。6~7 个月胎儿角膜内皮细胞边界稍清，间隙变窄，多呈粗线状，但细胞的极性紊乱，异形细胞的数量多，可见到一些细胞呈分裂状或呈簇状分布。8 个月以上胎儿角膜内皮细胞异形减少，接近正常六边形，细胞边界变清晰，呈细线状，表面光泽强，容易进行细胞计数和分清边界数，但六边形细胞数目仍明显少于正常成年人。20~30 岁成人角膜内皮细胞六边形数量为 70.93%，而胎儿角膜内皮细胞六边形数量仅占 41.9%~57.6%，对抵抗出生后内外环境变化及手术创伤的能力较为有限。

角膜内皮细胞密度随胎龄的增加而下降，不同月龄细胞密度有显著差异，如表 1-2-2-2、表 1-2-2-3 所示。人角膜内皮细胞密度的下降从胎儿 6 个月时即已开始，但由于角膜后表面积增加，细胞总数在出生前达到高峰。新生儿期细胞密度急剧下降，在 3~25 岁下降明显，在 25~30 岁至 60~70 岁间呈相对平缓下降，在 70 岁依旧呈下降趋势，但速率差异较大。对于新生儿期内皮细胞密度急剧下降的原因，笔者认为可能与下列因素有关：第一，内皮细胞增殖能力减弱，而角膜后表面积继续增大；第二，处于不稳定状

表 1-2-2-1 角膜内皮细胞形态分布

胎龄/月	眼数/只	各边形细胞所占百分数（均值 ± 标准差）				
		四边/%	五边/%	六边/%	七边/%	八边/%
6	5	4.60 ± 3.21	32.60 ± 4.56	45.60 ± 7.83	17.40 ± 6.66	1.75 ± 0.90
7	7	5.71 ± 1.38	31.15 ± 4.26	41.43 ± 1.90	17.43 ± 3.55	3.71 ± 0.26
8	11	6.67 ± 2.83	32.64 ± 10.33	43.55 ± 6.07	15.45 ± 6.36	3.71 ± 1.80
9	13	4.82 ± 4.16	32.54 ± 9.12	49.00 ± 9.11	12.69 ± 7.22	2.20 ± 1.30
10	21	2.18 ± 1.17	22.71 ± 4.95	57.60 ± 6.13	16.19 ± 4.66	3.69 ± 3.54
新生儿	9	1.80 ± 1.30	24.11 ± 5.99	52.10 ± 7.15	24.11 ± 5.99	4.33 ± 4.08
成人	30	0	14.13 ± 3.76	70.93 ± 8.66	14.70 ± 5.50	1.60 ± 0.55

表 1-2-2-2 细胞密度与胎龄的关系

胎龄/月	眼数/只	细胞密度/（个/ mm^2 ）（均值 ± 标准差）
6	14	10 840 ± 1 085
7	30	10 103 ± 1 699
8	25	9 425 ± 1 346
9	29	7 372 ± 770
10	51	6 364 ± 635
新生儿	14	6 239 ± 1 011

表 1-2-2-3 角膜内皮细胞总数与胎龄的关系

胎龄/月	眼数/只	后表面积/mm^2	细胞总数/个
6	34	30.613	331 844 ± 33 215
7	50	37.612	379 994 ± 63 902
8	45	40.943	385 880 ± 55 109
9	38	53.624	395 316 ± 41 290
足月新生儿	70	58.410	368 041 ± 49 532

态的胎儿角膜内皮在出生时和出生后早期，由于内外环境的骤然改变，一部分细胞丢失，内皮细胞结构重建，使之适应环境的变化；第三，一些低质内皮细胞发生凋亡，这种变化的本质可能与神经嵴细胞的终末分化有关。

在角膜内皮功能方面，通过对不同月龄的 108 只眼进行荧光渗透试验（表 1-2-2-4），发现 8 个月以上的 59 只胎儿角膜平均渗透时间为 15.8 分钟，为正常成人的 2 倍。这表明胎儿角膜内皮的生理功能较成人低，内皮细胞的生理功能的储备能力尚达不到成人的水平，故推测以胎儿角膜进行穿透性角膜移植后植片易发生水肿。

表 1-2-2-4　胎儿角膜荧光渗透时间

胎龄/月	眼数/只	渗透时间/分钟(均值 ± 标准差)
5	12	17.08 ± 5.04
6	10	14.30 ± 4.27
7	27	14.22 ± 3.29
8	30	17.28 ± 3.81
9	13	17.08 ± 3.40
10	12	15.88 ± 5.80
新生儿	4	11.75 ± 8.51

对 88 只胎儿角膜进行基础学测量，计算出不同胎龄的后弹力层表面积。不同胎龄的角膜后曲率半径及后表面积见表 1-2-2-5。

表 1-2-2-5　不同胎龄角膜后曲率半径及后表面积

胎龄/月	眼数/只	后曲率半径/mm	后表面积/mm^2
4	10	2.365	16.398
5	4	2.547	17.258
6	20	3.627	30.613
7	20	3.793	37.612
8	20	4.062	40.943
9	9	4.422	53.621
新生儿	5	4.875	58.410

2. 胎儿角膜内皮细胞的超微结构　内皮细胞呈扁平立方形，核大呈椭圆形，占据细胞质的绝大部分，核质比约为 3~3.5∶1，核染色质均匀分布，核仁清楚且较大。细胞可区分为明暗两种类型，暗细胞的胞质电子密度高，细胞器较丰富。暗细胞中可见发达的粗面内质网，核蛋白体丰富，内质网池明显扩张；线粒体较多，呈区域性分布；溶酶体异常丰富，可见初级、次级溶酶体及髓样小体；胞质中有的区域有微丝网，多分布于细胞膜的下方。明细胞的细胞器较暗细胞少。相邻内皮细胞侧面之间形成错综复杂的镶嵌连接，其游离面可见纤毛。

3. 早期胎儿角膜内皮细胞的观察　在妊娠第 6 周中期，晶状体基板与表面外胚叶分离完成，此时两者之间空隙尚不包含细胞。在妊娠第 7 周，第一波间充质细胞从晶状体周围迁移至表面外胚叶和晶状体之间。起初，这些间充质细胞排列松散，细胞之间间隙较大；细胞质中含有一些线粒体和少量内质网；细胞核呈椭圆形，有一个核仁。在妊娠第 8 周结束时，它们形成了一至两层坚实的细胞层，为早期角膜内皮。细胞内质网略有增加，有一些致密小体，核仁更加明显。成纤维细胞占据了内皮和上皮之间的空间，原纤维随机地散布在成纤维细胞周围。在此阶段，角膜内皮细胞开始分泌胶原蛋白，首先形成片状的胶原蛋白层即后弹力层。在妊娠第 4 个月时，角膜内皮仅由一层细胞构成，细胞质中含有一个内质网，细胞核内有明显的核仁；此时后弹力层为一层完整的胶原蛋白层。在妊娠第 5 个月时，细胞结构变化不大，核仁明显，内质网及线粒体增多；此时，后弹力层呈现多层结构。

4. 8 月龄胎儿角膜内皮细胞的观察　内皮细胞形态稍变扁平，核变小呈椭圆形或不规则形，核质比约为 2∶1，核仁清晰可见。胞质增多，细胞器仍较丰富，但较 7 月龄的有所减少，可见轻度扩张的内质网、丰富的核蛋白体、线粒体散在分布，溶酶体较 7 月龄时明显减少，细胞质内可见大量吞饮小泡。细胞器的丰富程度及吞饮活动的活跃程度表明此时的内皮细胞进入了一个代谢旺盛、功能活跃的阶段。扫描电镜见内皮细胞大小均匀，排列整齐，多数为六边形状。透射电镜见内皮细胞之间有空隙，为出生后的细胞生长提供了空间。另可见细胞质内有大量线粒体，细胞核有切迹（图 1-2-2-1），后弹力层厚度增加至 3μm，结构变得紧缩。角膜上皮的发育已接近成熟，透射电镜已可见上皮细胞呈三层排列。最表面的上皮细胞微绒毛清晰可辨，扫描电镜见上皮的表面明、暗细胞可辨，且明细胞的数量已超过暗细胞，同时，可见角膜基质层的基质细胞增多，但基质纤维排列稍紊乱。

5. 9 月龄胎儿角膜内皮细胞的观察　内皮细胞扁平，核扁平或呈不规则形，核质比约为 1∶1.5，细胞质丰富。可见明暗细胞相间排列现象，暗细胞中细胞器较明细胞丰富，但与 7~8 月龄相比有减少的趋势。细胞中有少量扩张的内质网，高尔基复合体多位于核上区，核仁不明显，核内异染色质呈块状散布或沿核膜分布。近游离面的胞质中有小泡散在分布，游离面见少而小的胞质突，并可见暗细胞的细长胞质突常伸展于明细胞的游离面，与明细胞相互覆盖。

6. 足月龄胎儿角膜内皮细胞的观察　细胞外形变扁平，核呈扁椭圆形或扁平形，核的位置有偏向游离面一侧的倾向，异染色质呈块状，多沿核膜分布，核质比约为 1∶2。胞质继续增多，同一细胞的核上区胞质的电子密度明显高于核下区，这种差异在明、暗细胞中均有体现。细胞器有所减少，核上区有少量稍扩张的粗面内质网，核下区以线粒体为主。相邻细胞间可见连接复合体。

经电子显微镜观察，在出生前胎儿后弹力层中，胶原蛋白呈条带状，而在出生后，胶原蛋白呈非带状形态。胶原合成模式改变的原因尚不清楚，但它与围产期内皮细胞损失的时间相关，后弹力层产生的转变

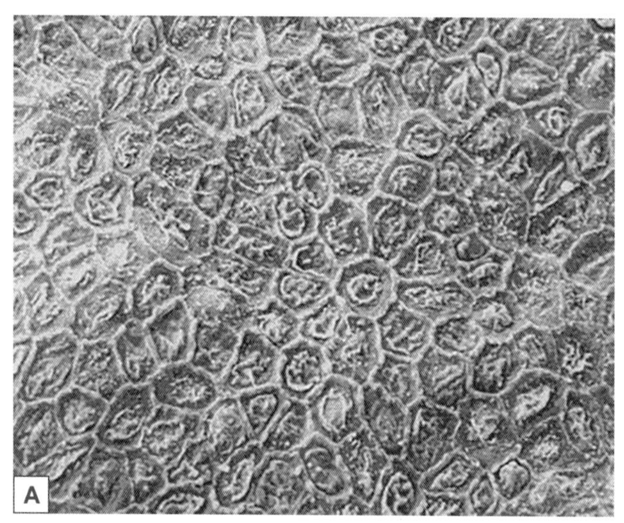

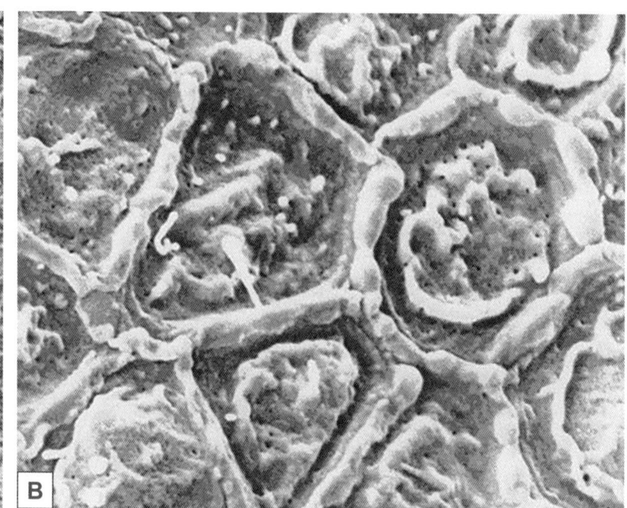

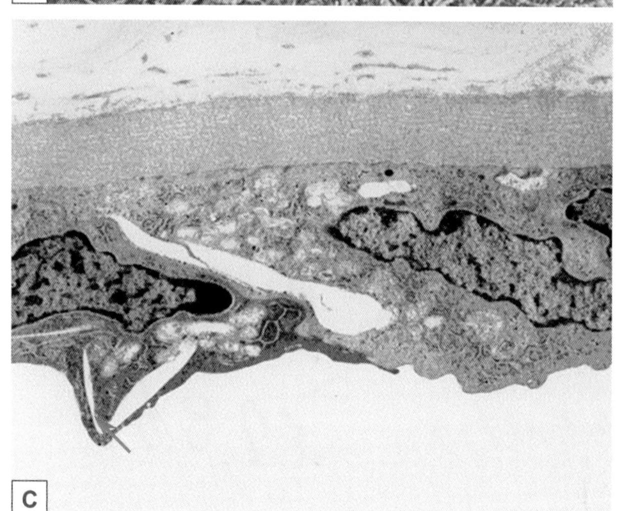

图 1-2-2-1　8 月龄胚胎角膜内皮细胞的电镜照片

图 A　扫描电镜显示内皮细胞大小均匀，排列整齐、密集，多数细胞已显示呈六边形

图 B　扫描电镜高倍图像，内皮细胞边缘形成一高褶、细胞核较大，较细胞质明显高起

图 C　透射电镜显示内皮细胞间存在空隙，为出生后的细胞成长提供空间。细胞质内有大量线粒体、细胞核有切迹。可见胞质突出的细胞间高褶（蓝色箭头）

可能与此时发生的内皮终末分化和重组有关，例如先天性遗传性内皮营养不良、后部多形性营养不良和Fuchs内皮营养不良的患者，其角膜在围产期后弹力层的发育中即表现出了病理变化。

7. 胎儿角膜内皮细胞的功能提示　胎儿角膜内皮细胞的光镜观察显示，7月龄后内皮细胞的轮廓清晰，细胞邻接处呈粗线状。细胞连接是内皮细胞发挥正常功能的关键因素之一。谢立信等电镜观察结果表明，7月龄后的相邻内皮细胞呈错综复杂的镶嵌状，这提示内皮细胞的形态和结合方式已趋于成熟。

7月龄的胎儿角膜内皮中暗细胞可见丰富细胞器，含有大量的粗面内质网及线粒体，且粗面内质网池扩张，说明这类细胞的蛋白合成功能旺盛。胎儿角膜内皮细胞的明暗两种类型可能是一种细胞的两种时相，暗细胞是功能活跃的状态，而明细胞则是功能相对静止的表现。

8月龄的胎儿角膜内皮细胞可见大量的吞饮小泡，这表明内皮细胞的转运功能已趋于完善。因为角膜内皮细胞的营养来源，除氧气主要来自上皮细胞从外界摄取外，其他营养物质及其代谢产物主要经房水吸收或排出，故8月龄时吞饮小泡的大量出现可能是代谢旺盛和内皮细胞转运功能活跃的象征。此时，角膜内皮细胞已初具成人内皮细胞的基本结构与生理代谢特点，但并未达到正常人的功能，这与临床观察到的现象相吻合。荧光渗透试验是判定角膜内皮细胞生理功能的一种简单方法，活性正常的内皮细胞的钠、钾离子泵不断地将角膜基质的钠离子排往前房。将荧光素钠导入角膜上皮下，胎儿的荧光素钠渗透时间为15分钟，而成人为8分钟，故胎儿角膜内皮的生理转运功能仍较成人低。

从胎儿角膜内皮细胞发育的临床应用评价出发，7月龄时细胞器处于新旧交替期，新细胞器虽较发达，但细胞自身的结构和功能均不稳定和不够完善，故不适宜临床应用做穿透性角膜移植术。8月龄时细胞器趋于逐渐减少，但自身的结构和功能趋于完善，在临床应急的情况下，可以考虑用于治疗性角膜移植抢救角膜穿孔和严重感染。9月龄和足月龄时的内皮细胞从结构上讲，较8月龄更接近于成人，故临床应用于治疗性穿透性角膜移植术时，植片透明愈合的可能性较大。

（二）角膜内皮细胞发育异常及其分类

根据角膜内皮层起源于神经嵴的学说，头部神经嵴发育异常可分为以下五类：

第一类是神经管处神经嵴形成缺陷，导致严重的发育缺陷，如独眼畸形。

第二类是神经嵴细胞的三个轴对称移行波异常所致。第一波移行异常导致角膜内皮和房角结构发育异常；第二波移行异常导致角膜基质发育异常；第三波移行异常则导致虹膜发育异常。这类异常伴有来源于神经嵴的其他组织的发育异常，如先天性青光眼、Axenfeld-Rieger异常、Peters异常、硬化性角膜。

第三类是神经嵴细胞增殖异常所致。如虹膜-角膜内皮综合征（iridocorneal endothelial syndrome），其具有共同的病理学基础，即原发性神经嵴细胞增殖。这种增殖不仅出现在角膜，也出现在小梁网和虹膜表面，形成一层异常的基底膜，可继发青光眼。

第四类是由于神经嵴细胞的终末分化异常。后弹力层的合成在围产期时发生改变，从前部纹状带变为后部非纹状带，这种改变可能与围产期时内皮细胞发生终末分化与细胞丢失有关，该时期神经嵴细胞的异常会导致后弹力层异常，在先天性遗传性内皮营养不良、后部多形性营养不良、Fuchs内皮营养不良等疾病中可见。

第五类是由于角膜内皮的后天获得性异常，可有多种形态表现。如组织化生，角膜内皮细胞失去六边形形态，呈现成纤维细胞样的外观，细胞表面有大量炎症和沉着物，常见于慢性葡萄膜炎和眼球穿透伤后的慢性炎症（图1-2-2-2）；细胞融合面积增大；以及在疾病或损伤后偶可发生的增殖反应。

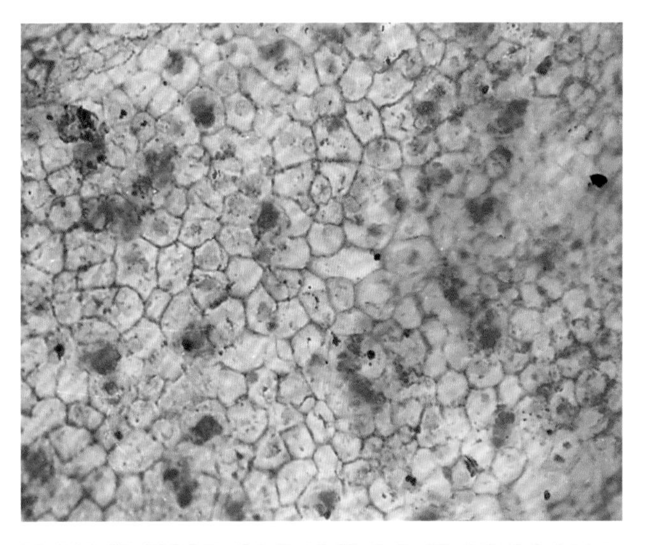

图1-2-2-2　慢性葡萄膜炎患者角膜内皮茜素红染色

（三）角膜内皮细胞发育异常的基因通路

调节眼周神经嵴迁移和角膜内皮发育的基因突变常常会造成内皮发育异常。神经嵴细胞是一种多能的迁移细胞，由背侧神经管经上皮间质转化而来。几种钙黏蛋白在神经嵴细胞诱导、迁移和分化过程中发挥重要作用，并呈现动态的时空表达模式。神经嵴细胞迁移前，N-钙黏蛋白（*CDH2*）和钙黏蛋白-6B（*CDH6B*）在背侧神经管祖细胞中表达，这些钙黏蛋白在上皮间质转化期间下调；钙黏蛋白-7（*CDH7*）和钙黏蛋白-11（*CDH11*）在迁移中的神经嵴细胞中上调，*CDH11* 在迁移后的分化过程中再次下调；原钙黏蛋白亚基 *PCDHGC3* 与颅面部神经嵴迁移相关，黏连蛋白复合体亚基 *RAD21* 的突变导致了神经嵴细胞中 *PCDHGC3* 的异常表达并影响其迁移，而使角膜透明性发生变化并呈现类似巩膜的不透明状态。

来自晶状体的信号分子对于角膜内皮的正常发育至关重要，神经嵴细胞迁移到晶状体和将来的角膜上皮间，并开始对晶状体发出的信号作出反应。在发育过程中，摘除晶状体会导致上皮细胞下形成间质细胞的无序聚积体，无法识别角膜内皮、角膜基质、虹膜基质等组织结构。*CDH2* 的表达也依赖于来自晶状体上皮的信号；晶状体上皮表达的 *PITX2* 是诱导角膜发育的重要信号，与其他的必需基因一起，促进角膜内皮的形成。

其他在角膜发育中重要的转录调节因子，包括 *FOXC1*、*FOXC2*、*PITX2*、*TFAP2* 等均与角膜内皮发育异常有关。*FOXC1* 和 *PITX2* 的缺失会影响角膜内皮的发育和前房的形成。*FOXC2* 在颅间充质中表达，参与颅面部形态形成，*FOXC2* 功能的丧失将引起导致颅面畸形，如腭裂和颅底畸形。激活增强子结合蛋白 2（*TFAP2*，*AP-2*）是一种神经嵴表达的转录因子，可与角膜内皮特异性Ⅷ型胶原蛋白 a2（*COL8A2*）和透明带糖蛋白 4（*ZP4*）基因的启动子结合，上调角膜内皮细胞特异性基因表达，是角膜内皮发育和维持稳态的重要转录调节因子。生长因子 VEGF-A 在脑神经嵴细胞中的缺失与腭裂等颅面先天性畸形相关。p120 连环蛋白（*p120ctn*）对于眼周间充质的发育具有重要的作用，神经嵴细胞中 *p120ctn* 的缺失影响细胞迁移，导致眼前节发育不良。

（张碧凝）

第三节 角膜神经的胚胎发育

角膜神经分布非常丰富，主要由细的有髓纤维和无髓神经末梢组成。角膜的感觉神经来源于三叉神经第一支，经睫状神经节节后纤维延伸至角膜；角膜周边的交感神经主要来源于颈上神经节。角膜神经除司职感觉，协助完成各种角膜反射，避免各种伤害性刺激外，还可以维持角膜营养供应，调节角膜上皮细胞分化，在保持角膜结构的完整性和功能的连续性方面起重要作用。角膜手术常涉及神经损伤和再生问题，了解角膜神经的发育过程和分布规律，促进术后神经的恢复，是临床研究的热点。随着研究手段和影像设施的发展，国内外学者对角膜神经的发育过程、分布规律进行了深入研究。

一、角膜缘神经发育

胎儿角膜缘神经发育见图 1-2-3-1。从 17 周开始，胎儿角膜的角膜缘处可以见到较为稀疏的神经束，主要分布于角膜缘上下端。相邻的神经束成直角或近似直角发出神经干并相互吻合，组成角膜缘处环行的神经丛。在这个胎龄段，每只角膜有神经干 10~15 条，直径较细，分支较少，环行纤维走向相互平行，偶见有较大的交通支。20 周时，胎儿角膜缘区神经束继续发出分支，环行神经丛神经密度明显增加，每只角膜可见 30~40 条神经干，神经干间开始出现有较多交通支及细小分支。在这个胎龄段，可见神经丛发出两种类型的神经干，分别走向上皮和基质，其中走向角膜上皮的神经干分支较早，直径较细，数目较多，有 20~30 条。另外可见神经丛内许多细小分支，直接走向角膜基质及上皮。25 周，角膜缘神经分布趋向成体化，神经丛分化为具有不同形态特点和分布区域的两个神经丛，分别为角膜缘浅丛和角膜缘深丛。角膜缘浅丛主要由较细的环行的神经干组成，神经干彼此平行，干间有较多的交通支和细纤维分支。环行的神经丛成直角或近似直角发出神经干走向角膜，循基底膜发出各级分支，至角膜周边上皮。角膜缘深丛主要由

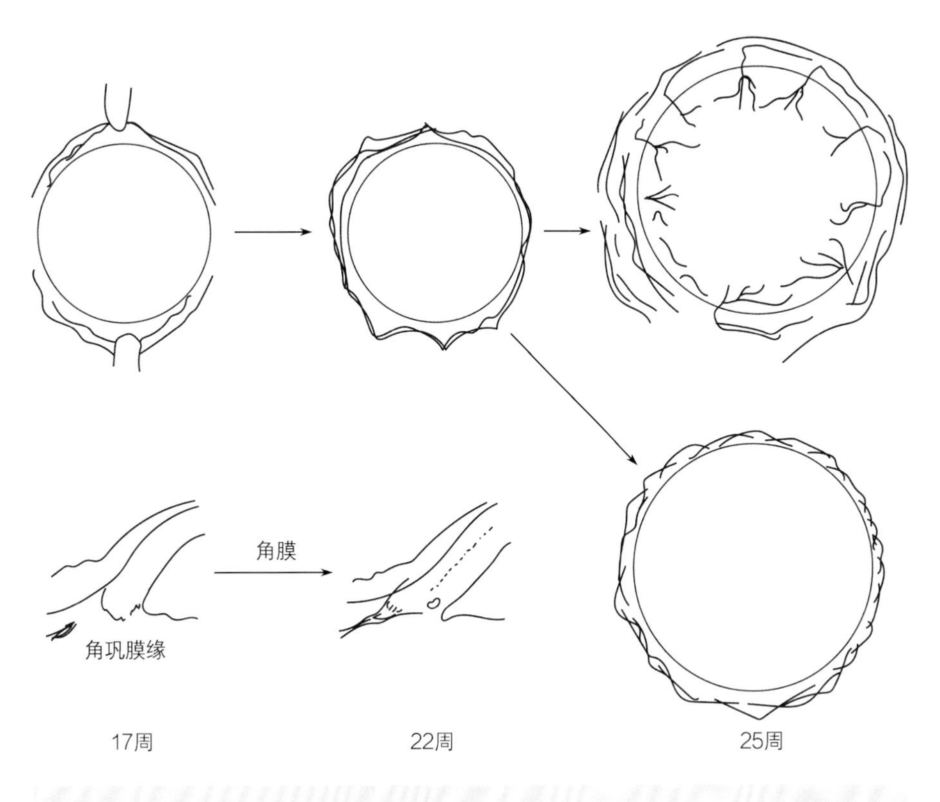

图 1-2-3-1 胎儿角膜缘神经发育示意图

较粗的多种走向的神经干组成，取不同的角度走向角膜基质边缘，尚未到达角膜基质。28~38 周，角膜缘神经分布愈加接近成体，神经密度进一步增大，角膜缘浅、深神经丛各自发出神经干，分别进入角膜上皮和基质。

二、角膜上皮神经发育

17~20 周，胎儿角膜周边上皮内可见纤细的向心走向的单根神经纤维，每只角膜 8~10 条。22 周，胎儿角膜周边上皮内可见较细神经干，神经干循基底膜走向角膜周边上皮，沿途遵循角膜分支点学说发出各级分支，纤细、迂曲的神经纤维彼此吻合成不完整的神经网。25 周，角膜周边上皮网已初步形成，偶见单根的神经末梢从神经网上发出，走向角膜中央上皮边缘，但尚未到达中央上皮区，向心纤维走向迂曲且极不连续。角膜周边上皮网主要位于角膜周边上皮基底细胞层和翼状细胞层之间，翼状细胞层内可见稀疏的不同走向的神经末梢分布。表面细胞层内仍未见神经纤维分布。26~30 周，角膜周边上皮内神经干数量明显增加，每只角膜 40~60 条，神经干间隔规则，循基底膜走向角膜中央，但未到达角膜中央。走行中遵循分支点学说发出各级分支至周边上皮区，各级分支彼此吻合成较为完整的神经网，神经网发出较多的单根神经纤维，走向角膜中央上皮区，偶见两条神经纤维彼此吻合，但中央上皮仍无神经分布。神经网结构仍局限于周边上皮区基底细胞层、翼状细胞层之间，但翼状细胞层有较多神经纤维分布。与早期胚龄的胎儿相比，虽然神经网仍局限于周边上皮区，但神经网发育已经较为完善，神经末梢密度明显增加，且发出较多纤细分支走向角膜中央。32~35 周，胎儿角膜上皮干继续分支，神经网密度继续增大，与前几个胎龄段相比，其显著的特点是中央上皮内出现神经分布，神经末梢彼此吻合成神经网。基质中神经干发出各级分支组成上皮下丛，从该丛发出神经分支穿基底膜至上皮层。中央上皮区内神经末梢走向迂曲，呈静脉曲张样，吻合成神经网。神经网发出单根的神经纤维走向周边上皮区。神经网在 35 周形成，主要位于基底细胞层和翼状细胞层内，偶见发出单根纤维连于表面细胞层。角膜周边上皮网和中央上皮网之间神经分布稀疏，且多为向心走行的纤维，直到 35 周，该区未见有神经网结构。36~38 周，随着上皮干和基质干的继续分支，上皮内神经网结构趋向完善。角膜环中央区（角膜周边上皮网和中央上皮网之间的低密度神经分布区）神经纤维密度增大，主要来源于周边网和中央网发出的分支。36 周，可以看到局部神经末梢吻合成神经网。38 周，角膜环中央区神经网初步形成，但神经纤维较其他两区仍略稀疏。这个时期随着胎龄的增加，上皮内的神经网在结构上更加趋向于规则，同时发出更多的单根纤维连于表面细胞层。但绝大多数神经纤维则局限于神经网结构中，位于基底细胞层和翼状细胞层之内，即角膜上皮神经分布在出生前只有神经网结构，不存在神经丛结构。

三、角膜基质神经发育

胎儿基质神经发育见图 1-2-3-2。角膜神经发育的一个最突出的特点是角膜基质神经的发育明显落后于上皮神经。直到 28 周，角膜基质内才出现单根的神经纤维，而在这个胎龄段，角膜缘神经丛已发育成熟，角膜周边上皮神经网也已形成。28 周，胎儿角膜周边基质内出现纤细的单根神经纤维，分布稀疏，每只角膜 4~6 条，神经纤维走向迂曲，可见分支。基质中未见到神经干结构。30 周，角膜周边基质可见散在的不典型的神经干，每只角膜 2~3 条，神经干起源于角膜缘深丛，神经分布仅限于角膜周边基质。31 周，角膜基质开始出现较大的神经干，每只角膜 4~6 条。神经干起源于角膜缘深丛，神经干间隔规则，沿途遵循分支点学说发出各级分支，走向上皮下基质层，纤细的神经纤维彼此吻合成单层的神经网。32 周，角膜基质神经干伸入中央基质区，沿途发出较多的分支，在上皮下基质内吻合成上皮下神经网，神经网又发出各细小分支，相互吻合，从而形成上皮下神经丛，分布于浅层基质（图 1-2-3-2）。33~38 周，角膜基质中的神经干每只角膜仍为 4~6 条，但神经分支日趋丛密。

如图 1-2-3-3 所示，周边上皮神经网主要来源于早期发育的上皮干，中央上皮神经网主要来源于基质神经干。在角膜神经发育过程中，基质内神经发育明显落后于上皮，中央上皮神经网发育晚于周边神经网。了解胎儿角膜神经发育与分布规律，对于角膜手术与预后具有指导作用。穿透性角膜移植术后发生角膜组织坏死，除术中操作和术后免疫反应外，神经再生也是一个重要的因素。在穿透性角膜移植术后，角膜上皮内神经在 12 个月左右基本完成再生，角膜感觉恢复接近正常；但基质内神经再生困难，甚至在术后 30 年，基质都未见神经干长入。故角膜感觉的维持和营养的供应在很大程度上依赖于上皮内神经，一旦上皮组织受到损伤，角膜组织便会处于神经损伤状态，比正常角膜受到损伤时更易发生感染和神经营养性角膜炎。长期以来，角膜移植供体仅限于 1~65 岁之间，但是由于角膜供体来源紧张，胎儿角膜也尝试

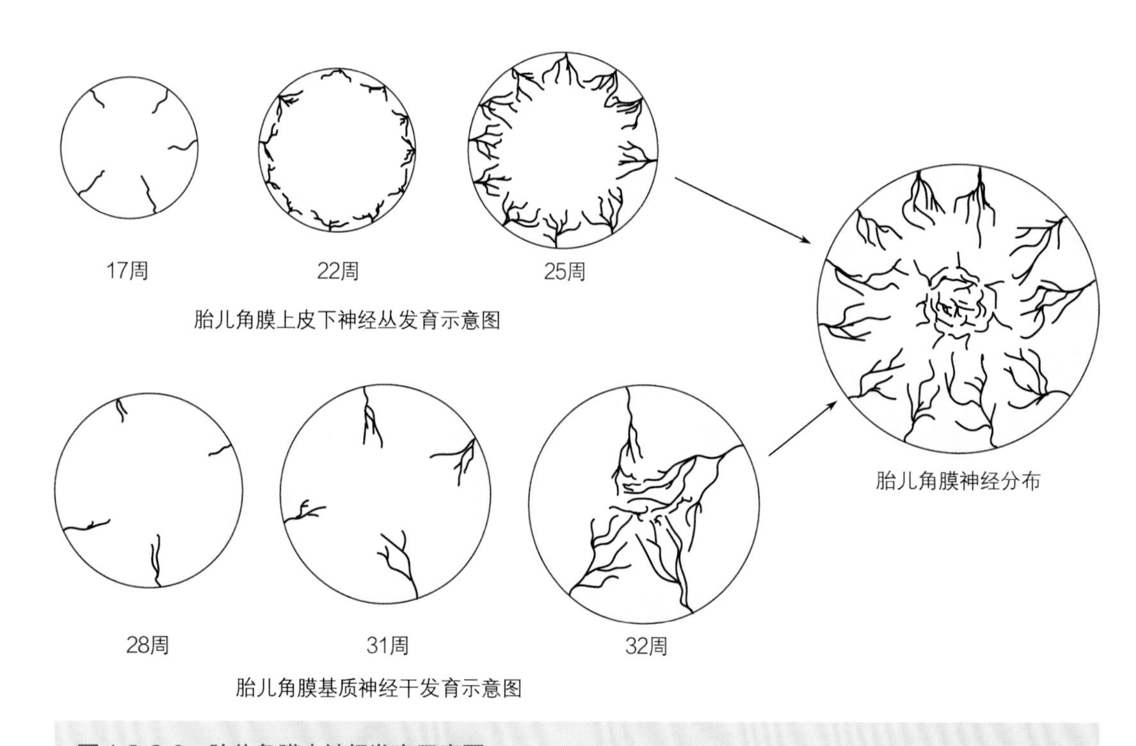

图 1-2-3-2 胎儿角膜内神经发育示意图

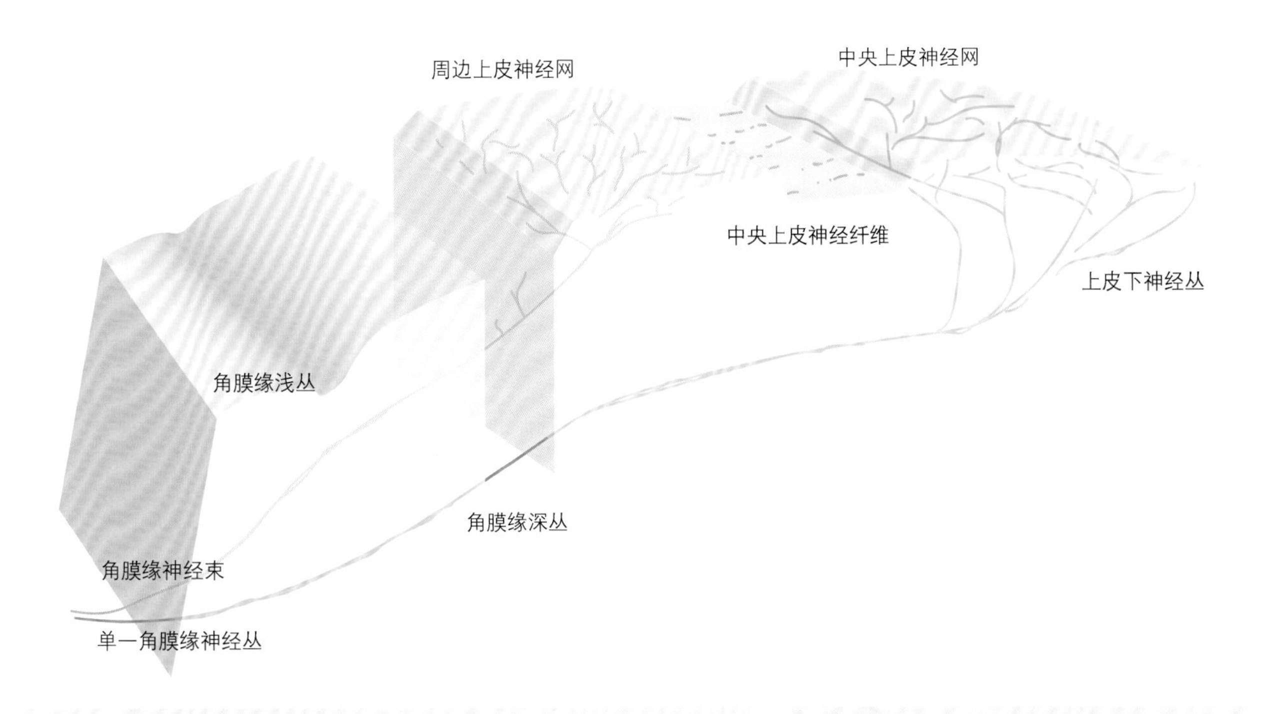

图 1-2-3-3　胎儿角膜神经发育与分布规律

被用作供体。胎儿角膜神经再生能力强，可有效地解决角膜移植术后的感觉恢复问题，防止术后感染和神经营养性角膜炎，但胎儿角膜曲率大，术后易造成患者高度近视。对于无晶状体眼、角膜扁平、眼轴过短患者，胎儿角膜是优良供体。此外，胎儿角膜神经分布的研究也可为角膜移植提供神经解剖基础。在角膜板层移植中，掌握切口的深度是非常重要的。例如蚕食性角膜溃疡，如果病变深度小于 50%，则应在手术时，仅仅切除病变组织，尽量保存部分基质神经，以利于术后感觉恢复。但如果病变深度大于 50%，则应行穿透性角膜移植，以彻底清除病变组织，防止其复发。

（张碧凝）

参考文献

1. BALES T R，LOPEZ M J，CLARK J. Embryology，eye［M］. Treasure Island：StatPearls Publishing，2022.
2. MANNIS M J，HOLLAND E J. Cornea［M］. 5th ed. New York：Elsevier，2021.
3. TAKENOSHITA M，TAKECHI M，VU HOANG T，et al. Cell lineage-and expression-based inference of the roles of forkhead box transcription factor Foxc2 in craniofacial development［J］. Dev Dyn，2021，250：1125-1139.
4. HARA S，KAWASAKI S，YOSHIHARA M，et al. Transcription factor TFAP2B up-regulates human corneal endothelial cell-specific genes during corneal development and maintenance［J］. J Biol Chem，2019，294：2460-2469.
5. ZHANG B N，WONG T C B，YIP Y W Y，et al. A sclerocornea-associated RAD21 variant induces corneal stroma disorganization［J］. Exp Eye Res，2019，185：107687.
6. MIESFELD J B，BROWN N L. Eye organogenesis：A hierarchical view of ocular development［J］. Curr Top Dev Biol，2019，132：351-393.
7. SEO S，CHEN L，LIU W，et al. Foxc1 and foxc2 in the neural crest are required for ocular anterior segment development［J］. Invest Ophthalmol Vis Sci，2017，58：1368-1377.
8. FORRESTER J V，DICK A D，MCMENAMIN P G，et al. The eye，basic science in practice［M］. Edinburgh：Elsevier，2016.
9. EGHRARI A O，RIAZUDDIN S A，GOTTSCH J D. Overview of the cornea：structure，function，and development［J］. Prog Mol Biol Transl Sci，2015，134：7-23.

10. LWIGALE P Y. Corneal development: different cells from a common progenitor [J]. Prog Mol Biol Transl Sci, 2015, 134: 43-59.
11. SILLA Z T V, NAIDOO J, KIDSON S H, et al. Signals from the lens and foxc1 regulate the expression of key genes during the onset of corneal endothelial development [J]. Exp Cell Res, 2014, 322: 381-388.
12. SHAHAM O, MENUCHIN Y, FARHY C, et al. Pax6: a multi-level regulator of ocular development [J]. Prog Retin Eye Res, 2012, 31: 351-376.
13. TIAN H, SANDERS E, REYNOLDS A, et al. Ocular anterior segment dysgenesis upon ablation of p120 catenin in neural crest cells [J]. Invest Ophthalmol Vis Sci, 2012, 53: 5139-5153.
14. HEAVNER W, PEVNY L. Eye development and retinogenesis [J]. Cold Spring Harb Perspect Biol, 2012, 4: a008391.
15. LWIGALE P Y, BRONNER-FRASER M. Semaphorin3A/neuropilin-1 signaling acts as a molecular switch regulating neural crest migration during cornea development [J]. Dev Biol, 2009, 336: 257-265.
16. LANGENBERG T, KAHANA A, WSZALEK J A, et al. The eye organizes neural crest cell migration [J]. Dev Dyn, 2008, 237: 1645-1652.
17. HEVER A M, WILLIAMSON K A, VAN HEYNINGEN V. Developmental malformations of the eye: the role of PAX6, SOX2 and OTX2 [J]. Clin Genet, 2006, 69: 459-470.
18. TARANOVA O V, MAGNESS S T, FAGAN B M, et al. SOX2 is a dose-dependent regulator of retinal neural progenitor competence [J]. Genes Dev, 2006, 20: 1187-1202.
19. GAGE P J, RHOADES W, PRUCKA S K, et al. Fate maps of neural crest and mesoderm in the mammalian eye [J]. Invest Ophthalmol Vis Sci, 2005, 46: 4200-4208.
20. CHOW R L, LANG R A. Early eye development in vertebrates [J]. Annu Rev Cell Dev, 2001, 17: 255-296.
21. BEEBE D C, COATS J M. The lens organizes the anterior segment: specification of neural crest cell differentiation in the avian eye [J]. Dev Biol, 2000, 220: 424-431.
22. 迟焕方，丁一意，王守彪，等. 16 周和 26 周人胎儿角膜的神经分布[J]. 青岛医学院学报，1997，33：105-106.
23. 迟焕方，王守彪，曹文强，等. 胎儿角膜的神经分布及其临床意义[J]. 中国临床解剖学杂志，1997，15：95.
24. 谢立信，董晓光，王文青，等. 胎儿角膜内皮细胞发育的超微结构研究[J]. 眼科研究，1993，11：102.
25. JONES M A. MARFURT C F. Calcitonin gene-related peptide and corneal innervation: a developmental study in the rat [J]. J Comp Neurol, 1991, 313: 132-150.
26. 申尊茂，李子良，谢立信. 眼科新编[M]. 北京：人民卫生出版社，1991.
27. TUFT S J, COSTER D J. The corneal endothelium [J]. Eye, 1990, 4: 389-424.
28. 谢立信，杨莲州，康凤英，等. 胎儿角膜应用基础学研究初步报告[J]. 眼科新进展，1990，10：13-18.
29. SELLHEYER K, SPITZNAS M. Surface differentiation of the human corneal epithelium during prenatal development [J]. Graefes Arch Clin Exp Ophthalmol, 1988, 226: 482-488.
30. 谢立信，董晓光，李贵仁，等. 胎儿角膜临床应用研究的初步报告[J]. 中华眼科杂志，1988，21：136-139.
31. BEE J A, HAY R A, LAMB E M, et al. Positional specificity of corneal nerves during development [J]. Invest Ophthalmol Vis Sci, 1986, 27: 38-43.
32. 石珍荣，孙为荣，王洪恩，等. 人眼角膜的胚胎发育[J]. 眼科新进展，1985，5：10.
33. 杨莲州. 角膜内皮细胞层的发育及其临床病理学意义[J]. 国外医学眼科学分册，1985，9：149-154.
34. 李联祥，高金生，曹孟岩，等. 人眼角膜上皮及内皮的胚胎发育[J]. 眼科新进展，1985，3.
35. RINTOUL D A, CREED R D, CONRAD G W. Changes in chick corneal lipids during development [J]. Invest Ophthalmol Vis Sci, 1984, 25: 1151-1155.
36. BAHN C F, FALLS H F, VARLEY G A, et al. Classification of corneal endothelial disorders based on neural crest origin [J]. Ophthalmology, 1984, 91: 558-563.
37. MURPHY C, ALVARADO J, JUSTER R, et al. Prenatal and postnatal cellularity of the human corneal endothelium [J]. Invest Ophthalmol Vis Sci, 1984, 25: 312-322.
38. BEE J A. The development and pattern of innervation of the avian cornea [J]. Dev Biol, 1982, 92: 5-15.
39. 肖仁度. 实用眼科解剖学[M]. 太原：山西人民出版社，1980.
40. TRELSTAD R L, HAYASHI K, TOOLE B P. Epithelial collagens and glycosaminoglycans in the embryonic cornea: macromolecular order and morphogenesis in the basement membrane [J]. J Cell Biol, 1974, 62: 815-830.

41. MEIER S, HAY E D. Synthesis of sulfated glycosaminoglycans by embryonic corneal epithelium [J]. Dev Biol, 1973, 35: 318-331.
42. WULLE K G. Electron microscopy of the fetal development of the corneal endothelium and Descemet's membrane of the human eye [J]. Invest Ophthalmol, 1972, 11: 897-904.
43. KITANO S. An embryological study of the human corneal nerve [J]. Jpn J Ophthalmol, 1957, 1: 48-55.
44. BARBER A N. Embryology of the human eye [M]. St. Louis: The C. V. Mosby Company, 1955.

第三章
泪膜和角膜组织解剖学

第一节　泪膜和泪液动力学

泪膜是由泪腺、睑板腺、角膜和结膜等眼表组织分泌组成的液体薄膜，主要分为脂质层、水液层和黏液层。泪膜的正常组成和分布是维持角膜结构和功能正常的关键组成部分，泪膜异常与干眼、角结膜上皮损伤等角膜病，以及角膜屈光和角膜移植等手术并发症的发生密切相关。

一、泪液的构成和性质

1. 泪液的成分　正常泪液的水含量为98%，钠离子为128.7mmol/L，钾离子为17.0mmol/L，氯离子为141.3mmol/L，钙离子为0.3mmol/L，镁离子为0.4mmol/L，碳酸盐为12.4mmol/L，葡萄糖为2.5mg/100mL，尿酸为7~20mg/dL，总蛋白为6~10mg/mL，酶类为1.3 ± 0.6mg/mL，氧分压为（开眼时）155mmHg，另有微量的锌和锰。

2. 泪液的物理特性　正常泪液的pH为6.5~7.6，渗透压（302 ± 6.3）mOsm/L，总量为（6.5 ± 0.3）mL，蒸发率 10.1×10^{-7}mg/（cm^{-2}·s），流出率12mm/min，屈光指数1.336，表面张力（40.1 ± 1.5）cm。

3. 泪膜的氧交换　泪膜是角膜正常代谢所需氧的重要来源。睁眼时，外界空气可使角膜中的氧分压达到155mmHg；闭眼时，角膜及结膜毛细血管中的氧分压下降到55mmHg，这有利于泪膜中的氧渗透到角膜内。

4. 泪液抗感染活性成分　抵抗外部病原体感染是泪液的主要功能之一，其抗感染能力多依赖于泪液中的活性成分（表1-3-1-1），主要包括：

（1）溶菌酶：通过水解细胞壁的肽聚糖成分抵抗革兰氏阳性细菌感染，而对革兰氏阴性细菌可能是通过自身阳离子域和病原体细胞膜负离子域之间的静电相互作用实现的。

（2）乳铁蛋白：是宿主先天防御系统的重要组成成分，对革兰氏阳性和阴性细菌、真菌、酵母、病毒以及寄生虫等表现出广谱的抗菌活性。

（3）免疫球蛋白A（immunoglobulin A，IgA）：可与细菌表面抗原结合，抑制细菌在眼表的黏附。其发挥功能需要泪液中聚合免疫球蛋白受体的参与，该受体可使IgA形成二聚体并增强IgA的免疫功能。

（4）脂质运载蛋白：可能通过结合病原体中的含铁类物质实现其抗菌活性。

（5）磷脂酶A2：是泪液中抵抗革兰氏阳性细菌感染的主要成分，通过水解细胞膜的磷脂成分实现杀菌作用。

（6）白细胞蛋白酶抑制因子：主要在黏膜组织处合成的重要防御因子，其对革兰氏阳性和阴性细菌、真菌、酵母、病毒以及寄生虫等表现出广谱抗菌活性。

（7）脯氨酸富集蛋白：促进病原体在眼表处的聚积。

（8）防御素和皮离蛋白：属于阳离子多肽类成分，可抗细菌、真菌及某些病毒的感染，其功能是通过与病原体细胞膜负离子域的静电结合作用实现的。

（9）S100A8和A9：属于钙离子结合蛋白，在中性粒细胞中含量丰富，具有趋化和促炎作用，且能够通

表 1-3-1-1　泪液的抗感染活性成分

抗感染蛋白(肽)	浓度	主要功能
溶菌酶	约 2.5mg/mL	B ±，F
乳铁蛋白	约 1.5mg/mL	B ±，F，EV
脂质运载蛋白	约 2mg/mL	B ±，F
免疫球蛋白 A	约 0.8mg/mL	阻止细菌附着于眼表
脯氨酸富集蛋白	未知	加速病原体聚积
白细胞蛋白酶抑制因子	约 7.5g/mL	B ±，F，EV
磷脂酶 A2	约 1.45g/mL	B+
半胱氨酸蛋白酶抑制剂	未知	B+
防御素	pg/mL~ng/mL	B ±，F，EV
S100A8 和 A9	未知	B ±，F
抗菌肽（LL-37）	pg/mL~ng/mL	B ±，F
胸腺肽-4	0.5~7μg/mL	B ±
皮离蛋白	pg/mL~ng/mL	B ±，F
BPI	27.8ng/mL ± 29.5ng/mL	B–
DMBT1（gp340）	未知	加速病原体聚积
黏蛋白	未知	与病原体结合

B：细菌（+和–分别代表革兰氏阳性菌和革兰氏阴性菌）；F：真菌；EV：包膜病毒

过锌螯合作用抑制病原体的增殖以及在眼表处的黏附作用。

（10）黏蛋白：是泪液中清除病原体的主要成分，可与病原体结合从而抑制其在眼表的黏附。

二、泪膜的生理和功能

（一）泪膜的解剖和生理

泪膜覆盖于角膜表面，厚度为 7~8μm，中央厚度为 2~5.5μm。传统观点认为，泪膜自浅而深分为三层：脂质层、水液层和黏液层（图 1-3-1-1）。近年来，研究发现水液层与黏液层无明显界线，越接近角膜越黏稠。

1. 脂质层　泪膜脂质层的主要作用是防止水液层蒸发，阻止泪液外溢，抑制皮脂腺脂质进入泪膜。目前认为脂质层包含两层结构（图 1-3-1-2）。非极性脂质占比约为 82%，包括蜡酯、胆固醇酯、二酯、三酰甘油、游离胆固醇和角鲨烯。其余为微量的极性脂质，包括磷脂、神经酰胺、脑苷脂、游离脂肪酸、鞘磷脂等。脂质层主要来源于睑板腺，Moll 腺、Zeiss 腺及泪腺也参与其生成。脂质层主要依靠非极性脂质层防止泪液蒸发，同时也需要依赖其下的极性脂质层维持稳定。极性脂质层的磷脂具有表面活性性能，从而促进水和非极性脂质层的混合。

2. 水液层　泪膜水液层的作用主要是保持眼表的湿润性并保护眼表。其包含水、电解质、蛋白质、肽类生长因子、维生素、免疫球蛋白、激素、细胞因子和抗菌物质。泪液中的电解质包含钠、钾、镁、钙、氯、碳酸氢盐、磷酸盐离子，这些电解质共同维持泪液的渗透压、pH，以及保持角膜上皮的完整性。泪液中的蛋白质有 60 种以上，绝大多数由泪腺的腺泡细胞分泌，主要包括白蛋白、溶菌酶、乳铁蛋白、免疫球蛋白等，主要承担免疫功能。

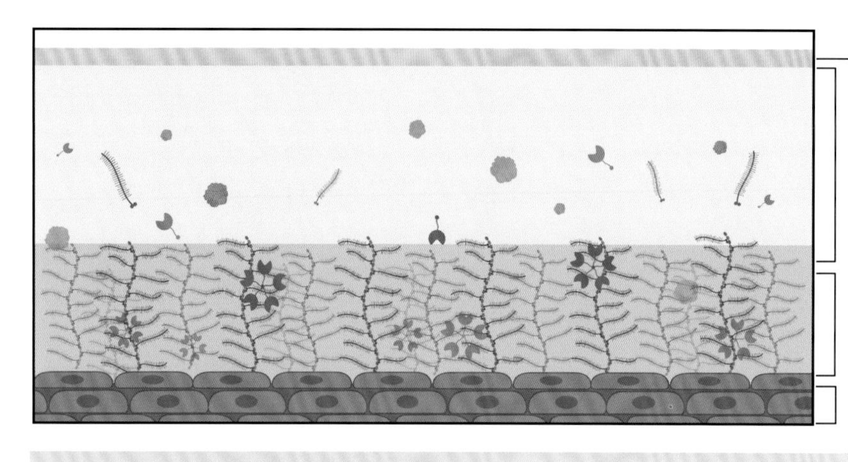

图 1-3-1-1 泪膜的结构及成分构成模式图

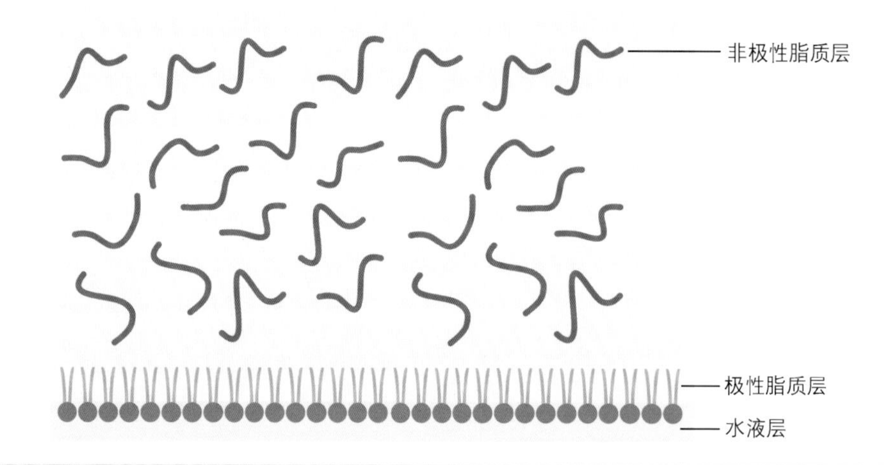

图 1-3-1-2 泪膜的脂质层结构模式图

3. 黏液层 泪膜黏液层的作用主要是增加泪膜表面张力及黏性，抵御病原菌的入侵。包含黏蛋白、无机盐及水（图 1-3-1-3）。黏蛋白是高度糖基化大分子蛋白，泪液黏蛋白分为跨膜黏蛋白和分泌黏蛋白两种。目前在眼表可检测到的黏蛋白（mucoprotein，MUC）有 MUC1、MUC2、MUC4、MUC5AC、MUC7、MUC13、MUC15、MUC16、MUC17、MUC19。分散在结膜层内的杯状细胞是分泌泪液黏蛋白的最主要来源。

（二）泪膜的功能

1. 形成和保持角膜光滑的屈光表面。
2. 保持角膜、结膜上皮湿润的表面环境，避免眼表受到机械性损伤。
3. 为白细胞提供进入角膜和结膜的通道。
4. 润滑眼睑运动。
5. 为角膜提供营养，参与角膜氧及代谢产物的交换。
6. 稀释和冲刷来自角膜和结膜的异物。
7. 保护眼表免受病原体侵害。

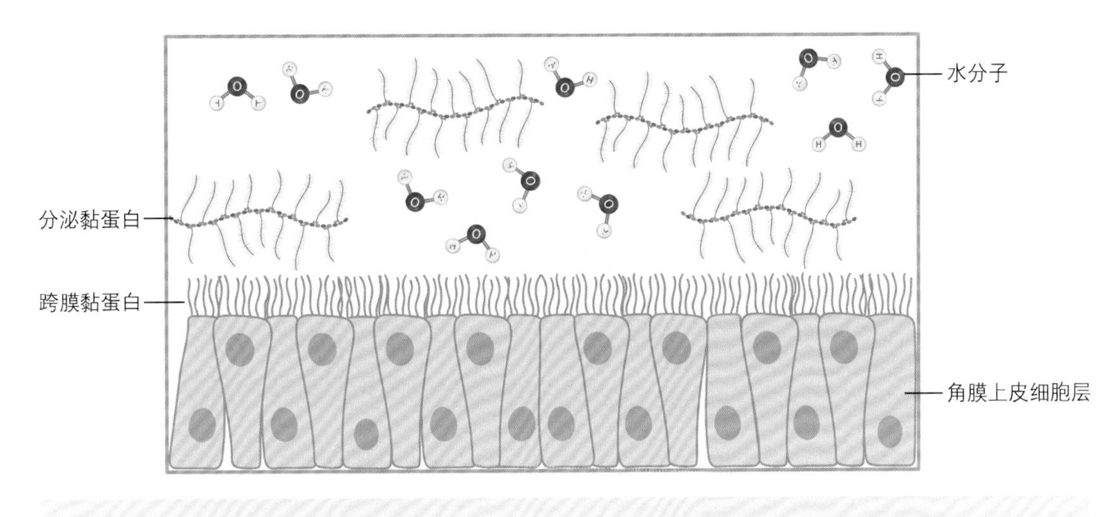

图 1-3-1-3 泪膜的黏液层结构模式图

三、泪液的分泌调控

泪液 95% 的成分由泪腺分泌而来，泪腺的分泌成分主要有水、电解质和蛋白质。神经在泪腺泪液分泌调控中具有重要作用。泪腺中完整的神经调控环路由传入神经（感觉神经）和传出神经（副交感神经、交感神经）系统组成，角结膜处的感觉神经将刺激信号传递至中枢神经系统，再经过副交感神经与交感神经的协同作用调控泪液分泌（图 1-3-1-4）。快速的神经反应既可以保护眼表免受温度、湿度、机械、化学或病原感染等环境刺激，也能为角膜细胞增殖、损伤愈合、电解质运输和屏障功能维持提供生理基础。

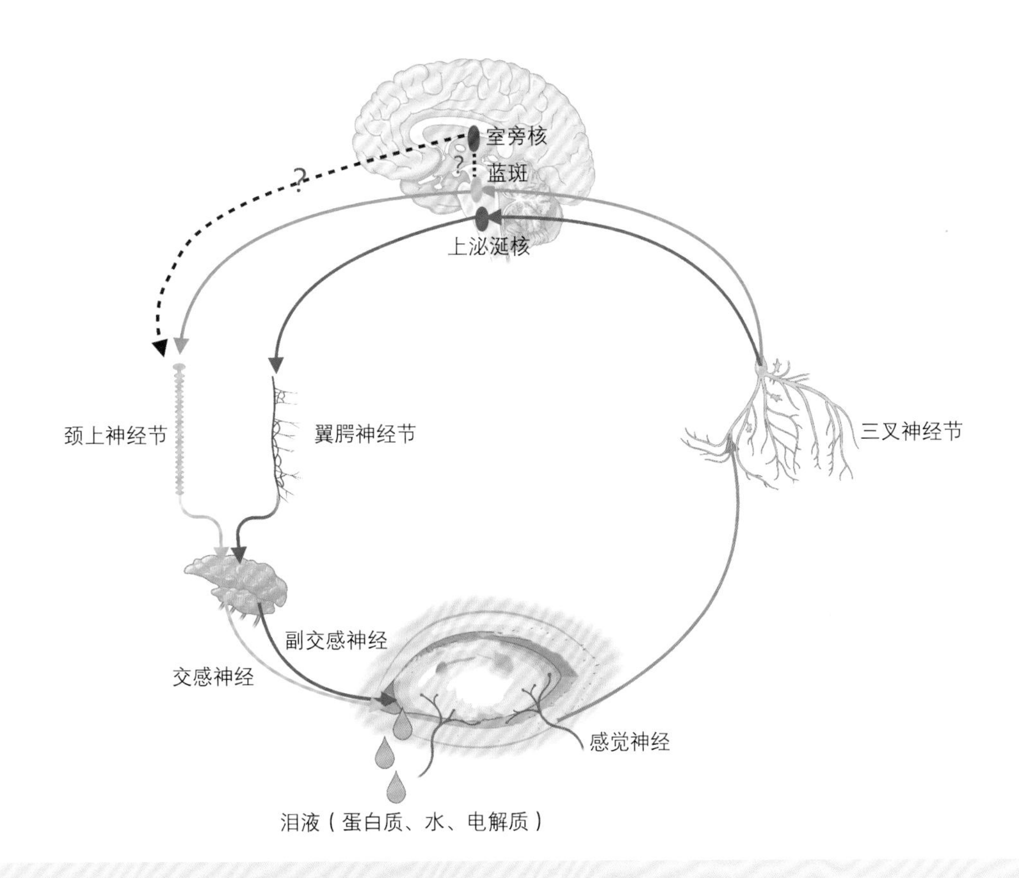

图 1-3-1-4 泪液分泌的神经调控环路模式图

（一）传入神经

感觉神经来源于三叉神经眼支，并在泪腺的分泌细胞和排泄管外分支形成细网，其中感觉神经纤维末梢穿过泪腺分布于颞侧眼睑皮肤和角结膜组织。该处神经类型为髓鞘细神经 A-δ 型（感受机械性刺激）及无髓鞘 C 型（传递并对神经递质、自体有效物质及多种化学分子产生反应），从角膜缘角膜基质的 2/3 处进入，形成基质神经丛，随后上行的神经在前弹力层下相互吻合构成上皮下神经丛。该神经丛发出分支，垂直穿过前弹力层进入上皮，形成上皮内神经丛。感觉神经末梢最接近眼表，可在泪膜受到外界刺激时做出快速反应，其中 60% 神经末梢含有降钙素基因相关肽（calcitonin gene related peptide，CGRP），20% 含有神经肽 P 物质（substance P，SP）。

正常情况下（无病理损伤），眼表感觉神经接收持续、恒定、低水平的神经刺激，这种神经刺激是低于感觉阈值的，个体不会感觉到外界环境的变化，感觉神经顺向传导将信号传递至中枢，刺激泪腺分泌泪液。病理情况下（组织损伤、炎症等），感觉神经也可逆向传导信号，改变神经的电生理活性，继而释放神经肽 CGRP 及 SP 到角结膜上皮，最终导致包括血管扩张、血浆外渗、细胞因子释放在内的神经源性炎症。

此外，感觉神经的去除会显著影响泪腺的分泌功能。将三叉神经的眼支进行切除操作后，角膜及泪腺中的感觉神经均被清除，会造成泪腺腺泡细胞中分泌颗粒的聚积，随后囊泡释放被抑制。对去神经后的泪腺进行体外胆碱能或肾上腺素类受体激动剂处理后，会刺激泪腺分泌蛋白。

（二）传出神经

泪腺由副交感神经和交感神经共同支配，传统观点认为，在解剖及功能调控方面，副交感神经占显著优势（图 1-3-1-5）。笔者研究团队发现，正常情况下，激活或抑制交感神经会显著影响泪腺中蛋白成分的产生，且在干眼发病过程中，交感神经可活化并参与泪液分泌的调控。传出神经的激活可促进神经递质的释放，从而调控泪腺中蛋白质，电解质和水的分泌，不同的神经递质通过泪腺细胞表面的特异性受体，激活不同的下游信号通路。

1. 副交感神经　起源于大脑脑桥位置的上泌涎核，神经纤维经岩浅大神经到翼管，进入翼腭神经节，节后纤维再经上颌神经的分支颧神经，到达泪腺。由副交感神经释放的神经递质主要包括乙酰胆碱（acetylcholine，ACh）及血管活性肠肽（vasoactive intestinal peptide，VIP）。此外，Shigeru Nakamura 等人近期研究发现，大脑室旁核区域负责合成催产素（oxytocin）的神经，也可通过作用于上泌涎核调控情绪性相关泪液的分泌。

（1）ACh 的调控：由副交感神经释放的 ACh 可通过识别泪腺实质细胞表面的毒蕈碱 M_3 型受体（type

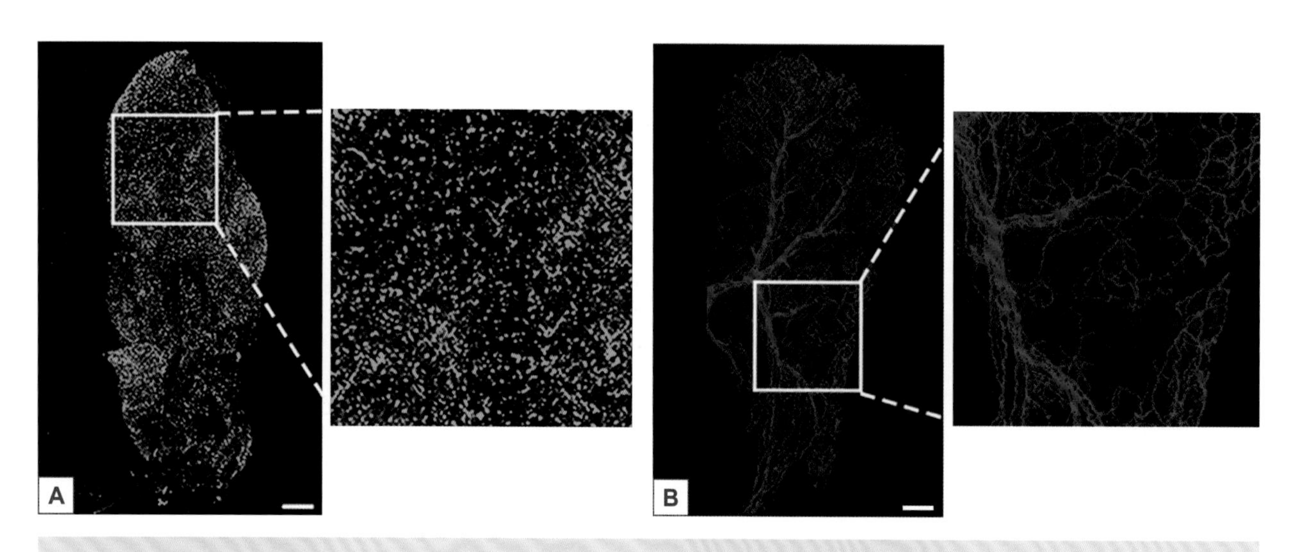

图 1-3-1-5　小鼠泪腺组织透明化染色（标尺 200 μm）
图 A　副交感神经 CHAT 染色
图 B　交感神经 TH 染色

3 muscarinic acetylcholine receptor，M_3AChR）激活下游信号通路，包括三磷酸肌醇-Ca^{2+}信号通路及蛋白激酶C（protein kinase C，PKC）信号通路，从而刺激泪腺蛋白质、电解质和水的分泌。此外，ACh也可通过激活丝裂原激活蛋白激酶（mitogen activated protein kinase，MAPK）信号通路及磷脂酶D（phospholipase D，PLD）信号通路抑制泪腺的分泌功能。

（2）VIP的调控：VIP的受体有两类，分别是腺泡细胞表面的VIPAC1受体和肌上皮细胞表面的VIPAC2受体。受体结合并活化G蛋白（$G_s\alpha$），继而活化腺苷环化酶，使得细胞内环腺苷酸（cyclic adenylic acid，cAMP）水平增高，cAMP进一步激活蛋白激酶A（protein kinase A，PKA），最终刺激泪腺的分泌功能。

（3）oxytocin的中枢调控：位于大脑室旁核区域负责合成oxytocin的神经，可作用于上泌涎核区域表达oxytocin受体的神经。对oxytocin神经或者oxytocin受体神经进行光遗传手段的激活或者抑制，均可调控由oxytocin介导的上泌涎核依赖的泪液分泌。oxytocin信号通路主要参与如母性行为、疼痛记忆等引起的情绪性相关泪液的分泌。

2. 交感神经 笔者研究团队发现，泪腺的交感神经受大脑脑桥位置的蓝斑区调控。神经纤维进入颈上神经节，经颈动脉丛与泪腺动脉的交感神经纤维、岩深大神经、泪腺神经的交感纤维、翼腭神经节的颧神经至泪腺。交感神经释放的神经递质主要是去甲肾上腺素（noradrenaline，NA），还有少量Y神经肽（neuropeptide Y，NPY），其中NA发挥主要调控作用。

（1）一氧化氮（nitric oxide，NO）信号通路的调控：NA通过泪腺细胞表面的α_{1D}受体激活一氧化氮合酶（endothelial nitric oxide synthase，eNOS）并促使NO的生成，继而诱导环磷酸鸟苷（cyclic guanosine monophosphate，cGMP）的产生，促进泪腺中蛋白质成分的分泌。

（2）PKC信号通路的调控：α_{1D}受体也可调控下游PKC信号，活化PKCε可刺激蛋白质的分泌，活化PKCα和PKCδ反而抑制蛋白质的分泌。

（3）表皮生长因子（epidermal growth factor，EGF）信号通路的调控：α_{1D}受体可活化EGF依赖的MAPK信号通路，从而抑制泪腺的分泌功能。此外，外源单独给予EGF也可刺激蛋白质的分泌。

（4）α_{1A}受体介导的分泌调控：笔者研究团队近期的研究证实，在由糖尿病，东莨菪碱（scopolamine，SCOP）及束缚应激（restraint stress test，RST）所引起的小鼠干眼模型中，交感神经发生过度活化，NA释放量增多(图1-3-1-6)。给予α_{1A}受体拮抗剂处理后，泪液分泌量回升，且包括上皮屏障功能、睑板腺分泌功能及结膜杯状细胞密度等在内的眼表异常表现也得到缓解。

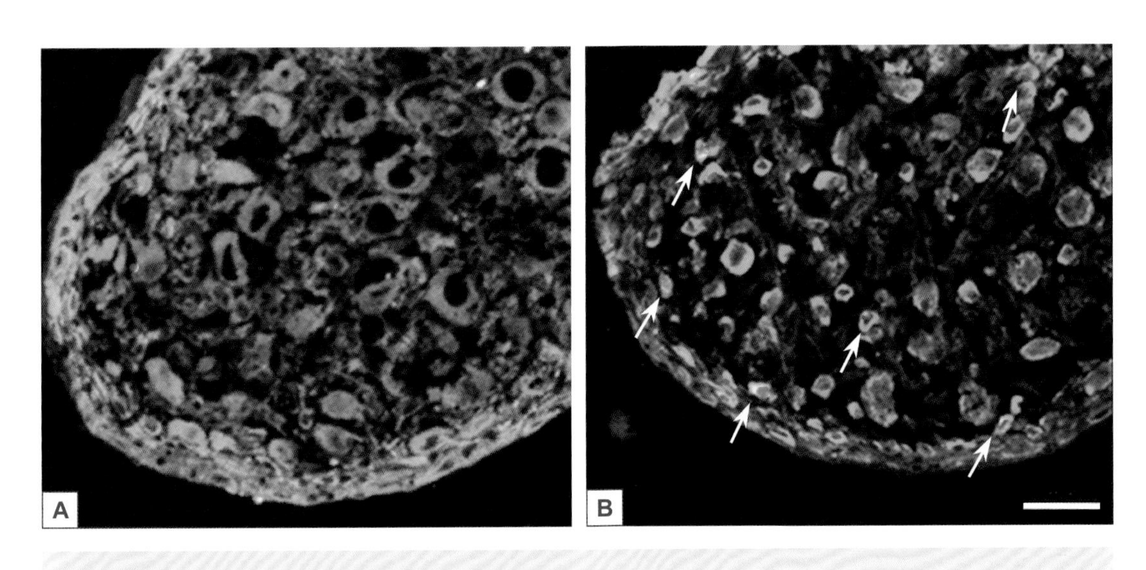

图1-3-1-6 小鼠颈上神经节活化标记c-FOS染色（标尺50μm）

图A 正常小鼠
图B 糖尿病小鼠

四、泪膜的形成和保持

泪膜的形成和保持主要依赖于眼睑的运动——瞬目。瞬目是一种无意识的动作，瞬目时，上、下眼睑的半月板将泪液均匀分布在眼表面，也可清除眼表面异物。一般认为下眼睑力量比上眼睑小，下眼睑只覆盖 1/3~1/4 角膜面积。因此，上睑运动对泪膜形成起到更重要的作用。

正常的瞬目为每分钟 12~15 次，瞬目的次数易受外界环境如噪声、强光等影响，致反射性瞬目增多。相反，从事精细工作如阅读、操作计算机等，瞬目率却大大减少。另外，个体泪膜的质量不同，也会影响瞬目的次数，这主要与个体的泪膜破裂时间有关。干眼患者泪膜破裂时间短，因此，瞬目明显增加，以尽可能保持泪膜的稳定。

瞬目的主要功能是泪液混合分布和对泪液量的调节，泪液的主要部分为泪腺分泌的水，再加上结膜杯状细胞分泌的黏液及睑板腺分泌的脂质。这些不同分泌来源的物质，需要通过瞬目动作将其混合并均匀涂布在眼球表面。

泪膜厚度为 7~8μm，其表面张力大于重力，因此，不会出现明显溢泪现象。水液层可以长期保持一定的均匀厚度。水液层因黏液层而存在，脂质层因水液层而存在，因此，泪膜的形成主要取决于黏液层，脂质层并无影响，如用生理盐水冲洗眼表后，无脂质层的盐水仍能在角膜表面形成一定厚度的水层，而擦去角膜表面的黏液层后，角膜表面不能形成水层。这表明黏液层对于泪膜的形成至关重要。

开睑时，上睑上移，因毛细管作用上吸下泪河中的泪水，在黏液层表面形成水液层。这时，脂质因突然形成的泪膜-空气界面的高表面张力而扩布水层表面，形成脂质层。少量脂质可能与黏液混合，形成黏液线，积聚于穹窿部。另有少量脂质，移行到泪膜-上皮界面，引起局部界面张力增高。泪膜水层在不断自泪河吸水的过程中，逐渐增厚，开睑 2 秒钟后，泪膜最厚，可达 8~10μm。此后，逐渐变窄的泪河渐增负压，反自泪膜水层吸水，加以蒸发作用，水层逐渐减薄，开睑 30 秒钟后的泪膜厚度可减至 4.5μm。这一减薄过程是缓慢而等速的，要达到水液层完全消失，至少需 10 分钟。但在开睑 10 秒钟后，泪膜常因脂质层存在的表面张力等差，其厚度不一，加以上皮表面的不规则性，泪膜将在这些较薄或界面张力较高的区域首先破裂，出现干斑（图 1-3-1-7）。在干斑区，脂质直接与黏液层接触，瞬目才能将混合有脂质的黏液一并擦除。

在正常情况下，泪膜破裂时间为 15~40 秒钟，一般应大于 10 秒钟，而每 2 次瞬目的间隙约 5 秒钟，所以正常人泪膜一般是完整的，只偶然出现破裂现象。瞬目是建立正常泪膜的首要条件。开始闭睑时，首先是泪膜的脂质层受到上下睑的挤压，泪膜-空气界面消失，泪水被驱入泪河和泪湖，泪河增宽，加以眼球上转（Bell 现象）和上下睑的剪动，黏液再分布，更新了黏液层。下一次开睑时，泪水又随着上睑上移而在黏液层表面形成水液层，加以脂质层的扩布，新泪膜又形成。泪膜的稳定和泪液的质量与角膜结膜表面的状态及眼睑关系非常密切，液体在固体表面的存留时间除了与液体和固体之间的极性有关，又存在同性相斥的原理，这一点提示人工泪液的制作要注意药物中一些成分的极性，才有利于眼表较长时间的停留；另外，也与液体和固体表面的张力有关。泪液能否均匀、快速地扩散到整个角膜，首先取决于脂质层下方的气液层界面张力比表层低，这使得水液层能够快速均衡分布，加上黏液层如口罩似地隔开了较为干燥的角膜上皮，也促使了水液层的分布。因此，无论是泪膜的成分还是各层功能发生了问题，均可导致泪膜的异常。

总之，泪膜的稳定性主要取决于三层泪膜、角膜上皮及眼睑结构的完整和统一的协调。

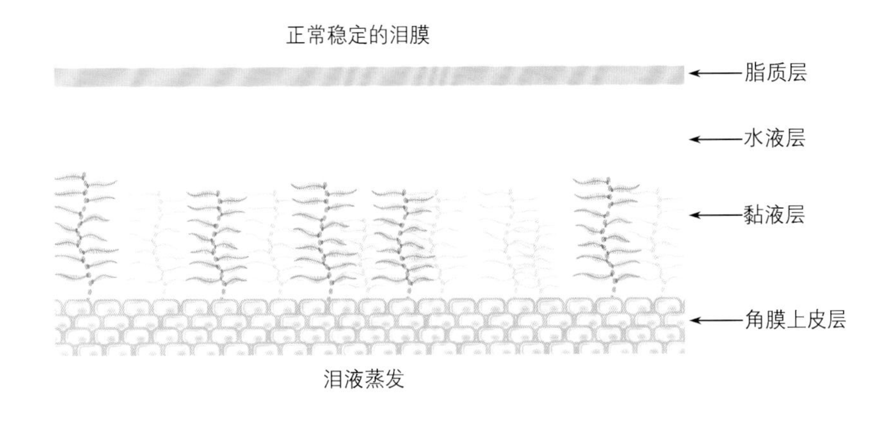

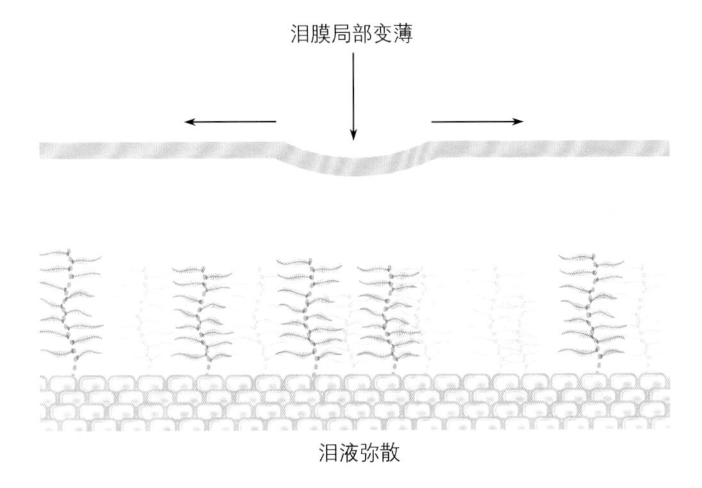

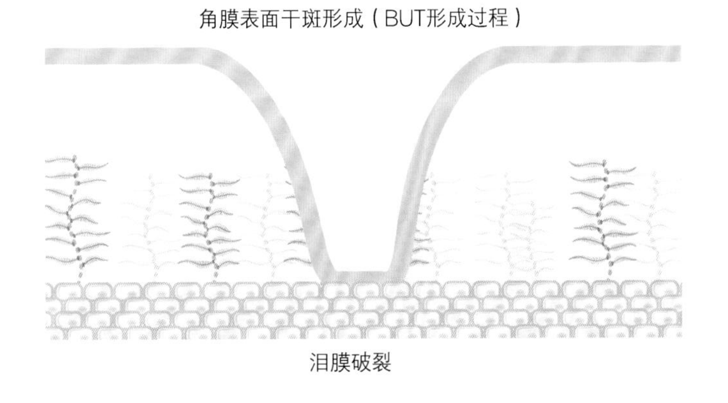

图 1-3-1-7 泪液蒸发、泪膜破裂的模式图

（王群）

第二节　角膜的解剖和组织学

一、角膜上皮层

角膜上皮(corneal epithelium)位于角膜基质的上表面,由多层排列、非角化的上皮细胞以及基底膜构成。其中,角膜上皮细胞共有6~8层(图1-3-2-1),厚度约50μm。角膜上皮全层透明,表面光滑、湿润,神经纤维丰富,具有防止角膜水分丢失以及病原微生物入侵的屏障功能。

角膜上皮由位于表层的鳞状上皮细胞(图1-3-2-2)、中部的翼状上皮细胞和基底的单层柱状上皮细胞(图1-3-2-3)构成,以上三种上皮细胞可由不同的形态区分。其中,鳞状上皮细胞在共聚焦显微镜下表现为规则的五边形或六边形,胞体大、反光强、细胞核亮;翼状上皮细胞为紧密排列的多边形,胞体较鳞状细胞小;基底层的柱状上皮细胞也呈多边形,胞体最小。翼状细胞和柱状细胞均有胞体反光弱、边界反光强的特点,且细胞核不可见。

上述三种细胞类型中,柱状细胞被认为是来自角膜缘干细胞分化的瞬时扩增细胞(transient amplifying cell,TAC),可经有丝分裂继续产生子细胞即翼状细胞;翼状细胞由基底上层到表层移行,逐渐进行终末分化形成鳞状上皮细胞。和皮肤表皮类似,角膜上皮细胞可进行周期性的自我更新。表层鳞状细胞表面的微绒毛和网状微皱襞,具有支撑和稳定泪膜的功能。扫描电镜显示,角膜表层上皮有“明、暗”两种细胞,表面有较多网状皱襞的是靠近基底的细胞,称为明细胞,相反称为暗细胞,指靠近表层的衰老细胞(图1-3-2-4)。

角膜上皮细胞骨架的主要成分为中间丝(又称中间纤维),由细胞角蛋白(keratin)组成。角蛋白家族包含30多个成员,主要分为酸性(Ⅰ型)和碱性(Ⅱ型)角蛋白。Ⅰ型和Ⅱ型角蛋白以异源二聚体形式参与角膜上皮细胞中间丝的组装。当角膜上皮细胞由基底层向表层分化时,细胞角蛋白的表达模式也发生变化。酸性角蛋白keratin 12(K12)和碱性角蛋白keratin 3(K3)均可在角膜上皮层中特异性表达(图1-3-2-5、图1-3-2-6)。其中,K3是分化程度较高的角膜上皮细胞的特异性标记蛋白,当用K3抗体进行免疫组织化学染色时,中央角膜上皮细胞全层表达阳性,而在角膜缘的基底层,即干细胞所在位置呈阴性。

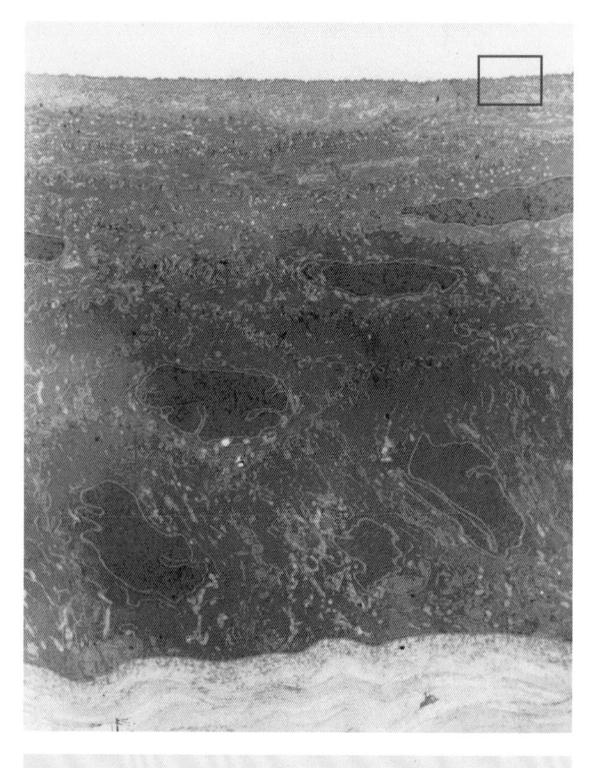

图1-3-2-1　正常人角膜上皮组织的投射电子显微镜像

正常人角膜上皮组织全层低倍透射电子显微镜像,上皮细胞约有6~8层,×1 200

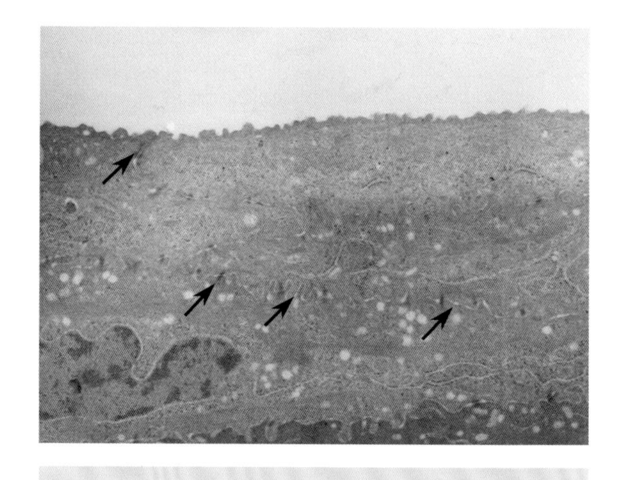

图1-3-2-2　图1-3-2-1的方框标记部的高倍扩大像

上皮细胞表面可见指状细突起,即微绒毛。上皮细胞之间可见大量的桥粒连接(箭头),表层1~3层上皮细胞呈扁平状,×10 000

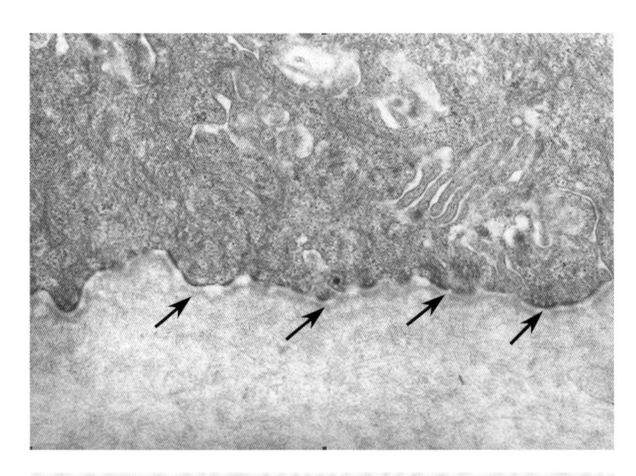

图 1-3-2-3 图 1-3-2-1 基底部高倍扩大像

基底部上皮细胞呈立方状，其与前弹力层之间的连接为半桥粒连接（箭头），×12 000

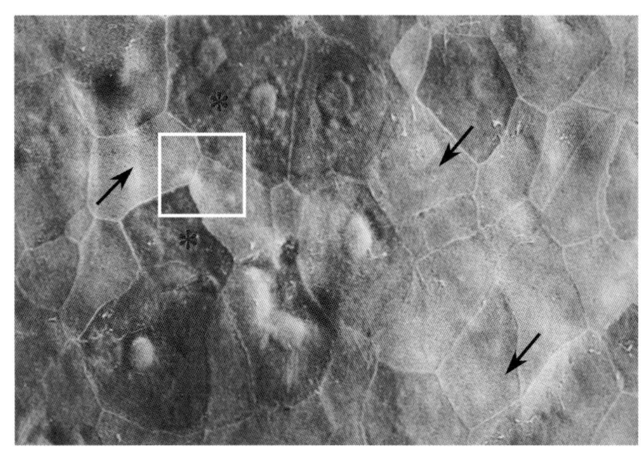

图 1-3-2-4 正常人角膜上皮组织扫描电子显微镜低倍像

正常角膜上皮组织表面的细胞可分为：明细胞（箭头）、暗细胞（星号）。如图所示，明细胞的数量占角膜上皮细胞的绝大多数，×300

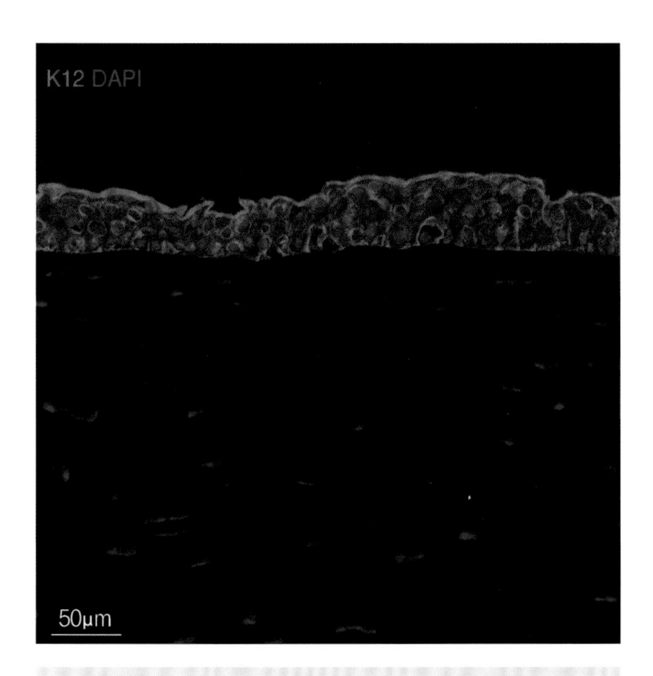

图 1-3-2-5 人中央角膜组织切片 K12 免疫荧光染色（标尺 50μm）

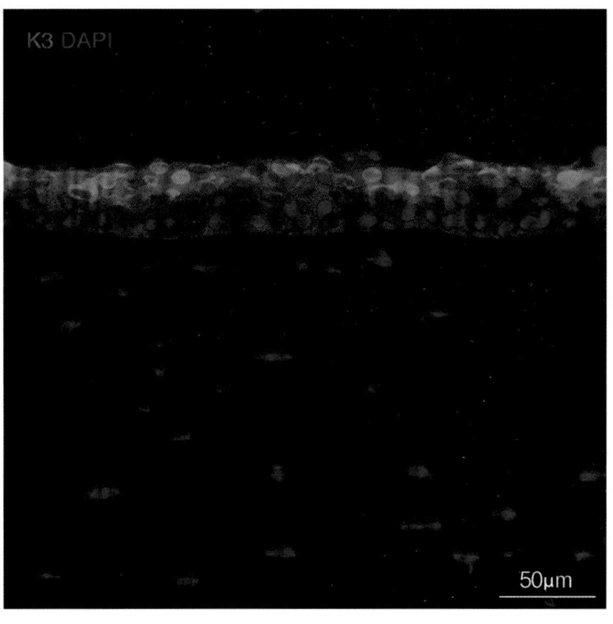

图 1-3-2-6 人角膜缘组织切片 K3 免疫荧光染色（标尺 50μm）

角膜上皮细胞中的另外两种骨架成分为肌动蛋白丝和微管，前者分布于角膜上皮的细胞质中，在表层细胞的微皱襞中尤为明显，后者在有丝分裂的基底细胞中明显。

角膜上皮层基底上皮细胞与前弹力层之间即为基底膜，是一种高度特化的细胞外基质，主要由基底细胞分泌产生，在胚胎时期即可形成。上皮基底膜厚约 150nm，分为透明层和致密层，前者主要由层粘连蛋白组成，后者成分主要包括层粘连蛋白、基底膜聚糖、肝素蛋白多糖和巢蛋白等。角膜上皮细胞之间通过紧密连接、黏着连接和缝隙连接构成连接复合体，基底细胞与基底膜之间通过半桥粒连接，以上结构共同维持了角膜上皮的屏障功能。

二、角膜前弹力层

角膜的前弹力层位于角膜上皮层和基质层之间，又称 Bowman 膜（Bowman's membrane），由无定向排列的胶原纤维和氨基葡聚糖构成，无细胞成分，厚 8~12μm。前弹力层中的胶原纤维于胚胎期合成，出生后受到损伤无法再生，且厚度会随年龄降低。前弹力层中的每种胶原纤维直径为 20~30nm，较角膜基质胶原纤维细，主要由Ⅰ型胶原蛋白构成，同时也包含Ⅲ、Ⅴ、Ⅶ型胶原蛋白。三叉神经末梢的无髓鞘神经纤维穿过前弹力层和上皮基底膜的纤细小管到达角膜上皮层表面。

胚胎期的前弹力层主要来自基质细胞，但在妊娠 13 周可看到胶原纤维起源于上皮基底层，表明上皮也参与前弹力层的形成。前弹力层的功能尚不明确，有研究认为它不能形成光滑、坚韧的基底以维持上皮的一致性和适当的屈光力；另有研究认为，此无细胞区是防止上皮和基质细胞接触所必需的，否则，有可能诱导基质细胞“活化”和细胞外基质的聚积。但多数哺乳动物没有 Bowman 膜，似乎对屈光并无影响，也不存在上皮-基质细胞间相互作用问题。目前的准分子激光角膜切削术消融了人的前弹力层，尚未观察到特异性改变。因此，前弹力层的功能仍需要更多研究来证实。

三、角膜基质层

角膜基质层（stroma）是人体组织中结构最规整、最透明的一种组织，厚约 500μm，约占全角膜厚度的 9/10，由胶原纤维、角膜基质细胞、黏蛋白和糖蛋白等构成。200~250 层胶原纤维板呈交错排列，每层纤维板又由许多平行排列、直径相同的胶原纤维组成（图 1-3-2-7）。人角膜中的胶原主要是Ⅰ型胶原（64%）和Ⅵ型胶原（25%），其他还有Ⅲ、Ⅳ、Ⅴ、Ⅶ、Ⅷ型胶原。在基质中，胶原约占角膜干重的 71%，Ⅰ型胶原为粗横纤维，呈网状排列，构成基质的支架（图 1-3-2-8）；Ⅵ型胶原为丝状结构，在胶原纤维间起连接作用。两者对维持角膜机械张力起主要作用。胶原纤维直径一致，各层纤维板间距离相等（图 1-3-2-9、图 1-3-2-10），板层间的黏多糖主要由硫酸角质素和硫酸软骨素组成，两者比例为 3：1。

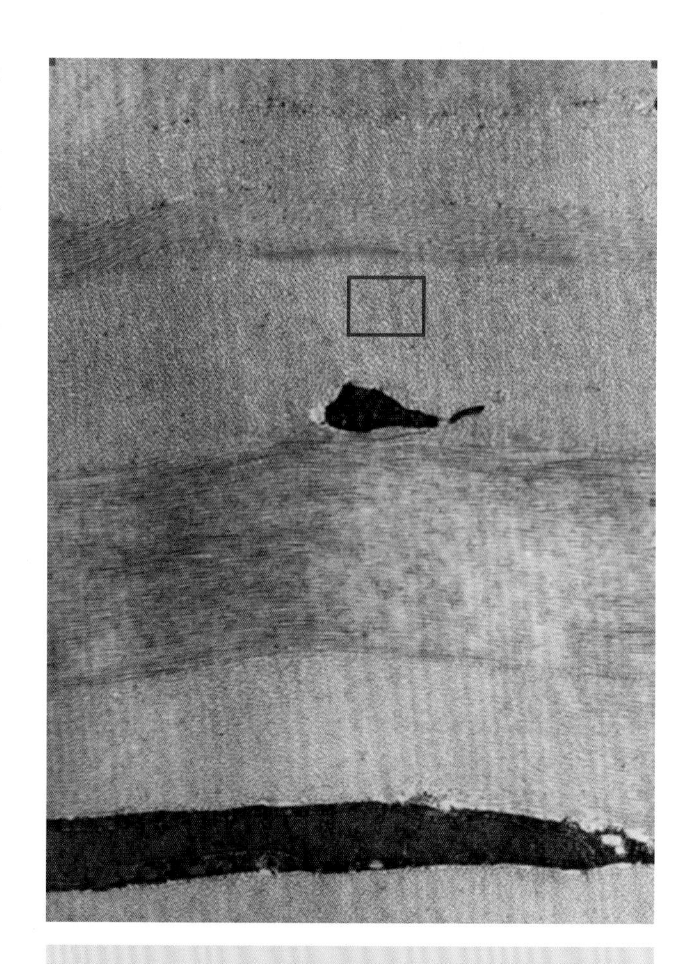

图 1-3-2-7 正常人角膜基质层的透射电子显微镜像

显示角膜基质纤维呈板层排列，纤维走行规整，×1 500

基质层的主要细胞成分为角膜基质细胞（keratocyte），能合成和分泌纤维，并且对其排列和平衡起作用。正常情况下，角膜基质细胞均匀分布于纤维板层之间，为数较少，约占角膜干重的 5%，内含大量晶状体蛋白，在匹配细胞内空间与细胞外基质间的屈光指数中起作用，同时调节角膜基质细胞内的结构使之保持透明。在静止状态下，角膜基质细胞处于脱水的状态，合成和分泌胶原纤维等细胞外基质成分，同时分泌硫酸角质素蛋白聚糖，后者与胶原纤维相互作用，调节其大小和间距，维持角膜的透明度。在发育和修复时，角膜基质细胞分泌和合成胶原与介质的能力增强。基质细胞是长圆形核，细胞质较少，具有典型的蛋白质分泌细胞的细胞器，包括游离的核糖体、粗面内质网小池和高尔基体。

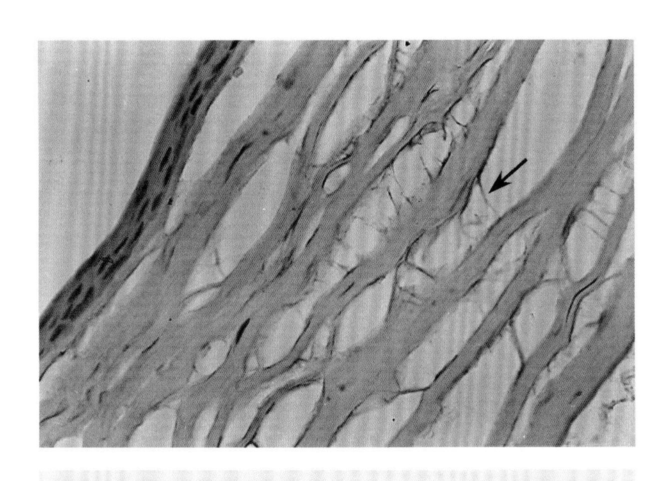

图 1-3-2-8 正常人角膜组织切片的辣根过氧化物酶染色

箭头所示为角膜基质内Ⅰ型胶原纤维的网状结构，×200

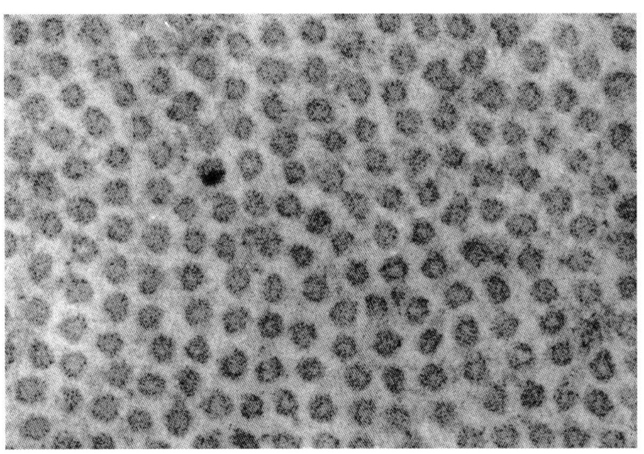

图 1-3-2-9 图 1-3-2-7 方框标记部的超高倍扩大像

横断面可见纤维排列整齐、间隔角度规整，×50 000

四、角膜后弹力层

后弹力层又称 Descemet 膜，位于角膜基质层和内皮层之间，周边部终止于 Schwalbe 线，主要由内皮细胞合成。出生时 Descemet 膜厚度约 3μm，由于内皮细胞不断合成以及后弹力层物质的连续沉积，至成人时，Descemet 膜厚度可增加到 10~12μm。透射电镜显示，Descemet 膜分为与角膜基质层相连的薄的非纹状带（约 0.3μm）、前部纹状带（2~4μm）和后部无定形结构的非纹状带（>4μm，约占后弹力层厚度的 2/3）。

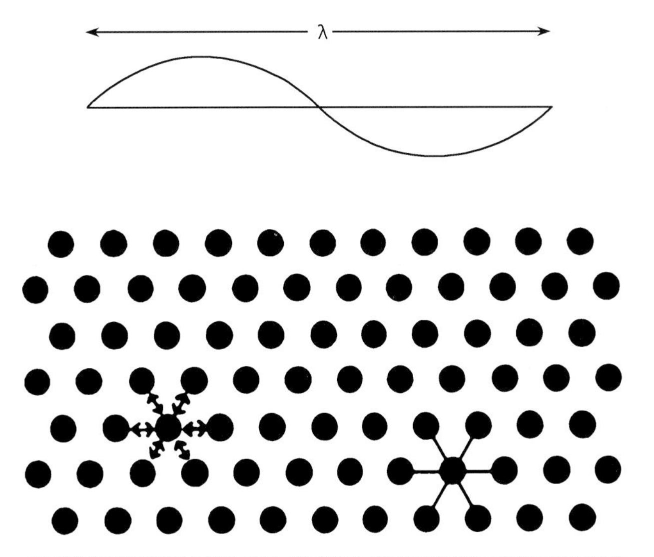

图 1-3-2-10 人角膜基质层的胶原纤维排列模式图

纤维横断面排列呈格子状，波长幅度大小如图的上部所示，纤维的排斥力和抗压力如图的下部所示

后弹力层富含层粘连蛋白、Ⅷ型胶原、Ⅳ型胶原、巢蛋白、基底膜聚糖等，蛋白多糖能够与多种基底膜胶原组分相互作用，从而促进成熟后弹力层的组装和结构稳定。与角膜基质不同，后弹力层的Ⅷ型胶原呈六边形网状结构，横截面呈多层的平行板层结构，这种结构使后弹力层均匀一致且富有弹性。相比于角膜基质，后弹力层对细菌、消化酶具有很强的抵抗力，对眼压也具有很好的韧性抗力。后弹力层还能够调节进入角膜基质的生长因子，对防止角膜后纤维化至关重要，此外，也极少有血管能够穿透后弹力层。角膜内皮也能合成具有脂质层特性的后弹力层物质，在角膜周边部不规则的沉积呈现疣状突起，称为 Hassall-Henle 小体，这种小体或小疣随年龄增长而增长，被称为是生理性衰老的象征。Fuchs 角膜内皮营养不良患者的后弹力层会出现胶原蛋白的异常沉积，表现为赘疣状突起，早发型病例常存在编码Ⅷ型胶原蛋白 α2 链的 *COL8A2* 基因存在突变；而晚发型病例中转录因子 4（transcription factor 4，TCF4）基因的遗传变异可能是其重要的促发因素。

五、角膜内皮层

(一) 正常角膜内皮形态

正常人角膜内皮(corneal endothelium)是由一层扁平的规则镶嵌的六角形细胞构成,每个细胞厚约5μm,直径15~30μm,在细胞与细胞间有紧密的连接。

扫描电镜观察角膜内皮细胞表面有较多的微绒毛,并且每个细胞表面有一至多根纤毛,细胞膜透明,细胞中央有细胞核,细胞和细胞之间有桥粒(desmosome)连接,相邻细胞的接触面呈曲线状(图1-3-2-11)。透射电镜下可见细胞质中有完整的线粒体和高尔基体等细胞器。内皮细胞的线粒体特别丰富,呈圆形或椭圆形。内质网(endoplasmic reticulum)平滑,在细胞质中分布均匀一致;细胞核呈长椭圆形,位于细胞质的中央,与细胞长轴平行,细胞核内含有许多带电的高密度微粒;内皮细胞的细胞膜薄而透明,和原生质紧密连接(图1-3-2-12)。内皮细胞能不断地进行蛋白合成。由于线粒体内含有大量的组织氧化酶,因而可以用来作为检验细胞活性的标志。

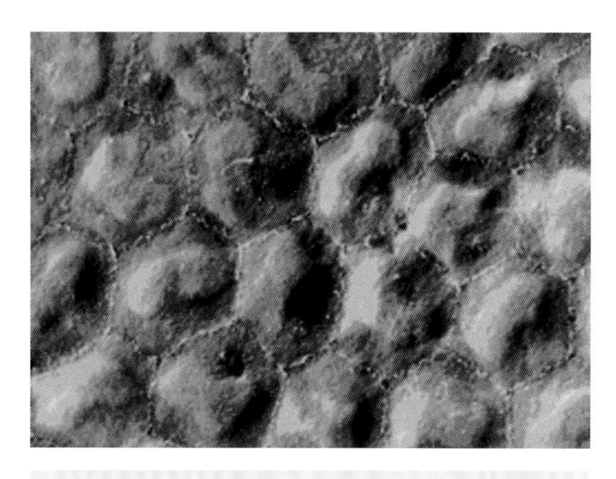

图1-3-2-11 正常人角膜内皮细胞层的扫描电子显微镜像

内皮细胞呈六边形,大小均匀、排列整齐,×4 000

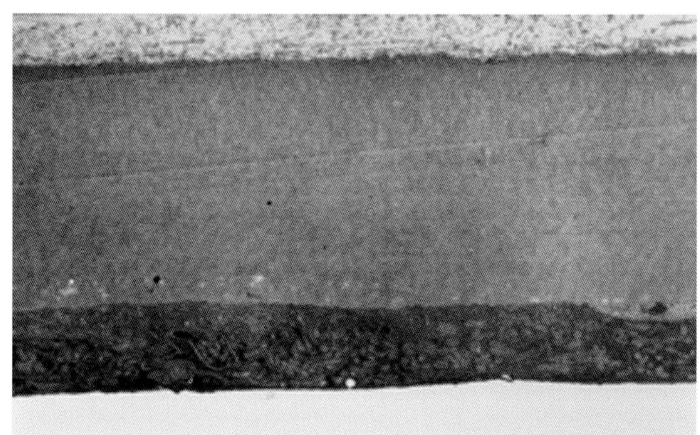

图1-3-2-12 人角膜内皮细胞层的透射电子显微镜像

内皮细胞高低排列整齐,细胞质内满布线粒体。内皮细胞与后弹力层结合紧密,×10 000

(二) 正常角膜内皮细胞密度

正常情况下,角膜内皮细胞的密度相对稳定,其损伤修复主要依靠细胞的移行和扩展。中国健康人群平均角膜内皮细胞密度值为(2 899±450.53)个/mm²,平均角膜内皮细胞面积值为(359±53.39)μm²,角膜内皮细胞面积变异系数值为33%±5%,角膜内皮六角形细胞比例值为59%±9%。随着年龄的增长,角膜内皮细胞密度以每年0.3%~0.6%的速度缓慢下降,内皮细胞的平均面积随年龄增长而逐渐扩大,两者成正相关,如遇到创伤、内眼手术,则内皮细胞的损失更多。笔者研究团队检查了97名5~86岁正常人的角膜内皮,中国人新生儿角膜内皮细胞密度为(6 239±1 011)个/mm²,5~10岁组平均内皮细胞密度为3 703个/mm²(图1-3-2-13A),成人的内皮细胞密度下降为(2 899±450)个/mm²,70岁以上组降至2 428个/mm²(图1-3-2-13B)。因此,内皮细胞密度、细胞形态与年龄密切相关。角膜内皮显微镜(specular microscope)和扫描电镜(scanning electric microscope)检查,发现婴儿内皮细胞体积比成人小,但数量和多形性更高;并发现婴儿期角膜内皮细胞密度急剧下降,故设想在出生的早期,内皮细胞数量随年龄下降的曲线很陡峭,以后渐渐平坦。

多数学者认为,角膜中央和周边的内皮细胞密度没有统计学差异,性别、眼别之间也没有统计学意义。笔者研究团队应用接触型角膜内皮显微镜观察了180只正常人角膜中央区的活体内皮细胞数,结果为(2 910±452)个/mm²,而对穿透性角膜移植术中剩余的周边供体植片进行内皮染色计数发现,角膜周边内

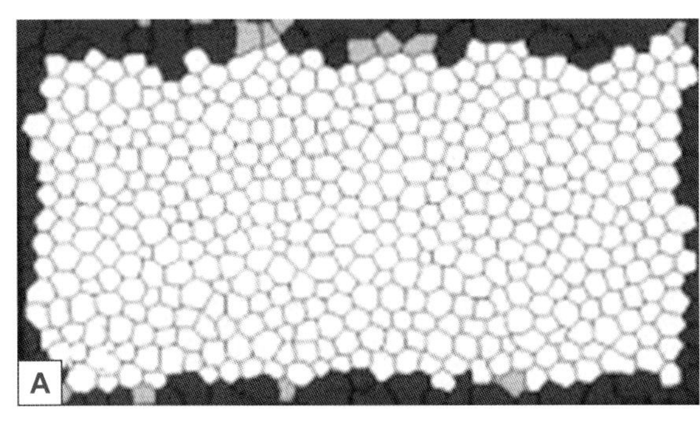

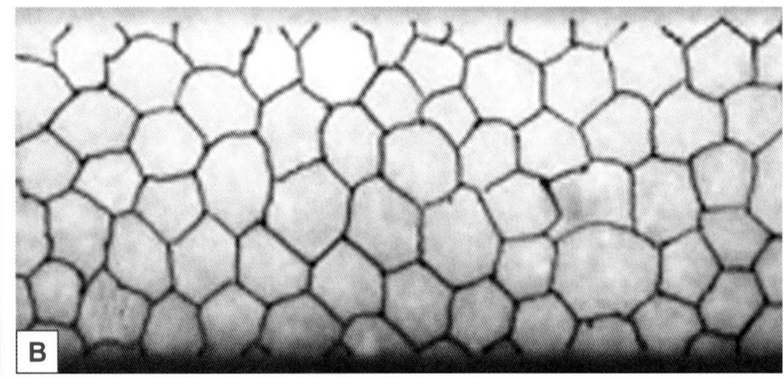

图 1-3-2-13 不同年龄人角膜内皮细胞密度的角膜内皮分析系统图像

图 A 1 岁幼儿的角膜内皮细胞密度，细胞排列密集，4 486 个/mm^2

图 B 70 岁老年人的角膜内皮细胞密度，细胞排列明显稀疏，约 2 550 个/mm^2

皮细胞的平均密度为（3 080 ± 490）个/mm^2，两者经统计学处理，$P>0.05$。近年的研究中，也有报告认为靠近角膜缘的内皮细胞密度在统计学上高于中央区，且表达干/祖细胞基因，因此推测可能内皮层的干细胞存在于此，但尚缺乏角膜内皮原位再生的直接证据，有待进一步研究。

六、角膜的神经

角膜是人体神经支配密度最高、最敏感的组织，其敏感性比牙髓高 40 倍，比结膜高 100 倍，比皮肤高 400 倍。角膜受到感觉神经和自主神经（包括交感神经和副交感神经）的共同支配。角膜神经是维持角膜稳态的关键组成部分，能介导泪液分泌和保护性反射，并为上皮和基质细胞提供营养支持。角膜神经病变与角膜移植和屈光术后愈合、糖尿病角膜病变、干眼、病毒和神经营养性角膜炎等的发生、发展密切相关。

（一）角膜神经的来源及分布模式

角膜神经起源于三叉神经节的鼻睫状神经，在神经节的中上缘离开，经眶上裂进入眶内，在该处向下偏颞侧，相当于视神经的顶端，抵达上直肌。在进入巩膜以前，鼻睫神经分出 1~3 根睫状长神经，在距视神经几毫米处穿入巩膜，沿巩膜内面行进，在脉络膜上腔经数次分叉，形成一疏松网络。发自颈上神经节的交感神经纤维经颈动脉丛和睫状神经副交感神经伴行，后与睫状短神经相连。睫状长神经和睫状短神经的轴突在脉络膜上腔可能交错，当这些眼内支抵达角膜缘时，已多达 12~16 根神经分支，其中含有肾上腺素能神经纤维（交感神经纤维）与感觉神经纤维，它们呈环形分布，支配角膜缘周围的结膜及该处的角膜上皮。这些神经纤维在到达角膜缘处形成神经丛，它们进入角膜后约 2~3mm，神经失去髓鞘以保证角膜的透明性。此时，施万（Schwann）细胞的包裹仍然存在。继续穿行一小段距离后，交感神经纤维在此止行，而感觉神经纤维会继续呈放射状穿过角膜基质，向前继续分叉，形成密集的上皮下神经丛（图 1-3-2-14），继而穿过前弹力层，此时施万细胞的包裹消失，感觉神经的末梢到达角膜上皮。

在裂隙灯显微镜下检查时，由于施万细胞伴行，有可能能看清神经穿过前弹力层，但进入上皮后，由于失去施万细胞的包裹，神经被上皮细胞的细胞突紧密包裹。发自一个轴突的神经纤维是束状排列，分别穿入许多细胞突，在与上皮面平行的水平延伸穿过基底细胞层。在正常角膜内，一束由 3~7 根轴突组成的神经末鞘可蔓延形成数根微束。用共聚焦显微镜（confocal microscope）观察，在角膜基质层的扫描图像上，可以清楚看到这些神经末梢的分支（图 1-3-2-15、图 1-3-2-16）。

利用活体共聚焦显微镜对角膜神经研究，发现人群中每个角膜图像中平均显示 6~8 条神经束。假设一个活体共聚焦显微镜（intravital confocal microscope，IVCM）图像大约 0.1mm^2，人角膜总表面积约 90mm^2，可计算出人角膜上皮下神经丛含有 5 400~7 200 条神经束。因每条上皮下神经纤维束发出 3~7 条轴突的侧支，所以上皮下神经丛包含 19 000~44 000 条轴突。每条神经纤维又可发出 10~20 条神经末梢，因此，可以推断出角膜中有 315 000~630 000 个神经末梢，大约是每平方毫米 7 000 个神经末梢。角膜同种神经纤维的分布能够保证角膜觉察到外界对上皮细胞产生的有害刺激和损伤，因为这些刺激和损伤都

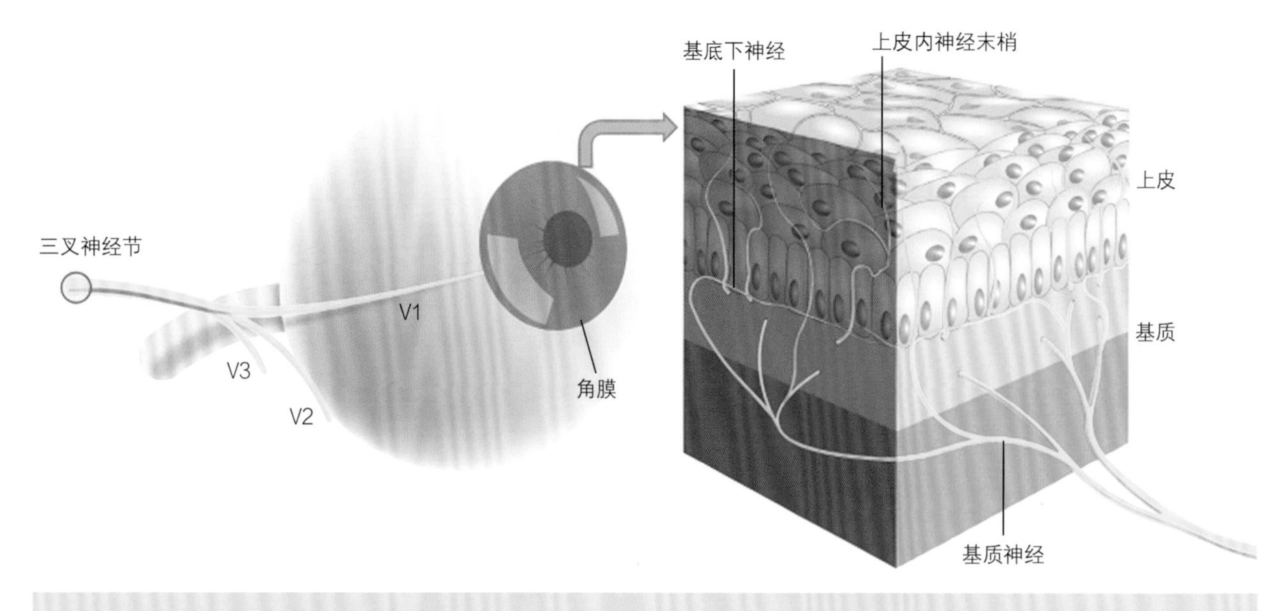

图 1-3-2-14 感觉神经在角膜中的分布模式图

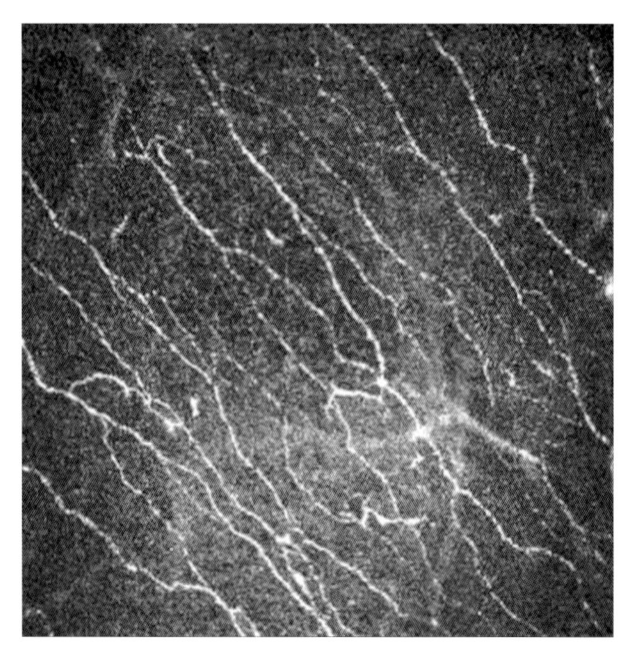

图 1-3-2-15 激光共聚焦显微镜下角膜上皮下的神经纤维分布像

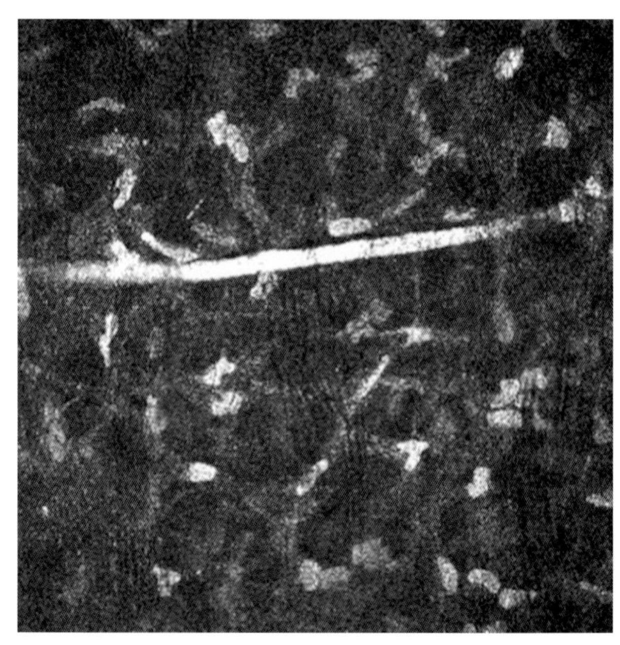

图 1-3-2-16 激光共聚焦显微镜下角膜基质内的神经纤维分布像

足以引起疼痛感。研究表明,角膜神经纤维的密度随年龄增高而降低。

角膜中感觉神经的密度高于交感神经,不同于感觉神经,大多数交感神经纤维表现出光滑的轮廓。关于副交感神经,目前在人的角膜上尚没有发现存在的证据,但是在猫、大鼠、小鼠的角膜中均已发现副交感神经纤维的存在。

(二) 角膜的神经化学

角膜的神经支配与神经营养因子、神经递质和神经肽密切相关。神经营养因子是由神经元以及神经所支配的组织所产生的生长因子,在神经功能的发育、维持、生存、再生和整合中起着重要作用。角膜中存在的神经营养因子包括神经生长因子(nerve growth factor,NGF),脑源性生长因子(brain derived neurotrophic factor,BDNF),胶质细胞源性神经营养因子(glial cell line derived neurotrophic factor,GDNF),睫状神经营养因子(ciliary neurotrophic factor,CNTF),神经营养因子3(neurotrophin-3,NT-3),神经营养因子4(neurotrophin-4,NT-4)等。神经营养因子通过与其膜蛋白受体(p75 neurotrophin receptor,p75NTR)和酪氨酸激酶受体(tropomyosin related kinase,Trk)的胞外区相互作用,参与调控细胞的发育、生长、分化及凋亡等多种功能。NGF是人类发现的第一个神经营养因子,具有显著促进角膜上皮创伤愈合与神经再生的作用,目前重组NGF滴眼液已用于临床治疗神经营养性角膜炎。

神经递质是神经元之间或神经元与效应细胞之间传递信息的化学物质,如NA、ACh、多巴胺、5-羟色胺和组胺。它们以相对较高的浓度在突触连接处合成,在短时间内发挥作用并迅速代谢,诱导急性短期反应并对特定受体作用。笔者团队研究发现,去甲肾上腺素具有促进铜绿假单胞菌感染的作用。神经肽是由氨基酸组成的多肽,也具有神经递质的功能。与神经递质不同,它们的作用范围超出了其释放区域。在人角膜内发现有SP,神经激肽A(neurokinin A,NKA),CGRP,VIP等神经肽的表达。研究表明在人类中,泪液中的CGRP与角膜神经密度和灵敏度之间存在相关性。SP已证实可调节人类和鼠模型中的角膜血管化。笔者团队研究还证明了SP在促进小鼠模型角膜上皮损伤修复中的关键作用(图1-3-2-17)。神经递质和神经肽及其受体在人角膜细胞有广泛表达,能够参与调节细胞增殖、迁移、血管化、炎症反应等生物学作用,从而影响角膜生理稳态并参与发病过程。

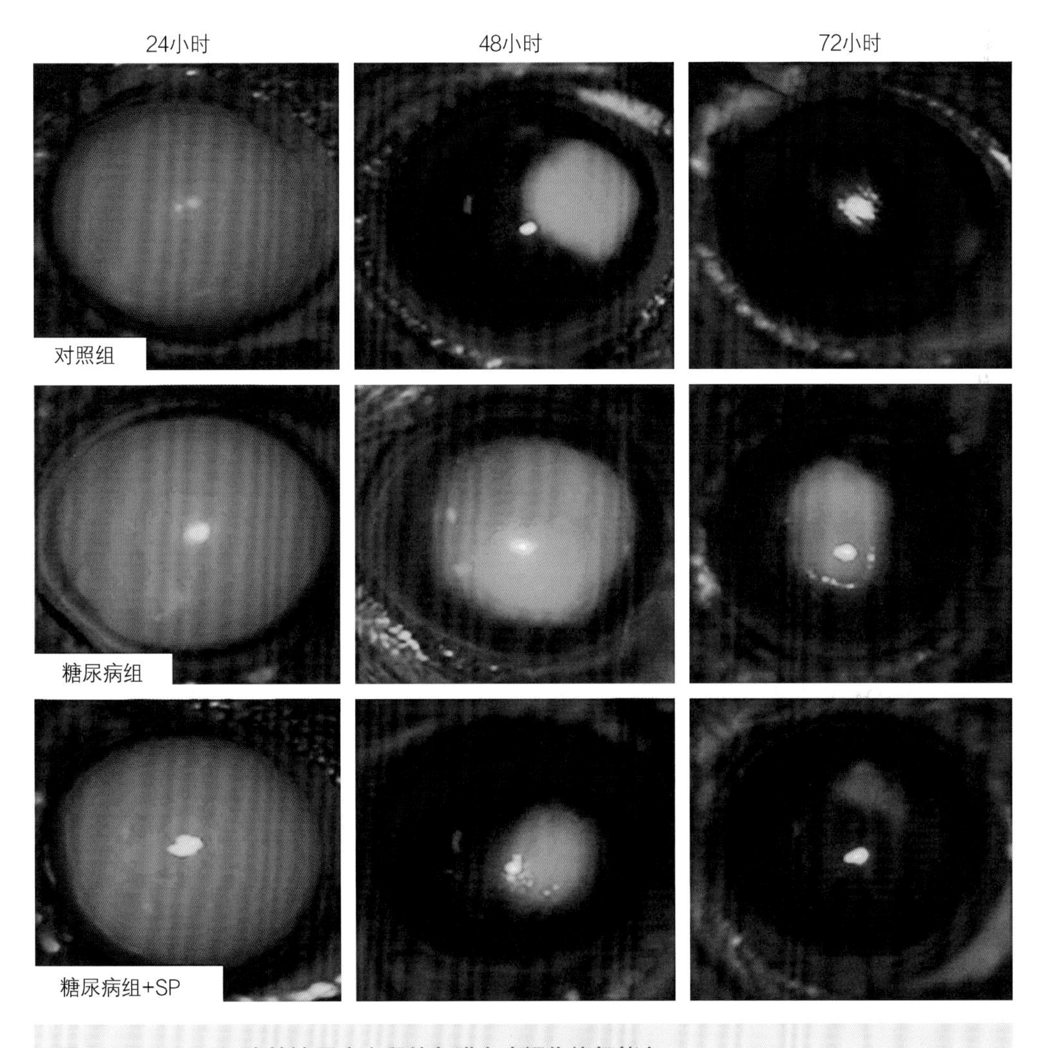

图1-3-2-17 SP改善糖尿病小鼠的角膜上皮损伤修复能力

（三）角膜神经的功能

1. 感觉和反射功能 角膜包括机械痛觉感受器、冷感受器和多模态痛觉感受器，其中多模态痛觉感受器表达最丰富，因此，角膜神经可感知温度、化学刺激和机械刺激以及疼痛，并引起眨眼或流泪反射。例如角膜受到机械刺激后，传至感觉核簇，再传至面神经引起双侧眼的快速眨眼反应，传至上泌涎核引起流泪，这是三叉神经的眼支神经和面神经介导的保护性反射。三叉神经眼支的病变会引起角膜反射功能的减弱或消失。

2. 营养功能 角膜神经对角膜具有重要的营养作用，能通过促进角膜损伤后的伤口愈合来维持眼表健康。笔者及其他团队研究表明，角膜神经和上皮细胞之间存在相互的营养关系，角膜神经能通过释放神经营养因子和神经肽来调控角膜上皮细胞的增殖、迁移、分化及Ⅳ型胶原蛋白形成；相反，角膜上皮细胞可以通过释放神经营养因子，特别是 NGF 和 GDNF，来促进角膜神经的再生。我们的研究发现，阻断 NGF 或 GDNF 均能显著抑制小鼠角膜上皮的损伤修复和神经再生（图 1-3-2-18）。角膜感觉神经损伤或功能障碍会引起神经营养性角膜病变（neurotrophic keratitis，NK），其主要特征是角膜敏感度降低和角膜上皮愈合差。

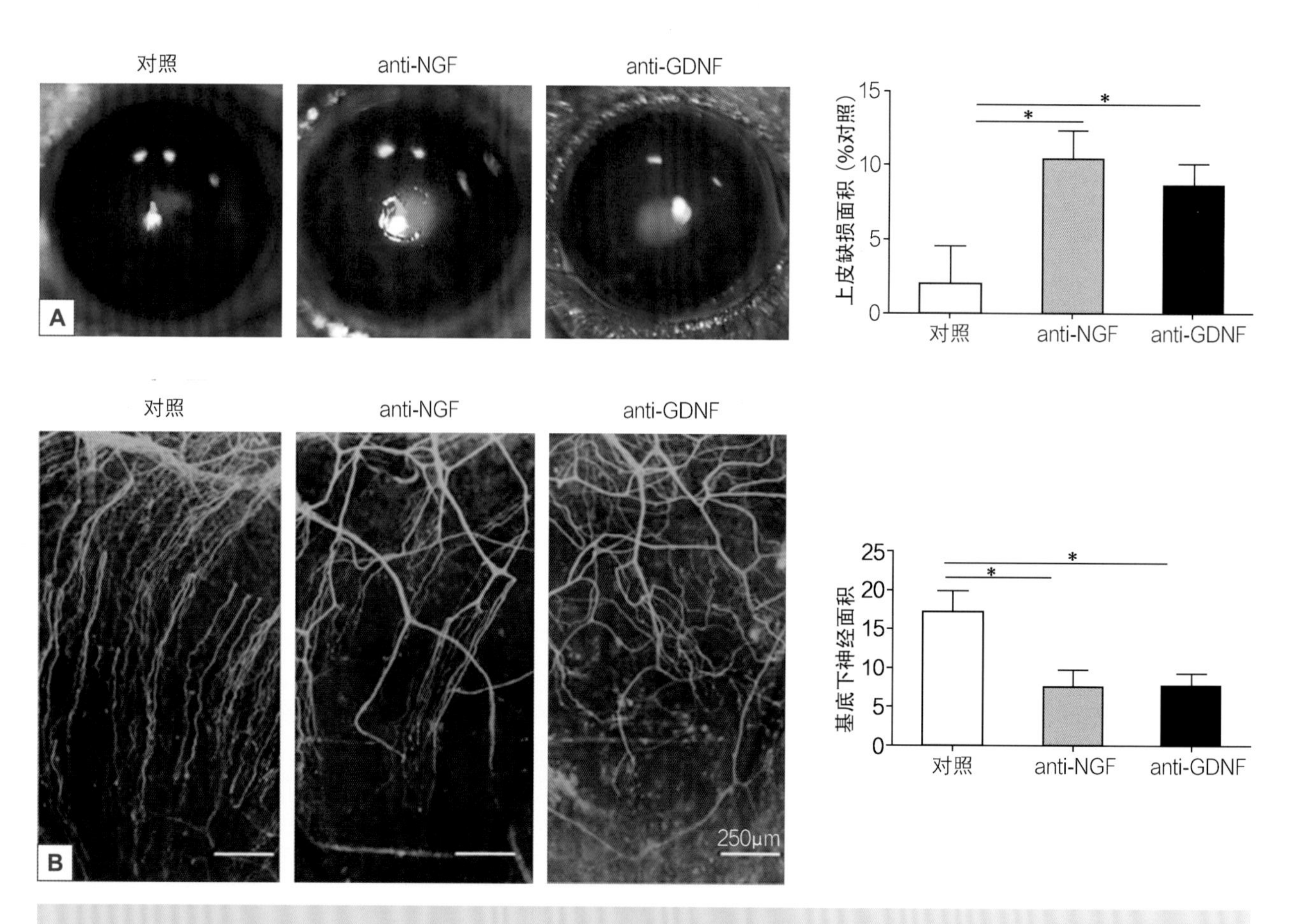

图 1-3-2-18 阻断 NGF、GDNF 抑制小鼠角膜的损伤修复和神经再生

图 A 荧光素钠染色及上皮缺损面积统计显示，阻断 NGF、GDNF 显著抑制角膜的损伤修复
图 B 角膜神经铺片染色及基底下神经面积分析显示，阻断 NGF、GDNF 显著抑制角膜的神经再生

有趣的是，部分实验和临床研究表明，神经对角膜上皮增殖具有双向控制作用：感觉神经递质增强了上皮细胞的有丝分裂；而交感神经递质，如肾上腺素和去甲肾上腺素，则降低了上皮细胞的有丝分裂。笔者团队研究发现，在小鼠模型中，去甲肾上腺素能够显著抑制角膜上皮的损伤修复。

3. 免疫调节功能 角膜中驻留的免疫细胞与感觉神经非常接近(图 1-3-2-19),神经和免疫细胞之间存在相互调节作用。已有证据表明,角膜的免疫豁免受到神经调控。SP、CGRP 和 VIP 等神经肽具有调节眼表炎症的作用,例如 VIP 和 CGRP 可抑制 T 淋巴细胞、中性粒细胞和巨噬细胞的功能;泪液中的 SP 水平升高与过敏性结膜炎中的炎症反应相关。在小鼠模型中的研究发现,角膜辣椒素受体(tansient receptor potential vanilloid 1,TRPV1)感觉神经能够抑制中性粒细胞及 γδ T 细胞的招募,并增强巨噬细胞的抑炎作用,从而促进角膜的创伤愈合;而角膜交感神经活化能够通过增强巨噬细胞的促炎作用来抑制角膜的创伤愈合。

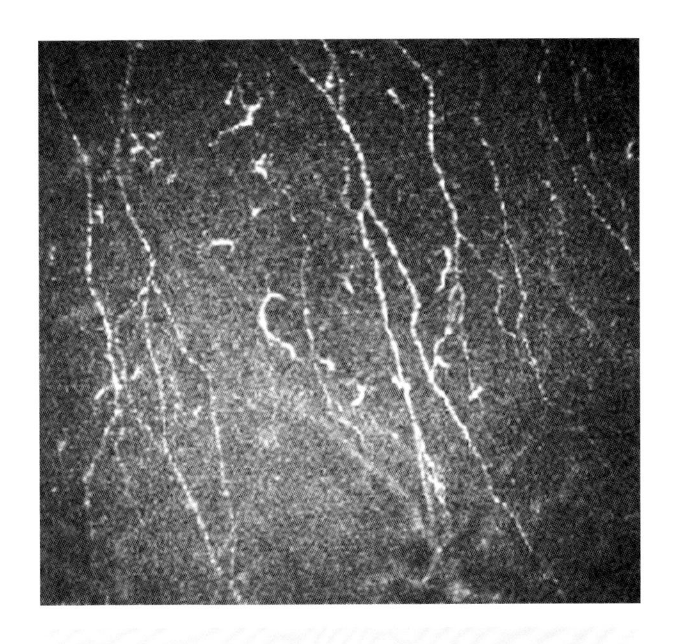

图 1-3-2-19 健康人角膜神经与免疫细胞的共聚焦显微镜成像

激光共聚焦显微镜下可见树突状细胞与角膜神经毗邻

外界刺激、损伤、干眼、药物毒性反应、中枢神经三叉神经慢性炎症等会导致炎症细胞在角膜中的募集、激活引起角膜神经源性炎症反应。疾病早期角膜神经源性炎症有助于预防和控制感染,是一种保护性机制,但过度的炎症反应会使血管持续扩张、通透性增加、白细胞高度浸润,从而延缓创伤愈合并导致不可逆的视力损伤。

(杨玲玲 李宗义 窦圣乾 曲明俐)

参考文献

1. MASOUDI S. Biochemistry of human tear film: A review [J]. Exp Eye Res, 2022, 220: 109101.
2. NAKAMURA S, IMADA T, JIN K, et al. The oxytocin system regulates tearing [J]. BioRxiv, 2022.03.08.483433.
3. SARICAY L Y, BAYRAKTUTAR B N, LILLEY J, et al. Efficacy of recombinant human nerve growth factor in stage 1 neurotrophic keratopathy [J]. Ophthalmology, 2022, 129(12): 1448-1450.
4. WU M, HILL L J, DOWNIE L E, et al. Neuroimmune crosstalk in the cornea: The role of immune cells in corneal nerve maintenance during homeostasis and inflammation [J]. Prog Retin Eye Res, 2022, 101105.
5. YU F X, LEE P S Y, YANG L, et al. The impact of sensory neuropathy and inflammation on epithelial wound healing in diabetic corneas [J]. Prog Retin Eye Res, 2022, 89: 101039.
6. LIU J, HUANG S, YU R, et al. TRPV1+ sensory nerves modulate corneal inflammation after epithelial abrasion via RAMP1 and SSTR5 signaling [J]. Mucosal Immunol, 2022, 15: 867-881.
7. HATCHER J B, SOIFER M, MORALES N G, et al. Aftermarket effects of cenegermin for neurotrophic keratopathy in pediatric patients [J]. Ocul Surf, 2021, 21: 52-57.
8. LI J, MA X, ZHAO L, et al. Extended contact lens wear promotes corneal norepinephrine secretion and pseudomonas aeruginosa infection in mice [J]. Invest Ophthalmol Vis Sci, 2020, 61: 17.
9. ZHANG Y, GAO N, WU L, et al. Role of VIP and sonic hedgehog signaling pathways in mediating epithelial wound healing, sensory nerve regeneration, and their defects in diabetic corneas [J]. Diabetes, 2020, 69: 1549-1561.
10. YAM G H F, RIAU A K, FUNDERBURGH M L, et al. Keratocyte biology [J]. Exp Eye Res, 2020, 196: 108062.
11. 严丹,严晨曦,傅瑶. 泪膜稳态影响因素的研究进展[J]. 国际眼科纵览,2019,43:337-340.
12. 严丹,严晨曦,傅瑶. 泪膜与眼表微环境的研究进展[J]. 中华眼视光学与视觉科学杂志,2019,21:877-880.
13. AL-AQABA M A, DHILLON V K, MOHAMMED I, et al. Corneal nerves in health and disease [J]. Prog Retin Eye Res, 2019, 73: 100762.

14. XUE Y, HE J, XIAO C, et al. The mouse autonomic nervous system modulates inflammation and epithelial renewal after corneal abrasion through the activation of distinct local macrophages [J]. Mucosal Immunol, 2018, 11: 1496-1511.
15. WILLCOX M D P, ARGÜESO P, GEORGIEV G A, et al. TFOS DEWS II tear film report [J]. Ocul Surf, 2017, 15: 366-403.
16. 刘祖国. 干眼[M]. 北京: 人民卫生出版社, 2017.
17. DI G, QI X, ZHAO X, et al. Corneal epithelium-derived neurotrophic factors promote nerve regeneration [J]. Invest Ophthalmol Vis Sci, 2017, 58: 4695-4702.
18. 曲景灏, 孙旭光. 角膜上皮层基底细胞及其基底膜的研究进展[J]. 中华眼科杂志, 2016, 52: 703-707.
19. MEEK K M, KNUPP C. Corneal structure and transparency [J]. Prog Retin Eye Res, 2015, 49: 1-16.
20. YANG L, DI G, QI X, et al. Substance P promotes diabetic corneal epithelial wound healing through molecular mechanisms mediated via the neurokinin-1 receptor [J]. Diabetes, 2014, 63: 4262-4274.
21. SWEENEY D F, MILLAR T J, RAJU S R. Tear film stability: a review [J]. Exp Eye Res, 2013, 117: 28-38.
22. ZHOU L, BEUERMAN R W. Tear analysis in ocular surface diseases [J]. Prog Retin Eye Res, 2012, 31: 527-550.
23. ZHOU Q, YANG L, WANG Y, et al. TGFbeta mediated transition of corneal fibroblasts from a proinflammatory state to a profibrotic state through modulation of histone acetylation [J]. J Cell Physiol, 2010, 224: 135-143.
24. HE J, BAZAN N G, BAZAN H E. Mapping the entire human corneal nerve architecture [J]. Exp Eye Res, 2010, 91: 513-523.
25. DARTT D A. Neural regulation of lacrimal gland secretory processes: relevance in dry eye diseases [J]. Prog Retin Eye Res, 2009, 28: 155-177.
26. ERIE J C, MCLAREN J W, PATEL S V. Confocal microscopy in ophthalmology [J]. Am J Ophthalmol, 2009, 148: 639-646.
27. TIFFANY J M. The normal tear film [J]. Dev Ophthalmol, 2008, 41: 1-20.
28. ZHOU Q, WANG Y, YANG L, et al. Histone deacetylase inhibitors blocked activation and caused senescence of corneal stromal cells [J]. Mol Vis, 2008, 14: 2556-2265.
29. 谢立信, 史伟云. 角膜病学[M]. 北京: 人民卫生出版社, 2007: 50.
30. OHASHI Y, DOGRU M, TSUBOTA K. Laboratory findings in tear fluid analysis [J]. Clin Chim Acta, 2006, 369: 17-28.
31. HODGES R R, DARTT D A. Regulatory pathways in lacrimal gland epithelium [J]. Int Rev Cytol, 2003, 231: 129-196.
32. UEDA S, DEL CERRO M, LOCASCIO J A, et al. Peptidergic and catecholaminergic fibers in the human corneal epithelium. An immunohistochemical and electron microscopic study [J]. Acta Ophthalmol Suppl (1985), 1989, 192: 80-90.

第四章
眼表相关附属器组织解剖、生理和病理学

第一节 结膜

一、结膜的组织解剖

（一）结膜的解剖

结膜（conjunctiva）是由睑缘部末端开始，覆盖于眼睑后和眼球前的一层半透明黏膜组织，表层为结膜上皮，深层为疏松结缔组织。结膜上皮在角膜缘处与角膜上皮延续，在睑缘处与黏膜皮肤延续。结膜从巩膜前延伸至穹窿部，然后翻折到眼睑内表面，眼睑闭合时可形成完整的结膜囊（图 1-4-1-1）。结膜不但是提供泪膜水液和黏液成分的重要组织，还是保护眼表的淋巴组织和其他抗微生物成分的储存库，在眼表免疫中起着重要的作用。

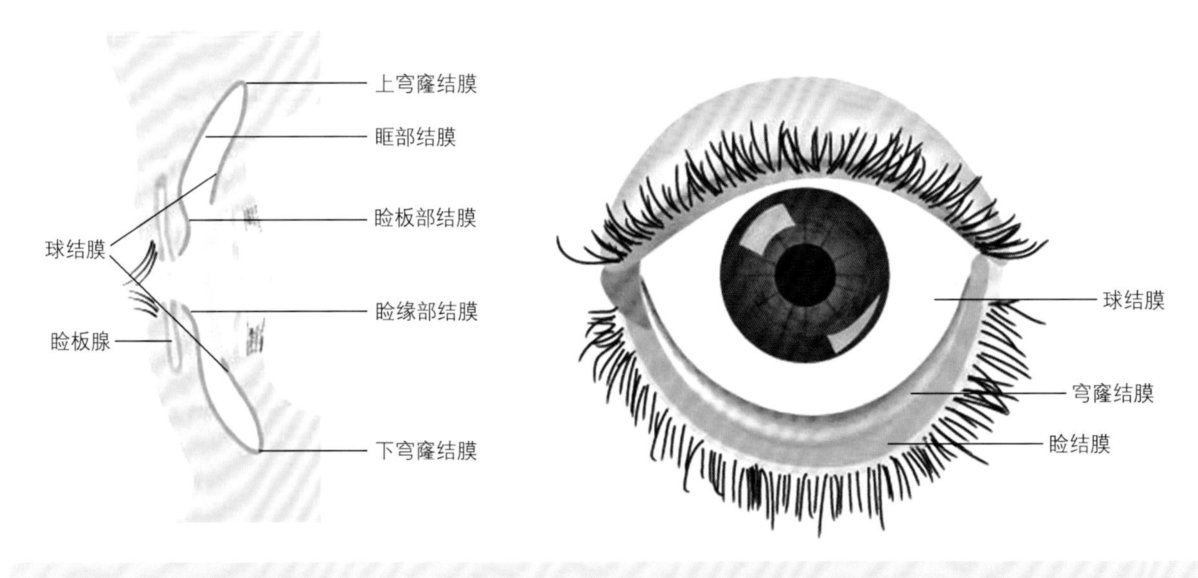

图 1-4-1-1 结膜解剖模式图

球结膜覆盖在眼球前的巩膜表面，分为巩膜部和角膜缘部，与巩膜的连接较疏松，容易推动，角膜缘部的球结膜与深层的 Tenon 囊和巩膜外层结合。球结膜相对睑结膜更光滑，与其下的结缔组织连接疏松。睑结膜紧密结合于眼睑组织，不易推动，形成光滑表面与角膜接触。睑结膜分为睑缘部、睑板部和眶部。睑结膜移行至皮肤的部位形成睑缘，在睑缘内约 2mm 处，有一与睑缘平行的浅沟，称睑板下沟，常为异物或残屑存留的地方。

在球结膜及睑结膜交界处，多余的黏膜构成了上方、下方及颞侧的穹窿部结膜以及鼻侧可伸展的皱襞。穹窿部以及鼻侧皱襞的可活动性保障了眼球运动的充分性和独立性。上方较大的穹窿由细平滑肌维持，从上睑提肌深面进入结膜，这有效地防止了在向上注视时结膜因过度下垂而阻挡视线。颞侧的结膜由细纤维束固定在外直肌肌腱，这保证了水平注视时结膜的位置。鼻侧穹窿被半月皱襞取代，只有在眼球内收运动时出现。

（二）结膜的组织学

结膜表面由未角化的复层鳞状上皮层及其下方的固有层或基质层两层组织构成（图 1-4-1-2）。结膜上皮一般由 2~3 层细胞组成，表层为柱状上皮，深层为扁平形细胞。但其厚度及形态变化较多，和其所在位置有关，在睑缘处为非角化鳞状上皮，逐渐过渡至穹窿部为柱状上皮，而睑结膜处的上皮主要为立方状。上下眼睑的结膜上皮细胞也有区别，上眼睑中的扁平细胞呈现典型的双排排列，而下眼睑的上皮层数增多，可至 4~5 层。睑缘处富含复层鳞状细胞，也是肿瘤好发部位。

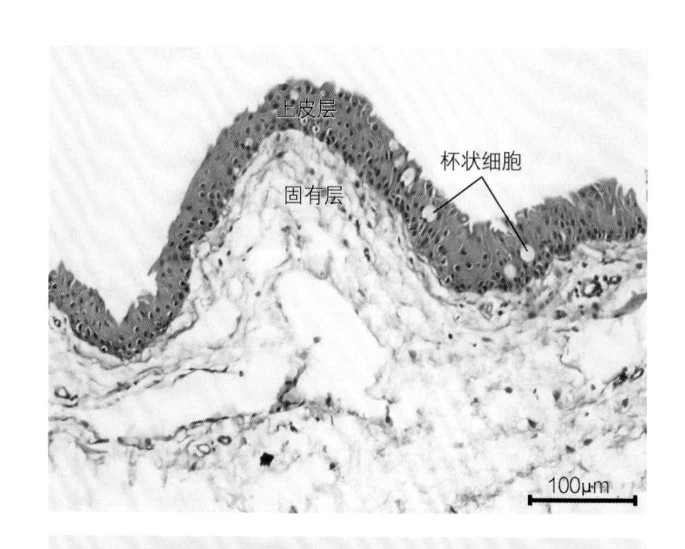

图 1-4-1-2 结膜组织结构

1. 结膜上皮细胞　结膜上皮细胞彼此之间主要通过黏附连接形成阻挡外界的屏障，并抵抗眼睑的剪应力。结膜邻近细胞间存在不完全的交错分布和较少的桥粒结构，从而提供更多细胞间隙，以供其下方血管来源成分的交换和炎症细胞的聚积。此外，感染性物质以及局部药物也可进入细胞间隙，被结膜下毛细血管和循环系统吸收。

结膜上皮细胞有跨膜水通道蛋白，介导结膜和泪膜之间的水运输。在顶端存在一种产生构成细胞表面糖萼的完整膜黏蛋白，是泪液湿润细胞所必需的。在人结膜上皮中常表达 MUC1、MUC4 和 MUC16 三种膜相关黏蛋白。

2. 结膜干细胞　干细胞具有强细胞分裂能力和产生终末分化细胞的能力。关于结膜干细胞定位，目前存在争议性：有学者认为穹窿是结膜干细胞的主要部位；也有报道显示结膜干细胞均匀地分布于球结膜中；近期，在人类尸体组织中，发现结膜干细胞散在分布于结膜中，其中内眦部和下穹窿部的数量最多。结膜的干细胞可进行不对称分裂，一部分进行自我复制，主要维持干细胞本身的数量和功能，另外一部分可分化为结膜上皮细胞和杯状细胞。

3. 杯状细胞　人类结膜杯状细胞以单个细胞的形式分布于结膜上皮表面，密度在 1 000~56 000 个/mm^2，睑结膜比球结膜含量更富集。杯状细胞的密度除受年龄、环境等因素影响外，还受眼部疾病的影响，如干眼、化学伤、Stevens-Johnson 综合征等。杯状细胞可以分泌黏蛋白，从而发挥巨大的水结合能力，将水性泪液转化为黏液凝胶，构成眼表泪膜的最内层。黏蛋白还在眼睑-眼球界面处具有润滑功能，由于睑缘与眼球紧密接触，因此，这对于眼睑的运动很重要。黏蛋白还可以结合微生物并抑制它们与上皮的附着，还可以结合 sIgA、几种抗菌蛋白和肽，作为眼表监视系统的组成部分。

4. 免疫细胞　结膜组织中有大量的常驻淋巴细胞，其中 T 细胞是占优势的细胞群，巨噬细胞是存在于上皮和间质中的第二常见的免疫细胞。此外，中性粒细胞在球结膜和睑结膜上皮中均有，而 B 细胞偶见。浆细胞、自然杀伤细胞和肥大细胞主要局限在基质中，且数量较少。在某些病理条件下，结膜淋巴细胞被激活后形成反应性的生发中心滤泡，发挥对眼表的免疫防护作用。

（三）结膜的血供

结膜血管丰富，在裂隙灯显微镜下可见。主要来自眼睑动脉弓和睫状前动脉。角膜缘周围的球结膜由睫状前动脉分支的血液供应，由来自眼动脉的肌支发出，在角膜缘处形成浅表的血管丛，发出外围血管弓以及 Vogt 栅栏的终末血管。角膜缘血管网充血时颜色暗红，称为睫状充血。睑结膜、穹窿结膜和角膜缘外 4mm 的球结膜均由睑动脉弓供应，此动脉称为结膜后动脉，充血时颜色为鲜红色，称为结膜充血。眼睑结膜的静脉引流通过眼睑的后静脉、面部前静脉的面部深支和翼丛进行。球结膜的静脉汇入巩膜外层的静脉丛，进而汇入巩膜内丛。风、寒冷、炎热，以及月经期和早期妊娠内分泌的变化均可以导致静脉血管的扩张以及充血。

大部分结膜毛细血管上有孔，使得管腔内的内容物能够更快地通过。因此，结膜炎症、感染、刺激或严重的眶内感染时，可以导致结膜毛细血管渗漏血浆蛋白，比液体在上皮细胞间通过的速度更快，这是引起上皮增厚以及结膜水肿的原因。

（四）结膜的神经

结膜的神经包括交感神经、副交感神经及感觉神经（图 1-4-1-3），感觉神经来自三叉神经眼支发出的泪腺神经、眶上神经、眶下神经、滑车上神经的游离神经末梢，适当的神经调控对维持结膜以及眼部的整体健康是非常必要的。杯状细胞被自主神经包围，既有交感神经也有副交感神经，但是杯状细胞的黏蛋白分泌主要受副交感神经的支配。乙酰胆碱（acetylcholine，ACh）以及血管活性肠肽（vasoactive intestinal peptide，VIP）是目前已知的可激活杯状细胞的副交感神经递质，而感觉神经仅支配复层鳞状细胞。角膜的感觉神经支配可激活神经反射，通过副交感神经释放乙酰胆碱和血管活性肠肽刺激结膜杯状细胞分泌。结膜的触觉阈比角膜中央高 100 倍，这可能是因为结膜上的神经分布密度较低，且神经末梢距离表面的距离更远，比角膜更少暴露于刺激下。

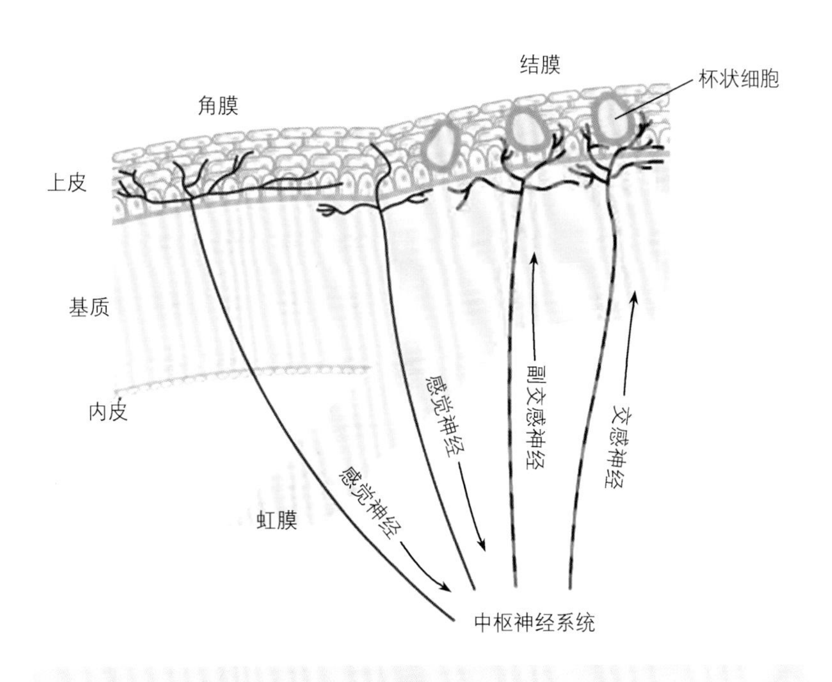

图 1-4-1-3　结膜神经支配示意图

二、结膜的生理和病理学

结膜在眼表稳态维持中发挥重要作用。首先，结膜内含有多种免疫细胞，提供了一个抵抗对外来感染源以及异物的屏障。结膜大部分暴露在外界环境中，当受到外界细菌、病毒等因素影响时，结膜可作为眼表淋巴细胞及其他抗菌因子的主要储存库，帮助眼球抵御外界的损害。但当这些防御能力减弱或外界致病因素增强时，则会引起结膜组织的炎症发生，即结膜炎。结膜血管丰富，因此，其受损后恢复能力较强。结膜内的免疫细胞异常堆积时会形成滤泡和乳头两种改变，滤泡主要为淋巴细胞组成，乳头为浸润的慢性炎症细胞和血管病变。

结膜可产生泪膜的水液和黏蛋白，以维持泪膜稳定及保护角膜上皮。泪腺和结膜中的副泪腺（Krause腺和 Wolfring 腺）分泌的液体构成泪液的水液层。此外，结膜上皮细胞通过活化的 Cl^-离子运输以及其他的水相转运蛋白，由基质向黏膜分泌液体，这种分泌方式即使在副泪腺缺失的情况下也能有效地提供基础泪液的生成成分，结膜的这种生理性分泌是由神经、生长因子以及其他的一些小分子（如 P2Y2 激动剂 UTP 以及 ATP）调节的。结膜上皮细胞分泌黏蛋白（mucin，MUC）构成泪液的黏蛋白成分。黏蛋白分为跨模型和分泌型两大类，除可使泪液黏附在眼表面外，还可参与防御功能，其中 MUC5AC 是泪膜黏蛋白层最重要的成分。结膜不但提供泪膜形成的水和黏蛋白成分，也可从泪膜吸收电解质、水以及其他成分。因此，结膜在眼表药物的吸收上发挥着一定的作用。当各种眼表疾病（化学伤、感染、药物毒性反应等）导致结膜上皮损害时，泪液中水液及黏蛋白会随之减少，从而发生各种类型的干眼。

（王慧凤）

第二节 睑板腺

一、睑板腺的组织解剖

（一）睑板腺的解剖

睑板腺（meibomian gland，MG）是位于眼睑内的大型皮脂腺。1666 年，德国解剖学家 Heinrich Meibom 对其进行了详细的描述，因此以他的名字正式命名。睑板腺产生的脂质是泪膜表面脂质层的主要成分，保护泪膜不受水相蒸发的影响，并被认为通过降低表面张力来稳定泪膜。睑板腺外围有眼轮匝肌包绕，瞬目时，肌纤维收缩是睑酯排出的主要动力，终末导管周围的 Riolan 肌收缩协助脂质排出。也有学者认为 Riolan 肌在瞬目时舒张，睑酯可以顺利通过导管排出，而其收缩时防止睑酯流失，起到调节睑酯分泌的作用。

睑板腺分为上下两部分，镶嵌在眼睑内平行排列，垂直于睑缘（图 1-4-2-1）。上睑板腺的数量为 40~50 个，下睑板腺为 20~25 个；上睑板腺呈细长状，单个腺体长度约为 5.5mm，下眼睑粗短，单个腺体长度约为 2mm，鼻侧和颞侧的长度随形状的改变而变短。上睑的睑板腺容积约为 26μL，下睑板腺约为 13μL，因此，上侧的分泌能力大约为下侧的 2 倍。但上眼睑和下眼睑腺体对泪膜的相对贡献仍有待确定。

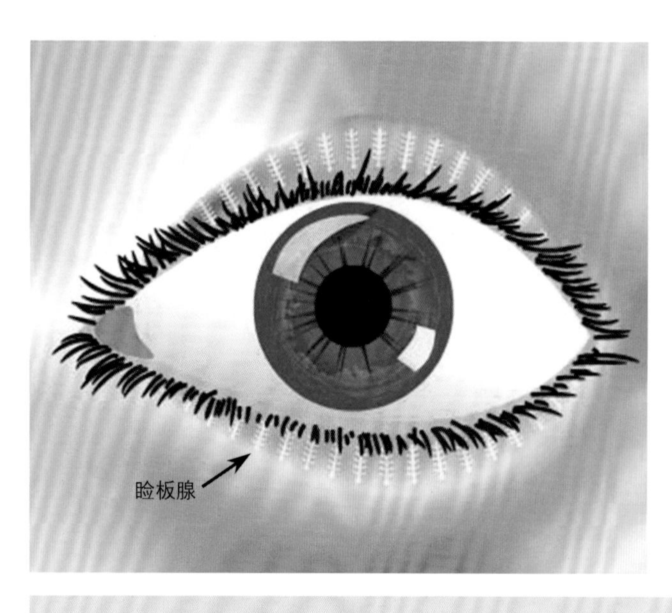

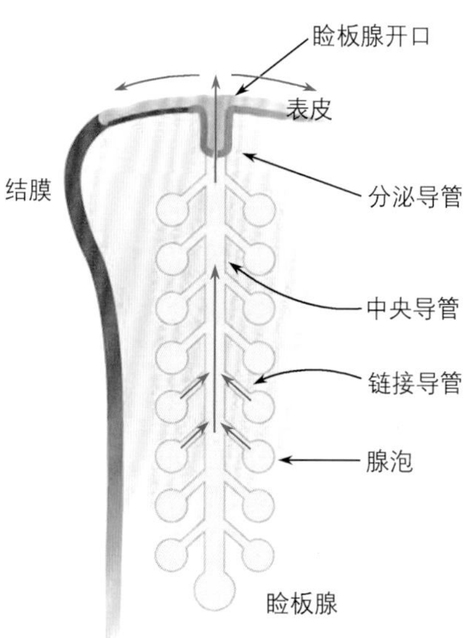

图 1-4-2-1 睑板腺的形态模式图

睑板腺由腺泡和导管两个相对独立的功能单位构成(图 1-4-2-1)。单个腺体是由成簇的分泌腺泡围绕着中央导管构成,并通过短的睑板腺侧管相互连接。中央导管的一端是盲端,另外一侧开放于眼睑后缘,位于皮肤黏膜交接线与灰线之间,睑板腺可以产生分泌物通过此开口至眼表,参与泪膜的构成。正常睑板腺腺体的数量可随着年龄的增加及其他眼部疾病的产生而发生改变。

（二）睑板腺的组织学

睑板腺是由分泌腺泡通过小导管连接至中央导管构成,整个导管内衬为复层鳞状上皮,具有初期角化的情况,而完全角化仅存在于中央导管的末端部分,该部分由睑缘表面的角化表皮向内生长所构成(图 1-4-2-2)。

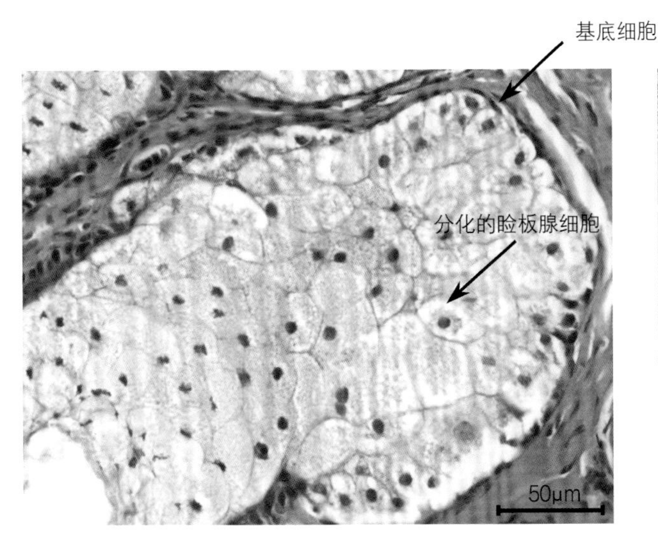

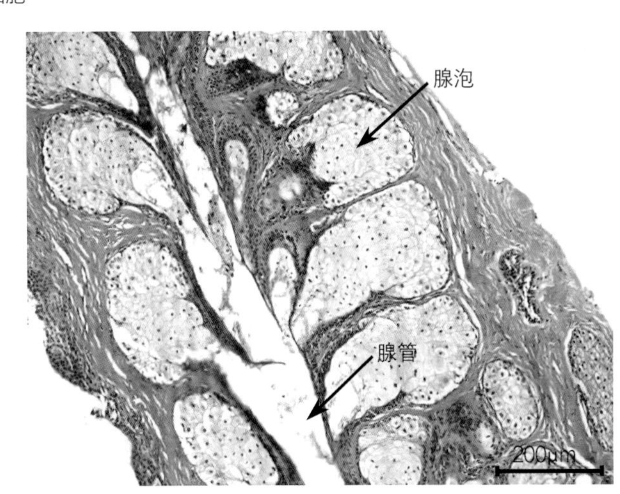

图 1-4-2-2 睑板腺组织结构

1. 腺泡 睑板腺的腺泡呈细长或球形,直径为 150~200μm,周围有基底膜,可使腺泡与睑板基质和周围的淋巴腔隙隔开,腺体周围有致密的胶原、纤维组织、弹力组织、平滑肌纤维,以及无髓神经末梢和血管。腺泡外层是较小的基底细胞,为祖细胞群,增殖能力强,细胞呈立方形,含有中等致密的细胞核和稀疏的细胞质,其中角蛋白丝、线粒体和游离核糖体成分丰富。腺泡内的睑板腺上皮细胞向心性分化为脂质形成细胞,此时细胞胞质较少、核仁较大,内含有异染色体、线粒体、核糖体、粗面内质网和高尔基复合体。中间为睑板腺分泌细胞(meibocyte),呈多角形,细胞大而透明,具有特征性的淡染泡沫状胞质,在其成熟过程中,细胞不断增大,细胞核经历收缩、压实和解体,靠近腺泡中心的细胞质显示出脂质的逐渐累积。最终,在腺泡和小导管过渡处细胞膜解体,细胞残核与整个细胞内容物形成油性分泌物,称为睑酯(meibum)。

2. 腺管 导管为输送腺体分泌物的管道,分为连接导管、中央导管和分泌导管三部分。连接导管长约 150μm,管腔直径为 30~50μm,导管内衬有 3~4 层复层鳞状上皮。中央导管管腔较宽,直径为 100~150μm,整个导管内衬 4~6 层复层鳞状上皮,缺少颗粒层,具有初期角化特征;而完全角化仅存在于中央导管末端部分,角质颗粒形成颗粒层,此部分膨大形成分泌导管,由睑缘表面的角化表皮向内生长 0.5mm 所构成。

（三）睑板腺的神经支配

睑板腺在腺泡及导管周围有致密的网状无髓鞘的神经纤维,腺泡周围分布更密集,神经末梢形成突触,紧靠腺泡周围,但未突破腺泡基底膜,在导管周围,也同样观察到了这种神经纤维。除了来自翼腭神经节的副交感神经,还包括来自颈上神经节的交感神经和来自三叉神经节的感觉神经。睑板腺的神经纤维分泌不同的神经递质发挥调节作用:副交感神经分泌乙酰胆碱,交感神经分泌儿茶酚胺,感觉神经分泌 P

物质，其中副交感神经在睑板腺功能调控中发挥更重要的作用。翼腭神经节的副交感神经起源于大脑脑桥位置的上泌涎核，该核也支配泪腺的副交感神经，这种神经支配可能共同调节眼表腺体，有助于泪膜不同成分（脂质和水分）形成最佳组合。但目前对于睑板腺是否以及如何与泪腺整合进神经反馈回路，尚未有明确的研究。

二、睑板腺的生理和病理学

（一）睑板腺的生理

睑板腺的主要功能是合成并分泌睑酯，使之均匀分布至泪膜表面，构成泪膜的脂质层，参与重要的生理功能。例如，增强泪膜的稳定性，降低泪液表面张力使泪液能均匀涂于眼表并形成稳定的膜性结构，提供光滑的光学界面以减少瞬目造成的损伤，作为屏障发挥抗菌作用，使睑缘疏水并防止泪液外溢。睑板腺细胞经历分化、成熟几个阶段后，包含合成和积累的脂质，从基底部向中心移动，并最终汇入导管。此时，产生脂质所必需的细胞器的数量和大小都有所增加，尤其是滑面内质网（sER）和过氧化物酶，细胞核由于受脂质微滴的挤压，呈扇贝状，细胞也会随着分化程度的不同而呈现出多变性。随着脂质的不断生成，最后脂质充满整个细胞，细胞也会不断增大，当达到 200μm 后，发生皱缩、固缩、核裂变，随之破裂，整个细胞的所有成分包括脂质、蛋白质和核酸构成睑酯，一同排出到排泄管内。细胞不断产生脂质，眨眼时，睑板腺受压，加上眼轮匝肌和 Riolan 肌的作用，可以将睑酯挤压至眼睑边缘，从而使其结合到泪膜脂质层中。通过这种方式可以将睑酯源源不断提供给泪液。睑酯在生理状态下保持液态，熔点为 28~32℃，黏滞度为 9.7~19.5Pa·s。正常情况下，45% 的睑板腺开口呈间歇性排放脂质，再次分泌需要 2 小时，且鼻侧 1/3 的睑板腺体分泌最活跃。

睑酯的成分复杂，由多种脂肪酸及多种脂类构成。研究证明，睑酯主要由中性脂质构成，例如蜡酯（wax ester，WE），胆固醇酯（cholesteryl esters，CE），游离胆固醇（free cholesterol，Chl）和三酰基甘油（triacylglycerols，TAG），还包括少量游离脂肪酸（free fatty acids，FFA），磷脂（phospholipids，PL），鞘磷脂（sphingomyelins，SM），神经酰胺（ceramides，Cer）等极性化合物，应用高效液相色谱和质谱（HPLC-MS）技术可对睑酯成分进行检测。泪膜的脂质层为双层结构：外层较厚，为非极性脂类，包括蜡酯、胆固醇及其酯、甘油三酯、甘油二酯、甘油已酯及游离酯类等，起到减少水分蒸发的屏障作用；内层较薄，为极性脂类，包括磷脂和鞘类磷脂，通过形成离子键和氢键与水层和非极性脂质结合，维持整个脂质层的完整性。当脂质成分和比例发生变化时，会导致使脂质熔点和黏滞度发生变化，从而引起睑板腺功能障碍（meibomian gland dysfunction，MGD）。

（二）睑板腺的病理

正常情况下，睑酯是透亮的，但在 MGD 患者中睑酯会呈现出油样、乳脂样和牙膏样改变，颜色也会出现黄色、微黄色及白色的变化。睑酯改变后，会导致泪膜稳定性下降，泪液的水样成分暴露在环境中并过度蒸发，进而泪膜的渗透压增高，诱导结膜细胞及角膜上皮细胞凋亡，激活眼表免疫系统引起炎症反应，这目前被认为是干眼的核心机制。脂质成分和比例发生不同程度变化会导致不同类型的 MGD，从而使脂质熔点和黏滞度相继发生变化。睑酯黏滞度增加，易发生固化、浓缩或积聚，导致阻塞型 MGD。反之，睑酯的黏滞度降低，排出过快，表现为高分泌型 MGD。

MGD 的病理主要与睑酯成分异常、黏滞度增加和睑板腺过度角化有关。各种内源性或外源性因素导致睑板腺导管或开口阻塞，引起睑酯停滞、导管扩张，导致腺泡上皮的压力性萎缩及睑酯分泌的减少。淤积的睑酯会促进细菌在眼表及腺体内的生长，其可产生大量的脂肪分解酶以分解睑酯，产生毒性介质，引起炎症反应，促进上皮细胞的过度角化。有研究发现，MGD 患者的睑板腺组织中大约有 400 个基因发生了改变，其中与角质化相关的基因，如编码富含脯氨酸的小蛋白和 S100 钙结合蛋白的基因的上调，表明角质化在 MGD 发病机制中发挥重要作用。炎症反应也与 MGD 密切相关，在老年人睑板腺组织中，发现白细胞浸润增多。

随着临床研究的进展，近年来，发现与 MGD 相关的危险因素众多，主要有以下几点：

1. 性激素水平　睑板腺内存在雄激素和雌激素受体，且细胞内包含性激素类固醇的内分泌合成和代谢所必需的酶。在患者中已检测到，雄激素缺乏或抗雄激素治疗与睑板腺分泌的脂质谱和相对数量改变、泪膜不稳定和泪膜破裂时间减少、睑板腺边缘位置不规则、睑板腺开口上皮化生等有关。相反，雌激素往往对睑板腺功能产生负面影响，可导致炎症发生。

2. 手术 眼前节手术可能会对睑板腺的结构和功能造成影响，如角膜屈光手术、胬肉手术、白内障手术及小梁网切除术等。部分角膜屈光术后会发生干眼，其原因可能与术后睑板腺功能的降低有关。此外，白内障超声乳化吸除术及小梁网切除术也会导致 MGD 的发生。而玻璃体切除术是否会对睑板腺造成影响还需进一步研究。

3. 角膜接触镜的配戴 角膜接触镜的使用和睑板腺的形态和功能息息相关，配戴者会出现睑板腺丢失率增加的情况，且与配戴时间成正相关，此变化是不可逆的。此外，长期配戴也会导致睑板腺的慢性炎症，从而引起脱落的上皮细胞聚积而阻塞睑板腺开口。

4. 药物 局部使用肾上腺素会引起睑板腺导管过度角质化，从而导致睑板腺阻塞和扩张。抗青光眼药物如前列腺素类、β 受体阻滞剂、碳酸酐酶抑制剂也会导致腺泡面积减少，密度降低及腺泡壁形态不规则。临床眼部滴眼液中常含有苯扎氯氨防腐剂，会导致睑板腺结构的改变，从而导致 MGD。

5. 血脂 研究发现，MGD 患者血脂异常的患病率显著高于非 MGD 患者，且甘油三酯和低密度脂蛋白是导致 MGD 的相关因素。但目前关于两者之间的因果关系仍有待确定，血脂异常可能与 MGD 直接或间接相关。

6. 糖尿病 在糖尿病患者中，随着病程的进展，睑板腺会出现不同程度腺泡密度降低、炎症浸润、萎缩等，其形态和功能也会出现改变，导致泪膜更加不稳定。动物实验研究表明，炎症反应和氧化应激参与其病理改变过程。

7. 年龄 衰老是 MGD 的已知危险因素，随着年龄的增长，睑缘血管化、角质化、毛细血管扩张和睑板腺分泌物混浊等都会加重。衰老可使睑板腺腺泡上皮细胞萎缩，分化降低，脂质产生减少，且脂质成分也会发生变化。

（王慧凤）

第三节 泪腺

一、泪腺的组织解剖

（一）泪腺的解剖

泪腺（lacrimal gland）位于眼眶外上方，居于额骨和眼球之间，外形似杏仁，借结缔组织固定于眶骨膜上，正常情况下不易触及。上睑提肌腱从中通过，将其分隔成较大的眶部泪腺（位于眶上壁的泪腺窝内）和毗邻结膜囊的较小的睑部泪腺（位于眶骨外缘和结膜穹窿的上面）。眶部泪腺外观扁平微凸。睑部泪腺较小，为眶部泪腺的 1/3~1/2。泪腺共有排泄管 10~20 根，其中眶部泪腺有 2~5 根，睑部泪腺有 68 根。来自眶部泪腺的导管穿过并与睑部泪腺的导管相连。眶部、睑部泪腺分泌了大部分泪液，通过各自的导管，将泪液引流到结膜穹窿颞上部（图 1-4-3-1）。泪腺通过基础分泌和反射分泌泪液，维持眼表的湿润，减少眼睑和眼球的摩擦。副泪腺包括 Krause 腺、Wolfing 腺和 Ciaccio 腺，存在于上穹窿和下穹窿结膜下，约占全部泪腺组织重量的 10%，通常所说的泪腺指主泪腺。

（二）泪腺的组织学

泪腺有多个小叶，小叶之间有导管相连接，该导管连接睑部泪腺小叶的导管，最终开口于排泄管，分泌泪液到上睑穹窿部。泪腺是一种浆液腺，主要由腺泡、导管和肌上皮细胞组成，腺泡细胞占总数的 80%。腺泡细胞为圆柱状，是泪腺的分泌细胞，围成圆腔，细胞间在顶端（腔）侧通过紧密结构相连接，这种结构允许水、电解质、蛋白质和黏蛋白单向、由基底向顶端（腔）的分泌。细胞基底部有一个大的细胞核、粗面内质网、线粒体和高尔基体，细胞顶端（腔）部充满分泌颗粒。圆柱状细胞之外还有一种扁平的

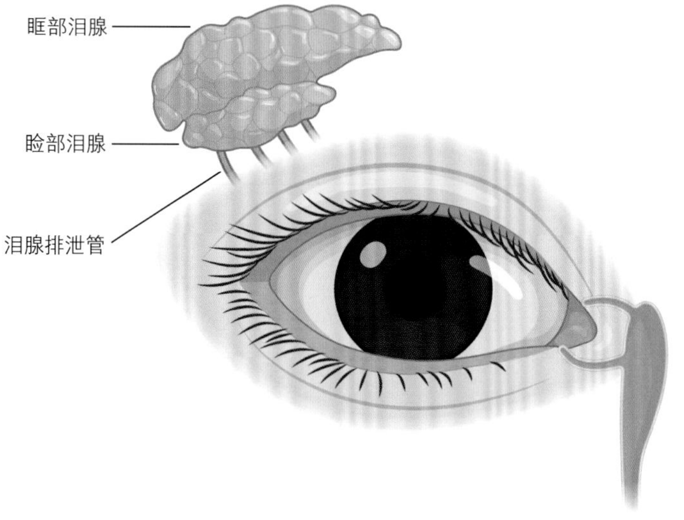

眶部泪腺
睑部泪腺
泪腺排泄管

图 1-4-3-1 泪腺及其相关附属器示意图

肌上皮细胞，其多个突起围绕在腺泡和导管细胞周围形成一个功能网络，肌上皮细胞含有收缩肌蛋白，具收缩性，有助于液体从腺泡和导管排出。圆柱状细胞内的颗粒在分泌后消失，细胞变短。腺泡的分泌物进入小叶间的收集导管，开始部分为叶内导管，由单层柱状细胞构成，后移行成为大的由两层上皮细胞构成的叶内集合导管，内层细胞呈柱状或立方形，外层为扁平形，多支大的叶内集合导管向眼表分泌泪液（图 1-4-3-2）。

（三）泪腺的血管和淋巴

泪腺动脉为眼动脉分支，于泪腺后部分中央进入。泪腺静脉回流于眼静脉，汇入海绵窦。泪腺的淋巴与结膜和眼睑的淋巴系统一起注入耳前淋巴。

（四）泪腺的神经

为混合神经，包括感觉神经、交感神经、副交感神经。感觉神经由三叉神经的眼支分出，在泪腺的分泌细胞和排泄管外分支形成细网。交感神经纤维来自颈上神经节。副交感神经纤维来自翼腭神经节。

二、泪腺的生理和病理学

（一）泪腺的生理

泪腺主要分泌水、电解质、蛋白质，构成泪膜的水液层，保持眼表的湿润并保护眼表。合成和分泌蛋白是泪腺的主要功能之一，泪腺分泌的蛋白质主要包括溶菌酶、乳铁蛋白、脂质运载蛋白、分泌型免疫球蛋白 A（IgA）等，共同参与泪液的免疫防御。泪腺水、电解质的分泌相对复杂，腺泡中水的分泌是随着电解质的转运实现的。导管细胞通过吸收或分泌水和电解质来改变腺泡细胞分泌的初级液体，导管细胞分泌的液体富含 KCl，使最终分泌的泪液富含 K^+。据估计，泪液中 30% 体积的液体是由导管分泌的。泪液中的电解质包含钠、钾、氯、镁、钙、碳酸氢盐、磷酸盐离子，这些电解质共同维持泪液的渗透压、pH 以及保持角膜上皮的完整性。泪液电解质浓度的微小变化与干眼有关，干眼患者的泪液中电解质浓度明显上升，成分也有所改变，这些变化会进一步引起眼表的损害。泪液电解质、水、蛋白质的分泌受神经高度调节，快速的神经反应对于满足眼表的需求至关重要。

（二）泪腺的病理

泪腺的疾病主要包括泪腺炎症和泪腺肿瘤。这些疾病可引起泪液分泌量和质的改变，过多或过少的泪液分泌会破坏泪膜的完整性。

1. 泪液分泌不足　有以下多种原因：

（1）Sjögren 综合征：Sjögren 综合征（SS）是一种外分泌腺如泪腺、唾液腺等被免疫系统当作靶器官

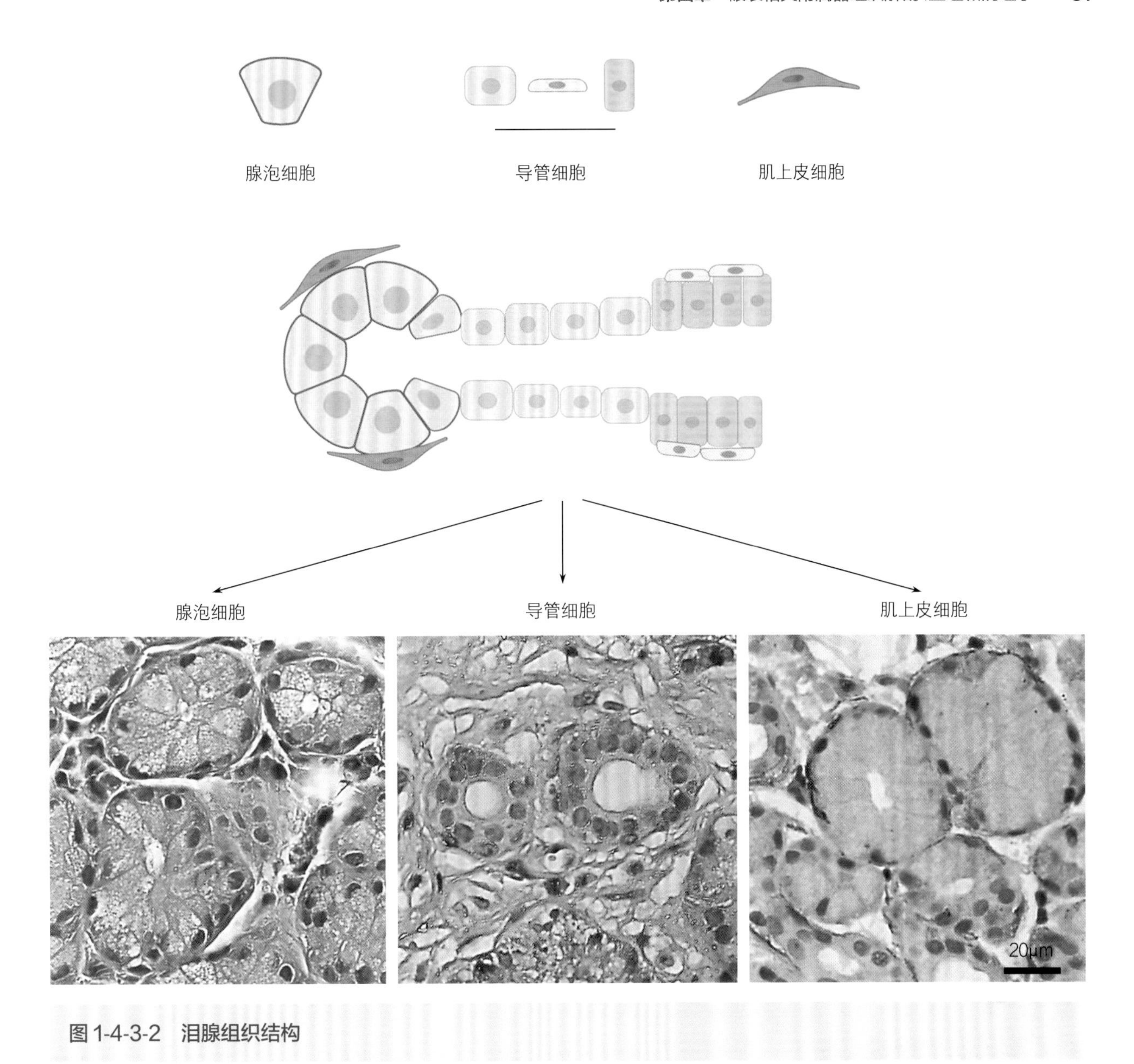

图 1-4-3-2　泪腺组织结构

攻击的疾病，女性患者占95%，发病年龄高峰在40~50岁。第一类是原发性Sjögren综合征，是指没有与其他自体系统性疾病相关的症状；第二类是继发性Sjögren综合征，包括了原发性SS综合征的特点和其他自体免疫系统疾病如类风湿性关节炎、系统性红斑狼疮等的特点。

（2）非Sjögren综合征：非Sjögren综合征泪液分泌不足通常是由泪腺功能障碍引起的，最常见的类型是与年龄相关的泪液产生不足，下面对非Sjögren综合征泪液分泌不足的类型进行简单描述。

1）原发性泪腺疾病：与年龄相关的原发性泪腺导管阻塞、异常，包括炎症、导管周围纤维化、腺泡纤维化、导管周围血管缺失和腺泡细胞萎缩。其他会引发年龄相关性泪液产生不足的因素可能与性激素水平的改变有关，特别是生理性的雄激素下降，在临床上，使用雄激素受体阻断剂会加重干眼的症状。多项研究表明，雌激素可能加剧干眼的症状，绝经妇女使用激素替代疗法引起雌激素上升，其干眼发病率比不使用该疗法的高。此外还有先天性泪液缺乏，如Riley-Day综合征（家族性自主神经异常）、泪腺缺如或发育不良；急性泪腺炎。

2）继发性泪腺疾病：移植物抗宿主病（graft versus host disease，GVHD），移植的免疫细胞排斥患者自身的泪腺、副泪腺，发生干眼，泪膜状态急转直下，甚至完全缺失；患有全身病毒感染疾病，如感染人类免疫缺陷病毒（HIV）。

3）泪腺管阻塞：结膜瘢痕可引起副泪腺导管堵塞，沙眼、黏膜类天疱疮、化学伤和热烧伤等会导致眼睑畸形，影响眼睑对位，引起泪膜涂布异常。

4）反射性分泌不足：糖尿病是干眼发生的一个危险因素，糖尿病患者泪腺感觉和自主神经的改变和/或微血管的改变导致感觉反射障碍，进而减少泪液分泌；由于三叉神经切断或者由于中毒引起的大量感觉神经失去支配，可以引起神经营养性角膜炎，以无痛或溃疡性角膜炎以及干眼为特点；全身药物的使用，特别是抗胆碱能的药物，会引起反射性障碍及泪腺分泌的减少。

2. 泪液分泌过多 有多种原因：

（1）原发性泪液分泌过多：因泪腺本身疾病引起，可发生于急慢性泪腺炎、泪腺囊肿、泪腺肿瘤。

（2）继发性泪液分泌过多：①感觉型，角膜、结膜及鼻黏膜等三叉神经末梢受到刺激后引起反射泪液分泌；②视网膜型，光线对视网膜的刺激引起反射泪液分泌；③中枢型，中枢神经系统病变，尤其是精神创伤引起反射泪液分泌；④泪腺细胞型，由某些物质直接刺激反射泪腺细胞所致，如吸入醋甲胆碱和芥气衍化物等。

（三）泪液功能单位

泪液功能单位（tear functional unit，TFU）由角膜和结膜的感觉传入神经、支配泪腺的传出副交感神经和交感神经、泪腺分泌细胞和泪腺排泄管组成。来自角膜和结膜的感觉传入信号通过三叉神经传入中枢神经，之后传出到达翼腭神经节和颈上神经节，节后副交感神经和交感神经接受刺激传至泪腺诱发泪液中的水、蛋白质和电解质分泌（图 1-4-3-3）。正常情况下，TFU 接收来自眼表感觉神经的持续、低水平的神经刺激，这种神经刺激低于感觉阈值，人体不会感受到这种刺激的存在，但角膜感觉神经会将这些微弱的刺

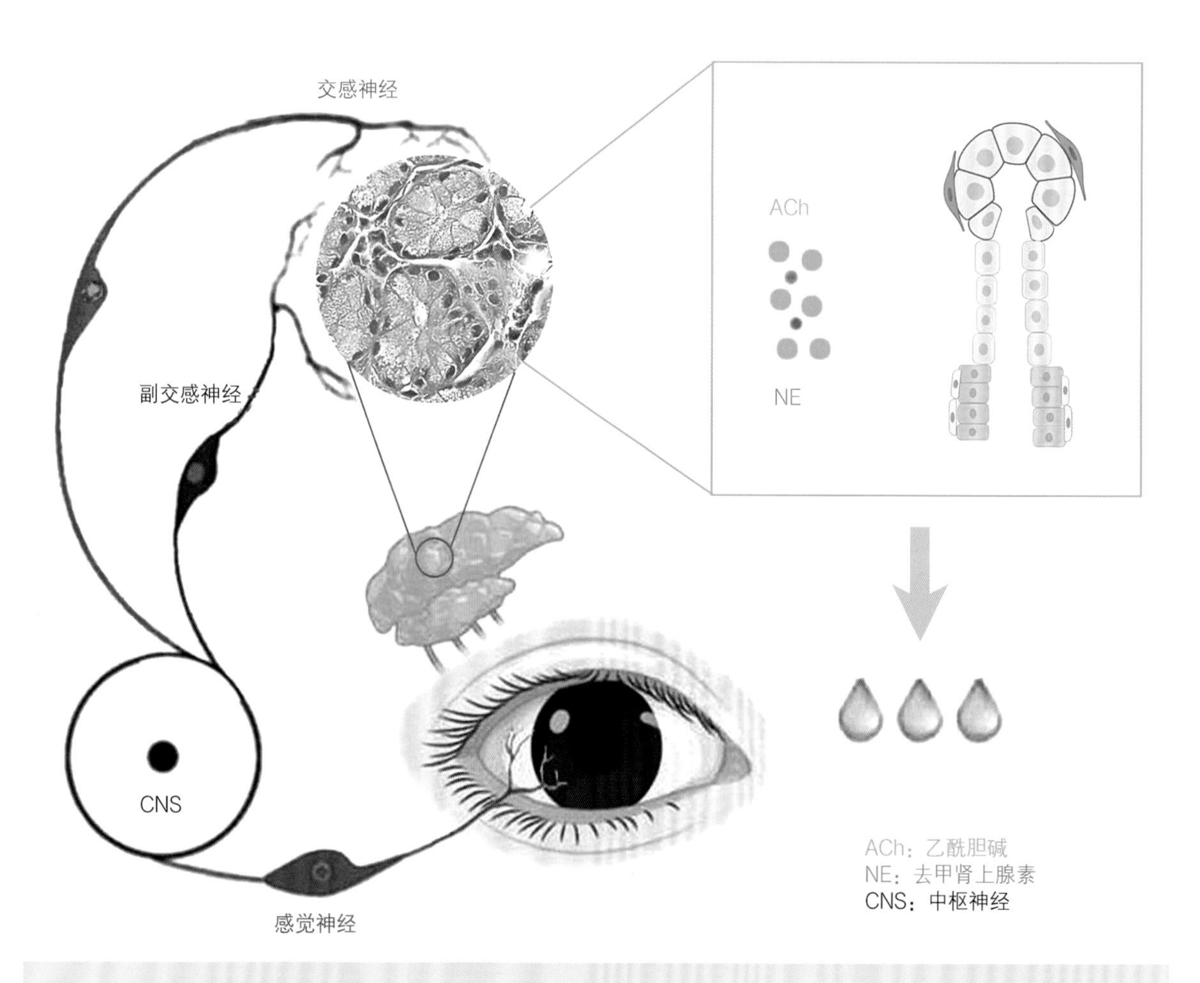

图 1-4-3-3 泪液功能单位

激信号传递至中枢神经系统，并经交感和副交感神经的共同作用，调节泪腺分泌基础泪液。当受到外界环境的刺激，则形成一系列无意识的条件反射产生刺激泪液，包括流泪、眨眼反射等。

泪液分泌的调节受胆碱能信号转导途径、α 肾上腺素能受体信号转导途径和血管肠激肽信号转导途径等多条信号途径的调节。经典理论认为：副交感神经是调控泪腺泪液分泌的关键，其通过分泌乙酰胆碱与腺泡细胞 M3 型毒蕈碱型受体（M3-AChR）结合，诱发泪液分泌。泪腺也存在丰富的交感神经，其通过分泌去甲肾上腺素（noradrenaline，NE）与腺泡细胞 α 肾上腺素能受体（adrenergic receptor，AR）结合，调控泪液分泌。

（曲明俐）

第四节　泪道

一、泪道的组织解剖

泪道（lacrimal passage）由泪点、泪小管、泪囊和鼻泪管四部分组成。泪液自泪腺产生以后即流入角膜及结膜表面，并最终汇入泪道排出（图 1-4-4-1）。

1. 泪点　位于上、下睑缘内眦端，为泪液流入泪道的起始部位，直径 0.2~0.3mm，泪点开口面向泪湖，便于收集泪液，正常情况下泪点贴附于眼球表面。

2. 泪小管　为连接泪点和泪囊的小管，分上泪小管和下泪小管，管长约 10mm。管的开始部分与睑缘垂直，长约 2mm，此后泪小管呈水平位转向鼻侧，到达泪囊前，上、下泪小管先汇合成泪总管，长约 3mm，而后开口于泪囊。

3. 泪囊　位于内眦韧带后面，眼眶内侧壁泪骨的泪囊窝内，为一膜性囊。泪囊上方为盲端，下方与鼻泪管相连续，长约 10mm，宽约 4mm。

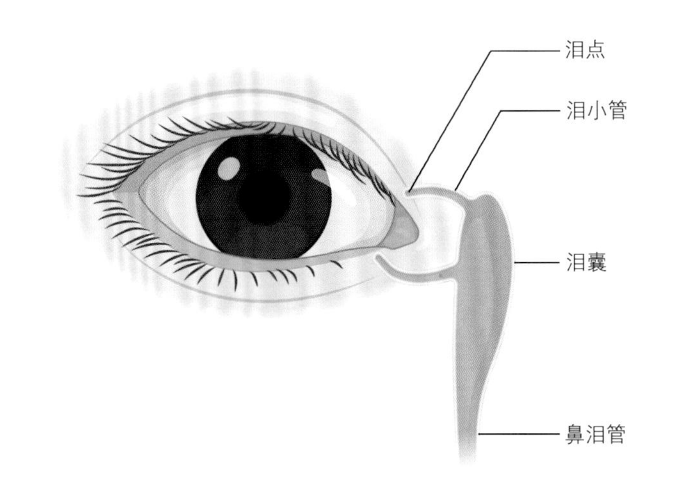

图 1-4-4-1　泪道组织解剖示意图

4. 鼻泪管　位于骨性鼻泪管的管道内，上接泪囊，向下开口于鼻道，长约 12mm。鼻泪管阻塞引起的溢泪常常需要鼻腔泪囊吻合术绕过鼻泪管引流泪液。鼻泪管下端 Hasner 膜不完全退化可导致新生儿泪囊炎，90% 的患儿在 1 周岁时可自发缓解。泪囊和鼻泪管表面为复层柱状上皮细胞和杯状细胞所覆盖。

5. 泪道的血液供应　来自眼动脉分支的上睑内侧动脉供应泪囊，下睑内侧动脉供应鼻泪管；来自面动脉分支的内眦动脉供应泪囊与鼻泪管；来自上颌动脉分支的眶下动脉供应泪囊下部，蝶腭动脉的鼻支供应鼻泪管下部。

6. 泪道的神经支配　感觉神经纤维来自三叉神经的眼支，鼻睫状神经的滑车下神经分支支配泪小管、泪囊和鼻泪管上部。三叉神经上颌支的前上牙槽神经支配鼻泪管下部。运动神经来自面神经分支，供应该部的眼轮匝肌。

二、泪道的生理和病理学

泪液为弱碱性透明液体，除有湿润眼球作用外，还有清洁和杀菌作用，正常状态下每天分泌泪液约 2mL。泪液排到结膜囊后，经瞬目运动分布于眼球的表面，并向内眦汇集于泪湖，再由泪点、泪小管的虹吸作用，进入泪道。泪道疾病是眼科的常见病、多发病，近年来，该类疾病的发病率一直呈上升趋势。泪道疾病主要包括泪道功能不全、泪道狭窄或阻塞、急性泪囊炎、慢性泪囊炎及泪小管炎等。治疗方法包括激光、泪道探通、逆行插管及鼻腔泪囊吻合术等。

（曲明俐）

参考文献

1. WANG H, ZOU Z, WAN L, et al. Periplocin ameliorates mouse age-related meibomian gland dysfunction through up-regulation of Na/K-ATPase via SRC pathway [J]. Biomed Pharmacother, 2022, 146: 112487.
2. ZOU Z, WANG H, ZHANG B, et al. Inhibition of Gli1 suppressed hyperglycemia-induced meibomian gland dysfunction by promoting pparγ expression [J]. Biomed Pharmacother, 2022, 151: 113109.
3. MURATA K, NAGASAWA M, ONAKA T, et al. Increase of tear volume in dogs after reunion with owners is mediated by oxytocin [J]. Curr Biol, 2022, 32: R869-R870.
4. KAIDO M, ARITA R, MITSUKURA Y, et al. Variability of autonomic nerve activity in dry eye with decreased tear stability [J]. PLoS One, 2022, 17: e0276945.
5. PFLUGFELDER S C, CAO A, GALOR A, et al. Nicotinic acetylcholine receptor stimulation: A new approach for stimulating tear secretion in dry eye disease [J]. Ocul Surf, 2022, 25: 58-64.
6. MARK J M, EDWARD J H. Cornea [M]. 5th ed. New York: Elsevier, 2021.
7. SUZUKI T, KITAZAWA K, CHO Y, et al. Alteration in meibum lipid composition and subjective symptoms due to aging and meibomian gland dysfunction [J]. Ocul Surf, 2021, 16: S1542-0124.
8. MAHAJAN A, HASÍKOVÁ L, HAMPEL U, et al. Aggregated neutrophil extracellular traps occlude Meibomian glands during ocular surface inflammation [J]. Ocul Surf, 2021, 20: 1-12.
9. WANG H, ZHOU Q, WAN L, et al. Lipidomic analysis of meibomian glands from type-1 diabetes mouse model and preliminary studies of potential mechanism [J]. Exp Eye Res, 2021, 210: 108710.
10. BRÜNDL M, GARREIS F, SCHICHT M, et al. Characterization of the innervation of the meibomian glands in humans, rats and mice [J]. Ann Anat, 2021, 233: 151609.
11. QU M, WAN L, DONG M, et al. Hyperglycemia-induced severe mitochondrial bioenergetic deficit of lacrimal gland contributes to the early onset of dry eye in diabetic mice [J]. Free Radic Biol Med, 2021, 166: 313-323.
12. GÁRRIZ A, AUBRY S, WATTIAUX Q et al. Role of the phospholipase c pathway and calcium mobilization in oxytocin-induced contraction of lacrimal gland myoepithelial cells [J]. Invest Ophthalmol Vis Sci, 2021, 62: 25.
13. BANNIER-HÉLAOUËT M, POST Y, KORVING J, et al. Exploring the human lacrimal gland using organoids and single-cell sequencing [J]. Cell stem cell, 2021, 28: 1221-1232 e7.
14. SINGH S, BASU S. The human lacrimal gland: Historical perspectives, current understanding and recent advances [J]. Curr Eye Res, 2020, 45: 1188-1198.
15. JIN K, IMADA T, HISAMURA R, et al. Identifification of lacrimal gland postganglionic innervation and its regulation of tear secretion [J]. Am J Pathol, 2020, 190: 1068-1079.
16. GARCÍA-POSADAS L, HODGES R R, UTHEIM T P, et al. Lacrimal gland myoepithelial cells are altered in amouse model of dry eye disease [J]. Am J Pathol, 2020, 190: 2067-2079.
17. TÓTH-MOLNÁR E, DING C. New insight into lacrimal gland function: Role of the duct epithelium in tear secretion [J]. Ocul Surf, 2020, 18: 595-603.
18. BASOVA L, PARFITT G J, RICHARDSON A, et al. Origin and lineage plasticity of endogenous lacrimal gland epithelial stem/progenitor cells [J]. iScience, 2020, 23: 101230.
19. 万磊，周庆军，谢立信. 糖尿病相关干眼发病机制的研究进展[J]. 中华眼科杂志，2022，58：1099-1105.
20. SANO K, KAWASHIMA M, IMADA T, et al. Enriched environment alleviates stress-induced dry-eye through the BDNF axis [J]. Sci Rep, 2019, 9: 3422.
21. QU M, QI X, WANG Q, et al. Therapeutic effects of STAT3 inhibition on experimental murinedry eye [J]. Invest Ophthalmol Vis Sci, 2019, 60: 3776-3785.

22. BYLSMA L M,GRAČANIN A,VINGERHOETS A J J M. The neurobiology of human crying [J]. Clin Auton Res,2019,29:63-73.
23. KURIAKOSE R K,BRAICH P S. Dyslipidemia and its association with meibomian gland dysfunction:a systematic review [J]. Int Ophthalmol,2018,38:1809-1816.
24. CLAYTON J A. Dry eye [J]. N Engl J Med,2018,378:2212-2223.
25. BRON A J,DE PAIVA C S,CHAUHAN S K,et al. TFOS DEWS Ⅱ pathophysiology report [J]. Ocul Surf,2017,15:438-510.
26. 刘祖国. 干眼[M]. 北京:人民卫生出版社,2017.
27. WILLCOX M D P,ARGÜESO P,GEORGIEV G A,et al. TFOS DEWS Ⅱ tear film report [J]. Ocul Surf,2017,15:366-403.
28. FARMER D T,NATHAN S,FINLEY J K,et al. Defining epithelial cell dynamics and lineage relationships in the developing lacrimal gland [J]. Development,2017,144:2517-2528.
29. ALGHAMDI W M,MARKOULLI M,HOLDEN B A,et al. Impact of duration of contact lens wear on the structure and function of the meibomian glands [J]. Ophthalmic Physiol Opt,2016,36:120-131.
30. STEWART R M,SHERIDAN C M,HISCOTT P S,et al. Human conjunctival stem cells are predominantly located in the medial canthal and inferior forniceal areas [J]. Invest Ophthalmol Vis Sci,2015,56:2021-2030.
31. 孙旭光,洪晶,赵少贞,等. 睑缘炎与睑板腺功能障碍[M]. 北京:人民卫生出版社,2015.
32. SCHMIDT T A,SULLIVAN D A,KNOP E,et al. Transcription,translation,and function of lubricin,a boundary lubricant,at the ocular surface [J]. JAMA Ophthalmol,2013,131:766-776.
33. AGNIFILI L,FASANELLA V,COSTAGLIOLA C,et al. In vivo confocal microscopy of meibomian glands in glaucoma[J]. Br J Ophthalmol,2013,97:343-349.
34. HODGES R R,BAIR J A,CAROZZA R B,et al. Signaling pathways used by EGF to stimulate conjunctival goblet cell secretion [J]. Exp Eye Res,2012,103:99-113.
35. LIU S,RICHARDS S M,LO K,et al. Changes in gene expression in human meibomian gland dysfunction [J]. Invest Ophthalmol Vis Sci,2011,52:2727-2740.
36. NIEN C J,MASSEI S,LIN G,et al. Effects of age and dysfunction on human meibomian glands [J]. Arch Ophthalmol,2011,129:462-469.
37. DARTT D A. Neural regulation of lacrimal gland secretory processes:Relevance in dry eye diseases [J]. Prog Retin Eye Res,2009,28:155-177.
38. DING C,WALCOTT B,KEYSER K T. The alpha1- and beta1-adrenergic modulation of lacrimal gland function in the mouse [J]. Invest Ophthalmol Vis Sci,2007,48:1504-10.
39. 葛坚,王宁利. 眼科学[M]. 北京:人民卫生出版社,2006.
40. OBATA H. Anatomy and histopathology of human meibomian gland [J]. Cornea,2002,21:70-74.
41. SULLIVAN D A,SULLIVAN B D,EVANS J E,et al. Androgen deficiency,Meibomian gland dysfunction,and evaporative dry eye [J]. Ann N Y Acad Sci,2002,966:211-222.
42. KNOP N,KNOP E. Conjunctiva-associated lymphoid tissue in the human eye [J]. Invest Ophthalmol Vis Sci,2000,41:1270-1279.
43. WEI Z G,WU R L,LAVKER R M,et al. In vitro growth and differentiation of rabbit bulbar,fornix,and palpebral conjunctival epithelia. Implications on conjunctival epithelial transdifferentiation and stem cells [J]. Invest Ophthalmol Vis Sci,1993,34:1814-1828.
44. SPENCER W H. Conjunctiva [M]. Philadelphia:WB Saunders,1985.
45. RALPH R A. Conjunctival goblet cell density in normal subjects and in dry eye syndromes [J]. Invest Ophthalmol,1975,14:299-302.

第五章
角膜的生理和病理学

第一节　角膜上皮的生理

一、屏障和屈光功能

角膜上皮作为角膜的最外层组织，其结构和功能的完整性是维持角膜正常生理功能所必需的。角膜上皮对病原菌感染、水分蒸发等因素形成天然的功能性屏障，同时形成光滑湿润的屈光学表面，是眼球重要的屈光介质之一。

（一）屏障功能

角膜上皮位于眼球的外表面，是外界环境与眼内组织之间的屏障。完整的角膜上皮屏障功能可阻止泪液向角膜基质渗透，同时也保证正常代谢所需的营养物质进入眼内，保护角膜及眼内结构免受外界异物或病原微生物侵害。

角膜上皮屏障的形成主要依赖角膜上皮表层细胞以及细胞间的紧密连接（tight junction，TJ）和黏着连接（adherens junction，AJ）。角膜上皮表层细胞定期脱落，上皮基底细胞通过增殖和移行，继而分化为翼状细胞，并最终分化为表层鳞状细胞。相邻角膜上皮细胞之间可由细胞膜蛋白和跨膜蛋白等形成紧密连接，形成上皮屏障；黏着连接位于紧密连接下方，主要包括相邻细胞间或细胞与细胞外基质之间的连接结构，由钙黏蛋白和连环蛋白等构成，可增强紧密连接蛋白的稳定性，维持细胞间黏着。此外，半桥粒作为上皮基底细胞与基底膜之间的连接结构，可防止机械力引起的上皮与下方组织的剥离，也是参与维持角膜上皮屏障功能的重要成分。角膜上皮屏障具有选择透过性，可通过离子转运渗透性地将水分自基质转向泪膜，角膜上皮细胞之间的缝隙连接（gap junction，GJ）是实现这一过程的基础。

此外，角膜神经对维持角膜的上皮完整性和屏障功能起重要作用。角膜神经受损会引起角膜溃疡、瘢痕、变薄、穿孔甚至反复剥脱，导致上皮屏障功能障碍。同时，泪膜的异常会造成角膜上皮不稳定和角膜神经敏感度的变化，也是影响角膜上皮屏障功能的因素之一。

角膜上皮屏障功能在临床上可通过泪液清除率、活体共聚焦显微镜以及跨上皮电阻（transepithelial electrical resistance，TER）等方法来检测。外伤、炎症、缺氧、泪膜和神经的异常均可导致上皮屏障功能的受损。

（二）屈光功能

角膜全层透明，角膜上皮连同角膜基质和内皮，共同构成眼的主要屈光介质，占眼球总屈光力的70%。其中，角膜上皮细胞表面的微绒毛和泪膜相互作用，可形成光滑、湿润的屈光学表面，为透明角膜的前屈光表面提供光学界面。

二、角膜上皮的代谢途径

正常的角膜上皮细胞代谢是维持角膜上皮细胞稳态的关键，其代谢异常可导致上皮损伤、变性以及多种角膜疾病。角膜上皮细胞代谢所需营养及氧的主要来源包括泪膜、房水和角膜缘毛细血管等。其中，中央角膜所需营养主要通过角膜上皮细胞或内皮细胞进入角膜，周边部角膜的营养主要依赖角膜缘血管网。

角膜上皮细胞主要利用葡萄糖和糖原分解供能。葡萄糖主要自房水中弥散入上皮细胞。角膜上皮细胞还贮存大量糖原，也可分解产生葡萄糖。葡萄糖在角膜上皮中主要通过无氧糖酵解代谢供能，也可进入己糖磷酸化和山梨醇途径。有研究发现，角膜上皮高表达脂肪氧化酶，提示脂类也有可能作为角膜上皮细胞的能量来源之一。

角膜的供氧主要来自空气中的氧。睁眼时，氧气自泪膜、角膜向房水渗透，中央角膜上皮氧分压约为155mmHg；闭眼时，氧气由结膜血管和房水提供，氧分压降为55mmHg。清醒时的角膜厚度比睡眠时厚度薄约5%，为睁眼时泪液蒸发、角膜脱水所致。角膜的耗氧量正常为3.5μL O_2/（cm^2·h）。表层上皮细胞处于缺氧状态易造成角膜上皮水肿，临床上表现为患者视物有晕轮、眩光、对比敏感度下降，且细胞间液的酸化会影响细胞的代谢和增殖分化，导致上皮细胞萎缩和脱落。因此，长期配戴透气性差的角膜接触镜可能使角膜始终处于缺氧状态，易产生过量的乳酸及一些有毒代谢物并通过基质弥散至内皮细胞，对角膜产生结构和功能的损害。

（窦圣乾）

第二节 角膜基质的生理

一、角膜基质的透明性

角膜基质的厚度约占角膜厚度的90%，其透明性对正常视觉形成很重要，角膜失去正常透明性也会进一步导致角膜混浊，继而形成角膜瘢痕。角膜基质的透明性依赖于多种条件，主要包括上皮和内皮细胞结构和功能的完整、角膜基质胶原纤维排列整齐和含水量的恒定、角膜无血管状态等。

角膜基质主要由胶原组成，约占角膜总干重的70%。胶原分子组装成长纤维，它们的间距、大小和稳定性由胶原和产生纤维间基质的蛋白多糖的组合来调节。

早期格子理论认为，角膜透明性是由于角膜基质胶原纤维有相同的直径（275~300Å），且彼此间的距离相等，排列成完美的六边形晶格。近期研究发现，角膜透明并不需要胶原纤维排列成完美六边形晶格，而是相邻胶原纤维之间的距离限制在一定范围即可，例如在一定范围内任何两个胶原纤维间距小于62nm，这种胶原纤维在短距离内的有序规则排列对角膜透明度至关重要。角膜水肿失去透明性，糖蛋白吸收水分使板层间胶原纤维间距增宽。另一种可能，即水肿角膜组织中的黏多糖丢失，胶原纤维积聚使光线散射增强，透明性下降。在大泡性角膜病变的角膜组织中，表现为板层间无定形组织的积液及不平滑的胶原间隙物质。这些积液和间隙物质均可以产生散射，降低角膜透明性。

位于基质层内的角膜基质细胞对于维持角膜的透明性起着重要的作用。正常情况下，角膜基质细胞分泌胶原蛋白及蛋白多糖，蛋白多糖分布于胶原纤维之间并维持其距离均一，角膜基质细胞镶嵌在这些胶原纤维板层中。静止状态下的基质细胞内含有大量晶状体蛋白因而胞体可呈透明状，仅有胞核产生少量散射光。

二、角膜基质厚度变化

角膜基质的含水量和蛋白、离子的含量稳定，取决于上皮和内皮功能的健康，当其屏障功能或内皮细胞代谢泵功能破坏，会引起基质周围环境的高渗，导致角膜基质水肿的出现。角膜基质环境中有胶原、盐类及糖蛋白，这些物质对泪液及房水都呈高渗并参与角膜基质水分的形成，水分压约为60mmHg（8kPa）。若内皮层屏障功能破坏，房水即可渗入基质，迅速出现基质水肿。伴随上皮或内皮功能破坏及基质水肿，基质内糖蛋白会有丢失。角膜移植术前，在眼库保存液中保存15天的角膜材料如果上皮和内皮均完好，糖蛋白丢失很少，但如果上皮或内皮损伤或刮除，则有大量蛋白流入保存液中。这种结果提示临床，如有角膜厚度增加，必将同时存在基质糖蛋白的丢失。要使水肿消退，必须重建上皮和内皮功能，恢复主动转运功能，才能消除基质水肿。

角膜基质的前部和后部含水量是有差别的，前部约为每克干重角膜 3.04g H_2O；后部为每克干重角膜 3.85g H_2O，这种差异可能与角膜上皮所处的干燥环境有关，也可能与糖蛋白的丢失有关。与此相似，葡萄糖在角膜基质前部含量为每克干重角膜 3.89μmol，而在后部含量为每克干重角膜 4.93μmol，这可能与葡萄糖主要来自房水有关。角膜基质中含有硫酸皮肤素（dermatan sulfate，DS）的量不同，在角膜基质后部较多，使得物质吸水力在后基质内较强，故临床上多数基质水肿发生在角膜后部，当内皮泵功能恢复后，可将水分排出，恢复角膜正常厚度。

（曲明俐）

第三节 角膜内皮细胞的生理

当角膜上皮受到化学或物理损伤时，角膜基质就会产生水肿，但上皮刮除或其他损伤多引起基质的轻微和暂时性肿胀，广泛的内皮损伤导致的角膜基质水肿更为严重和持久。

内皮的屏障功能在维持角膜水合作用中发挥重要作用。正常人角膜由于其胶原纤维黏多糖固有的水化作用而产生一种吸入压，这种压力与内皮的主动液泵功能保持动态平衡，使角膜基质内水分含量恒定。关于角膜内皮发挥功能的机制，目前较公认的理论是“泵-漏”假说，即角膜内皮细胞主动将溶质从角膜基质转运到房水形成的渗透压梯度，与角膜基质富含的亲水蛋白聚糖所产生的液体吸收压力保持稳态平衡，进而维持角膜基质正常的厚度与水合状态，维持角膜透明。

一、角膜内皮细胞的屏障功能

角膜内皮是位于角膜后表面呈六角形镶嵌的单层细胞，厚度约为 5μm。由于角膜基质富含高度亲水的蛋白聚糖，角膜内皮以及细胞之间的紧密连接所构成的结构屏障是控制基质水合状态、避免基质胶原肿胀、维持角膜透明的关键。

紧密连接，又称闭锁小带，位于内皮细胞侧面靠近顶部位置，是由多种蛋白质参与形成的细胞连接复合体，主要包括咬合蛋白（claudin）、闭锁蛋白（occludin）、闭锁连接蛋白（zonula occludens，ZO），以及连接黏附分子（junctional adhesion molecule，JAM）等。紧密连接封闭了细胞之间的间隙，使房水中的大分子物质难以通过细胞旁途径进入角膜基质，促使了离子的跨内皮转运带动水由基质向房水的流动。

N-钙黏蛋白（N-cadherin）作为一种钙依赖的跨膜蛋白，也参与了角膜内皮顶部结构的维持。钙黏蛋白依赖性黏着连接诱发的细胞间力，促进了邻近细胞紧密连接分子的相互作用。在空间结构上，黏着连接靠近紧密连接，一起构成内皮细胞顶端连接复合体（apical junctional complex，AJC）。

角膜内皮细胞的肌动蛋白骨架在 AJC 处形成了一条致密的骨架带，被称为周围肌动球蛋白环（peri-junctional actomyosin ring，PAMR）。一方面，PAMR 通过连接蛋白如 ZO-1 与黏着连接和紧密连接的跨膜成分产生结构关联，能够稳定角膜内皮的细胞-细胞连接，并起到一定的机械支持作用，为内皮细胞的特殊六边形形态提供相应的骨架张力。另一方面，PAMR 也能够传导细胞内信号，对紧密连接和黏着连接进行调节。

角膜内皮对各种溶质的渗透性，反映了内皮细胞之间的连接状况。内皮损伤后角膜水肿的主要原因是内皮物理屏障功能受损，使房水能够透过内皮溢入角膜基质。早期对兔角膜内皮损伤修复的研究发现，随着后弹力层被内皮细胞迁移覆盖，内皮通透性迅速下降，而此时钠泵密度仍然较低；当增殖的兔内皮细胞形态重塑后，通透性和钠泵密度均恢复正常，角膜水肿消失。在小面积（$2mm^2$）角膜内皮损伤模型中，这种趋势更明显，说明内皮细胞屏障功能的建立对于损伤早期角膜厚度的下降更为重要，这也可以解释近年来人工内皮片对小范围内皮缺损所致角膜水肿的治疗效果，再次证明角膜内皮屏障的完整性是维持正常角膜透明度和厚度的先决条件。

改变紧密连接复合体成分的表达、调节肌球蛋白轻链（myosin light chain，MLC）磷酸化、诱导肌动蛋白收缩和/或骨架解聚均会破坏角膜内皮屏障的完整性。蛋白水解酶和乙二胺四乙酸(ethylene diamine tetraacetic acid,EDTA)等可以使紧密连接分离,EDTA 作为螯合剂可消耗内皮细胞外的 Ca^{2+},使闭锁蛋白分解,破坏紧密连接,造成肌动蛋白网络收缩,引起细胞旁通透性增强。当在兔角膜内皮面用类似于房水成分的组织培养液灌注时,角膜能长时间保持正常厚度。若从灌注液中去除 Ca^{2+},内皮对各种物质的渗透性明显增加,角膜基质水肿;再次向灌注液中加入 Ca^{2+},角膜水肿恢复正常。由此可见,Ca^{2+} 对维持角膜内皮细胞的生理屏障功能不可或缺。

角膜内皮细胞间连接还受到 MLC 磷酸化状态的强烈影响,MLC 磷酸化水平升高可诱导 PAMR 收缩性增加,所产生的向心力降低了内皮细胞间的连接。Rho A 转导的信号通路参与调节内皮细胞的屏障功能,该通路主要受效应分子 Rho 激酶(ROCK)介导的蛋白磷酸化控制。ROCKⅠ和 ROCKⅡ通过失活肌球蛋白磷酸酶和促进 MLC 磷酸化来增强肌动球蛋白的收缩性。cAMP 可通过抑制 Rho A 的激活来抑制 MLC 的磷酸化,从而抑制肌动球蛋白收缩增强引起的屏障完整性丧失。此外,p38 MAPK 的激活也可介导骨架蛋白解聚、PAMR 紊乱、AJC 重塑破坏角膜内皮的屏障功能。

二、角膜内皮细胞的主动液泵功能

角膜透明度依赖于角膜基质水合作用的调节。水在基质膨胀压力的作用下穿过上皮细胞和内皮细胞层进入角膜。渗透到角膜的液体被角膜液泵平衡,这主要取决于内皮细胞层的离子和液体运输能力。内皮细胞的液泵依赖于 Cl^- 和 HCO_3^- 的存在,可通过碳酸酐酶抑制剂减慢。在内皮细胞中,许多阴离子的转运机制已经被确定,包括基底外侧 Na^+/HCO_3^- 共转运、$Na^+/K^+/2Cl^-$ 共转运、Cl^-/HCO_3^- 交换,以及顶端阴离子通道对 Cl^- 和 HCO_3^- 的通透性。

1972 年,研究者提出了“泵-漏”假说,其通过冷冻的方法使兔角膜发生水肿,刮除其角膜上皮,然后用人工房水灌注角膜内皮面,仍能恢复角膜的正常厚度,证明内皮是主动液泵的所在位置。实验证明,在角膜内皮细胞灌注液中加入酶抑制剂(2-4 二硝基苯、碘丙酸、哇巴因),产生角膜水肿的速度约为 0.02~0.05mm/h,但电镜观察连接复合体中的超微结构或内皮细胞中的生物学特性均没有改变,即内皮的屏障功能未变,仅仅是内皮的主动液泵的转运功能停止,导致角膜以上述的速度水肿。有研究发现,猫角膜上皮和内皮细胞中几乎普遍存在对哇巴因(毒毛旋花子苷 G)敏感的钠钾激活的三磷酸腺苷酶(钠钾 ATP 酶)。兔角膜的电镜研究证明,钠钾 ATP 酶存在于角膜内皮细胞的外膜中,哇巴因对此酶的抑制是液泵功能降低导致角膜基质水肿的根本原因。研究者使用氚化哇巴因测定兔角膜内皮中钠钾 ATP 酶泵位点的密度,每个细胞具有 3×10^6 个位点。尽管角膜内皮细胞密度会降低,但泵位点的密度在健康眼睛的整个生命周期中是稳定的。

利用兔角膜进行穿透角膜内皮的离子转运研究发现,应用哇巴因以后的角膜水肿速度与活性钠钾 ATP 酶的抑制程度有关。钠离子被认为是液泵的主动转运物质。在内皮细胞的灌注液中,钠和碳酸氢盐是必需的,碳酸氢盐缺乏导致和哇巴因产生相似的角膜水肿。从基质穿过内皮到房水中出现纯的碳酸氢盐离子流,存在于内皮细胞中的碳酸酐酶抑制剂引起这种离子流的速度下降,并导致轻微角膜水肿。在人角膜中也发生碳酸氢盐离子的转运,因此,碳酸氢盐离子的主动转运也对内皮的液泵功能至关重要(图 1-5-3-1)。此外,有证据表明,碳酸酐酶介导的 CO_2 扩散模式依赖于 HCO_3^- 流。研究者在兔和小鼠的乳酸通量模型中发现所有渗透依赖的水通量机制都需要一个完整的渗透膜。当内皮紧密

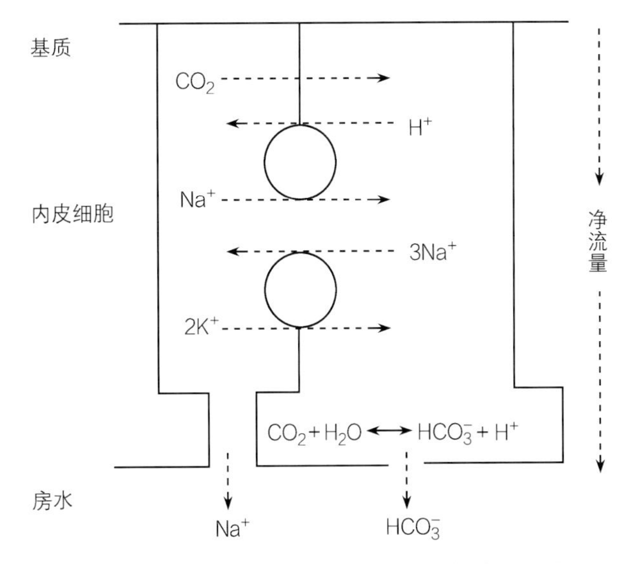

图 1-5-3-1 角膜内皮细胞钾、钠离子转运模式图

连接被破坏时，屏障功能丧失，乳酸从角膜外的被动扩散增加，同时角膜水肿，表明内皮泵与乳酸的被动扩散无关，而是需要完整渗透屏障的主动运输。

利用牛原代角膜内皮细胞研究离子转运功能发现，敲除溶质载体家族 4 成员 11（SLC4A11）减少 Na^+ 依赖的 OH^-（H^+）的通透性。尽管 SLC4A11 与植物硼酸盐转运体 AtBOR1 具有一定的同源性，但是硼酸盐对牛角膜内皮细胞中 Na^+依赖的细胞内 pH（pHi）或细胞内 Na^+水平均没有影响。有研究利用 SLC4A11 过表达的人胚肾（human embryonic kidney，HEK）细胞发现，SLC4A11 不转运 HCO_3^-或硼酸盐，但证实乙基异丙基阿米洛利（EIPA）调节 Na^+-OH^-（H^+）和 $NH4^+$的渗透性，同时，EIPA 抑制 SLC4A11 介导的 H^+转运。此外，与野生型小鼠相比，SLC4A11 敲除的小鼠来源角膜内皮细胞在无碳酸氢盐的低缓冲能力灌注液中，pHi 增高。当细胞灌注高缓冲能力的碳酸氢盐溶液时，两者的 pHi 差异减小，提示 SLC4A11 敲除引起角膜内皮细胞 H^+内流通量减少。

角膜内皮的主动液泵作用是一种消耗能量的过程。正常人角膜内皮细胞的葡萄糖是通过角膜缘血管网、泪液及房水弥散至角膜，前两者是极其微弱的，故角膜内皮细胞的葡萄糖来源主要是房水。内皮细胞主要通过糖酵解和三羧酸循环氧化利用葡萄糖。由于葡萄糖的生物学半衰期约为 8 分钟，因此，如果切断葡萄糖的供给来源，角膜组织中的葡萄糖大约 30 分钟即可完全耗竭，此时就必须应用角膜组织中储存的糖原。实验证明无内皮的离体角膜在内皮灌注液中必须有葡萄糖才能维持角膜厚度。离体角膜葡萄糖的利用速度受温度的影响：37℃时角膜中储存的葡萄糖可用 16 分钟，27℃可用 32 分钟，17℃时可用 64 分钟。故临床上对供体角膜摘除时，应将冰袋放在尸体的眼部降温，以降低角膜内皮的代谢，保护内皮细胞的功能和延缓死亡时间。对供体角膜的保存，保存液中均应含有葡萄糖的成分；从内皮代谢的角度，保存角膜片优于保存眼球也是这个道理。在灌注液中的丙酮酸盐也能维持角膜厚度，丙二酸却能引起角膜水肿。需要维持角膜厚度的能量必须在灌注液中存在，它刺激内皮细胞的主动液泵，可能帮助维持必需的 ATP 酶水平。内皮细胞内的谷胱甘肽是丰富的，完全氧化时也能导致角膜水肿。

三、角膜内皮细胞的密度和形态特性

正常情况下，角膜内皮细胞的密度相对稳定，其损伤修复主要依靠细胞的移行和扩展。中国健康人群平均角膜内皮细胞密度值为（2 899 ± 450.53）个/mm^2，平均角膜内皮细胞面积值为（359 ± 53.39）μm^2，角膜内皮细胞面积变异系数值为 33% ± 5%，角膜内皮六角形细胞比例值为 59% ± 9%。随着年龄的增长，角膜内皮细胞密度以每年 0.3%~0.6% 的速度缓慢下降，内皮细胞的平均面积随年龄增长而逐渐扩大，两者成正相关，如遇到创伤、内眼手术则内皮细胞的损失更多。笔者研究发现，中国人新生儿角膜内皮细胞密度为（6 239 ± 1 011）个/mm^2，而成人的内皮细胞密度下降为（2 899 ± 450）个/mm^2(图 1-5-3-2)。另有文献报道 60 岁以后细胞明显大小不均，多边形增加，边界模糊，核逐渐不显影，细胞质中有的出现色素颗粒。当角膜内皮细胞损失过多，内皮功能紊乱可引起角膜水肿，临床上即表现为角膜内皮功能失代偿。

在健康角膜中，角膜内皮细胞大小均匀，呈规则的六边形形状，根据几何力学最小能原理，正六边形周

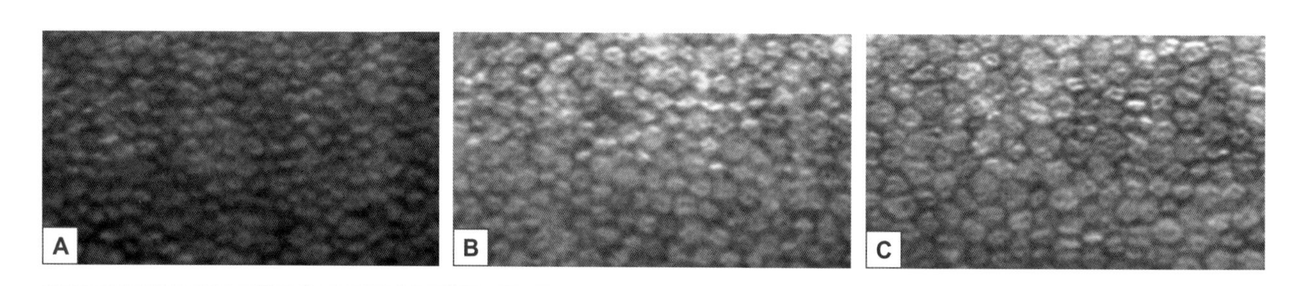

图 1-5-3-2　不同年龄阶段正常角膜内皮细胞密度图

图 A　1 岁 4 182 个/mm^2
图 B　40 岁 3 214 个/mm^2
图 C　80 岁 2 451 个/mm^2

围受力均匀，相对于其周长具有最大表面积，构型最为稳定，这种细胞力学上的最合理结构对维持角膜的正常生理功能尤为重要。但病理状态下细胞受损，六边形形状不规则，非六边形占比增加，一旦细胞密度下降超出扩张极限则出现构型规律的紊乱。当角膜内皮细胞死亡后，周边剩余的细胞会扩张和移行覆盖缺损区，致六角形形态变化或消失。残留角膜内皮细胞通过扩张移行后重新调整至内皮功能的稳态，当角膜内皮细胞损失过多时，剩余角膜内皮细胞并不能保持内皮功能的稳态，临床表现为角膜水肿，进而发生角膜内皮功能失代偿。因此，角膜内皮细胞评估不能仅依靠细胞密度评估，细胞的几何形态学参数，包括六边形形态、变异系数、六边形细胞个数等也同样重要。笔者提出，通过测量内皮细胞的最长对角线和最短对角线长度之和的平均值来表示细胞面积的相对大小，用两条对角线的差值来表示细胞形态的变异程度，结合细胞密度提出两条对角线长度均值上限为35.43μm，两条对角线长度差上限为14.70μm，低于以上三个指标的任意两项则可疑内皮功能失代偿。

角膜内皮损伤区域部分可表现为黑区。30岁以前的生理性黑区，多是单个内皮细胞缺失，表现为细胞界线的消失。60岁以上发现的黑区，常从单个细胞的改变发展为周围细胞群的相互融合、结构消失和脱落。因此，生理性黑区是内皮细胞在病变过程中出现的不同阶段，黑区的出现率随年龄的增长而增高，黑区面积大小的不同，可能也与细胞的修复能力随年龄增加而下降有关。而病理性黑区，如Fuchs角膜内皮营养不良，早期表现为滴状角膜，是位于后弹力层上突入前房的赘疣将内皮顶起，使内皮成像时不与其他内皮在同一平面而形成的光学黑区，并非内皮细胞的完全缺失。病理性黑区由于内皮细胞退行性改变致内皮细胞之间的缝隙连接破坏，屏障功能发生障碍。因此，笔者推断角膜内皮出现黑区可能是角膜内皮细胞衰老死亡的象征，这也为角膜内皮功能变化提供了间接证据。当角膜内皮细胞出现孤立较大黑区或者多个黑区，同时伴有临床表现时，要警惕角膜内皮功能的变化。

（李宗义）

第四节 角膜的病理生理学

一、角膜病理生理概述

角膜正常的生理功能可被一系列病理过程破坏，导致各种角膜疾病的发生。角膜对各种疾病表现出的病理反应有限，可归纳为六种不同的类型：缺损及其修复、血管化和纤维化、炎症和免疫反应、水肿和囊肿、沉着物、增生。

（一）缺损和修复

角膜缺损是指角膜组织部分或完全缺失，是涉及细胞死亡、增殖、迁移、分化以及细胞外基质重塑的复杂过程。

角膜上皮的缺损是指各种因素导致的角膜上皮层部分或全部缺失的病理状态。角膜上皮缺损的原因分为先天性致病因素和后天性致病因素。先天性致病因素主要是基因突变引起的各种角膜营养不良，如角膜上皮和基底膜营养不良、角膜内皮营养不良晚期、格子状角膜营养不良等。后天性致病因素在临床上更为常见，如外伤、感染、干眼、酸碱化学伤、角膜神经功能异常（如神经营养性角膜病变）、复发性角膜上皮糜烂、长期配戴角膜接触镜等。

角膜基质缺损是指各种原因引起的角膜基质损伤，导致细胞外间质排列紊乱及角膜瘢痕化。外伤、碱烧伤、手术创伤、感染、自身免疫性疾病等都会造成角膜基质损伤。圆锥角膜、Terrien边缘变性等疾病会发生持续性或进行性的角膜基质变薄。角膜基质变薄会改变角膜曲率，导致角膜结构不稳定，引起视力丧失。

角膜内皮缺损可与内皮细胞单独或联合后弹力层一起发生，会导致内皮屏障和泵功能的破坏。内皮细胞大小和六边形形态的变化反映了内皮损伤的严重程度。外伤或手术创伤后可引起角膜急性角膜内皮缺损。Fuchs角膜内皮营养不良、人工晶状体植入术后角膜水肿等可导致内皮细胞逐渐丢失，引起慢性角膜内皮缺损。产伤、婴幼儿型青光眼眼压升高等能导致后弹力层产生断裂，造成后弹力层缺损。房水会通过角膜缺损处渗透进入角膜基质，引起持续的基质和上皮水肿。角膜内皮创伤的治疗最新的手术选择是后弹力层角膜内皮移植术（descemet membrane endothelial keratoplasty，DMEK）。在DWEK手术中，剥离Descemet膜的中央部分后，外周内皮细胞发生自发迁移以覆盖裸露区域而无须行内皮移植。

（二）血管化和纤维化

血管化和纤维化参与结缔组织的正常修复过程，但对于无血管的透明组织角膜而言，血管化及纤维化（瘢痕形成）会使角膜失去透明性，破坏角膜光学功能。

正常角膜仅在角膜缘处有毛细血管，若维持角膜无血管的平衡因素被打破，血管越过角膜缘进入透明区即为病理性角膜新生血管。按血管侵犯角膜的部位，可分为上皮下和浅基质层新生血管（如浅表角膜疾病）、浅基质层新生血管（如角膜慢性炎症）和深基质层新生血管（如眼表碱烧伤）。炎症是引起角膜血管化的核心机制，血管的位置和数量能够反映炎症的位置及严重程度。基质血管在炎症活动期不断生长；而炎症消退会使基质血管缩小成为无血液流动的内皮细胞围成的腔隙（即幻影血管），一旦炎症复发，这些血管又能够重新充满血液。基质血管主要通过破坏角膜正常基质结构、脂质渗漏、增加角膜移植免疫排斥三种途径损害视力。

各种角膜损伤疾病后期可形成组织纤维化，转化生长因子β（transforming growth factor-β，TGF-β）系统的激活在其中发挥关键作用。在角膜中，纤维化表现为短暂或永久的在前或后基质中的局灶性不透明瘢痕，也称为角膜瘢痕，其主要临床体征是角膜混浊。长时间大范围的伤口愈合决定了角膜瘢痕的严重程度，可分为如下几种情况：①云翳：淡而界线欠清、肉眼不易分辨，通常是角膜炎、角膜外伤等留下来的瘢痕修复造成；②斑翳：浓密且界线较清晰；③白斑：更致密而呈瓷样不透明区；④粘连性角膜白斑：有角膜穿孔史而形成虹膜前粘的白斑。有些疾病会留下特殊的瘢痕，细菌性与真菌性角膜炎通常会产生局限性、边界清晰的瘢痕；碱烧伤往往会留下弥漫不透明的大理石花纹样的瘢痕；梅毒性角膜基质炎会在深基质层留下幻影血管与脂质沉积样瘢痕。

（三）炎症和免疫反应

炎症是活体组织对损伤反应的动态过程。免疫反应是指机体对于异己成分或者变异的自体成分做出的防御反应。尽管免疫反应的目的是修复或保护性的，但一旦过度，免疫细胞释放的细胞因子就会通过诱导炎症和纤维化破坏角膜，从而造成视力损害。角膜炎可分为感染性和非感染性。感染性角膜炎是由微生物侵袭角膜引起的。非感染性角膜炎可能是由创伤和/或自身免疫性疾病引起的。如果非感染性角膜炎无法解决，则该病理可以转化为感染性形式。角膜炎的临床病理变化过程可以分为四个阶段，即浸润期、溃疡形成期、溃疡消退期、愈合期。

角膜免疫反应涉及一系列免疫活性细胞，通过特异性细胞表面受体及可溶性介质（细胞因子、趋化因子、补体、黏附分子）形成复杂的相互作用网络。免疫活性细胞的主要类型包括淋巴细胞（B细胞、T细胞和非B非T细胞），单核吞噬系统细胞（单核细胞和巨噬细胞），骨髓系细胞（多形核白细胞，以中性粒细胞为主），辅助细胞（抗原提呈细胞、树突状细胞、血小板和内皮细胞）。角膜可发生多种免疫调节现象，包括免疫赦免、免疫耐受和自身免疫。

（四）水肿和囊肿

水肿即细胞内或细胞间液体过多，会破坏正常组织结构导致角膜混浊。角膜内的水含量是恒定的（78%），角膜上皮、基质或两者中蓄积了过多的水分即角膜水肿。水肿造成角膜表面不规则改变，使光线通过角膜时产生衍射和散射，即使轻微的水肿都可以引起视力下降。角膜内皮具有泵水和漏水的双重功能，各种引起角膜内皮损害的疾病（如青光眼、角膜炎、角膜营养不良以及虹膜睫状体炎等）和手术创伤都可引起内皮屏障和泵功能障碍，导致角膜水肿。角膜水肿可以是弥漫性的（基质水肿），也可以是局限性的（上皮大泡）。

角膜囊肿是一种先天性异常，上皮位于囊肿内者称皮样囊肿，上皮位于囊肿表面者称皮样瘤。角膜囊肿好发于角膜缘，肿块单个或多个，多呈小圆形，为边界清楚的实质性肿块，淡黄色，外观如表皮样，可有毛发伸出；偶可呈巨大型，露出睑裂之外。

（五）沉着物

外源或内源性的结构或者数量异常的物质沉积在角膜上，即角膜沉着物。一些化学元素可以沉积到角膜的各层上。上皮和基底膜内最常见的化学元素沉着物为铁元素，含铁异物以线性模式沉积在上皮基底细胞的溶酶体中，还可以沉积在前弹力层和浅基质层中形成锈环。角膜上皮下前弹力层发生钙质沉积会引起带状角膜病变。铜离子沉着在眼内各组织即为铜锈症，Kayser-Fleisher 环即是铜沉积在角膜后弹力层形成的蓝绿色的环。

角膜沉着物也可能是药物导致的。医源性药物诱导的沉着物通常针对角膜的特定层或区域，会导致可见的角膜不透明性。药物沉着物引起的最著名的角膜疾病是涡旋角膜病（vortex keratopathy），它通常是由某些阳离子的两亲性药物（例如胺碘酮、抗疟药、舒拉明钠、他莫昔芬、氯丙嗪和非甾体抗炎药）达到一定剂量后引起的，表现为角膜上皮的螺旋状不透明。氯丙嗪、利福布汀、吲哚美辛和酪氨酸激酶抑制剂等会导致角膜基质中出现沉着物，当涉及前基质时，会引起视力降低。氯丙嗪和利福布汀也会在角膜的内皮层中引起沉着物。停止药物使用、局部应用润滑剂或皮质类固醇等，有助于改善角膜沉着物引起的症状。

某些全身性疾病也是角膜沉着物的重要形成原因。甲状旁腺功能亢进、维生素 D 摄入过多、肾衰竭、Paget 病、Norrie 病和肉样瘤病等均可能引起钙的上皮下沉积。多发性骨髓瘤、黏多糖贮积症等疾病可能在角膜基质中出现非免疫性沉着物。高密度脂蛋白代谢障碍的罕见遗传性疾病，如卵磷脂-胆固醇酰基转移酶缺乏症，能导致中央角膜脂质沉着物沉积。

（六）增生

增生是细胞通过分裂增殖而数目增多的现象。因适应生理需要或组织损伤修复需要而发生的增生，且其程度未超过正常限度者，称为生理性增生。由病理原因引起，超过正常限度的增生称为病理性增生。

角膜病理性增生有三种基本类型：①生长与成熟异常：如 Stevens-Johnson 综合征表现出的异常上皮化生、角膜上皮内瘤变；②异位迁移：如 ICE 综合征中上皮样细胞增殖；穿孔、外伤或手术创伤后可能出现增生的角膜上皮通过角膜瘘入侵至前房，形成囊肿或形成向前房生长的薄层；③角膜缘干细胞缺乏导致的角膜结膜化：结膜上皮代替正常角膜上皮长入角膜，在角膜部位可发现杯状细胞。

二、角膜上皮的损伤修复

角膜上皮是具有自我更新能力的多层上皮组织，位于角巩膜交界处的角膜缘干细胞能够不断增殖分化和向心移动，是上皮再生的主要来源。角膜上皮屏障功能与完整性破坏会导致角膜上皮缺损，适当的上皮损伤修复是维持角膜表面健康、保持角膜透明度的关键。

（一）正常角膜上皮的损伤修复过程

角膜上皮损伤修复的动态过程由细胞迁移、增殖、黏附与分化等多个协同事件共同完成，它包括以下几个连续的阶段（图 1-5-4-1）：

1. 滞后期　是上皮损伤后和再上皮化开始前的为损伤修复进行准备的一段时间。在这一阶段，紧邻未受伤区域的上皮细胞变平，形成完整的薄片来封闭伤口。一些细胞骨架蛋白，如踝蛋白、黏着斑蛋白、桩蛋白和肌动蛋白，以及细胞表面受体，如透明质酸（HA）受体（CD44）在积极合成。

2. 迁移期　与伤口边缘相邻的多层细胞延伸到裸露的表面。细胞的迁移依赖于富含肌动蛋白的应力纤维的合成。有研究表明，局部麻醉药物丙哌卡因可以阻断应力纤维的合成，并在体外有效抑制角膜上皮细胞的黏附和迁移。

3. 增殖期　细胞增殖和分化，通过分层来恢复原始的多层上皮细胞状态。角膜缘和外周上皮细胞在损伤后表现出增强的增殖率。

4. 黏附期　形成半桥粒恢复上皮基底细胞与基底膜的黏附。

角膜的损伤修复过程受到细胞外基质（extracellular matrix，ECM），生长因子和细胞因子等因素的复杂调控。角膜上皮基底膜是由上皮细胞分泌的高度特异的细胞外基质，在上皮损伤修复期间，基底膜常经历降解和随后的重新合成/重新组装，并可能调节上皮细胞向伤口的定向迁移以及趋化因子梯度。主要参

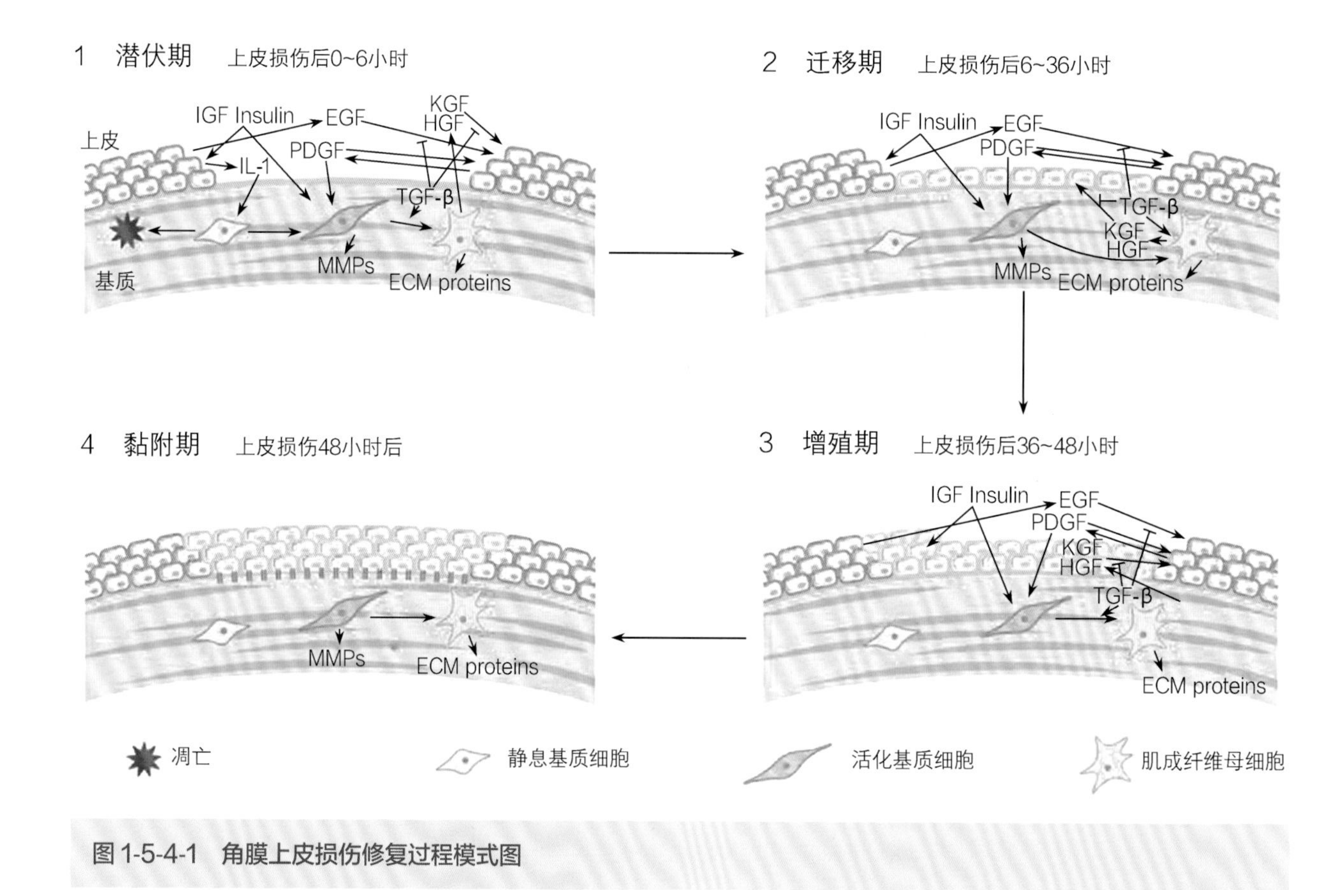

图 1-5-4-1 角膜上皮损伤修复过程模式图

与调控的生长因子和细胞因子有 EGF、IGF、PDGF、KGF、HGF、IL-1、TNF-α、TGF-β 等。我们研究发现睫状神经营养因子(ciliary neurotrophic factor,CNTF)能够通过活化角膜缘干细胞来促进上皮的损伤修复。RHO 相关蛋白激酶(rho-associated protein kinase,ROCK)抑制剂 Y-27632 在体外促进了角膜缘干细胞的增殖,并在体内促进角膜的损伤修复。

角膜缘干细胞在角膜损伤修复过程中发挥重要作用,角膜缘干细胞增殖并产生瞬时扩增细胞,这些细胞进一步分裂和分化并迁移到角膜中央,以再生上皮层。在大伤口闭合过程中,角蛋白 K14 阳性细胞的小鼠体内多色谱系追踪显示,角膜缘细胞向心迁移,呈现出向角膜中心的径向条纹。而小上皮伤口的愈合可通过中央上皮细胞来实现。

(二) 疾病状态下角膜上皮的损伤修复

如果在临床上发现角膜上皮 2~4 天之间仍未愈合,称为持续性角膜上皮不愈合。常见的原因有:泪膜异常、上皮基底膜异常、眼睑闭合不全、全身代谢紊乱、外伤、某些医源性因素、感染、全身营养缺乏、免疫因素、角膜神经支配异常等。上皮基底膜在角膜上皮的愈合中发挥重要作用,上皮基底膜能分泌一种半桥粒的丝状纤维把上皮固定在前弹力层上。有基底膜的上皮在 6 天内就完全达到正常上皮的愈合程度;而基底膜损害后,角膜上皮常不易愈合。

1. 角膜缘干细胞缺乏症(limbal stem cell deficiency,LSCD) LSCD 是由外伤、疾病、手术或发育异常导致角膜上皮干细胞不足或功能衰竭的角膜疾病。在这种情况下,重新上皮化多从结膜上皮开始,而不是从周边的角膜缘上皮,这是一个与上述完全不同的愈合过程,同时也存在着与结膜上皮愈合有关的并发症。它可能导致严重的角膜问题,例如引起基质新生血管形成和角膜上皮的结膜化,最终导致角膜不透明和视觉丧失。角膜缘干细胞移植是治疗 LSCD、重建角膜结构的有效手段(详见第一篇第十章第六节)。

2. 糖尿病角膜上皮的损伤修复 糖尿病患者临床上常表现出角膜上皮损伤修复延迟甚至持续的角膜上皮缺损。临床上观察到:糖尿病角膜上皮病变轻度表现为浅表点状角膜炎,上皮少量缺损;中度会观察到持续的上皮缺损,角膜肿胀;重度会出现上皮严重缺损,角膜溃疡(图 1-5-4-2)。

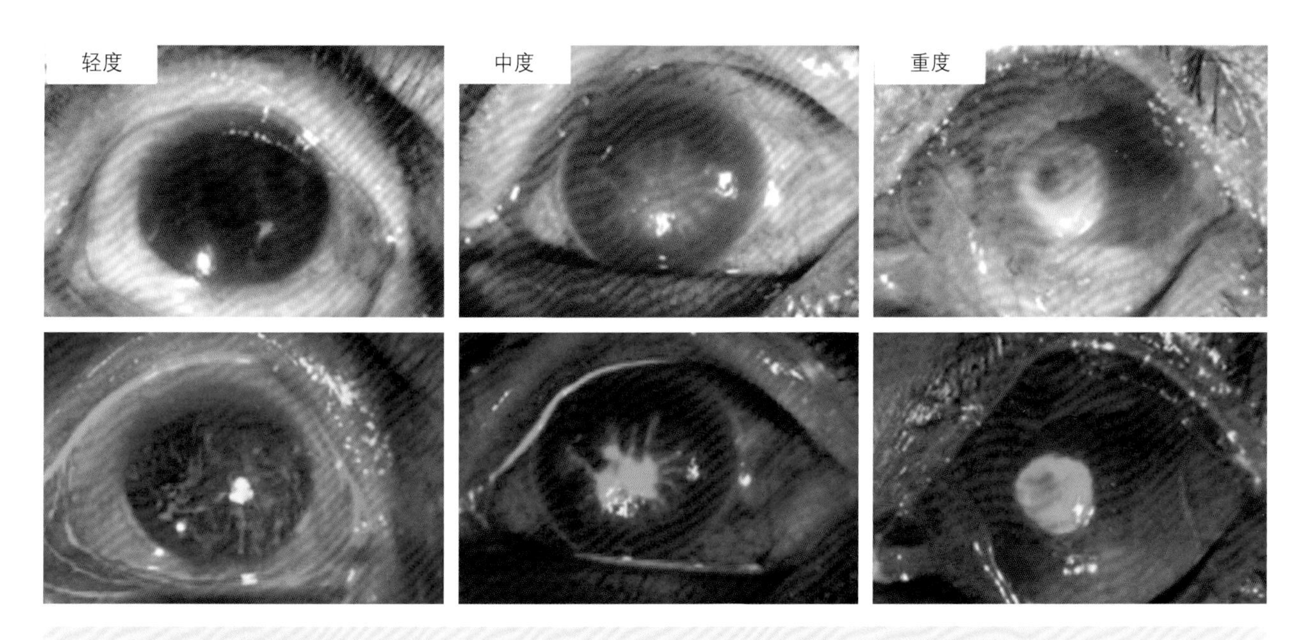

图 1-5-4-2　糖尿病角膜病变的进展

早期研究认为，引起糖尿病角膜上皮病变的原因是糖尿病基底膜的异常改变，包括蛋白酶（例如 MMP-10 和组织蛋白酶 F）增加导致的细胞外基质降解，以及晚期糖基化终末产物（AGE）在基底膜的沉积。笔者研究发现，在糖尿病角膜中，烟酰胺腺嘌呤二核苷酸（NAD+）含量降低，升高 NAD+及其前体 NMN 和烟酰胺核糖体（NR）的水平能通过激活 SIRT1 和 pEGFR、pAKT 和 pERK1/2 信号通路显著促进糖尿病角膜上皮的再生。

角膜上皮损伤修复的过程有多种免疫细胞的参与，中性粒细胞是最早迁移到损伤部位的循环免疫细胞。在正常的伤口愈合过程中，中性粒细胞在完成其功能后发生凋亡并最终被巨噬细胞吞噬。而糖尿病会损害中性粒细胞的功能和代谢，导致其在损伤部位的积累延长，并能触发中性粒细胞胞外陷阱（NETs）的形成，从而导致了上皮损伤修复的延迟。笔者研究发现，使用 DNase Ⅰ或 Cl-Amidine 阻断 NETs 的形成，不仅能消退炎症，还能促进糖尿病角膜上皮损伤修复。巨噬细胞除了吞噬作用，也参与调控伤口的愈合。笔者研究发现，糖尿病通过抑制巨噬细胞由 M1 促炎型向 M2 抑炎型的转变而导致损伤修复的延迟。此外，研究发现树突状细胞也直接参与加速上皮伤口愈合，而在糖尿病角膜上皮愈合过程中，浸润的树突状细胞的数量减少，骨髓来源的树突状细胞可改善糖尿病上皮的损伤修复。笔者最新研究证实 NLRP3 炎症小体的持续激活是导致糖尿病角膜损伤修复延迟的重要炎症调控机制。

糖尿病会导致角膜缘干细胞功能障碍是糖尿病上皮损伤修复延迟的另一关键机制。有研究表明，糖尿病患者角膜缘干细胞标记 ABCG2、ΔNp63α、K15、K19、β1 integrin 等的表达均显著下降。通过基因手段或生长因子改善糖尿病角膜缘干细胞的功能，有望成为促进糖尿病角膜上皮损伤修复的有效手段。

笔者研究发现，角膜中神经肽（如 SP、VIP）和神经营养因子（如 CNTF、Netrin-1、MANF、NGF 等）的缺乏是糖尿病角膜病变的主要病理特征，其机制与角膜上皮代谢紊乱、内质网应激、角膜缘干细胞活化障碍等因素有关，外源补充神经肽或神经营养分子可有效促进糖尿病角膜上皮的修复。

3. 鳞状上皮化生　鳞状上皮化生（squamous metaplasia，SM）是非角化的上皮转化为表皮样角化上皮的病理过程。病理学上认为鳞状化生是一种癌前病变，角膜上皮为鳞状上皮，因此是眼部鳞状上皮细胞癌（squamous cell carcinoma，SCC）的好发部位。上皮细胞发生异常增殖和出现表达细胞角蛋白 1 和 10 的角化细胞为病理诊断标准。临床上，鳞状上皮化生常见于酸碱化学烧伤、热烧伤、先天性无虹膜、Steven Johnson 综合征、眼瘢痕性类天疱疮、中重度干眼、维生素 A 缺乏征等多种严重眼表面疾病，表现为上皮增厚、干燥粗糙和透明度下降，并常伴随组织充血水肿或新生血管，严重危及视力甚至致盲。

损伤、慢性炎症和长期泪膜缺乏是引起眼表鳞状化生的主要原因，而角膜上皮干/祖细胞功能的异常是其促进因素。研究表明，Noth1 缺失诱导的小鼠角膜慢性炎症会通过触发 YAP-TAZ/β-连环蛋白级联反应导致再生角膜上皮的异常分化，导致鳞状上皮化生的发生。角膜上皮干细胞 *LRIG1* 或 *FOXC1* 基因缺失，均会激活角化途径，将角膜上皮细胞重编程为皮肤样上皮细胞，其作用机制分别是激活 STAT3 信号通路以及破坏干扰素信号通路。笔者最新研究揭示，角膜中自身免疫调节因子（autoimmune regulator，AIRE）的缺失通过活化Ⅰ型干扰素（IFN-Ⅰ）/STAT1 信号通路促进角膜鳞状上皮化生，药理阻断 IFN-Ⅰ/JAK/STAT1 信号能加速上皮损伤修复并减轻鳞状上皮化生。

4. 圆锥角膜术后上皮再生　笔者早期对圆锥角膜术后上皮的再生开展了观察性研究，对 24 例圆锥角膜行角膜表层镜片术（epikeratophakia，EP）后用共聚焦显微镜在不同时间观察镜片上皮层发现：直径为 9mm 的镜片（实际直径为 8.5mm，部分植片边缘缝合在植床的角膜袋内），术后 3 或 4 天镜片表面已被宿主上皮细胞完全覆盖（约 80~100 小时），符合正常上皮细胞迁移速度（角膜上皮愈合时上皮细胞的迁移速度约 30μm/h，直至伤口完全愈合为止）。覆盖于角膜组织镜片上的表层上皮细胞由角膜缘向镜片中心移动，近中央处的细胞大，形态极不规则，细胞间隙大，为单层表层细胞，具有发亮的大细胞核，表明此时的表层上皮细胞处在极度的增殖活跃期（图 1-5-4-3）；而在近角膜缘的植片周边部，表层上皮细胞密度大，多层重叠，并可见边界欠清的上皮基底膜细胞。笔者还发现，正常上皮自基底细胞开始生长，有丝分裂产生，分裂的基底细胞向表层迁移变为翼状和表层细胞，而完整的上皮基底细胞层的形成则需 1 个月的临床过程。EP 后 6 个月，基底膜细胞的形态及密度接近正常，而只有在表层上皮及基底膜均正常时，才能说明术后上皮修复正常。提示临床医师应持续观察 EP 后 6 个月的上皮愈合情况，此期间避免应用含防腐剂的滴眼液。尤应注意术后早期护理，促使角膜上皮基底膜的形成，防止术后角膜镜片上皮的持续不愈合，甚至出现镜片溃疡的并发症。

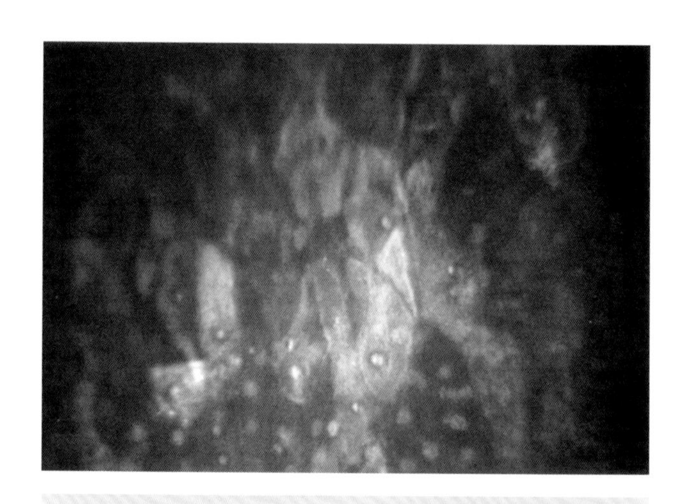

图 1-5-4-3　EP 后上皮愈合

圆锥角膜 EP 后 3 天，移植片周边由大的、不规则的表层上皮细胞覆盖

三、角膜基质的损伤修复

（一）正常角膜基质的损伤修复

正常的角膜中，角膜基质细胞是静止的，增殖有限。而当角膜损伤累及上皮基底膜和前弹力层时，受损上皮细胞下方的角膜基质细胞发生凋亡，并在缺乏上皮屏障的情况下形成一层死亡细胞。受损的角膜上皮释放 IL-1、TNFα 等细胞因子进入基质，另外促纤维化因子 TGF-β、PDGF、趋化因子、生长因子等也进入基质，共同诱导角膜基质细胞激活。活化的成纤维细胞，从静止状态进入细胞分裂周期，移行至损伤部位，同时细胞体积变大，细胞器内容物增加，并呈现成纤维细胞的形态学特征，如细胞呈梭形、多个核仁、缺乏细胞质的微粒等。

活化的角膜基质细胞释放细胞因子，趋化因子，基质金属蛋白酶，角质细胞生长因子（keratinocyte growth factor，KGF），肝细胞生长因子（hepatocyte growth factor，HGF），胶原酶等，诱导单核细胞、巨噬细胞、淋巴细胞和纤维细胞在损伤部位浸润。同时活化的角膜基质细胞分泌细胞外基质包括胶原和蛋白多糖，引起基质内蛋白成分改变以及重构。新合成的Ⅰ型胶原比原有胶原纤维粗且粗细不均，排列紊乱。新合成的蛋白多糖在性质及成分比例上也不同于原有蛋白多糖。

活化后的基质细胞可进一步分化为肌成纤维细胞，体积更大，并且表达 α-平滑肌肌动蛋白（α-smooth muscle actin，α-SMA）。其具有成纤维细胞及平滑肌细胞的形态及功能特点，既产生胶原纤维又具有收缩功能，可促进创面的愈合，但由于肌成纤维细胞内晶状体蛋白含量显著减少，其透明性大大下降，因此在愈合损伤的同时也造成瘢痕的形成。当角膜损伤严重时，上皮、内皮和角膜基质细胞释放的细胞因子、趋化因子和生长因子需要数月或数年才能恢复角膜基质的正常功能和透明性。此外，任何对角膜的严重损伤都会损害神经纤维，神经再生需要数月时间才能完成，肌成纤维细胞的分化也抑制神经再生过程。

正常的角膜无血管和淋巴管，而大多数其他器官包括皮肤都含有血管和淋巴管，以维持稳态和伤口愈合。虽然角膜和皮肤组织都通过形成外部屏障的方式保护组织/器官免受外部伤害，但角膜创面修复不同于皮肤。一般来说，轻度、中度损伤后的角膜修复不涉及血管和毛细血管的长入，严重损伤后，角膜基质从巩膜/结膜处长入新生血管/淋巴管参与修复，以增加愈合相关因子如 VEGF、TGF-β、PDGF、IL-1 和 FGF-2 的供应。VEGF 和 FGF-2 是公认的血管生成因子，在角膜严重损伤时促进新生血管生成和伤口愈合（图 1-5-4-4）。

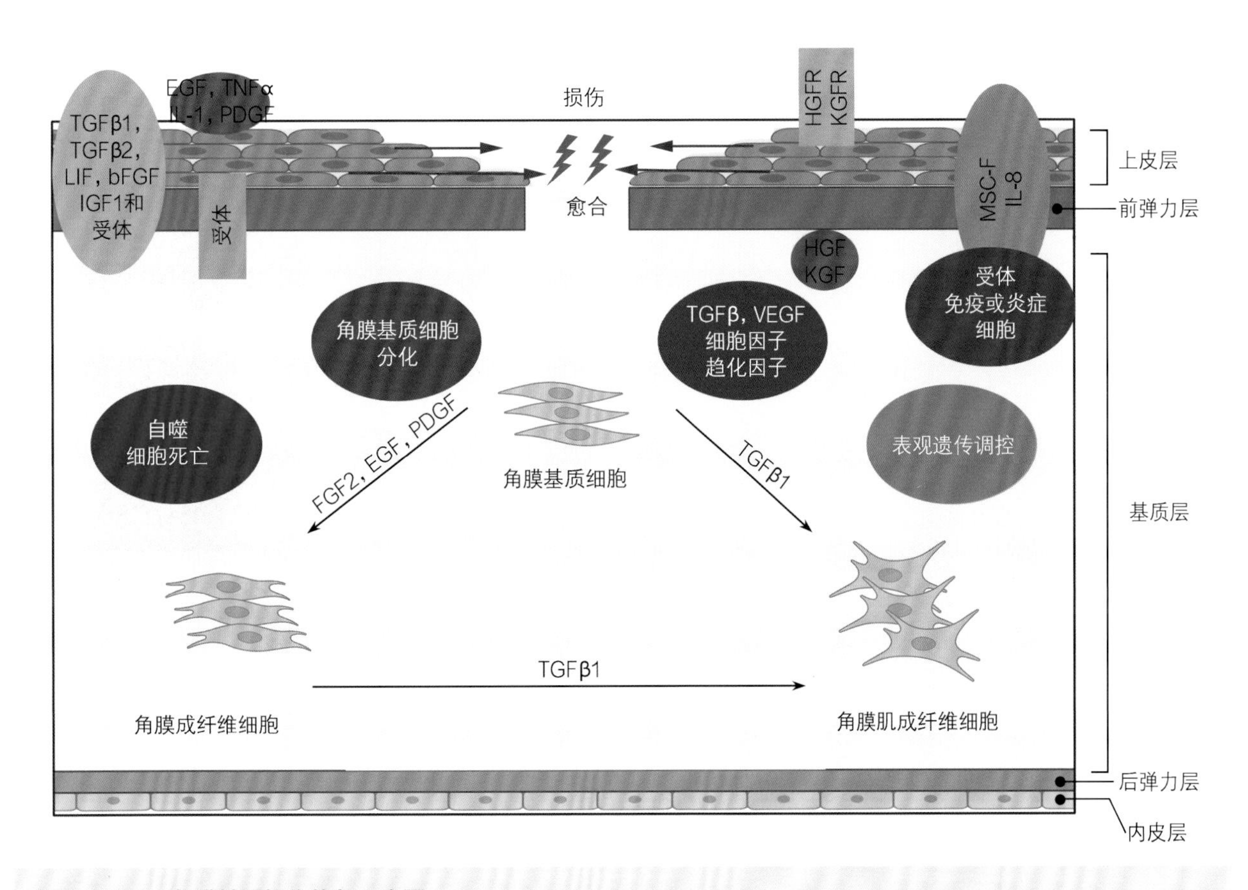

图 1-5-4-4 角膜基质损伤修复示意图

TGF-β 在诱导角膜细胞分化为肌成纤维细胞中发挥关键作用，抑制 TGF-β 可明显减少肌成纤维细胞的生成，但同时也阻断了 TGF-β 促进细胞迁移的有利作用。因此，找到高特异的作用靶点，在阻断 TGF-β 负性作用的同时保留其正性作用会有效抑制角膜瘢痕的发生。角膜基质愈合还受表观遗传因素调控，利用组蛋白去乙酰化酶抑制剂（trichostatin A，TSA）处理，可抑制 TGF-β 诱导的角膜基质细胞/成纤维细胞向肌成纤维细胞的转分化。

采用活体共聚焦显微镜可以观察到静止、激活、迁移、增殖和分化状态的角膜基质细胞。角膜瘢痕患者基质中可见活化的角膜基质细胞、大量的成纤维细胞和肌成纤维细胞、胶原的异常沉积，正常透明角膜受试者角膜基质中只有静止的角膜基质细胞存在。

（二）角膜瘢痕

角膜瘢痕形成的原因有很多，主要包括眼外伤、角膜溃疡或擦伤、角膜感染、化学伤、角膜屈光手术、圆锥角膜、Stevens-Johnson 综合征、遗传疾病、角膜融解等。表层角膜屈光手术如屈光性角膜切削术（PRK）、准分子激光角膜上皮瓣下磨镶术（LASEK）、经上皮准分子激光角膜切削术（Trans-PRK）的常见并发症是术后 haze（角膜上皮下雾状混浊）形成甚至瘢痕化，导致视力恢复欠佳。屈光手术后角膜基质细胞增殖、迁移、分化为肌成纤维细胞，以及胶原沉积、异常细胞外基质重塑是瘢痕发生的主要原因。

圆锥角膜是在青少年中常见的角膜扩张性疾病，其特征是角膜中央或旁中央扩张变薄。圆锥角膜基质细胞核缩小，线粒体增多、肿胀，粗面内质网增多、扩张，高尔基体正常结构消失，处于受损伤阶段，角膜基质细胞的细胞外基质降解、基质层胶原发生变化。圆锥角膜生物力学改变，前部胶原纤维位移或断裂，角膜基质细胞活化、增殖并分化为肌成纤维细胞，基质异常重构，参与瘢痕形成。

角膜瘢痕治疗根据基质损伤的严重程度、级别、深度和病因，可局部使用非甾体抗炎药、糖皮质激素、强力霉素（多西环素）、MMC（丝裂霉素 C）、人工泪液、生物制剂、免疫抑制剂等。PRK 术中使用 MMC 配合糖皮质激素可以预防瘢痕，术后瘢痕的治疗可逐渐递减使用糖皮质激素和免疫抑制剂（如 0.05% 的环孢素和 0.03% 的他克莫司）。严重的局部瘢痕可进行板层角膜移植术，全层瘢痕需要全层穿透性角膜移植术。近年来，通过基因调控治疗角膜瘢痕的基础研究取得较大进展，具有特异性和有效性的优点，TGF-β/Smad 是角膜瘢痕形成的主要信号通路，敲除 Smad3 基因可减轻角膜碱烧伤后的纤维化和炎症反应，以腺病毒为载体单次局部给药 AAV2/5-Smad7 能有效抑制 PRK 引起的角膜瘢痕。其他基质修复和再生的治疗方法包括基因编辑、干细胞治疗、组织工程、异种器官移植等。

四、角膜内皮细胞的损伤修复

传统认为，人体内角膜内皮细胞增殖能力有限。角膜内皮细胞被阻滞在有丝分裂的 G1 期，细胞密度以 0.3%~0.6% 的比例逐年下降。因此，这些细胞对损伤的反应主要是通过移行和扩张进行修复。当密度低于一个临界值（通常约为 500 个/mm^2）时，“泵-漏”机制失效，角膜水肿膨胀。传统有效的治疗方法是角膜移植——用健康、有功能的角膜内皮来替代无效的角膜内皮。全球健康供体角膜的短缺限制了患者的复明，并促进了新的治疗方案的发展。新的治疗方法是通过诱导角膜内皮损伤修复来恢复角膜视觉功能。随着生物化学及力学的发展，多种促进角膜内皮细胞迁移、扩张或增殖的治疗策略取得进展，弥补了全球供体角膜的短缺。

（一）角膜内皮的损伤修复

1. 角膜内皮的细胞周期状态　角膜内皮层由单层六边形的角膜内皮细胞组成，凭借其屏障与泵水功能，可以维持角膜与房水间的渗透压平衡。当角膜内皮损伤时，通过伤口周围的内皮细胞移行和有丝分裂增殖来修复创面，愈是高等动物，内皮细胞有丝分裂的作用就愈低。猴的内皮细胞分裂增殖能力远远低于兔的角膜内皮。兔角膜内皮实验性损伤后，约在 3 个月的时间内，细胞大小分布逐渐恢复正常，但猴角膜内皮损伤后 1 年时尚未恢复到正常状态，平均细胞大小最初增加，而后大小又逐渐降低。与猴类似，人的内皮细胞在胚胎发育后停滞于细胞周期的 G1 期，通常不再增殖和再生。临床角膜内皮显微镜观察表明，在白内障摘除术后，角膜各部分内皮细胞的大小和形态未能恢复正常。扫描电镜检查指出，即使在白内障摘除术后 25 年也会发现在角膜内皮损伤区域的细胞最大，中间过渡区域次之，远离伤口部位的内皮细胞最小，说明人角膜内皮细胞不会发生分裂增殖，存活细胞的扩大移行不足以使损伤区的细胞恢复正常。

在体人角膜内皮细胞（human corneal endothelial cell，HCEC）停滞于细胞周期的 G1 期。体外培养的 HCEC 在转染病毒癌基因（如 SV40 大 T 细胞抗原或人乳头瘤病毒 E6/E7）后，就会突破 G1 期停滞，开始增殖。此外，在体外或经钙离子螯合剂 EDTA 处理解除了细胞接触抑制后，角膜内皮细胞也可以发生增殖，在体外培养传代。这些证据提示：在体内可能存在某些抑制角膜内皮细胞增殖的因素。角膜内皮的细胞周期停滞是多因素导致的，比如细胞接触抑制，负细胞周期调节剂（如细胞周期蛋白依赖性激酶抑制剂、p27kip1 和 p15INK4b），生长抑制剂（如 TGF-β）和压力引起的细胞早衰等。

2. 影响角膜内皮扩大移行的因素　角膜内皮细胞在愈合过程中的移行和扩大受多种因素影响。已知促进内皮迁移和伤口愈合的生长因子包括 EGF、FGF-2、IL-1β、PDGF-BB、TGF-β2 和 VEGF，这些因子下游的信号通路也是多种多样的。通过 cAMP 途径起作用的前列腺素 E2、ERK1/2 和 p38 MAP 激酶已被证明参与内皮迁移和伤口愈合。FGF-2 通过多种途径刺激迁移，包括 p38、PI3K/Akt 和蛋白激酶 C/磷脂酶

A2。IL-1β 通过诱导 FGF-2 以及激活 Cdc42 和灭活 RhoA 的 Wnt5a 来刺激迁移。内皮愈合的机制复杂多样，需要进一步研究。促进角膜内皮损伤修复的研究也有报道。有研究认为，TGF-β 可以刺激角膜内皮愈合，但同时会促进角膜内皮 EnMT 以及异常 ECM 的沉积。目前已尝试应用 TGF-β 抑制剂减轻角膜内皮愈合过程中的 EnMT。另外一种促进角膜内皮愈合的方法是使用 Rho 激酶（ROCK）抑制剂。有研究证明 ROCK 抑制剂 Y-27632 可在体内（人眼及猴眼）及体外促进角膜内皮细胞的迁移。迄今为止，ROCK 抑制剂是治疗角膜内皮疾病研究最多也是最有希望的药物，包括 Y-27632 和 Ripasudil，其通过 Rho/ROCK 信号通路促进细胞增殖、迁移和黏附，从而促进了角膜内皮的再生。

3. 角膜内皮干细胞与再生 关于人角膜内皮损伤后能否再生，长期以来一直存在争议。有研究发现，角膜内皮不同位置的 HCEC 具有不同特征：与角膜中央区 HCEC 相比，外围区 HCEC 密度更高、促有丝分裂活性更高、分化程度更低、细胞间黏附较为疏松、细胞形态更倾向于球形。穿透性角膜移植术后，受体外围区 HCEC 可迁移替代供体 HCEC 或与供体 HCEC 共存。还有证据显示，角膜缘过渡区中可能存在干/祖细胞标记（SOX2、LGR5、CD34、PITX2、端粒酶）阳性的内皮前体细胞。这些证据都表明了角膜内皮细胞增殖再生的可行性。近年来，仅剥离中央 Descemet 膜而无角膜内皮移植的手术（descemetorhexis without endothelial keratoplasty，DWEK，又名 Descemet's stripping only，DSO）被引入临床。临床实践证明，当剥离 Descemet 膜直径≤4mm，术后均可以消除角膜水肿，恢复角膜透明。尽管 DWEK 的具体机制是 HCEC 迁移还是增殖一直饱受争议，但细胞接触抑制的解除作为始动因素已成共识。但是，DWEK 术后会出现不规则散光和后部基质混浊及瘢痕等并发症，且 Descemet 膜剥离大小、遗传因素以及全身性疾病等均会影响 DWEK 的疗效。

（二）化学伤后的角膜内皮愈合

猫与人的角膜内皮相似，在角膜机械性损伤后，内皮细胞层主要通过细胞的移行扩展来完成修复过程。笔者发现猫角膜在碱性化学伤后也表现出同样的修复过程。烧伤后 24 小时损伤区周围的细胞开始移行扩展（图 1-5-4-5），损伤后 1 周，内皮细胞完全覆盖了原始的损伤区，初期的愈合基本是靠细胞的扩张和延伸，细胞形态大小差异悬殊，失去正常六边形的结构，并出现多核细胞（图 1-5-4-6）。

在兔眼建立模型发现角膜内皮细胞层的修复存在两个时相，即在化学伤后第一周缺损区以直线形式完全被移行的细胞所覆盖，然而在第二周，这层再生的内皮层发生了继发性崩溃，然后以长达 6 个月的缓慢速度完成第二次修复。该课题组利用猴角膜复制相同的模型发现内皮层的修复过程在 1 周内完成，且未发现第二时相。笔者开展的猫眼模型实验在烧伤后第七天达到损伤区域覆盖状态，也未发现第二时相。

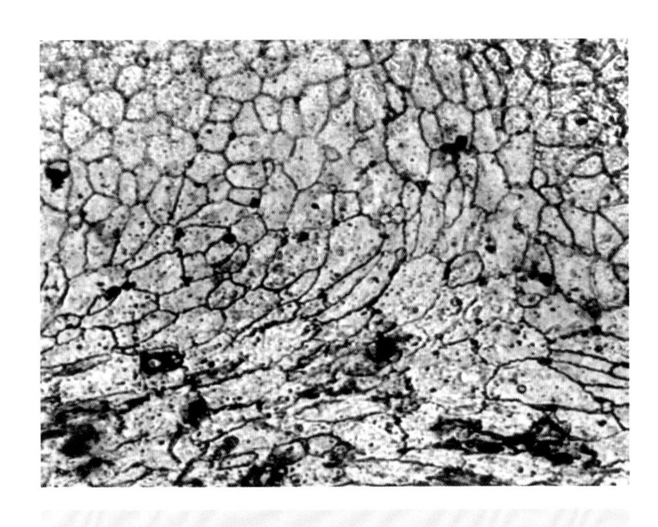

图 1-5-4-5 猫角膜内皮的损伤后移行

猫角膜化学伤后 24 小时角膜内皮细胞开始移行扩展（×100）

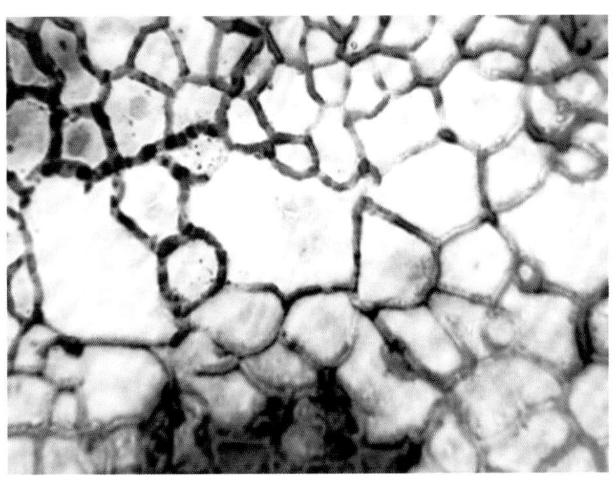

图 1-5-4-6 猫角膜内皮细胞的损伤后形态变化

猫角膜化学伤后 1 周，角膜内皮细胞已修复损伤区，但细胞大小差异悬殊，失去六边形形态，可见多核细胞（×100）

猫和猴角膜内皮细胞的生物学行为和愈合过程与人类近似，因此，推测人角膜化学伤后内皮细胞发生了同猫和猴一样的修复过程。

另外，研究者还发现随着兔角膜内皮层的双相修复，其上皮层和基质层的修复和水合状态也呈现出同样的双相过程。笔者通过测量烧伤后不同时间猫角膜的厚度也发现角膜的水合状态与内皮层的修复过程存在着密切关系。这些结果提示，碱烧伤的愈合状态主要被内皮细胞的愈合过程所影响。因此，如何加速内皮细胞的愈合和维持内皮细胞层的完整性将是未来治疗化学伤的重要措施。同时，进行化学伤治疗学研究时，应考虑到内皮细胞层的损伤状态以及不同种系角膜内皮细胞愈合过程的差异。

综上所述，虽然兔角膜是进行化学伤实验最常用的模型，但由于角膜的双相愈合过程，特别是内皮细胞的作用，容易使实验结果复杂化而难以评价药物的效果。猫角膜内皮呈单相，相对比较简单，同时其内皮细胞生物学特性同人类近似。因此，猫眼是观察角膜碱烧伤后的损伤反应和药物筛选的理想模型。

（三）超声乳化术后的角膜内皮愈合

角膜水肿是超声乳化白内障吸除术后的常见并发症之一。笔者团队对超声乳化白内障吸除术前后患者角膜内皮的损伤和修复情况进行观察和分析：在年龄相关性白内障行超声乳化白内障吸除人工晶状体植入术的 1 098 例患者（1 098 只眼）中，收集术后 1 天发生角膜水肿且手术前后观察资料完整的患者 64 例（64 只眼）；收集同期于外院行超声乳化白内障吸除人工晶状体植入术后发生角膜内皮细胞功能失代偿行穿透性角膜移植术患者 11 例（11 只眼）。

本研究按照裂隙灯显微镜检查所见将角膜水肿程度分为四个等级：0 级为角膜透明无水肿；1 级为角膜局限性薄雾状水肿，角膜内皮面光滑，虹膜纹理尚清晰可见；2 级为角膜浅灰色水肿，角膜内皮面粗糙，虹膜纹理模糊；3 级为角膜弥漫性灰白色水肿，角膜内皮面呈龟裂状，虹膜纹理视不清；4 级为角膜乳白色水肿，眼内结构视不清。分析结果如下：

1. 超声乳化损伤角膜水肿程度与角膜内皮细胞密度的关系（表 1-5-4-1） 0~4 级角膜水肿患者术前角膜内皮细胞平均密度比较，差异无显著意义。0~4 级角膜水肿患者术后角膜内皮细胞的丢失率比较，差异有非常显著意义。

表 1-5-4-1 超声乳化术后不同程度角膜水肿者的角膜内皮细胞损伤情况（$\bar{x} \pm s$）

分级	眼数	角膜水肿消退时间 / 天	术前细胞密度 / （个/mm²）	术后细胞密度 / （个/mm²）	细胞密度下降量 / （个/mm²）	细胞丢失率 /%
0 级	30	000.0 ± 00.0	2 652 ± 2 450	2 531 ± 232	135 ± 76	04.6 ± 01.7
1 级	28	002.1 ± 00.7	2 638 ± 2 880	2 240 ± 195	407 ± 232	14.9 ± 07.4
2 级	26	005.6 ± 01.9	2 620 ± 2 890	1 548 ± 263	1 073 ± 269	40.8 ± 08.7
3 级	10	021.8 ± 07.1	2 503 ± 2 890	0 833 ± 270	1 669 ± 266	67.0 ± 09.7
4 级	11	148.6 ± 21.5	2 362 ± 218*	0 312 ± 175	1 484 ± 594	84.4 ± 10.4

* 术前对侧未手术眼角膜内皮细胞密度

2. 超声乳化损伤角膜不同部位的角膜内皮细胞密度（表 1-5-4-2） 收集行超声乳化白内障吸除人工晶状体植入术者 94 例（94 只眼）。角膜上、中、下部内皮细胞平均密度比较，术前差异无显著意义（F=1.147，P=0.325）；术后差异有显著意义（F=3.361，P=0.039）。术后角膜上部与下部、中部与下部的内皮细胞平均密度比较，差异均有显著意义[最小显著差异法（LSD），P=0.025，0.030]；上部与中部的内皮细胞比较，差异无显著意义（LSD，P=0.921）。角膜上、中、下部内皮细胞密度的平均下降量比较，差异有显著意义（F=3.754，P=0.030）；上部与下部、中部与下部的内皮细胞密度平均下降量比较，差别均有显著意义（LSD，P=0.017，0.027）；上部与中部的内皮细胞密度平均下降量比较，差异无显著意义（LSD，P=0.867）。

表 1-5-4-2 94 例(94 只眼)年龄相关性白内障患者超声乳化白内障吸除术前和术后 3 个月角膜不同部位内皮细胞的平均密度($\bar{x} \pm s$)

单位:个/mm^2

角膜部位	术前角膜内皮细胞平均密度	术后角膜内皮细胞平均密度	角膜内皮细胞平均下降量
上部	2 557 ± 427	2 006 ± 546	627 ± 496
中部	2 560 ± 428	1 979 ± 545	656 ± 492
下部	2 610 ± 466	1 754 ± 543	1 026 ± 509

研究按照裂隙灯检查所见将角膜水肿程度分为四个等级。0 级和 1 级可区分角膜是否水肿;3 级角膜水肿严重;经治疗观察 3 个月不恢复者即为角膜内皮细胞功能失代偿(4 级)。该分级标准不仅临床容易观察和掌握,而且较为实用。对应角膜水肿分级,研究对角膜内皮细胞情况进行了观察,发现角膜水肿各等级间的角膜内皮细胞丢失率差异有显著意义(P<0.05),说明该分级标准即可作为客观评估角膜内皮细胞损失程度的参考。目前在我国广泛开展超声乳化白内障吸除术的情况下,依据该分级标准对角膜内皮细胞的损失程度进行评估,具有更为重要的临床意义。

超声乳化白内障吸除术与囊外白内障摘除术不同,其不是将晶状体核完整娩出,而是通过超声波将晶状体核乳化后吸除。由于切口的影响,囊外白内障摘除术后角膜内皮细胞的损伤和密度下降部位主要位于角膜上部。本研究结果显示,超声乳化白内障吸除术后 3 个月,角膜下部内皮细胞密度下降量明显高于角膜中、上部,说明超声乳化白内障吸除术损伤角膜的部位以角膜下部为主,与囊外白内障摘除术机械性损伤引起的角膜内皮细胞改变部位不同。分析其原因,与手术过程中超声乳化头位于瞳孔区、超声乳化头斜面的尖端主要在前房下部运动并释放超声能量有关。在本研究中,术后 3 个月角膜不同部位的内皮细胞密度的改变说明超声乳化白内障吸除术后角膜内皮细胞损伤的修复模式与囊外白内障摘除术基本相同。

在本研究中,3 级角膜水肿者角膜内皮细胞的丢失率即高达 67%,其存留的角膜内皮细胞密度已不足角膜内皮细胞的愈合储备密度(1 000 个/mm^2)。因此,应高度重视程度在 3 级以上的角膜水肿,并尽可能避免其发生。4 级角膜水肿者角膜内皮细胞丢失率为 84.4%,存留的角膜内皮细胞密度 <500 个/mm^2,角膜内皮细胞功能失代偿。研究认为,角膜内皮细胞丢失率接近 60%,角膜内皮细胞功能已经严重受损。但是否发生角膜内皮细胞功能失代偿,则主要取决于角膜内皮细胞修复潜能的个体差异,即角膜内皮细胞储备情况和存留的角膜内皮细胞的潜在功能。笔者以往的研究表明,角膜处于失代偿前的临界状态时,角膜内皮细胞密度的波动范围为 475~823 个/mm^2,这与本研究中角膜内皮细胞功能失代偿眼的角膜内皮细胞密度均 <500 个/mm^2 相一致。

五、角膜移植术后的修复

角膜移植术后的修复涉及角膜上皮、基质和内皮的愈合。了解角膜移植术后伤口的修复过程,对选择手术方式、避免术后并发症、提高视力均有重要作用。

(一) 角膜切口与修复的关系

角膜切口的方式和对合状态直接影响角膜移植术后伤口的修复。用剪刀和环钻完成角膜移植术的供体和植床制作后,角膜组织切口的边缘均有一条很窄的带状区的细胞缺失或坏死,如供体角膜在环钻钻取后,植片的内皮细胞要丢失 1%~2%。此外,完成切口后角膜组织的前、后弹力层以及整角膜均向切口内卷曲。另外,单纯用角膜环钻制作植床,植床的边缘会不同程度产生一个斜度,通常为上小下大,即植床的内皮面要大于上皮面的切口,从而增加了供体与受体愈合的空间,延长了修复的时间。而后弹力层是纤维细胞生长的一个屏障,所以对合完美的切口术后的瘢痕会明显减少。

(二) 正常切口角膜的修复

正常切口的修复分为三个时间段,最早为角膜上皮,其次为基质,包括基质纤维和胶原的合成,最后为内皮及后弹力层的愈合。

1. 角膜上皮　在手术后几小时内，角膜植床和植片的上皮均向切口上皮缺损区移行。一般术后24小时角膜表层上皮就可覆盖切口，3~4天上皮基底膜开始在切口处形成，并能较牢固地黏附于下方前弹力层或基质。这与笔者用共聚焦显微镜观察到的角膜表层镜片术（epikeratophakia，EP）后的修复情况相似。

2. 角膜基质　由于植床和植片手术切口缘角膜基质细胞及胶原的损坏，移植后数小时内多核白细胞分泌的蛋白水解酶就会消化这些坏死的细胞和胶原，清创伤口。术后约12小时，基质的修复过程开始，角膜基质细胞增殖，活化为成纤维细胞，成纤维细胞分化成肌成纤维细胞，这些肌成纤维细胞产生大量硫酸软骨素及前胶原纤维。肌成纤维细胞也是导致瘢痕形成的主要机制。伤口瘢痕大小与植床和植片之间的空隙密切相关，如果伤口之间对合良好，在切口边缘的纤维细胞呈放射状排列，并平行于伤口边缘，术后形成的瘢痕很小；若对合不好，留下的空隙大，则需要更多的纤维细胞填充伤口，伤口内的纤维细胞往往为鞋带式或交错排列，此类伤口修复后瘢痕明显。

笔者对24例EP后植片基质的修复过程用共聚焦显微镜观察发现：经冷冻切削后，角膜基质细胞全部死亡，镜片中仅有的基质氨基多糖、酸性黏多糖和胶原无变化。胶原是角膜基质的重要组成部分，术后胶原的性能稳定。电镜检查冷冻后胶原的位置无变化，致密的胶原纤维可阻止正常角膜细胞的迁移。术后1年内，镜片基质细胞无变化，细胞少，形态不规则；术后2年，镜片边缘偶见正常形态的基质细胞；术后5年，镜片中央仍未见正常形态的基质细胞，说明基质细胞恢复与组织镜片透明无关系。

3. 角膜内皮　穿透移植术后20~24小时，植片或植床的内皮就向切口处移行，并开始分泌新的基底膜，但这个过程十分缓慢，往往要在数月后才能达到正常后弹力层的厚度，但由于后弹力层其有弹性的特征，植床和植片内的后弹力层回缩明显，修复过程中很难达到精确的对合。

（三）影响切口修复的因素

角膜移植术后伤口的修复受到手术操作、炎症和感染、眼压、致病原因、术后用药等多种因素的影响。

1. 植片与植床对合不良　这样在植片与植床之间有大量排列紊乱的纤维及胶原填充，术后出现明显的瘢痕。

2. 炎症和感染　微生物感染或缝线刺激，引起植床或植片的炎症，大量胶原酶释放，严重者出现角膜基质的坏死，造成角膜边缘部分缺损。

3. 高眼压　术后早期的高眼压，使没有修复的伤口承受异常的压力，并易造成伤口之间的移位。

4. 化学伤　眼表化学伤导致角膜缘干细胞功能障碍，角膜移植术后上皮细胞往往修复迟缓。

5. 缝线问题　由于各方向中缝线松紧不一，造成不均匀的拉力和压力，瘢痕易在缝线紧的边缘产生。

缝线在角膜移植伤口愈合中扮演很重要的角色。精确、良好的缝合能减少切口修复的空间，减少纤维细胞的增生，减少炎症和切口的瘢痕，这些与缝线材料、直径、缝线的方式及手术者的技巧相关。目前，临床上常用的10/0尼龙缝线有较好的拉力、较轻的炎症刺激。比较10/0尼龙线间断缝合16针和同样的方法缝合20~22针，后者切口修复更好，但瘢痕明显，影响光学效果。缝线拆除的时间与伤口修复的关系较难估测，若伤口未完全修复时过早拆线，将减弱伤口的拉力，使伤口修复不良。通常有四点特征可判断伤口是否已修复：①伤口出现瘢痕或瘢痕密度增加；②原来缝合紧密的缝线松动；③切口处有新生血管长入；④年龄越小伤口修复相对越快，拆线时间可以提前。

六、角膜神经的损伤修复

角膜神经是维持眼表稳态的关键组成部分，角膜神经损伤会因神经末梢暴露而引起疼痛，并会导致角膜上皮缺失、角膜伤口修复迟缓、角膜敏感度下降等症状，如神经营养性角膜炎。我们通过物理手段损伤小鼠角膜神经来模拟神经营养性角膜炎，发现小鼠角膜去神经后角膜上皮脱落、基质水肿溃疡（图1-5-4-7）、角膜敏感度丧失，后期有新生血管长入。

在临床上无法直接用裂隙灯显微镜看到神经丛，但可用共聚焦显微镜在活体上观察角膜内的神经变化。手术、外伤、感染、糖尿病等多种原因都会导致角膜神经损伤，角膜神经的损伤修复对于改善患者的生活质量非常重要。

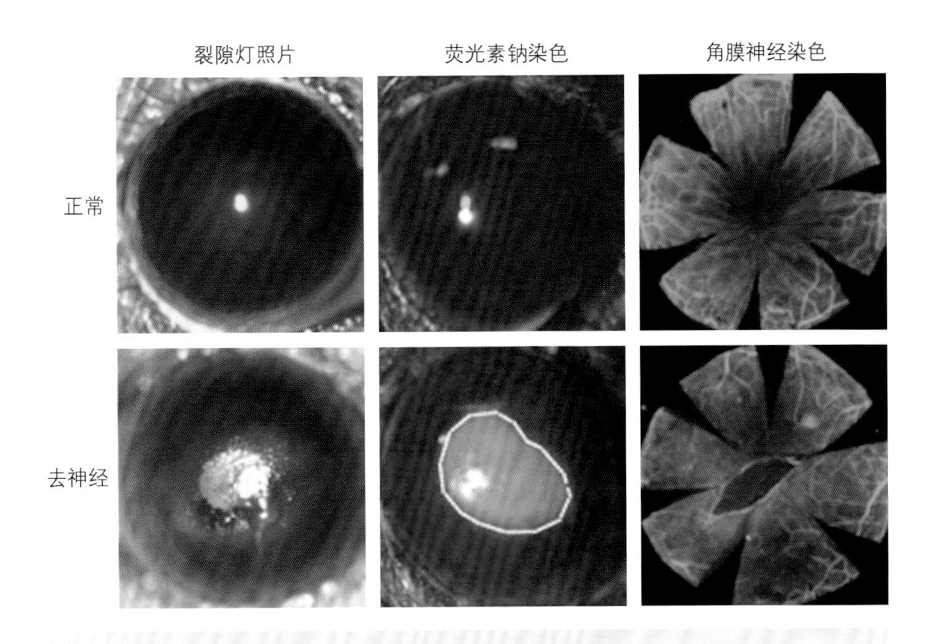

图 1-5-4-7 小鼠角膜去神经模型模拟神经营养性角膜炎

去神经建模 2 天后，裂隙灯显微镜观察可见小鼠角膜上皮脱落、角膜缘充血、基质水肿和溃疡；荧光素钠染色可见小鼠角膜上皮大面积缺失；β3-Tubulin 角膜神经铺片染色可见角膜神经退行严重

（一）角膜移植术后的神经损伤修复

角膜移植术后角膜植片神经恢复有限，即使术后数年神经密度和神经敏感度的恢复也不可能完全达到健眼的水平。角膜表层镜片术和穿透性角膜移植术后也会有供体神经纤维长入植片，神经敏感度随时间延长也有恢复，但在术后 1 年甚至更长时间，仍然达不到正常水平。

笔者团队研究结果表明，180° 角膜缘穿透性切开术后，到术后 6 个月，受损区角膜仍然只有少数基质神经再生，且这些神经并不呈放射状进入角膜，表现为走向异常、上皮下神经丛结构紊乱、密度较低、角膜知觉未恢复正常。有研究者检测人的二次穿透性角膜移植术后角膜植片发现，虽然手术后已长达 29 年，但只有极少数神经再生，而且绝大部分为上皮下神经，不足以恢复正常角膜知觉。而 180° 角膜缘穿透性切开术后，再生的神经主要是由基质神经构成。虽然两种手术方式均涉及穿透性切开角膜，但两者神经再生的程度和类型明显不同，造成这种差别的原因目前尚不十分清楚。研究者推测，由于穿透性角膜移植术（PKP）植入了新的植片，导致施万（Schwann）神经内管排列紊乱，使角膜神经难以再生。角膜缘穿透性切开术，则因角膜缘处有施万细胞被膜和神经内管排列相对较合理，使角膜神经再生较快。笔者研究结果表明，自体旋转 PKP 与同种异体 PKP 后神经再生无显著性差异，证明与 PKP 植入植片本身无关。有研究者在角膜上行低温冷冻术使角膜神经溃变，结果发现，由于保留了神经轴突包膜和神经内管排列未被打乱，术后角膜神经再生较快。但也有研究者在猫眼上行不同深度环形切开后的结果表明，如切断所有的角膜基质神经而不移动角膜组织，施万神经内管排列与远侧的被切断神经组织保持合理排列，术后 28 个月仍无角膜基质神经再生，其原因仍需进一步研究。

随着角膜移植术的开展，无论是穿透移植还是板层移植，都涉及神经损伤和术后感觉功能恢复问题。在保证临床疗效的前提下选择怎样的术式尽量减少神经损伤以促进术后感觉恢复，一直是角膜领域研究的热点课题。

研究者采取不同的术式对猫角膜神经再生问题进行了系统研究后发现：当环形切口深度大于 53% 时，则基质神经干全部被切断，角膜感觉便不可逆性地丧失；当切口深度小于 50% 时，尚存的神经干可通过出芽方式重新分布于角膜，从而恢复部分角膜知觉。研究者将兔角膜穿透性切除后原位旋转 180°，观察到神经再生开始于术后1周，术后2~3周植床近植片处神经再生，神经密度增高。术后4周可见单根纤维长入植片，穿过基质在上皮下形成神经丛，主要分布于角膜周边基质。12周，上皮下神经丛密度明显增高，但中央基质神经略嫌稀疏，上皮内未见神经纤维的再生。

研究者早期对穿透性角膜移植患者术后感觉恢复情况进行了研究，得出了与动物实验迥然不同的结论，发现人的角膜神经再生仅仅限于上皮基底层，但对其来源看法不一。研究表明：术后再生的神经起源于角膜缘神经纤维丛，神经干不穿基质伸入上皮，神经干迁移速度平均每月0.5mm，由角膜的周边上皮走向中心上皮。角膜穿透性移植术后感觉恢复情况各异，但一般12个月内角膜感觉基本恢复，周边感觉首先恢复，其次是中央感觉。而基质内未见神经再生，甚至在术后30年，基质内都未见神经分布。关于基质对神经再生的抑制作用，学者们进行了深入研究发现，在角膜胚胎发育过程中，首先长入角膜的是上皮干，约在23周分布至周边上皮；而基质干直到33周才长入，分布稀疏，每片角膜仅见2~3条神经干。也有报道证明早期鸡胚角膜基质有抑制神经长入的作用。

研究还发现，PKP后角膜瘢痕明显区域内相应植片的神经再生程度和数量均相对较低，提示临床医生在行眼前节手术时，应尽量使手术切口创伤减少到最小程度，缝合时使切口对合整齐以减少术后瘢痕形成，将有利于术后角膜神经的再生。

（二）圆锥角膜患者角膜表层镜片术后神经的损伤修复

笔者应用共聚焦显微镜观察圆锥角膜患者角膜表层镜片术（EP）后不同时期的镜片组织，以了解低温冷冻脱水角膜材料移植后组织细胞和神经重建的动态过程。对24例（24只眼）圆锥角膜患者行EP，应用共聚焦显微镜分别对术后不同时期的角膜镜片组织细胞和神经重建过程进行活体动态观察并摄像记录。术后6个月，基底细胞密度及形态趋于正常，可见上皮下散在神经丛（图1-5-4-8A）；术后2年，上皮下神经丛形态接近正常（图1-5-4-8B）；术后6个月，偶见较粗大神经干伸入镜片基质内（图1-5-4-8C）；但术后5年基质神经尚未达到正常密度。

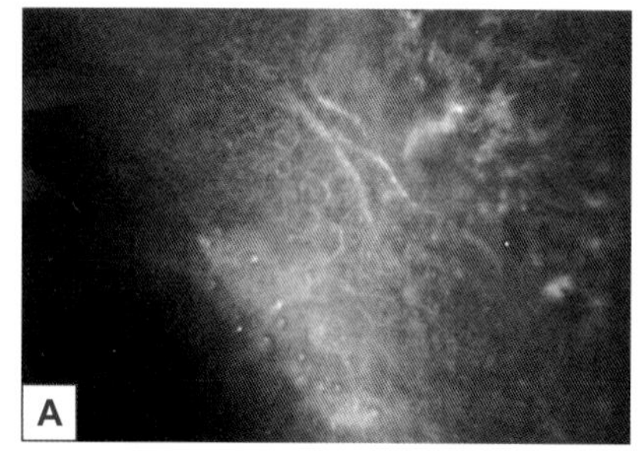

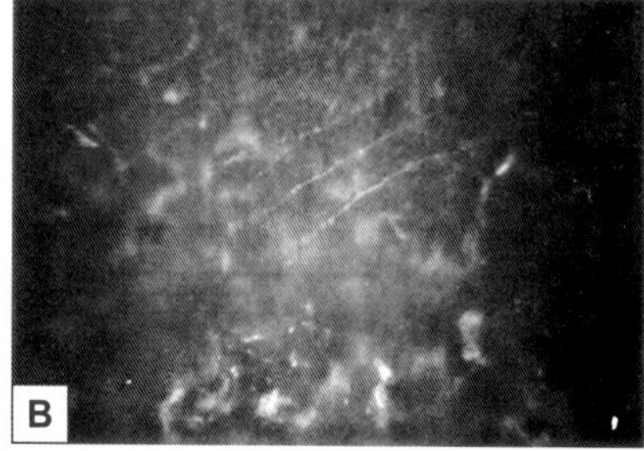

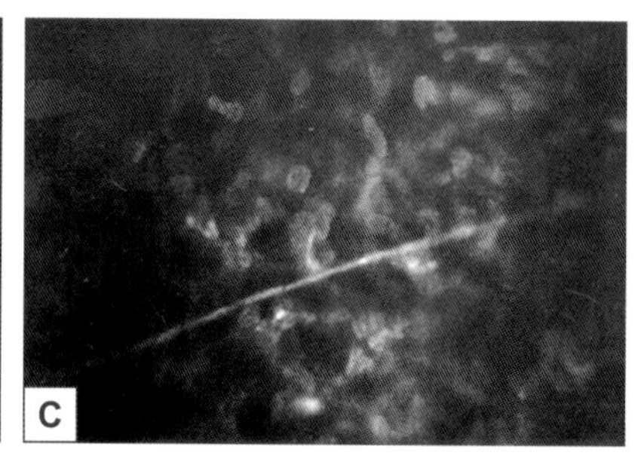

图1-5-4-8 EP后角膜神经的修复

图A EP后6个月，可见植片上皮下散在神经丛
图B EP后2年，植片上皮下神经丛恢复正常
图C EP后移植片基质内偶可见神经干长入

表层角膜镜片上皮下神经恢复的时间较长，角膜手术后其神经损伤与再生的研究较多，但不同手术方式、不同角膜供体材料使其术后的神经再生修复不同。研究者用乙酰胆碱酯酶染色观察准分子激光屈光性角膜切削术后兔角膜神经的再生情况，发现术后6周角膜上皮下的神经纤维才开始自切口边缘向中央移行，3个月神经纤维移至伤口中央，6个月伤口中央仍存在神经纤维缺损区，12个月后神经纤维形态仍有异常改变。有学者将板层角膜移植术与EP后角膜神经再生情况进行比较，发现板层角膜移植术后1年时角膜感觉恢复正常，而EP后3年角膜感觉仍然迟钝，认为角膜感觉与其上皮下的神经密度有关。因此，EP后角膜植片敏感性的恢复时间≥2年。

笔者认为，EP时将植片植入植床袋内将有利于基质神经的生长。非活性组织角膜镜片在角膜表面主要是一个上皮的被覆过程和上皮下纤维的再生及基质内神经干的修复，而组织镜片基质细胞的恢复可能是一个漫长的过程，但均不影响植片的透明度。

总之，角膜神经损伤后再生是一个十分缓慢的过程，不论其驱动力如何，均不足以使损伤后的角膜神经恢复正常，有必要进一步研究影响角膜神经再生的因素，为寻找促进角膜神经再生的药物或经其他途径提供理论依据。

（三）糖尿病角膜神经的损伤修复

糖尿病角膜病变的一个主要特征是角膜的神经支配异常，导致敏感度降低和上皮伤口愈合受损，属于神经营养性角膜病的一种特殊表现。角膜神经纤维在糖尿病早期即出现明显的形态学改变，临床通过共聚焦显微镜检查角膜神经形态和密度变化，已成为评价糖尿病外周神经病变程度的窗口。目前主要的量化参数包括角膜神经纤维长度（corneal nerve fiber length，CNFL），神经纤维密度，神经分支纤维长度，神经分支纤维密度，神经纤维弯曲度，以及中央涡旋区神经密度等，其中 CNFL 与糖尿病角膜神经病变的关系研究最为广泛。我们对正常人、非增殖性糖尿病性视网膜病变（non-diabetic retinopathy，NPDR）和增殖性糖尿病性视网膜病变（proliferative diabetic retinopathy，PDR）患者应用共聚焦显微镜观察发现，正常人神经纤维数量和分支较多，走行平缓，而糖尿病患者角膜上皮下神经纤维疏松，走行弯曲（图 1-5-4-9），糖尿病性角膜神经病变程度随糖尿病性视网膜病变病程进展而发展。我们研究发现，糖尿病病程是糖尿病角膜病变发生、发展的主要危险因素，患者最先出现角膜神经退行伴眼部刺激症状，多发生在病程 5 年以内。随病程进展，患病 5 年后角膜神经密度进一步下降，角膜逐渐出现上皮屏障功能破坏并随病程逐渐加重，常伴随角膜神经功能下降及角膜敏感性降低。提示角膜神经形态学改变早于神经功能改变，上皮功能损害继发于角膜神经病变。此外，我们还发现，不论血糖是否控制，都会出现糖尿病角膜神经密度下降；当血糖控制不佳时，角膜上皮病变和角膜敏感度下降更为明显。角膜神经主要来自三叉神经节，我们通过小鼠糖尿病模型证明了糖尿病可引起三叉神经节氧化应激水平增强而神经保护分子表达下降，其中 miRNA-182-NOX4 信号通路是关键机制。

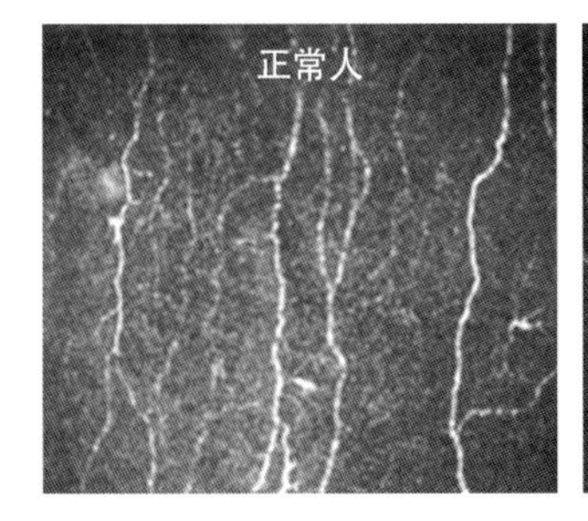

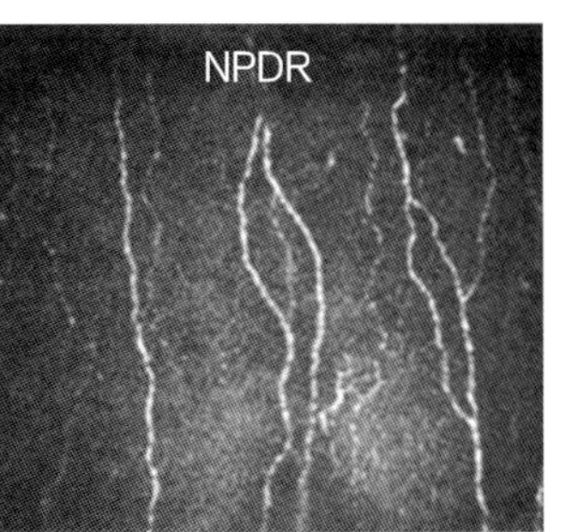

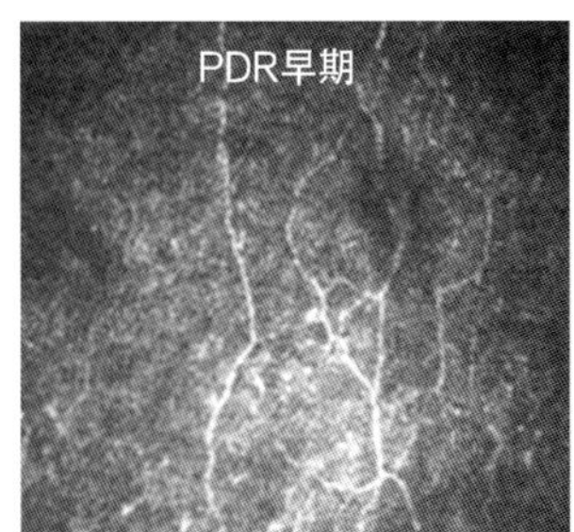

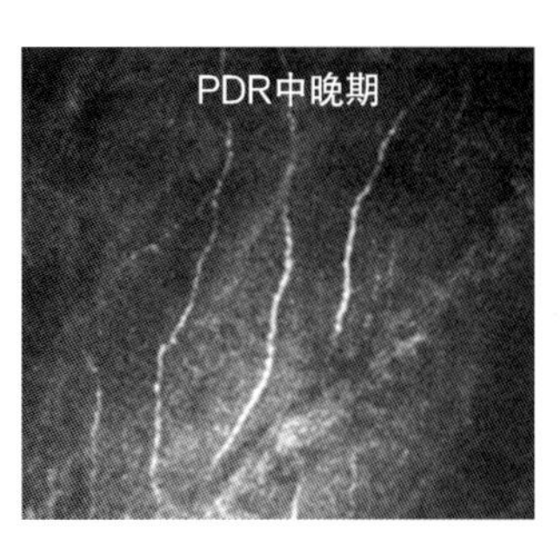

图 1-5-4-9 共聚焦显微镜下观察角膜神经纤维形态

正常人角膜神经纤维数量和分支较多，走行平缓；而非增殖性糖尿病性视网膜病变组（NPDR）、增殖性糖尿病性视网膜病变（PDR）早期组和 PDR 中晚期组，均可见角膜上皮下神经纤维疏松、走行弯曲

虽然角膜神经对于角膜损伤修复非常重要，但因角膜神经调控机制不清，靶向神经的角膜再生手段非常有限。重组人生长因子（rhNGF）是目前唯一用于神经营养性角膜炎治疗的“孤儿药”（罕用药），我们研究发现 rhNGF 对于糖尿病角膜病变患者的神经恢复也具有较好的疗效。

最新研究发现，小鼠感染单纯疱疹病毒 1 型（HSV-1）后，角膜感觉神经退行，交感神经侵入，抑制交感神经长入可有效促进感觉神经再生，降低单纯疱疹性角膜炎（HSK）严重程度；我们的研究也发现，角膜上皮刮除、碱烧伤、感觉神经去除等各种小鼠感觉神经损伤模型均可引起交感神经的异常长入，抑制交感神经活化可促进角膜上皮和感觉神经的修复再生。

七、角膜新生血管和淋巴管

角膜作为一种能够折射和透射光的高度特化组织，需要通过无血管/淋巴管特性维持其透明性与光学性能。无血管/淋巴管特性也是维持角膜免疫豁免的重要机制之一。然而，某些特定的病理状态会破坏角膜血管/淋巴管豁免特性。病理性血管/淋巴管长入角膜组织不仅会破坏视力甚至会导致失明，还会显著增加角膜移植术后免疫排斥反应的风险。因此，本部分重点关注角膜新生血管和淋巴管的机制。

（一）角膜血管/淋巴管豁免的机制

角膜维持无血管/淋巴管特性的过程不是一个被动的过程，而是一个主动级联反应过程，并涉及多种机制。

1. 角膜解剖结构　角膜具有特殊解剖结构，存在处于稳定脱水状态的胶原蛋白片层结构以及处于片层结构间的角膜基质细胞网络。基质胶原纤维的周期性变化高度依赖于基质水合状态。基质水肿不仅可以破坏角膜的透明度，还会上调炎症细胞因子，进而促进血管在胶原纤维间生长。角膜水肿可在没有血管化的情况下发生，但血管生长通常与角膜水肿有关。

2. 抑制新生血管的诱饵机制（antiangiogenic decoy mechanisms，ADM）　正常角膜上皮表达可溶性的血管内皮生长因子（vascular endothelial growth factor，VEGF）-A 受体 1（soluble VEGF-A receptor 1，sVEGFR1），充当 VEGF-A 的内源性诱饵受体或者失活膜结合型受体 VEGFR1 与 VEGFR2 的二聚化，进而阻止角膜新生血管并维持角膜无血管特性。通常，VEGFR3 与 VEGF-C 和 VEGF-D 结合促进新生淋巴管生成。但是，角膜上皮细胞异位表达的 VEGFR3 可充当诱饵受体，通过中和 VEGF-C 和 VEGF-D，进而抑制新生血管/淋巴管。此外，角膜上皮还表达可溶性受体 VEGFR2（sVEGFR2），通过结合 VEGF-C 阻止角膜新生淋巴管。

3. 角膜细胞的抗新生血管/淋巴管作用　角膜上皮细胞与基质细胞均具有抗新生血管/淋巴管的特性。上皮基底膜（epithelial basement membrane，EBM）含有抑制新生血管/淋巴管的因子。源于 EBM 的血管内皮抑素（endostatin），凝血酶敏感蛋白（thrombospondin，TSP）1/2 等具有抗新生血管/淋巴管的作用。EBM 中的硫酸乙酰肝素蛋白聚糖通过结合 VEGF 和成纤维细胞生长因子（fibroblast growth factor-2，FGF-2）抑制炎性血管生成。角膜上皮细胞产生的血管抑素样分子（angiostatin-like molecule），色素上皮衍生因子（pigment epithelium-derived factor，PEDF）等具有维持角膜血管/淋巴管豁免的功能。此外，特定基质金属蛋白酶（matrix metalloproteinase，MMP）也可通过其水解酶活性产生具有抑制新生血管活性的分子，如 MMP-7。膜结合型基质金属蛋白酶 MT1-MMP（membrane type-1 MMP）具有抑制与促进新生血管的双重作用。

4. 眼前房水　除维持免疫豁免功能外，研究发现房水中的黑素细胞刺激素（α-melanocyte stimulating hormone，α-MSH）和血管活性肠肽（vasoactive intestinal peptide，VIP）等神经肽具有明显的抑制角膜新生淋巴管的作用，这提示房水可能通过角膜内皮维持角膜血管/淋巴管豁免。

5. 角膜缘及其物理屏障　角膜缘结构还有维持角膜血管/淋巴管豁免的功能。角膜缘干细胞缺乏症与实验性角膜缘损伤均表现出大量的角膜新生血管与炎症反应，而角膜缘干细胞移植则可明显抑制角膜新生血管。基于此，角膜缘的物理屏障是维持角膜血管豁免的重要机制。因为角膜缘通过不断更新上皮细胞进而作为物理屏障阻止结膜与血管向角膜内生长。也有研究显示，清除一半的角膜缘组织会导致角膜新生血管从角膜缘组织完好的一侧长出。因此，角膜缘通过其物理屏障功能维持角膜新生血管的观念存在争议，后续还需进一步明确其在维持角膜血管豁免中的作用与机制。

（二）角膜新生血管及其分子机制

1. 病因与形成过程　正常角膜是血管/淋巴管豁免的组织，促新生血管/淋巴管的因素与抑制因素处于动态平衡。一旦动态平衡被打破，就会导致角膜新生血管/淋巴管。引起角膜新生血管/淋巴管的因素主要包括炎症、角膜移植免疫排斥、感染性角膜炎、隐形眼镜相关的缺氧、碱烧伤、神经性角膜溃疡，以及角膜缘干细胞缺乏症等。在临床上，角膜新生血管可分为三种形式，包括浅层新生血管、基质层新生血管、覆盖后弹力层的深层新生血管。

在各种致病因素作用下,局部浸润的炎性细胞分泌多种蛋白分解酶,降解角膜缘小血管的基底膜。此处的血管内皮细胞增生形成幼芽,随后移行形成一条细胞索,形成管腔。增生的血管内皮细胞分泌Ⅳ型胶原、层粘连蛋白和纤维粘连蛋白,形成新生血管基底膜的基板;基质中的成纤维细胞分泌Ⅲ型胶原和基质形成网板,而本身则成为周膜细胞,此时就形成了完整的新生血管。通过碱烧伤动物模型发现,角膜新生血管的形成大致可分为三期:非增生期,一般在烧伤后48小时内;增生期,最大增生率出现在烧伤后3~4天;消退期,在烧伤7天以后,此时血管塑形完成,密度开始下降。

2. 角膜新生血管的机制 角膜血管豁免是由于角膜内促血管因素与抑制因素在一定程度上处于动态平衡。而角膜新生血管的形成是一个复杂的过程。当产生新生血管的病因存在时,抑制新生血管的因素减少,而促新生血管因素增加,角膜缘部的血管会侵入角膜并向中央生长,形成角膜新生血管。目前有关角膜新生血管机制研究主要集中在对促血管与抑血管因子的研究等方面。

(1)角膜中主要的促新生血管因子:在角膜新生血管过程,存在大量促血管生成关键蛋白(表1-5-4-3)。VEGF-A是血管生成的关键调节因子,其表达受低氧与炎症反应的严格调控,可以参与调节血管生成的多个过程。VEGF家族还包括VEGF-B、VEGF-C和VEGF-D,分别与相应受体结合调节血管与淋巴管生成。碱性成纤维细胞生长因子(basic fibroblast growth factor,bFGF)属于FGF家族,可与正常角膜的前、后弹力层结合,也可与角膜新生血管膜结合,在机制上可能通过调节VEGF-A产生等促进角膜新生血管。血管生成素(angiogenin,Ang)主要包括Ang-1和Ang-2,前者主要维持血管内皮细胞稳定,而后者使内皮细胞间及内皮细胞与支持细胞出现解离,降低血管稳定性,从而在血管重构中起重要作用。角膜疾病发病过程中表达的炎性细胞因子(如IL-1、IL-6等)以及趋化因子等也有促角膜新生血管作用。

MMP是一类参与细胞外基质重塑、新生血管和淋巴管生成的锌结合蛋白水解酶。特定的MMP(如MMP-2、MMP-9及MMP-12等)通过重塑细胞外基质ECM、动员VEGF释放等促进角膜新生血管;MT1-MMP具有抑制/促进角膜新生血管的双重作用,而MMP-7通过其酶活性切割产生血管抑制素和内皮抑制素,发挥抗角膜新生血管作用。此外,角膜神经支配受损也可参与诱导角膜新生血管。

表1-5-4-3 角膜中主要的新生血管/淋巴管调控因子

蛋白质	主要作用
VEGF-A	促角膜新生血管
VEGF-C/D	促角膜新生淋巴管
bFGF	促角膜新生血管/淋巴管
Ang-1/2	促角膜新生血管/淋巴管
MMP-2/9/12等	促角膜新生血管
MT1-MMP	促进/抑制角膜新血管;抑制新生淋巴管
MMP-7	抑制角膜新生血管
sVEGFR-1	抑制角膜新生血管
sVEGFR-2	抗角膜新生淋巴管
sVEGFR-3	抗角膜新生淋巴管
AS	抑制角膜新生血管
ES	抗角膜新生血管
Arresten/Canstatin/Tumstatin	抗角膜新生血管
TSP-1/2	抗角膜新生血管/淋巴管
PEDF	抗角膜新生血管

（2）角膜中主要抑制新生血管相关蛋白：除 sVEGFR1 以及角膜上皮表达的非血管性 VEGFR-3 外，角膜血管豁免的维持还与其他几种主要的抗新生血管因子有关（表 1-5-4-3）。它们主要是蛋白前体经酶切或直接以活性形式产生。

血管抑制素（angiostatin，AS）是纤溶酶原酶解产生的一种内源性强效血管生成抑制剂。清除角膜内的 AS 可明显促进准分子激光后角膜新生血管的生成，而角膜基质内植入 AS 则能够明显抑制 bFGF 诱导的角膜新生血管。内皮抑素（endostatin，ES）是体内胶原ⅩⅧ羧基末端分解产生的一种 20kDa 的多肽，其抗新生血管作用与诱导血管内皮细胞凋亡、抑制血管内皮细胞的增殖和移行等有关。血管形成抑制因子（arresten）、癌抑素（canstatin）和肿瘤抑素（tumstatin）是三种具有抗血管生成活性的Ⅳ型胶原蛋白衍生蛋白，通过抑制血管内皮细胞增殖与迁移、诱导血管内皮细胞凋亡等发挥抗角膜新生血管作用。TSP-1/2 既可以作为分泌蛋白，又可以作为 ECM 成分，具有抗新生血管/淋巴管作用。此外，PEDF 属于丝氨酸蛋白酶抑制剂超家族，分布于角膜上皮与内皮细胞等，具有抑制角膜新生血管的重要功能。

（三）角膜新生淋巴管及其分子机制

1. 淋巴管的生成途径　在正常生理条件下，角膜周围被角膜缘的淋巴管环绕。这些淋巴管可与结膜的淋巴网络相连接，但是不会进入角膜。然而，在炎症条件下，新生淋巴管可以通过两种方式形成：一种依赖于角膜缘淋巴管产生新的淋巴管并延伸到角膜组织；另一种是角膜缘淋巴管非依赖的方式。角膜基质中 CD11b+巨噬细胞表达淋巴管经典标记物 LYVE-1（lymphatic vessel endothelial receptor 1）和 PROX-1（prospero homeobox 1）。体外实验发现，巨噬细胞可以聚积形成管状样结构，并表达淋巴管标记物 LYVE-1 和膜黏蛋白（dpodoplanin），提示其可直接参与淋巴管生成。

2. 重要的淋巴管生成相关调控因子　在病理条件下，角膜中也存在大量促淋巴管生成关键蛋白（表 1-5-4-3）。VEGF 家族是参与新生淋巴管的重要细胞因子。其中，VEGF-C 与 VEGF-D 是参与新生淋巴管最为重要的两个因子，并且主要通过与酪氨酸激酶受体 VEGFR-3 结合实现。最近研究显示，VEGF-A、VEGF-C 与 VEGF-D 均可诱导血管生成与淋巴管生成。bFGF、Ang-1/2 等都也具有诱导角膜新生淋巴管作用。角膜损伤产生的非特异性炎症反应通过产生 VEGF-C 和 VEGF-D 等诱导角膜新生淋巴管。此外，在病毒性角膜炎中，炎性细胞因子及其病毒本身可以通过激活角膜上皮 VEGF-A/VEGFR-2 信号通路诱导角膜新生淋巴管；$CD8^{+}$T 细胞还可以通过上调 VEGF-C 表达促进 HSV 角膜感染过程中的淋巴管生成。

角膜中还存在大量抗角膜新生淋巴管的因子（表 1-5-4-3）。研究表明角膜组织表达可溶性 VEGFR-3（soluble VEGFR-3，sVEGFR-3）以及 sVEGFR-2 抑制 VEGF-C 诱导新生淋巴管作用。TSP-1 作为内源性抑制因子，通过与 CD36 结合抑制新生淋巴管的形成。此外，金属蛋白酶 MT1-MMP 还可以直接切割 LYVE-1 和抑制 VEGF-C 产生抑制淋巴管形成。

3. 角膜新生淋巴管与新生血管的关系　研究表明两者既是相互联系，又是相互独立的过程。但目前关于两者间的相互影响及其确切调控机制尚不明确。

（1）相互联系的过程：普遍观点认为，角膜新生血管生长先于新生淋巴管并影响淋巴管生长。有研究者认为角膜新生血管同时伴随新生淋巴管生成，并且新生淋巴管程度与新生血管程度成正比。笔者团队通过囊袋植入法研究 VEGF-A、b-FGF 和 VEGF-C 致角膜新生血管与淋巴管关系时发现：VEGF-A 促进新生血管形成仅伴随少量淋巴管的形成，新生血管具有明显通透性（图 1-5-4-10~图 1-5-4-12）；而 b-FGF 促少量新生血管但通透性不明显，并伴随大量新生淋巴管（图 1-5-4-13~图 1-5-4-15）；VEGF-C 促进几乎相同数量的新生血管与淋巴管的生成（图 1-5-4-16~图 1-5-4-18）。对 destrin 基因突变小鼠的研究发现，该模型能自发出现角膜新生血管和新生淋巴管，应用抗 VEGFR-3 抗体不但可以抑制新生淋巴管，而且还能抑制新生血管。尽管相关的实验证据表明两者间存在相互联系，但其内在的调控机制还有待于深入研究。

（2）相互独立的过程：研究者通过角膜囊袋法植入 b-FGF（80ng）发现，其促角膜新生淋巴管生长的作用明显强于促新生血管的作用；当剂量减为 12.5ng 时，发现其促淋巴管生长作用明显，仅伴随少量新生血管生长，当阻断新生血管生长时，新生淋巴管并不受影响，提示角膜新生淋巴管的生长也可不依赖于新生血管，但目前有关两者的区别及其内在调控机制尚不清楚。

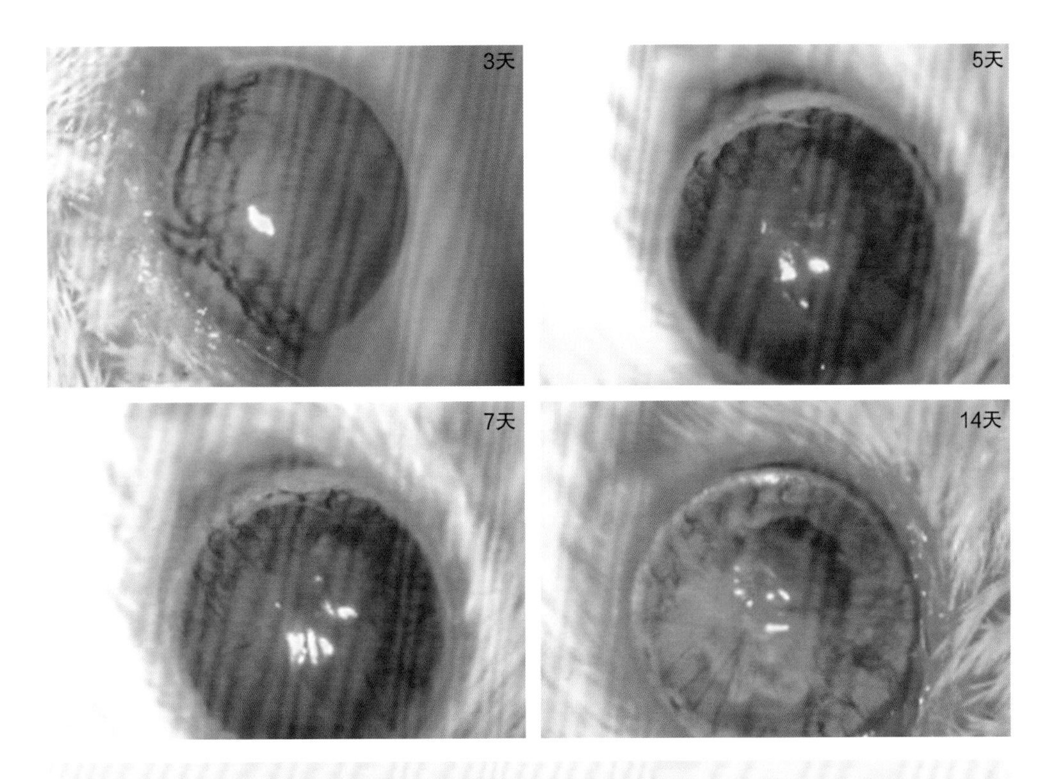

图 1-5-4-10 VEGF-A 囊袋植入术后角膜新生血管生长观察

VEGF-A 组术后 3 天，新生血管从全周长入角膜，血管纤细浓密，呈毛刷状，角膜中央轻度混浊水肿；术后 5 天，新生血管增生较前明显增加；术后 7 天，新生血管无明显增生；术后 14 天，血管萎缩变细，角膜恢复透明

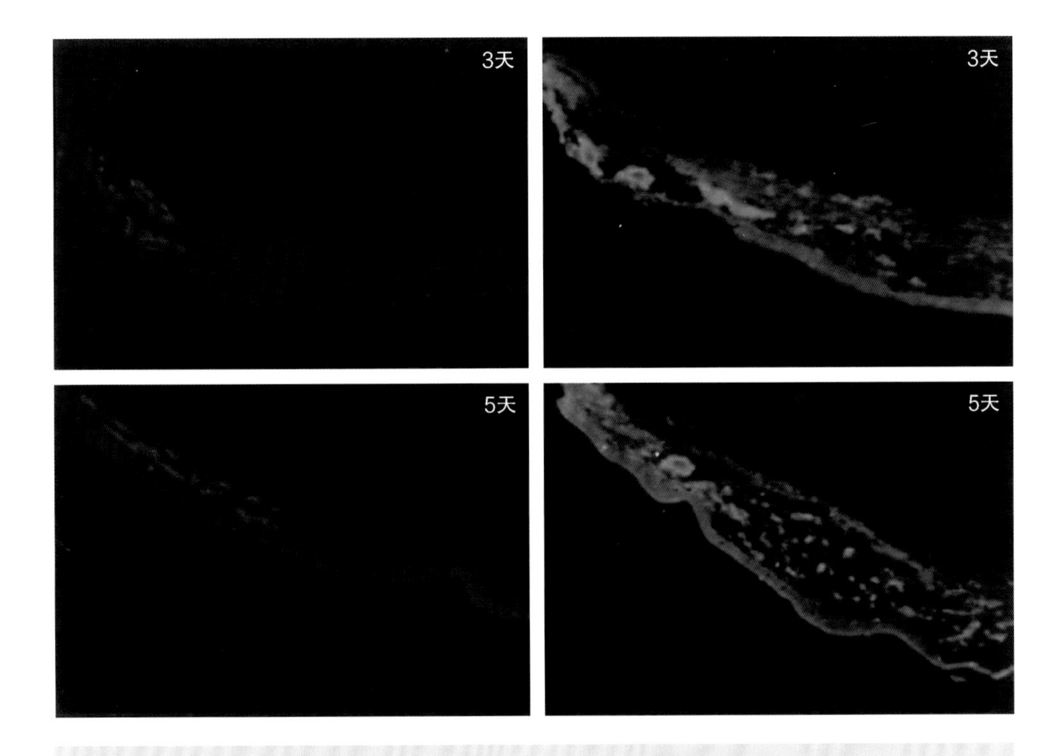

图 1-5-4-11 VEGF-A 囊袋植入术后 3 天和 5 天角膜新生血管和新生淋巴管染色

VEGF-A 组术后 3 天，新生淋巴管（红色荧光）少量表达而大量新生血管（绿色荧光）的表达；术后 5 天，新生血管的表达较前明显增多。免疫荧光染色，×100

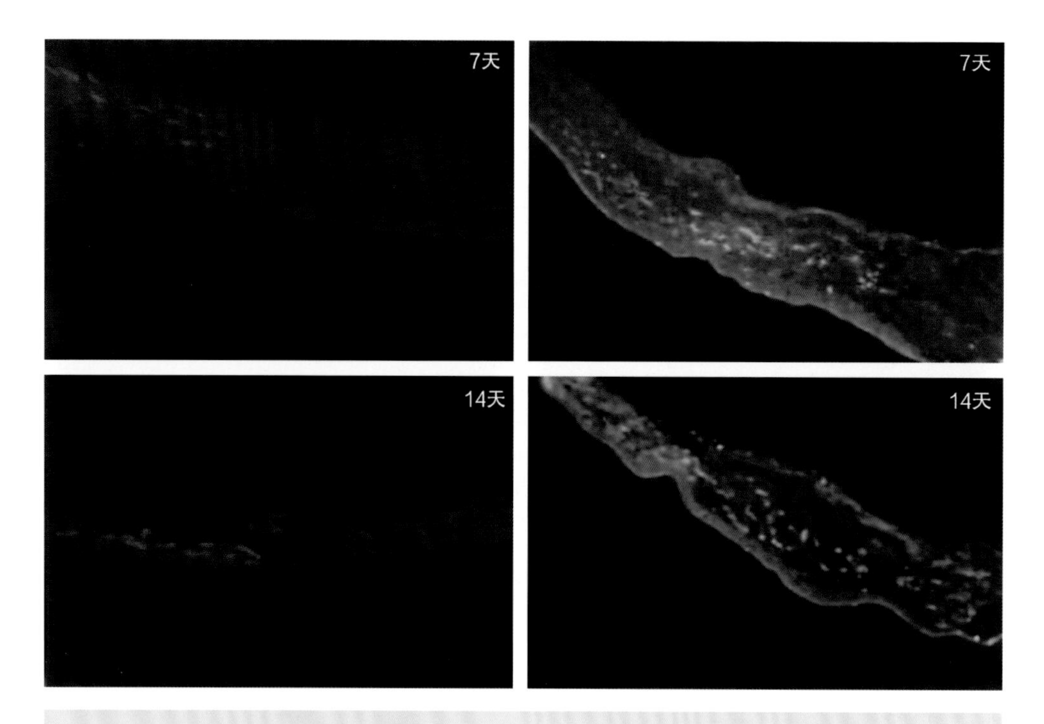

图 1-5-4-12　VEGF-A 囊袋植入术后 7 天和 14 天角膜新生血管和新生淋巴管染色

VEGF-A 组术后 7 天，新生淋巴管（红色荧光）和新生血管（绿色荧光）的表达较前减少；术后 14 天，新生血管的表达明显减少。免疫荧光染色，×100

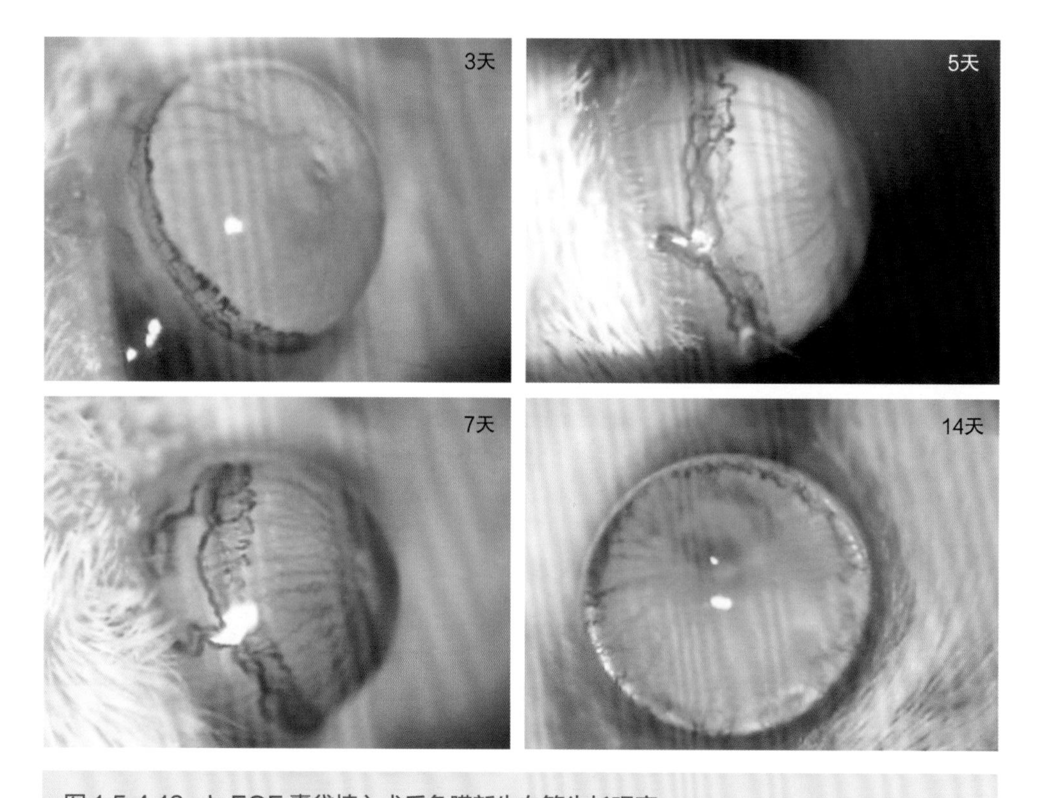

图 1-5-4-13　b-FGF 囊袋植入术后角膜新生血管生长观察

b-FGF 组术后 3 天，新生血管从周边长入角膜，血管粗大，明显怒张，呈网状，角膜中央轻度混浊水肿；术后 5 天，新生血管较前增生，呈网状；术后 7 天，新生血管未见明显生长；术后 14 天新生血管萎缩变细，角膜恢复透明。

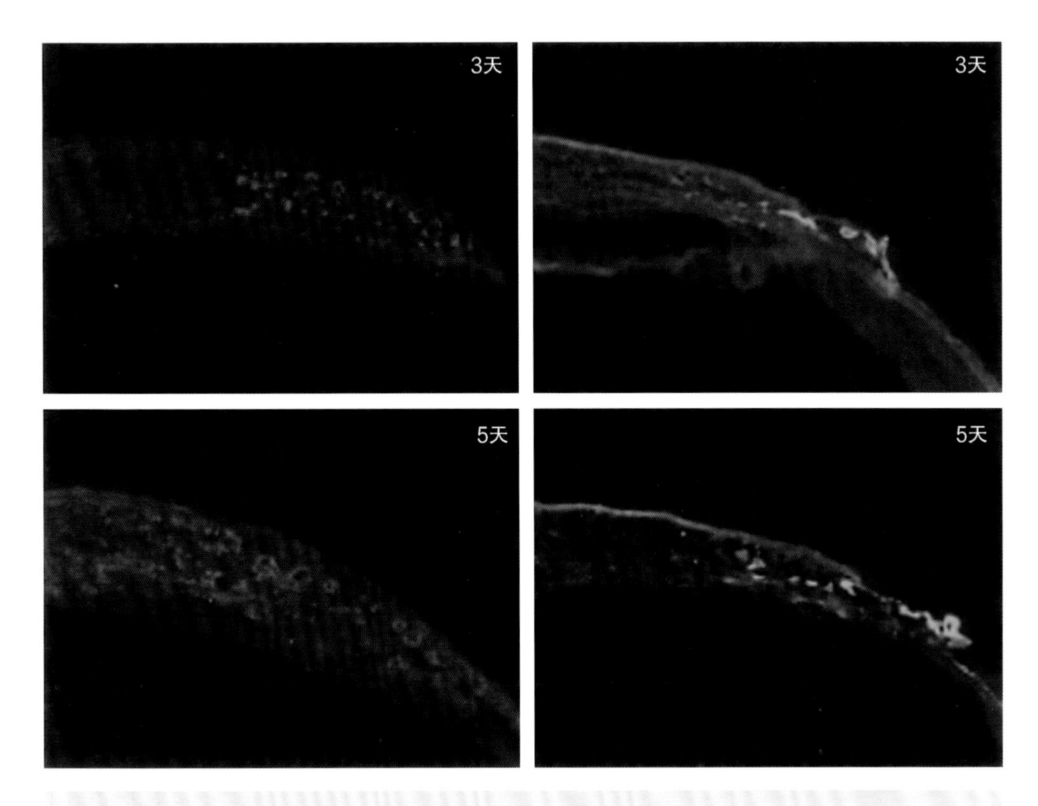

图 1-5-4-14 b-FGF 囊袋植入术后 3 天和 5 天角膜新生血管和新生淋巴管染色

b-FGF 组术后 3 天，新生血管（绿色荧光）和新生淋巴管（红色荧光）均阳性表达；术后 5 天，新生淋巴管阳性表达较前明显增加，只伴有少量的新生血管。免疫荧光染色，×100

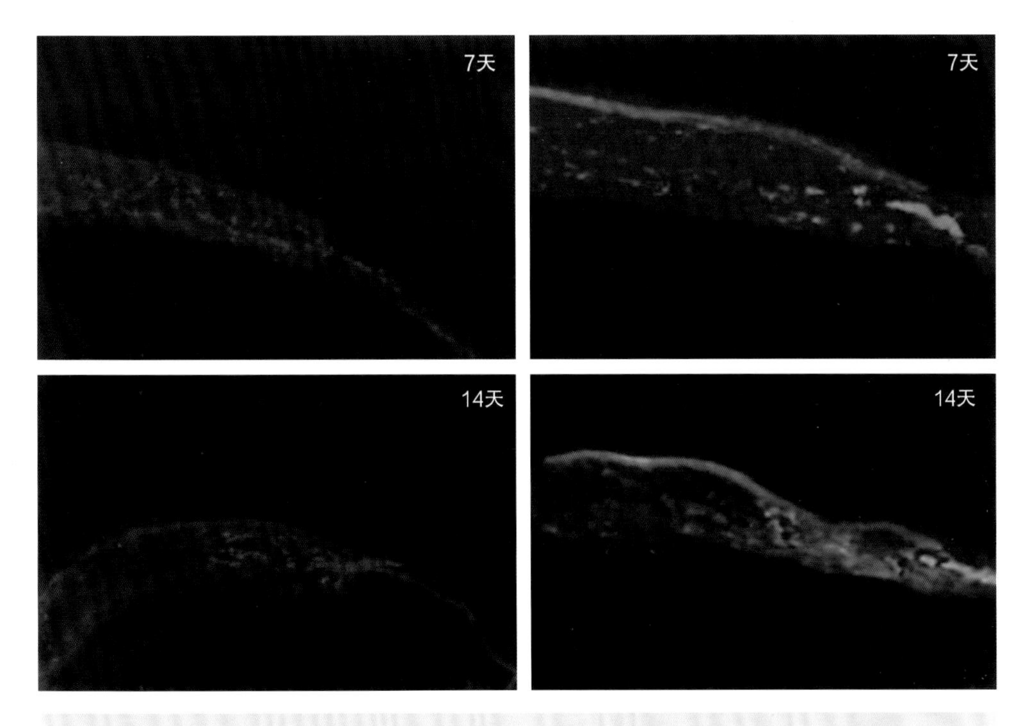

图 1-5-4-15 b-FGF 囊袋植入术后 7 天和 14 天角膜新生血管和新生淋巴管染色

b-FGF 组术后 7 天，新生血管（绿色荧光）和新生淋巴管（红色荧光）的表达较前稍减少；术后 14 天新生血管和新生淋巴管的表达明显减少。免疫荧光染色，×100

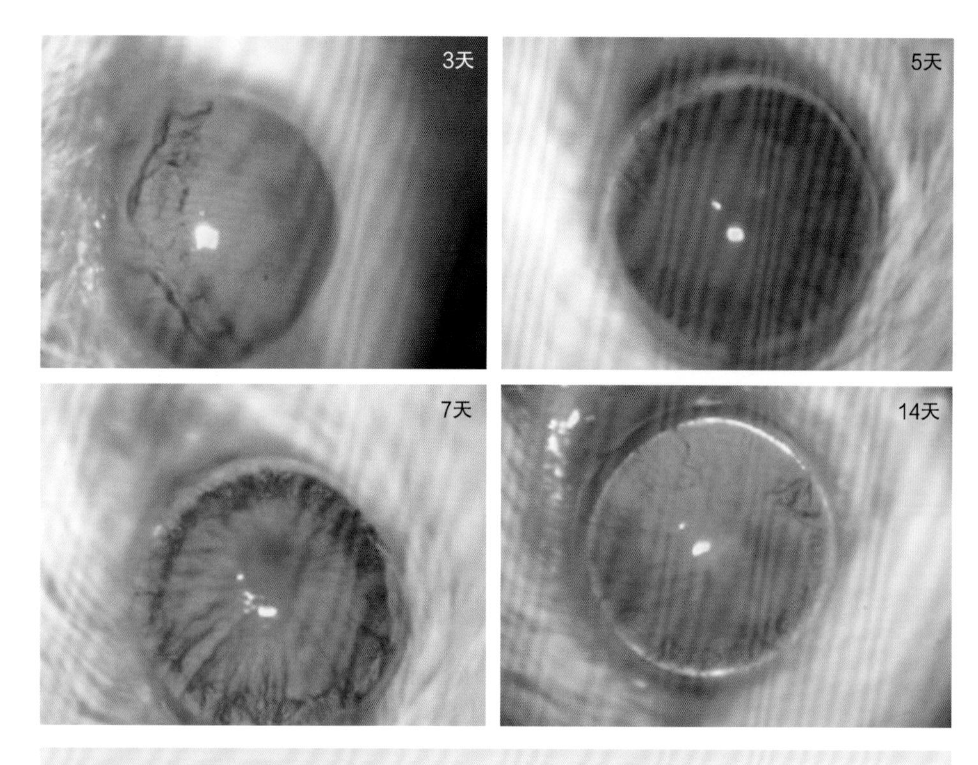

图 1-5-4-16 VEGF-C 囊袋植入术后角膜新生血管生长观察

VEGF-C 组术后 3 天，粗大的新生血管从全周长入角膜，逐渐变得纤细浓密，角膜中央轻度混浊水肿；术后 5 天，新生血管增生较前增加；术后 7 天，新生血管轻度萎缩，角膜逐渐透明，水肿消失；术后 14 天，新生血管萎缩变细，角膜透明

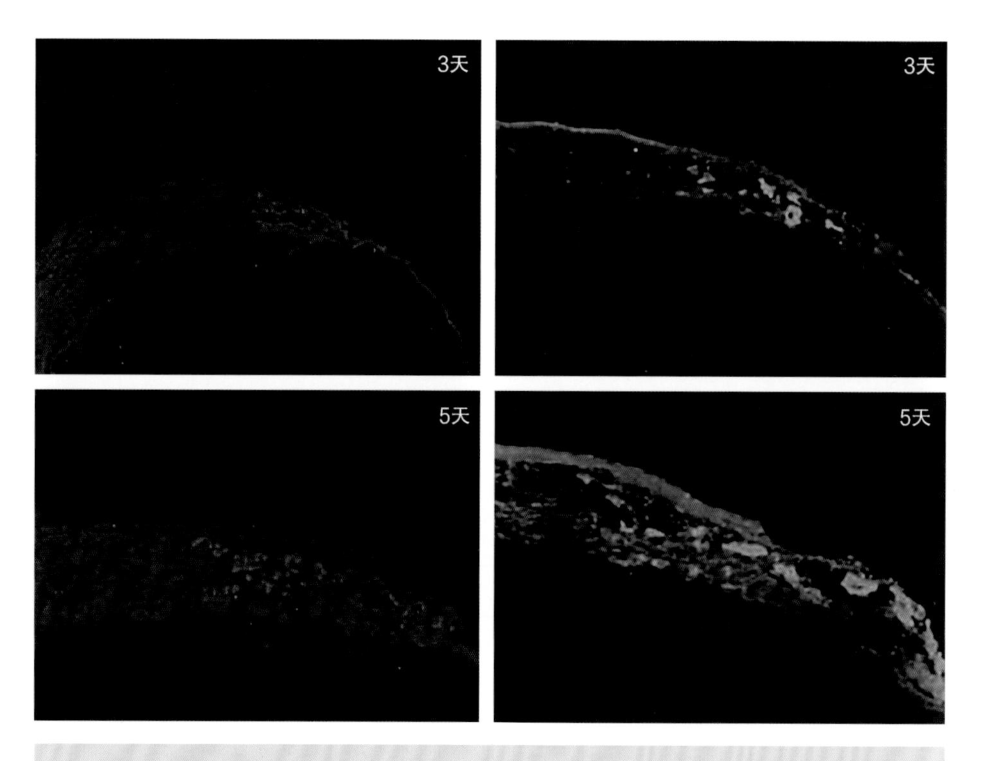

图 1-5-4-17 VEGF-C 囊袋植入术后 3 天和 5 天角膜新生血管和新生淋巴管染色

VEGF-C 组术后 3 天，新生淋巴管（红色荧光）和新生血管（绿色荧光）的阳性表达；术后 5 天，两者的表达较前增多，无明显差别。免疫荧光染色，×100

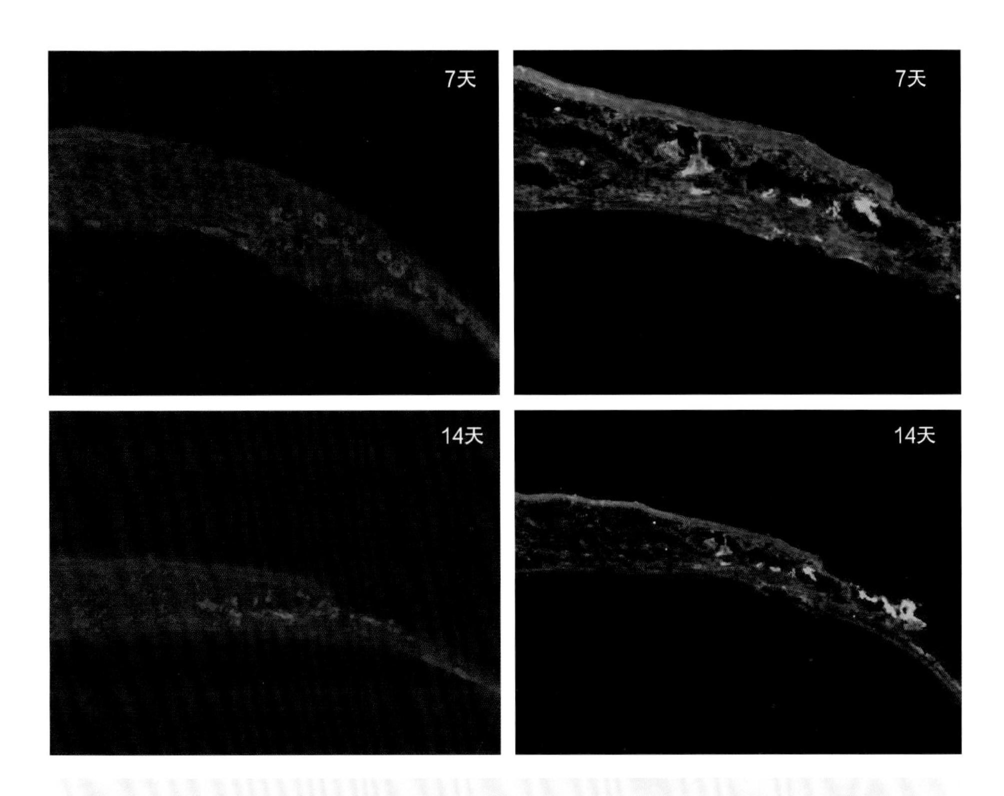

图 1-5-4-18 VEGF-C 囊袋植入术后 7 天和 14 天角膜新生血管和新生淋巴管染色

VEGF-C 组术后 7 天，新生淋巴管（红色荧光）和新生血管（绿色荧光）的表达较前减少；术后 14 天，两者的表达明显减少。免疫荧光染色，×100

4. 角膜新生淋巴管与移植术后免疫排斥反应 在非高危角膜移植术后，新生血管与新生淋巴管可平行长入无血管化的植床，通过局部应用 VEGF Trap（R1R2）阻断术后的新生血管与新生淋巴管能明显延长角膜植片存活时间。在高危角膜移植过程中，受体植床预先存在新生淋巴管可使抗原提呈细胞快速迁移至引流巴结并激活同种异体反应性 T 细胞，导致术后免疫排斥率明显高于非高危角膜移植组；而采用抗淋巴治疗能明显改善高危角膜移植的预后。此外，切除局部淋巴结能显著延长角膜植片存活时间，可能与术后免疫排斥反射弧不完整有关。由此，角膜新生淋巴管可以充当过继免疫的诱导者，在移植术后的免疫排斥反应中起关键作用。

相关证据表明，早期的先天免疫以及后续的过继免疫均在诱导角膜新生淋巴管过程中起重要作用。研究者利用干眼模型研究发现，Th17 细胞分泌的 IL-17 通过增强 VEGF-D 与 VEGF-C 的表达诱导角膜新生淋巴管；而中和 IL-17 不仅能减少角膜新生淋巴管，还能明显减轻疾病临床症状。由此提示，角膜移植免疫排斥中的 Th17/IL-17 免疫反应可能会诱导角膜新生淋巴管，充当角膜移植免疫排斥的反应者。

八、角膜生物力学

近年来，随着临床应用中对角膜的结构及材料特性的认识不断深入，角膜生物力学获得了快速的发展。眼压测量的精度、圆锥角膜的诊断、屈光手术的术前筛查等临床问题均与角膜的生物力学相关，逐渐受到广泛关注。

（一）角膜的力学相关构成

占据角膜约 90% 厚度的基质部分是角膜的主要力学承载结构。根据位置的不同，角膜基质由大约 250（中央角膜）到 500 个（边缘角膜）堆叠和交织的板层组成，这些板层由直径相对均匀的胶原纤维组成。构成胶原纤维（或板层）的原纤维一般平行于角膜表面。板层宽 10~200μm，厚 1~2.5μm，相邻的板层之间成一定的夹角。人角膜前基质层的胶原纤维既有水平分支，也有纵向分支，彼此呈交织状，而后基质层则是一个更加有序的板层系统。前基质层较高的交织程度使其相对于后基质层具有更高的弹性模量。

（二）角膜生物力学的测量方法

角膜生物力学的测量因其本质而复杂。角膜具有非线性、黏弹性和各向异性的力学特性，这取决于角膜复杂、非均匀的超微结构，并受眼压和角膜几何形状的影响。

角膜力学特性的获取方法一般分为离体测试和在体测试两大类。角膜离体力学测试的方法主要包括轴向拉伸实验、压痕实验、膨胀实验等，这些方法各有优劣。轴向拉伸实验是较早的用于确定角膜生物力学特性的一种经典测试手段。其主要通过将角膜条进行轴向拉伸获取其力-位移曲线，并结合角膜条的几何尺寸得出其应力-应变曲线。图 1-5-4-19 所示为角膜条的单轴拉伸实验，其中图 A 所示为实验装置，图 B 所示为角膜条试样单轴拉伸实验后所得的应力-应变曲线，这种 J 形特征是大多数生物软组织应力-应变曲线所共有的。一般将该曲线分为低应力区、非线性区以及高应力区，并对低应力区和高应力区分别进行线性拟合，以获取该角膜组织的弹性模量。轴向拉伸实验操作简单，测试方便，但是由于改变了角膜的本身的形状，与在体的情况相差较远。压痕实验一般使用原子力显微镜或者纳米压痕仪完成。由于对压痕位置附近的组织更加敏感，压痕实验可以获取角膜局部的弹性模量，从而可以较好地得到区域性的力学性能差异。但是由于压痕深度一般较浅，较深处组织的力学特性难以获取。角膜膨胀实验是指将附带巩膜的完整角膜固定在一个密闭容器上，向容器内注入生理盐水以模拟眼压，并记录角膜形态与眼压之间的关系。膨胀实验可以很好地保持角膜的整体形态，但是无法直接获取角膜的弹性模量，一般采用结合有限元反演的方法获取角膜的力学本构参数。

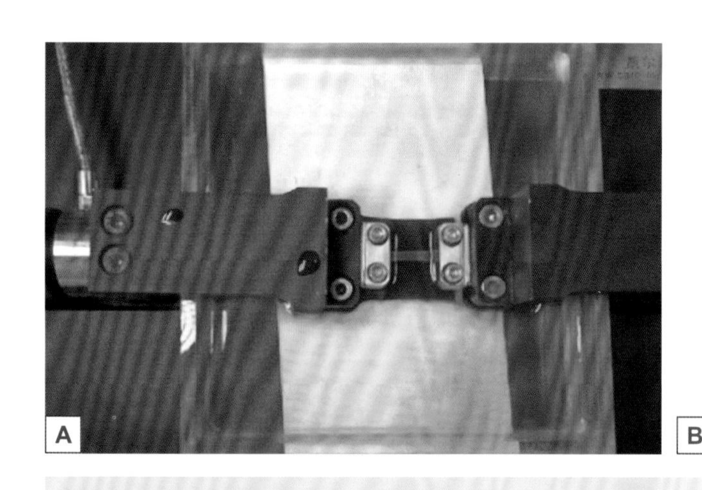

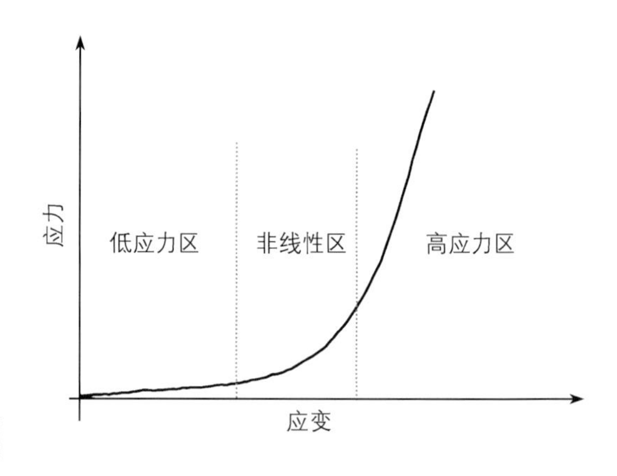

图 1-5-4-19 角膜条单轴拉伸实验

图 A 实验装置
图 B 实验所得应力-应变曲线

目前已经在临床上广泛使用的角膜在体力学测试设备主要包括眼反应分析仪（ocular response analyzer，ORA）和可视化角膜生物力学分析仪（corneal visualization scheimpflug technology，Corvis ST）。ORA 是世界上首个可以在体评估角膜生物力学的设备，其通过对角膜受到高速喷气后的变形和恢复的动态进行量化，推导出角膜迟滞（corneal hysteresis，CH）和角膜阻力因子（corneal resistance factor，CRF），进而表征角膜的整体弹性阻力。尽管圆锥角膜中的这两个参数都显著低于正常角膜，但它们并不能有效地将正常角膜与圆锥角膜或顿挫期圆锥角膜进行区分。它们也并不能反映胶原交联引起的变化。Corvis ST 是一种较新的非接触式眼压计，它使用 Scheimpflug 相机来记录和分析角膜在充气时发生变形的动态变化。包括第一次压平硬度参数（stiffness parameter at the first applanation，SPA1），应力-应变指数（stress-strain index，SSI）在内的许多参数已经被测量和研究。然而，没有任何一个确切的单一参数能够准确分辨圆锥角膜，特别是亚临床期的圆锥角膜。

此外，相干光弹性成像、布里渊显微术等技术均被证实可用于在体角膜力学测试。有学者对圆锥角膜患者进行相干光弹性成像，首次发现圆锥角膜早期患者角膜前基质力学承载能力减弱，与已知的微结构变化相关。另有学者对圆锥角膜晚期患者在实行深板层角膜移植术（deep anterior lamellar keratoplasty，DALK）前进行布里渊显微术进行测量，结果发现，圆锥角膜总体上表现出较低的布里渊频移，表明其较低的力学稳定性。

（三）圆锥角膜的生物力学

圆锥角膜是一种进展缓慢的双眼不对称角膜扩张性疾病，是角膜移植的重要适应证，生物力学因素在其中起着重要作用。有学者认为圆锥角膜的厚度和曲率的不对称可能是由生物力学特性分布不对称造成的。圆锥角膜早期的组织变化可能是由于角膜的局部生物力学特性降低，导致角膜变薄、应力增加，随后产生角膜局部膨隆。角膜曲率的增加与局部应力的降低有关，局部应力的降低有助于整体应力的重分布，这将导致由力学特性差异驱动的失代偿循环。因此，角膜力学特性的不对称性可能会促进病情的发展。研究表明，在圆锥角膜的晚期，即使锥体区域的厚度并未发生改变，也可能导致角膜形状发生较大的改变，从而加速病情的进展。

（四）角膜胶原交联的生物力学

角膜胶原交联术（collagen cross-linking，CXL）是目前唯一可延缓或阻止包括圆锥角膜在内的角膜扩张性疾病进展的治疗方法。其主要基于核黄素（维生素 B_2）等交联剂发生的光化学反应，以增加角膜的硬度，进而达到延缓圆锥角膜进展的目的。组织学观察发现，圆锥角膜的表现包括角膜胶原纤维组织分布紊乱以及纤维间距增大，进而导致角膜的稳定性降低。而施行 CXL 后，角膜纤维组织内和纤维组织间的共价键数量增加，基质降解得到抑制，进而增强角膜稳定性。

（五）角膜屈光手术的生物力学

角膜屈光手术是目前屈光手术主要的方法之一。角膜作为生物软组织，具有非线性弹性、黏弹性、各向异性、异质性等生物力学特性。这些生物力学特性不仅会影响屈光手术的效果，还会影响手术的安全性、精准性以及长期的效果。因此，角膜生物力学对角膜屈光手术的开展具有重要的意义。

圆锥角膜是角膜屈光手术的绝对禁忌证，但早期的圆锥角膜较难识别。有研究表明，圆锥角膜的生物力学特性改变早于其形态学改变。因此，目前临床上大多使用 Pentacam 和 Corvis ST 相结合的方法在屈光术前筛查早期的圆锥角膜。

此外，不同术式的角膜屈光手术对角膜生物力学特性的影响不尽相同，以准分子激光角膜上皮瓣下磨镶术（laser-assisted subepithelial keratomileusis，LASEK）为代表的角膜表层手术较传统的准分子激光原位角膜磨镶术（laser in situ keratomileusis，LASIK）影响更小；在中高度近视眼中，飞秒激光小切口角膜基质透镜取出手术（small incision lenticule extraction，SMILE）的影响小于 LASIK 和飞秒激光辅助的 LASIK，而与屈光性角膜切削术（photo refractive keratectomy，PRK），LASEK 相似。因此，应根据患者术前角膜生物力学特性和预矫正屈光度数等选择合适的屈光术式并合理地进行手术设计，在综合考虑其他因素（如角膜瓣对职业的影响、患者对疼痛的耐受和术后并发症等）的同时，尽可能最大化地保留术后角膜生物力学强度。

（杨玲玲　李宗义　曲明俐　韦超）

参 考 文 献

1. MOHAN R R，KEMPURAJ D，D'SOUZA S，et al. Corneal stromal repair and rengeneration [J]. Prog Retin Eye Res，2022，29：101090.
2. BONANNO J A，SHYAM R，CHOI M，et al. The H+ transporter SLC4A11：Roles in metabolism，oxidiative sress and mitochondrial uncoupling [J]. Cells，2022，11：197.
3. SAHYOUN J Y，SABETI S，ROBERT M C. Drug-induced corneal deposits：an up-to-date review [J]. BMJ Open Ophthalmol，2022，7：e000943.
4. WAN L，BAI X，ZHOU Q，et al. The advanced glycation end-products（Ages）/Ros/Nlrp3 inflammasome axis contributes to delayed diabetic corneal wound healing and nerve regeneration [J]. Int J Biol Sci，2022，18：809-825.

5. DOWNTON P, SANNA F, MAIDSTONE R, et al. Chronic inflammatory arthritis drives systemic changes in circadian energy metabolism [J]. Proc Natl Acad Sci USA, 2022, 119: e2112781119.
6. LAN X, ZHANG W, ZHU J, et al. dsRNA induced IFNbeta-MMP13 axis drives corneal wound healing [J]. Invest Ophthalmol Vis Sci, 2022, 63: 14.
7. VERCAMMEN H, MIRON A, OELLERICH S, et al. Corneal endothelial wound healing: understanding the regenerative capacity of the innermost layer of the cornea [J]. Transl Res, 2022, 248: 111-127.
8. YU F X, LEE P S Y, YANG L, et al. The impact of sensory neuropathy and inflammation on epithelial wound healing in diabetic corneas [J]. Prog Retin Eye Res, 2022, 89: 101039.
9. KORHNEN E A, MURTOMAKI A, JHA S K, et al. Lymphangiogenesis requires Ang2/Tie/PI3K signaling for VEGFR3 cell-surface expression [J]. J Clin Invest, 2022, 132: e155478.
10. SONG Y, WU D, SHEN M, et al. Measuring human corneal stromal biomechanical properties using tensile testing combined with optical coherence tomography [J]. Front Bioeng Biotechnol, 2022, 10: 882392.
11. VASILIAUSKAITE ASILIAUSKAITE I, QUILENDRINO R, BAYDOUN L, et al. Effect of six-month postoperative endothelial cell density on graft survival after descemet membrane endothelial keratoplasty [J]. Ophthalmology, 2021, 128: 1689-1698.
12. MARK J M, EDWARD J H. Cornea [M]. 5th ed. New York: Elsevier, 2021.
13. STEPP M A, MENKO A S. Immune responses to injury and their links to eye disease [J]. Transl Res, 2021, 236: 52-71.
14. WANG Y, WAN L, ZHANG Z, et al. Topical calcitriol application promotes diabetic corneal wound healing and reinnervation through inhibiting Nlrp3 inflammasome activation [J]. Exp Eye Res, 2021, 209: 108668.
15. LI Y, LI J, ZHAO C, et al. Hyperglycemia-reduced NAD+ biosynthesis impairs corneal epithelial wound healing in diabetic mice [J]. Metabolism, 2021, 114: 154402.
16. LI M, ZHU L, LIU J, et al. Loss of FOXC1 contributes to the corneal epithelial fate switch and pathogenesis [J]. Signal Transduct Target Ther, 2021, 6: 5.
17. KAMIL S, MOHAN R R. Corneal stromal wound healing: Major regulators and therapeutic targets [J]. Ocul Surf, 2021, 19: 290-306.
18. CATALA P, THURET G, SKOTTMAN H, et al. Approaches for corneal endothelium regenerative medicine [J]. Prog Retin Eye Res, 2021, 100987.
19. PRICE M O, MEHTA J S, JURKUNAS U V, et al. Corneal endothelial dysfunction: Evolving understanding and treatment options [J]. Prog Retin Eye Res, 2021, 82: 100904.
20. YUAN A E, PINEDA R. Regenerative medicine in Fuchs' endothelial corneal dystrophy [J]. Taiwan J Ophthalmol, 2021, 11: 122-131.
21. WANG X, ZGOU Q, ZHAO C, et al. Multiple roles of FGF10 in the regulation of corneal endothelial wound healing [J]. Exp Eye Res, 2021, 205: 108517.
22. NUMA K, IMAI K, UENO M, et al. Five-year follow-up of first 11 patients undergoing injection of cultured corneal endothelial cells for corneal endothelial failure [J]. Ophthalmology, 2021, 128: 504-514.
23. HATCHER J B, SOIFER M, MORALES N G, et al. Aftermarket effects of cenegermin for neurotrophic keratopathy in pediatric patients [J]. Ocul Surf, 2021, 21: 52-57.
24. CHONG J, DUPPS W J. Corneal biomechanics: measurement and structural correlations [J]. Exp Eye Res, 2021, 205: 108508.
25. ZHANG H, ELIASY A, LOPES B, et al. Stress-strain index map: a new way to represent corneal material stiffness [J]. Front Bioeng Biotechnol, 2021, 9: 640434.
26. YAM G H F, RIAU A K, FUNDERBURGH M L, et al. Keratocyte biology [J]. Exp Eye Res, 2020, 196: 108062.
27. KLYCE S D. Endothelial pump and barrier function [J]. Exp Eye Res, 2020, 198: 108068.
28. LI S, KIM E, OGANDO D G, et al. Corneal endothelial pump coupling to lactic acid efflux in the rabbit and mouse [J]. Invest Ophthalmol Vis Sci, 2020, 61: 7.
29. 肖羽，杨燕宁. 无内皮移植的后弹力层剥离手术促进中央角膜内皮再生的研究进展[J]. 国际眼科杂志，2020，20：247-250.
30. SOH Y Q, KOCABA V, WEISS J S, et al. Corneal dystrophies [J]. Nat Rev Dis Primers, 2020, 6: 46.
31. ZHANG J, DAI Y, WEI C, et al. Dnase I improves corneal epithelial and nerve regeneration in diabetic mice [J]. J Cell Mol

Med,2020,24:4547-4556.

32. WANG X,LI W,ZHOU Q,et al. MANF promotes diabetic corneal epithelial wound healing and nerve regeneration by attenuating hyperglycemia-induced endoplasmic reticulum stress [J]. Diabetes,2020,69:1264-1278.
33. ZHANG Y,GAO N,WU L,et al. Role of VIP and sonic hedgehog signaling pathways in mediating epithelial wound healing,sensory nerve regeneration,and their defects in diabetic corneas [J]. Diabetes,2020,69:1549-1561.
34. OKUMURA N,KOIZUMI N. Regeneration of the corneal endothelium [J]. Curr Eye Res,2020,45:303-312.
35. SIE N M,YAM G H,SOH Y Q,et al. Regenerative capacity of the corneal transition zone for endothelial cell therapy [J]. Stem Cell Res Ther,2020,11:523.
36. 刘廷,孙大鹏,李东芳,等. 活体共聚焦显微镜观察 2 型糖尿病角膜病变及定量分析研究[J]. 中华眼科杂志,2020,56:754-760.
37. YUN H,YEE M B,LATHROP K L,et al. Production of the cytokine VEGF-A by CD4+ T and myeloid cells disrupts the corneal nerve landscape and promotes herpes stromal keratitis [J]. Immunity,2020,53:1050-1062.
38. PATEL S V,LASS J H,BENETZ B A,et al. Postoperative endothelial cell density is associated with late endothelial graft failure after descemet stripping automated endothelial keratoplasty [J]. Ophthalmology,2019,126:1076-1083.
39. 史伟云. 角膜治疗学[M]. 北京:人民卫生出版社,2019.
40. ROLEV K,COUSSONS P,KING L,et al. Experimental models of corneal endothelial cell therapy and translational challenges to clinical practice [J]. Exp Eye Res,2019,188:107794.
41. YAM G H,SEAH X,YUSOFF N,et al. Characterization of human transition zone reveals a putative progenitor-enriched niche of corneal endothelium [J]. Cells,2019,8:1244.
42. AL-AQABA M A,DHILLON V K,MOHAMMED I,et al. Corneal nerves in health and disease [J]. Prog Retin Eye Res,2019,73:100762.
43. LI Y,MA X,LI J,et al. Corneal denervation causes epithelial apoptosis through inhibiting NAD+ biosynthesis [J]. Invest Ophthalmol Vis Sci,2019,60:3538-3546.
44. MOSHIRFAR M,MOTLAGH M N,MURRI M S,et al. Advances in biomechanical parameters for screening of refractive surgery candidates:a review of the literature,Part III [J]. Med Hypothesis Discov Innov Ophthalmol,2019,8:219-240.
45. GUO H,HOSSEINI-MOGHADDAM S M,HODGE W. Corneal biomechanical properties after SMILE versus FLEX,LASIK,LASEK,or PRK:a systematic review and meta-analysis [J]. BMC Ophthalmol,2019,19:167.
46. PAPAYANNOPOULOS V. Neutrophil extracellular traps in immunity and disease [J]. Nat Rev Immunol,2018,18:134-147.
47. HANG Y,CHEN P,DI G,et al. Netrin-1 promotes diabetic corneal wound healing through molecular mechanisms mediated via the adenosine 2B receptor [J]. Sci Rep,2018,8:5994.
48. QU M,ZHANG X,HU X,et al. BRD4 inhibitor JQ1 inhibits and reverses mechanical injury-induced corneal scarring [J]. Cell Death Discov,2018,4:5.
49. FEIZI S. Corneal endothelial cell dysfunction:etiologies and management [J]. Ther Adv Ophthalmol,2018,10:2515841418815802.
50. KINOSHITA S,KOIZUMI N,UENO M,et al. Injection of cultured cells with a ROCK inhibitor for bullous keratopathy [J]. N Engl J Med,2018,378:995-1003.
51. ROSHANDEL D,ESLANI M,BARADARAN-RAFII A,et al. Current and emerging therapies for corneal neovascularization [J]. Ocul Surf,2018,16:398-414.
52. HATAMI-MARBINI H,JAYARAM S M. Relationship between initial corneal hydration and stiffening effects of corneal crosslinking treatment [J]. J Cataract Refract Surg,2018,44:756-764.
53. ZHANG H,KHAN M A,ZHANG D,et al. Corneal biomechanical properties after FS-LASIK with residual bed thickness less than 50% of the original corneal thickness [J]. J Ophthalmol,2018,2018:2752945.
54. SAGHIZADEH M,KRAMEROV A A,SVENDSEN C N,et al. Concise review:Stem cells for corneal wound healing [J]. Stem Cells,2017,35:2105-2114.
55. DIPIKA V P. Systemic associations of corneal deposits:a review and photographic guide [J]. Clin Exp Ophthalmol,2017,45:14-23.
56. WANG J,HOSSAIN M,THANABALASURIAR A,et al. Visualizing the function and fate of neutrophils in sterile injury

and repair [J]. Science, 2017, 358: 111-116.
57. DI G, DU X, QI X, et al. Mesenchymal stem cells promote diabetic corneal epithelial wound healing through TSG-6-dependent stem cell activation and macrophage switch [J]. Invest Ophthalmol Vis Sci, 2017, 58: 4344-4354.
58. GIROUX V, RUSTGI A K. Metaplasia: tissue injury adaptation and a precursor to the dysplasia cancer sequence [J]. Nat Rev Cancer. 2017, 17: 594-604.
59. BAO F, DENG M, ZHENG X, et al. Effects of diabetes mellitus on biomechanical properties of the rabbit cornea [J]. Exp Eye Res, 2017, 161: 82-88.
60. 刘凡菲,李炜,刘祖国,等. 角膜上皮屏障功能的研究现状[J]. 中华眼科杂志, 2016, 52: 631-635.
61. HE Z, FOREST F, GAIN P, et al. 3D map of the human corneal endothelial cell [J]. Sci Rep, 2016, 6: 29047.
62. ORTEGA M C, SANTANDER-GARCIA D, MARCOS-RAMIRO B, et al. Activation of Rac1 and RhoA preserve corneal endothelial barrier function [J]. Invest Ophthalmol Vis Sci, 2016, 57: 6210-6222.
63. FADINI G P, MENEGAZZO L, RIGATO M, et al. Netosis delays diabetic wound healing in mice and humans [J]. Diabetes, 2016, 65: 1061-1071.
64. GAO N, YAN C, LEE P, et al. Dendritic cell dysfunction and diabetic sensory neuropathy in the cornea [J]. J Clin Invest, 2016, 126: 1998-2011.
65. SONG P, WANG S, ZHANG P, et al. The superficial stromal scar formation mechanism in keratoconus: A study using laser scanning in vivo confocal microscopy [J]. Biomed Res Int, 2016, 2016: 7092938.
66. ZHAO X, WANG Y, WANG Y, et al. Oxidative stress and premature senescence in corneal endothelium following penetrating keratoplasty in an animal model [J]. BMC Ophthalmol, 2016, 16: 16.
67. WANG Y, ZHAO X, WU X, et al. microRNA-182 mediates sirt1-induced diabetic corneal nerve regeneration [J]. Diabetes, 2016, 65: 2020-2031.
68. WONG H L, JIM G, CAO R, et al. MT1-MMP sheds LYVE-1 on lymphatic endothelial cells and suppresses VEGF-C production to inhibit lymphangiogenesis [J]. Nat Commun, 2016, 7: 10824.
69. BOCK F, ONDERKA J, BRAUN G, et al. Identification of novel endogenous anti (lymph) angiogenic factors in the aqueous humor [J]. Invest Ophthalmol Vis Sci, 2016, 57: 6554-6560.
70. DI GIROLAMO N, BOBBA S, RAVIRAJ V, et al. Tracing the fate of limbal epithelial progenitor cells in the murine cornea [J]. Stem Cells, 2015, 33: 157-169.
71. AMITAI-LANGE A, ALTSHULER A, BUBLEY J, et al. Lineage tracing of stem and progenitor cells of the murine corneal epithelium [J]. Stem Cells, 2015, 33: 230-239.
72. DORA N, HILL R E, COLLINSON J M, et al. Lineage tracing in the adult mouse corneal epithelium supports the limbal epithelial stem cell hypothesis with intermittent periods of stem cell quiescence [J]. Stem Cell Res, 2015, 15: 665-677.
73. LJUBIMOV A V, SAGHIZADEH M. Progress in corneal wound healing [J]. Prog Retin Eye Res, 2015, 49: 17-45.
74. LIU C Y, KAO W W. Corneal epithelial wound healing [J]. Prog Mol Biol Transl Sci, 2015, 134: 61-71.
75. WONG S L, DEMERS M, MARTINOD K, et al. Diabetes primes neutrophils to undergo netosis, which impairs wound healing [J]. Nat Med, 2015, 21: 815-819.
76. ZHOU Q, CHEN P, DI G, et al. Ciliary neurotrophic factor promotes the activation of corneal epithelial stem/progenitor cells and accelerates corneal epithelial wound healing [J]. Stem Cells, 2015, 33: 1566-1576.
77. RUBINO P, MORA P, UNGARO N, et al. Anterior segment findings in vitamin A deficiency: a case series [J]. Case Rep Ophthalmol Med, 2015, 2015: 181267.
78. MEEK K M, KNUPP C. Corneal structure and transparency [J]. Prog Retin Eye Res, 2015, 49 : 1-16.
79. SCARCELLI G, BESNER S, PINEDA R, et al. In vivo biomechanical mapping of normal and keratoconus corneas [J]. JAMA Ophthalmol, 2015, 133: 480-482.
80. 马佰凯,何昕,李炜. 角膜上皮细胞代谢的研究进展[J]. 中华细胞与干细胞杂志, 2014, 4: 72-76.
81. YANG L, DI G, QI X, et al. Substance P promotes diabetic corneal epithelial wound healing through molecular mechanisms mediated via the neurokinin-1 receptor [J]. Diabetes, 2014, 63: 4262-4274.
82. VIJMASI T, CHEN F Y, BALASUBBU S, et al. Topical administration of lacritin is a novel therapy for aqueous-deficient dry eye disease [J]. Invest Ophthalmol Vis Sci, 2014, 55: 5401-5409.
83. NAKAMURA T, HAMURO J, TAKAISHI M, et al. LRIG1 inhibits STAT3-dependent inflammation to maintain corneal

homeostasis [J]. J Clin Invest, 2014, 124:385-397.

84. HOVAKIMYAN M, FALKE K, STAHNKE T, et al. Morphological analysis of quiescent and activated keratocytes: a review of ex vivo and in vivo findings [J]. Curr Eye Res. 2014, 39:1129-1144.
85. ASPELUND A, TAMMELE T, ANTILA A, et al. The Schlemm's canal is a VEGF-C/VEGFR-3-responsive lymphatic-like vessel [J]. J Clin Invest, 2014, 124:3975-3986.
86. BRYANT-HUDSON K M, GURUNG H R, ZHENG M, et al. Tumor necrosis factor alpha and interleukin-6 facilitate corneal lymphangiogenesis in response to herpes simplex virus 1 infection [J]. J Virol, 2014, 88:14451-14457.
87. CHAUHAN S K, DOHLMAN T H, DANA R. Corneal lymphatics: role in ocular inflammation as inducer and responder of adaptive immunity [J]. J Clin Cell Immuno, 2014, 5:1000256.
88. ROBERTS C J. Concepts and misconceptions in corneal biomechanics [J]. J Cataract Refract Surg, 2014, 40:862-869.
89. ROBERTS C J, DUPSS W J. Biomechanics of corneal ectasia and biomechanical treatments [J]. J Cataract Refract Surg, 2014, 40:991-998.
90. JALIMARADA S S, OGANDO D G, VITHANA E N, et al. Ion transport function of SLC4A11 in corneal endothelium [J]. Invest Ophthalmol Vis Sci, 2013, 54:4330-4340.
91. YANG L, QU M, WANG Y, et al. Trichostatin A inhibits transforming growth factor-β-induced reactive oxygen species accumulation and myofibroblast differentiation via enhanced NF-E2-related factor 2-antioxidant response element signaling [J]. Mol Pharmacol, 2013, 83:671-680.
92. BOCK F, MARUYAKA K, REGENFUSS B, et al. Novel anti (lymph) angiogenic treatment strategies for corneal and ocular surface diseases [J]. Prog Retin Eye Res, 2013, 34:89-124.
93. BRYANT-HUDSON K, CONRADY C D, CARR D J. Type I interferon and lymphangiogenesis in the HSV-1 infected cornea-Are they beneficial to the host? [J]. Prog Retin Eye Res, 2013, 36:281-291.
94. GIMENEZ F, SURYAWANSHI A, ROUSE B T. Pathogenesis of herpes stromal keratitis- A focus on corneal neovascularization [J]. Prog Retin Eye Res, 2013, 33:1-9.
95. SINGH N, TIEM M, WATKINS R, et al. Soluble vascular endothelial growth factor receptor 3 is essential for corneal alymphaticity [J]. Blood, 2013, 121:4242-4249.
96. VINCIGUERRA R, ROMANO M R, CAMESASCA F I, et al. Corneal cross-linking as a treatment for keratoconus: four-year morphologic and clinical outcomes with respect to patient age [J]. Ophthalmology, 2013, 120:908-916.
97. XIA X, BABCOCK J P, BLABER S I, et al. Pharmacokinetic properties of 2nd-generation fibroblast growth factor-1 mutants for therapeutic application [J]. PLoS One, 2012, 7:e48210.
98. WANG Y, ZANG X, WANG Y, et al. High expression of p16INK4a and low expression of Bmi1 are associated with endothelial cellular senescence in the human cornea [J]. Mol Vis, 2012, 18:803-815.
99. PETSCHE S J, CHERNYAK D, MARTIZ J, et al. Depth-dependent transverse shear properties of the human corneal stroma [J]. Invest Ophthalmol Vis Sci, 2012, 53:873-880.
100. BOSCHETTI F, TRIACCA V, SPINELLI L, et al. Mechanical characterization of porcine corneas [J]. J Biomech Eng, 2012, 134:031003.
101. LAST J A, THOMASY S M, CROASDALE C R, et al. Compliance profile of the human cornea as measured by atomic force microscopy [J]. Micron, 2012, 43:1293-1298.
102. GOLDICH Y, MARCOVICH A L, BARKANA Y, et al. Clinical and corneal biomechanical changes after collagen cross-linking with riboflavin and UV irradiation in patients with progressive keratoconus: results after 2 years of follow-up [J]. Cornea. 2012, 31:609-614.
103. CHAUHAN S K, JIN Y, GOYA S, et al. A novel pro-lymphangiogenic function for Th17/IL-17 [J]. Blood, 2011, 118:4630-4634.
104. CURSIEFEN C, MARUYAMA K, BOCK F, et al. Thrombospondin 1 inhibits inflammatory lymphangiogenesis by CD36 ligation on monocytes [J]. J Exp Med, 2011, 208:1083-1092.
105. NAKAO S, ZANDI S, HATA Y, et al. Blood vessel endothelial VEGFR-2 delays lymphangiogenesis: an endogenous trapping mechanism links lymph- and angiogenesis [J]. Blood, 2011, 117:1081-1090.
106. WINKLER M, CHAI D, KRILING S, et al. Nonlinear optical macroscopic assessment of 3-D corneal collagen organization and axial biomechanics [J]. Invest Ophthalmol Vis Sci, 2011, 52:8818-8827.

107. SINHA ROY A, DUPPS W J. Patient-specific modeling of corneal refractive surgery outcomes and inverse estimation of elastic property changes [J]. J Biomech Eng, 2011, 133: 011002.
108. SRINIVAS S P. Dynamic regulation of barrier integrity of the corneal endothelium [J]. Optom Vis Sci, 2010, 87: 239-254.
109. SHIVANNA M, RAJASHEKHAR G, SRINIVAS S P. Barrier dysfunction of the corneal endothelium in response to TNF-alpha: role of p38 MAP kinase [J]. Invest Ophthalmol Vis Sci, 2010, 51: 1575-1582.
110. JOYCE N C, HARRIS D L. Decreasing expression of the G1-phase inhibitors, p21Cip1 and p16INK4a, promotes division of corneal endothelial cells from older donors [J]. Mol Vis, 2010, 25: 897-906.
111. ELLENBERG D, AZAR D T, HALLAK J A, et al. Novel aspects of corneal angiogenic and lymphangiogenic privilege [J]. Prog Retin Eye Res, 2010, 29: 208-48.
112. WUEST T R, CARR D J. VEGF-A expression by HSV-1-infected cells drives corneal lymphangiogenesis [J]. J Exp Med, 2010, 207: 101-115.
113. FONTES B M, AMBRÓSIO R, JARDIM D, et al. Corneal biomechanical metrics and anterior segment parameters in mild keratoconus [J]. Ophthalmology. 2010, 117: 673-679.
114. YEH S, DE PAIVA C S, HWANG C S, et al. Spontaneous T cell mediated keratoconjunctivitis in Aire-deficient mice [J]. Br J Ophthalmol, 2009, 93: 1260-1264.
115. XIAO X, WANG Y, GONG H, et al. Molecular evidence of senescence in corneal endothelial cells of senescence-accelerated mice [J]. Mol Vis, 2009, 15: 747-761.
116. ALBUQUERQUE R J, HAYASHI T, CHO W G, et al. Alternatively spliced vascular endothelial growth factor receptor-2 is an essential endogenous inhibitor of lymphatic vessel growth [J]. Nat Med, 2009, 15: 1023-1030.
117. VINCIGUERRA P, ALBÈ E, TRAZZA S, et al. Refractive, topographic, tomographic, and aberrometric analysis of keratoconic eyes undergoing corneal cross-linking [J]. Ophthalmology, 2009, 116: 369-378.
118. WOLLENSAK G, IOMDINA E. Biomechanical and histological changes after corneal crosslinking with and without epithelial debridement [J]. J Cataract Refract Surg, 2009, 35: 540-546.
119. QAZI M A, SANDERSON J P, MAHMOUD A M, et al. Postoperative changes in intraocular pressure and corneal biomechanical metrics Laser in situ keratomileusis versus laser-assisted subepithelial keratectomy [J]. J Cataract Refract Surg, 2009, 35: 1774-1788.
120. RUBERTI J W, ZIESKE J D. Prelude to corneal tissue engineering - gaining control of collagen organization [J]. Prog Retin Eye Res, 2008, 27: 549-577.
121. 谢立信，史伟云. 角膜病学[M]. 北京：人民卫生出版社，2007.
122. MORISHIGE N, WAHLERT A J, KENNEY M C, et al. Second-harmonic imaging microscopy of normal human and keratoconus cornea [J]. Invest Ophthalmol Vis Sci, 2007, 48: 1087-1094.
123. AMBATI B K, NOZAKI M, SINGH N, et al. Corneal avascularity is due to soluble VEGF receptor-1 [J]. Nature, 2006, 443: 993-997.
124. CURSIEFEN C, CHEN L, SAINT-GENIEZ M, et al. Nonvascular VEGF receptor 3 expression by corneal epithelium maintains avascularity and vision [J]. Proc Natl Acad Sci USA, 2006, 103: 11405-11410.
125. YOKOO S, YAMAGAMI S, YANAGI Y, et al. Human corneal endothelial cell precursors isolated by sphere-forming assay [J]. Invest Ophthalmol Vis Sci, 2005, 46: 1626-1631.
126. MARUYAMA K, II M, CUREIEFEN C, et al. Inflammation-induced lymphangiogenesis in the cornea arises from CD11b-positive macrophages [J]. J Clin Invest, 2005, 115: 2363-2372.
127. PINSKY P M, VAN DER HEIDE D, CHERNYAK D. Computational modeling of mechanical anisotropy in the cornea and sclera [J]. J Cataract Refract Surg, 2005, 31: 136-145.
128. LUCE D A. Determining in vivo biomechanical properties of the cornea with an ocular response analyzer [J]. J Cataract Refract Surg, 2005, 31: 156-162.
129. 谢立信，姚瞻，黄钰森，等. 超声乳化白内障吸除术后角膜内皮细胞损伤和修复的研究[J]. 中华眼科杂志，2004, 40: 90-93.
130. CHEN L, HANRAH P, CURSIEFEN C, et al. Vascular endothelial growth factor receptor-3 mediates induction of corneal alloimmunity [J]. Nat Med, 2004, 10: 813-815.
131. CURSIEFEN C, CHEN L, BORGES L P, et al. VEGF-A stimulates lymphangiogenesis and hemangiogenesis in inflammatory

neovascularization via macrophage recruitment [J]. J Clin Invest, 2004, 113: 1040-1050.

132. SAZE J C, BERTHOUD V M, BRANES M C, et al. Plasma membrane channels formed by connexins: their regulation and functions [J]. Physiol Rev, 2003, 83: 1359-1400.

133. BONANNO J A. Identity and regulation of ion transport mechanisms in the corneal endothelium [J]. Prog Retin Eye Res, 2003, 22: 69-94.

134. 赵靖, 谢立信, 史伟云, 等. 表皮生长因子促进猫角膜内皮损伤修复[J]. 眼科研究, 2003, 39: 405.

135. BOOTE C, DENNIS S, NEWTON R H, et al. Collagen fibrils appear more closely packed in the prepupillary cornea: optical and biomechanical implications [J]. Invest Ophthalmol Vis Sci, 2003, 44: 2941-2948.

136. WOLLENSAK G, SPOERL E, SEILER T. Riboflavin/ultraviolet-a-induced collagen crosslinking for the treatment of keratoconus [J]. Am J Ophthalmol, 2003, 135: 620-627.

137. 史伟云, 谢立信, 李绍伟, 等. 圆锥角膜患者表面角膜镜片术后镜片细胞和神经重建的活体动态观察[J]. 中华眼科杂志, 2002, 38: 295-297.

138. 赵靖, 谢立信, 史伟云, 等. 表皮生长因子对猫角膜内皮细胞 DNA 合成的影响[J]. 眼科研究, 2002, 20: 419-422.

139. NAGY J A, VASILE E, FENG D, et al. Vascular permeability factor/vascular endothelial growth factor induces lymphangiogenesis as well as angiogenesis [J]. J Exp Med, 2002, 196: 1497-1506.

140. BOURNE W M, NELSON L R, MAGUIRE L J, et al. Comparison of chen medium and optisol-GS for human corneal preservation at 4 degrees C: results of transplantation [J]. Cornea, 2001, 20: 683-686.

141. MÜLLER L J, PELS E, VRENSEN G F. The specific architecture of the anterior stroma accounts for maintenance of corneal curvature [J]. Br J Ophthalmol, 2001, 85: 437-443.

142. CHENG E L, MARUYAMA I, SUNDARRAJ N, et al. Expression of type Ⅻ collagen and hemidesmosome-associated proteins in keratoconus corneas [J]. Curr Eye Res, 2001, 22: 333-340.

143. DAWSON D W, VOLPERT O V, GILLIS P, et al. Pigment epithelium-derived factor: a potent inhibitor of angiogenesis [J]. Science, 1999, 285: 245-248.

144. IRUELA-ARISPE M L, LOMBARDO M, KRUTZSCH H C, et al. Inhibition of angiogenesis by thrombospondin-1 is mediated by 2 independent regions within the type 1 repeats [J]. Circulation, 1999, 100: 1423-1431.

145. 谢立信, 李绍伟, 董晓光, 等. 人各种角膜病变内皮细胞核变化的初步观察[J]. 中华眼科杂志, 1998, 34: 19-20.

146. ASAHARA T, CHEN D, TAKAHASHI T, et al. Tie2 receptor ligands, angiopoietin-1 and angiopoietin-2, modulate VEGF-induced postnatal neovascularization [J]. Circ Res, 1998, 83: 233-240.

147. RADNER W, ZEHETMAYER M, AUFREITER R, et al. Interlacing and cross-angle distribution of collagen lamellae in the human cornea [J]. Cornea, 1998, 17: 537-543.

148. LIMIMGA M, HORNSSTEN L, SPRECHER H W, et al. Arachidonate 15-lipoxygenase in human corneal epithelium and 12- and 15-lipoxygenases in bovine corneal epithelium: comparison with other bovine 12-lipoxygenases [J]. Biochim Biophys Acta, 1994, 1210: 288-296.

149. 张少斌, 杨连洲, 谢立信. 胎儿角膜内皮细胞数的动态观察[J]. 眼科新进展, 1992, 3: 2-4.

150. HOELTZEL D A, ALTMAN P, BUZARD K, et al. Strip extensiometry for comparison of the mechanical response of bovine, rabbit, and human corneas [J]. J Biomech Eng, 1992, 114: 202-215.

151. HURST J S, BALAZY M, BAZAN H E, et al. The epithelium, endothelium, and stroma of the rabbit cornea generate (12S)-hydroxyeicosatetraenoic acid as the main lipoxygenase metabolite in response to injury [J]. J Biol Chem, 1991, 266: 6726-6730.

152. 谢立信, 康凤英, 李勤新, 等. 角膜内皮细胞功能失代偿的进一步研究[J]. 中华眼科杂志, 1989, 25: 141-143.

153. YEE R W, GOROSKI D H, MATSUDA M, et al. Correlation of corneal endothelial pump site density, barrier function, and morphology in wound repair [J]. Invest Ophthalmol Vis Sci, 1985, 26: 1191-1201.

154. 谢立信, 袁南勇, 李勤新. 正常人角膜内皮细胞的内皮显微镜观察[J]. 中华眼科杂志, 1985, 21: 354-357.

155. 谢立信, 康凤英. 角膜内皮细胞功能失代偿的研究[J]. 眼科研究, 1985, 3: 75-77.

156. 谢立信, 李贵仁, 袁南勇. 人工晶体植入后角膜内皮变化初步报告[J]. 中华眼科杂志, 1985, 21: 35-38.

157. HAMADA R, GIRAUD J P, GRAF B, et al. Analytical and statistical study of the lamellae, keratocytes and collagen fibrils of the central region of the normal human cornea. (Light and electron microscopy) [J]. Arch Ophtalmol Rev Gen Ophtalmol, 1972, 32: 563-570.

第六章
角膜的生物化学

第一节　角膜上皮细胞的生物化学

角膜上皮细胞与泪膜在眼球外表面共同形成一层光滑界面和功能屏障。这一界面的干燥、水肿以及上皮缺损均会对眼表稳态和正常视力造成影响。角膜对泪膜的水溶性物质具有不渗透性，对细菌、真菌感染也是天然屏障，角膜上皮可减少眼表水分的蒸发和泪膜水分的吸收，以保持角膜基质内水分含量的恒定。角膜结构完整和透明性维持依赖于角膜正常的生物化学代谢。

一、糖代谢

葡萄糖和糖原是角膜上皮细胞主要能量来源，葡萄糖主要来自房水，仅有10%来自角膜缘血管或泪膜。此外，角膜上皮细胞含有大量糖原储备，可在无氧状态下或轻度外伤状态下通过无氧糖酵解提供能量。

糖酵解是角膜上皮细胞供能的最主要途径（图1-6-1-1），在无氧条件下，角膜上皮细胞可通过三羧酸

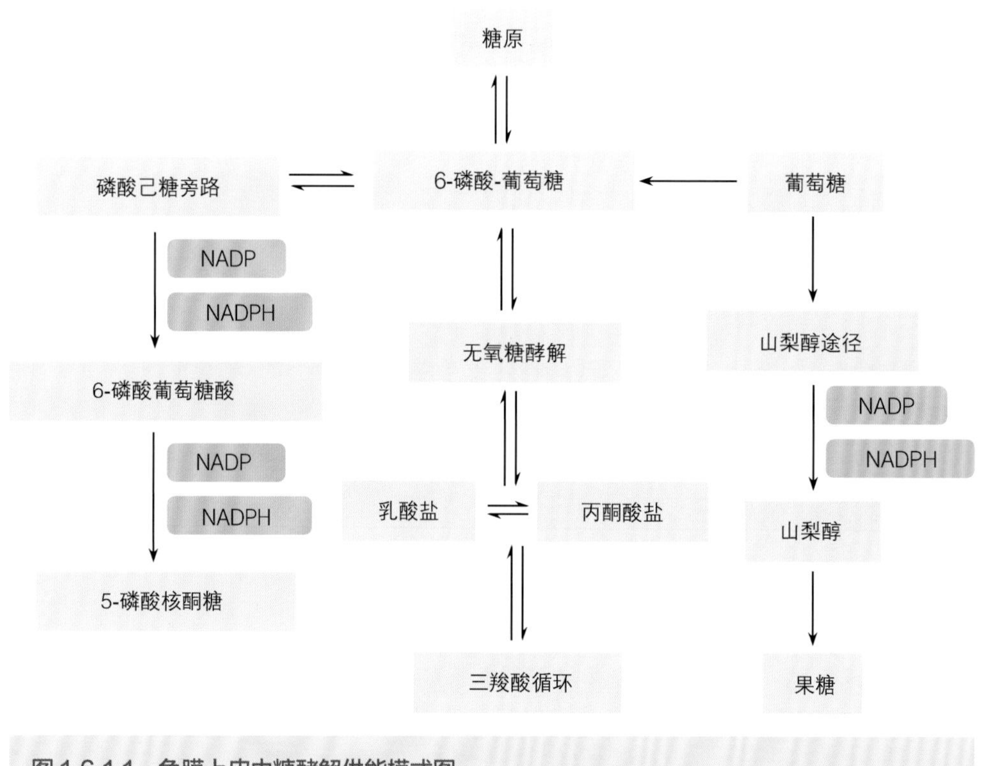

图1-6-1-1　角膜上皮中糖酵解供能模式图

循环（tricarboxylic acid cycle，TAC）途径和磷酸己糖旁路（hexose monophosphate shunt）途径产能。后者可将6-磷酸葡萄糖转化为5-磷酸核酮糖，最终释放出二氧化碳、辅酶2（NADPH）和三磷酸腺苷复合物，大约提供上皮供能的35%。而三羧酸循环途径能将乳酸和丙酮酸分解为二氧化碳和水，并释放大量ATP，但此途径在角膜上皮细胞的线粒体中并不活跃，可能与上皮细胞线粒体分布稀疏有关。此外，角膜上皮细胞还可通过山梨醇途径供能，将葡萄糖转化为果糖和山梨醇，当过多的山梨醇累积时，可引起水肿性细胞损伤。

二、氧代谢

角膜需氧的80%以上通过泪膜提供。睁眼时，氧气自泪膜和角膜向房水渗透；闭眼时，氧气由结膜血管和房水提供。角膜的耗氧量正常为3.5μL/（cm^2·h），有氧状态下产生的丙酮酸可进入三羧酸循环，但缺氧状态下丙酮酸变为乳酸，转进细胞内维持7.3~7.4的pH，乳酸自上皮屏障渗入，在上皮细胞和基质内形成浓度梯度。表层上皮细胞处于缺氧状态会导致角膜上皮水肿、透明度下降，而过氧化会对角膜上皮造成损伤，高水平的过氧化物歧化酶等可保护角膜，使上皮细胞免于氧自由基的损伤。

三、氨基酸和蛋白质代谢

角膜上皮细胞更新速度为5~7天，其氨基酸主要来自房水，因为泪液氨基酸含量低于上皮细胞，并且上皮细胞通透性弱，上皮细胞利用氨基酸合成蛋白的机制与全身相同。

角膜上皮细胞表达大量黏蛋白。黏蛋白是一种糖蛋白，包括分泌型的MUC2、MUC5AC、MUC5B、MUC7，以及膜结合型的MUC1、MUC4、MUC16。角膜上皮细胞主要表达膜结合型黏蛋白，在维持水含量、保障上皮屏障防止病原体入侵、与细胞骨架相互作用等方面发挥重要作用。有研究表明，干眼状态下，角膜上皮细胞两种类型的黏蛋白质和量都存在不足。

角膜上皮细胞在基底膜的维持与再生方面具有重要作用。位于角膜上皮最深层的基底细胞通过半桥粒与基底膜连接。基底细胞含有丰富的细胞器，细胞质内含有由角蛋白构成的中间丝，这种结构在基底膜维持与再生过程中起到重要作用。层粘连蛋白（laminin）是基底膜中含量最高的一种非胶原蛋白，在维持上皮结构、调节细胞增殖和分化等方面具有重要作用。

四、胆碱和肾上腺素系统

乙酰胆碱（acetylcholine，ACh）在角膜上皮中的有很高的浓度，甚至超过了神经组织。游离乙酰胆碱水平受其合成酶乙酰胆碱转移酶（choline acetyltransferase，ChAT）以及水解酶乙酰胆碱酯酶（acetylcholinesterase，AChE）共同调节。ACh主要通过与毒蕈碱型受体（muscarinic receptor，简称M受体）和烟碱型受体（nicotinic acetylcholine receptors，简称N受体）结合发挥生物学功能。有研究发现，角膜上皮表达ChAT、AChE、M3和M4受体、以及数种N受体，乙酰胆碱、抗AChE药物卡巴胆碱，以及不可逆的AChE抑制剂二乙氧磷酰硫胆碱均能增加组织内源性乙酰胆碱，加速角膜再上皮化。

在人角膜上皮中检测到去甲肾上腺素的含量为（9.78 ± 3.75）pmol/g。肾上腺素能受体是介导儿茶酚胺作用的主要受体，根据其对去甲肾上腺素的不同反应情况，分为α受体和β受体。角膜上皮细胞表达高水平的β_2肾上腺素能受体（β_2-adrenergic receptor，β_2-AR），β_2-AR激动剂能够减慢角膜上皮细胞的迁移，抑制角膜上皮损伤修复；相反，β_2-AR拮抗剂能够加快角膜上皮细胞的迁移，促进角膜上皮损伤修复。有证据表明，人角膜上皮细胞表达肾上腺素合成所需的关键酶，如酪氨酸羟化酶、苯乙胺-N-甲基转移酶以及多巴胺β-羟化酶，提示在人角膜上皮存在内源性肾上腺素能系统。

（窦圣乾　杨玲玲）

第二节　角膜基质的生物化学

角膜基质主要由胶原、糖蛋白、蛋白多糖三种类型的大分子构成。胶原占角膜干重的75%，其中Ⅰ型胶原是角膜基质胶原纤维的主要组成成分，基质中还含有少量其他类型的胶原，如Ⅴ型胶原、Ⅲ型胶原等、Ⅵ型胶原分布于整个角膜基质，起到稳定角膜板层结构的作用。角膜前弹力层含有Ⅰ型胶原，上皮基底膜及后弹力层含有Ⅳ型胶原，上皮基底膜与基质层锚定部位含有Ⅶ型胶原，后弹力层中含有Ⅷ型胶原。糖蛋白主要包括纤维连接蛋白、层粘连蛋白等，其与角膜水合状态的维持密切相关。蛋白多糖主要包括硫酸软骨素、硫酸皮肤素、硫酸角质蛋白、硫酸肝素、透明质酸等。

一、胶原

胶原是细胞外基质的主要结构蛋白，为三股多肽链呈螺旋形构成的绳索状大分子，其中多肽链中的每三个点中含有一个或多个甘氨酸区，肽链间共价链交联，进一步加强分子内的连接，形成极强的抗张力和弹性。胶原的类别由三螺旋结构中的多肽链决定，通常指α链，现已发现了14种胶原。其中Ⅰ型、Ⅱ型、Ⅲ型、Ⅴ型、Ⅵ型是完整胶原，可成束，角膜基质胶原为典型的束状胶原。

细胞内胶原蛋白的合成，首先是在粗面内质网中合成前胶原蛋白，并被高尔基体分泌出细胞外，被细胞外的内切酶切去两端球状构型的前肽部分，最终成为胶原蛋白。

胶原纤维由胶原蛋白平行聚合构成（长约300nm），胶原是角膜基质的主要成分，其由直径20~30nm相同的胶原纤维构成，胶原纤维间的距离也是相同的，大约为一束胶原纤维的直径，角膜透明性依赖于胶原纤维直径及间距的一致性。由于共价键的交联，胶原纤维非常稳定，很少进行更新。Ⅰ型胶原是角膜基质中的主要胶原，占胶原的64%（图1-6-2-1），Ⅲ型胶原占角膜胶原总量的1%~2%。Ⅴ型胶原占总量的10%，Ⅵ型占25%，胚胎角膜中含有Ⅱ型胶原（图1-6-2-2），Ⅰ型和Ⅴ型胶原存在于同一胶原纤维中。

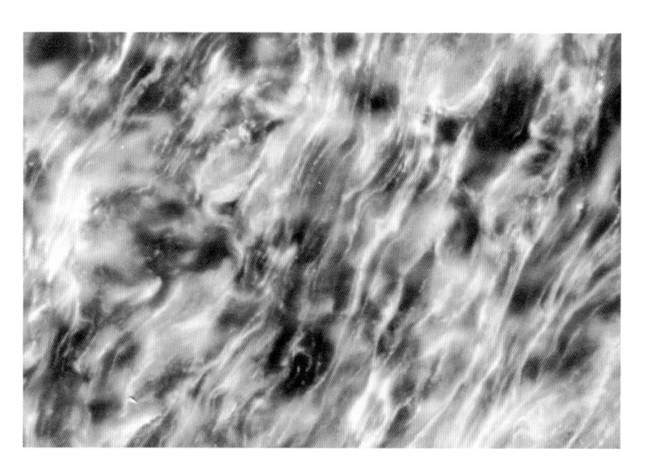

图1-6-2-1　正常人角膜组织切片间接荧光染色显示Ⅰ型胶原

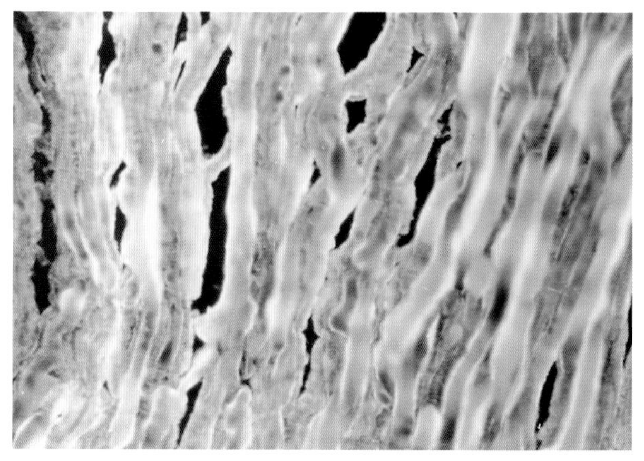

图1-6-2-2　正常人角膜组织切片间接荧光染色显示Ⅱ型胶原

二、糖蛋白和蛋白多糖

（一）糖蛋白

糖蛋白是一种由共价键结合于多肽链的一个或多个糖分子组成的蛋白。作为调节成分，糖蛋白通过维持角膜的稳定性和透光性来实现角膜的正常生物特性。角膜基质中的糖蛋白有纤维连接蛋白

（fibronectin，FN），层粘连蛋白（laminin，LN）等。FN 和 LN 是具有支持和黏附作用的生物活性糖蛋白，可调节基质的组织和分布形式，有助于维持角膜结构的稳定性。FN 还参与调节细胞增生、黏附和迁移。角膜基质中的糖蛋白也参与胶原纤维的稳定，这对维持角膜的透光性有重要作用。

糖蛋白还可以酶、激素、细胞膜、血浆糖蛋白等形式存在，黏蛋白（类黏蛋白）是人眼最大的一类糖蛋白。黏蛋白的特性由唾液酸的寡糖、岩藻糖、半乳糖和 N-乙酰-氨基乙糖与甲硫氨酸或丝氨酸的 O-糖苷键的肽链变化决定。另一大类糖蛋白是细胞外基质中的结构糖蛋白，如基膜连接蛋白和纤维连接蛋白。

（二）蛋白多糖

蛋白多糖（proteoglycan，PG）是角膜基质的第三类大分子，由氨基葡聚糖（glycosaminoglycan，GAG）和核心蛋白共价结合形成，其结构特点是一个核心蛋白分子与一个或多个 GAG 侧链共价结合。GAG 的基本单位是二糖亚基，由氨基己糖和己糖醛酸构成，根据二糖亚基的组成将 GAG 分为四类：透明质酸（hyaluronicacid，HA），硫酸软骨素（chondroitinsulfate，CS）及硫酸皮肤素（dermatan sulfate，DS），硫酸角质素（keratan sulfate，KS），硫酸乙酰肝素（heparan sulphate，HS）和肝素。不同的蛋白多糖成分与大小不同，如软骨蛋白聚糖，含有分子量约为 220kDa 的核心蛋白及 100~150 个分子量约为 25kDa 的 GAG 侧链，总分子量超过了 1 000kDa。Decorin 是结缔组织中普遍存在的一种蛋白多糖，具有分子量约为 40kDa 的核心蛋白，一个 GAG 侧链的分子量约为 50kDa。总分子量在 100kDa 以下。

角膜基质中的蛋白多糖有两种主要功能，一是作为细胞外基质的主要成分，维持角膜特有的结构及透明状态；二是参与角膜水合状态的形成。角膜基质蛋白多糖已被证明与细胞外基质的构成、细胞行为的调节以及部分角膜疾病的发生密切相关。蛋白多糖高度磷酸化使角膜基质脱水而变得致密，并可通过调节细胞活动，抑制角膜血管的形成和纤维化。早期研究提示，GAG 最重要的功能是形成吸液压吸引水分进入角膜，而水分又通过内皮泵的功能排出，当内皮和上皮损伤，GAG 吸入水分，使角膜增厚，基质水肿。有证据表明，角膜水合状态的维持与角膜基质中具有不同的 GAG 有关。

早期使用甲苯胺蓝和高碘酸-Schiff 染色证实角膜基质富含 GAG 成分，65% 为硫酸角质素，30% 为硫酸软骨素。在损伤修复过程中，角膜瘢痕组织中硫酸角质素与硫酸软骨素成比例下降，混浊瘢痕组织中的蛋白多糖明显多于正常非混浊角膜。随着瘢痕逐渐消退，角膜水合状态、蛋白多糖类型及大小逐渐恢复正常。由此提示，蛋白多糖通过调节胶原纤维间距维持着角膜的透明状态。生物化学和免疫组化研究证实，斑块状角膜营养不良病变角膜合成硫酸软骨素基本正常，但不能正常合成硫酸角质素，因硫酸角质素侧链上缺乏硫酸酯酶。

三、酶

（一）基质金属蛋白酶

基质金属蛋白酶（matrix metalloproteinase，MMP）是一组锌离子（Zn^{2+}）依赖的中性内肽酶家族，能够降解各种细胞外基质（extracellular matrix，ECM）大分子，其与基质金属蛋白酶组织抑制剂（tissue inhibitor of metalloproteinase，TIMP）组成 MMP/TIMP 系统，在生理和病理条件下，参与 ECM 的降解和重建过程。在角膜疾病和角膜损伤后，多种类型细胞均可产生 MMP，包括中性粒细胞、巨噬细胞、角膜上皮细胞、内皮细胞、纤维原细胞和角膜基质细胞。MMP 主要致病机制是降解角膜细胞外基质成分。

1. MMP 的分类 MMP 家族根据主要结构和作用底物的特异性，可以分为四大亚群：间质胶原酶（MMP-1、8、13），主要降解Ⅰ型、Ⅱ型、Ⅲ型胶原；明胶酶（MMP-2、9），可降解明胶，Ⅳ型、Ⅴ型、Ⅶ型、Ⅹ型胶原和变性的胶原，MMP-9 在角膜上皮基底膜降解过程中发挥主要作用，并参与角膜损伤后的基质重建，在无菌性角膜溃疡、干眼等眼病发生发展中也起作用；基质溶解素（MMP-3、10、7、11、21、22），可降解蛋白多糖，层粘连蛋白，纤维连接蛋白，Ⅳ型、Ⅴ型、Ⅶ型、Ⅹ型胶原纤维；膜型 MMP（MMP-14、15、16、17、24、25），作用于Ⅳ型胶原、明胶。在人眼中分布最广泛的是 MMP-1、MMP-2、MMP-3 和 MMP-9。

MMP 家族成员有共同的特征：具有类似的氨基酸序列，活性中心有锌原子存在；有两种形式，MMP 前体蛋白（proMMP）和活化型 MMP（actMMP），MMP 均以无活性的酶原形式分泌，需要激活后才有活性，某一种 MMP 可以激活其他种类的 MMP；能降解 ECM 成分，活性可被 TIMP 因子抑制，MMP 常与 TIMP 共同分泌。MMP 与 TIMP 水平的平衡决定了蛋白水解的程度，蛋白水解程度与 ECM 成分的降解及组织重建相关。

生理状态下 MMP 的合成、分泌及其激活过程受到诸多因素的调节，主要包括：细胞因子在转录水平诱导或抑制 MMP 的合成，血清蛋白酶及 MMP 家族对 MMP 活性的调节，内源及外源性抑制剂对酶活性的抑制。

2. MMP 与角膜疾病 MMP 在角膜内稳态维持和病理生理中起着重要作用，多种角膜疾病的发生发展与 MMP 相关。

（1）MMP 与角膜溃疡：角膜中 MMP 的产生受到许多细胞因子的调节，当 MMP 与胶原合成的比例倾向于 MMP 时，胶原基质被过多降解，角膜溃疡形成。体外培养的角膜组织和体外单层培养的角膜基质细胞产生 MMP-1、MMP-2、MMP-3、MMP-9，会降解不同的细胞外基质成分，如Ⅰ型、Ⅱ型、Ⅲ型、Ⅳ型、Ⅴ型胶原，以及糖蛋白、层粘连蛋白、纤维连接蛋白。角膜基质细胞三维胶原凝胶培养过程中，添加铜绿假单胞菌培养液，发现其促进角膜基质细胞介导的胶原降解，提示铜绿假单胞菌蛋白酶有活化角膜基质细胞 MMP 的作用，MMP 抑制剂 Galardin 能够抑制铜绿假单胞菌培养液所致的胶原降解。

（2）MMP 与角膜损伤：角膜基质是保持角膜透明的关键。正常角膜中基质细胞处于静息状态，角膜损伤导致损伤边缘部位的细胞活化，合成间质胶原酶（MMP-1）、明胶酶 A（MMP-2）、明胶酶 B（MMP-9）、基质溶解素（MMP-3）等成分。在角膜损伤修复过程中，MMP-2 和 MMP-9 发挥不同的作用，MMP-2 主要由角膜成纤维细胞分泌，参与角膜基质的胶原重建，准分子激光角膜切削术后角膜上皮基底膜和浅层基质中 MMP-2 显著增加。MMP-9 主要由角膜上皮细胞产生，在损伤早期参与角膜上皮细胞基底膜的重新合成。MMP-9 在角膜损伤后迅速增加，其水平与角膜基底膜降解保持同步，准分子激光角膜切削术后仅迁移的角膜上皮细胞基底膜表达 MMP-9。

（3）MMP 与圆锥角膜：圆锥角膜是一种以角膜中央变薄和瘢痕形成为特征的扩张性角膜病。圆锥角膜基质细胞 MMP-2 活性明显高于正常角膜基质细胞，其机制与圆锥角膜基质细胞 Nrf2-ARE 信号通路活化缺陷有关。

近来研究发现，膜结合型 MMP 在圆锥角膜基质中表达升高，MT1-MMP 可以激活 MMP-2，自身也可以直接降解细胞外基质，从而破坏前弹力层，造成圆锥角膜的特征性病理改变。因此，MT1-MMP 在圆锥角膜基质变薄过程中可能起着重要作用。

圆锥角膜中降解性蛋白酶的水平增加，蛋白酶抑制剂的表达下降。降解性蛋白酶包括组织蛋白酶 B、组织蛋白酶 G、组织凝血酶原激活剂、尿激酶、MMP-1、MMP-2、MMP-3、MMP-9 等，蛋白酶抑制剂包括凝血酶原激活抑制剂、TIMP-1、TIMP-2 等。此外，半胱氨酸蛋白酶、丝氨酸蛋白酶、尿激酶型纤溶酶原激活物（uPA）、uPA 受体（uPAR）在圆锥角膜的发病机制中也发挥重要作用。

（4）MMP 与干眼：研究发现，干眼患者泪液中 MMP 的含量和活性增加，特别是 MMP-9 活性增加最为明显。绝经后女性干眼患者泪液中 MMP-2 和 MMP-9 浓度明显增加。干眼小鼠模型发现 MMP-2 和 MMP-9 的表达增加与眼表损伤严重程度相关。

（二）胶原酶

胶原酶具有特异性，感染、化学伤、热烧伤等原因引起的角膜溃疡与胶原酶水平和活性增加密切相关。角膜发生溃疡时，角膜基质结构破坏，角膜主要结构蛋白如胶原、蛋白多糖和糖蛋白均大量降解。胶原酶的产生不仅局限于溃疡部位，溃疡周边也有胶原酶产生，且产生量比溃疡区多。

（曲明俐　王红卫）

第三节 角膜内皮细胞的生物化学

一、糖和氨基酸代谢

角膜内皮细胞代谢旺盛,是机体内代谢最活跃的细胞之一,细胞核大且含有丰富的线粒体、内质网、游离核糖体和高尔基体。角膜内皮细胞稳定的代谢过程对于维持角膜透明至关重要。糖酵解和谷氨酰胺代谢是角膜内皮组织中产生 ATP 的主要途径。

在有氧条件下,细胞代谢所需的能量均来自葡萄糖通过有氧糖酵解作用和三羧酸循环产生的 ATP、葡萄糖及氧气,其中葡萄糖来源于房水。角膜的氧供来自弥散在泪膜中的氧,任何导致角膜氧供异常的因素,如配戴角膜接触镜,会影响角膜的氧供,引起角膜缺氧,从而导致角膜水肿。夜间睡眠时,眼睑闭合,泪膜含氧量会降低,此时角膜代谢主要依赖葡萄糖无氧酵解所产生的能量。

由柠檬酸循环介导的谷氨酰胺代谢是角膜内皮产生 ATP 的另一主要途径。角膜内皮细胞利用谷氨酰胺可合成大量的 ATP 供给 Na^+/K^+-ATP 酶,从而维持其泵功能。

二、酶和离子通道系统

角膜内皮通过调节房水与角膜之间溶质与水的流通维持角膜透明。与角膜上皮形成的紧密屏障不同,角膜内皮细胞的顶侧细胞膜具备细胞间隙连接与紧密连接,形成一种可渗漏的屏障。在完整的角膜中,房水以缓慢且恒定的速度经内皮进入角膜基质,为无血管的角膜提供营养。同时,钠与碳酸氢盐离子经内皮细胞主动转运从基质到房水,位于角膜内皮基底侧的 Na^+/K^+-ATP 酶发挥关键作用。

离子通道是跨膜孔道,为离子穿过脂质双分子层提供亲水通道,离子通道可以响应电压变化、神经递质或机械应力等刺激。在角膜内皮细胞中,离子通道不仅通过维持离子与液体平衡防止角膜水肿,还可直接或间接参与不同角膜内皮相关疾病的发生。

(一)电压门控性离子通道

Na^+通道电压敏感,可被河鲀毒素和奎尼丁阻断。通常情况,Na^+通道在低于-60mV 的电压范围内不活跃,但存在较小的稳态电流,以低电导率介导 Na^+的进入。河鲀毒素通过影响角膜内皮细胞的电生理特性,导致角膜基质正常水合状态的改变。

K^+通道在多种细胞中广泛存在,角膜内皮细胞有两种主要的 K^+电流。这些电流可能在角膜内皮细胞的稳态活动及其流体调节功能中发挥作用。

Cl^-通道包括配体激活的 Cl^-选择性通道和电压门控的 Cl^-通道。在角膜上皮、基质和内皮细胞中均有 Cl^-通道家族成员基因的表达,如囊性纤维化跨膜电导调节器(cystic fibrosis transmembrane regulator,CFTR)和钙激活的 Cl^-通道-1(calcium-activated chloride channel regulator1,CLCA1)。角膜基质正常水合状态的维持主要依赖于跨内皮碳酸氢盐与 Cl^-转运离子。

Ca^{2+}通道是一种电压依赖性的细胞膜糖蛋白,可选择性地渗透钙离子。在角膜内皮细胞中存在二氢吡啶敏感的 L 型钙离子通道,对表皮生长因子和内皮素-1 敏感,参与调节角膜内皮细胞的增殖与存活。

(二)瞬时受体电位通道

瞬时受体电位通道超家族是非选择性阳离子通道,其活性受到热刺激和机械刺激或通过与 G 蛋白偶联受体相关的细胞信号转导调节。辣椒素受体 1(transient receptor potential vanilloid type1,TRPV1)蛋白在角膜内皮细胞中表达显著。TRPV1-3 通过调节细胞内 Ca^{2+}对热做出反应,广谱瞬时受体电位通道阻滞剂可完全抑制其活性。

三、细胞外基质合成和代谢

细胞外基质(extracellular matrix,ECM)通常以基底膜形式为组织器官和细胞提供结构支持。ECM

蛋白和结构在细胞的命运决定、增殖、极性分布和迁移中发挥着重要作用。角膜内皮细胞主要的 ECM 即其所附着的基底膜——后弹力层（Descemet's membrane），是一种致密、较厚、相对透明的细胞外基质。角膜内皮与后弹力层黏附紧密，共同调节营养物质、生长因子、细胞因子等在房水和角膜基质间的流动，参与角膜结构和生理功能的维持。细胞外基质的成分、刚度、形貌等会影响内皮细胞的生物学行为和体外培养效果。

（一）后弹力层的组成

后弹力层主要是由角膜内皮细胞分泌沉积的一层致密 ECM，主要成分为蛋白质和糖胺聚糖，其成分组成和超微结构随发育阶段和病理状态而有所不同。后弹力层的厚度从出生时的约 3μm 增长至成年后的 >10μm。后弹力层含有多种胶原和非胶原成分，如层粘连蛋白、Ⅷ型胶原、巢蛋白和基底膜聚糖、硫酸软骨素等。纤连蛋白通常不作为基底膜的成分，但其在基质与后弹力层、内皮细胞与后弹力层之间沉积，通过与胶原纤维相互作用参与维持后弹力层的结构。

层粘连蛋白（laminin）是一种含有 α 链、β 链、γ 链的异源三聚体糖蛋白。通常根据不同链的组成对层粘连蛋白进行分类。Ⅷ型胶原是角膜后弹力层特有的一种胶原蛋白，在透射电镜下可见其形成六边形晶格结构，有助于房水中的营养物质、生长因子和其他大分子进入角膜基质。巢蛋白（nidogen），也被称为内动蛋白，由含有 3 个球状结构域 G1-3 的硫酸化单体糖蛋白组成，可与层粘连蛋白、Ⅳ型胶原、基底膜聚糖等结合，起到稳定后弹力层的作用。基底膜聚糖，也被称为硫酸乙酰肝素蛋白聚糖（heparan sulfate proteoglycans，HSPG），是一种基底膜特异性蛋白聚糖，基底膜聚糖可与多种细胞外基质成分相互作用，作为桥接蛋白在基底膜组装和结构稳定中发挥作用。

（二）后弹力层的功能

后弹力层的独特结构使其能够作为屏障，与角膜内皮细胞一起调节营养物质、生长因子、细胞因子等在房水和角膜基质间的流动，参与维持角膜透明。当后弹力层损伤时，房水中的转化生长因子-β（transforming growth factor-β，TGF-β）等促纤维化生长因子进入角膜基质，刺激角膜成纤维细胞分化为肌成纤维细胞，造成角膜后基质纤维化。

后弹力层作为角膜内皮细胞附着生长的基底膜，为角膜内皮提供了结构支持和生长微环境，参与调控角膜内皮的信号传递和生长、分化、再生等生物学行为。研究表明，模拟后弹力层成分的培养底物，有助于角膜内皮细胞的体外黏附和增殖，维持内皮细胞的表型和功能。我们也证实，laminin511 通过调控 Hippo 通路促进兔角膜内皮细胞在损伤的后弹力层上黏附、迁移，重建角膜内皮功能。后弹力层结构改变作为一种机械信号可经由细胞表面的跨膜感受器整合素蛋白传递至细胞内部。研究表明，后弹力层引起的角膜内皮细胞整合素的激活可通过下游 Src 家族激酶与 Rho 家族 GTP 酶调节细胞骨架的解聚和重组影响内皮细胞的功能。细胞形状、ECM 硬度、形貌等不同的机械信号均可调节 Hippo 通路，粗糙的基底表面或 ECM 硬度增加均可促使核心调节蛋白 Yes 相关蛋白（Yes-associated protein，YAP）与 PDZ 结合序列转录共激活因子进入细胞核，对下游相关靶基因的表达进行调控，引起一系列的细胞反应。

（三）病理条件下后弹力层的变化

角膜内皮发生病变时可能导致后弹力层的发育障碍。例如 Fuchs 角膜内皮营养不良（Fuchs endothelial corneal dystrophy，FECD），其显著特征为后弹力层的不规则增厚、异常 ECM 成分沉积造成的角膜后表面滴状突起——赘疣（guttae）形成。早期 FECD 后弹力层异常多与Ⅷ型胶原基因突变有关。FECD 患者角膜中可以观察到多种 guttae 存在模式，包括包裹在后弹力层之中或向内皮面突出，严重者可见 guttae 区内皮细胞缺失。在生理条件下，后弹力层逐年沉积，其弹性模量也随年龄增长而增加。由于测量和组织方式的不同，不同研究者得到的后弹力层硬度从（50 ± 17.8）kPa、（1.8 ± 0.8）MPa 到（2.57 ± 0.37）MPa 不等。有研究采用透射电镜和原子力显微镜在纳米尺度上对正常人角膜和 FECD 角膜进行了形态和力学参数的测定，发现 FECD 患者的后弹力层胶原呈现典型的病理性宽间隙，其力学性能较正常后弹力层柔软。在 Peters 异常和先天性遗传性内皮营养不良中，可见异常角膜内皮以及角膜后弹力层的破坏。

（李宗义　王群）

参考文献

1. WILSON S E, SHIJU T M, SAMPAIO L P, et al. Corneal fibroblast collagen type Ⅳ negative feedback modulation of TGF beta: A fibrosis modulating system likely active in other organs [J]. Matrix Biol, 2022, 109: 162-172.
2. NISHIDA T, SUGIOKA K, FUKUDA K, et al. Pivotal role of corneal fibroblasts in progression to corneal ulcer in bacterial keratitis [J]. Int J Mol Sci, 2021, 22: 8979.
3. GUNASEKARAN D, THADA R, JEYAKUMAR G F S, et al. Physicochemical characterization and self-assembly of human amniotic membrane and umbilical cord collagen: A comparative study [J]. Int J Biol Macromol, 2020, 165: 2920-2933.
4. PURI S, COULSON-THOMAS Y M, GESTEIRA T F, et al. Distribution and function of glycosaminoglycans and proteoglycans in the development, homeostasis and pathology of the ocular surface [J]. Front Cell Dev Biol, 2020, 8: 731.
5. WILSON S E, TORRICELLI A A M, MARINO G K. Corneal epithelial basement membrane: structure, function and regeneration [J]. Exp Eye Res, 2020, 194: 108002.
6. YAM G H F, RIAU A K, FUNDERBURGH M L, et al. Keratocyte biology [J]. Exp Eye Res, 2020, 196: 108062.
7. ZHAO C, ZHOU Q, DUAN H, et al. Laminin 511 precoating promotes the functional recovery of transplanted corneal endothelial cells [J]. Tissue Eng Part A, 2020, 26: 1158-1168.
8. MARTINO E, ALI M, INGLEHEARN C F. Matrix metalloproteinases in keratoconus - Too much of a good thing? [J]. Exp Eye Res, 2019, 182: 137-143.
9. WANG X, QU M, LI J, et al. Induction of fibroblast senescence during mouse corneal wound healing [J]. Invest Ophthalmol Vis Sci, 2019, 60: 3669-3679.
10. QU M, QI X, WANG Q, et al. Therapeutic effects of STAT3 inhibition on experimental murine dry eye [J]. Invest Ophthalmol Vis Sci, 2019, 60: 3776-3785.
11. FIGUEIRA L, JANEIRO C, FERREIRINHA F, et al. Regulation of corneal noradrenaline release and topography of sympathetic innervation: Functional implications for adrenergic mechanisms in the human cornea [J]. Exp Eye Res, 2018, 174: 121-132.
12. MEDEIROS C S, MARINO G K, SANTHIAGO M R, et al. The corneal basement membranes and stromal fibrosis [J]. Invest Ophthalmol Vis Sci, 2018, 59: 4044-4053.
13. LEOPARD B C, YAHTZE-SOTO B, RAGHUNATHAN V K, et al. Species variation and spatial differences in mucin expression from corneal epithelial cells [J]. Exp Eye Res, 2016, 152: 43-48.
14. 曲景灏, 孙旭光. 角膜上皮层基底细胞及其基底膜的研究进展[J]. 中华眼科杂志, 2016, 52: 703-707.
15. MEEK K M, KNUPP C. Corneal structure and transparency [J]. Prog Retin Eye Res, 2015, 49: 1-16.
16. 边江, 曲明俐, 王瑶, 等. 角膜基质细胞 Nrf2-ARE 信号通路活化缺陷在圆锥角膜发病中的作用[J]. 中华实验眼科杂志, 2015, 33: 109-114.
17. 马佰凯, 何昕, 李炜. 角膜上皮细胞代谢的研究进展[J]. 中华细胞与干细胞杂志, 2014, 4: 72-76.
18. LOBACHEVSKY A I, GALITOVSKIY V, SHCHEPOTIN I B, et al. The acetylcholine signaling network of corneal epithelium and its role in regulation of random and directional migration of corneal epithelial cells [J]. Invest Ophthalmol Vis Sci, 2014, 55: 6921-6933.
19. SAKIMOTO T, SAWA M. Metalloproteinases in corneal diseases: degradation and processing [J]. Cornea, 2012, 1: S50-56.
20. MERGLER S, VALTINK M, COULSON-THOMAS V J, et al. TRPV channels mediate temperature-sensing in human corneal endothelial cells [J]. Exp Eye Res, 2010, 90: 758-770.
21. GHOGHAWALA S Y, MANNIS M J, PULLAR C E, et al. Beta2-adrenergic receptor signaling mediates corneal epithelial wound repair [J]. Invest Ophthalmol Vis Sci, 2008, 49: 1857-1863.
22. PULLAR C E, ZHAO M, SONG B, et al. Beta-adrenergic receptor agonists delay while antagonists accelerate epithelial wound healing: evidence of an endogenous adrenergic network within the corneal epithelium [J]. J Cell Physiol, 2007, 211: 261-272.
23. MERGLER S, PLEYER U. The human corneal endothelium: new insights into electrophysiology and ion channels [J]. Prog Retin Eye Res, 2007, 26: 359-378.

24. BONANNO J A. Identity and regulation of ion transport mechanisms in the corneal endothelium [J]. Prog Retin Eye Res, 2003, 22:69-94.
25. FINI M E, GIRARD M T, MATSUBARA M. Collagenolytic/gelatinolytic enzymes in corneal wound healing [J]. Acta Ophthalmol Suppl, 1992, 202:26-33.
26. GORDON J M, BAUER E A, EISEN A Z. Collagenase in human cornea: immunologic localization [J]. Arch Ophthalmol, 1980, 98:341-345.
27. BERMAN. Collagenase inhibitors: rationale for their use in treating corneal ulceration [J]. Int Ophthalmol Clin, 1975, 15:49-66.

第七章
角膜的免疫学

第一节　角膜免疫学概述

角膜具有特殊的解剖结构和生理功能，其免疫学特性不但与其自身结构有关，同时还受到相邻组织的影响，尤其是角膜缘、泪液和房水。许多角膜疾病的发生发展与免疫密切相关，其中以角膜移植术后的免疫排斥反应研究最多。

一、角膜的免疫学特点

正常角膜没有血管，处在一个前表面为泪膜、边缘为角膜缘、后表面为房水的组织微环境中。因此，要了解角膜的免疫学特性，必须明确角膜及其所处微环境的免疫学特征。

（一）角膜驻留型免疫细胞

传统观点认为，角膜免疫豁免与缺乏骨髓源细胞有关。但是，随着成像技术的发展与基因工程修饰小鼠的应用，研究发现角膜中存在不同类型的驻留型免疫细胞群体（图 1-7-1-1）。这些细胞群体的密度从角膜外周向中央逐渐降低，并且其在角膜中的定位与分布也因亚群而异。

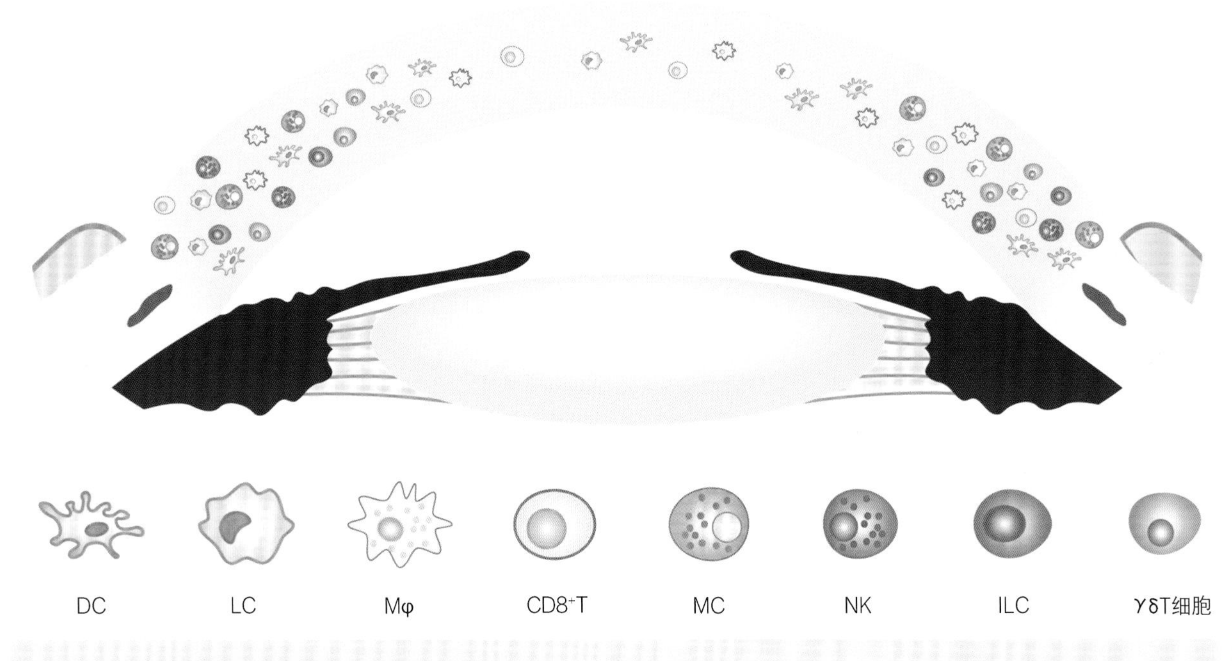

图 1-7-1-1　正常角膜中存在的主要免疫细胞类型

1. 树突状细胞(dendritic cell,DC) DC是一类表达Ⅱ型主要组织相容性复合物(class Ⅱ major histocompatibility complex,MHCⅡ)的抗原提呈细胞(APC)。DC可分为常规DC(conventional DC,cDC),单核细胞衍生的DC(monocyte-derived DC,mDC)和浆细胞样DC(plasmacytoid DC,pDC)。在角膜中,DC主要位于角膜上皮基底层,并且周边角膜要比中央角膜密度大。上皮层还存在一类表达MHCⅡ与趋化因子受体CX3CR1的DC,其树突可穿过泪膜并参与摄取、提呈外界抗原。mDC主要分布于基底神经丛中,与神经纤维损伤、眼表炎症等有关。角膜中也存在驻留型pDC,其分布从外周角膜到中央角膜逐渐下降,可以发挥免疫监视等作用。角膜pDC可以通过限制病毒复制、神经损伤、免疫细胞浸润和病毒向眼外组织传播等,在急性HSV-1感染期间发挥重要保护作用。中央角膜中的DC多数处于未成熟状态,但在炎症刺激条件下,表达MHCⅡ与共刺激分子,转变为成熟型DC。在正常条件下,局部清除DC可导致角膜上皮损伤修复与神经再生延迟,提示其在维持角膜稳态过程中有重要作用。

2. 巨噬细胞(macrophage,Mφ) 组织中的巨噬细胞通常认为起源于骨髓或者卵黄囊,主要通过吞噬细胞碎片和分泌炎性细胞因子等参与稳态维持、组织重塑以及炎症反应。根据功能与细胞因子表达模式的不同,巨噬细胞可以分为M1型巨噬细胞(促炎)与M2型巨噬细胞(抑炎)。在正常条件下,巨噬细胞主要分布于角膜基质中,且部分巨噬细胞表达MHCⅡ分子,可充当APC。角膜基质中的巨噬细胞具有明显的异质性。根据趋化因子受体2(C-C chemokine receptor 2,CCR2),小鼠角膜中的巨噬细胞可分为$CCR2^+$巨噬细胞和$CCR2^-$巨噬细胞。前者在功能和细胞因子表达模式上与M1型巨噬细胞类似,而后者与M2型巨噬细胞类似。证据显示,局部清除巨噬细胞可导致角膜上皮损伤修复延迟,表明其对维持角膜稳态有重要作用。

3. 朗格汉斯细胞(langerhans cell,LC) LC是一类位于上皮组织、具有抗原提呈功能的先天免疫细胞。在发育上,LC主要来自卵黄囊与胎肝的原始巨噬细胞祖细胞。LC具有一定的自我更新能力,其更新能力与TGF-β1以及Runx3、ID2等转录因子有关。正常角膜上皮层存在$CD11c^+$ Langerin(CD207)$^+$细胞(即LC),但在基质中也存在$Langerin^+$ DC(非LC)。在小鼠角膜移植模型中,特异性清除供体角膜LC能有效延长角膜植片存活时间。在干眼模型中,LC能阻止角膜基底神经损伤并上调神经营养因子表达。这些结果表明,LC在调控角膜免疫与维持角膜功能等方面发挥关键作用。然而,有关LC在维持角膜稳态中的确切作用与机制尚不明确。

4. 记忆性T细胞 除驻留型DC和巨噬细胞外,角膜组织中还存在驻留型淋巴细胞。Loi等通过双光子活体成像技术发现健康人角膜组织中存在组织驻留记忆T细胞(tissue-resident memory T cells,TRM),其产生需要抗原与TGF-β刺激。通过HSV感染模型证实:TRM能够对角膜原位病毒感染迅速做出反应,进而提供局部保护性免疫。

5. 免疫球蛋白(Ig)与补体(component,C) 在正常生理状态下,角膜组织不含浆细胞,没有产生Ig的能力,但角膜基质中存在一定量的Ig。这些Ig主要是从角膜缘血管网渗入的,并且以IgG为主,其次为IgA,还可在角膜周边检测出少量IgM。角膜中C成分主要源于角巩缘血管网的渗透,而非角膜自身产生的。C在维持角膜稳态方面起关键作用。C3激活产物iC3b通过与APC上的受体iC3bR结合产生TGF-β2和IL-10诱导眼前房免疫偏离(anterior chamber-associated immune deviation,ACAID)。角膜各层表达CD46、CD55以及CD59等膜结合型C调节因子,以调节角膜中的C稳态。角膜中C活化失调会加重角膜炎,甚至导致视力丧失。

(二) 角膜实质细胞

角膜实质细胞主要包括角膜上皮细胞、基质细胞与内皮细胞。有研究显示,角膜各层细胞具有不同的免疫原性,尤以角膜内皮细胞的免疫原性最强。但是,构成角膜的实质细胞也可以通过表达调节因子维持角膜免疫赦免。角膜内皮细胞通过组成性表达CD95L(FasL)、PD-L1、Gal9等膜结合蛋白诱导进入眼前房的免疫细胞凋亡,维持免疫耐受;还可以通过TGF-β2、CTLA-2α、GITL、ICOSL等以直接接触的方式诱导Treg细胞,进而维持免疫豁免(图1-7-1-2)。角膜上皮细胞通过表达GDNF抑制炎症反应,保护角膜免于炎症损伤。角膜结构细胞还通过膜结合型的补体抑制因子(CD55、CD59以及CD46等)抑制补体活化。同时,鉴于角膜血管与淋巴管豁免也是维持角膜免疫赦免的关键机制,角膜上皮细胞与基质细胞可通过产

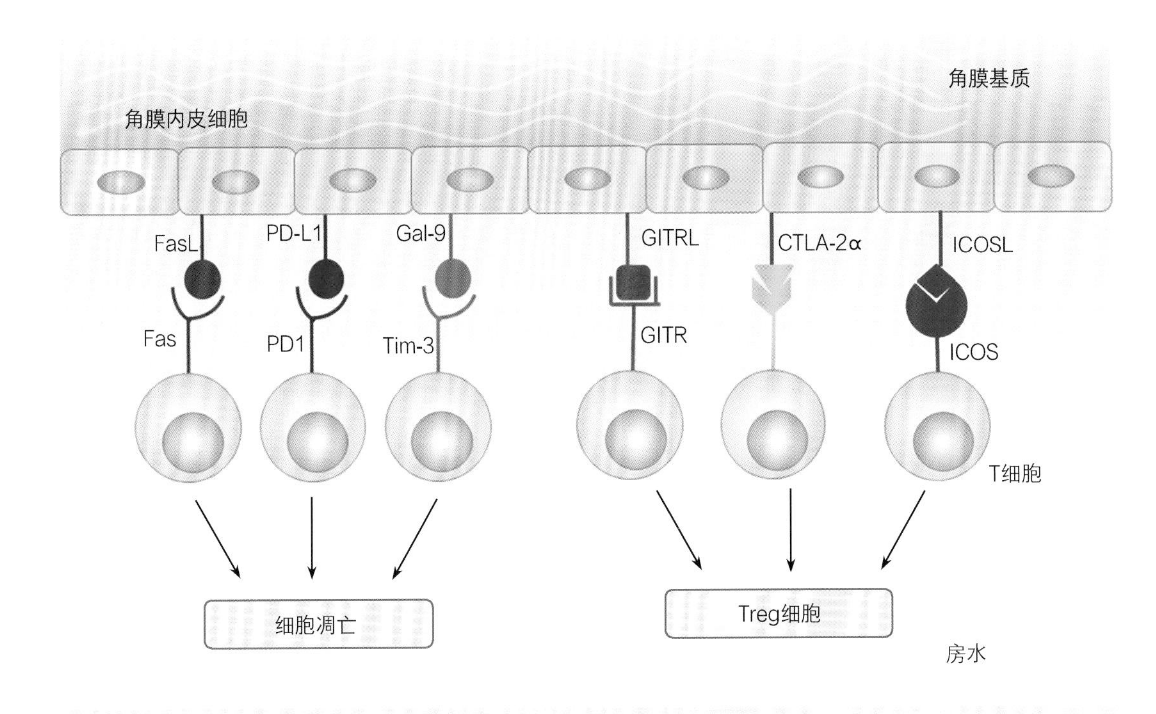

图 1-7-1-2 角膜内皮细胞维持眼内免疫豁免的主要机制模式图

生大量抗新生血管活性物质维持角膜血管豁免，如 sVEGFR1、血管内皮抑素、TSP 以及 PEDF 等。

（三）角膜神经

除在感受外界刺激、维持角膜透明、调节泪液分泌以及营养角膜等方面发挥重要作用外，角膜神经也参与维持角膜免疫豁免。本团队通过角膜去神经模型发现，去掉角膜神经后，小鼠角膜表现为神经营养性角膜炎类似的症状，包括角膜上皮反复脱落、角膜新生血管以及角膜组织炎性细胞浸润等。这提示感觉神经支配参与维持角膜免疫豁免。

角膜感觉神经的关键作用是在角膜损伤过程中分泌神经肽等促进损伤修复、维护角膜神经的结构与敏感度。本团队研究发现，神经肽 SP 能有效促进糖尿病角膜上皮的损伤修复与神经功能恢复；但在感染以及碱烧伤等病理条件下，过量的 SP 不仅可以导致角膜神经炎症，还能诱导角膜新生血管。感觉神经释放的 CGRP 不仅能促进角膜上皮损伤修复，但在某些病理条件下还具有促进与抑制炎症双重功能。本团队还发现神经生长因子（nerve growth factor，NGF），胶质细胞源性神经营养因子（glial cell-derived neurotrophic factor，GDNF），脑源性神经营养因子（brain-derived neurotrophic factor，BDNF），以及中脑星形细胞源性神经营养因子（mesencephalic astrocyte-derived neurotrophic factor，MANF）等在维持角膜上皮稳态与神经再生过程中发挥重要作用。此外，自主神经支配也可以通过释放 VIP、NPY 等神经肽以及乙酰胆碱等神经递质参与调节损伤修复和血管再生。在 HSV 诱导的病毒性角膜炎模型中，交感神经支配可能替代角膜的感觉神经支配，这可能与 $CD4^+$ T 细胞的活化以及 VEGF 产生有关。

（四）角膜缘

角膜缘有丰富的血管和淋巴管，角膜缘上皮及其结缔组织中存在大量 DC 和巨噬细胞，且多数处于免疫抑制状态。这细胞既有组织驻留型细胞，又有过路细胞（passenger cell）。此外，位于角膜缘上皮下结缔组织中的 DC，在眼球上及上方象限较多。这种区域性分布差别可能与某些结膜病和角膜病有关。

当受到刺激时，角膜缘处的 $MHCⅡ^+$ LC 可迁移至角膜。在角膜移植模型中发现，利用 IL-1RA 阻断 IL-1 信号通路，不仅可以明显减少 LC 向角膜迁移，还能有效抑制角膜移植免疫排斥反应。肿瘤坏死因子-α（TNF-α）还可以通过诱导趋化因子 RANTES 及巨噬细胞炎症蛋白-1β（MIP-1β）促进角膜缘 LC 向角膜迁移，而抑制 TNF-α 信号通路可以阻断角膜缘 APC 向角膜迁移与募集。此外，当角膜受到炎症或者抗原刺激时可产生 IL-1β 等促炎细胞因子，通过诱导角膜缘血管内皮细胞表达细胞间黏附分子-1（ICAM-1）促进淋巴细胞向角膜迁移。

在静息状态下，角膜缘处还存在驻留型肥大细胞，NK 细胞，固有免疫细胞（innate lymphoid cell，ILC）以及 γδT 细胞等（图 1-7-1-1）。研究表明，角膜缘驻留型 ILC2 细胞、γδT 细胞、NK 细胞等在损伤修复、诱导 ACAID 等过程起重要作用。虽然这些细胞类群在病理以及疾病条件下的作用已有大量报道，但关于其在维持正常角膜稳态中的作用尚不清楚，包括血管豁免等。

（五）房水

在解剖结构上，前房水和角膜内皮细胞直接接触。因此，房水的免疫状态直接与角膜相关。房水中含有多种具有免疫调节活性的神经肽、细胞因子、生长因子和可溶性细胞表面受体等（表 1-7-1-1），在维持眼内免疫豁免中发挥关键作用。

表 1-7-1-1 房水中具有免疫调节活性的可溶性因子

可溶性因子	主要调控作用
VIP	抑制 T 细胞增殖与分化
α-MSH	抑制旁观者 T 细胞活化与效应功能；抑制多核白细胞活化
CGRP	抑制巨细胞活化及其效应功能；破坏 APC 诱导 Th1 细胞功能
TGF-β2	阻滞 T 细胞、NK 以及巨噬细胞活化；维持 APC 免疫耐受
TSP	引起 APC 活化 TGF-β、分泌 CXCL2；抑制 APC 表达 IL-12 等
MIF	阻滞 NK 细胞对其靶细胞的降解
CD95L	抑制多形核白细胞的募集与活化
CD46/CD55/CD59	抑制补体活化
C1q 抑制剂	抑制补体活化
C3 转化酶抑制剂	抑制补体活化

神经肽 VIP 和生长抑素可以抑制抗原等驱动的 T 细胞增殖。房水中的 α-黑素细胞刺激激素（α-melanocyte stimulating hormone，α-MSH）不仅能抑制反应性 T 细胞分泌 IFN-γ 等炎性细胞因子，还能抑制旁观者 T 细胞的活化及其效应功能。CGRP 可抑制活化巨噬细胞产生一氧化氮，并破坏 APC 促 Th1 细胞分化能力。

除神经肽外，房水中的巨噬细胞迁移抑制因子（migration inhibitory factor，MIF）能阻止 NK 细胞对其靶细胞的降解。可溶性 CD95 配体（CD95L）可以干扰 CD95 对中性粒细胞的激活作用。房水中的可溶性的 CD46、CD55、CD59 以及可溶性 C1q 抑制剂、可溶性 C3 转化酶抑制剂等可以抑制补体活化。TGF-β2 可诱导 APC 耐受，并抑制 T 细胞、NK 细胞及巨噬细胞的活化。房水中的血栓反应蛋白（thrombospondin，TSP）可诱导 DC 激活 TGF-β 通路，并抑制其表达 IL-12 及 CD40 等免疫活化因子。IL-1RA 可有效阻断 IL-1α 与 IL-1β 介导的炎症反应。因此，正常房水具有选择性抑制对视力有危害作用的先天与过继免疫反应。此外，房水中还含有维持角膜血管与淋巴管豁免的活性物质，如 α-MSH、VIP 等。

（六）泪膜

泪膜可分为三层：表层为睑板腺分泌的脂性液体，即脂质层；中层为泪腺分泌的水样液，即水液层；内层为结膜杯状细胞等分泌的黏蛋白层。正常泪膜的稳定对维持眼表健康与免疫稳态有重要作用。泪膜中含有多种免疫活性物质。

1. 先天防御/抗菌因子 主要包括溶菌酶，乳铁蛋白，脂钙蛋白，分泌型免疫球蛋白 A（secretory IgA，sIgA），S100 蛋白等。溶菌酶是泪膜中含量最丰富的蛋白酶，主要通过裂解革兰氏阳性和革兰氏阴性菌肽聚糖等发挥抗感染作用,还可以维持泪膜稳定。乳铁蛋白与脂钙蛋白主要通过干扰细菌对游离铁的吸收发挥抗感染作用,同时还具有免疫调节和抗炎症作用。sIgA 是泪液主要抗体成分,约占泪液抗体成分的 90%。它主要通过阻止病原微生物黏附、灭活毒素以及促进病原菌清除等方式发挥抗感染作用。S100 蛋白属于钙结合蛋白家族,具有募集吞噬细胞、调控中性粒细胞脱颗粒等作用。此外,泪膜中还含有活性补体(component,C)组分,主要包括 C3、C4 等,可在感染时快速激活补体级联反应,导致细菌裂解以及炎症因子的产生。

2. 抗炎/抗氧化因子 正常泪液中含有白介素-1 受体拮抗剂(interleukin-1 receptor antagonist,IL-1RA)以及转化生长因-β_2(transforming growth factor-β2,TGF-β_2)等炎症抑制因子。其中,IL-1RA 主要通过与白介素-1 受体(IL-1R)结合阻断 IL-1 信号通路活性。TGF-β_2、维生素 A 及其代谢产物可抑制抗原提呈细胞(antigen-presenting cell,APC)成熟及细胞因子产生。除炎症抑制因子外,正常泪液中也还有趋化因子与细胞因子等活性介质,如单核细胞趋化蛋白等。泪膜中含有抗坏血酸、乳铁蛋白和半胱氨酸等抗氧化剂,主要通过清除自由基等机制使眼表免受损伤。

3. 神经肽 正常泪液中存在多种神经肽,如 P 物质(substance P,SP),降钙素基因相关肽(calcitonin gene-related peptide,CGRP),血管活性肠肽(vasoactive intestinal peptide,VIP)和神经肽 Y(neuropeptide Y,NPY)等。这些神经肽通过调控免疫细胞浸润与激活、抑制或者促进炎症反应等机制提高眼表抗感染、促进损伤修复等功能。SP 和 CGRP 具有促进白细胞外渗、免疫细胞活化以及细胞因子释放等功能,而 VIP 具有抑制 T 细胞增殖、调控细胞因子与趋化因子释放等作用。多数神经肽在调控角膜免疫中的作用需要进一步探讨。

(七) 虹膜与睫状体

1. 色素上皮细胞 除参与维持血-眼屏障外,虹膜与睫状体色素上皮细胞还具有免疫调节功能,有助于维持眼内免疫豁免。共培养实验表明虹膜与睫状体色素上皮细胞均可抑制旁观者 T 细胞活化,但在机制上存在差异。两者主要通过直接接触方式发挥作用,但睫状体色素上皮细胞也存在非接触方式。与视网膜色素上皮细胞、睫状体上皮细胞相比,虹膜色素上皮细胞高表达共刺激分子 B7-2(CD86),睫状体上皮细胞低表达 B7-2。利用 B7-2 与 CTLA4 缺陷小鼠模型证实,B7-2/CTLA4 相互作用在虹膜色素上皮细胞直接抑制 T 细胞功能过程中发挥重要作用。此外,虹膜、睫状体以及视网膜上皮细胞均表达 TGF-β,且 TGF-β 信号通路为虹膜色素上皮细胞抑制旁观者 T 细胞活化所必需的。

虹膜和视网膜色素上皮细胞均可诱导 Treg 细胞。虹膜色素上皮细胞主要通过细胞接触依赖方式将 $CD8^+$ T 细胞转化为 Treg,但对 $CD4^+$ T 细胞没有作用。在机制上,虹膜色素上皮细胞主要通过 TSP-1 将潜伏形式 TGF-β 转化为具有活性形式的膜结合型 TGF-β(mTGF-β),进而与 $CD8^+$ T 细胞上的受体结合并将其分化为 Treg 细胞(图 1-7-1-3)。

2. 抗原提呈细胞(antigen-presenting cell,APC) 作为眼内一种特殊的解剖结构,虹膜与睫状体分布有丰富的血管系统,含有巨噬细胞、MHC $Ⅱ^+$ DC 等驻留型免疫细胞。驻留型 DC 主要分布于上皮层与基质层,巨噬细胞主要分布于基质层。这些免疫细胞多数低表达 CD80、CD86 等,处于不成熟状态。正常虹膜与睫状体内的 DC 等 APC 经粒细胞-巨噬细胞集落刺激因子刺激后,表现出活化 T 淋巴细胞的能力。体外研究发现,虹膜驻留型 DC 具有诱导 T 细胞增殖能力,而巨噬细胞没有这种潜能。尽管驻留型巨噬细胞不能刺激未活化的 T 细胞增殖,但能促进活化的抗原特异性 T 细胞增殖。这表明虹膜与睫状体组织中的驻留型 DC 和巨噬细胞在功能上存在明显差异。此外,在虹膜与睫状体中还存在少量 T 淋巴细胞等。

(八) 小梁网

作为一个自身清洁的生物滤网,含有两种细胞清除细胞内和细胞外垃圾,主要有巨噬细胞和小梁细胞。巨噬细胞不仅分布在小梁网表面,还分布在小梁内皮细胞和小梁组织间。研究表明小梁网能表达 MHC-Ⅱ类抗原,但小梁内的巨噬细胞是否提呈眼内抗原到淋巴系统,目前仍不清楚。

二、角膜组织的移植相关抗原

移植抗原是指不同个体进行器官或组织移植时引起免疫排斥反应的主要成分。在同种异体移植时,

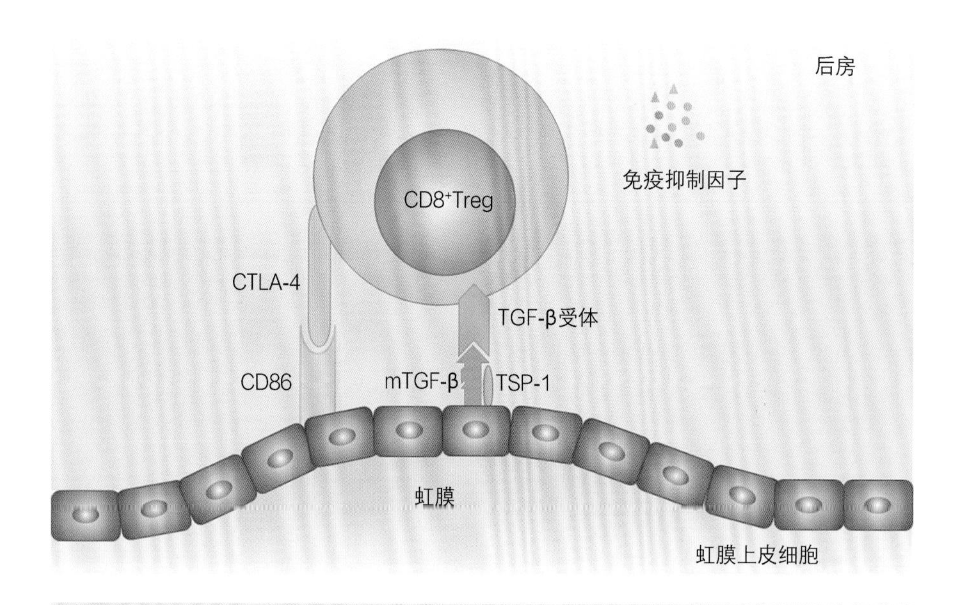

图 1-7-1-3 虹膜色素上皮细胞诱导 Treg 细胞的模式图

决定组织相容性的同种异体抗原种类很多,主要包括主要组织相容性抗原和 ABO 血型抗原。角膜组织中除具有与其他组织抗原结构相似的抗原外,还可能存在角膜组织特有抗原。

(一) ABO 血型抗原

ABO 血型抗原主要是由 A 凝集原和 B 凝集原决定的。研究显示角膜上皮细胞和角膜内皮细胞均存在 ABO 抗原,但在基质中尚未发现。部分研究表明 ABO 抗原错配会对角膜上皮细胞产生有害影响,但对移植术后免疫排斥反应与 ABO 抗原关系研究却存在分歧。早期临床研究认为 ABO 抗原错配对角膜移植免疫排斥有影响。但最近研究显示:在低危角膜移植中,ABO 抗原对因免疫排斥造成的移植失败没有影响。其矛盾焦点可能在于高危角膜移植,因为炎症反应可上调 ABO 相关抗原表达。

(二) 主要组织相容性抗原

1. 主要组织相容性抗原的结构特征与功能　主要组织相容性抗原(major histocompatibility antigen, MHA)由主要组织相容性复合体(major histocomplibility complex, MHC)基因区编码产生。在人体中,MHC 称为人白细胞抗原(human leukocyte antigen, HLA)。Ⅰ类 HLA 抗原(HLA classⅠantigens, HLA-Ⅰ)主要是由经典的 *HLA-A*、*HLA-B* 和 *HLA-C* 以及非经典的 *HLA-E*、*HLA-F*、*HLA-G*、*HLA-H*、*HLA-I* 和 *HLA-J* 基因编码;HLA-Ⅱ类抗原主要由 *HLA-DP*、*HLA-DR* 和 *HLA-DQ* 等基因编码。

(1) MHC 分子结构:MHC-Ⅰ抗原由一条跨细胞膜的重链(α 链)和一条可溶性 β_2 微球蛋白(β 链)组成的二聚体。重链分子有 α_1 和 α_2 构成二聚体,其特异性取决于 α_1 和 α_2 氨基酸的序列。MHC-Ⅱ类抗原由两条跨细胞膜的 α 和 β 链组成。肽链的细胞外部分可以分为 α_1、α_2、β_1 和 β_2 四个活性区。

(2) MHC 分子功能:MHC 和抗原结合形成 MHC-抗原复合物,前者经由 APC 向辅助性和效应性 T 细胞提呈抗原,进而引起免疫级联反应。HLA-Ⅰ类分子以识别内源性抗原为主,主要介导细胞毒性 $CD8^+$ T 细胞反应。HLA-Ⅱ类分子主要识别外源性抗原,并向辅助性 $CD4^+$ T 细胞提呈抗原。MHC 与肽段结合主要存在两种类型:不依赖氨基酸序列的结合、依赖氨基酸序列的结合。*HLA* 基因的高度多态性导致 MHC 分子可与各种不同抗原结合,并形成多样化的 MHC-抗原复合物,使免疫系统有效应对广泛的抗原刺激。

2. MHC 与免疫排斥　MHC 起初是在研究免疫排斥反应时发现的,但其主要功能是向免疫系统提供各种抗原。MHC 分子的高度多态性是机体免疫系统识别并能抵御各种外来抗原侵袭的基础,但又是限制移植物存活的最大障碍。MHC 分子在移植术后免疫排斥反应中的作用不尽相同,一般认为Ⅱ类抗原配型比Ⅰ类抗原配型更为重要。

（1）MHC-Ⅰ类抗原：在血小板和几乎所有有核细胞上表达。角膜上皮层、基质层与内皮层均有Ⅰ类抗原表达，但角膜上皮层的Ⅰ类抗原密度从周边到中央逐渐下降。在角膜移植免疫排斥过程中，MHC-Ⅰ分子主要通过向细胞毒性 $CD8^+$ T 细胞提呈抗原引起免疫反应。有研究发现 MHC-Ⅰ类抗原 MICA 可以用来识别肾移植免疫排斥反应的高风险患者，提示某些特定 MHC-Ⅰ类分子也有可能用于鉴别高风险角膜移植患者。

（2）MHC-Ⅱ类抗原：正常角膜上皮层与基质内的 DC 表达Ⅱ类抗原，而正常角膜基质细胞和内皮细胞未发现Ⅱ类抗原。当角膜发生免疫排斥反应时，内皮细胞可表达Ⅱ类抗原。有研究证明，当将 MHC-Ⅱ基因敲除的供体角膜移植到高危受体时，其排斥反应的发生率明显低于正常的供体角膜植片，但高于低危角膜移植免疫排斥率，提示供体 MHC-Ⅱ类抗原在高危角膜移植免疫排斥反应发挥重要作用。

（三）次要组织相容性抗原

次要组织相容性抗原（minor histocomplibility antigen，mHA）主要来自多态性蛋白的等位基因突变体，具有高度的免疫原性，可作为外来抗原被 HLA 分子提呈。由于遗传多态性，mHA 在受体与供体间的差异，可以引发同种异体免疫反应。因此，MHC/mHA 肽复合物是人同种异体 HLA 匹配造血干细胞移植（hematopoietic stem cell transplantation，HSCT）免疫排斥反应的重要驱动因素。在此种情况下，不同的 mHA 抗原可导致宿主特异性 T 细胞反应，进而引起移植物抗宿主病（graft-versus-host-disease，GvHD）或移植物抗白血病（graft-versus-leukemia，GvL）。目前，在 HSCT 免疫排斥反应中，主要包括三种不同类型的 mHA，即常染色体 SNP 变异（如紧密连接蛋白 2）、Y 染色体编码的抗原（如 DEAD 盒 RNA 解旋酶 Y）和功能缺失变异。此外，mHA 也是引起实体器官移植术后免疫排斥反应的重要移植障碍，如肾脏移植。

目前已知在角膜组织表达的 mHA 主要有 H-Y 抗原（一种雄性特异性 mHA）和 HA-3。小鼠同种异体穿透性角膜移植模型表明 mHA 是引起角膜移植免疫排斥反应的重要靶点。相关研究发现，在平均随访 2 年内，HLA-A1/H-Y 匹配的非排斥移植物存活率为 88%，而 H-Y 不匹配的存活率为 77%。也有相关研究显示，H-Y 抗原匹配可显著降低角膜移植排斥与失败的风险，而 H-Y 抗原不匹配显著增加角膜移植失败与排斥的风险。这些数据表明 mHA 是影响角膜移植预后的重要免疫因素。但是，也有研究表明性别或者 H-Y 抗原匹配对角膜移植术后的免疫排斥或移植失败没有显著影响，产生分歧的原因可能与角膜适应证、手术方式以及随访时间等有关。

（韦超）

第二节　角膜移植免疫学

一、角膜移植的免疫学概述

角膜移植是指用健康角膜组织替换病变角膜组织达到恢复患者视力、治疗角膜疾病的一种治疗手段。由于眼部固有的免疫豁免与耐受机制，角膜移植被认为是人体成功率最高的组织移植。但对于高危角膜移植而言，其免疫排斥/移植失败发生率与常见实体器官移植的排斥率相当，甚至更高。因此，免疫排斥仍然是角膜移植失败的首要原因。了解角膜移植免疫排斥的发生机制，寻找有效的防治方法，一直是角膜移植免疫学研究的主要议题。

从眼球的特殊解剖结构看，介导角膜移植术后免疫排斥反应发生的主要免疫细胞来源包括：角膜缘外周聚积的各种免疫细胞；角膜组织中驻留型的单核/巨噬细胞及 DC 等；虹膜、睫状体中各种驻留型的免疫细胞。在特定的病理状态下，泪液也可能是输送免疫细胞的路径之一。

角膜移植免疫排斥反应是机体免疫系统对角膜移植物抗原产生特异性免疫反应，并破坏供体角膜组织的过程。其基本过程主要包括：APC 摄取、加工并提呈异体角膜抗原，然后迁移至颈部引流淋巴结，促进淋巴细胞增殖并分化为效应淋巴细胞，最后致敏的效应淋巴细胞攻击并破坏角膜移植物，导致免疫排斥反应。通常包括致敏与免疫识别阶段、增殖与分化阶段以及效应阶段。

供受体的组织相容性抗原是导致角膜移植免疫排斥的基础。细胞免疫应答是介导角膜移植免疫排斥反应的主要机制，同时还涉及体液免疫应答机制、细胞因子效应机制等。

二、角膜移植免疫排斥的应答过程

（一）致敏途径和同种异体免疫识别

1. 参与角膜移植免疫排斥的抗原提呈细胞 APC 俘获、摄取、加工与提呈抗原是启动免疫排斥的重要环节之一，与角膜移植免疫排斥相关的 APC 主要包括两大类。

（1）单核/巨噬细胞和 DC：角膜供体与受体的单核/巨噬细胞和 DC 均可以参与提呈抗原。来源于供体角膜的 APC 主要包括驻留在角膜上皮中的 LC，以及驻留在角膜基质中的 DC 和巨噬细胞。角膜受体来源的 APC 主要包括驻留型和从外周血等部位浸润到供体角膜中 APC。在稳态条件下，驻留在角膜组织中的 APC 通常处于未成熟状态。但在炎症条件下，供体角膜驻留型 APC 与浸润到供体角膜中的 APC 均高表达 MHC 分子与共刺激分子，成为活化形式的 APC 并参与淋巴细胞的增殖与分化。受体单核/巨噬细胞可能通过两条途径侵入角膜植片：通过植床周边的新生血管或通过受体的虹膜血管经前房到达植片。

（2）朗格汉斯细胞：LC 是一类位于不同组织上皮层中的先天免疫细胞亚群。在眼表，其主要驻留在角膜上皮层与结膜上皮层中，为一线免疫防御细胞。与组织驻留型巨噬细胞类似，LC 通过维持其低水平的增殖能力进行自我更新。有研究发现，供体 LC 可诱导产生供体特异性迟发型超敏反应（delayed-type hypersensitivity，DTH），而正常不含 LC 的植片则不能诱导受体产生 DTH。目前 LC 在角膜移植免疫排斥中的确切作用尚不明确，需要借助 LC 缺陷小鼠进一步研究。

角膜新生血管与新生淋巴管病理性侵入角膜组织为成熟 APC 向局部引流淋巴结迁移提供重要通道。角膜移植术后中和 VEGF-C 不仅明显减少角膜新生淋巴管，还能有效抑制 APC 成熟及其向引流巴结的迁移。成熟 APC 向引流淋巴结迁移需要借助淋巴管细胞表达的 CCL19 与 CCL21 等趋化因子，以及细胞间黏附分子-1（intercellular adhesion molecule-1，ICAM-1）与血管细胞黏附分子（vascular cell adhesion molecule，VCAM）等。而局部封闭关键趋化因子受体 CCR7 可明显减少 APC 向引流淋巴结迁移，并延缓角膜移植免疫排斥反应的发生。这说明 APC 与淋巴管间的相互作用也是同种异体免疫识别与角膜移植免疫排斥的重要环节。

2. 致敏途径 在器官移植免疫排斥过程中，受体致敏的两条主要途径是中枢致敏和外周致敏。中枢致敏是移植物抗原以某种形式经血液和淋巴引流到受体移植物附近的淋巴组织。移植物中的过路白细胞（passenger leukocytes），如 LC、单核/巨噬细胞、DC 等，携带异体抗原从移植物引流到局部淋巴组织，可以迅速致敏 T 淋巴细胞。外周致敏是受者外周血中的 APC 经血流到达移植物局部，并在其中致敏，然后再回到淋巴组织或滞留在移植物中致使 T 淋巴细胞活化。外周致敏首先要求 APC 等进入移植物，接触并处理抗原，然后提呈给 T 细胞，致使 T 细胞激活（图 1-7-2-1）。

研究发现，在角膜移植术后，有受体来源的 Ia^+ 单核细胞、巨噬细胞、DC 在植片中央的上皮、基质内积聚，这说明角膜可以通过外周致敏的方式识别移植抗原。还有研究显示，在角膜移植术后，角膜植片中供体 MHC Ⅱ$^+$ CD11c$^+$ DC 可迁移引流淋巴结中，但在炎症/血管化相关的高危角膜移植中，其迁移至引流淋巴结中的数量会明显增加，提示角膜也可以通过中枢致敏的方式识别移植物抗原。因此，角膜移植免疫排斥过程中，中枢致敏与外周致敏均可发生，但两种方式对角膜移植免疫排斥的贡献不确定。

3. 同种异体免疫识别 识别供体抗原是移植免疫排斥反应发生的基础。目前同种异体免疫识别的途径主要包括直接识别、间接识别、半直接识别三种途径（图 1-7-2-2），并涉及 APC 与同种异体反应性 T 细胞间的复杂相互作用。

（1）直接途径（direct pathway）：供体 APC（过路白细胞）从移植物迁移至受体的次级淋巴组织，并将供体抗原-MHC 复合物直接提呈给受体 T 细胞。该途径引起的免疫反应速度快，而且排斥反应剧烈，是引起移植物急性免疫排斥（早期）的主要原因（表 1-7-2-1）。在角膜移植术后，常发生在受体曾接受其他组织或器官移植，或是多次角膜移植术后。

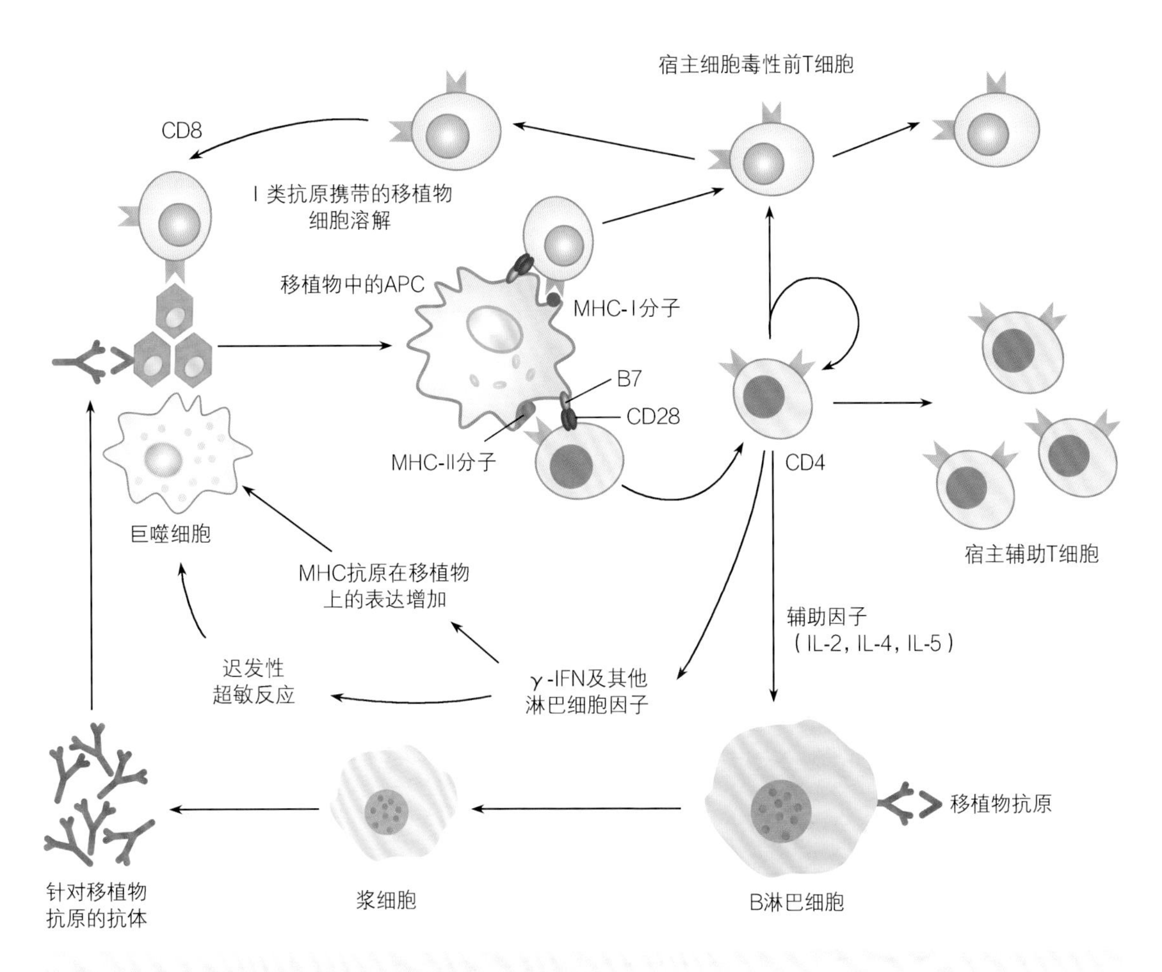

图 1-7-2-1　器官移植术后淋巴细胞致敏活化的流程

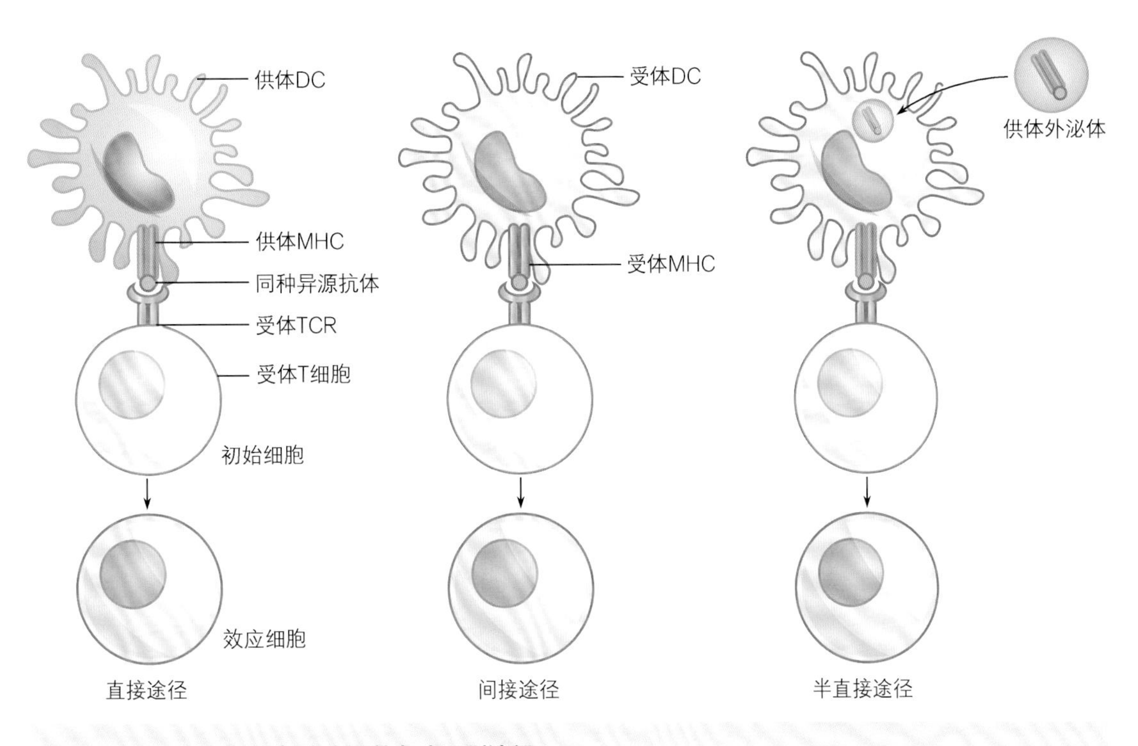

图 1-7-2-2　抗原提呈细胞主要的免疫识别途径

表 1-7-2-1　同种异体免疫排斥反应中的淋巴细胞

MHC 抗原	直接提呈		间接提呈	
	$CD4^+T$	$CD8^+T$	$CD4^+T$	$CD8^+T$
MHC-Ⅰ类	–	++	–	±
MHC-Ⅱ类	++++	–	+++	–

（2）间接途径（indirect pathway）：受体 APC 迁移至供体移植物中，并捕获、加工供体抗原，然后在次级淋巴组织中将供体抗原-MHC 复合物直接提呈给受体 T 细胞。该识别途径引起的免疫反应通常较弱，与急性免疫排斥（中、晚期）以及慢性免疫排斥有关。

（3）半直接途径（semi-direct pathway）：受体 APC 通过外泌体等将供体完整的抗原-MHC 复合物转移到其表面，然后在次级淋巴管组织中将供体抗原-MHC 复合物提呈给受体 T 细胞。相关研究提示通过完整供体抗原-MHC 复合物激活同种异体免疫反应性 T 细胞主要是由受体 APC 通过半直接途径驱动实现的，而非供体 APC 通过直接途径实现。

4. 角膜移植术后同种异体免疫识别机制　角膜移植术后，供体角膜抗原被 APC 俘获、加工、处理，然后将抗原信息传递到局部及全身的免疫系统，并致敏同种异体免疫反应性 T 细胞，最终活化的同种异体免疫反应性 T 细胞攻击并破坏角膜移植物，引起免疫排斥反应（图 1-7-2-3）。该过程中，同种异体免疫反应性 T 细胞的活化主要涉及直接途径与间接途径。

在角膜移植免疫排斥过程中，同种异体免疫反应性 T 细胞的免疫识别方式高度依赖供体角膜的免疫微环境。在非炎症条件下，供体角膜 MHC 抗原表达水平低，以间接识别方式为主导；但在以植床炎症、获得高水平 MHC 抗原与辅助分子的供体 APC 为特征的高危微环境下，直接方式占主导。供体角膜缺失 MHC-Ⅱ会显著延长高危（而非低危）角膜移植物的存活时间，表明直接途径在高危角膜移植中的重要性。

（二）增殖与分化阶段

初始 T 细胞在受体淋巴结中接触供体抗原后，增殖并分化同种异体反应性 T 细胞。T 淋巴细胞的增殖与活化需要接受来自 APC 的两个独立的信号刺激（图 1-7-2-4）。APC 表面的抗原肽-MHC 分子复合物

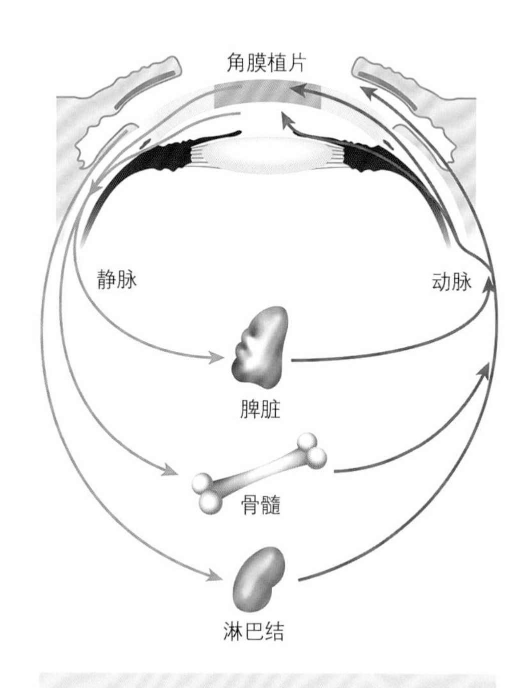

图 1-7-2-3　角膜移植术后免疫排斥反应发生的效应过程

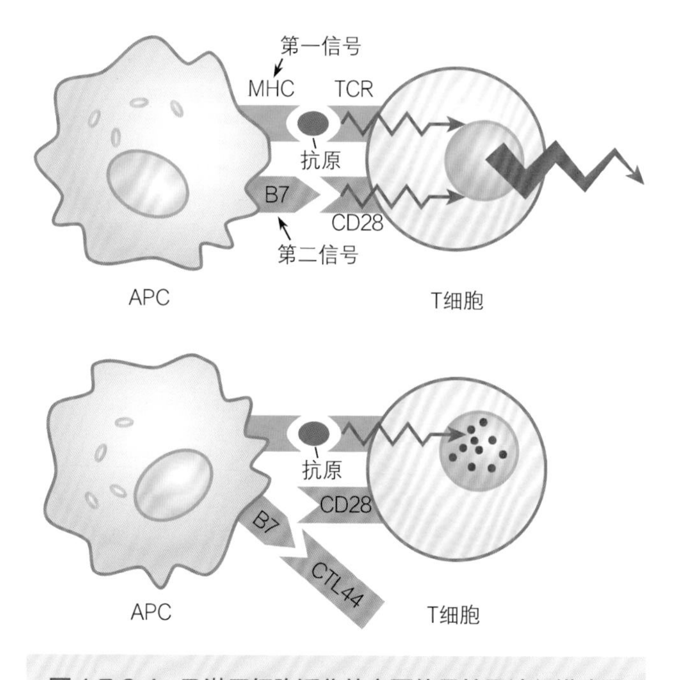

图 1-7-2-4　T 淋巴细胞活化的主要信号转导途径模式图

是 T 细胞活化的第一信号，而第二信号是协同刺激信号，主要是通过 APC 的 B7 配体与 T 细胞表面 CD28 结合实现。

此外，细胞因子是 T 淋巴细胞增殖与分化的第三信号，主要通过自分泌或者旁分泌作用使 T 淋巴细胞分化为效应细胞和记忆性 T 细胞。不同 $CD4^+$ T 细胞亚群（Th1 细胞、Th2 细胞、Th17 细胞以及调节性 T 细胞等）的分化取决于所处的细胞因子微环境，在功能上与直接的细胞毒性、细胞因子分泌等有关。$CD8^+$ T 细胞主要分化为细胞毒性 T 细胞（cytotoxic lymphocyte，CTL），在功能上主要是特异性杀伤靶细胞。

根据功能，协同刺激信号可分为正协同刺激信号和负协同刺激信号。前者主要是增强 T 细胞受体介导的免疫应答，而后者则抑制 T 细胞受体介导的免疫应答。正常情况下，T 细胞表面存在 CD28（正协同刺激信号受体）与 CTLA4（负协同刺激信号受体），可竞争性与 APC 表面的 B7 配体结合。CTLA4 对 B7 的亲和力明显高于 CD28 的亲和力。但通常情况下，CTLA4 受体数量明显少于 CD28 配体数量。因此，当使用外源性 CTLA4 时，其可以迅速与 APC 膜上的 B7 结合，阻断 B7/CD28 激活途径，使其处于无应答状态，从而阻断免疫排斥反应的发生（图 1-7-2-4）。

基于此，笔者研究团队探讨了 CTLA4-Ig 防治小鼠角膜移植免疫排斥的可行性。经研究发现：与对照组相比，CTLA4-Ig 治疗可显著延长角膜植片透明时间。组织病理学检查显示：CTLA4-Ig 治疗组的角膜植片细胞结构正常，炎性细胞与 T 淋巴细胞浸润不明显；而在对照组角膜植片中，免疫细胞浸润（包括 $CD4^+$ T 细胞、$CD8^+$ T 细胞及 $CD11c^+$ 细胞）明显增加（图 1-7-2-5）。术后 2 周，发生免疫排斥的角膜植片高表达肿瘤坏死因子 α（TNF-α）、γ 干扰素（IFN-γ）等细胞因子以及 B7、CD40 等共刺激分子。这表明，CTLA4-Ig 可竞争性与 CD28/B7 信号通路中的 B7 结合，阻断 T 淋巴细胞活化，从而抑制角膜移植术后的免疫排斥反应。因此，CTLA4-Ig 可能是一种具有临床应用前景的新型眼用免疫抑制剂。

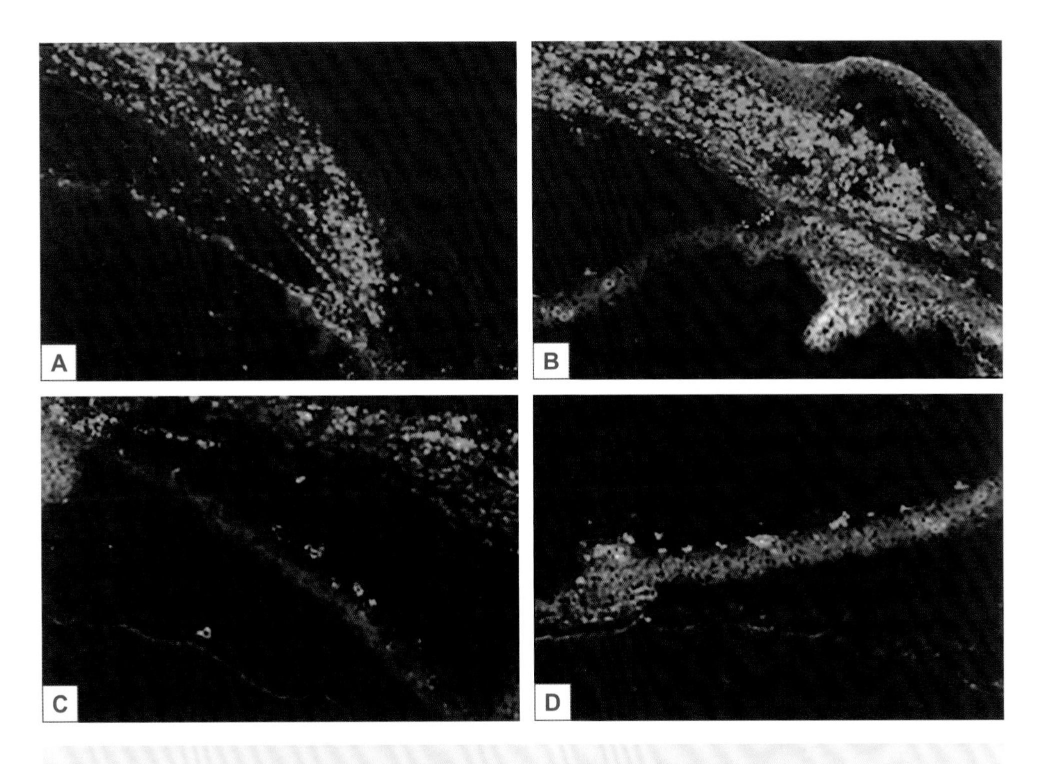

图 1-7-2-5 小鼠穿透性角膜移植术后 2 周，各种免疫细胞的免疫荧光染色（×40）

图 A $CD11c^+$ 细胞在角膜植片、植床及前房内的浸润情况

图 B $CD4^+$ T 细胞在角膜植片与睫状体中的浸润情况

图 C $CD8^+$ T 细胞在角膜与虹膜中的浸润情况

图 D $CD4^+$ T 在虹膜中的浸润情况

（三）效应阶段

在淋巴结中，分化成熟的效应T淋巴细胞（主要包括 $CD4^+$ T 效应细胞与 CTL）浸润到移植物，并与移植物中的 APC 等共同作用，通过诱导炎性细胞因子等途径攻击角膜植片，引起免疫排斥反应。普遍认为，角膜移植免疫排斥反应是以T淋巴细胞介导为主的 DTH，但对体液免疫在角膜移植免疫中的作用尚不明确。

1. $CD4^+$ T 细胞与 $CD8^+$ T 细胞在角膜移植免疫排斥中的作用比较　笔者团队分别利用 CD4 和 CD8 基因敲除小鼠构建穿透性角膜移植模型，并结合裂隙灯显微镜观察等手段发现：CD4 敲除鼠角膜移植片保持透明（透明时间 >90 天），CD8 基因敲除小鼠则在（28 ± 3）天发生免疫排斥反应，对照组免疫排斥反应发生时间为（14 ± 2）天。以上结果表明，小鼠角膜移植术后的免疫排斥反应可能是以 $CD4^+$ T 细胞为主介导的免疫排斥反应，$CD8^+$ T 细胞参与该反应过程。

2. 辅助性T细胞（$CD4^+$ T helper cell，Th）亚群　根据增殖分化条件的不同，$CD4^+$ T 细胞可以分化为不同的 Th 细胞亚群，主要包括 Th1 细胞、Th2 细胞以及 Th17 细胞等。每种 Th 亚群在角膜移植免疫排斥中的作用也不尽相同。

（1）Th1 细胞：主要是指能够分泌 γ-干扰素（IFN-γ）的 $CD4^+$ T 细胞亚群，它是引起角膜移植免疫排斥的主要效应细胞。发生免疫排斥的角膜植片中 IFN-γ 和 IL-2 的表达水平明显提高，提示 Th1 细胞可能在该过程中发挥重要作用。IFN-γ 不仅可诱导供体组织表达 MHCⅡ类抗原，还可阻止 Treg 细胞的产生。通过 IFN-γ 缺陷小鼠的穿透角膜移植模型发现，大约 64% MHC 不匹配的角膜植片发生免疫排斥，而 MHC 匹配并结合 IFN-γ 单克隆抗体治疗可有效延长角膜植片存活时间。

（2）Th2 细胞：以分泌 IL-4、IL-5 及 IL-13 等细胞因子为主的 $CD4^+$ T 细胞亚群，在抑制 Th1 细胞反应、辅助 B 细胞活化等方面发挥重要作用。因此，调控免疫系统向 Th2 同种异体反应倾斜可促进角膜移植物存活。但是，患有过敏性结膜炎的小鼠接受穿透性角膜移植，其免疫排斥率明显增加。在 IFN-γ 缺陷小鼠发生免疫排斥的角膜植片中，嗜酸性粒细胞浸润明显增多。这表明在特定条件下，Th2 细胞也可能是引起角膜移植免疫排斥反应的关键效应细胞。

（3）Th17 细胞：主要以分泌 IL-17、IL-22 等细胞因子为主的 $CD4^+$ T 细胞亚群，在抗感染、自身免疫性疾病以及炎症反应等生理病理条件下发挥关键作用。有研究表明 Th17 细胞在角膜移植免疫排斥的早期发挥关键致病作用，而 Th1 细胞在免疫排斥后期起重要作用。中和 IL-17A 能有效延缓角膜植片存活时间，但仍有 90% 的角膜发生免疫排斥反应。研究表明，IL-17 缺失能延缓角膜移植免疫排斥发生，但能促进 Th2 型细胞因子表达，提示清除 Th17 免疫反应会导致 Th2 型免疫反应，进而对角膜植片透明产生不利影响。然而，也有证据表明 IL-17 可促进 Treg 细胞产生进而促进角膜植片存活。

3. 细胞毒性T细胞（cytotoxic T cell，CTL）　CTL 是一类能杀伤抗原特异性靶细胞的 $CD8^+$ T 亚群，可分为效应 CTL 和记忆 CTL。CTL 的杀伤机制与其分泌穿孔素蛋白、颗粒酶等有关，其杀伤作用具有抗原特异性、MHCⅠ限制性。笔者团队通过 CD8 基因敲除小鼠的穿透角膜移植模型发现：发生免疫排斥的角膜植片中存在大量 $CD8^+$ T 细胞浸润；特异性清除 $CD8^+$ T 细胞可显著延长角膜移植片存活时间。这说明 $CD8^+$ T 细胞在角膜移植术后免疫排斥反应中发挥重要作用。

4. 调节性T细胞（regulatory T cells，Treg）　Treg 是一类具有免疫调节功能的T细胞亚群，在维持机体稳态、免疫耐受、抑制自身免疫性与炎症性反应等方面发挥重要作用。研究表明，过继转移 Treg 可有效延缓角膜移植免疫排斥反应发生，特异性清除 Treg 细胞可明显加速角膜移植免疫排斥反应。Treg 细胞具有一定的可塑性。眼内免疫排斥微环境能破坏 Treg 的免疫抑制功能，并表现出效应T细胞的炎症表型。这种表型与 Treg 中 NF-κB 关键转录因子 c-Rel 转录活性升高有关。特异性敲低 Treg 细胞中的 c-Rel 表达能明显延长角膜植片存活时间。因此，靶向 Treg 细胞 c-Rel 可能是防治角膜移植免疫排斥的一种潜在策略。

5. 其他类型免疫细胞　自然杀伤细胞（natural killer cell，NK）是一类重要的调节先天免疫与过继免疫的颗粒性淋巴细胞，也是 IFN-γ 的强效生产者。NK 主要通过细胞毒性作用直接杀死靶细胞，但其杀伤作用是非特异性的。在排斥的角膜组织中存在 NK 细胞浸润，特异性清除 NK 细胞能显著延长角膜植片透明时间。骨髓源抑制细胞(myeloid-derived suppressor cells,MDSC)是一类具有免疫抑制功能的先天免疫细胞,具有明显的抗角膜移植免疫排斥作用。

6. 体液免疫(humoral immunity) 体液免疫主要是指外来抗原进入机体并诱导抗原特异性B细胞活化、增殖并最终分化为浆细胞,并通过抗体产生免疫应答的过程。在大型组织器官移植过程中,如肾脏移植、心脏移植以及肝移植等,供体特异性抗体出现通常与移植物的功能下降以及排斥有关。有研究发现,在异体角膜移植植片中检测到IgG和IgM的存在,但目前其在角膜移植免疫排斥反应中的作用还不清楚。

经典的角膜移植术后免疫排斥反应可分为上皮型、上皮下型、基质型和内皮型排斥,其中以内皮型排斥最多,其产生的破坏性最大。内皮型排斥发生率高的原因可能有两个:角膜的有核细胞高度集中在内皮层;眼内的虹膜和睫状体可能是另一条输送免疫细胞,并引起角膜移植术后免疫排斥反应的途径(图1-7-2-6)。

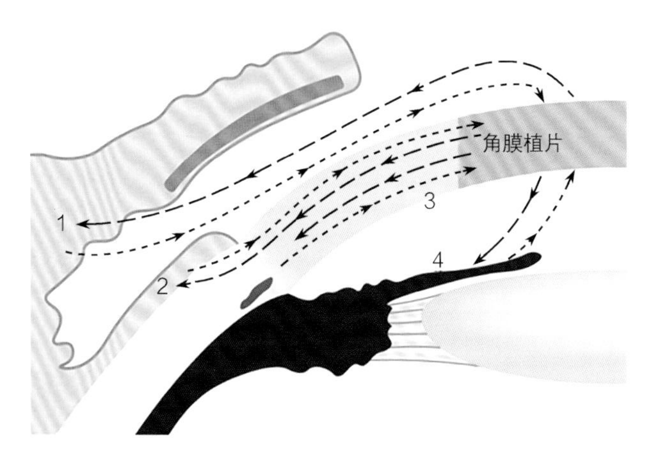

箭头为淋巴细胞的引流途径
1. 淋巴细胞 2. 球结膜 3. 角膜 4. 虹膜

图1-7-2-6 角膜移植免疫排斥的可能主要途径

睫状体-虹膜-房水途径可能是输送活化T淋巴细胞、引起角膜内皮型排斥的主要途径

三、角膜移植免疫排斥反应的特征和组织病理学

(一)上皮型排斥

此型特征为早期自觉症状不明显,不及时治疗会造成持续的上皮排斥线。此线从角膜缘部开始,逐渐向中央进展(图1-7-2-7),这个过程从几天到几周不等。排斥线用荧光染色或虎红染色易发现(图1-7-2-8),上皮排斥周围出现不规则的角膜前基质水肿和混浊。在高倍显微镜下见大量坏死的角膜上皮在排斥线边,而未发生排斥的另一边,上皮细胞扩大,上皮细胞膜的微绒毛变粗。这些未发生排斥的上皮细胞的改变,被认为是启动增殖过程,穿过排斥线以替代排斥后已坏死的细胞。

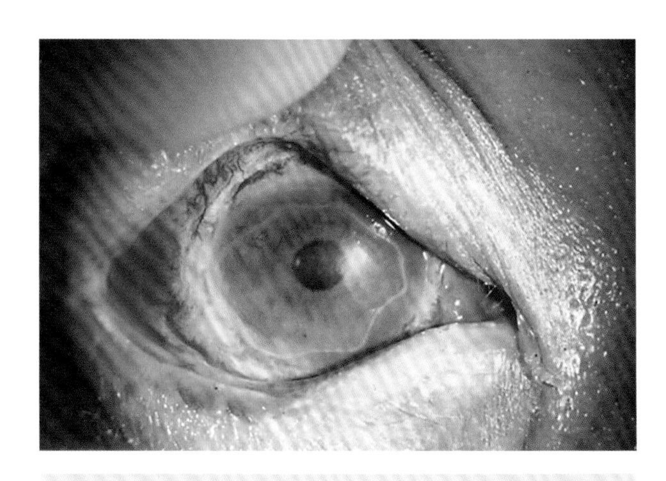

图1-7-2-7 全板层角膜移植术后出现上皮型排斥反应

常见持续的上皮排斥线,此线从植片的边缘开始,并逐渐向中央进展,部分周边植片基质水肿,常伴有新生血管长入

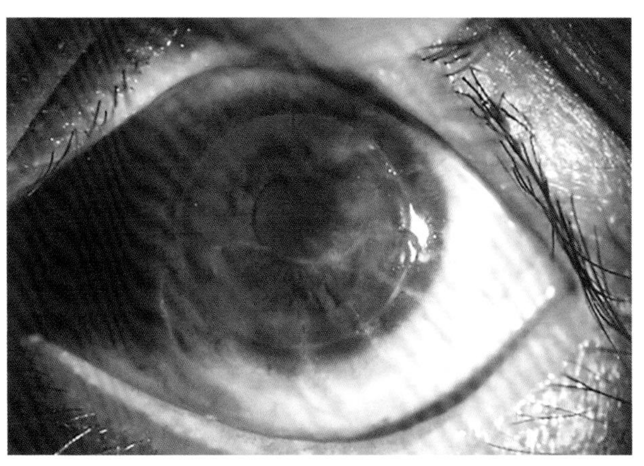

图1-7-2-8 部分板层角膜移植术后出现上皮型排斥反应

上皮型排斥线不如全板层移植术后的典型,但用荧光染色仍易发现

扫描电镜显示：排斥的上皮层有新生淋巴管，上皮排斥常发生在一些炎症相对轻、没有明显高危因素的移植眼上。真正上皮型排斥率难以确定，因为早期患者没有自觉症状，而不易被发现或得到诊断。据报道，上皮型排斥的发生率为10%左右，通常在术后3个月左右发生。上皮型排斥一般不影响视力，只要及时治疗，也不影响植片的透明。由于有时上皮型排斥是基质或内皮型排斥的一个前奏，不及时处理会诱发或产生基质或内皮型排斥。

（二）上皮下渗出型排斥

上皮下渗出型排斥也称上皮下排斥，1978年，Krachmer和Alldredge第一次报道上皮下渗出型排斥的特征：渗出表现为前弹力层下方的白色沉着物，直径为0.2~0.5mm，结膜及角膜上皮一般不发生损害。上皮下渗出可发生在角膜植片的任何象限，在边缘较多见，用糖皮质激素滴眼液后很快消失，有时可留下很轻的上皮下混浊。

上皮下渗出因有时对角膜移植的损害比较小，很容易漏诊，其发生率大约为15%，平均在术后10个月左右发生，年轻患者容易出现。上皮下渗出可伴发上皮或内皮排斥线，可见少许角膜后沉着物，伴很轻的前房反应。单纯的上皮下渗出不会引起植片混浊影响视力，但可能是内皮和基质型排斥的前奏。

（三）基质型排斥

常有植片水肿、混浊、增厚，并伴有新生血管长入。术前角膜植床深层血管比表层血管更易出现免疫排斥反应，主要是深层血管更易伴有新生淋巴管。基质型排斥在不同的手术方式后有不同的临床表现：板层角膜移植术后表现为从周边基质开始出现水肿、混浊，较粗大的新生血管长入基质（图1-7-2-9）；部分穿透性角膜移植术后的基质型排斥也表现为靠近角膜缘处的植片水肿、混浊，并有大量新生血管长入植片（图1-7-2-10），如不及时应用免疫抑制剂，可能发展成内皮型排斥。基质型排斥发生率为10%~15%，通常发生在术后3~6个月后。

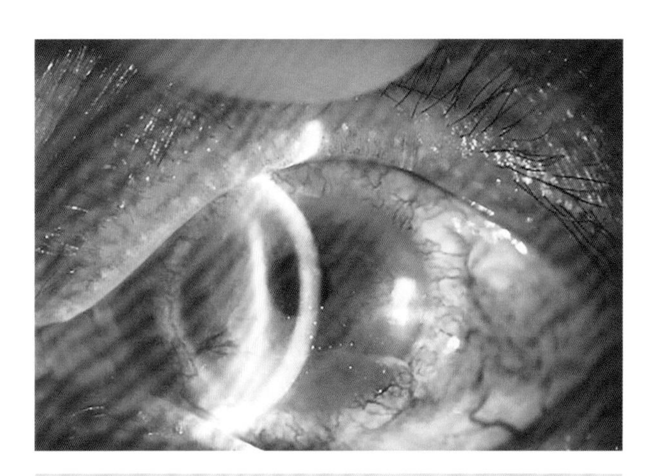

图1-7-2-9 全板层角膜移植术后发生基质型排斥反应

周边基质水肿、混浊，层间有粗大的新生血管长入植片

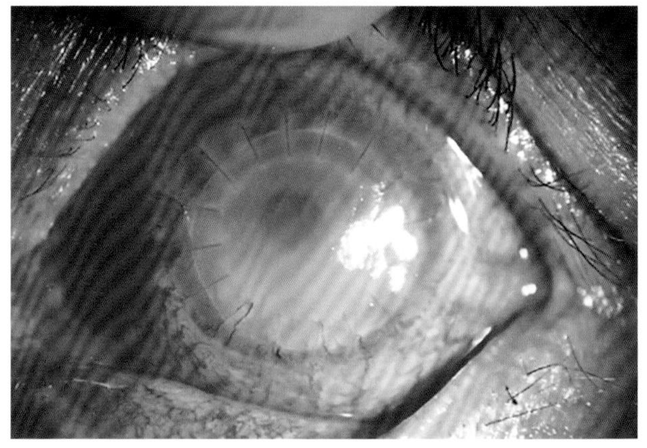

图1-7-2-10 部分穿透性角膜移植术后发生基质型排斥

植片基质水肿、混浊、增厚，并伴有大量新生血管由角巩缘向植片基质长入

（四）内皮型排斥

患者常有红、痛、视力下降的症状，检查时可发现结膜充血，水肿，房水闪辉，角膜后沉着物（keratic precipitates，KP）。KP常为弥漫或链状排列，后者形成内皮排斥线（图1-7-2-11）。此线从边缘向中央延伸，植床附近常有粗大的新生血管。大约有45%的内皮型排斥患者可见内皮排斥线，植片基质水肿，内皮皱褶，常在排斥线一边。排斥线以上的部分角膜植片仍保持透明（图1-7-2-12、图1-7-2-13）。如免疫排斥没有得到及时控制，可出现全角膜水肿、混浊。组织病理发现，各种淋巴细胞分布在排斥线附近，排斥处的内

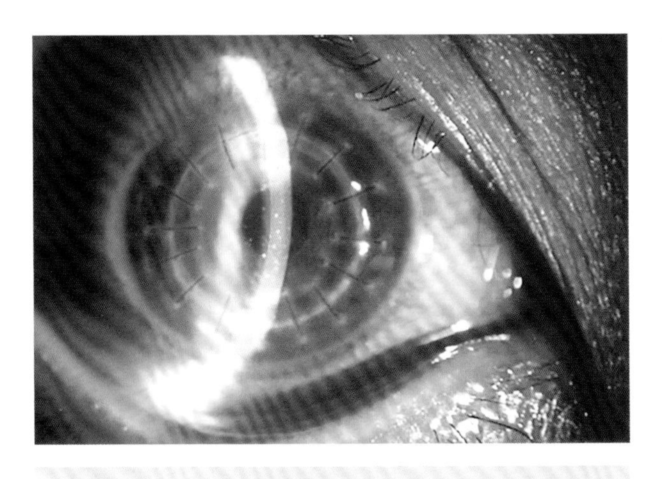

图 1-7-2-11　穿透性角膜移植术后半年发生内皮型免疫排斥反应

内皮型免疫排斥早期，出现植片轻度水肿有多量羊脂状 KP，大部分缝线处有新生血管长入

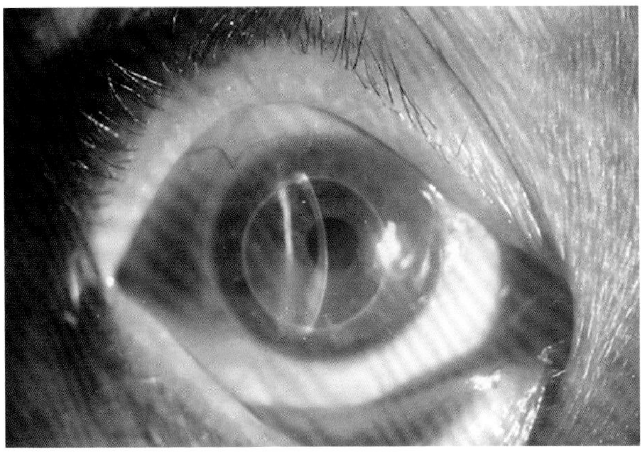

图 1-7-2-12　穿透性角膜移植术后 2 年发生内皮型免疫排斥反应

可见内皮型排斥线及排斥线以下植片水肿，但眼部没有明显炎症表现及充血现象

皮细胞常拉长或变圆，或失去细胞间的连接。内皮型排斥如得到有效控制，植片仍可恢复透明，新生血管也可逐渐消退。扫描电镜发现，角膜内皮细胞异常，其表面有大量色素颗粒沉着，并偶见淋巴管。内皮型排斥常发现在术后 6~8 个月左右。圆锥角膜等低危穿透性角膜移植术后 5 年，甚至 10 年还有内皮型排斥发生，但往往眼部充血等较轻。

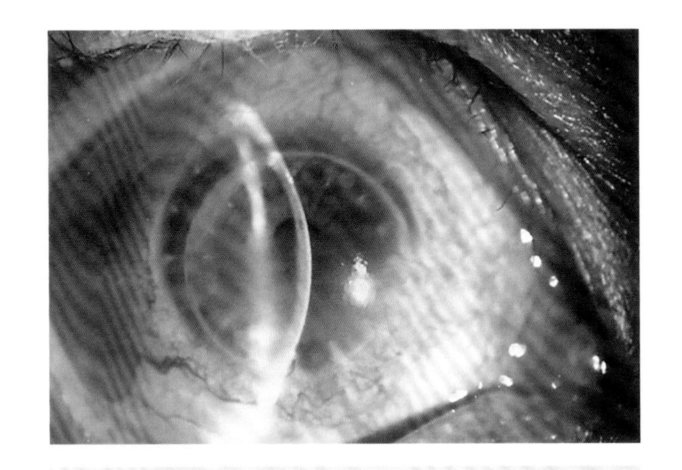

图 1-7-2-13　大植片穿透性角膜移植术后 8 个月发生内皮型免疫排斥反应

植片周边有大量新生血管长入，眼部有明显的充血

有研究发现：角膜新生血管与内皮型排斥率有直接关系，无血管眼为 3.5%，轻度新生血管眼为 13.3%，中度新生血管眼为 28%，高度新生血管眼为 65% 以上。另外，偏中心移植、双侧移植也会增加内皮型排斥发生率。虹膜前粘连与内皮型排斥也有直接关系。

1. 角膜内皮型排斥的发生率　临床报告的内皮型免疫排斥发生率不一，主要与临床诊断、病例选择标准及手术并发症等因素有关。本团队通过对 PKP 术后 3 年的随访数据进行分析发现：内皮型免疫排斥发生率为 28.4%，发生两次以上的排斥率为 12.3%。

2. 内皮型免疫排斥反应发生时间　在 3 年的随访时间内，内皮型免疫排斥反应于 1、6 和 18 个月出现 3 次高峰。18 个月后其发生率呈稳定下降趋势，但在随访第 48 个月，植片混浊发生率增高。术后半个月可能是抗原提呈细胞对供体抗原识别并把信号传递给 T 淋巴细胞的阶段，此时植片多表现平静。随后在 1 个月左右，淋巴细胞完成增殖活化后开始攻击角膜供体，进入免疫排斥的效应阶段，临床表现为一系列炎症反应。植片开始为局限性混浊水肿，如不能及时控制，2~3 天后整个植片混浊水肿，内皮出现皱褶，可见色素 KP 及房水闪辉，约 1/2 的患者可见到内皮排斥线。此时患者均能重视复诊，可以及时进行药物治疗，达到良好的抗排斥效果。因此，在术后 3 个月左右，免疫排斥可被有效控制。多数植片的新生血管是在术后 6 个月时形成，在此阶段，免疫排斥反应出现第二个高峰期。迟发的内皮型免疫排斥反应出现在术后第 18 个月，形成了第三个高峰期（图 1-7-2-14）。因此，应该重视早期的随访。

3. PKP 术后内皮型免疫排斥反应的影响因素　主要从原发病、植片大小等因素分析其对内皮型免疫排斥反应的影响。

（1）原发病：碱烧伤患者的排斥反应发生较早，一般首次在 1~3 个月，在 6~9 个月间仍有 1/3 患者发生第二次排斥反应，1 年以上相对稳定，其排斥率为 53.3%。真菌性角膜炎的排斥时间也相对提前，绝大部分集中在 6 个月左右，总排斥率为 40.2%；而 HSK 患者常在术后 6~9 个月间、部分在 18 个月时有一排斥的高峰，排斥率为 28.46%；细菌感染性角膜炎与 HSK 的排斥反应发生时间基本相同，排斥率为 21.74%。单纯性角膜白斑、圆锥角膜、大泡性角膜病变及 Fuchs 角膜内皮营养不良等在术后发生免疫排斥的高峰在术后 1 年以上，多集中在 16~18 个月。其免疫排斥发生率依次为：单纯角膜白斑 12.3%，大泡性角膜病变和 Fuchs 角膜内皮营养不良 8%，圆锥角膜的免疫排斥率最低，为 7.32%。

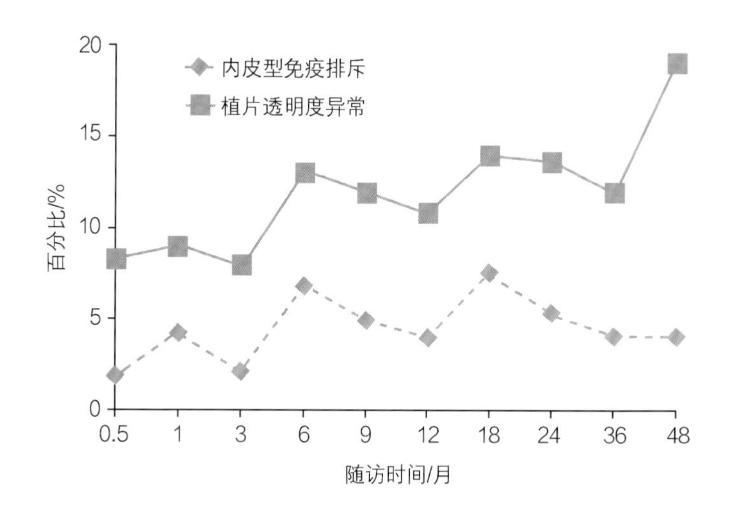

图 1-7-2-14　内皮型免疫排斥、角膜植片透明度异常与随访时间的相关性

（2）植片大小：角膜植片直径 8mm 以上者，其内皮型免疫排斥发生率为 92.25%，明显大于 8mm 以下者（25.60%）。

4. 内皮型免疫排斥的治愈率　经过抗排斥治疗后，内皮型免疫排斥的总治愈率为 86.69%，其中碱性烧伤 37.50%，真菌性角膜炎 87.50%，HSK 92%，细菌性角膜炎 73.33%，单纯角膜白斑等 87.50%，圆锥角膜 100%。但是，仍有部分发生角膜内皮功能失代偿，或新生血管长入角膜基质层。

5. 内皮型免疫排斥与角膜植片透明度的关系　角膜内皮细胞异常对植片透明度的最大影响是角膜基质层水肿。因为内皮细胞受损导致其泵功能与屏障功能丧失，使角膜脱水过程失调，植片多表现为雾样水肿。此外，水肿的形成也促进新生血管长入，进而影响植片的透明度。反复长期的内皮型免疫排斥反应，使内皮细胞受损害，造成内皮细胞的活性密度减少和功能减退，有些病例最终发生内皮功能失代偿。笔者团队发现，穿透性角膜移植术后，大约 74.79% 的角膜植片混浊是由内皮型免疫排斥造成的。植片透明度异常出现的三个高峰时间与内皮型免疫排斥的高峰时间相互吻合。因此，内皮型免疫排斥可以被视为影响植片透明度的关键因素。

四、前房因素与角膜移植免疫排斥反应的关系

前房是位于角膜与虹膜、晶状体之间的结构，其内充满房水。虹膜组织具有丰富血管系统，存在 MHCⅡ$^+$ DC、巨噬细胞等免疫细胞，且多数处于不成熟状态。这为前房因素参与角膜移植免疫排斥反应提供了免疫学基础。为此，笔者团队利用眼前房植入环孢素 A（cyclosporine A，CsA）缓释系统（CsA-DDS）等评估其抗免疫排斥反应效果，并探讨前房因素与免疫排斥反应的关系。

（一）CsA-DDS 对角膜移植术后免疫排斥反应的影响

1. 对小鼠穿透性角膜移植免疫排斥反应的影响　笔者团队通过构建小鼠穿透性角膜移植模型并结合眼前房植入 CsA-DDS 评估其抗免疫排斥的效果。结果显示：与对照组相比，眼内植入 CsA-DDS 能明显延长角膜植片存活时间，（35 ± 3）天 vs.（14 ± 3）天。当前房植入的 CsA-DDS 存在时，角膜植片均保持透明，但当其消失后，角膜植片开始出现免疫排斥反应，植片逐渐混浊、增厚、血管化。对照组在术后 2 周发生免疫排斥反应。免疫组织化学检查显示：CsA-DDS 治疗组角膜植片于术后 14 天可见少量 CD4$^+$和 CD8$^+$ T 细胞浸润，虹膜与睫状体中未见 CD11b$^+$ 巨噬细胞、CD4$^+$ 及 CD8$^+$ T 淋巴细胞。术后 5 周，当 CsA-DDS 在前房内消失后，角膜植床及植片基质可见 CD4$^+$和 CD8$^+$ T 淋巴细胞增多，尤其是在睫状体与虹膜

中可见 $CD4^+$ 和 $CD8^+$ T 淋巴细胞大量聚积，并迁移至角膜植片内皮层。在免疫排斥反应期间（术后 14 天），对照组的角膜植片、睫状体和虹膜均存在大量 $CD11b^+$ 巨噬细胞，以及 $CD4^+$ 和 $CD8^+$ T 淋巴细胞浸润。

2. 防治角膜移植免疫排斥反应的临床效果评价　笔者团队对 2003 年 5 月至 2011 年间的 92 例高危角膜移植患者行眼前房植入 CsA-DDS，并对其抗免疫排斥效果进行系统性评价。通过临床研究发现：CsA-DDS 可显著提高高危角膜移植成功率（88.0%），角膜植片平均存活时间为（36.1 ± 17.7）个月。CsA 的药物载体（聚乳酸-共-乙交酯-共-己内酯）在（7.6 ± 4.3）个月时完全降解。角膜内皮密度在移植术后 6 个月时仍可达到（2 079 ± 156）个/mm^2。超声生物显微镜（UBM）检查未观察到角膜基质和虹膜水肿。这些结果表明，眼前房植入 CsA-DDS 可有效预防高危角膜移植免疫排斥反应（图 1-7-2-15），且对患者的角膜与虹膜无明显毒性。眼前房可能是治疗或预防角膜移植术后内皮型排斥的药物递送靶点。

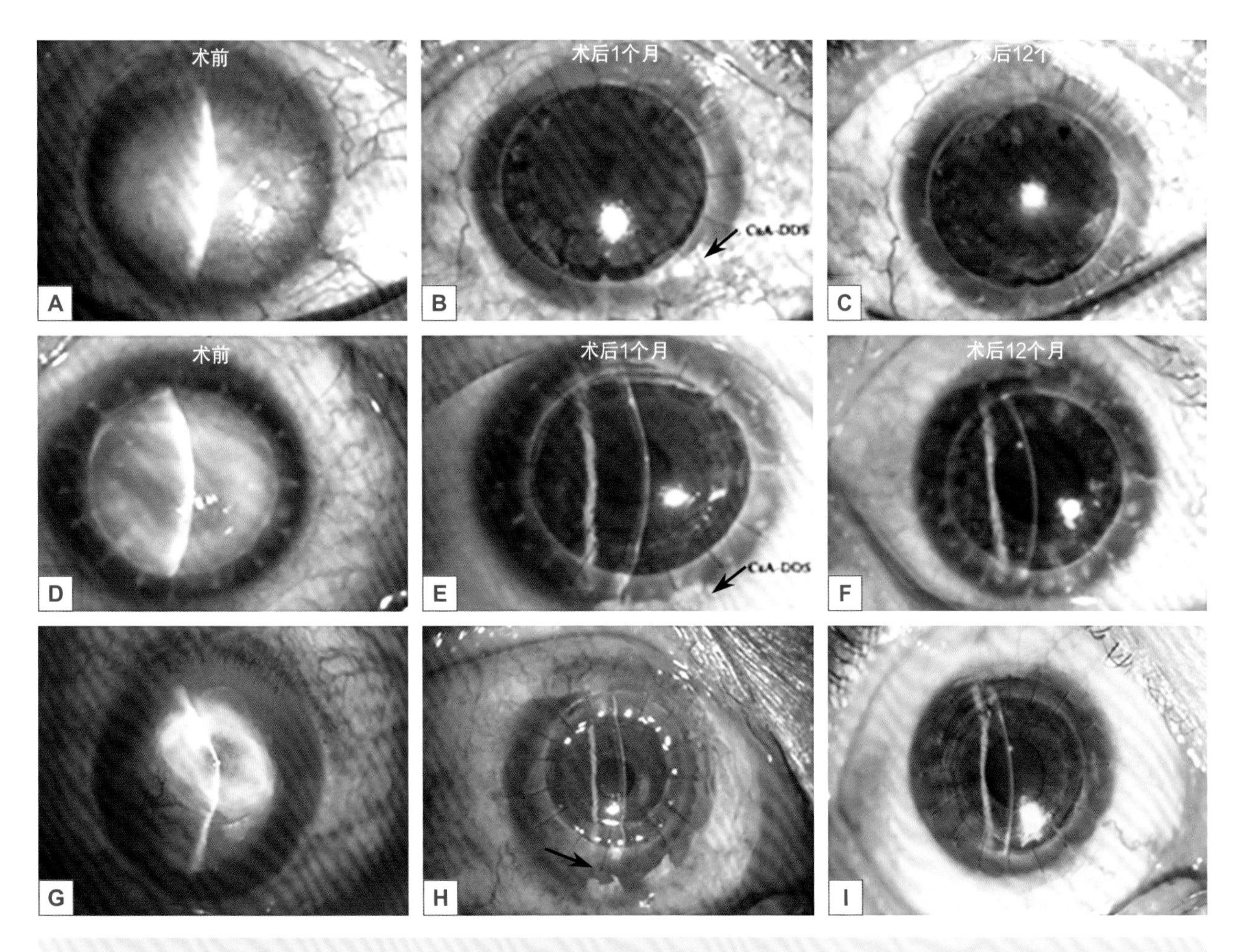

图 1-7-2-15　眼前房植入 CsA-DDS 防治角膜移植免疫排斥的效果观察

细胞免疫在角膜移植免疫排斥反应中起主导作用，但对其发生机制尚不完全明确。以往研究认为，角膜移植术后异体抗原的识别路径包括：①异体抗原经角膜板层、角膜缘进行递送；②植片的内皮抗原由房水经 Schlemm 管、房水静脉，最终回流至脾脏。本研究显示，对照组小鼠发生角膜移植免疫排斥反应时，睫状体与虹膜均存在大量 $CD11b^+$ 巨噬细胞，以及 $CD4^+$ 和 $CD8^+$ T 淋巴细胞浸润，但经 CsA-DDS 干预治疗后虹膜与睫状体中 $CD4^+$ T 和 $CD8^+$ T 细胞浸润明显减少。当前房无反应时，植片中虽有 $CD4^+$ 和 $CD8^+$ T 细胞，但植片仍保持透明；当 CsA-DDS 体积变小时，前房内 CsA 浓度降低，免疫排斥反应开始发生，同时，睫状体与虹膜出现 $CD4^+$ 和 $CD8^+$ T 细胞。由此，睫状体—虹膜—房水途径可能是引起角膜移植免疫排斥反应的另一重要路径。

（二）前房因素参与角膜移植免疫排斥反应的可能机制

1. 前房因素影响角膜移植术后免疫排斥反应的证据 笔者研究团队利用 Foxp3$^{DTR-EGFP}$ 转基因小鼠构建同种异体角膜移植模型，并通过眼前房注射白喉毒素（diphtheria toxin，DTX）特异性清除前房内的 Treg 细胞，结果发现：角膜移植免疫排斥反应加重，角膜植片存活时间明显缩短。这提示睫状体—虹膜—房水途径是影响角膜移植免疫排斥反应的另一关键途径。

2. 眼前房的同种异体免疫活性改变及其可能机制 通过兔高危角膜移植模型并结合蛋白质组学分析发现：在移植术后早期（术后 7 天），抗原加工与提呈、补体与凝血级联反应、Th17 细胞分化及移植物抗宿主病等免疫与炎症相关的 KEGG（kyoto encyclopedia of genes and genomes）信号通路在虹膜-睫状体组织中显著富集；在排斥阶段，IL-17 信号通路等 KEGG 相关通路显著富集。这与角膜组织中的动态变化类似。房水发生持续性病理改变：补体相关组分、载脂蛋白以及炎症相关因子等显著增加；补体与凝血级联反应等 KEGG 通路在移植术后早期明显富集；而 Th17 细胞分化、趋化因子信号通路以及 JAK/STAT3 信号通路等在排斥阶段显著富集。上述结果表明，在角膜移植术后早期，同种异体免疫反应在睫状体-虹膜组织中就已激活，进而启动免疫级联反应经房水攻击角膜植片。

APC 活化是启动角膜移植免疫排斥反应的关键环节之一。笔者通过研究发现，术后早期的手术创伤、移植应激性衰老、角膜神经损伤等因素协同作用，共同促成眼内 APC 的活化，进而启动角膜移植免疫排斥。在排斥阶段，眼内免疫排斥微环境通过削弱 Treg 细胞的免疫抑制功能、促进 Th17 细胞分化等途径，促进角膜移植免疫排斥反应。相关证据还显示：眼前房还可原位诱导 Treg 细胞产生，并表现出抗角膜移植免疫排斥作用。

除经典的角膜缘排斥途径外，睫状体—虹膜—房水途径是引起角膜移植免疫排斥反应的另一关键途径：移植术后早期的手术创伤、应激衰老及角膜神经损伤等因素等共同导致眼内免疫豁免缺失以及房水微环境的持续性病理改变，进而激活虹膜-睫状体内的同种异体免疫反应，攻击角膜植片引起免疫反应。

五、神经因素与角膜移植免疫排斥反应的关系

角膜是人体中神经支配最密集的组织之一，角膜感觉神经主要通过感受内源与外源性信号调节泪液产生、眨眼反射及释放嗜神经物质等维持眼稳态。在角膜组织中，感觉神经与常驻免疫细胞在空间距离上非常接近，表明神经免疫相互作用在维持角膜稳态与炎症方面发挥重要作用。受损的角膜神经释放 SP 和 CGRP 等神经肽，通过调节血管扩张、通透性和白细胞浸润等促进炎症反应。炎症反应可进一步诱发神经损伤，加剧角膜神经炎症。如在 HSK 发病过程中，$CD4^+$ T 细胞产生的 VEGFA 可抑制角膜感觉神经再生，而特异清除 $CD4^+$ T 细胞可促进其再生。但在某些条件下，活化的上皮层内的 DC 等通过释放 CNTF 和 NGF 等营养因子促进角膜神经再生。

自主神经也参与调控角膜神经-免疫的相互作用。角膜感觉神经丢失会导致交感神经长入角膜基质。交感神经过度支配角膜会通过释放儿茶酚胺类神经递质促进 HSV 相关的炎症反应，而清除 $CD4^+$ T 细胞可降低交感神经的角膜支配，进而缓解 HSV 相关的炎症反应。在角膜上皮刮除模型中，交感神经活化可抑制角膜上皮再生，并促进中性粒细胞浸润与巨噬细胞极化相关细胞因子释放。但是，神经调控与角膜移植免疫排斥的关系尚不完全明确。

通过小鼠穿透性角膜移植模型发现，虽然 50% 的首次角膜同种异体移植物可长期存活，但超过 90% 的对侧眼同种异体角膜移植会发生免疫排斥反应。这可能是由角膜神经消融和随后双眼中神经肽 SP 导致 Treg 细胞免疫抑制功能丧失所致。还有研究显示，局部应用轴突导向因子（semaphorin 3f，Sema3F）或者 NGF 可显著延长角膜植片存活时间。角膜感觉神经及其自主神经在角膜移植免疫排斥反应中的作用还需要进一步探讨。

（韦超）

第三节　同种异体角膜缘干细胞移植的免疫学

一、同种异体角膜缘干细胞移植的基础免疫学

目前，关于同种异体角膜缘干细胞移植术后的免疫学特征尚不完全明确，缺乏相关的实验证据。因此，通过大鼠同种异体角膜缘干细胞移植动物模型，明确与免疫排斥反应相关的临床表现，以及移植不同阶段各种免疫细胞动态变化，进而归纳、总结同种异体角膜缘移干细胞植术后免疫排斥反应的特征，为临床医生正确诊断和及时治疗提供理论依据。

（一）大鼠同种异体角膜缘干细胞移植术后的主要临床与免疫学特征

笔者团队主要利用大鼠进行同种异体角膜缘移植，以此归纳总结角膜缘干细胞移植术后的免疫排斥反应的临床表现及免疫学特征。

1. 临床表现　主要包括角膜上皮愈合、角膜缘组织病理以及角膜水肿、混浊与新生血管三个方面。

（1）角膜上皮愈合：自体角膜缘移植与异体角膜缘移植术后均表现出角膜上皮愈合速度快，术后3天达1/2~2/3角膜，4~5天角膜上皮完全愈合，荧光素钠染色阴性。但异体角膜缘移植术后的部分角膜由于水肿、混浊等出现，造成上皮愈合延迟至术后7天。

（2）角膜缘的组织病理：自体角膜缘移植术后早期角膜缘组织轻度充血、水肿，术后2周开始消退，术后4周无充血水肿，与植床愈合良好，仅少量瘢痕形成。但异体角膜缘移植术后3天角膜缘组织轻度充血、水肿，至术后5~10天充血水肿突然加重，部分出现角膜缘上皮下片状暗红色出血，角膜缘组织水肿显著，呈堤坝样隆起突出于眼表，上皮面粗糙（图1-7-3-1）；7~10天后逐渐减轻，至术后4周，角膜缘组织充血轻、厚度基本恢复，角膜新生血管化。

（3）角膜水肿、混浊与新生血管：自体角膜缘移植术后1周内出现角膜轻度水肿、混浊，多为局限性；术后1~2周可见少量新生血管自周边向内生长，充盈较轻；至术后4周，新生血管完全消失，角膜透明。异体角膜缘移植术后5~10天出现角膜基质水肿混浊，逐渐加重，严重时前房及虹膜完全不可见；术后1周左右，毛刷状新生血管自周边向角膜中央生长，2周达角膜中央（图1-7-3-2）；术后2~3周，角膜水肿逐渐减轻，新生血管有所消退；术后4周，角膜厚度恢复正常，基质混浊，角膜完全新生血管化。在经过角膜缘轻度充血水肿后，异体角膜缘组织充血水肿突然加重，受体角膜水肿混浊、大量新生血管向中央长入，判定为临床免疫排斥反应。

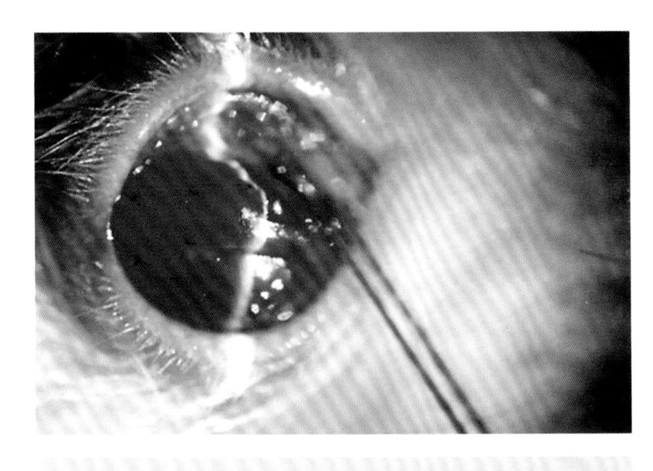

图1-7-3-1　小鼠同种异体角巩缘移植术后5天时的新生血管

角膜缘移植术后5天，植片明显充血、水肿，为堤坝样隆起

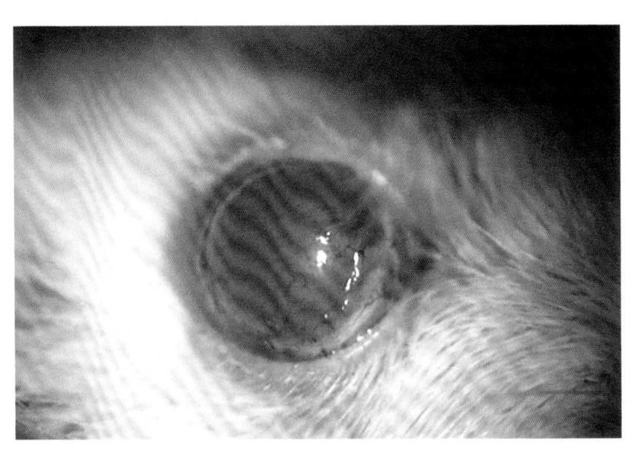

图1-7-3-2　同种异体角膜缘移植术后2周的新生血管

小鼠同种异体角膜缘移植术后2周，新生血管达角膜中央

2. 免疫细胞浸润情况 自体角膜缘移植术后，各时相均未见CD4、CD8和CD25表达；RT1B仅在术后1周与2周时表达轻度增加，术后4周恢复正常。异体角膜缘移植术后1周、2周、4周以及出现临床免疫排斥反应时，角膜缘基质中的CD4、CD8、CD25和RT1B表达明显增加，主要分布于角膜缘移植组织和受体角膜基质内；各时相角膜缘组织中 $CD4^+$ T细胞数量比 $CD8^+$ T细胞数量多。与自体角膜缘移植相比，除4周时 $RT1B^+$ 细胞在异体角膜缘移植组无明显差异外，其余各时相、各种阳性细胞数量在异体角膜缘移植术后均明显增多。

3. 杯状细胞印迹检查 在术后4周，自体角膜缘移植后的单细胞层为均一扁平角膜表层细胞，蓝染细胞核排列整齐，其间无杯状细胞；在异体角膜缘移植后的片状角膜上皮中均可见散在的杯状细胞，PAS染色显示，杯状细胞较大、圆形，细胞质为红色，蓝染的细胞核线状挤压于细胞的一侧，形成典型的戒指状（图1-7-3-3）。

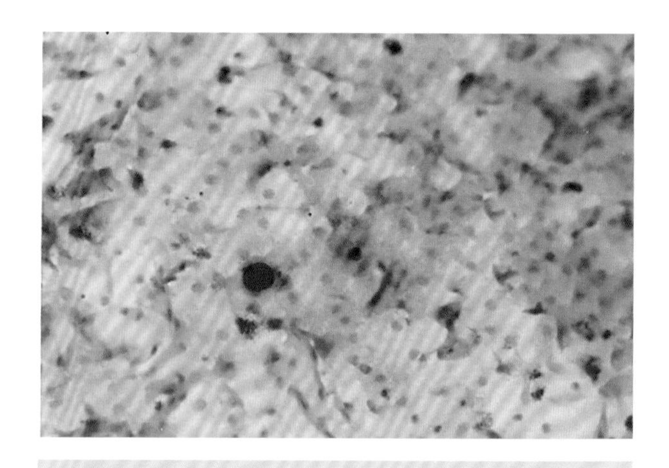

图1-7-3-3 小鼠角膜缘异体移植术后的片状角膜上皮出现散在的杯状细胞

异体角膜缘移植术后4周，可见有典型戒指状杯状细胞 PAS染色，×40

（二）实验评价与讨论

1. 大鼠同种异体角膜缘移植术后的免疫排斥反应表现 尽管发生排斥的移植物组织中存在诸多免疫学指标的变化，但尚无明确指标指示角膜缘移植术后的免疫排斥反应。本团队发现大鼠异体角膜缘移植术后5~10天（7.31天±2.33天）突然出现充血水肿加剧，少数角膜缘上皮下出现片状暗红色出血，角膜缘组织水肿隆起呈堤坝样，上皮面粗糙，同时出现不同程度的角膜水肿混浊，新生血管向角膜内生长。这些表现既不同于术后早期的临床表现，也与自体移植的表现存在很大差异。因此，可判定此时发生免疫排斥反应。有研究发现，小鼠同种异体角膜上皮移植术后的免疫排斥反应表现为：植片及受体角膜水肿、新生血管长入植片及角膜，与本研究极为相似。本团队还发现，出现临床免疫排斥反应的角膜组织中存在 $CD4^+$、$CD8^+$ 以及 $RT1B^+$ 细胞浸润，而在自体移植组可见少量炎性细胞浸润。这与手术操作及缝线刺激造成的急性炎症反应明显不同，而是与异体角膜组织移植相关的免疫排斥反应表现。

2. 同种异体角膜缘移植术免疫排斥反应的可能机制 角膜移植术后免疫排斥反应主要与 $CD4^+$ T细胞依赖的DTH有关，并且 $CD8^+$ T细胞参与了该过程。研究发现，发生排斥的人角膜缘组织存在大量T淋巴细胞浸润，且 $CD4^+$ T细胞明显多于 $CD8^+$ T细胞，其比值为2∶1，而在正常角膜缘约为1∶6.5。小鼠同种异体角膜上皮移植术后的排斥组织中检测到大量 $CD4^+$ 和 $CD8^+$ T细胞浸润。笔者研究团队发现，发生免疫排斥的大鼠异体角膜缘组织中存在大量 $CD4^+$ T细胞和 $CD8^+$ T细胞浸润，且 $CD4^+$ T细胞较 $CD8^+$ T细胞数量多，与其他组的研究结果基本一致。这提示大鼠同种异体角膜缘干细胞移植术后免疫排斥反应可能是以 $CD4^+$ T细胞为主介导的免疫反应，同时也有 $CD8^+$ T细胞的参与。但是，有关两者介导角膜缘干细胞移植免疫排斥反应的作用机制等尚需进一步研究。

二、同种异体角膜缘干细胞移植的临床免疫学

目前，临床对异体角膜缘干细胞移植术后的免疫排斥发生率的报道差别很大，体征描述也不尽相同。由于角膜缘干细胞移植术后免疫排斥的临床表现与免疫学指标变化间的专题研究缺乏，导致临床表现与免疫排斥反应间的关系不明确，致使部分眼科医生不能对早期的角膜缘免疫排斥作出正确诊断，错过最佳治疗时机，使本来可以用药物有效控制的免疫排斥得不到及时治疗，造成干细胞永久破坏，最终导致移植失败。因此，加强对人异体角膜缘干细胞移植术后的免疫学研究，明确其与临床免疫排斥反应的关系，对

角膜缘干细胞移植术后免疫排斥的早期诊断、及时治疗以及提高此类手术的成功率等具有重要意义。

(一) 人异体角膜缘干细胞移植术后的主要临床与免疫学特征

1. 临床特征　主要从急性免疫排斥反应、慢性免疫排斥以及角膜缘稳定情况三个方面进行描述。

(1) 急性免疫排斥反应:角膜缘充血,血管扩张至怒张(图 1-7-3-4),范围可为局限性扇形至全周不等;角膜缘水肿,可有不同程度的隆起(图 1-7-3-5)。还表现为伴球结膜下出血或层间新生血管破裂出血、伴上皮排斥线,排斥未控制还可出现植片水肿、混浊伴角膜上皮糜烂、缺损。急性排斥反应导致角膜缘干细胞失代偿。

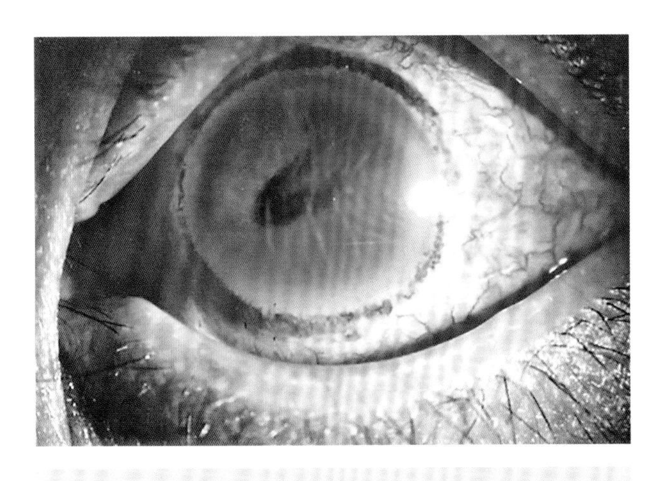

图 1-7-3-4　全角膜联合角巩缘移植术的急性免疫排斥

术后 1 周出现角巩缘急性排斥,表现为角膜缘充血,血管怒张

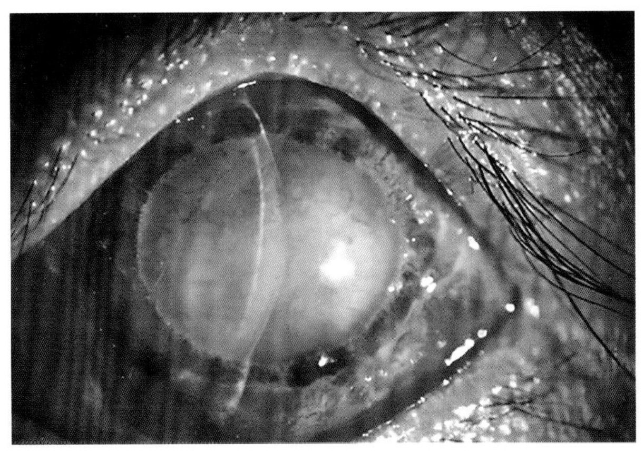

图 1-7-3-5　全板层角膜移植联合角巩缘移植术后的急性免疫排斥

术后 1 个月,出现角膜缘急性排斥,表现为角膜缘高度充血、片状出血及结膜水肿,角膜移植片水肿、混浊和层间部分新生血管伸入

(2) 慢性免疫排斥反应:角膜缘组织轻度水肿,持续充血,角膜植片上皮持续糜烂或缺损,新生血管逐渐长入植片或角膜中央,常规抗排斥治疗角膜上皮糜烂和角膜缘充血均持续 1 个月以上无好转(图 1-7-3-6)。有些环状角膜缘组织移植联合穿透性角膜移植术患者则表现为角膜缘血管怒张,但中央角膜移植片透明。有些慢性排斥患者出现角膜缘干细胞均失代偿。

(3) 角膜缘稳定表现:眼表稳定,角膜缘无充血,角膜上皮完整(图 1-7-3-7)。

2. 免疫学特征　发生急性排斥的角膜缘组织可见大量的 $CD4^+$ T 细胞、$CD8^+$ T 细胞、$CD25^+$ T 细胞与 $HLA\text{-}DR^+$ 细胞浸润,而未排斥角膜缘组织淋巴细胞浸润较少。发生角膜缘移植免疫排斥患者泪液中的可溶性白细胞介素-2 受体(soluble interleukin-2 receptor,sIL-2R)的浓度明显高于未排斥患者的。印迹细胞学检查发现,急性免疫排斥患者的印迹组织中存在数量不等的结膜杯状细胞,而在未发生免疫排斥患者的印迹组织中均未检测到。

(二) 角膜缘移植术后急性免疫排斥反应的可能机制

角膜缘移植已广泛用于治疗角膜缘干细胞缺乏症,并且自体移植的疗效已经得到公认。角膜免疫豁免缺失,导致异体角膜缘干细胞移植术后易发免疫排斥反应。相关证据显示,异体角膜缘移植术后的免疫排斥反应主要是由 $CD4^+$ T 细胞介导的Ⅳ型 DTH。有研究在对二次角膜缘组织移植时收集的原角膜缘组织进行病理检查时发现:上皮和基质中存在大量淋巴细胞浸润,且 CD4/CD8(2/1)明显高于正常组(1/6.5),提示 $CD4^+$ T 细胞在人角膜缘干细胞移植免疫排斥中起重要作用。但由于检测的是失败病例,其免疫特征与急性免疫排斥的特征不一定相符。我们首次对术后急性免疫排斥人异体角膜缘组织进行免疫学研究,结果表明:发生免疫排斥的角膜缘组织中 $CD4^+$、$CD8^+$及 $CD25^+$ T 细胞均明显增加,其中以 $CD4^+$ T 细胞增

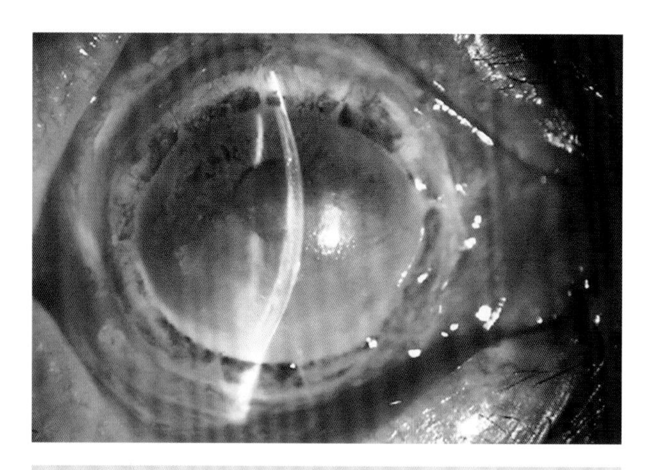

图 1-7-3-6 角膜缘组织出现慢性排斥
移植后的角膜缘组织长期充血、血管瘀血、植片上皮持续剥脱或为点片状混浊

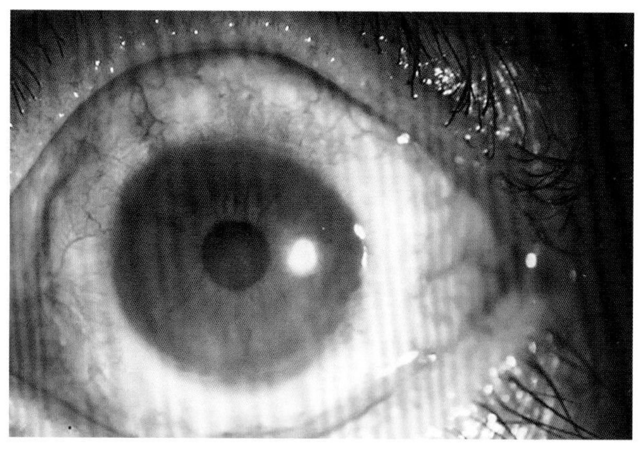

图 1-7-3-7 板层角膜移植联合角膜缘组织移植术后半年表现眼表稳定、植片透明

加最明显。我们通过动物模型也发现：角膜缘排斥时 $CD4^+$ T 细胞和 $CD8^+$ T 细胞均明显增加，且 $CD4^+$ T 细胞数量较 $CD8^+$ T 细胞多。此外，笔者团队还在同种异体角膜上皮移植免疫排斥患者的印迹细胞样品中发现 $CD4^+$ T 细胞和 $CD8^+$ T 细胞的存在。因此，$CD4^+$ T 细胞介导的Ⅳ型超敏反应可能在角膜缘移植术后的急性免疫排斥反应中起关键作用。

（三）角膜缘移植术后可疑免疫排斥反应的验证

文献报道，人异体角膜缘移植术后免疫排斥的发生率可达 10%~75%，并且主要表现为：视物模糊、刺激症状明显、角膜缘组织水肿、环角膜缘充血，以及上皮粗糙、糜烂、排斥线。关于角膜缘充血伴角膜缘结膜下出血是否可以作为免疫排斥反应的临床表现存在争议。笔者团队通过对角膜缘充血伴角膜缘结膜下出血患者与其他急性排斥患者的免疫学指标进行比较发现，两者的阳性细胞等级差异无统计学意义。因此，角膜缘充血伴角膜缘结膜下出血为免疫排斥反应的一种临床表现。笔者推测：角膜缘干细胞移植术后结膜血管吻合后，异体抗原与抗体形成复合物，前者或者补体沉积引起血管损伤，从而导致角膜缘水肿、充血和角膜缘结膜下出血。由此提示，免疫复合物介导的Ⅲ型超敏反应或补体、抗体介导的血管型排斥反应（Ⅱ型变态反应）也可能参与角膜缘移植术后的免疫排斥反应。

（四）LC 在角膜缘干细胞移植免疫排斥中的作用

LC 是一类广泛存在于结膜和角膜缘上皮层的组织驻留型抗原提呈细胞。角膜植片中 LC 数量增多会增强供体植片致敏的可能性，进而导致免疫排斥的风险增加，而减少 LC 则会较少致敏与免疫排斥的风险。因此，角膜缘干细胞移植免疫排斥患者角膜缘上皮层中 LC 的大量聚积，提示 LC 是参与角膜缘干细胞移植免疫排斥的关键抗原提呈细胞。研究表明，绝大多数发生免疫排斥的角膜植片强烈表达主要组织相容性复合物 HLA-DR 和 HLA-DP。有研究发现角膜缘移植术后因排斥而失败的角膜缘基质中 HLA-DR 表达强烈，上皮中仅中度表达，而非排斥角膜缘组织中 HLA-DR 表达不显著。笔者团队发现：移植术后发生急性免疫排斥的角膜缘组织中 HLA-DR 抗原表达强烈，而未排斥的角膜缘组织中 DR 抗原仅轻度表达。由此提示，角膜缘干细胞移植术后 LC 处于活化状态，进而在免疫排斥过程中起关键作用。

（五）sIL-2R 在角膜缘干细胞移植术后免疫排斥中的作用

除临床诊断指标外，必要的辅助检查有助于对角膜缘干细胞移植术后免疫排斥反应的诊断。在临床实践中，sIL-2R 水平通常可作为监测/预测疾病活动和治疗反应的生物标志物。sIL-2R 在许多眼部免疫性疾病中发生明显改变。sIL-2R 水平在多发性巩膜炎、春季卡他性结膜炎等患者的泪液中明显增加，提示泪液中 sIL-2R 的变化可反应局部眼表免疫状态。笔者团队通过检测发现：角膜缘干细胞移植术后免疫排斥泪液中 sIL-2R 的平均浓度 61.792 8pg/mL，而未排斥组平均浓度为 30.942 7pg/mL。另有研究发现：角膜移植术后排斥前和排斥时泪液中 sIL-2R 水平均高于术前和术后无排斥反应者。由此说明，角膜缘干细胞移植免疫排斥反应主要是由 T 细胞介导免疫反应，泪液中的 sIL-2R 可作为评估角膜缘干细胞移植免疫排斥的辅助检查指标。

（韦超）

第四节　免疫相关性角膜病

正常情况下，机体免疫系统对其自身抗原具有“自我识别”功能，一般不会产生免疫应答，或只产生极微弱的免疫应答，这种状态称为自身免疫耐受。当自身免疫耐受因某些因素遭到破坏，免疫系统会对自身抗原产生免疫应答，对机体组织或器官造成损伤，并表现出相应的临床症状，即自身免疫性疾病或免疫相关性疾病。

免疫相关性疾病的病因与发病机制主要涉及隐蔽抗原（hidden antigen）的释放、分子模拟（molecular mimicry）、抗原表位扩展（epitope spreading）、自身免疫调节功能异常，以及自身遗传因素等。

免疫相关性疾病的病理损伤机制主要涉及以下四种超敏反应中的一种或几种。Ⅰ型超敏反应，主要指抗原与肥大细胞或者嗜碱性粒细胞表面的 IgE 结合，通过释放系列中间介质，引起机体急性过敏反应。Ⅱ型超敏反应，角膜是否会发生此型变态反应，迄今尚无定论。边缘性角膜溃疡可能属于此型。Ⅲ型超敏反应，又称免疫复合物变态反应，参与该型反应的抗体主要为 IgG。表现为两种形式：Arthus 反应、反复发作炎症反应。Ⅳ型超敏反应（迟发型超敏反应），主要由致敏 T 细胞通过直接破坏靶细胞或通过释放细胞因子而导致的变态性炎症。

根据病因的不同，免疫相关性角膜病可以分为自身因素诱发的免疫相关性角膜病和外部因素诱发的免疫相关性角膜病。

一、自身因素诱发的免疫相关性角膜病

该类型疾病主要由局部免疫因素改变或全身免疫相关性疾病引起。

（一）蚕食性角膜溃疡

蚕食性角膜溃疡是一种慢性、进行性、疼痛性角膜溃疡，初发于角膜缘，沿角膜周边部延伸，再向角膜中央匍行发展，最终累及全角膜。1849 年，Bowman 首次描述该病，但直到 1867 年 Mooren 详细描述了该病特征，并建立临床诊断标准，故该病又称为 Mooren 溃疡。该病的确切病因及发病机制尚不清楚，但大量证据表明蚕食性角膜溃疡是一种自身免疫性疾病，细胞免疫与体液免疫均参与发病过程。

（二）Stevens-Johnson 综合征眼部表现

Stevens-Johnson 综合征和其更为严重形式的中毒性表皮坏死松解症（toxic epidermal necrolysis，TEN）是累及皮肤和黏膜的严重急性泡性疾病。在病因学上，50%~70% 的 Stevens-Johnson 综合征或 TEN 患者是继发于用药后的反应，支原体肺炎也是其致病因素。本病的发生还与 HLA 分型有关。通常认为，Stevens-Johnson 综合征/TEN 是机体对某些药物或感染性微生物产生免疫反应，但确切机制尚不明确。

（三）Wegener 肉芽肿眼部表现

Wegener 肉芽肿也被称为肉芽肿性多血管炎（granulomatosis with polyangitis，GPA），一种病因不明的全身进行性血管性坏死性肉芽肿疾病。根据组织学表现，Wegener 肉芽肿认为是一种自身免疫性疾病，病因尚不清楚。80%~90% 患者体内会出现针对中性粒细胞细胞质的抗体，并触发系列免疫反应，最终导致全身坏死性血管炎。一般眼部受累率为 28%~58%，巩膜炎是其常有的眼部表现形式。角膜受累表现为双眼或单眼的角膜缘浸润，逐渐发展成溃疡，并向角膜中央蔓延，常会引发穿孔，与蚕食性角膜溃疡类似。

（四）干燥综合征眼部表现

干燥综合征是一种多因素的自身免疫性疾病，主要累及唾液腺和泪腺。本病可分为原发性和继发性两种类型。原发型仅包括口腔和眼部干燥，不伴其他结缔组织病，且多发于女性；继发型常合并其他结缔

组织病，如类风湿性关节炎、系统性红斑狼疮等。

（五）移植物抗宿主病眼部表现

移植物抗宿主病是同种移植物中的免疫细胞（主要是T细胞）识别受者组织抗原并发动免疫攻击所致疾病，是骨髓移植后出现的多系统（主要累及皮肤、食管、胃肠、肝脏等）损害的全身性疾病。该病可分为急性与慢性两种类型，在眼部角结膜主要表现为：眼部极度干燥、继发细菌感染、角膜自融、穿孔或眼内炎。

（六）泡性角结膜炎

泡性角结膜炎又称束状角膜炎，为眼部的非感染性炎症，是一种以结膜、角膜缘及角膜同时发生结节样病变或周边角膜炎症浸润为特征的眼病。该病多发于年轻人，一般认为是一种与Ⅳ型超敏反应有关的自身免疫相关性疾病。结核分歧杆菌与葡萄球菌可能是其主要病因。

二、外部因素诱发的免疫相关性角膜病

该类型疾病主要是因眼部局部感染等外部因素引起的。

（一）春季角结膜炎

春季角结膜炎是一种双眼反复发作，以上睑结膜滤泡、角膜缘典型乳头和上皮样增生病变为主要特点的过敏性眼部疾病。本病常见于6~20岁的年轻人，病程可持续4~10年之久。该病为Ⅰ型超敏反应及Ⅳ型超敏反应共同参与，结膜及炎症细胞的增殖性病变较为常见。根据临床主要体征，其可分为睑结膜型、角膜缘型与混合型。

（二）角膜基质炎

角膜基质炎也称非溃疡性角膜炎，主要指角膜基质层的非溃疡性和非化脓性炎症，常发生角膜血管化。其发病可能与细菌、病毒、寄生虫感染有关。虽然致病微生物可以直接侵犯角膜基质，但多数角膜病主要是由感染源所致的免疫反应性炎症。

（三）边缘性角膜溃疡

边缘性角膜溃疡发生与细菌或病毒感染抗原在角膜组织内诱发的局部免疫反应有关，有人认为其属于Ⅱ型变态反应。在临床上，一般的边缘性角膜溃疡仅为溃疡，病原学检查通常没有阳性结果，溃疡周围炎症和浸润不明显。

（韦超）

参考文献

1. WU M，HILL L J，DOWNIE L E，et al. Neuroimmune crosstalk in the cornea：The role of immune cells in corneal nerve maintenance during homeostasis and inflammation [J]. Prog Retin Eye Res，2022，91：101105.
2. DUNETON C，WINTERBERG P D，FORD M L. Activation and regulation of alloreactive T cell immunity in solid organ transplantation [J]. Nat Rev Nephrol，2022，18：663-676.
3. LASAGNI VITAR R M，RAMA P，FERRARI G. The two-faced effects of nerves and neuropeptides in corneal diseases [J]. Prog Retin Eye Res，2022，86：100974.
4. LOI J K，ALEXANDRE Y O，SENTHIL K，et al. Corneal tissue-resident memory T cells form a unique immune compartment at the ocular surface [J]. Cell Rep，2022，39：110852.
5. ZHANG T，BAI X，CHI H，et al. The mounted alloimmunity of the iris-ciliary body devotes a hotbed of immune cells for corneal transplantation rejection [J]. Exp Eye Res，2022，222：109167.
6. WEI C，MA L，XIANG D，et al. Enhanced autophagy alleviated corneal allograft rejection via inhibiting NLRP3 inflammasome activity [J]. Am J Transplant，2022，22：1362-1371.
7. CARAPITO R，AOUADI I，VERNIQUET M，et al. The MHC class I MICA gene is a histocompatibility antigen in kidney transplantation [J]. Nat Med，2022，28：989-998.
8. ARMITAGE W J，WINTON H L，JONES M N A，et al. Corneal transplant follow-up study Ⅱ：a randomised trial to determine

whether HLA class Ⅱ matching reduces the risk of allograft rejection in penetrating keratoplasty [J]. Br J Ophthalmol, 2022, 106: 42-46.

9. YU F X, LEE P S Y, YANG L, et al. The impact of sensory neuropathy and inflammation on epithelial wound healing in diabetic corneas [J]. Prog Retin Eye Res, 2022, 89: 101039.
10. HASSANPOUR K, H ELSHEIKH R, ARABI A, et al. Peripheral ulcerative keratitis: a review [J]. J Ophthalmic Vis Res, 2022, 17: 252-275.
11. ROMANO V, PAREKH M, VIRGILI G, et al. Gender matching did not affect 2-year rejection or failure rates following DSAEK for fuchs endothelial corneal dystrophy [J]. Am J Ophthalmol, 2022, 235: 204-210.
12. ONG H S, CHIAM N, HTOON H M, et al. The effects of donor-recipient age and sex compatibility in the outcomes of deep anterior lamellar keratoplasties [J]. Front Med (Lausanne), 2022, 8: 801472.
13. DI ZAZZO A, GAUDENZI D, YIN J, et al. Corneal angiogenic privilege and its failure [J]. Exp Eye Res, 2021, 204: 108457.
14. JHUNJHUNWALA S, HAMMER C, DELAMARRE L. Antigen presentation in cancer: insights into tumour immunogenicity and immune evasion [J]. Nat Rev Cancer, 2021, 21: 298-312.
15. BIAN J, WANG T, SUN J, et al. Targeting NF-κB c-Rel in regulatory T cells to treat corneal transplantation rejection [J]. Am J Transplant, 2021, 21: 3858-3870.
16. GUPTA Y, KISHORE A, KUMARI P, et al. Peripheral ulcerative keratitis [J]. Surv Ophthalmol, 2021, 66: 977-998.
17. JAMALI A, KENYON B, ORTIZ G, et al. Plasmacytoid dendritic cells in the eye [J]. Prog Retin Eye Res, 2021, 80: 100877.
18. REEKIE I R, SHARMA S, FOERS A, et al. The cellular composition of the uveal immune enviro nment [J]. Front Med (Lausanne), 2021, 8: 721953.
19. 曹雪涛. 医学免疫学[M]. 北京:人民卫生出版社,2021.
20. REN Y, DONG X, ZHAO H, et al. Myeloid-derived suppressor cells improve corneal graft survival through suppressing angiogenesis and lymphangiogenesis [J]. Am J Transplant, 2021, 21: 552-566.
21. JAMALI A, HU K, SENDRA V G, et al. Characterization of resident corneal plasmacytoid dendritic cells and their pivotal role in herpes simplex keratitis [J]. Cell Rep, 2020, 32: 108099.
22. YUN H, YEE M B, LATHROP K L, et al. Production of the cytokine VEGF-A by CD4+ T and myeloid cells disrupts the corneal nerve landscape and promotes herpes stromal keratitis [J]. Immunity, 2020, 53: 1050-1062.e5.
23. WEI C, MA L, CHI H, et al. The NLRP3 inflammasome regulates corneal allograft rejection through enhanced phosphorylation of STAT3 [J]. Am J Transplant, 2020, 20: 3354-3366.
24. 龚文容. 临床免疫学[M]. 武汉:华中科技大学出版社,2020.
25. JAMALI A, HARRIS D L, BLANCO T, et al. Resident plasmacytoid dendritic cells patrol vessels in the naïve limbus and conjunctiva [J]. Ocul Surf, 2020, 18: 277-285.
26. WANG X, LI W, ZHOU Q, et al. MANF promotes diabetic corneal epithelial wound healing and nerve regeneration by attenuating hyperglycemia-induced endoplasmic reticulum stress [J]. Diabetes, 2020, 69: 1264-1278.
27. ASADA Y. Roles of type 2 immune response-initiating cytokines and detection of type 2 innate lymphoid cells in mouse models of allergic conjunctivitis [J]. Cornea, 2020, 39: S47-S50.
28. HOS D, MATTHAEI M, BOCK F, et al. Immune reactions after modern lamellar (DALK, DSAEK, DMEK) versus conventional penetrating corneal transplantation [J]. Prog Retin Eye Res, 2019, 73: 100768.
29. ARMITAGE W J, GOODCHILD C, GRIFFIN M D, et al. High-risk corneal transplantation: recent developments and future possibilities [J]. Transplantation, 2019, 103: 2468-2478.
30. QI X, DUAN F, LI X, et al. Femtosecond laser-Assisted keratolimbal allograft transplantation for the treatment of total limbal stem cell deficiency [J]. Cornea, 2019, 38: 1280-1285.
31. 史伟云. 角膜治疗学[M]. 北京:人民卫生出版社,2019.
32. XUE Y, HE J, XIAO C, et al. The mouse autonomic nervous system modulates inflammation and epithelial renewal after corneal abrasion through the activation of distinct local macrophages [J]. Mucosal Immunol, 2018, 11: 1496-1511.
33. CLARK S J, BISHOP P N. The eye as a complement dysregulation hotspot [J]. Semin Immunopathol, 2018, 40: 65-74.
34. 孙万邦,新燕,林英姿,等. 医学免疫学[M]. 北京:高等教育出版社,2018.

35. WEI C, WANG Y, MA L, et al. Rapamycin nano-Micelle ophthalmic solution reduces corneal allograft rejection by potentiating myeloid-derived suppressor cells' function [J]. Front Immunol, 2018, 9: 2283.
36. MORELLI A E, BRACAMONTE-BARAN W, BURLINGHAM W J. Donor-derived exosomes: the trick behind the semidirect pathway of allorecognition [J]. Curr Opin Organ Transplant, 2017, 22: 46-54.
37. LIU J, XUE Y, DONG D, et al. CCR2- and CCR2+ corneal macrophages exhibit distinct characteristics and balance inflammatory responses after epithelial abrasion [J]. Mucosal Immunol, 2017, 10: 1145-1159.
38. KAPLAN D H. Ontogeny and function of murine epidermal Langerhans cells [J]. Nat Immunol, 2017, 18: 1068-1075.
39. CHOI E Y, KANG H G, LEE C H, et al. Langerhans cells prevent subbasal nerve damage and upregulate neurotrophic factors in dry eye disease [J]. PLoS One, 2017, 12: e0176153.
40. LIU J, XIAO C, WANG H, et al. Local group 2 innate lymphoid cells promote corneal regeneration after epithelial abrasion [J]. Am J Pathol, 2017, 187: 1313-1326.
41. HOPKINSON C L, ROMANO V, KAYE R A, et al. The influence of donor and recipient Gender incompatibility on corneal transplant rejection and failure [J]. Am J Transplant, 2017, 17: 210-217.
42. HATTORI T, TAKAHASHI H, DANA R. Novel insights into the immunoregulatory function and localization of dendritic Cells [J]. Cornea, 2016, 35: S49-S54.
43. AMOUZEGAR A, CHAUHAN S K, DANA R. Alloimmunity and tolerance in corneal transplantation [J]. J Immunol, 2016, 196: 3983-3991.
44. WONG H L, JIN G, CAO R, et al. MT1-MMP sheds LYVE-1 on lymphatic endothelial cells and suppresses VEGF-C production to inhibit lymphangiogenesis [J]. Nat Commun, 2016, 7: 10824.
45. BOCK F, ONDERKA J, BRAUN G, et al. Identification of novel endogenous anti (lymph) angiogenic factors in the aqueous humor [J]. Invest Ophthalmol Vis Sci, 2016, 57: 6554-6560.
46. YUN H, LATHROP K L, HENDRICKS R L. A central role for sympathetic nerves in herpes stromal keratitis in Mice [J]. Invest Ophthalmol Vis Sci, 2016, 57: 1749-1756.
47. GAO N, YAN C, LEE P, et al. Dendritic cell dysfunction and diabetic sensory neuropathy in the cornea [J]. J Clin Invest, 2016, 126: 1998-2011.
48. YU T, RAJENDRAN V, GRIFFITH M, et al. High-risk corneal allografts: A therapeutic challenge [J]. World J Transplant, 2016, 6: 10-27.
49. VAN ESSEN T H, ROELEN D L, WILLIAMS K A, et al. Matching for human leukocyte antigens (HLA) in corneal transplantation - to do or not to do [J]. Prog Retin Eye Res, 2015, 46: 84-110.
50. PAUNICKA K J, MELLON J, ROBERTSON D, et al. Severing corneal nerves in one eye induces sympathetic loss of immune privilege and promotes rejection of future corneal allografts placed in either eye [J]. Am J Transplant, 2015, 15: 1490-1501.
51. ASPELUND A, TAMMELA T, ANTILA S, et al. The Schlemm's canal is a VEGF-C/VEGFR-3-responsive lymphatic-like vessel [J]. J Clin Invest, 2014, 124: 3975-3986.
52. YANG L, DI G, QI X, et al. Substance P promotes diabetic corneal epithelial wound healing through molecular mechanisms mediated via the neurokinin-1 receptor [J]. Diabetes, 2014, 63: 4262-4274.
53. 谢立信. 临床角膜病学[M]. 北京:人民卫生出版社, 2014.
54. BOCK F, MARUYAMA K, REGENFUSS B, et al. Novel anti (lymph) angiogenic treatment strategies for corneal and ocular surface diseases [J]. Prog Retin Eye Res, 2013, 34: 89-124.
55. SINGH N, TIEM M, WATKINS R, et al. Soluble vascular endothelial growth factor receptor 3 is essential for corneal alymphaticity [J]. Blood, 2013, 121: 4242-4249.
56. CUNNUSAMY K, NIEDERKORN J Y. IFN-γ blocks CD4+CD25+ Tregs and abolishes immune privilege of minor histocompatibility mismatched corneal allografts [J]. Am J Transplant, 2013, 13: 3076-3084.
57. SHI W, CHEN M, XIE L, et al. A novel cyclosporine a drug-delivery system for prevention of human corneal rejection after high-risk keratoplasty: a clinical study [J]. Ophthalmology, 2013, 120: 695-702.
58. MOCHIZUKI M, SUGITA S, KAMOI K. Immunological homeostasis of the eye [J]. Prog Retin Eye Res, 2013, 33: 10-27.
59. QI X, XIE L, CHENG J, et al. Characteristics of immune rejection after allogeneic cultivated limbal epithelial transplantation [J]. Ophthalmology, 2013, 120: 931-936.

60. HOEFFEL G,WANG Y,GRETER M,et al. Adult Langerhans cells derive predominantly from embryonic fetal liver monocytes with a minor contribution of yolk sac-derived macrophages [J]. J Exp Med,2012,209:1167-1181.
61. LIU Q,SMITH C W,ZHANG W,et al. NK cells modulate the inflammatory response to corneal epithelial abrasion and thereby support wound healing [J]. Am J Pathol,2012,181:452-462.
62. CURSIEFEN C,MARUYAMA K,BOCK F,et al. Thrombospondin 1 inhibits inflammatory lymphangiogenesis by CD36 ligation on monocytes [J]. J Exp Med,2011,208:1083-1092.
63. 朱平,林文棠. 临床免疫学[M]. 北京:高等教育出版社,2011,06.
64. NAKAO S,ZANDI S,HATA Y,et al. Blood vessel endothelial VEGFR-2 delays lymphangiogenesis:an endogenous trapping mechanism links lymph- and angiogenesis [J]. Blood,2011,117:1081-1090.
65. GAO N,YIN J,YOON G S,et al. Dendritic cell-epithelium interplay is a determinant factor for corneal epithelial wound repair [J]. Am J Pathol,2011,179:2243-2253.
66. HATTORI T,CHAUHAN S K,LEE H,et al. Characterization of Langerin-expressing dendritic cell subsets in the normal cornea [J]. Invest Ophthalmol Vis Sci,2011,52:4598-4604.
67. DENNISTON A K,KOTTOOR S H,KHAN I,et al. Endogenous cortisol and TGF-beta in human aqueous humor contribute to ocular immune privilege by regulating dendritic cell function [J]. J Immunol,2011,186:305-311.
68. ELLENBERG D,AZAR D T,HALLAK J A,et al. Novel aspects of corneal angiogenic and lymphangiogenic privilege [J]. Prog Retin Eye Res,2010,29:208-248.
69. FORRESTER J V,XU H,KUFFOVÁ L,et al. Dendritic cell physiology and function in the eye [J]. Immunol Rev,2010,234:282-304.
70. BIAN F,QI H,MA P,et al. An immunoprotective privilege of corneal epithelial stem cells against Th17 inflammatory stress by producing glial cell-derived neurotrophic factor [J]. Stem Cells,2010,28:2172-2181.
71. NIEDERKORN J Y,LARKIN D F. Immune privilege of corneal allografts [J]. Ocul Immunol Inflamm,2010,18:162-171.
72. ALBUQUERQUE R J,HAYASHI T,CHO W G,et al. Alternatively spliced vascular endothelial growth factor receptor-2 is an essential endogenous inhibitor of lymphatic vessel growth [J]. Nat Med,2009,15:1023-1030.
73. ZHANG X,SHEN L,JIN Y,et al. Depletion of passenger leukocytes from corneal grafts:an effective means of promoting transplant survival? [J]. Invest Ophthalmol Vis Sci,2009,50:3137-3144.
74. DUNN S P,STARK W J,STULTING R D,et al. The effect of ABO blood incompatibility on corneal transplant failure in conditions with low-risk of graft rejection [J]. Am J Ophthalmol,2009,147:432-438.e3.
75. SHI W,WANG T,ZHANG J,et al. Clinical features of immune rejection after corneoscleral transplantation [J]. Am J Ophthalmol,2008,146:707-713.
76. 谢立信,史伟云. 角膜病学[M]. 北京:人民卫生出版社,2007.
77. CHINNERY H R,RUITENBERG M J,PLANT G W,et al. The chemokine receptor CX3CR1 mediates homing of MHC class II-positive cells to the normal mouse corneal epithelium [J]. Invest Ophthalmol Vis Sci,2007,48:1568-1574.
78. KAPLAN D H,LI M O,JENISON M C,et al. Autocrine/paracrine TGFbeta1 is required for the development of epidermal Langerhans cells [J]. J Exp Med,2007,204:2545-2552.
79. LI Z,BURNS A R,RUMBAUT R E,et al. gamma delta T cells are necessary for platelet and neutrophil accumulation in limbal vessels and efficient epithelial repair after corneal abrasion [J]. Am J Pathol,2007,171:838-845.
80. AMBATI B K,NOZAKI M,SINGH N,et al. Corneal avascularity is due to soluble VEGF receptor-1 [J]. Nature,2006,443:993-997.
81. CURSIEFEN C,CHEN L,SAINT-GENIEZ M,et al. Nonvascular VEGF receptor 3 expression by corneal epithelium maintains avascularity and vision [J]. Proc Natl Acad Sci U S A,2006,103:11405-11410.
82. CAO R,BJÖRNDAHL M A,GALLEGO M I,et al. Hepatocyte growth factor is a lymphangiogenic factor with an indirect mechanism of action [J]. Blood,2006,107:3531-3536.
83. SUGITA S,KEINO H,FUTAGAMI Y,et al. B7+ iris pigment epithelial cells convert T cells into CTLA-4+,B7-expressing CD8+ regulatory T cells [J]. Invest Ophthalmol Vis Sci,2006,47:5376-5384.
84. SUGITA S,FUTAGAMI Y,SMITH S B,et al. Retinal and ciliary body pigment epithelium suppress activation of T lymphocytes via transforming growth factor beta [J]. Exp Eye Res,2006,83:1459-1471.
85. SUGITA S,NG T F,LUCAS P J,et al. B7+ iris pigment epithelium induce CD8+ T regulatory cells; both suppress CTLA-4+

T cells [J]. J Immunol, 2006, 176: 118-127.
86. BÖHRINGER D, SPIERINGS E, ENCZMANN J, et al. Matching of the minor histocompatibility antigen HLA-A1/H-Y may improve prognosis in corneal transplantation [J]. Transplantation, 2006, 82: 1037-1041.
87. CHEN L, HAMRAH P, CURSIEFEN C, et al. Vascular endothelial growth factor receptor-3 mediates induction of corneal alloimmunity [J]. Nat Med, 2004, 10: 813-815.
88. CURSIEFEN C, CHEN L, BORGES L P, et al. VEGF-A stimulates lymphangiogenesis and hemangiogenesis in inflammatory neovascularization via macrophage recruitment [J]. J Clin Invest, 2004, 113: 1040-1050.
89. SUGITA S, NG T F, SCHWARTZKOPFF J, et al. CTLA-4+CD8+ T cells that encounter B7-2+ iris pigment epithelial cells express their own B7-2 to achieve global suppression of T cell activation [J]. J Immunol, 2004, 172: 4184-4194.
90. 刘艳霞, 谢立信, 史伟云, 等. 同种异体角膜移植术后免疫排斥反应的实验研究[J]. 中华眼科杂志, 2004, 40: 55.
91. STREILEIN J W. Ocular immune privilege: therapeutic opportunities from an experiment of nature [J]. Nat Rev Immunol, 2003, 3: 879-889.
92. NOVAK N, SIEPMANN K, ZIERHUT M, et al. The good, the bad and the ugly--APCs of the eye [J]. Trends Immunol, 2003, 24: 570-574.
93. SOHN J H, BORA P S, SUK H J, et al. Tolerance is dependent on complement C3 fragment iC3b binding to antigen-presenting cells [J]. Nat Med, 2003, 9: 206-212.
94. SUGITA S, STREILEIN J W. Iris pigment epithelium expressing CD86 (B7-2) directly suppresses T cell activation in vitro via binding to cytotoxic T lymphocyte-associated antigen 4 [J]. J Exp Med, 2003, 198: 161-171.
95. TAYLOR A. A review of the influence of aqueous humor on immunity [J]. Ocul Immunol Inflamm, 2003, 11: 231-241.
96. HASKOVA Z, SPROULE T J, ROOPENIAN D C, et al. An immunodominant minor histocompatibility alloantigen that initiates corneal allograft rejection [J]. Transplantation, 2003, 75: 1368-1374.
97. MARUYAMA K, YAMADA J, SANO Y, et al. Th2-biased immune system promotion of allogeneic corneal epithelial cell survival after orthotopic limbal transplantation [J]. Invest Ophthalmol Vis Sci, 2003, 44: 4736-4741.
98. LIU Y, HAMRAH P, ZHANG Q, et al. Draining lymph nodes of corneal transplant hosts exhibit evidence for donor major histocompatibility complex (MHC) class Ⅱ-positive dendritic cells derived from MHC class Ⅱ-negative grafts [J]. J Exp Med, 2002, 195: 259-268.
99. NAMBA K, KITAICHI N, NISHIDA T, et al. Induction of regulatory T cells by the immunomodulating cytokines alpha-melanocyte-stimulating hormone and transforming growth factor-beta2 [J]. J Leukoc Biol, 2002, 72: 946-952.
100. STREILEIN J W, MASLI S, TAKEUCHI M, et al. The eye's view of antigen presentation [J]. Hum Immunol, 2002, 63435-443.
101. SKELSEY M E, MELLON J, NIEDERKORN J Y. Gamma delta T cells are needed for ocular immune privilege and corneal graft survival [J]. J Immunol, 2001, 166: 4327-4333.
102. STEPTOE R J, M CMENAMIN P G, HOLT P G. Resident tissue macrophages within the normal rat iris lack immunosuppressive activity and are effective antigen-presenting cells [J]. Ocul Immunol Inflamm, 2000, 8: 177-187.
103. SOHN J H, KAPLAN H J, SUK H J, et al. Chronic low level complement activation within the eye is controlled by intraocular complement regulatory proteins [J]. Invest Ophthalmol Vis Sci, 2000, 41: 3492-3502.
104. INOUE K, TSURU T. ABO antigen blood-group compatibility and allograft rejection in corneal transplantation [J]. Acta Ophthalmol Scand, 1999, 77: 495-499.
105. DUA H S, CHAN J, GOMES J A, et al. Adverse effect of blood group ABO mismatching on corneal epithelial cells [J]. Lancet, 1998, 352: 1677-1678.
106. TAYLOR A W, YEE D G, STREILEIN J W. Suppression of nitric oxide generated by inflammatory macrophages by calcitonin gene-related peptide in aqueous humor [J]. Invest Ophthalmol Vis Sci, 1998, 39: 1372-1378.
107. STUART P M, GRIFFITH T S, USUI N, et al. CD95 ligand (FasL)-induced apoptosis is necessary for corneal allograft survival [J]. J Clin Invest, 1997, 99: 396-402.
108. 李志杰, 李辰, 申济奎, 等. 角膜移植术后可溶性白细胞介素-2 受体水平的动态变化[J]. 眼科学报, 1996, 12: 51-53.
109. HE Y G, NIEDERKORN J Y. Depletion of donor-derived Langerhans cells promotes corneal allograft survival [J]. Cornea, 1996, 15: 82-89.
110. STEPTOE R J, HOLT P G, MCMENAMIN P G. Functional studies of major histocompatibility class Ⅱ-positive dendritic

cells and resident tissue macrophages isolated from the rat iris [J]. Immunology, 1995, 85: 630-637.

111. GRIFFITH T S, BRUNNER T, FLETCHER S M, et al. Fas ligand-induced apoptosis as a mechanism of immune privilege [J]. Science, 1995, 270: 1189-1192.

112. KENNEDY M C, ROSENBAUM J T, BROWN J, et al. Novel production of interleukin-1 receptor antagonist peptides in normal human cornea [J]. J Clin Invest, 1995, 95: 82-88.

113. MAGUIRE M G, STARK W J, GOTTSCH J D, et al. Risk factors for corneal graft failure and rejection in the collaborative corneal transplantation studies. Collaborative Corneal Transplantation Studies Research Group [J]. Ophthalmology, 1994, 101: 1536-1547.

114. BORA N S, GOBLEMAN C L, ATKINSON J P, et al. Differential expression of the complement regulatory proteins in the human eye [J]. Invest Ophthalmol Vis Sci, 1993, 34: 3579-3584.

115. WAKEFIELD D, MCCLUSKEY P, PALLADINETTI P. Distribution of lymphocytes and cell adhesion molecules in iris biopsy specimens from patients with uveitis [J]. Arch Ophthalmol, 1992, 110: 121-125.

116. BATCHELOR J R, CASEY T A, WERB A, et al. HLA matching and corneal grafting [J]. Lancet, 1976, 1: 551-554.

第八章 角膜的微生物和寄生虫学

第一节 细菌

细菌（eubacteria）是一类广泛分布于土壤、水及生物体中的原核细胞型微生物，其形态各异，大小以微米（μm）计，按其外形主要分为球菌、杆菌和螺旋菌三类。细菌细胞结构简单，主要由细胞壁、细胞膜、细胞质和核质等组成。细胞壁是外层结构，能保护细菌原生质免受物理和低渗透压的伤害；细胞膜包裹的细胞质及内含的各种物质为细菌原生质，无细胞骨架或叶绿体、线粒体之类的细胞器；细菌遗传物质称为核质或拟核，无核膜包被，一般为丝状缠绕的密闭环状 DNA 分子，多位于细胞中央。质粒是细菌除核质外的遗传物质，往往编码有细菌毒素或耐药性等基因。

一、细菌的微生物学和特性

（一）细菌的结构

细菌的基本结构包括细胞壁、细胞膜、细胞质、核质、核糖体、质粒等（图 1-8-1-1），而荚膜、鞭毛、菌毛、芽孢等，仅为某些细菌特有。

1. 细胞壁　主要组成成分是肽聚糖，各种细菌细胞壁肽聚糖骨架基本相同。根据细胞壁中肽聚糖侧链及特殊组分的不同，可将细菌分为革兰氏阳性菌和阴性菌。革兰氏阳性菌和阴性菌胞壁结构与组分的不同，使得两类菌在染色性、抗原性、毒力及抗生素耐药性方面有显著区别。

2. 细胞膜　细菌细胞赖以生存的重要结构之一，主要有物质转运、生物合成、分泌及呼吸等作用。

3. 细胞质　细菌细胞的原生质，含有核糖体、质粒和胞质颗粒等重要结构。

4. 特殊结构　包括荚膜、鞭毛和纤毛等。荚膜是细胞分泌的一层黏液性物质，位于细胞壁外的膜上，化学组成成分主要为多糖，具有抗吞噬、抗有害物质的损伤和抗干燥的作用。鞭毛与细菌运动有关，在细菌侵袭感染过程中起着重要作用。

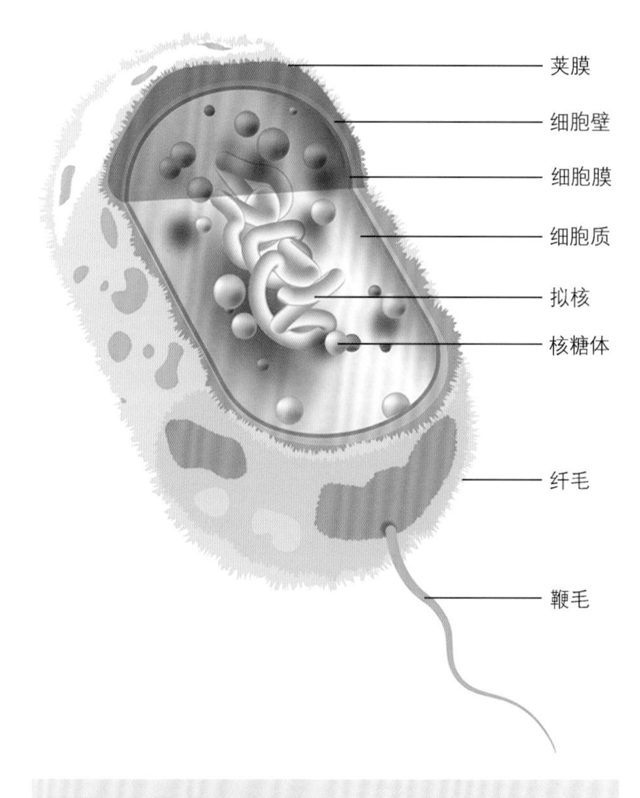

图 1-8-1-1　细菌结构图

（二）细菌的生理

细菌细胞和其他生物细胞相似，主要由水、无机盐、蛋白质、糖类、脂质和核酸等组成。细菌摄入营养物质的方式包括被动扩散和主动运输。被动运输依靠浓度梯度驱动，不需要提供能量；主动运输则是将物质从低浓度运往高浓度区，需要提供能量。细菌代谢活跃，且营养类型多样。细菌有很强的适应能力，不论是有氧还是无氧，高温或低温，有机物或无机物，自养或异养，总有一些细菌能适应这些特殊的环境，形成多种多样的代谢类型。

（三）细菌的生长繁殖

细菌一般以简单的二分裂进行无性繁殖。球菌可从不同平面分裂，分裂后形成不同的排列队形，杆菌则为横轴分裂。细菌的繁殖速度很快，一般为 20~30 分钟分裂 1 次。细菌的群体生长繁殖包括迟缓期、对数期、稳定期和衰亡期。

（四）细菌的分类鉴定

细菌常用分类层次为属和种，采用拉丁双名法命名，斜体表示，属名在前，种名在后，属名第一个字母大写。种类不明时，可在属名后加 *sp.*（单数）或 *spp.*（复数）表示某个属的菌。细菌分类鉴定方法包括表型分类、生化分类和基因型分类，其中基因型分类最精准，基于 16S rRNA 基因序列保守区的测序分析是分析鉴定细菌种类、菌群以及其进化关系的重要技术手段。

（五）细菌的耐药性

20 世纪，青霉素的发现开启了人类防治细菌性感染的新时代，但是随着抗菌药物的广泛应用，细菌耐药性问题也日趋普遍和严峻。据估计，2019 年有 127 万病患死于细菌耐药性问题。为了更好地防治耐药菌甚至多重耐药菌感染，一方面要研发有新型抗菌机制的抗菌药物，另一方面要研究探讨细菌耐药性的机制，加强对耐药菌传播和扩散的防控。

1. 抗菌药物种类及抗菌机制　根据抗菌药物的化学结构性质，可将其分类如下（表 1-8-1-1）。不同类型的抗生素有不同的作用靶点，如细菌细胞壁、细胞膜、核糖体或 DNA 等。

表 1-8-1-1　抗菌药物的分类

抗菌药物类型	作用靶点	代表抗菌药物
β-内酰胺类	细胞壁	青霉素、头孢菌素、氨曲南、亚胺培南、克拉维酸等
多黏菌素	细胞膜	多黏菌素 A、多黏菌素 E
大环内酯类	核糖体	红霉素、螺旋霉素、阿奇霉素等
氨基糖苷类	核糖体	卡那霉素、妥布霉素、庆大霉素等
氯霉素类	核糖体	氯霉素、甲砜霉素
四环素类	核糖体	四环素、土霉素、多西环素等
磺胺类	叶酸合成	磺胺嘧啶、甲氧苄啶等
喹诺酮类	DNA	诺氟沙星、环丙沙星、加替沙星等
其他		利福平、万古霉素、杆菌肽等

2. 细菌耐药机制　细菌本身可能对某些抗生素具有耐药性，但也可以通过基因突变和基因水平转移获得耐药性，即细菌固有耐药性和获得耐药性。细菌逃避抗生素损伤的耐药策略包括形成生物膜、增加外排泵、改变抗生素作用靶点，以及修饰抗生素活性位点等。

二、感染性角膜病常见致病细菌

（一）正常菌群

高通量测序技术的快速发展以及人类微生物组计划的启动，为我们揭示了相较于传统微生物培养技术而言更详细的人类微生物组图谱信息。而随着人类眼表微生物多样性研究越来越多，研究者发现，眼表微生物的多样性亦远远超出人们的认知。

1. 眼表正常菌群组成　目前，眼表细菌多样性以基于16S rRNA基因高通量测序技术对细菌菌群开展的分析为主。健康人体结膜囊处，细菌菌群丰度最高的为变形菌门、放线菌门和厚壁菌门，这三门的细菌序列数占到细菌总序列数的85%以上。与皮肤微生物群落一致富含变形菌门，但与以厚壁菌门为优势门的口腔菌群明显不同。在数量上，眼表样本中细菌载量比颊结膜或面部皮肤的正常细菌载量少约150倍。结合对受试者结膜囊、面部皮肤、颊结膜及环境样本细菌多样性的比较分析，可以确定健康人体结膜囊存在明显区别于其他样本的特异细菌菌群。对受试者不同时间点的结膜囊样本进一步分析证明，眼表微生物不是来源于皮肤或环境的瞬态干扰，它在纵向时间尺度上是稳定存在的。健康人眼表核心菌群包括棒杆菌属、丙酸杆菌属、葡萄球菌属、链球菌属和假单胞菌属等。

2. 眼表正常菌群功能　泪液的冲洗以及泪膜中丰富的溶菌酶、抗菌肽和免疫球蛋白等抗菌成分是眼表防御病原菌侵袭定植的主要机制。在这一前提下，眼表细菌与宿主间存在一种共生的平衡，常驻细菌的存在可能对角膜免疫屏障的形成有一定的帮助作用。以眼表共生体形式存在的共生棒状杆菌可诱导眼表黏膜内γδT细胞分泌IL-17来增强眼部免疫反应，相比于未定植该棒杆菌的无菌小鼠，定植该菌的小鼠表现出更强的抵抗白念珠菌和铜绿假单胞菌的能力。

3. 眼表正常菌群与疾病　眼表菌群的改变与多种眼部疾病有着密切的联系。与非配戴接触镜者相比，戴接触镜者的结膜囊微生物群落与眼部皮肤表面更相似，其中机会致病菌（如假单胞菌属、不动杆菌属和甲杆菌属）的相对丰度增加。干眼患者相比于健康个体而言，细菌培养丰度以及总数量显著增加，除了凝固酶阴性的葡萄球菌，金黄色葡萄球菌、大肠杆菌和肺炎链球菌等常见机会致病菌的分离率升高，部分菌株还对第二代氟喹诺酮类药物表现出不同程度的耐药性。2型糖尿病患者菌群多样性相比健康人体明显增加，核心菌群组成也有明显不同，其中不动杆菌属和假单胞菌属丰度明显升高，棒杆菌属丰度有所下降。眼表菌群的功能、与宿主互作的机制及与疾病的关系仍处于研究阶段，而眼睛具备的免疫豁免特性使得在微生物群落改造和塑型方面的可操作性比其他身体器官强很多。因此，解析与眼表疾病状态相关的微生物群图谱，对临床眼表疾病的治疗具有深远的意义。

（二）角膜炎相关常见致病菌

1. 葡萄球菌　主要包含金黄色葡萄球菌、表皮葡萄球菌及腐生葡萄球菌。

葡萄球菌呈球形，每个球菌直径0.5~1.2μm，平均0.8μm，革兰氏染色呈强阳性，无鞭毛，不能运动，无芽孢生长，但有极强的生命力，营养要求不高，在普通培养基上生长良好，加入血液或高糖生长更好。其致病性主要是葡萄球菌的多种毒素，包括细胞毒素，表皮剥脱毒素，肠毒素等，可导致组织的溶血、坏死；血浆凝固酶使血浆纤维蛋白原转化为纤维蛋白致血浆凝固；透明质酸酶则分解组织间质中的透明质酸，促进细菌扩散等。

金黄色葡萄球菌在血平板上形成2mm以上的金黄色菌落，周围有透明溶血环，培养基不着色。此菌产生的血浆凝固酶能凝固人或兔血浆，侵入机体后形成的纤维蛋白，在菌体周围成为保护层，菌体不易被吞噬，免受体液杀菌物质作用。另外，金黄色葡萄球菌产生的溶纤维蛋白酶、透明质酸酶、溶血素、肠毒素等，可使纤维蛋白沉积，局部毛细血管栓塞，缺血坏死，形成局限性化脓性感染。在临床上，金黄色葡萄球菌性角膜溃疡，常发病急，来势凶，溃疡和炎性浸润不但向四周扩大，还可向深层侵犯。细菌毒素不断渗入前房，刺激虹膜和睫状体，造成瞳孔缩小，且往往伴有前房积脓的发生。

表皮葡萄球菌属于凝固酶阴性葡萄球菌，是细菌性角膜炎中微生物检出率最高最常见的细菌类型，也是结膜炎、眼内炎感染的主要致病菌之一。该菌在侵袭角膜时，通过分泌酚可溶性调节素和德尔塔-毒素等毒力因子抵抗吞噬作用，借助分泌的半胱氨酸蛋白酶Esp降解IgA、IgM和纤维连接蛋白等宿主组织蛋白，还有可灭活抗菌肽dermcidine并参与生物膜形成的金属蛋白酶SepA等，从而对角膜组织造成感染破坏。

2. 链球菌　在液体培养基中排列成长链状（肺炎链球菌除外），菌体呈椭圆或卵圆形，直径为0.5~1.0μm，革兰氏染色阳性。

链球菌的抗原构造较复杂，主要有核蛋白抗原、多糖抗原和蛋白抗原三种。致病性主要为A群链球菌，也称化脓性链球菌，有较强的侵袭力，并产生多种外毒素和胞外酶。其中，脂磷壁酸与生物膜具有高度亲和力，使细菌能黏附在角膜上皮及皮肤表面，当侵入后，M蛋白的抗免疫细胞吞噬作用甚为重要。一旦病菌大量繁殖，将产生致热外毒素和链球菌溶血素，后者又根据其对 O_2 的稳定性，分为链球菌溶血素O和链球菌溶血素S两种。另外，热外毒素及透明质酸酶、链激酶及一些外毒素等毒力因子可造成角膜的多种病变。这些毒素还可通过激活角膜内酶活性而破坏角膜，即通过IgA蛋白酶侵入泪液的黏液层破坏角膜的防御系统。

链球菌种类众多，造成角膜感染的化脓性链球菌和肺炎链球菌的检出率及致盲率逐渐增高，应引起临床的重视。

3. 铜绿假单胞菌　大小为（0.5~1.0）μm×（1.5~3.0）μm的直或弯杆菌，单个、成对或短链排列，偶有1~3根鞭毛，运动活泼，无芽孢，革兰氏染色阴性。是假单胞菌属中的最常见菌种，几乎可在所有细菌培养基中生长。铜绿假单胞菌通过群感效应调控自身多种毒力相关基因表达合成，如脂多糖、杀白细胞素、外毒素、蛋白酶、铁载体等多种毒力因子，以增强自身的侵袭和感染能力。铜绿假单胞菌是机会致病菌，在角膜上皮有损伤时发生继发感染，可引起严重角膜溃疡和穿孔。

铜绿假单胞菌在侵染角膜时，先通过鞭毛菌毛以及黏附蛋白介导细菌与角膜上皮细胞的黏附，然后借助分泌的各种蛋白酶（如LasA、LasB、MucD、小蛋白酶PASP和碱性蛋白酶等）、绿脓菌素、外毒素和内毒素等毒力因子，进一步分解角膜基底膜、细胞外基质和角膜胶原蛋白，导致角膜溃疡。这其中，铜绿假单胞菌可通过多种分泌系统直接将毒素注入宿主细胞内，干扰和破坏角膜防御系统，如通过Ⅲ型分泌系统分泌外毒素ExoS、ExoT和ExoU等，靶向中性粒细胞信号转导通路，抑制ROS的产生。此外，笔者研究团队证明，角膜划伤和长期配戴接触镜会引起角膜内去甲肾上腺素分泌增加，而升高的去甲肾上腺素会加重小鼠铜绿假单胞菌角膜炎严重程度。因此，临床上所见的铜绿假单胞菌性角膜溃疡，潜伏期很短，往往1~2日炎症已蔓延至整个角膜，故应进行抢救性治疗，包括有效抗生素干预和必要时角膜移植手术。

（宋方英）

第二节　病毒

病毒（virus）是一类不具有细胞结构的微小生物，其基本结构由核酸和蛋白衣壳组成。一个完整的病毒均以DNA或RNA为核心，其外包绕着由蛋白质或多肽组成的衣壳（capsid）。病毒因缺少代谢所需的酶类以及核糖体，只能借助于宿主细胞提供酶类、原料等进行复制和繁殖。发育成熟的病毒体非常小，最大约300nm，最小约为20nm，绝大多数病毒在150nm以下。

一、病毒的微生物学和特性

（一）病毒的基本结构

1. 病毒的遗传物质　病毒的核酸决定病毒的传染性、致病性及增殖特性。核酸构成病毒体的核心，其化学成分为DNA或RNA，以此分为两大类病毒。

2. 病毒的衣壳（capsid）　在核酸外围有蛋白质衣壳，保护病毒核酸免遭免疫环境中不利因素的破坏，并能介导病毒核酸进入宿主细胞，是病毒体的主要抗原成分。不同的病毒体具有不同数目壳粒的衣壳，是病毒分类鉴定的依据之一。

3. 病毒的包膜（envelop）　许多病毒的衣壳外有一层包膜，又称为包被或外膜，主要成分为脂质、蛋白质和糖类。疱疹病毒的包膜还含有少量糖类。根据包膜的有无，可将病毒分为有包膜病毒（疱疹病毒、流感病毒等）和无包膜病毒（呼肠孤病毒）。包膜与病毒的吸附、感染密切相关。许多病毒包膜的表面存在着包膜突起，是病毒的主要抗原物质。

（二）病毒的复制

从病毒感染宿主细胞开始，经过病毒基因组的复制，最后从宿主细胞释放出成熟的病毒，成为一个复制周期。人们将病毒的复制周期分为吸附与穿入、脱壳、生物合成、组装和释放四个步骤（图 1-8-2-1）。

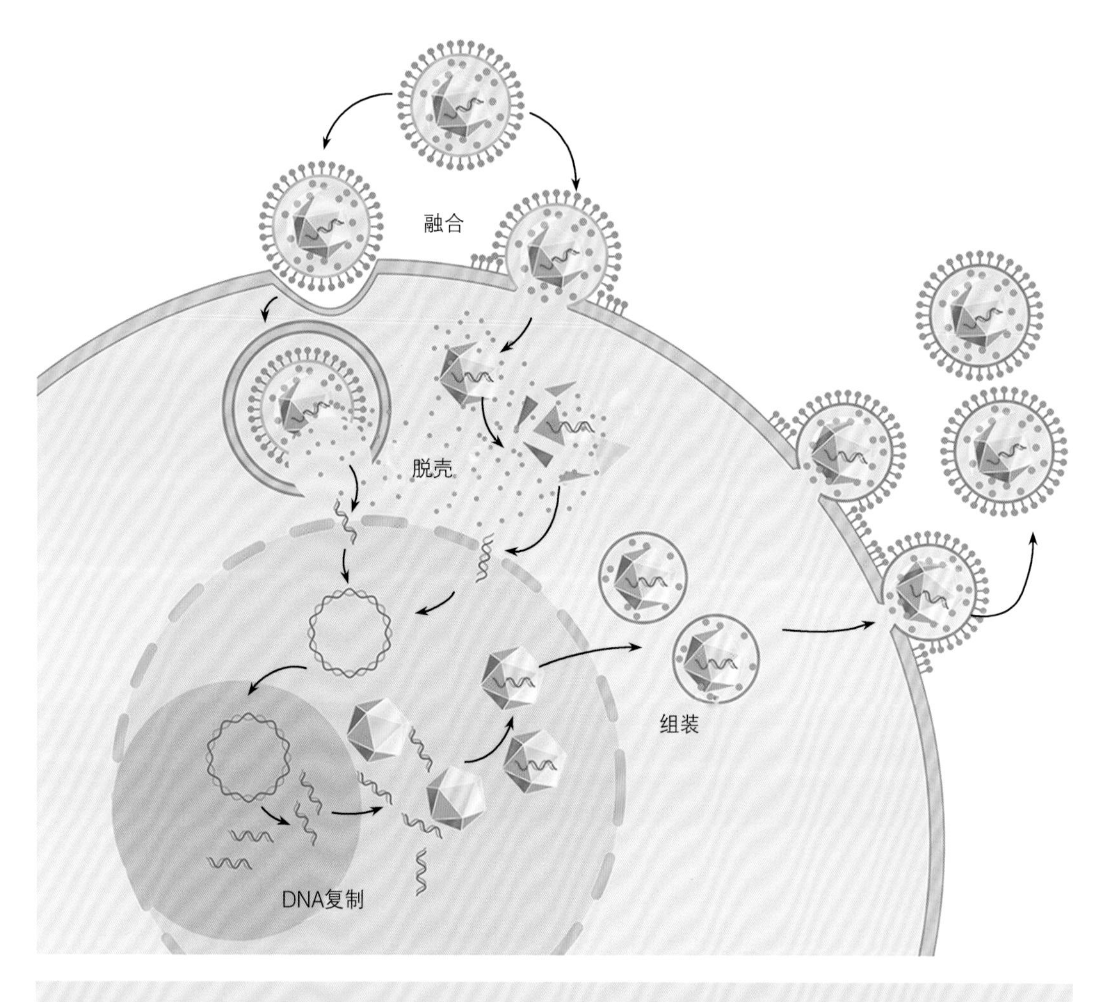

图 1-8-2-1 病毒在感染的细胞内复制模式图（以单纯疱疹病毒 1 型为例）

1. 吸附与穿入 病毒吸附到易感细胞的表面，是感染宿主细胞的首要条件。吸附结合分为借助静电作用的可逆结合和通过特异受体的不可逆结合。单纯疱疹病毒能与细胞膜表面的硫酸类肝素及成纤维细胞因子受体结合。病毒吸附到宿主细胞膜后，无包膜病毒经胞饮方式进入细胞，而有包膜病毒通过胞饮和融合两种方式进入宿主细胞。

2. 脱壳 是病毒体脱去蛋白衣壳释放出核酸的过程。病毒脱壳后，既失去了完整的可见形态，同时也丧失了感染性而进入隐蔽期。

3. 生物合成 病毒核酸从衣壳中解脱后，就利用宿主细胞的生物合成机制，合成自身所需的物质。早期阶段病毒复制合成所必需的复制酶和一些抑制宿主细胞代谢的蛋白，晚期阶段主要合成用来装配病毒颗粒的蛋白质和酶以及病毒形态发生中所需要的非结构蛋白。根据病毒基因组类型和转录方式，又可将病毒分为七种：双链 DNA 病毒、单链 DNA 病毒、双链 RNA 病毒、正义 RNA 病毒、负义 RNA 病毒、逆转录 RNA 病毒和逆转录 DNA 病毒。DNA 病毒（痘病毒除外）的基因组在细胞核内复制，而大多数的 RNA 病毒则在细胞质内进行复制。

4. 组装和释放 在宿主细胞内复制出的病毒核酸与新合成的结构蛋白，装配成完整的病毒颗粒并大量繁殖，最终导致宿主细胞发生致死性破坏，把子代病毒释放到细胞外的过程。

（三）病毒感染的致病机制

病毒可通过皮肤黏膜、血液和胎盘等途径感染机体的某个部位，然后病毒在敏感细胞内大量增殖，通过炎症反应和免疫反应破坏宿主细胞。病毒主要通过以下几种方式侵染宿主细胞：

1. 杀细胞效应（cytocidal effect）　病毒在细胞内增殖，造成细胞形态学改变，镜下可见细胞变圆，最后细胞崩解死亡，称为细胞病理效应。病毒在细胞内繁殖过程中，病毒颗粒大量增殖，细胞核酸和蛋白质合成被阻断，胞内溶酶体膜通透性增加，水解酶释放，最后导致细胞肿胀裂解并释放大量病毒颗粒。脊髓灰质炎病毒、腺病毒等无包膜、杀伤力强的病毒属于此类侵染方式。

2. 稳定状态感染（steady state infection）　病毒在宿主细胞内增殖的子代病毒以芽生方式释放至细胞外，一般不立即导致细胞裂解死亡。虽然宿主细胞结构未被破坏，但其细胞膜可能会被改变，而与邻近细胞融合，病毒借此扩散到未感染细胞。脑炎病毒、疱疹病毒、流感病毒及麻疹病毒等包膜病毒属于此类侵染方式。单纯疱疹病毒还可在神经细胞内以潜伏感染的状态稳定存在，潜伏相关转录因子（latency associated transcript，LAT）基因表达上调，病毒停止复制，并通过干扰细胞内病原模式受体识别及下游蛋白功能而实现免疫逃逸；当受到理化因素等刺激时，病毒会再次活化，引发感染。

3. 整合感染（integrated infection）　病毒可将自身核酸或逆转录合成的 cDNA 整合到细胞染色体上，导致细胞遗传性状发生变化，即为整合感染。该方式可导致细胞增殖加快，这种转化与肿瘤发生有密切关系。乙肝病毒、人类乳突病毒和埃博拉病毒等属于此类侵染方式。

（四）病毒感染的相关因素

1. 遗传因素　宿主的遗传体质在对抗某些病毒感染过程中有重要作用。其主要机制是易感宿主细胞膜表面必须有与病毒特异性吸附的相应受体存在。人类个体与易感病毒之间也有显著差别，这与遗传有关。

2. 宿主年龄和生理状态　机体对病毒的感受性与年龄有关。机体的营养状态既影响免疫功能，也影响皮肤和黏膜的屏障功能。

3. 屏障的功能　完整的皮肤、黏膜是抵抗病毒感染的第一道防线。

4. 免疫细胞作用　巨噬细胞对阻止病毒感染和促使感染的恢复具有重要作用。给初生小鼠转入成年鼠的巨噬细胞，可明显增强对单疱病毒感染的抵抗力，自然杀伤细胞能杀伤许多病毒感染的靶细胞。

5. 补体系统　补体系统和干扰素能抑制某些病毒的感染，是机体非特异性免疫的一个组成部分。

6. 特异性免疫　体液免疫，当机体受到病毒感染后，IgG、IgM 和 IgA 均不同程度增加，杀死病毒。细胞免疫，主要有细胞毒 T 细胞和迟发型变态反应，以及巨噬细胞和 NK 细胞的特殊杀灭作用。

二、感染性角膜病常见致病病毒

引起病毒性角膜炎的常见致病病毒包括疱疹病毒（单纯疱疹病毒、水痘-带状疱疹病毒、EB 病毒、巨细胞病毒）、呼吸道病毒（腺病毒、副黏病毒、风疹病毒）、肠道病毒（新型肠道病毒 70 型、柯萨奇病毒）、人类免疫缺陷病毒。

（一）疱疹病毒（herpes virus）

疱疹病毒属于双链 DNA 病毒，根据其基因组特征、感染情况等特性将其分为 α、β、γ 三个亚科。α 疱疹病毒（如单纯疱疹病毒 1 型和 2 型、水痘-带状疱疹病毒）生长周期短，均能感染人上皮细胞，可在神经细胞内潜伏。β 疱疹病毒（如巨细胞病毒），生长周期长，感染细胞形成巨细胞。γ 疱疹病毒（如 EB 病毒）感染的靶细胞是淋巴样细胞，生长周期不定。疱疹病毒主要侵犯外胚层来源的组织，包括角膜、皮肤、黏膜和神经组织。

1. 单纯疱疹病毒（herpes simplex virus，HSV）　HSV 有两种血清型，感染角膜的常为 1 型病毒，而 2 型感染主要累及生殖器等腰以下皮肤黏膜。亦有 2 型病毒感染角膜的病例报告。

（1）HSV 基本结构：完整的 HSV 颗粒呈球形，直径约 150nm，由包膜、被膜、衣壳和核心四部分组成。最外层是脂蛋白包膜，然后是包裹着衣壳的被膜，衣壳是由 162 个壳微粒组成的 20 面体结构（图 1-8-2-2），内部是由盘绕成空心的 DNA 与穿过其中心的蛋白质组成的核心，DNA 为双股线状。HSV 包膜由 gB、 gC、gD、gE、gG、gH、gI、gJ、gK、gL、gM 等糖蛋白构成，gB、gC、gD 和 gH 主要参与病毒对宿主细胞的吸附/穿入，gC、gE 和 gI 具有辅助病毒免疫逃逸的功能。

（2）HSV 感染：1991 年，笔者在 HSV-1 感染过程中直接对三叉神经节（trigeminal ganglion，TG）内致敏 T 淋巴细胞进行观察，首次揭示了 TG 内的细胞免疫状态，并提出细胞免疫在 HSV-1 潜伏感染中的重要作用。随后笔者团队持续多年在病毒性角膜炎潜伏、复发机制方面进行了一系列的探索研究。

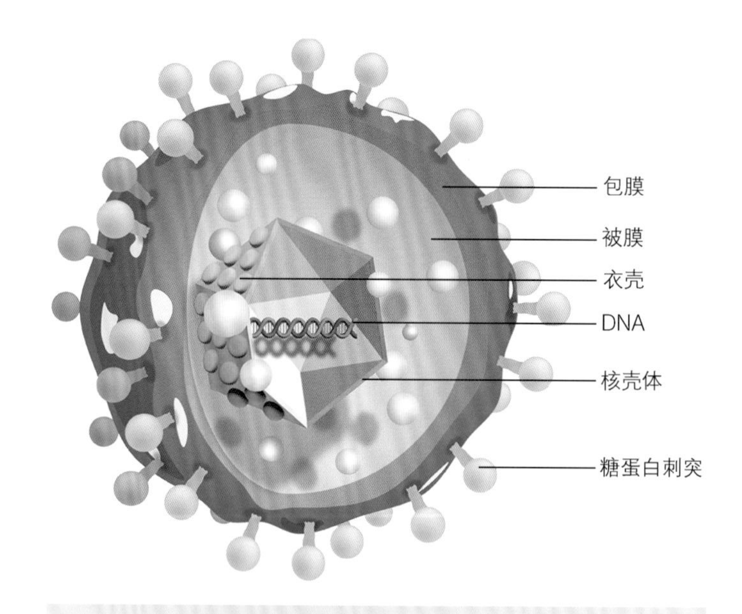

图 1-8-2-2 HSV-1 结构图

笔者通过单纯疱疹病毒 1 型（HSV-1）Mckrae 株对不同原代细胞进行感染的实验证明，TG 细胞对 HSV-1 感染最敏感；对角膜细胞而言，人角膜上皮细胞最不敏感，内皮细胞次之，基质细胞最敏感，这也与临床上以基质型 HSK 病例最为多见这一现象一致。近年研究证明，HSV-1 在小鼠三叉神经节的树突状细胞、先天淋巴细胞和小胶质细胞等内部都有 LAT 表达，说明 HSV-1 在非神经元亚群细胞中亦可建立潜伏感染，从而增加自身在宿主的存活概率。此外，笔者研究团队还通过临床走访 216 例复发性单疱角膜炎（HSK-1）患者，统计出穿透性角膜移植术（PKP）后的患者 6.5 年的复发率仅为 4.2%；HSV 感染角膜后引起的细胞因子血管内皮生长因子（vascular endothelial growth factor，VEGF）表达升高，进而导致新生血管生成，通过小鼠结膜下注射色素上皮衍生因子（pigment epithelium derived factor，PEDF），可显著降低 VEGF 表达水平并抑制新生血管生成。这些结果初步揭示了 HSK 致病机制，并为临床治疗研究提供了新的靶点及理论依据。

2. 水痘-带状疱疹病毒（varicella-zoster virus，VZV） VZV 是能引起水痘和带状疱疹的一种病原体，颗粒直径 160~200nm，为 20 面体，极具传染性。在儿童初次感染时引起水痘，而在成年则引起带状疱疹，即带状疱疹是由潜伏的 VZV 感染重新激活引起的。人和猴的成纤维细胞、肾和胎儿羊膜上皮细胞对 VZV 敏感。人是 VZV 的唯一自然宿主，皮肤是病毒的主要靶细胞，带状疱疹仅发生于有水痘病史的人，儿童水痘痊愈后，病毒能长期潜伏于骨髓后根神经节或脑神经的感觉神经节中。中年后，当机体抵抗力下降，病毒可活化，由于疱疹受感觉神经支配，在皮肤串联成带状分布。另外，VZV 感染后以一侧三叉神经眼支分布区域出现皮肤带状疱疹，常常并发带状疱疹病毒性角膜炎。

（二）呼吸道病毒

1. 腺病毒（adenovirus，Ad） 腺病毒颗粒直径 60~90nm，无包膜，含有双链线性 DNA 结构，衣壳是由 252 个壳粒组成的 20 面体结构。人胚原代细胞和 Hela 细胞对腺病毒敏感。目前已发现 80 余种血清型的腺病毒，多数可引起人类呼吸道、胃肠道黏膜和眼部感染，其中 8、19 和 31 型可引起流行性角膜炎。角膜和结膜刮取物中的病毒可以在 Hela 细胞株上进行分离培养，并通过中和实验进行鉴定。随病程发展，可以出现病毒血症，通过血清学方法可以检测到针对病毒的特异性抗体滴度的升高。

2. 风疹病毒（rubella virus，RV） 风疹病毒属披膜病毒科，直径 50~70nm，为单股正链 RNA 病毒。该病毒只有一个血清型。能在人羊膜、兔肾、猴肾传代细胞株（Vero 细胞）中增殖。目前已知风疹病毒只有人类一个宿主，可引起风疹（儿童急性传染病）。该病毒有很强的致畸作用，妊娠期（4 个月内）妇女如感染风疹病毒，病毒可通过胎盘感染胎儿，引起先天性风疹综合征。眼部表现有先天性风疹性白内障、先天性青光眼、小眼球、小角膜、先天性角膜混浊等。

3. 新型冠状病毒（severe acute respiratory syndrome coronavirus 2，SARS-CoV-2） 新型冠状病毒为单

股正链 RNA 病毒，颗粒直径 60~140nm，有包膜。病毒主要通过呼吸道飞沫和接触传播，借助其包膜上的刺突蛋白与宿主细胞的血管紧张素转换酶 2（angiotensin converting enzyme 2，ACE2）结合进入体内，引起感染。新冠病毒核酸检测是通过 RT-PCR 技术，以 ORF1ab、包膜蛋白 E 和核衣壳蛋白 N 的编码基因作为检测靶序列，通过基因 CT 值进行诊断。ACE2 在人肺泡上皮细胞表达较活跃，在肾脏、心脏、肝脏，以及眼部的角膜和结膜组织亦有表达。笔者已研究证明，人结膜上皮 ACE2 表达丰度高于角膜上皮，提示眼表组织有可能是新冠病毒感染的潜在靶点。

（三）肠道病毒

1. 新型肠道病毒 70 型（enterovirus type 70，EV 70）　EV 70 属微小 RNA 病毒科，具有肠道病毒的理化及生物学特性。该病毒颗粒直径 22~30nm，核酸为单链 RNA，蛋白外壳呈对称排列 20 面体，无包膜。该病毒耐酸、耐乙醚、耐碘苷，能够用 75% 酒精进行消毒。EV 70 是急性出血性结膜炎的病原体，发病时有潜伏期短、起病急、病程短、传染性强、暴发流行等特点。自 1969 年全球大流行以来，每隔数年流行一次，不过本病预后良好。EV 70 可以直接感染眼结膜，引起人类急性出血性结膜炎，即俗称的红眼病。

2. 柯萨奇病毒（coxsackie virus，CV）　CV 病毒颗粒直径约为 28nm，核酸为单链 RNA。根据其对乳鼠致病特征及细胞敏感性可分为 A、B 两组，其中 A 组 24 型（CVA 24）同 EV 70 一样，也是急性出血性结膜炎的重要病原体。CVA 24 也属微小 RNA 病毒科，生物学特性同 EV 70，但较易分离。

（宋方英）

第三节　真菌

真菌（fungus）是一种分布广泛、种类繁多的真核细胞微生物。细胞结构比较完整，有细胞壁和完整的细胞核。少数为单细胞，大多为多细胞，由丝状体和孢子组成。自然界中存在的真菌种类繁多，有 10 余万种。其中临床常见的有 50~100 余种，据报道有 70 余种可引起角膜感染。

一、真菌的微生物学和特性

（一）生物学特性

真菌与细菌在大小、形态及结构组成上有很大的差别。真菌比细菌大几倍至几十倍，体外有一层坚硬的细胞壁。真菌的细胞壁一般由四层不同结构组成，最外层是葡聚糖，第二层是糖蛋白，第三层是蛋白质，最内层是几丁质的微原纤维。各种真菌细胞壁的结构不完全相同，菌丝与孢子的细胞壁结构也不相同。

不同类型的真菌在形态上有很大的差异，可分为单细胞和多细胞两类。

1. 单细胞真菌　呈圆形或卵圆形，如酵母菌和类酵母型真菌。酵母菌的外形与细胞很相似，以出芽方式繁殖，芽生孢子成熟后脱落成独立个体。酵母菌导致的角膜感染比较少见。

2. 多细胞真菌　一般具有菌丝与孢子结构，交织成团，称为丝状菌或霉菌。丝状菌能长出菌丝，菌丝延伸分支，有的菌丝上长出孢子。各种丝状菌的菌丝与孢子形态不同，是菌种鉴别的重要标志。丝状菌是角膜感染中的常见致病菌。

（二）真菌的结构

真菌的基本结构形态为孢子和菌丝。有些真菌可因环境条件（如营养、温度等）改变，孢子与菌丝形态可以相互转变，称为真菌的二相性。

1. 孢子　真菌的繁殖器官，一条菌丝上可长出多个孢子。在环境适宜的条件下，孢子又可发芽伸出芽管，发育成菌丝体。孢子可分为有性孢子与无性孢子，大部分真菌既能形成有性孢子，又能形成无性孢子。

（1）有性孢子：由同一菌体或不同菌体上的两个细胞融合形成。

（2）无性孢子：是菌丝上的细胞分化生成，并不发生细胞融合。无性孢子根据形态可分为：①分生孢子，由生殖菌丝末端细胞分裂或收缩形成，也可在菌丝侧面出芽形成；②叶状孢子，由菌丝内细胞直接形成；③孢子囊孢子，为菌丝末端膨大成孢子囊，内含许多孢子。

2. 菌丝 真菌的孢子以出芽方式繁殖。由孢子长出芽管，逐渐延长至丝状，称为菌丝。菌丝可长出许多分支，相互交织成团，称为菌丝体。

根据结构可将菌丝分为：①无隔菌丝：菌丝中无横隔，整条菌丝就是一个细胞，在一个细胞中含有许多核，是一种多核单细胞；②有隔菌丝：菌丝内有横隔，将菌丝分为一连串的细胞，横隔中有小孔，可允许细胞质流通。

根据功能可将菌丝体分为：①营养菌丝体，为部分向下生长菌丝，深入被寄生的组织或培养基中，吸取和合成养料，以供生长；②气生菌丝体，部分向上（空气中）生长菌丝。

二、感染性角膜病常见致病真菌

（一）正常菌群

健康人体眼表也存在丰富的真菌群落结构。ITS（internally transcribed spacer）序列是存在于真菌18S、5.8S和28S rRNA基因之间的保守序列。目前，针对此序列对眼表结膜囊拭子进行的高通量测序技术，为我们揭示了眼表真菌群落丰富而多样的结构组成。眼表真菌群落在门分类水平上的优势类群为子囊菌门和担子菌门，其丰度总和大于总丰度的70%。眼表核心真菌类群包括马拉色菌属、红酵母菌属、戴维霉菌属、曲霉菌属和链格孢菌属。此外，还有岩霉菌属、球梗孢属和假丝酵母属等亦有少量存在。虽然眼表真菌数量比细菌少，但其丰度改变与眼表疾病的相关关系仍值得进一步探究。

（二）角膜炎的常见致病真菌

感染角膜的常见致病菌为丝状菌，包括镰刀、曲霉和链格孢霉，酵母菌以白念珠菌最常见。笔者研究资料表明，在以山东地区为主的中国北方地区，2006年统计的654例真菌性角膜炎中，镰刀菌致病率为73.3%；2006—2016年间，1 414例真菌性角膜炎病例中镰刀菌致病率下降到61.2%，说明镰刀菌仍是临床最常见致病真菌。

1. 镰刀菌 在沙氏葡萄糖琼脂（SDA）培养基上，镰刀菌菌落呈绒毛状或棉团样，白色或淡紫色。气生菌丝发达，菌丝有中隔，菌丝的短爪状突起或分生孢子座上有大分生孢子，呈镰刀状，纺锤形。常感染角膜的镰刀菌有茄病镰刀菌（图1-8-3-1）、轮枝镰刀菌（图1-8-3-2）、层生镰刀菌（图1-8-3-3）、双胞镰刀菌（图1-8-3-4）和尖孢镰刀菌（图1-8-3-5）等。我国常见的真菌性角膜炎一般为前三种镰刀菌感染。

2. 曲霉菌 一种机会致病菌，正常人对该菌有抵抗力。引起曲霉菌感染的主要因素是机体抵抗力下降。曲霉菌生长迅速，2~6天即可出现白色绒状或灰绿色菌落。菌丝有中隔，分生孢子梗垂直生长，梗无横隔，顶部膨大为球形、烧瓶形或半球形顶囊。在我国感染角膜的曲霉菌有烟曲霉（图1-8-3-6）、黄曲霉（图1-8-3-7）、黑曲霉（图1-8-3-8）和土曲霉菌（图1-8-3-9），其中临床常见的为前两种菌。

3. 白念珠菌 需培养2~3天长出菌落，呈典型类酵母型，呈灰白色或奶油色，表面光滑，菌细胞为卵圆形或球形，2μm×4μm大小，芽生繁殖（图1-8-3-10）。孢子伸长成芽管，不与母菌体脱离，形成较长的假菌丝，芽生孢子多集中在假菌丝的连接部位。白念珠菌是常感染角膜的一种机会致病菌，也是念珠菌中致病力最强的一种。

4. 链格孢霉菌 菌落在SDA培养基上呈绿褐色至黑褐色，分子孢子有横隔，约3~5个，呈砖格状（图1-8-3-11）。2018年，笔者团队对1 414例真菌性角膜炎病历分析表明，镰刀菌属真菌感染角膜占比在逐年下降，而链格孢菌属占比逐年增多。

5. 申克孢子丝菌 一种温度依赖二相性真菌，即在37℃时以单细胞酵母相出现，在28℃以多细胞霉菌相出现。培养3~5天可形成菌落，与其他菌落不同，开始为灰白色黏稠小点，逐渐扩大变为黑褐色皱褶薄膜菌落。申克孢子丝菌是一种常见的深部感染真菌，感染角膜后主要表现为基质炎。

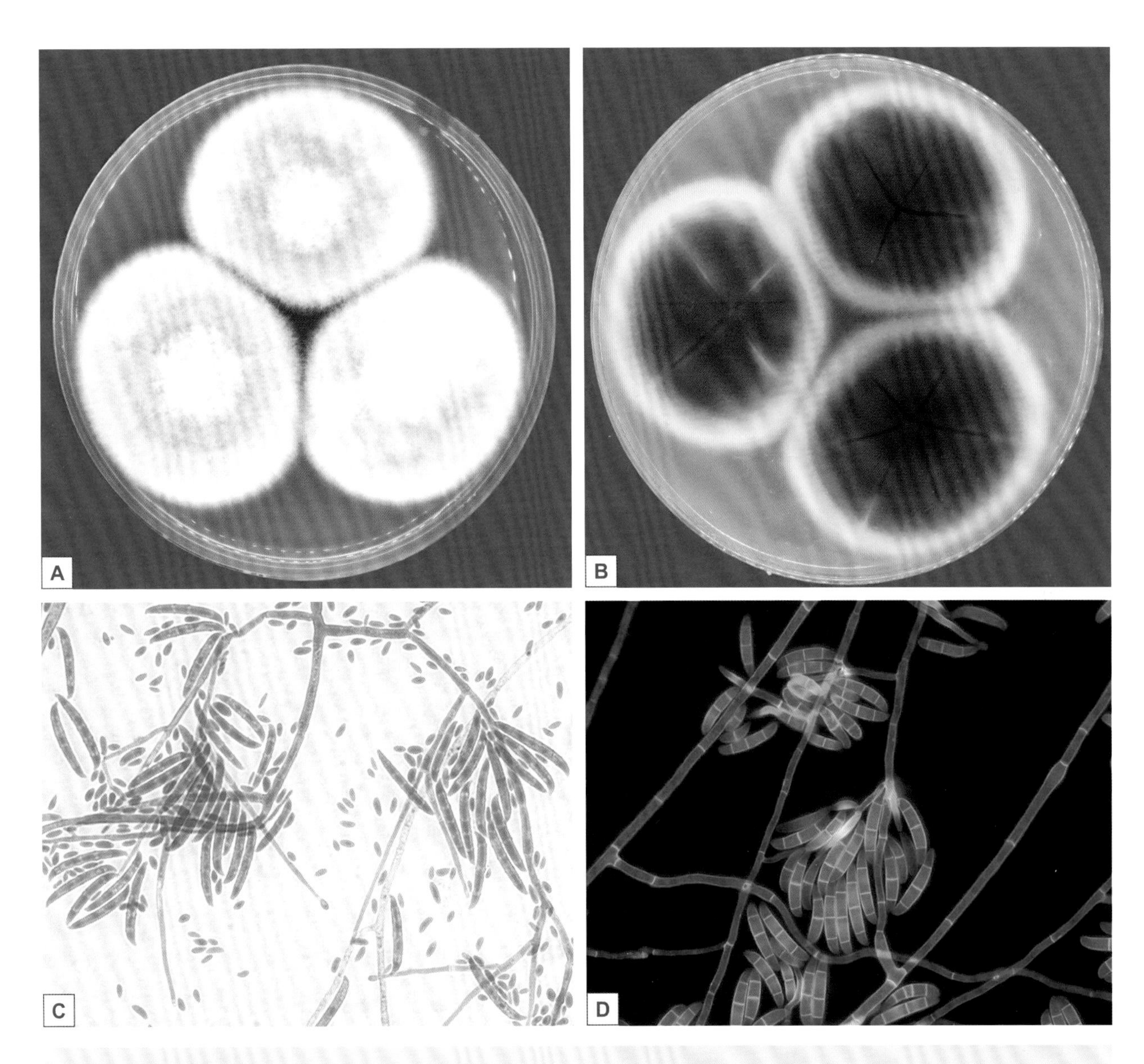

图 1-8-3-1　茄病镰刀菌

图 A、B　茄病镰刀菌在 SDA 培养基上气生菌丝较丰富，呈白色至淡黄色，背面呈黄褐色

图 C　茄病镰刀菌棉蓝染色（×400），小分生孢子为卵圆形、椭圆形、短腊肠形及逗点形，假头状着生。大分生孢子近镰刀形、纺锤-镰刀形、纺锤-柱形，稍弯曲，顶细胞短，稍窄或圆钝，有时呈喙状，脚胞明显或无，壁厚，2~5 隔，3 隔居多。厚壁孢子球形、椭圆形、壁厚，多为端生，少数为间生，有单生、对生或串生等方式

图 D　茄病镰刀菌钙荧光白染色（×400）

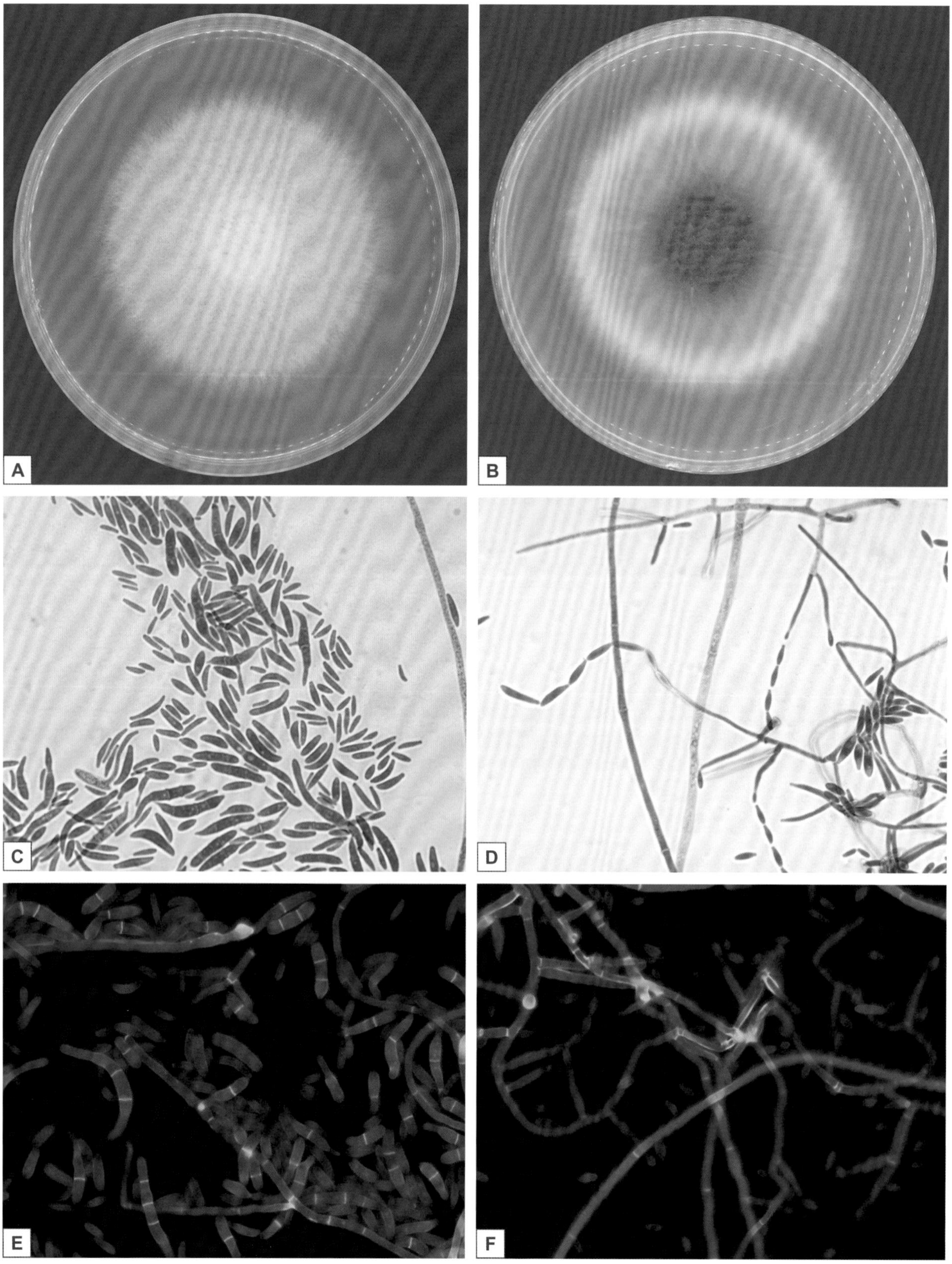

图 1-8-3-2 轮枝镰刀菌

图 A、B 轮枝镰刀菌在 SDA 培养基上气生菌丝呈棉絮状，白色、淡粉色至浅紫色，反面淡黄至赭色

图 C、D 轮枝镰刀菌棉蓝染色（×400），分生孢子梗大分生孢子 3~6 隔，量少，形态多样，镰刀形、短柱形、鼠尾状，壁薄。无厚壁孢子。小分生孢子量极多，卵形或棍棒形，单细胞，大多数以长链状排列，少数具有假头状排列

图 E、F 轮枝镰刀菌钙荧光白染色（×400）

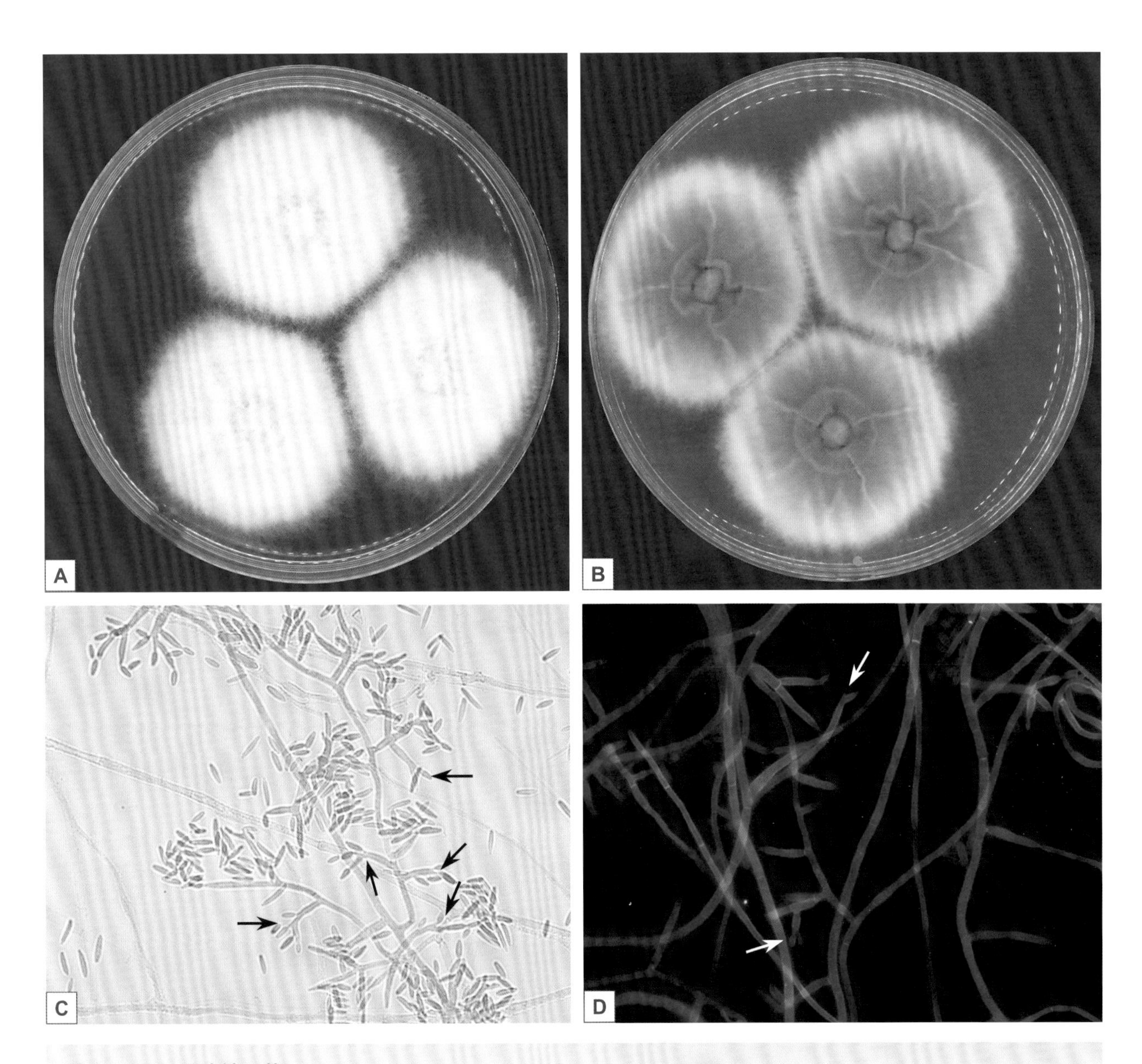

图 1-8-3-3　层生镰刀菌

图 A、B　层生镰刀菌在 SDA 固体培养基上气生菌丝呈白色，菌落背面呈无色到浅黄褐色

图 C　层生镰刀菌棉蓝染色（×400），小分生孢子量极多，大多为卵圆形至长棍棒形，有一个扁平的基底。呈链状或假头状排列。大分生孢子为细长的镰刀形，壁薄，顶端尖且弯曲，基部呈足形，多 3~5 隔，分生孢子梗为单瓶梗和复瓶梗共存，箭头示复瓶梗

图 D　层生镰刀菌钙荧光白染色（×400），箭头示复瓶梗

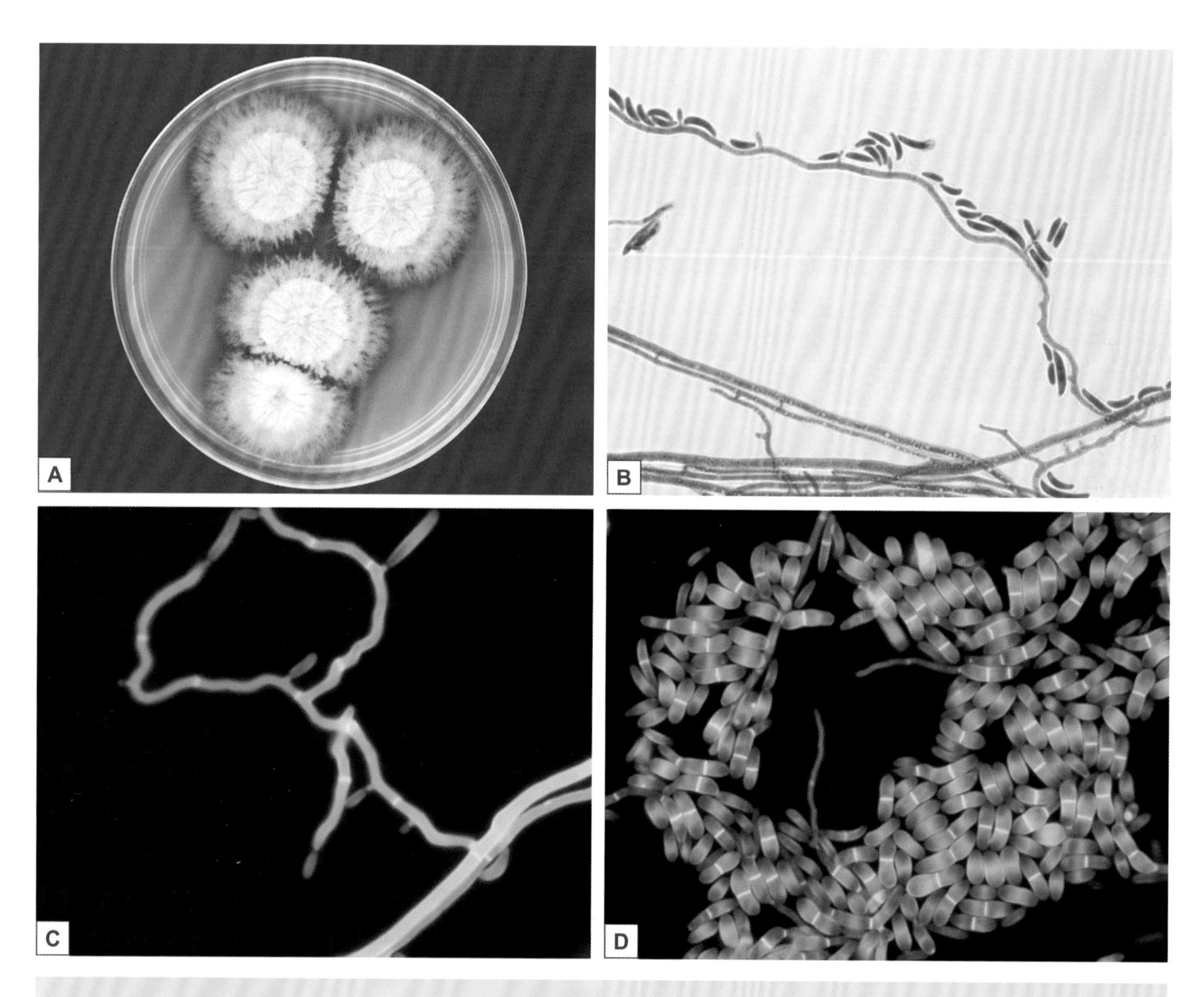

图 1-8-3-4 双胞镰刀菌

图 A 双胞镰刀菌在 SDA 培养基上菌落湿润，气丝稀少，呈白色至淡黄色絮状，背面呈黄色

图 B 双胞镰刀菌棉蓝染色（×400），瓶梗较短，大分生孢子新月形，多数为单隔双细胞，偶见三细胞，无小分生孢子

图 C、D 双胞镰刀菌钙荧光白染色（×400）

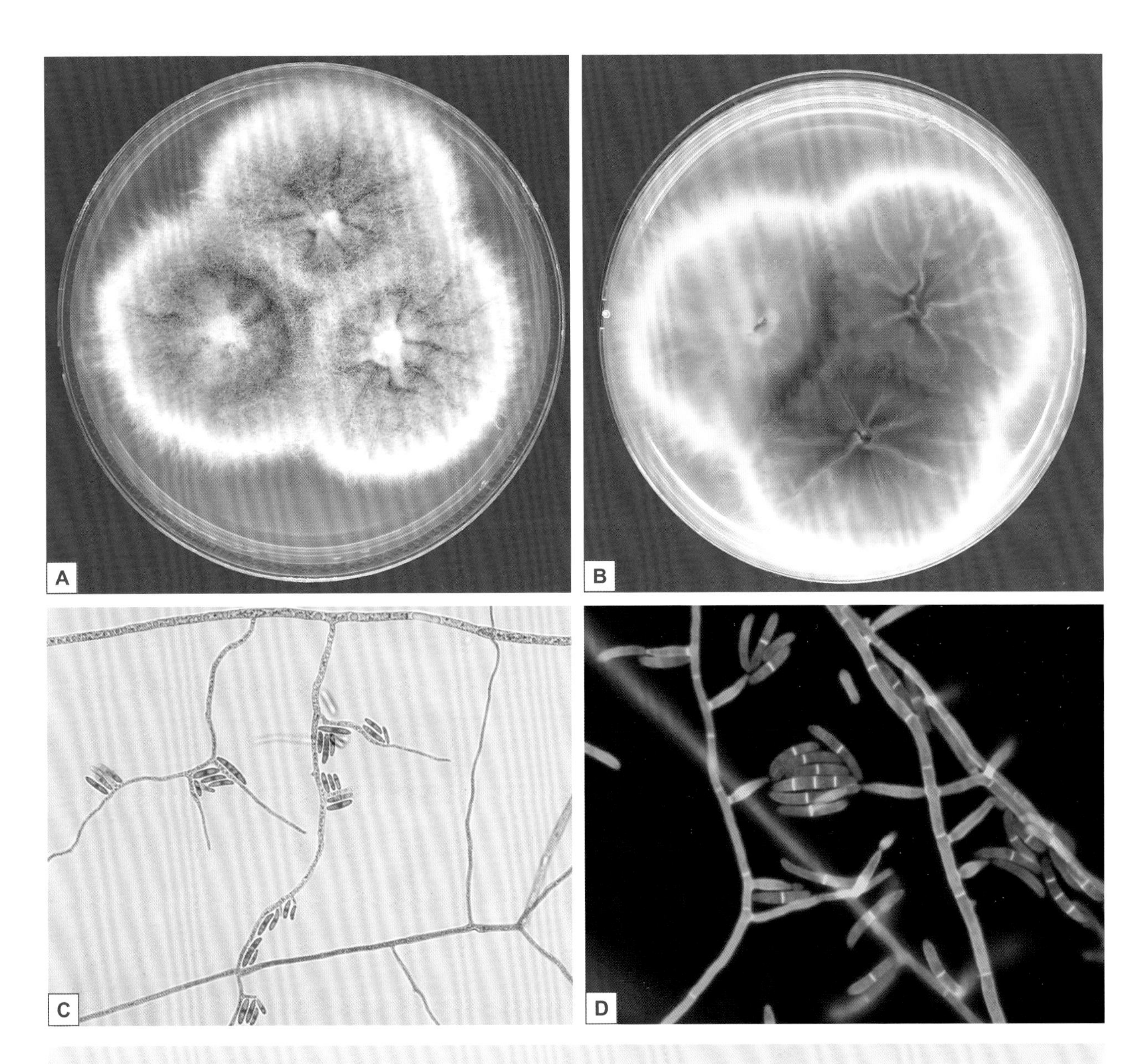

图 1-8-3-5　尖孢镰刀菌

图 A、B　尖孢镰刀菌在 SDA 培养基上呈棉絮状或蛛丝状、膜状菌落，正面白色、苍白-玫瑰色浅紫或苍白-浅紫色、紫色，背面黄色、微灰-浅紫色

图 C　尖孢镰刀菌棉蓝染色（×400），小分生孢子为椭圆形或腊肠形，量多。大分生孢子纺锤形、镰刀形，有尖的顶细胞及典型的足细胞。以 3~4 隔为多。菌丝中有较多的顶生或间生的厚壁孢子，单细胞或双细胞，光滑或粗糙，或有疣状突起，瓶梗较短

图 D　尖孢镰刀菌钙荧光白染色（×400）

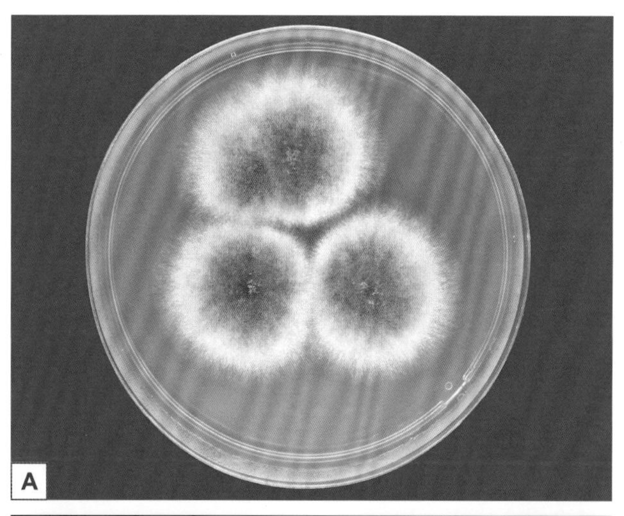

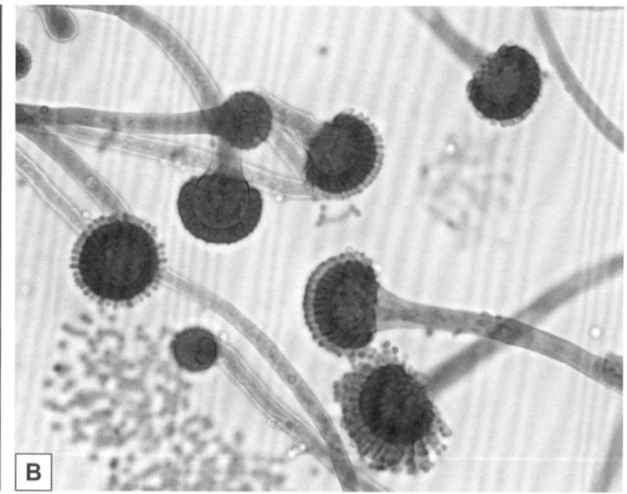

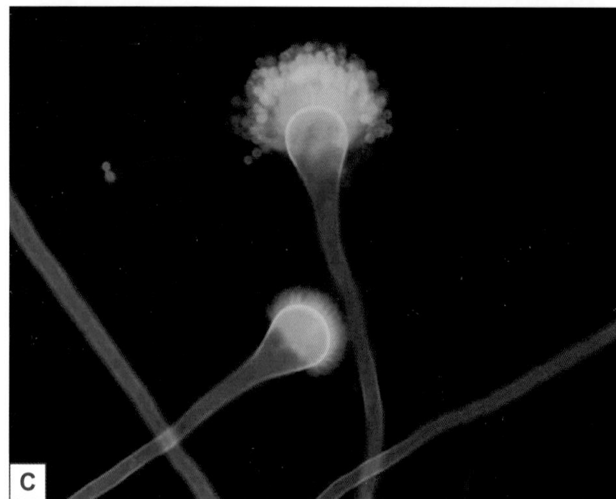

图1-8-3-6 烟曲霉菌

图A 烟曲霉菌在察氏培养基上气生菌丝丰富，初呈白色，微带黄色或绿色，老菌落黑褐色，反面无色或黄褐色

图B 烟曲霉菌棉蓝染色（×400），分生孢子梗绿色，光滑，短，顶囊绿色，烧瓶形，小梗单层，密集，布满顶囊表面2/3，分生孢子球形、近球形，表面粗糙有刺，绿色，分生孢子头短柱状，长短不一

图C 烟曲霉菌钙荧光白染色（×400）

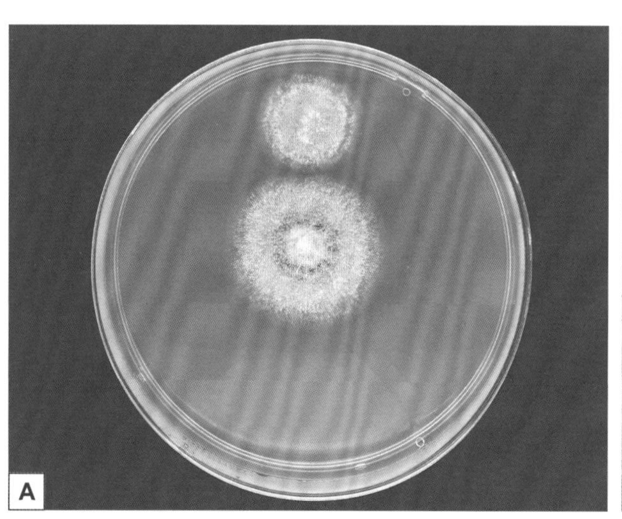

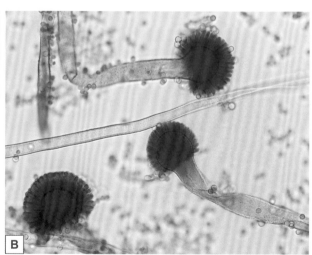

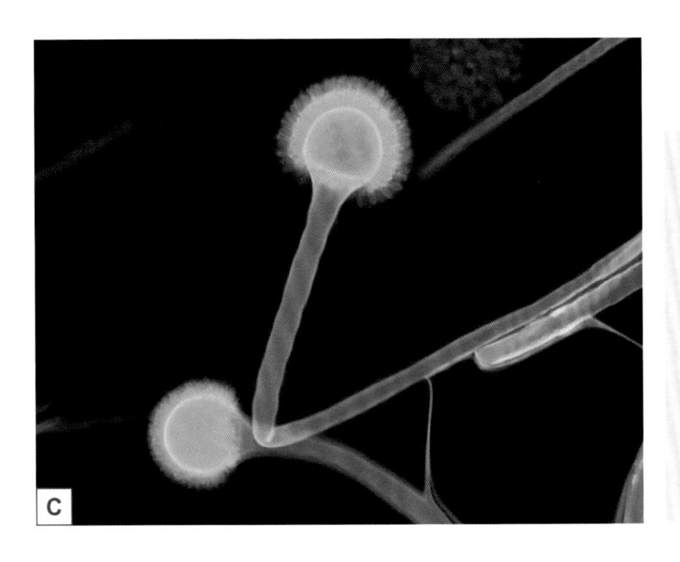

图1-8-3-7　黄曲霉菌

图A　黄曲霉菌在察氏培养基上初呈黄色,后变为黄绿色,老菌落颜色灰暗,表面平整或有放射状沟纹,反面无色或褐色

图B　黄曲霉菌棉蓝染色(×400),分生孢子头疏松放射状,继变为疏松柱状。分生孢子梗壁粗糙、无色、微弯曲,近顶囊处略粗大。顶囊烧瓶形、球形、近球形,小梗单层、双层或单双层并存于一个顶囊上,以双层为多。分生孢子球形、近球形、洋梨形,表面粗糙

图C　黄曲霉菌钙荧光白染色(×400)

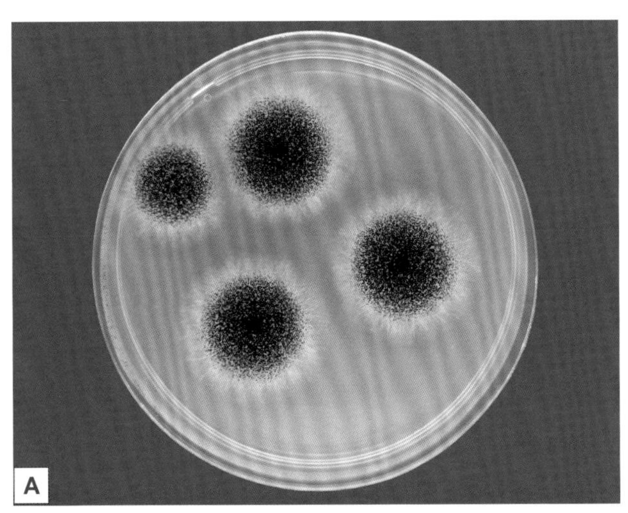

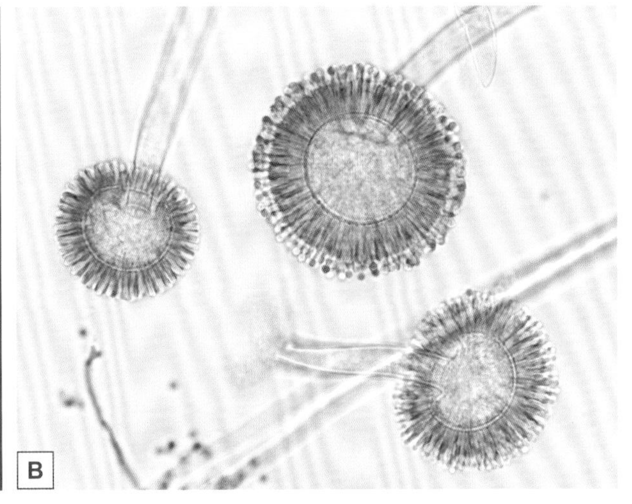

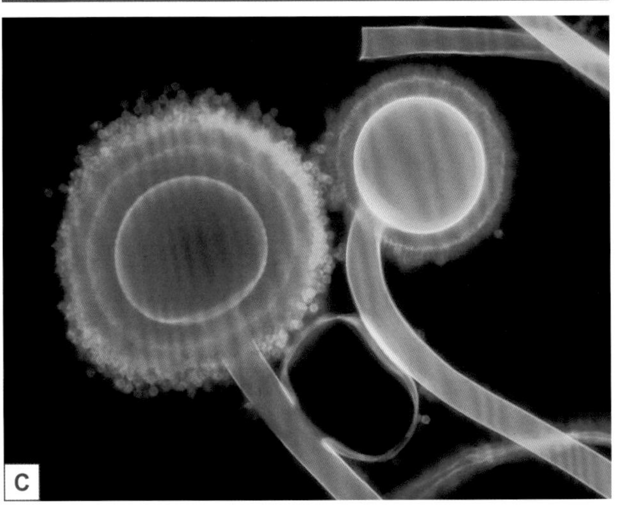

图1-8-3-8　黑曲霉菌

图A　黑曲霉菌在察氏培养基上菌落生长较快但局限,开始为白色菌丝,有丰富羊毛状气生菌丝,逐渐出现鲜黄色区域厚绒状,后变黑、黑褐或紫褐色。背面无色或中央部分略带褐色

图B　黑曲霉菌棉蓝染色(×400),分生孢子头开始为球形,逐渐变为放射状或放射柱状,黑褐色。分生孢子柄光滑,无色或在柄上部呈浅黄色。顶囊近球形,无色或黄褐色。小梗密生于顶囊全部表面,两层褐色,梗基呈放射状,有时具有横隔,分生孢子呈球形,褐色色素沉积在内壁和外壁间成短根状或块状,孢子粗糙,有小刺

图C　黑曲霉菌钙荧光白染色(×400)

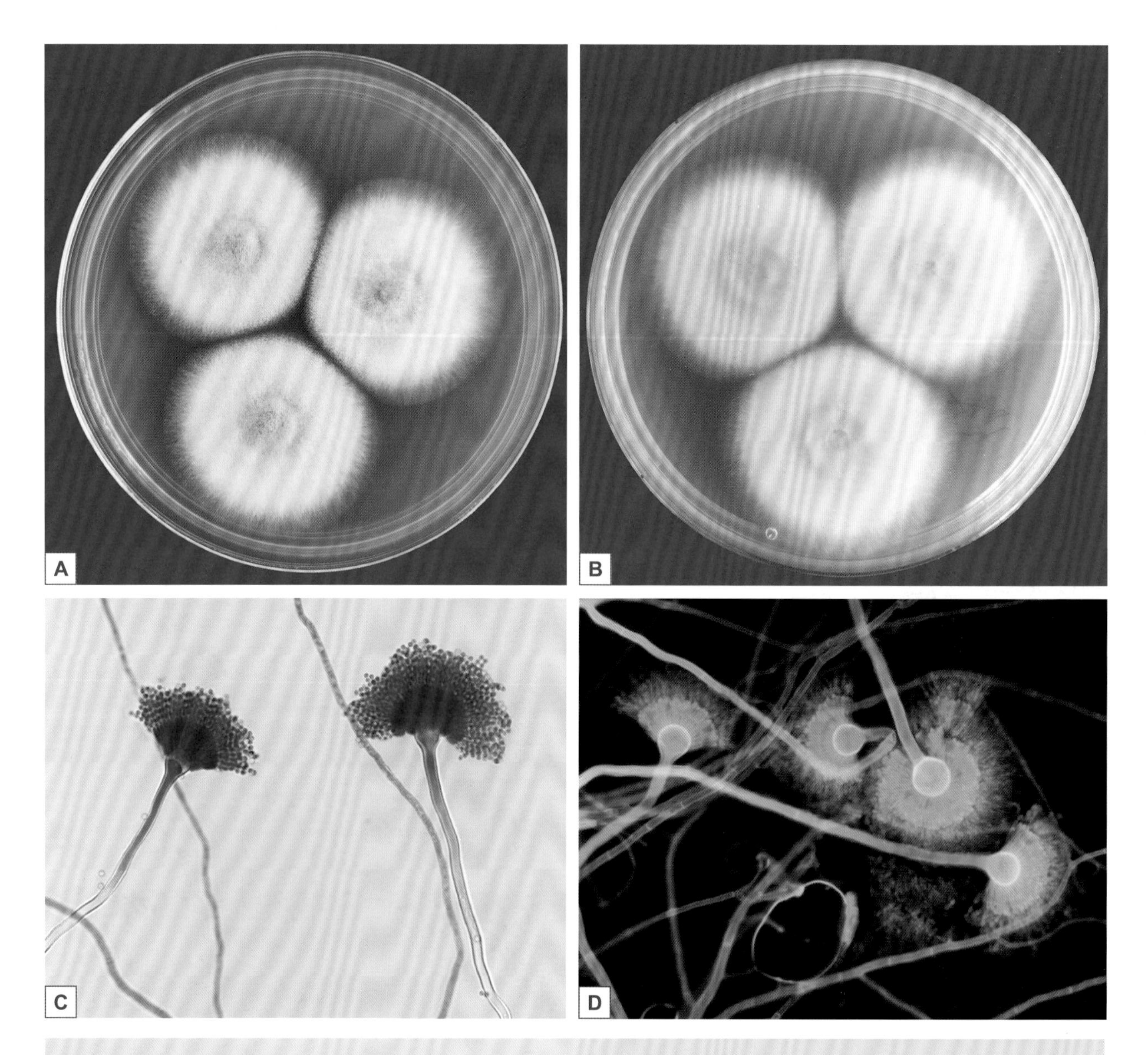

图 1-8-3-9　土曲霉菌

图 A、B　土曲霉菌在察氏培养基上生长迅速，绒毛状或粗毛毡状，圆形，平坦或有浅放射状皱纹，肉桂色或褐色，背面黄色到深污褐色

图 C　土曲霉菌棉蓝染色（×400），分生孢子头为长而紧密的直柱状，分生孢子梗光滑，无色，直或有些弯曲，顶端处渐粗大，形成半球形顶囊，顶囊直径为 10~15 μm，在其上半部或 2/3 处可生成小梗。小梗为两层，梗基密集而平行地着生于顶囊上半部，呈放射状排列，小分生孢子呈球形或近球形，表面光滑

图 D　土曲霉菌钙荧光白染色（×400）

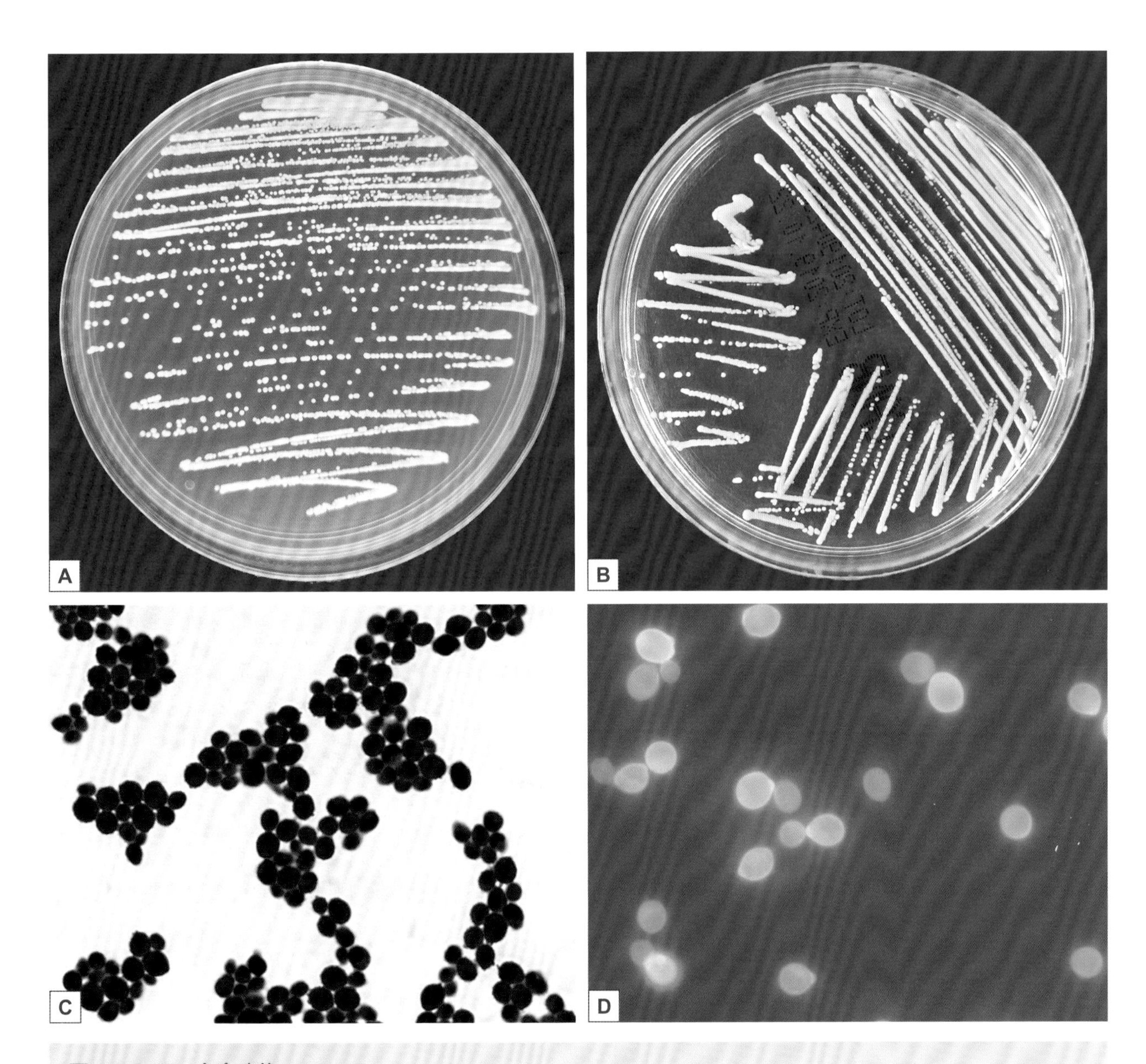

图 1-8-3-10　白念珠菌

图 A　白念珠菌在 SDA 培养基上呈奶油色，光滑或有时呈蜡样，表面光滑
图 B　白念珠菌在科马嘉显色培养基上呈绿色，表面光滑，形态与 SDA 培养基上类似
图 C　白念珠菌革兰氏染色（×1 000）阳性，呈紫红色，菌体呈球形或椭圆形
图 D　白念珠菌钙荧光白染色（×1 000）

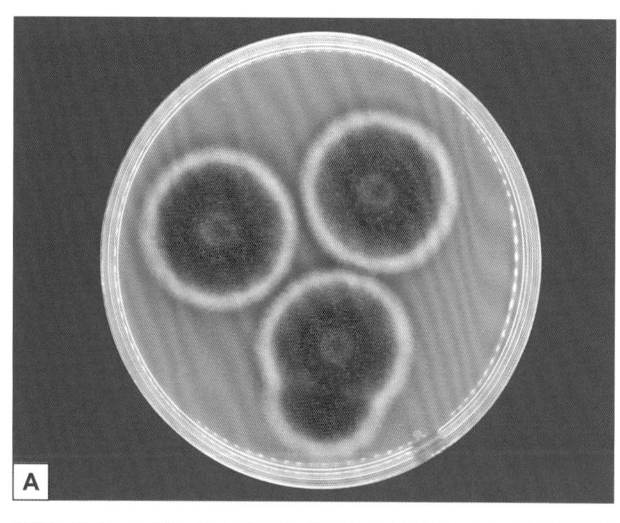

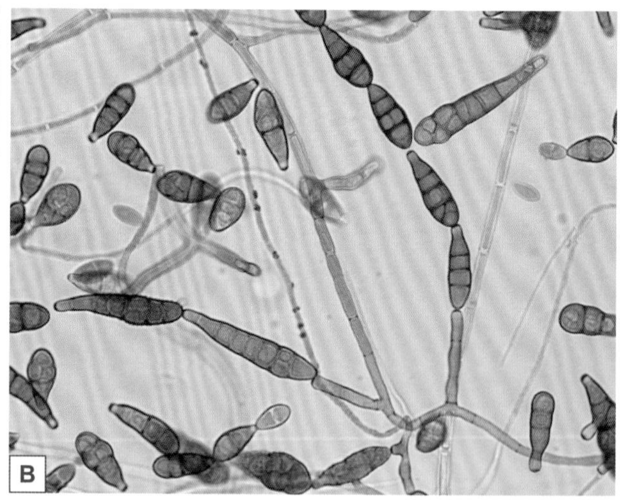

图 1-8-3-11 链格孢霉菌

图 A 链格孢霉菌在 SDA 培养基上菌落生长快,表面羊毛绒状,绿褐色至黑褐色,背面黑色

图 B 链格孢霉菌棉蓝染色(×400),分生孢子梗分隔、分枝或不分枝、较短、深褐色。分生孢子褐绿色或褐黑色,表面粗糙,(30~60)μm×(14~15)μm,水平或垂直或斜形分隔,以水平分隔多见,常具 3~5 个横隔,呈砖格状,孢子排列成向顶性的长链,大小不规律,顶部有一鸟嘴状突起

(三) 真菌感染角膜的途径

真菌感染角膜有三种途径:外源性感染,常有植物、泥土等异物外伤史;眼附属器感染的蔓延;内源性感染,大多数学者认为真菌是一种机会致病菌,因为正常结膜囊内真菌培养的阳性率高达 27%,但不发病,只有长期使用抗生素使结膜囊内菌群失调,或长期应用糖皮质激素使局部免疫力低下等情况下,才引起真菌性角膜炎。

(四) 真菌的致病因素

1. 黏附 对许多真菌来说,黏附于宿主细胞是侵入机体的前提。烟曲霉菌和白念珠菌通过细胞壁上的糖蛋白与宿主的细胞外基质成分(主要是层粘连蛋白和纤维连接蛋白)结合,是促使黏附发生的分子基础。白念珠菌内含有由 DNA 控制的转换系统,可使孢子转变为菌丝形态促进黏附;随着菌丝形成的增多,白念珠菌对上皮细胞的黏附能力增强。

2. 入侵 白念珠菌黏附于机体上皮细胞以后,孢子生芽形成菌丝可直接插入上皮细胞膜。真菌分泌的磷脂酶及蛋白水解酶可促进这一过程,而后菌丝再进一步侵入细胞质。这也是真菌产生抗药性、感染得以持续或再次发生感染的基础。白念珠菌分泌的蛋白酶是促进真菌黏附、入侵、炎症坏死及血管通透性增加的重要因素,其他分泌物如磷脂酶、卵磷酸酯酶等均可加速组织的损伤。

3. 真菌产物抑制机体正常免疫反应 白念珠菌可释放特异性作用于多形核白细胞的物质,抑制多形核白细胞的趋化、吸附和吞噬作用。例如,白念珠菌、烟曲霉菌、黄曲霉菌细胞壁上的糖蛋白具有毒素样活性,能引起组织化脓性反应。镰刀菌可产生伏马菌素 B1(fumonisin B1),脱氧雪腐镰刀菌烯醇(deoxynivalenol,DON)和 T-2 等毒素抑制中性粒细胞活性;烟曲霉菌可以产生胶霉毒素(gliotoxin),这种毒素能够抑制吞噬细胞的吞噬作用并诱导其发生凋亡,还可以阻断 T 细胞和 B 细胞的活化,从而抑制机体的免疫反应。

(五) 真菌的致病力

1. 黏附 真菌黏附于宿主上皮是感染发生的首要步骤,进一步黏附于细胞外基质(extracellular matrix,ECM)是感染扩散的必要条件。

(1) 黏附在真菌感染中的作用:白念珠菌可与多种 ECM 成分如纤维连接蛋白(fibronectin,FN),基膜连接蛋白(laminin,LN),Ⅰ型、Ⅳ型胶原,纤维蛋白原,明胶和补体结合。白念珠菌与 ECM 结合能力的强弱与其致病性成正比，说明与 ECM 的黏附能力为白念珠菌重要的毒力因子。烟曲霉菌在体内、体外可与多种 ECM 成分结合，LN 和Ⅳ型胶原是构成肺泡上皮和毛细血管内皮下基底膜的主要成分。当上皮受损时，基底膜成分暴露，同时损伤后炎症反应导致纤维蛋白原合成增加并沉积于上皮表面，烟曲霉菌与这些成分接触并结合从而引起烟曲霉菌肺病的发生。

（2）黏附的发生机制

1）特异性配-受体反应：白念珠菌、烟曲霉菌通过表面的多肽分子（受体）识别结合宿主细胞上的底物（配体），这种结合具有特异性和可饱和性。刀豆素 A 结合实验显示，白念珠菌上与纤维蛋白原、LN 结合的受体蛋白为甘露聚糖蛋白（mannoprotein，MP）。MP 存在于大多数真菌细胞壁外层，可占细胞壁干重 50%，扫描电镜发现烟曲霉菌与 LN 结合的受体分布于静息孢子外层，为胞壁上一种糖蛋白。研究还显示，烟曲霉菌与纤维蛋白原和 LN 及 C3 结合的受体有同一性，受体结合于纤维蛋白原的 D 区和 LN 的 P1 区。烟曲霉菌孢子除与纤维蛋白原和 LN 有高亲和力外，还可结合纤维连接素及胶原成分。

2）疏水性：许多真菌和细菌具有疏水性，并借助这种非特异性反应在宿主表面形成集落。疏水性可介导脱水作用，使真菌与宿主接触更紧密，从而促进特异性黏附发生。烟曲霉菌中编码 rodlet 蛋白的基因 *Rod A*，此基因缺失株（Δrod A）孢子为亲水性，对具有疏水性的球蛋白和胶原的结合力下降，在侵袭性肺病的动物模型中，Δrod A 突变株与母体株相比致死率无差异，但炎症反应较轻。

3）胞壁特性：细胞壁外层结构对孢子黏附性能起重要作用。成熟有色素的烟曲霉菌孢子表面可见多量棘状突起，其无色素突变体孢子表层光滑，这种孢子疏水性下降，对 ECM 黏附能力明显下降，同时对氧化剂敏感，对小鼠侵袭力下降。

由此可见，真菌与宿主组织发生黏附的机制包括特异性配-受体反应和广泛的非特异性理化反应。真菌依靠其特有的分子结构与特定宿主组织发生黏附，黏附在疾病的起始及扩散中起重要作用。通过抑制真菌表面特异性受体或封闭宿主表面配体，破坏真菌疏水性，阻止孢子成熟和棘状化，可以阻止真菌对宿主组织的黏附从而阻止疾病的发生发展。

2. 酶类　研究证实许多真菌在感染宿主的过程中，通过分泌一些特异性酶降解、破坏宿主细胞膜成分以利于侵袭扩散。致病真菌分泌的酶类是构成其侵袭力的重要部分，可分为两大类：降解磷脂的磷脂酶和降解肽类的蛋白酶。

3. 色素　多种真菌如曲霉菌、新型隐球菌、巴西芽生菌均可产生黑色素或黑色素样化合物。研究表明，黑色素的合成与真菌毒力密切相关，通过黑色素合成酶基因突变产生的数种真菌白化株对小鼠的侵袭力下降。黑色素是一种强效自由基清除剂，研究表明黑色素主要作用机制为保护孢子逃避机体免疫防御系统，如补体 C3 介导的调理作用、中性粒细胞介导的吞噬作用和氧化系统，从而延长菌株体内存活时间。抑制黑色素的合成可以破坏其逃逸作用从而起到杀菌的作用，临床上应用较广的三唑类药物即可通过抑制黑色素的合成减慢真菌的侵袭速率。

烟曲霉菌产生灰绿色孢子，其孢子色素缺失株表面光滑，易被宿主的防御机制如氧化剂、单核细胞所杀灭，与野生型相比，此突变株对小鼠的侵袭力下降。对烟曲霉菌中与孢子色素合成有关的基因群研究表明，*alb1* 基因编码一种多肽合成酶，在 DHN-黑色素生物合成途径中起重要作用；破坏此基因使孢子呈白化型，与补体 C3 亲和力增高，易被人中性粒细胞吞噬，且对抗真菌药物敏感，重构 *alb1* 基因，上述变化消失；与野生株及重构株相比，*alb1* 基因缺失株对小鼠的侵袭力明显下降。

4. 真菌毒素　多数致病真菌在感染宿主的过程中，通过分泌多种真菌毒素以破坏宿主的结构，促进自身侵袭。镰刀菌属菌类可分泌具有细胞毒性的 12，13-环氧毛霉烯类化合物，如雪腐镰刀菌醇、镰刀菌烯酮-x、T-2 毒素和新茄镰孢菌醇等。烟曲霉属菌类可分泌胶霉毒素、伏马菌素、烟曲霉素、烟喹唑啉、烟曲霉酸和甲酸蛋白 A 等真菌毒素。

由于真菌感染的发生是由多种真菌毒力因子的共同作用引起，目前常用的单个毒力基因分离突变方法不能全面地了解真菌的致病机制。对与发病有关的毒力基因群的调控基因的研究有望进一步明确真菌感染的发病机制。在此基础上，寻找针对真菌毒力因子及发病环节的特异性诊断、治疗靶点将为临床有效控制真菌感染提供极大帮助。

三、常见致病真菌感染角膜的病理学特点

笔者团队多年来对真菌性角膜炎的临床表现和行角膜移植术后角膜组织切片特点进行了分析，将观察结果总结如下：

1. 一般病理改变　角膜组织表现为广泛化脓性炎症，大量中性粒细胞浸润。病变轻微者角膜基质纤维肿胀，排列紊乱；严重者基质细胞崩解，角膜组织结构消失，呈凝固性坏死样改变。病灶周围可见分离的小脓肿形成。病程长的慢性角膜基质炎可见多核的细胞环绕真菌形成肉芽肿样改变。

2. 真菌的生长特征　笔者团队对 108 例真菌性角膜炎患者病症进行了统计。结果表明，25 例角膜组织为明显的三层病理改变：表层为菌丝苔被，呈地毯样覆盖在角膜的表层；中间为炎症坏死组织，并无真菌菌丝长入；内层为完全正常的角膜组织。这些患者在临床上表现为病灶位于角膜表层，面积较大，病程缓慢，角膜基质水肿轻，一般没有卫星灶和免疫环，前房反应轻，角膜刮片易发现菌丝。35 例角膜组织片显示真菌为灶性板层生长，菌丝只在病灶处垂直和水平扩散，病灶周围组织炎症细胞浸润，离病灶越远，角膜组织越接近正常。临床上表现为单个溃疡，常达角膜基质深层，表面常为脂样脓液覆盖，周围卫星灶明显，一般没有伪足，穿透性角膜移植术易切除病灶，角膜刮片阳性率较低，采用角膜活检阳性率明显提高。48 例角膜组织为全层可见真菌菌丝，菌丝垂直嵌在组织间，且杂乱无章生长，有的已伸入到后弹力层，炎症严重处为凝固性坏死，炎症反应轻处为炎症组织与正常组织相间。临床表现为炎症反应明显，病灶范围广，常为全角膜炎症反应，溃疡周围有明显卫星灶、伪足；病程短，进展迅猛，均伴前房积脓。

四、不同真菌在角膜内不同生长方式特点

笔者团队观察了大量角膜标本的组织病理学改变，发现菌丝在角膜内呈现不同的生长方式：水平生长型，大多数菌丝在角膜组织内水平生长；垂直生长型，大多数菌丝在角膜内表现为垂直生长。

菌丝在角膜中生长方式判定标准为：菌丝与角膜基质纤维的夹角 $<45°$，判为水平生长，菌丝与角膜基质纤维的夹角 $>45°$，判为垂直生长；观察大多数菌丝的生长方向判定主要的生长趋势。

菌丝在角膜中的生长模式不仅在同一真菌属中不同，而且在同一种中也不同。菌丝水平生长的患者行板层角膜移植后真菌复发率远低于垂直生长的患者。真菌病原菌的生长模式可能是板层角膜移植术后真菌复发的重要因素。

通过扫描电镜、光镜、明胶酶谱法对不同致病真菌感染兔角膜时的黏附特点，组织病理学变化及组织中基质金属蛋白酶（matrix metalloproteinases，MMP）的表达研究发现：真菌感染角膜的初始表现为真菌孢子与角膜上皮基底膜的黏附，黏附后组织中 MMP 表达迅速增高，真菌孢子对角膜上皮基底膜黏附力、角膜基质中炎性细胞浸润程度和 MMP-9 表达强度三者之间成正相关；真菌孢子对角膜上皮基底膜的黏附能力及 MMP-9 的表达是真菌毒力的重要因素；不同菌种黏附能力、对中性粒细胞趋化作用，以及 MMP-9 表达的差异，是菌丝在角膜中存在不同生长方式的重要病理学基础。

（宋方英　鹿秀海）

第四节　寄生虫

一、棘阿米巴原虫

棘阿米巴原虫（acanthamoeba）是一种致病性的自生生活阿米巴，在水体、泥土、沉积物、透析设备及人畜粪便中普遍存在，可与人共存而不发病。自然界中多数阿米巴虫并不致病，少数在一定条件下会导致人类和动物发病。

棘阿米巴原虫以可自由移动的滋养体（trophoziote）和双层囊壁的包囊（cysts）两种形式存在（图 1-8-4-1）。在适宜环境下以滋养体存在，为形状不定的长椭圆形，直径 10~45μm，无鞭毛，靠伪足缓慢移动，表面

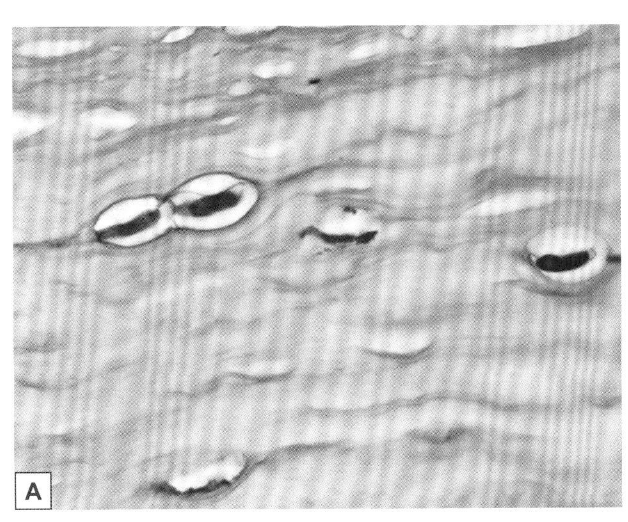

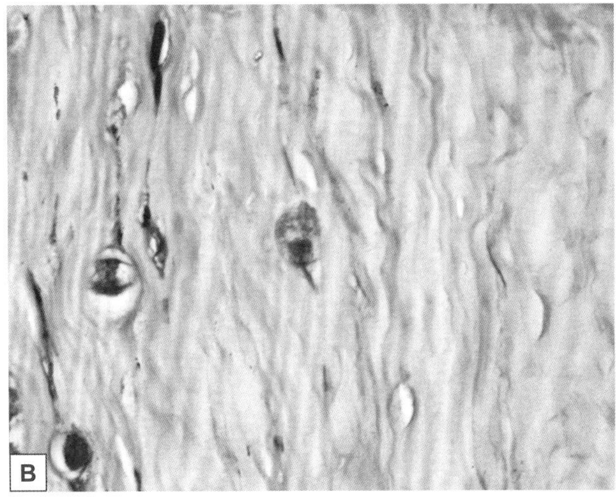

图 1-8-4-1　棘阿米巴原虫，角膜病灶组织过碘酸-希夫染色（PAS）染色（×1 000）
图 A　包囊
图 B　滋养体

伸出许多棘状突起。在滋养体运动方向一侧，常具有类似扇形的叶状伪足结构。在极端环境下（温度、辐照和抗菌剂等），滋养体迅速脱水变小，分泌生成厚厚的囊壁，形成圆或卵圆形包囊。包囊直径 10~25μm，囊壁双层，外层稍皱缩，内层光滑呈多边形或星形，内外层间有透明带相隔。包囊内外层有的地方会融合成单层薄膜，称为棘孔，是包囊释放代谢物的通道。包囊对极端环境、外界抗菌剂或其他环境变化具有极强的抵抗力，数年后仍能产生可存活的滋养体。滋养体是棘阿米巴原虫的活动形式，主要以有丝分裂的方式进行繁殖。有研究者根据包囊形态的不同，将棘阿米巴原虫分为三类。第一类包囊体积较大，外囊呈圆形，内囊与外囊间隔较宽。第二类包囊体积较小，内外囊间隔距离不一，内囊的形状多样。第三类包囊体积也较小，内囊圆形，向内有数个突起。

基于 18S rRNA 基因分型，目前可将棘阿米巴原虫分为 22 种不同的基因型（T1~T22）。不同基因型在临床表现和药物治疗反应方面存在差异，至少有 10 种基因型（T2、T3、T4、T5、T6、T10、T11、T13、T15 和 T16）被证明可引起棘阿米巴角膜炎，其中最常见的致病基因型为 T4 型，T3 次之，其他基因型在已报道的角膜炎分离株中占比较小。

棘阿米巴原虫既可以在培养基中纯培养，也可以与其他生物如细菌真菌藻类共培养，后者棘阿米巴原虫以它们为食物来源。不同培养条件下，棘阿米巴原虫表型存在差异，据报道，纯培养的棘阿米巴原虫含有更少的包囊、更低的毒力，以及对消杀体系更敏感。

棘阿米巴角膜炎是一种慢性、进行性、疼痛性角膜溃疡，典型表现为放射状角膜神经炎、角膜环浸润以及难以忍受的痛感。但大多数患者最初表现出的特征性表型和症状较少，且培养阳性率低，故易被误诊为非感染性的或细菌、真菌、病毒引起的慢性角膜炎。因此，该类角膜炎的早期诊断较为困难。

目前，用于棘阿米巴角膜炎治疗的药物品种较少，且特异性不强，包囊和滋养体对抗棘阿米巴药物有不同程度的抗性，需要在感染早期及时干预。棘阿米巴与人类的系统发育相似，导致很难找到一种药剂可以选择性地伤害寄生虫而不伤害宿主，目前还没有有效的治疗棘阿米巴角膜炎的单一疗法，因此有必要进一步提高阿米巴早期诊断率，研发新的更有效的治疗药物或策略。

二、睫毛蠕形螨

蠕形螨是一种微小的螨虫，是人类最常见的永久体表寄生虫。该寄生虫常与毛囊糠疹、口周皮炎、疥疮样皮疹甚至基底细胞癌等皮肤病发病相关，近年来得到越来越多眼科医生的关注。

蠕形螨无色无毛，呈梭形/圆柱状，身体呈环状，体长约 0.2~0.4mm，身体前三分之一两侧各有四条短腿，移动速度缓慢，约 8~16cm/h。这种寄生虫从卵到成虫生活史周期为 15 天左右，雌性螨虫受精后会进入毛囊或皮脂腺产卵，而后再回到毛囊开口处存活 5 天，产下的卵在 7~8 天内发育为成虫。

已证实人类眼睑存在两种蠕形螨：毛囊蠕形螨（*Demodex folliculorum*）和短蠕形螨（*Demodex brevis*）。这两种蠕形螨在大小和感染偏好位点方面有所不同，毛囊蠕形螨通常黏附在睫毛毛囊上，而短蠕形螨则寄居在睑板腺位置而导致前后睑炎等睑板腺功能障碍疾病。

长期以来，关于蠕形螨的发病机制一直存在争议。作为共生微生物，蠕形螨的存在被认为是正常皮肤群落的一部分，并不会引起感染症状。当蠕形螨致病时，可导致眼部不适、眼睑肿胀和瘙痒等。蠕形虫病的患病率与年龄密切相关，在 60 岁以上的普通人群中占 84%，在 70 岁以上的普通人群中占 100%。

蠕形螨感染与睫毛上的圆柱形头皮屑高度相关，被认为是前睑缘炎和过敏性结膜炎的病因，在眼睑的毛囊和皮脂腺结构中有较高的患病率。睑缘炎患者患蠕形螨的风险是普通人群的 2.5 倍，而酒渣鼻患者患蠕形螨的风险是普通人群的 3 倍。目前，睑缘蠕形螨没有确切的治疗方法，最常见的治疗方法是外用茶树油（tea tree oil，TTO），其活性成分是松油醇（terpinen-4-ol）。

（宋方英）

参考文献

1. WANG S，SONG X，RAJEWSKI A，et al. Stacking the odds：Multiple sites for HSV-1 latency［J］. Sci Adv，2023，9：eadf4904.
2. MANNIS J M，HOLLAND E J. Cornea［M］. 5th ed. New York：Elsevier，2021.
3. SHAH P P，STEIN R L，PERRY H D. Update on the management and treatment of demodex blepharitis［J］. Cornea，2022，41：934-939.
4. DOAN T，SAHOO M K，RUDER K，et al. Comprehensive pathogen detection for ocular infections［J］. J Clin Virol，2021，136：104759.
5. LEAL S M JR，RODINO K G，FOWLER W C，et al. Practical guidance for clinical microbiology laboratories：diagnosis of ocular infections［J］. Clin Microbiol Rev，2021，34：e0007019.
6. CABALLERO A R，TANG A，BIERDEMAN M，et al. Correlation of Staphylococcus epidermidis phenotype and its corneal virulence［J］. Curr Eye Res，2021，46：638-647.
7. BITTON E，AUMOND S. Demodex and eye disease［J］. Clin Exp Optom，2021，104：285-294.
8. FANSELOW N，SIRAJUDDIN N，YIN X-T，et al. Acanthamoeba keratitis，pathology，diagnosis and treatment［J］. Pathogens，2021，10：323.
9. VARACALLI G，ZAZZO A D，MORI T，et al. Challenges in Acanthamoeba keratitis：A review［J］. J Clin Med，2021，10：942.
10. WANG Y，CHEN H，XIA T，et al. Characterization of fungal microbiota on normal ocular surface of humans［J］. Clin Microbiol Infect，2020，26：123 e9-123 e13.
11. RIQUELME S A，LIIMATTA K，WONG FOK LUNG T，et al. Pseudomonas aeruginosa utilizes host-derived itaconate to redirect its metabolism to promote biofilm formation［J］. Cell Metab，2020，31：1091-1106.e6.
12. 谢立信，周庆军，高华，等. 疫情防控专题：加强冠状病毒眼部感染的基础和临床研究［J］. 中华眼科杂志，2020，56：250-252.
13. 高华，史伟云. 疫情防控专题：从病毒性疾病的眼部表现谈新型冠状病毒的眼科研究和防控［J］. 中华眼科杂志，2020，56：414-417.
14. 何键，程钧，董燕玲，等. 真菌性角膜炎 1414 例临床分析［J］. 中华眼科杂志，2020，56：286-293.
15. 史伟云. 角膜病治疗学［M］. 北京：人民卫生出版社，2019.
16. CAVUOTO K M，BANERJEE S，GALOR A. Relationship between the microbiome and ocular health［J］. Ocul Surf，2019，17：384-392.
17. LI S，YI G，PENG H，et al. How ocular surface microbiota debuts in type 2 diabetes mellitus［J］. Front Cell Infect

Microbiol,2019,17:202.
18. TURNER N A,SHARMA-KUINKEL B K,MASKARINEC S A,et al. Methicillin-resistant Staphylococcus aureus:an overview of basic and clinical research [J]. Nat Rev Microbiol,2019,17:203-218.
19. GE C,WEI C,YANG B,et al. Conjunctival microbiome changes associated with fungal keratitis:metagenomic analysis [J]. Int J Ophthalmol,2019,12:194-200.
20. 李凡,徐志凯. 医学微生物学[M]. 9 版. 北京:人民卫生出版社,2018.
21. YU W,GENG S,SUO Y,et al. Critical role of regulatory T cells in the latency and stress-induced reactivation of HSV-1[J]. Cell Rep,2018,25:2379-2389.
22. TIAN X,WANG T,ZHANG S,et al. PEDF reduces the severity of herpetic simplex keratitis in mice [J]. Invest Ophthalmol Vis Sci,2018,59:2923-2931.
23. ST LEGER A J,DESAI J V,DRUMMOND R A,et al. An ocular commensal protects against corneal infection by driving an interleukin-17 response from mucosal gammadelta T cells [J]. Immunity,2017,47:148-158.e5.
24. VAREECHON C,ZMINA S E,KARMAKAR M,et al. Pseudomonas aeruginosa effector exoS inhibits ROS production in human neutrophils [J]. Cell host & microbe,2017,21:611-618.e5.
25. LAKHUNDI S,SIDDIQUI R,KHAN N A. Pathogenesis of microbial keratitis [J]. Microb Pathog,2017,104:97-109.
26. LUO X,LI J,CHEN C,et al. Ocular demodicosis as a potential cause of ocular surface inflammation [J]. Cornea,2017,36:S9-S14.
27. KUGADAS A,GADJEVA M. Impact of microbiome on ocular health [J]. Ocul Surf,2016,14:342-349.
28. DOAN T,AKILESWARAN L,ANDERSEN D,et al. Paucibacterial microbiome and resident DNA virome of the healthy conjunctiva [J]. Invest Ophthalmol Vis Sci,2016,57:5116-5126.
29. SHIN H,PRICE K,ALBERT L,et al. Changes in the eye microbiota associated with contact lens wearing [J]. mBio,2016,7:e00198.
30. HUANG Y,YANG B,LI W. Defining the normal core microbiome of conjunctival microbial communities [J]. Clin Microbiol Infect,2016,2:643.e7-643.e12.
31. LIN L,LAN W,LOU B,et al. Genus distribution of bacteria and fungi associated with keratitis in a large eye center located in southern China [J]. Ophthalmic Epidemiol,2016,24:90-96.
32. CARNT N,STAPLETON F. Strategies for the prevention of contact lens-related Acanthamoeba keratitis:a review [J]. Ophthalmic Physiol Opt,2016,36:77-92.
33. BLAIR J M A,WEBBER M A,BAYLAY A J,et al. Molecular mechanisms of antibiotic resistance [J]. Nat Rev Microbiol,2015,13:42-51.
34. CHENG A M S,SHEHA H,TSENG S C G. Recent advances on ocular demodex infestation [J]. Curr Opin Ophthalmol,2015,26:295-300.
35. 孙旭光,王智群. 阿米巴角膜炎诊断与治疗[M]. 北京:人民军医出版社. 2015.
36. JIANG C,SUN X,WANG Z,et al. Acanthamoeba keratitis:clinical characteristics and management [J]. Ocul Surf,2015,13:164-168.
37. 谢立信. 临床角膜病学[M]. 北京:人民卫生出版社,2014.
38. BECKER K,HEILMANN C,PETERS G. Coagulase-negative Staphylococci [J]. Clin Microbiol Rev,2014,27:870-926.
39. MA L J,GEISER D M,PROCTOR R H,et al. Fusarium pathogenomics [J]. Annu Rev Microbiol,2013,67:399-416.
40. FLEMMING H C,WINGENDER J. The biofilm matrix [J]. Nat Rev Microbiol,2010,8:623-633.
41. SHI W,WANG T,XIE L,et al. Risk factors,clinical features,and outcomes of recurrent fungal keratitis aftercorneal transplantation [J]. Ophthalmology,2010,117:890-896.
42. FRISVAD J C,RANK C,NIELSEN K F,et al. Metabolomics of Aspergillus fumigatus [J]. Med Mycol,2009,47:S53-71.
43. XIE L,ZHAI H,SHI W,et al. Hyphal growth patterns and recurrence of fungal keratitis after lamellar keratoplasty [J]. Ophthalmology,2008,115:983-987.
44. XIE L,HU J,SHI W. Treatment failure after lamellar keratoplasty for fungal keratitis [J]. Ophthalmology,2008,115:33-36.
45. SHI W,CHEN M,XIE L. Amniotic membrane transplantation combined with antiviral and steroid therapy for herpes necrotizing stromal keratitis [J]. Ophthalmology,2007,114:1476-1481.

46. XIE L, ZHONG W, SHI W, et al. Spectrum of fungal keratitis in north China [J]. Ophthalmology, 2006, 113: 1943-1948.
47. DONG X, SHI W, ZENG Q, et al. Roles of adherence and matrix metalloproteinases in growth patterns of fungal pathogens in cornea [J]. Curr Eye Res, 2005, 30: 613-620.
48. HAZLETT L D. Corneal response to Pseudomonas aeruginosa infection [J]. Prog Retin Eye Res, 2004, 23: 1-30.
49. 曾庆延，董晓光，史伟云，等. 真菌孢子黏附和基质金属蛋白酶在角膜真菌感染中的作用[J]. 中华眼科杂志，2004，40: 774-776.
50. KHANNA K M, BONNEAU R H, KINCHINGTON P R, et al. Herpes simplex virus-specific memory CD8+ T cells are selectively activated and retained in latently infected sensory ganglia [J]. Immunity, 2003, 18: 593-603.
51. XIE L, SHI W, LIU Z, et al. Lamellar keratoplasty for the treatment of fungal keratitis [J]. Cornea, 2002, 21: 33-37.
52. GOPINATHAN U, RAMAKRISHNA T, WILLCOX M, et al. Enzymatic, clinical and histologic evaluation of corneal tissue in experimental fungal keratitis in rabbits [J]. Exp Eye Res, 2001, 72: 433-442.
53. 谢立信，李绍伟，董晓光，等. 单纯疱疹病毒 1 型功能性基因在角膜内潜伏感染的实验研究[J]. 中华眼科杂志，2000，36: 36-39.
54. GHANNOUM M A. Potential role of phospholipase in virulence and fungal pathogenesis [J]. Clin Microbiol Rev, 2000, 13: 122-143.
55. SAN-BLAS G, TRAVASSOS L R, FRIES B C, et al. Fungal morphogenesis and virulence [J]. Med Mycol, 2000, 38: 79-86.
56. O'DAY D M, HEAD W S, CSANK C, et al. Differences in virulence between two Candida albicans strains in experimental keratitis [J]. Invest Ophthalmol Vis Sci, 2000, 41: 1116-1121.
57. 谢立信，史伟云，董晓光，等. 108 例真菌性角膜炎的临床和组织病理学研究[J]. 眼科研究[J]，1999，17: 283-285.
58. CORMACK B P, GHORI N, FALKOW S. An adhesin of the yeast pathogen Candida glabrata mediating adherence to human epithelial cells [J]. Science, 1999, 285: 578-582.
59. LATGE J P. Aspergillus fumigatus and aspergillosis [J]. Clin Microbiol Rev, 1999, 12: 310-350.
60. 董晓光，谢立信，史伟云，等. 复发性单疱病毒性角膜炎稳定期角膜内潜伏病毒活化的研究[J]. 中华眼科杂志，1994，30: 360-363.
61. 谢立信，董晓光，祝寿荣，等. 人三叉神经节细胞体外培养及对 HSV-1 感染敏感性的实验研究[J]. 眼科学报，1994，10: 67-70.
62. 谢立信，董晓光. 单纯疱疹病毒 1 型在角膜内潜伏感染的研究[J]. 中华眼科杂志，1993，29: 108-110.
63. 谢立信，董晓光，张德如，等. 人角膜细胞对单纯疱疹病毒 1 型感染敏感性的研究[J]. 中华眼科杂志，1991，27: 235.
64. 谢立信，李贵仁，董晓光，等. 复发性单疱病毒性角膜炎的抗原检测研究[J]. 中华眼科杂志，1991，27: 109-111.

第九章
角膜的药理和药物治疗学

在角膜病的药物治疗中，药物能否到达病变部位并获得有效的治疗浓度，主要取决于药物穿透角膜生物屏障的能力。局部给药是眼部用药最常见的方式，而高度组织化的多层角膜上皮细胞和泪液的快速更新及瞬目反射，会阻碍药物的摄取吸收，治疗效果并不理想；全身用药由于血—房水屏障的存在，房水中药物浓度比血液中药物浓度要低得多，而必要的眼部浓度维持需要全身给予大剂量药物，大剂量用药时其全身副作用不容忽视。因此，了解药物在角膜组织的吸收、分布和排出的途径，进而选择合理的给药方式与适当的药物剂型非常重要。

第一节　眼部组织结构与药物吸收特征

一、药物的眼部吸收途径

滴眼剂给药后，药液主要经泪液引流，药物经结膜、角膜、巩膜吸收和泪液清除（图 1-9-1-1）。

每滴滴眼剂的体积为 25~56μL（平均为 39μL），人眼结膜囊可容纳约 30μL 溶液，滴入的药液可以迅

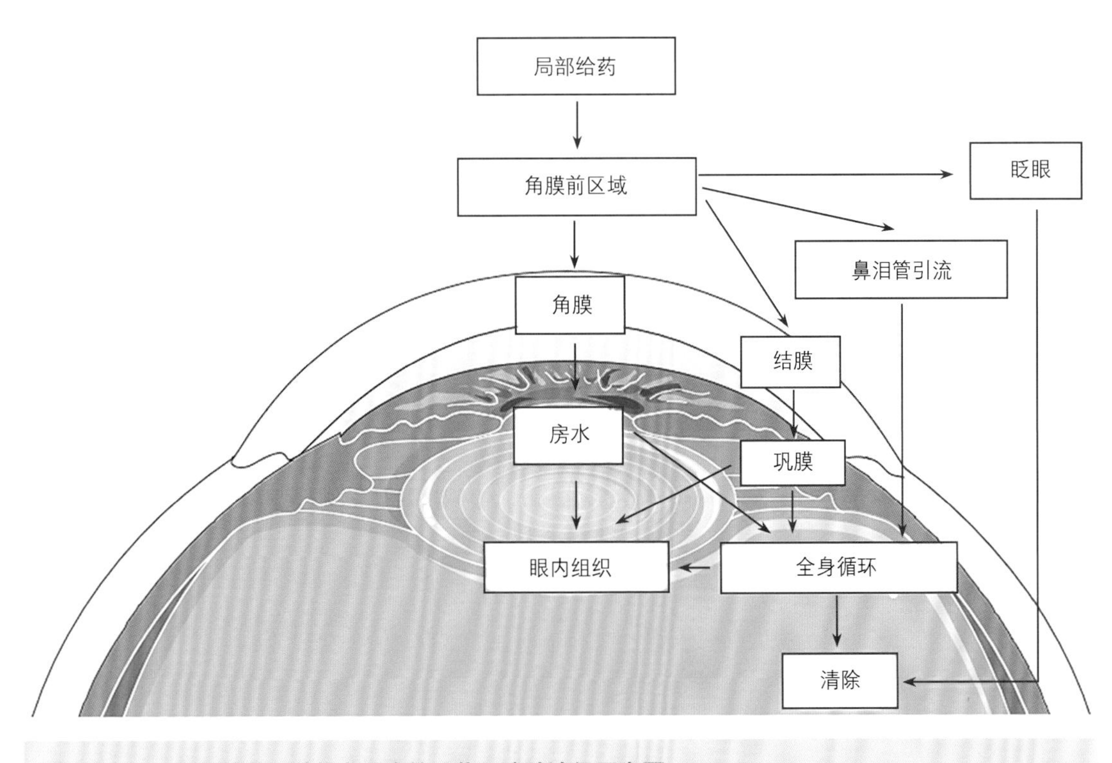

图 1-9-1-1　局部给药后药物在眼表的吸收和清除途径示意图

速从结膜囊溢出或泪液中流失。滴眼液在人眼中最初的引流速率为 1.5μL/min，而人泪液分泌的速率为 0.5μL/min，因此，正常的泪液分泌对药物从眼球表面流失的影响较小，但具有刺激性的药物或附加剂可以诱导流泪而增加药物从角膜前的流失。增大滴眼剂黏度，降低引流速率，可以提高眼部药物利用度。

药物从泪液中流失的另一重要途径是经眼结膜进入体循环。眼结膜很薄，有无数毛细血管分布在眼睑表面和覆盖在巩膜的前部。许多药物在结膜的渗透系数比角膜的大。另外，结膜的表面积比角膜表面积大，分别为 16~18cm^2 和 1cm^2。由于结膜的表面积大且毛细血管分布丰富，导致结膜从泪液中吸收的药物多于角膜。

二、角膜结构与药物的吸收

角膜上皮是眼部药物吸收的主要屏障，与小肠、鼻腔、支气管和食管上皮比较，角膜上皮的渗透性较差。但是，角膜上皮比皮肤角质层的渗透性大。灌注实验结果显示，水溶性小分子（如丙三醇，Mr 为 92，分子半径为 0.6nm）和 PEG200、PEG400 可以透过角膜上皮细胞间隙，而水溶性大分子和辣根过氧化物酶（Mr 为 40 000，分子半径为 3nm）不能透过角膜上皮。角膜吸收一般为被动转运，但 L-赖氨酸、Na^+、K^+、Cl^-、HCO_3^-等无机离子，一些肽类药物的吸收与膜上的钠-钾-ATP 酶系有关，需要具有立体选择性的载体转运系统参加。

药物的生物化学特性，如脂溶性、分子大小和形状、电荷和离子化程度影响角膜透过程度和透过速率。弱酸性或弱碱性药物的透过决定于它们在泪液中离解型和非离解型药物的动态平衡。非离解型药物一般比离解型药物易透过脂质膜。例如，体外实验显示，毛果芸香碱游离碱比其离解型药物的角膜透过率大 2~3 倍，pH7.0 的滴眼液比 pH4.5 的滴眼液的缩瞳作用强。噻吗洛尔（弱碱性药物，pKa=9.2）在眼组织中的浓度随滴眼液 pH 增加而增加（pH6.2~7.5），增加非离解型羧酸酐酶抑制剂 MK-927、L-662583 和 AHR-16329 在滴眼液中的比例，可以减弱它们在眼部的降压作用，降低眼部组织中药物水平。

虽然人眼角膜在组织学上由上皮细胞层、前弹力层、基质层、后弹力层和内皮细胞层组成，但只有上皮细胞层、内皮细胞层和基质层是药物吸收屏障。上皮细胞层由紧密构成的鳞状细胞和柱状细胞构成，内皮细胞层只有单层细胞，基质层占角膜总厚度的 90%，78% 的水分分布在胶原纤维之间。对于水溶性药物，上皮细胞层是主要屏障，而基质层和内皮细胞层影响很小。若药物的脂溶性增加，则基质层和内皮细胞层屏障作用增加，因此，脂溶性大的前体药物有可能在上皮细胞层沉积，但是一旦在上皮细胞层被酯酶水解成原形药物，就可能在基质层沉积，慢慢地通过脂溶性内皮屏障进入眼后部。

在通常情况下，溶入结膜囊内的药物主要通过角膜进入眼内，而经结膜吸收入眼者甚微。局部用药后，角膜为药物进入眼内的主要门户。角膜移植术后早期，角膜溃疡、角膜病变等情况均可能改变药物进入眼内的速率。角膜上皮在它的等电点（pI=3.2）以上呈负电性，所以，水溶性阳离子混合物比其阴离子容易透过角膜，在 pH7.4 的生理条件下，带正电荷的离子比带负电荷的离子容易透过角膜，两者速率之比为 1.63。在等电点以下，角膜选择性地透过带负电荷的药物。

肾上腺素（adrenaline）、去氧肾上腺素（phenylephrine）、噻吗洛尔因全身副作用大，建议做成前体药物，这类前体药物应有较大的脂溶性，容易透过角膜被眼吸收；同时，应有较好的溶解性，便于给药。角膜含有各种脂酶、肽酶、蛋白水解酶和其他酶系，所以，毛果芸香碱（pilocarpine）、左布诺洛尔（levobunolol）、肾上腺素等药物可在吸收过程或吸收后被代谢，肽类药物易被酶破坏而影响吸收；有的酯类前体药物可在眼部经酶代谢成活性原形药物。离体兔眼角膜透过实验结果并不能预测活体眼药物吸收情况，因为眼部药物利用度是测定药物到达房水的量，这取决于在角膜前药物流失情况。

三、药物的结构、性质与吸收

药物要克服角膜的生物屏障，必须具有脂溶性与水溶性双重性质，这与药物的物理、化学性质密切相关，如药物的分子大小、解离度和酸碱度等因素对药物穿透角膜均有明显影响。小分子的水溶性物质和离子主要通过角膜上皮细胞间隙进入眼内，能通过的最大微粒直径在 25Å 以内。脂溶性物质易透过角膜上皮，但溶入结膜囊内的药物在它们抵达角膜表面之前必须首先克服一层水性泪膜，完全脂溶性的物质难以通过泪膜。因此,双亲性药物一般具有良好的通透性。双亲性药物对角膜的穿透作用决定于药物本身的电离度与介质的酸碱度,某些药物在平衡状态下具有一定的解离度,在解离前具有脂溶性,而解离后又具有水溶性。

四、药物的配方对药物吸收的影响

滴眼液配方中溶液的 pH、浓度和黏滞度是影响药物透入量或作用时间的三大要素。

（一）pH

药物对角膜通透性取决于它们的非解离型,溶液 pH 越低,药物解离型越多,溶液 pH 偏碱,则非解离型分子增加,对角膜通透性加强。但实际工作中,滴眼液的 pH 受两个因素的限制:一是眼组织难以耐受偏离组织液过大的 pH,即过酸过碱的溶液刺激性重,均可造成角膜和泪腺的严重损害;二是某些药物在溶液中保持稳定所需的 pH 往往与获得的最大通透力的 pH 不一致。

（二）浓度

在一定范围内增加溶液浓度可增加其通透力,随着浓度的提高,透入眼组织内的绝对值有所增加,但并不能无限增高浓度。

（三）溶液附加剂

1. 表面活性剂　在表面活性剂的分子结构中,有一个极性基团(亲水性)和一个非极性基团(亲脂性)。亲水基团面向水,亲脂基团面向角膜上皮,降低表面张力而增加药物的渗透。临床上常用阴离子型表面活性剂。

2. 黏性基质　目前常用 Healon、甲基纤维素等黏性物质,配成滴眼液,以延缓药物在结膜囊的存在时间,增加药物对角膜的通透性。

（王红卫）

第二节　眼部用药剂型及方法

角膜病的给药途径,除某些全身应用的药物(如抗生素及糖皮质激素)外,主要的途径为局部用药,如水、油剂滴眼,眼膏给药,结膜下注射,微/纳米眼用制剂给药,结膜或前房内植入缓释药物等(图 1-9-2-1)。

一、滴眼剂

滴眼剂(滴眼液)系药物的水溶或脂溶液(也有混悬液),在制剂的制作过程中,尤为注意眼液的 pH 调整、渗透压的调节、无菌和抑菌剂的选择。

滴眼液给药为角膜病中最常用的治疗方法,不仅易于使用,不影响视力,且角膜透过性好,能获得有效的角膜组织内药物浓度。但由于眼睛独特的生理学特性,滴眼液生物利用度很低($<5\%$),在眼房水中很难达到有效的药物浓度。主要由以下原因导致:泪液冲刷或经鼻泪管流失,药物在角膜前滞留时间短;紧密相连的角膜上皮细胞具有机械屏障作用,严重阻碍了药物的角膜摄取吸收;药物通过眼结膜、巩膜途径进入体循环,被快速消除。因此,临床医生可视病情决定用药次数以获良好的药物效果。但是临床上所使用的药物广泛存在着刺激性等毒副作用,这给患者带来较大的经济和精神负担,依从性下降,所以需要寻求其他新型高效的给药方式。

二、眼膏剂

眼膏剂为原料药物与适宜基质均匀混合,制成溶液型或混悬型膏状的无菌眼用半固体制剂。由于将药物有效成分直接掺入温和而无刺激的基质中,眼膏剂很少受介质酸碱度及张力的影响。尽管眼膏剂对角膜的穿透性不如水剂好,但由于与角膜的接触时间长,浓度稳定,其最终房水药物含量仍可能比水剂要高。临床常用的眼膏剂有氧氟沙星眼膏、红霉素眼膏、酮康唑软膏、特比萘芬软膏等。

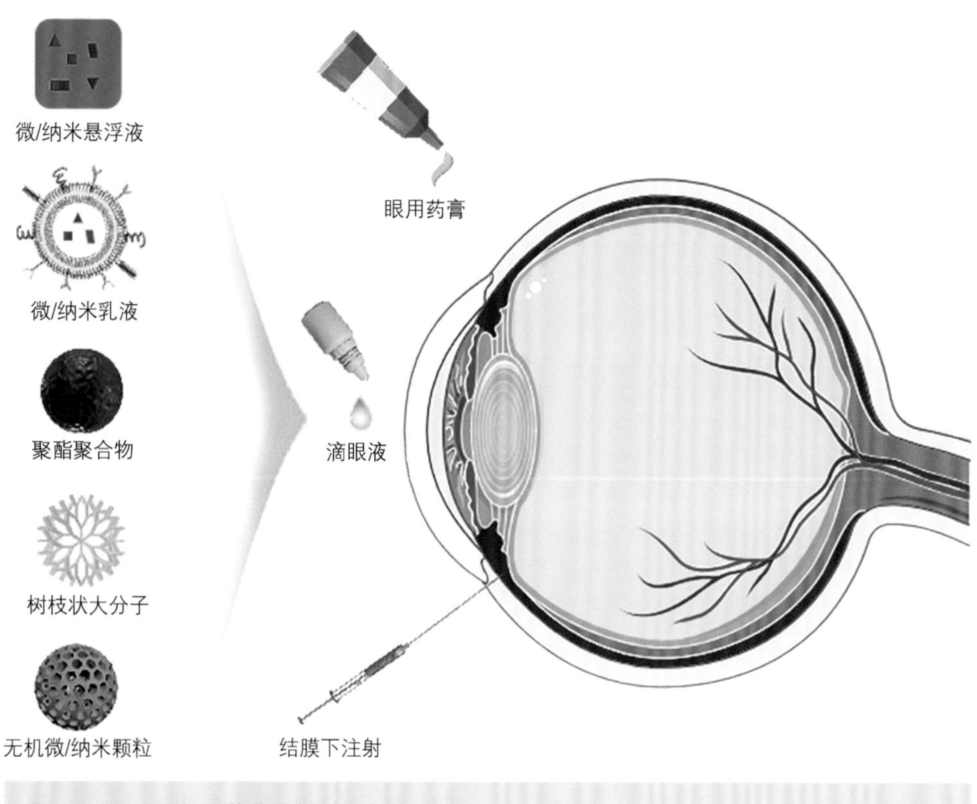

图 1-9-2-1 眼部用药典型剂型及方法

眼用凝胶剂是指药物与适宜辅料制成的凝胶状无菌眼用半固体制剂。与传统滴眼剂相比,该剂型具有黏度大、不易流失、对眼睛刺激小、药物剂量损失小、滞留时间长等优点,更易被患者接受。临床上常用的眼用凝胶有重组牛碱性成纤维细胞生长因子眼用凝胶、小牛血去蛋白提取物眼用凝胶、盐酸左氧氟沙星眼用凝胶等。

三、结膜下注射

对于严重的角膜病变,常需要把药液注射到结膜囊内,通过角膜缘的淋巴管网的单纯扩散作用进入角膜及房水中,避免穿透角膜上皮的类脂屏障。用药后,角膜及房水内均可获得较高的药物浓度,与局部滴眼液相比,结膜下注射用药后,可在角膜及房水中获得较高的药物浓度。近年,由于眼药水剂型的不断改变和多种制药新工艺的应用,滴眼液对角膜的通透性得到明显改善,有的已超过结膜下用药后的房水浓度。

四、微/纳米眼用制剂

微/纳米眼用制剂是指运用微/纳米载体技术开发的眼用药物制剂,其已显示出以下特征:能够增强角膜黏附性,延长药物在眼表滞留时间;可以促进角膜渗透,提高药物利用度;具有缓释特性,不仅能够显著改善难溶性药物的溶解度和溶出速度,还能减少药剂量和频率,提高患者依从性。微/纳米眼用制剂的出现,极大改善了局部用药中的现有问题,是除药物化学改性之外的提高药物在眼局部生物利用度的可靠方法。

过去几十年间,微/纳米材料的不断进步推动了微/纳米眼用制剂的快速发展,研究人员研发了各种类型的微/纳米眼用制剂。按照配方中微/纳米载体构筑材料性质的不同,可将微/纳米眼用制剂分为微/纳米悬浮液、微/纳米乳液和微/纳米颗粒,微/纳米颗粒又包括有机微/纳米颗粒(脂质体、聚合物胶束、聚酯聚合物、树枝状大分子)和无机微/纳米颗粒(金属氧化物、量子点、介孔二氧化硅)。

（一）微/纳米悬浮液

微/纳米悬浮液是将药物粒子悬浮分散在合适的介质中，进而提高药物的溶解度，延长药物角膜前滞留时间。由于微/纳米悬浮液不包含任何基质材料，只包含药物和相对少量的稳定剂，因此，对眼部的刺激低于其他眼用制剂。研究发现含有阳离子防腐剂氯化十六烷基吡啶和苯扎氯铵的醋酸地塞米松纳米悬浮液，在体外表现出良好的黏蛋白黏附性。值得注意的是，微/纳米悬浮液的药物保留时间或生物利用度增加不仅仅是由于其尺寸效应或表面电荷的吸附，部分是由于制剂中聚合物引起的黏度增加。在微/纳米悬浮液配方中，一定量的聚合物有利于提高黏度和稳定剂，如羟丙基甲基纤维素（HPMC）、聚乙烯醇（PVA）、聚乙二醇（PEG）、泊洛沙姆等，这些黏附聚合物将进一步增加药物在角膜滞留时间。此外，配方中的润湿剂，如甘油，也会增加药物的铺展性和在眼部表面的滞留。

（二）微/纳米乳液

微/纳米乳液是一种在表面活性剂或助表面活性剂稳定作用下，由互不相容的两相混合而成的非均质分散体系，眼科常用的为水包油型（O/W）乳液。在油相的帮助下，乳液显著提高了疏水性药物溶解度，并且和泪膜中的脂质层之间相互作用使得药物在眼部表面长时间停留。此外，微/纳米乳剂配方中的表面活性剂和助表面活性剂有助于药物通过角膜。目前，美国食品药品管理局（FDA）已批准二氟泼尼酯纳米乳液（durezol）用于治疗术后局部炎症和疼痛。Durezol 具有非常小的液滴尺寸（110nm），能够均匀覆盖眼部表面，快速渗透角膜，在兔房水中的药物浓度比悬浮液高 42%，显著提高了二氟泼尼酯的生物利用度。在兔葡萄膜炎模型中，载泼尼松龙纳米乳剂的抗炎效果优于市售悬浮液。使用低分子量壳聚糖包覆纳米乳液，可以进一步增强微乳液在眼部表面的黏附力。

（三）微/纳米颗粒

1. 有机微/纳米颗粒　有机微/纳米颗粒研究起步较早，具有可调的分子设计、易于官能化且生物相容性好等优势，目前是眼用制剂主流的载体。按照结构的不同，有机微/纳米颗粒可分为以下几类：

（1）脂质体：脂质体是由一个或多个脂质双层组成的 50~1 000nm 的球形脂质囊泡，自 20 世纪 60 年代发现以来，已被广泛用于多种药物传递。脂质体利用其独特的结构特征，可用于封装亲水性药物和疏水性药物，同时，能够有效地解决疏水性药物溶解度差、水溶性药物寿命短等局限性，提高药物利用度。

与中性或阴离子脂质体相比，阳离子脂质体更容易被带负电的角膜表面捕获。例如，在离体模型中，与比氟沙星滴眼液相比，含有精胺作为正电荷添加剂的比氟沙星脂质体可与眼表面带负电荷的黏蛋白相互作用，从而有效地通过角膜上皮细胞内化入眼，显著提高了药物的生物利用度。利用带正电荷的低分子量壳聚糖对双氯芬钠脂质体进行修饰，与未修饰的双氯芬钠脂质体或者双氯芬钠溶液相比，壳聚糖修饰后的双氯芬钠脂质体显示出更长的药物缓释性能、角膜前滞留时间和角膜渗透效果，且不会导致角膜毒性。

为进一步提高药物的角膜穿透性及增强药物疗效，一些新型脂质体的研究陆续报道出来，如柔性脂质体，原位水凝胶热敏脂质体等。笔者设计了甘草酸二钾修饰型的柔性纳米脂质体。结果表明，甘草酸二钾修饰后改变了其细胞摄取机制，显著促进模型药物香豆素-6 的体外细胞摄取和体内角膜渗透能力，有望成为一种眼表疾病治疗的新型药物载体。

（2）聚合物胶束：聚合物胶束是当两亲性共聚物在水介质中的浓度超过临界胶束浓度后自组装而成的超分子结构，通常具有亲水外壳和疏水核。疏水内核可作为储库用于疏水药物的包载，具有较高的包封率和载药率；而亲水性外壳则可以保护被包封的药物免受外部环境的破坏，维持胶束的空间稳定性。较窄的粒径分布、易于制备和不含有机溶剂的特点，使得聚合物胶束给疏水性药物递送带来新的契机。D-α-生育酚聚乙二醇琥珀酸盐（TPGS）、泊洛沙姆 407、辛醇 40、聚己内酯—聚乙二醇—聚己内酯（PCL-PEG-PCL）、牛磺胆酸钠、卵磷脂单胶束或混合胶束均已证明可以提高地塞米松的溶解度。在牛磺胆酸钠与卵磷脂的混合胶束中，地塞米松的溶解度与胶束的浓度成线性关系。但当胶束增加到一定浓度后，眼的耐受性会下降，因此要在胶束浓度和眼耐受度之间寻找平衡。

除了能够增加疏水性药物的溶解度，聚合物胶束的两亲性使其易于穿透亲脂性角膜上皮细胞和内皮细胞，也可以穿透亲水性角膜基质，进一步促进药物在角膜的渗透。此外，由于聚合物胶束的尺寸较小，非常容易被角膜细胞吸收，使得药物在眼部组织中的生物利用度进一步提高。聚羟乙基天冬酰胺-聚乙二醇聚合物胶束负载地塞米松作为眼药水滴用后，兔房水中地塞米松的浓度要比商品化地塞米松悬浮液治疗组高 40%。研究发现，利用双嵌段共聚物甲氧基聚乙二醇-己基代聚（乳酸）开发了负载环孢素 A 的聚合物胶束，滴眼后角膜组织中环孢素 A 的含量是油剂的 11 倍。

（3）聚酯聚合物：聚酯聚合物是主链上具有酯链结构的一类高分子化合物，通常通过溶剂沉淀法或溶剂挥发法制备微/纳米载体，粒径为 100~1 000nm。由于其具有可生物降解的特性，能避免使用过程中产生的生物毒性，已被美国 FDA 批准为生物降解医用材料。目前最常用的聚酯聚合物微/纳米颗粒有聚羟基乙酸（PGA）、聚乳酸（PLA）、聚已内酯（PCL）及乳酸-羟基乙酸共聚物（PLGA）等，可以实现对疏水性药物（司帕沙星、吲哚美辛、环孢菌素 A、那他霉素和氟比洛芬）和亲水性药物（溴莫尼定和双氯芬酸钠）的封装。研究发现，使用溶剂沉淀法制备了携载氟比洛芬的 PLGA 纳米颗粒，体外实验发现显著增加了氟比洛芬在角膜的渗透性。使用闪烁扫描术对负载放射性标记的司帕沙星 PLGA 纳米颗粒在新西兰兔眼表滞留性能进行考察，结果显示清除率比市售司帕沙星滴眼液低 1 倍，在角膜表面滞留更长时间。因此，用聚酯聚合物作为眼部药物载体，可以同时具有增加角膜渗透、提高角膜前滞留时间，以及实现药物缓释的功能。

（4）树枝状大分子：树枝状大分子是一类高度支化的三维高分子纳米材料，具有结构清晰、多分散性窄、载药方式多样、末端易改性等优点。自 1978 年 Buhleie 等人首次报道树枝状分子至今，已被广泛应用于药物递送。然而，直到数十年前，研究人员才真正开始探索树枝状大分子在眼部药物递送中的应用。PAMAM 树状大分子通过戊二酸与曲安奈德偶联，共轭物显著增加了曲安奈德的水溶性至 4mg/mL。研究发现树突状多胍转运子（DPT）可作为纳米载体递送加替沙星，用于提高其溶解性和角膜渗透性。虽然树枝状大分子具有多种优势，但合成复杂、缓慢、成本昂贵的缺点限制了其在临床的应用，且面临药物不受控释放、体内安全性不明确的挑战，因此，临床转化的道路还任重道远。

2. 无机微/纳米颗粒 尽管基于有机微/纳米颗粒的眼用制剂的研究取得长足进步，但还存在一些缺陷，如易因剧烈稀释、流动剪切、非特异性吸附等发生解离，负载的药物在到达病变部位前已大量泄漏，导致生物利用度和疗效降低。与其相对应，无机微/纳米颗粒对复杂环境条件如温度、酸碱性等变化有较强抗性，具有更好的稳定性，这为眼部疾病治疗提供了新的思路和发展方向。目前常见的无机微/纳米颗粒主要有金属氧化物、量子点、介孔二氧化硅等。

需要指出的是，很多无机微/纳米颗粒自身就具有独特的生物医学特性。例如，一些常见的纳米颗粒（如金、银和二氧化钛）可以发挥抗血管生成作用，这对涉及角膜、脉络膜和视网膜新生血管的疾病（包括年龄相关性黄斑变性、糖尿病性视网膜病变和视网膜色素变性）显示了很好的治疗潜力。研究发现带有正电荷的碳量子点具有优异的抗菌活性，并在细菌性角膜炎动物模型中展示出显著的治疗效果。除了材料本身的医学活性，还可以借助其优异的光学性能实现抗菌。金、银等纳米颗粒可以在激光光源照射下，将光能转化成热能从而在局部产生高温，通过热消融途径进行杀菌。氮化碳可以作为高效的光敏剂，同步放大单线态氧的含量继而增强光动力抗菌效果。

各种角膜及眼表疾病不仅影响患者的生活质量，甚至可能导致失明，为世界带来重大的卫生、经济负担。材料学领域的研究者一直致力于开发新型的微/纳米眼用制剂，以期延长药物在眼表滞留时间或增加角膜渗透性，提高药物生物利用度。但目前只有少量的有机纳米眼用制剂应用于临床，无机纳米眼用制剂只是在动物眼科疾病模型上取得了较为理想的效果，需要对其进一步研究。随着纳米材料的快速发展，相信在不久的将来，会有更多的微/纳米眼用制剂实现高效治疗眼表疾病的目标。

五、药物缓控释系统

药物缓控释系统是将药物与控释载体结合，使药物以受控的形式恒速（零级或接近零级速度）从载体中缓慢释放出来。药物缓控释装置可使药物浓度长期保持在较为稳定的治疗水平，减少了药物的用量、用药次数和毒副作用，在眼科尤为适用。眼科有很多疾病，如角膜移植术后免疫排斥反应、增殖性玻璃体视网膜病变、葡萄膜炎和眼内炎等，都需要眼内药物浓度达到一定水平才能起到治疗效果。因此，人们期望找到一种既能在眼内达到有效药物浓度，延长作用时间，增加生物利用度，同时又能减少药物的毒副作用的眼用制剂，新发展起来的药物控释装置无疑是一种较理想的眼用制剂。

(一) 药物控释装置的优点

材料学和手术学的发展使药物控释系统应运而生，这种新的给药方法不同于传统用药，有以下优点：

1. 增加药物滞留时间，提高药物生物利用度　植入眼内的药物控释装置可避开血－眼和角膜的屏障作用，也不像口服给药有胃肠吸收和肝脏的首关效应，造成生物利用度的下降，所以眼内可长时间达到有效治疗浓度。由于泪液的冲刷作用，滴眼液在滴眼 10 分钟后，药液只余下 17%，而药物控释装置可以使药物持续释放数周到数年。研究人员将制成 2mg 和 15mg 非降解型的氟轻松（fluocinnolone acetonide）药物控释装置进行了体内和体外实验，药物在两种装置中可持续缓慢释放达 6 个月以上。根据释放速率估计，2mg 和 15mg 的控释装置可持续释药物分别长达 2.7 年和 18.6 年。

2. 恒速释药　采用理想的控释载体和机制可使药物以恒定或近似恒定的速度缓慢释放。研究表明，将环孢素 A（cyclosporin A，CsA）药物控释装置植入玻璃体腔内治疗葡萄膜炎，在玻璃体腔内以 1.3μg/d 的速度释放 CsA 达到 6 个月以上，玻璃体腔内 CsA 浓度可达到 500ng/mL。

3. 副作用少　临床观察、组织病理等检查没有发现植入眼内的药物控释装置对局部或全身产生毒副作用。

4. 经济便捷　可在术中同时植入，载体能在药物释放完毕后被机体吸收，不需要手术取出，患者容易接受，尤其适用于年龄较小或滴眼药不合作的患者。用药量少，能减少患者的经济负担。

(二) 药物控释装置的主要技术

眼科用药物控释装置可以放在结膜囊中，植入结膜下或眼内（前房、玻璃体腔）达到缓慢持续释放的目的。在释放时间和速度等方面，适合实验和临床需要的药物控释装置需要选择理想的控释载体和控释机制。

1. 控释载体　根据控释载体的溶解性分为非降解和可生物降解两种类型。

非降解载体有聚乙烯醇、聚乙烯酸等。早期应用非降解型控释载体可以起到缓释的目的，但是这一类载体中体内不能够降解或降解速度极慢，在药物释放完毕后需要将载体取出，给患者精神和经济上带来负担，所以可生物降解型药物控释载体是主要的发展方向。

可生物降解载体由于克服了非降解型载体的上述缺点，所以受到了重视，现在多数药物控释载体选用可生物降解的高分子多聚物，已有一些天然和合成的高分子材料被各国药品管理部门批准为药物的辅料，还有相当数量的控释材料正在研究开发中。

可生物降解载体按材料来源可分为天然和人工合成两种类型，天然控释载体包括胶原、壳聚糖（几丁质）、透明质酸及海藻酸盐等，合成载体包括聚羟基乙酸（PGA）、聚乳酸（PLA）、聚乙烯醋酸乙酸酯（EVA）及其羟基乙酸与乳酸的共聚物（PLGA）、乙交酯－丙交酯－已内酯三元无规共聚物（PGLC）等。这些可降解药物控释载体均为高分子多聚物，在有水的环境下，能被酶或微生物促进水解而降解，高分子链逐渐断裂，分子量逐渐变小，以致最终成为单体或代谢成为水和二氧化碳或其他水溶性物质，最终从粪、尿和呼吸道排出体外，不在体内留存。

天然控释载体有良好生物降解性和相容性，有用于药物缓释的研究报道。但是这一类载体中药物释放速度快且难以进行人工改变。载体易受周围环境 pH 的影响，植入眼内效果欠佳，难适用于长期用药或者眼内需要达到较高药物浓度的患者，应用受到了一定的限制。人工合成的可降解载体应用更广泛。

单一成分的控释载体，其降解速度和调节药物的释放时间不理想。几种聚合物交联而成的共聚物如 PLGA 和 PGLC 等，将各种组成物按不同比例进行共聚可以调节控释载体降解时间（从几周到数年），从而调节药物的释放速率和释放时间。我们和中国科学院化学所联合把 PGLC 开发为一种可供眼内植入的可生物降解的缓释药物载体材料。此材料载药量大，与体温一样的玻璃化温度，组织相容性好，无致炎和致畸等作用，目前，该眼内植入缓释药物获得技术转让。

2. 控释机制　要使药物缓释系统中的药物以恒定的速度持续释放，就要求系统的药物释放动力学为零。系统中的药物释放速度不依靠系统中剩余药物的多少，实际中很难真正达到上述的要求，只能达到近似的水平。以下是几种控制药物释放的机制：

（1）扩散控释机制：骨架型药物控释装置多采用药物扩散的原理，其药物释放的速率不符合零级动力学。药物释放以后在骨架中形成中空区,骨架中的药物必须通过中空区才能扩散释放出来,随着时间的增加,中空区扩大,药物扩散的路径变长,所需的时间增加,所以释药速率随时间的平方根而减小。

（2）溶出控释机制:可溶性载体易吸收水分后致渗透压改变,使释药浓度降低,所以单纯使用可溶性载体很难达到药物恒速释放。要想使药物以恒定的速度持续释放,就必须在使用可溶性载体的同时使用疏水载体。在载体降解的同时将药物释放。此种方法的优点是药物不会崩解释放而且制作简单,药物的释放速度也比较恒定。

（3）渗透泵控释机制:此控释机制是利用渗透压作为释药的能源,药物贮存在中央,外包绕一层只允许水分子通过的半透膜,在包膜上用激光打一小孔作为药物传递孔道。水透过半透膜进入,使药物溶解为饱和溶液,形成高渗透压,起到泵的作用,致使药物从小孔中流出。缺点是脂溶性药物不能采用此控释机制,另外,在药物释放结束之后,需要将给药装置取出。

此外,控释机制还有膨胀控释、生物黏附控释和化学反应控释等。

（张衡瑞）

第三节 角膜疾病的常用药物及特点

一、抗细菌药

近 20 年,细菌性角膜炎的主要致病菌为表皮葡萄球菌、金黄色葡萄球菌和铜绿假单胞菌。致病菌谱呈现与结膜炎相似的变迁规律,即弱毒力的表皮葡萄球菌在角膜炎患者中的检出率呈明显上升趋势,在部分地区成为角膜炎的首要致病菌,这种结膜炎的主要致病菌在角膜炎发病中的作用应引起我们足够重视。值得注意的是,无论是结膜炎还是角膜炎中,铜绿假单胞菌检出率均有明显下降趋势。

在治疗角膜炎和结膜炎时,局部用药即可达到药理作用所需的浓度。若病情严重可考虑强化治疗,增加用药浓度或频率,达到血药浓度的 50~100 甚至 1 000 倍,以达到有效的治疗效果。结膜下注射由于其疼痛性,易引起患者精神紧张,不易被接受,一般病情较严重时考虑结膜下注射。以往研究发现,结膜下注射比局部滴眼的药物浓度高 10 倍,强化治疗达不到目的时可采取结膜下注射。病情特别严重时,可考虑全身给药作为辅助补充治疗。有研究报道,将氧氟沙星（ofloxacin）点在铜绿假单胞菌感染引起的兔角膜溃疡上,每天给药 6 次,5 分钟后测角膜、结膜囊中的药物浓度,最高可达 499μg/mL,30 分钟后降至 13μg/mL。而口服抗生素 2 小时后房水最高浓度只有 0.34μg/mL,可能是由于血–眼屏障对药物吸收的阻挡作用,使口服抗生素无法有效到达房水、角膜组织。因此,滴眼给药的效果明显高于口服。此外,口服抗生素还可能引起全身的毒副作用,所以局部感染一般不考虑口服用药。眼内炎的给药途径是玻璃体腔、结膜下或静脉注射。但玻璃体腔不能用氨基糖苷类药物（aminoglycoside）,其对视网膜有较强毒性。

细菌感染性角膜炎治疗时,如何选择抗生素？在致病菌未明时,可参考下列用药原则:轻中度时选用氟喹诺酮,重度时选用氟喹诺酮 + 头孢类或氨基糖苷 + 头孢类。

氧氟沙星、环丙沙星（ciprofloxacin）、左旋氧氟沙星（levofloxacin）溶解性好,其中左旋氧氟沙星溶解性最好,口服也可到达眼部组织。

除有效性外,氧氟沙星较安全、毒副作用小。分枝杆菌感染的患者一般临床上治疗起来较缓慢,用药时间较长。采用氧氟沙星治疗几个月,未发现对角膜有明显毒性。所以治疗感染性眼病或预防术后感染,喹诺酮类药物是比较理想的选择,但随着使用频率提高,细菌对其耐药性也增加。

氨基糖苷类药物在临床使用也较多,庆大霉素（gentamicin）和妥布霉素（tobramycin）同样也存在细菌耐药性增加的问题,并且长时间用药会导致局部的毒副反应和抑制伤口愈合延迟。

头孢类（cephalosporins）抗生素,如第三代药物头孢他啶对铜绿假单胞菌特别有效。临床其他科室遇到较严重的铜绿假单胞菌感染时,常采用头孢他啶（ceftazidime）。眼科遇见严重的铜绿假单胞菌感染,同时对妥布霉素不敏感时也可考虑头孢他啶和氨基糖苷类协同治疗。头孢他啶可以破坏细菌的细胞壁,而氨基糖苷类可影响细菌蛋白合成,细菌的细胞壁被破坏时氨基糖苷类更容易进入细菌体内。但头孢类药物非常不稳定,溶液配制好以后很快会失效,因此只能临时配用。另外,与眼科有关的头孢类抗生素还有头孢唑林(cefazolin)、头孢曲松钠(rocephin)。头孢唑林对于葡萄球菌的角膜溃疡效果较好,头孢曲松钠对淋球菌的角膜炎效果较好。淋球菌的角膜感染在我国发病越来越多,耐药菌株也在不断增加,因此,遇到较严重的病例,特别是新生儿淋球菌的角膜炎或结膜炎,可选择头孢曲松钠给药。

对于轻度的细菌性角膜炎,单独应用抗生素即能有效控制感染,无须加用糖皮质激素;对于较严重的细菌性角膜炎和眼内感染,在高效抗生素药物应用的同时,适当配合糖皮质激素治疗,有利于抑制炎症反应所致的眼组织损伤,加速治愈过程,对保护有用视力十分有益。

在感染过程中,组织的损害来自两个方面,一方面,病原微生物本身释放一些蛋白酶直接损害组织,另一方面,病原微生物侵入后引起的炎症反应对组织损害。抗微生物药物的应用能有效杀死病原微生物,但对炎症反应无影响,糖皮质激素具有减轻炎症反应的功能,但具有双重性,既有可能减轻眼组织损害,又有可能使感染过程恶化。故对于细菌感染性角膜炎的糖皮质激素应用,需要权衡利弊、谨慎使用。

二、抗真菌药

地球上至少分布10万种以上的真菌,但迄今为止只发现300多种能引起人和动物的感染,其中大部分为机会致病菌。在我国,镰刀菌检出率(39.2%~80%)已从20世纪80年代逐渐上升,并已超过曲霉菌(12.12%~30.65%)而占首位。

按作用机制分类,临床应用的抗真菌药主要可以分为三种:抑制真菌细胞膜中麦角甾醇合成的抗真菌药,如酮康唑等咪唑类、两性霉素B等多烯类;抑制真菌细胞壁合成的抗真菌药,如卡泊芬净等棘白菌素类药物;抑制核酸合成的抗真菌药,如5-氟胞嘧啶等。

按化学结构分类,临床用抗真菌药主要包括多烯类、唑类、棘白菌素、核苷类、丙烯胺类等。

(一) 多烯类

多烯类是目前抗真菌(丝状菌、酵母菌)活性最高的药物。已用于临床治疗真菌性角膜炎的多烯类药物有两性霉素B(amphotericin B)和那他霉素(natamycin)。

两性霉素B属于多烯类抗真菌药,由放线菌 *Streptomyces nodosus* 产生的多烯大环内酯,是第一种在临床上用于治疗真菌性角膜炎的抗真菌剂。临床常用0.1%两性霉素B溶液滴眼,每1~2小时1次;2%眼膏夜间应用也能有较好效果。两性霉素B在临床上应用已久,但其全身应用毒副作用大,眼用制剂在角膜内穿透性差,对深部角膜感染合并前房积脓者效果不佳。结膜下注射有强烈刺激性,甚至造成组织坏死;频繁局部滴眼会造成角膜上皮剥脱、角膜水肿及结膜充血等。

为减少两性霉素B的毒副作用并提高药效,发展了可供临床应用的两性霉素B脂质复合体(amphotericin B lipid complex,ABLC),两性霉素B分散胶体(amphotericin B colloidal dispersion,Amphocil)及两性霉素B脂质体(am-bisome)等新剂型。这些药物在宿主体内主要趋向于真菌感染灶,与真菌细胞膜特异性结合,对宿主细胞膜的结合力大大降低。因此,抗真菌作用增强、全身毒副作用降低;且其在体内主要分布于网状内皮系统和肺脏,在肾脏中浓度低,因此其肾毒性降低。那他霉素是另一种临床用于真菌性角膜炎的多烯类抗真菌药。它是从streptomyces natalensis中分离出的一种抗生素,对丝状真菌尤其是镰刀菌和曲霉菌较有效。临床上常用5%的那他霉素滴眼液,对早期患者效果不错,但对角膜基质感染,药物穿透能力差,治疗效果不佳。

(二) 唑类

唑类抗真菌药包括咪唑类和三唑类。目前临床应用较多的是三唑类抗真菌药。三唑类药物代表药物有氟康唑(fluconazole)、伏立康唑(voriconazole)、伊曲康唑(itraconazole)和泊沙康唑(posaconazole)等。

氟康唑是第一代三唑类抗真菌剂。口服氟康唑对眼部念珠菌、隐球菌、曲霉菌及球孢子菌感染有效。氟康唑可透过血脑屏障渗入脑组织中,但抗真菌效能并不高,现倾向于与其他高效的毒副作用大的抗真菌药联合应用。

伏立康唑是氟康唑的亲脂性衍生物,对念珠菌感染、曲霉菌感染、侵袭性肺曲霉病等有效,尤其对氟康唑耐药的菌株仍有效。临床二期、三期临床试验证实伏立康唑对急慢性曲霉菌感染有效，疗效优于两性霉素B脂质体，且毒性较低。药代动力学研究证实其口服生物利用度优于伊曲康唑，且不受胃中pH影响，组织中分布广泛，半衰期长，每日口服1次。

伊曲康唑是一种合成的三唑类抗真菌剂，对酵母菌、曲霉菌均有效。伊曲康唑的眼用制剂有溶液和软膏两种形式。真菌性角膜炎的应用为200mg，每日1次，总疗效不超过3周。最常见副作用有肝功能损害及胃肠道反应。

泊沙康唑是类似于伏立康唑的第二代三唑类抗真菌药。它是伊曲康唑的结构类似物，对酵母菌和曲霉菌、镰刀菌等丝状菌感染均有效，尤其对其他药物疗效较差的镰刀菌感染有效率达75%；既可作为独立疗法，也可与其他抗真菌药联合使用。

（三）棘白菌素类

卡泊芬净、米卡芬净和阿尼芬净是主要的棘白菌素类药物，它们对许多念珠菌属和曲霉属均具有强效抗真菌活性。这些药物很难通过胃肠系统吸收，只能以胃肠外其他剂型给药。由于它们的半衰期长达10~26小时，因此可以每天给药1次。它们在中枢神经系统和眼部组织的分布有限，组织浓度低。外用卡泊芬净（0.5%、1%）对难治性真菌性角膜炎有益，静脉内制剂已成功用于治疗眼内炎。卡泊芬净0.5%与两性霉素B 0.15%治疗兔眼念珠菌性角膜炎的疗效相似，且未发现眼部不良反应。1%的卡泊芬净与外用0.15%的两性霉素B治疗茄病镰刀菌角膜炎的疗效相似。局部米卡芬净0.1%和局部氟康唑0.2%治疗念珠菌性角膜炎的疗效相似。在兔模型中证明了局部那他霉素和米卡芬净治疗链格孢菌性角膜炎疗效相当。棘白菌素类药物通常耐受性好，副作用极少。常见的不良反应包括头痛、胃肠道不适、肝酶（转氨酶）升高和轻微的输液反应。

（四）核苷类

代表性核苷类抗真菌药有5-氟胞嘧啶。它是一种含氟嘧啶，在真菌体内被转化为5-氟尿嘧啶，从而抑制细胞内DNA合成，对念珠菌和隐球菌属有效。然而，抗真菌活性谱窄及眼穿透性差限制它在真菌性角膜炎治疗中的广泛应用。因此，偶尔通过与两性霉素B联合使用，利用它们的协同作用治疗真菌性角膜炎。

（五）丙烯胺类

角鲨烯环氧化酶是丙烯胺类抗真菌药的作用位点。常见的药物有萘替芬（naftifine）、特比萘芬（terbinafine）和布替萘芬（butonafine）。由于它们在眼科临床应用较少，这里不作详细介绍。

（六）防腐剂

氯己定（hibitane）葡萄糖酸盐已广泛应用于临床近40年，对许多革兰氏阳性、阴性菌，阿米巴原虫，沙眼衣原体具有抑制作用。早期研究发现0.2%氯己定溶液具有良好的抗真菌作用。随后临床随机对照观察显示，0.2%氯己定溶液治疗轻、中度真菌性角膜炎效果优于0.25%和0.5%那特真（那他霉素）眼水，尤其对镰刀菌感染有效，对曲霉菌感染效果较差，眼局部耐受性良好，未见组织毒副作用，而且价格低廉易得，尤其对病原菌尚不明确或可疑混合感染的患者，可将氯己定溶液作为一线药物选择。

（七）联合用药

对抗真菌药联合应用的研究多限于体外实验和动物实验，人体试验观察极少。目前较为确定的是5-氟胞嘧啶与两性霉素B或氟康唑联合应用有协同作用，能减少药物用量，降低毒副作用，并延缓5-氟胞嘧啶耐药性的产生。利福平（rifandin）和两性霉素B合用亦有协同作用。伊曲康唑与两性霉素B或5-氟胞嘧啶合用治疗念珠菌、曲霉菌和隐球菌感染有协同作用，伊曲康唑与氟康唑合用，不仅可减少用药量，也能取得更好的临床效果。

体外实验发现，氟康唑与两性霉素B联用时，其效果较单用两性霉素B明显降低。对两性霉素B敏感的酵母菌如先应用氟康唑会导致对两性霉素B耐药，可能是氟康唑抑制真菌细胞膜中的麦角固醇合成，从而减少两性霉素B的作用位点。两种多烯类药物如两性霉素B和那他霉素合用时，会增加药物毒性而药效并不提高。

近10余年来，每年都有大量的抗真菌新药研制出来，但投入使用的甚少。目前，临床应用常用的抗真菌性角膜炎药物主要包括抑制细胞膜麦角固醇合成和干扰细胞壁合成的两类药,如伏立康唑、那他霉素等。此外,那些抗菌力强及毒副作用大的老药也在不断地改进。两种以上药物联用的问题也是抗真菌治疗的方向,期望会有更有效的抗真菌药出现。

三、抗病毒药

HSK 的治疗至今仍是眼科界最棘手的问题之一。目前对 HSK 的治疗主要以抗病毒药为主。常用的药物有以下几种:

(一) 阿昔洛韦

阿昔洛韦(acyclovir)是目前治疗 HSK 的首选药物,对于浅、深层角膜炎均有较好疗效,常用 1% 滴眼剂和 3% 眼膏。对于严重或反复发作者可口服 200mg,每日 5 次。或应用阿昔洛韦静脉滴注,成人 100mg 每日 1 次,1 周为一疗程,疗效显著。

(二) 丙氧鸟苷

丙氧鸟苷(ganciclovir)又名更昔洛韦(ganciclovir),是新的核苷类抗病毒药,抗单疱病毒作用比阿昔洛韦强,对多种抗 HSV 药物耐药者,更昔洛韦仍有效,目前已有商品化的更昔洛韦凝胶制剂。

(三) 阿糖胞苷

阿糖胞苷(vidarabine)由于细胞毒性大,通常不用作点眼。阿糖胞苷的细胞毒性比安西他滨大 50 倍,但抗病毒作用上是安西他滨的 10 倍,因此可用于结膜下注射,笔者团队常用 0.2% 阿糖胞苷,每次 0.5mL 结膜下注射,疗效好,又减少了阿糖胞苷对角膜上皮细胞的毒性作用。

(四) 环胞苷

环胞苷(cyclocytidine,安西他滨)是阿糖胞苷的环状衍生物,对角膜的毒性明显低于阿糖胞苷,常用 0.05% 滴眼剂和 0.1% 的眼膏。和阿昔洛韦联合应用,可有效控制上皮型和浅基质型 HSK,并可延缓 HSK 耐药性的产生。

(五) 干扰素

干扰素(interferine)有非特异性广谱抗病毒活性,联合应用抗病毒药可缩短疗程。

(六) 环孢素 A

由于糖激素的诸多副作用,研究者不断在探索其他免疫抑制剂的作用。局部应用 0.5%~2% 环孢素 A(cyclosporin A)滴眼剂治疗实质型 HSK 可取得良好疗效。

(七) 糖皮质激素

严格控制糖皮质激素使用的适应证,要掌握用药时机、浓度、次数及持续时间。对 HSK 的糖皮质激素应用,笔者的经验是:对原发、上皮型、浅基质型以抗病毒治疗为主;而对反复发作的深基质型(上皮完整)和内皮型,在有效使用抗病毒药的同时,使用少量糖皮质激素是有效的。但对已发生角膜溃疡的 HSK 病例,应用此药一定要慎重,以免病情恶化引起穿孔或继发细菌或真菌感染。众多关于深基质型和内皮型 HSK 发病机制的研究表明,除病毒的直接侵害外,抗原抗体引起的免疫反应也是造成角膜损害的重要因素,糖皮质激素可以抑制迟发型超敏反应和抗原抗体反应,减轻角膜基质层水肿与浸润,缩短炎症过程,另外还可抑制组胺等炎症介质的释放,稳定溶酶体膜,减少瘢痕形成和新生血管的长入。

四、抗棘阿米巴药

对棘阿米巴角膜炎的治疗较复杂,目前尚无特效药物。文献报道,0.1% 羟乙磺丙氧苯脒(propamindine isethionate)的疗效好。抗真菌药,包括咪康唑(miconazole)、酮康唑(ketoconazole)、伊曲康唑对有些虫株也有一定疗效。甲硝唑(metronidazole)系抗原虫剂,对阿米巴感染有效。联合使用防腐剂 0.02% 氯已定和 0.01%~0.02% 聚六甲撑双胍(polyhexamethylene biguanide,PHMB)可成功治疗棘阿米巴角膜炎,临床未发现药物毒性。另有氯已定和羟乙磺酸丙氧苯脒联合用药的报道,疗效显著。药物敏感实验发现,对阿米巴滋养体,氯已定最有效,其次是 PHMB。对于包囊,氯已定和 PHMB 效果差不多,而羟乙磺酸丙氧苯脒低敏。0.2% 甲硝唑、0.02% 氯已定和 1% 扶康唑联合抗生素点眼,对部分早期患者取得良好疗效。

五、抗炎药

(一) 糖皮质激素

1951 年,Krohn 等人发现可的松(cortisol)可延长猴皮肤移植的作用,是糖皮质激素应用于抗免疫排斥的开端。糖皮质激素通常是角膜移植术后抑制免疫反应的首选药物,是保证手术成功的关键因素之一。常用的糖皮质激素分为三大类:短效的氢化可的松(hydrocortisone)、可的松等;中效的强的松(prednisone)、泼尼松龙(prednisolone)、甲泼尼龙(methylprednisolone);长效的倍他米松(betamethasone)、地塞米松(dexamethasone)。

1. 体内代谢过程 正常人每天分泌的氢化可的松约 20mg,糖皮质激素在体内的昼夜节律明显而恒定。上午 8 时为分泌高潮,随后逐渐下降,中午时为低潮。在行角膜移植术需长期大剂量应用糖皮质激素时,应于每日早晨一次给予,此时所给较大剂量的激素恰好在正常分泌高峰后,对肾上腺皮质功能的抑制较小,能减少药物的不良反应,如低血钙、负氮平衡及类库欣综合征等。

免疫排斥反应是一个极其复杂的过程,糖皮质激素对免疫反应的许多环节都有抑制作用。糖皮质激素在抗原进入前 24~28 小时应用,抵制免疫的作用最强。给一位患者一次静滴氢化可的松 400mg,可暂时性减少淋巴细胞,在用后 4~6 小时,T、B 淋巴都受到抑制,T 细胞减少明显。用后 24 小时,循环系统中的淋巴细胞恢复正常水平。另外,糖皮质激素还影响巨噬细胞吞噬及处理抗原的作用,破坏参与免疫活动的淋巴细胞,对免疫反应引起的炎性反应有较强的抑制作用。

2. 不良反应 糖皮质激素在角膜移植术后应用尤为重要和广泛,但使用不当会引起一系列副作用。

(1)类肾上腺皮质功能亢进:长期应用大剂量糖皮质激素可引起水、盐、糖、蛋白质和脂肪代谢紊乱,表现为向心性肥胖、满月脸、痤疮、低血钾、高血压、高血脂、糖尿病等症状。一般不需要特殊处理,停药后可自行逐渐消失。

(2)诱发和加重感染:糖皮质激素可减弱机体防御疾病的能力,有利于细菌、真菌的繁殖及扩散,所以严重感染的角膜移植术后在使用糖皮质激素的同时,应联合应用强有力的抗生素。

(3)影响伤口愈合:在伤口修复中,糖皮质激素可促进蛋白分解,延缓肉芽组织形成,同样角膜移植术的长期应用,也影响伤口的愈合。

(4)诱发和加重角膜移植术后植片、植床的溃疡发生。

(5)神经精神症状:糖皮质激素全身应用可发生欣快、激动、失眠。故在同药类之间可适量加用安眠药物,儿童大剂量应用可引起惊厥,个别病例可诱发精神病。

(6)反跳现象:在长期应用糖皮质激素治疗时,在症状已基本控制后,如减量太快或突然停药,原来的症状可能加重或迅速出现,称为反跳现象。其原因可能是患者对激素产生了依赖或疾病症状未被充分控制。防止方法为恢复激素用量和治疗,待症状缓解后再逐渐停药。

(7)眼部的不良反应:尤为注意诱发糖皮质激素型青光眼,对于术前基础眼压高的患者,术后在用糖皮质激素时,应经常测量眼压,因为这部分患者易发生青光眼,而及时发现糖皮质激素性青光眼后,只需停药,眼压可逐渐恢复正常。对术后盲目用药,造成糖皮质激素青光眼致视力不能挽救的病例也屡见不鲜,因此,用药期间,严密观察眼压十分必要。此外,长期糖皮质激素的应用还可增加白内障的发病率。

因此,深入了解糖皮质激素的生理和药理性能,认识利弊,对保证角膜移植手术的成功十分必要。

(二) 非甾体抗炎药

非甾体抗炎药是一类不含糖皮质激素甾体结构且具有抗炎、镇痛等功效的药物,自 1897 年问世后,100 多年来已有百余种上千个品牌上市。但由于毒性和不稳定性,在角膜病治疗中应用的非甾体抗炎药种类并不多,主要应用于眼内手术后及眼前节非感染性炎症的治疗。非甾体抗炎药主要通过抑制环氧化酶(cycloxygenases,COX)的活性,阻碍花生四烯酸转化为前列腺素,进而发挥抗炎、阵痛的功效。

目前已知 COX 主要有两种异构体,即 COX-1 和 COX-2。其中 COX-1 促进少量前列腺素的合成,维持正常的生理功能;COX-2 主要由炎症因子、细胞因子等在炎症部位诱导表达,引起炎症和疼痛。根据抑制 COX 的特异性不同,非甾体抗炎药主要分为以下两大类:

1. 非特异性非甾体抗炎药　该类药物可以同时抑制 COX-1 和 COX-2，能够同时阻止生理性和病理性前列腺素的生成。非特异性非甾体抗炎药可应用于各种角膜病手术，如斜视手术、角膜屈光手术等。据报道，0.1% 双氯酚酸可以抑制斜视手术后的炎症反应；0.5% 酮咯酸氨丁三醇滴眼液除能够抗炎外，还能暂时缓解角膜屈光手术患者的疼痛和畏光，但临床发现，该浓度的滴眼液滴用时不良反应较大，会引起刺痛及烧灼感。相比于酮咯酸氨丁三醇和溴芬酸，奈帕芬胺可以更快地缓解屈光手术后患者疼痛。除能缓解术后疼痛外，研究人员近期还发现普拉洛芬类滴眼液对季节过敏性结膜炎的眼痒症状有较好的缓解作用，有研究表明 0.01%~0.05% 的低浓度的普拉洛芬滴眼液对眼表刺激性弱，用于治疗季节过敏性结膜炎安全有效。

2. 特异性非甾体抗炎药　该类药物可以选择性单独抑制 COX-2 而对 COX-1 无作用，主要阻止病理性前列腺素的生成，在保持其生物活性的同时尽可能减少副作用。塞来昔布作为美国 FDA 批准的第一个高选择性 COX-2 抑制剂，其苯磺酰胺结构对 COX-2 受体的选择性是 COX-1 受体的 300 倍，出血和胃肠道不良反应等副作用较为少见，所以在临床上应用最为广泛。研究表明，术前服用塞来昔布对局麻下翼状胬肉切除联合羊膜移植术和共同性斜视矫正术具有超前镇痛效果。近年来研究还发现，COX-2 在角膜新生血管形成中起重要作用，塞来昔布可通过抑制 COX-2 的生成从而达到抑制角膜新生血管的目的。研究发现塞来昔布在热灼伤的角膜新生血管模型中，对角膜新生血管的抑制率高达 75%~80%。

自从非甾体抗炎药首次被引入眼科以来，其使用呈指数增长，且已在多种疾病治疗中被证明有效。值得注意的是，长期使用非甾体抗炎药，可能导致角膜、巩膜融解等并发症，因此要慎重用药。虽然研究人员在不断改良非甾体抗炎药滴眼液的配方及制作工艺，其眼表刺激性、角膜上皮病变等问题仍需要我们重视，但其在角膜病的临床应用不应受到影响。然而，需要对角膜病的生理和病理生理机制进行更深入、更彻底的研究。只有不断加深理解，才能有效、合理地利用非甾体抗炎药的多种治疗作用。此外，药代动力学、药效学及较低毒性的新制剂的快速发展将会进一步推动角膜病治疗中非甾体抗炎药物的应用。

六、免疫抑制剂

(一) 环孢素 A

环孢素 A（cyclosporin A，CsA）是一种在真菌代谢产物中分离得到的含 11 个氨基酸的亲脂性环状多肽，最初作为抗真菌药，随后的研究发现其具有免疫抑制作用。自 1978 年首次用于临床肾移植以来，CsA 已被广泛地应用于各种器官移植，明显地提高了人/移植物的生存率，也显著提高了角膜移植术后植片的透明率，下面就 CsA 在角膜移植术后应用的有关问题进行阐述。

1. 作用机制　与其他传统的免疫抑制制剂所不同的是，CsA 一方面选择性地调节淋巴细胞亚群的功能，主要抑制 T 辅助细胞（T_H）功能的表达，即合成、释放白细胞介素 2（interleukin 2，IL-2）及某些淋巴因子的合成，如巨噬细胞移动抑制因子、γ-干扰素、淋巴细胞趋化因子及 B 细胞生长因子等。这些因子是细胞生长的主要条件，其产生的减少阻断了由抗原激活而发生的细胞增殖。CsA 也抑制了 T 毒性（T_C）细胞的活化。还可通过阻断吞噬细胞中 IL-2 的释放，使 T 杀伤（T_K）细胞和吞噬细胞的活力受到完全抑制。另一方面，CsA 还可能抑制 T 记忆细胞的形成或反应。不影响 T 抑制（T_S）细胞亚群的活化与增殖，对 T_S 细胞表达 IL-2 受体亦无影响。在活体内，T_S 细胞的持续存在是促进移植物产生免疫耐受的关键。因此，这种不平衡的效应导致了选择性的免疫抑制。但目前 CsA 抑制细胞活化的分子水平作用机制尚未明确，可能是 CsA 同环嗜蛋白（cyclophylin）形成复合体，后者抑制钙神经蛋白（calcineurin）的活化，阻碍活化 T 细胞核因子（NF-AT）进入核内，从而阻断细胞因子的转录和 T 细胞的活化。有关作用机制参见图 1-9-3-1。

2. 药物的相互作用　由于 CsA 是在肝内经 P450 酶系统进行代谢，因而抑制或诱导该系统的任何药物均会影响 CsA 的代谢，从而影响 CsA 的血液浓度。全身接受可能改变 CsA 血液浓度的药物患者，需要密切地监测 CsA 的血液浓度及肝、肾功能。

常见的增加 CsA 血液浓度的药物有：红霉素（erythromycin），可使口服的 CsA 的吸收增加 36%~60%；酮康唑也可显著增加 CsA 的血液浓度；另外，甲基泼尼松能使 2/3 患者的 CsA 血液浓度增高。而抗惊厥药中的苯妥英钠（phenytoin sodium）、苯巴比妥（phenobarbital）可明显降低 CsA 的血液浓度，这主要是诱

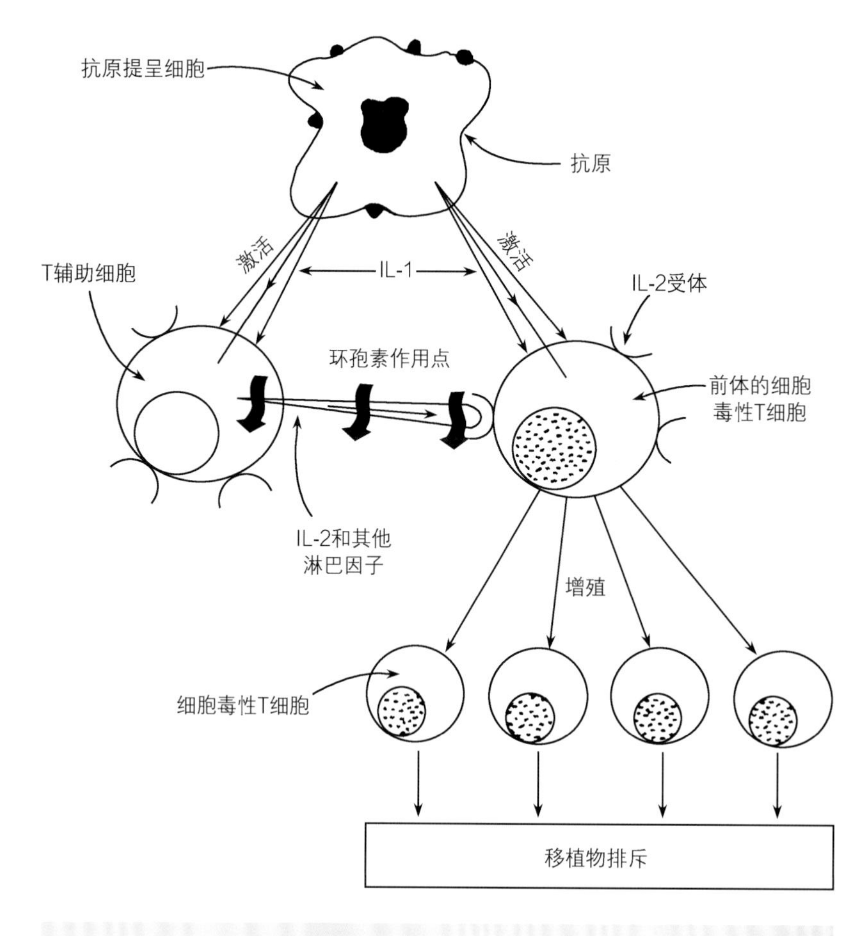

图 1-9-3-1 环孢素 A 的作用机制

导 P450 酶活性而增加 CsA 的代谢，减少 CsA 的吸收。口服利福平也能使 CsA 血液浓度明显下降。

3. 临床应用 在角膜移植中，常用 CsA 滴眼液，但对高危移植和异体干细胞移植术术后患者，全身使用 CsA 明显延长移植片的存活时间。

（1）静脉注射液：CsA 50mg/mL，以 5% 葡萄糖或盐水稀释为 1 ∶ 20 至 1 ∶ 100，缓慢滴注 2~6 小时。

（2）口服液：CsA 100mg/mL，剂量 8~14mg/（kg·d）。

（3）软胶囊：新山地明，规格为 25mg/cap、50mg/cap、100mg/cap。角膜移植术后常规 50mg，2 次/d，能达到预防排斥反应的功效。

（4）滴眼液：目前眼科常用 0.5%~2% CsA 液滴眼，实验和临床结果均表明 CsA 眼液在角膜移植术后的应用，大大减轻了术后免疫排斥反应，增加植片的透明率。滴眼液的副作用最常见为眼部刺激症状，结膜轻度充血，这些并不是 CsA 本身所致，而是因为滴眼液中的溶剂橄榄油、豆油或蓖麻油等引起。

（5）药物缓释系统：随着角膜移植理论和手术技艺及设备的不断发展完善，穿透性角膜移植手术成功率已有很大的提高。目前，角膜移植术后的免疫排斥已成为移植失败的首要原因，尤其是高危移植患者，术后免疫排斥率高达 60% 以上。但因 CsA 局部滴眼不易穿透角膜，难以达到有效的眼内药物治疗浓度。全身用药不仅副作用大，而且价格昂贵，因此，寻求新的 CsA 用药途径和剂型，是减少角膜移植术后排斥反应的重要问题。

针对上述需求，笔者利用乙交酯-丙交酯-己内酯三元共聚物（PGLC）为载体材料，设计了直径 0.75mm、厚度 0.1mm、每粒含 CsA 0.3mg 的 CsA 药物缓释圆形膜状物，随后取经缝线法诱导角膜新生血管化的 Wistar 大鼠作为受体进行角膜移植。实验结果显示，前房内植入 CsA DDS 的鼠角膜植片排斥时间平均为（17.0 ± 6.05）天，较 1% CsA 滴眼液（10.6 ± 1.90）天和结膜下植入 CsA DDS 组（11.4 ± 2.50）天明显延长。前房植入组 1 周时，房水中 CsA 浓度（133.10 ± 18.30）ng/mL，2 周时浓度为（124.56 ± 9.56）ng/mL，两者差别无统计学意义。直至植入后 1 个月，房水 CsA 浓度才略有下降，但仍高达（107.45 ± 11.48）ng/mL，说明本研究中的 CsA 缓释装置在植入前房 1 个月基本能够维持比较稳定的药物释放浓度。此外，虽然实验中我们观察到此缓释系统对眼局部组织有轻度慢性炎症反应，但可随时间延长而减轻，对角膜、晶状体及视网膜未见毒性反应，显示该 CsA 缓释系统有较好的眼内生物相容性。

（二）FK506

FK506 是从土壤中筑波链霉菌的肉汤发酵物中提取的大环内酯物，易溶于甲醇、乙醇等极性溶质，不溶于非极性溶质。虽然结构与 CsA 迥然不同，但其免疫抑制特性与 CsA 类似，且效力更强。1989 年，Starzl 首次将此药用于肝移植，取得较好的效果。随后开始应用 FK506 治疗器官移植的排斥反应及各种自身免疫性疾病，在抗角膜移植术后免疫排斥反应也已取得良好效果。

FK506 可以抑制同种异体抗原、T 细胞裂原引起的 T 细胞增殖，进而影响其他细胞。FK506 抑制人、小鼠的混合淋巴细胞（MLC）反应，抑制细胞因子 IL-2、IL-3 及 γ-IFN 的产生，人体淋巴细胞 IL-2 受体（IL-2R）的表达和 T_C 的产生，其免疫抑制作用的强度是 CsA 的 10~100 倍。FK506 还可抑制 B 细胞的分化增殖、抗体的产生及小鼠的迟发性超敏反应。目前比较公认的观点认为，FK506 与 T 淋巴细胞内的相应受体 FKBP（FK506 binding protein）结合形成的复合体是其发挥免疫抑制效应的根本原因。临床常用抗移植排斥药物的作用环节见模式图（图 1-9-3-2）。

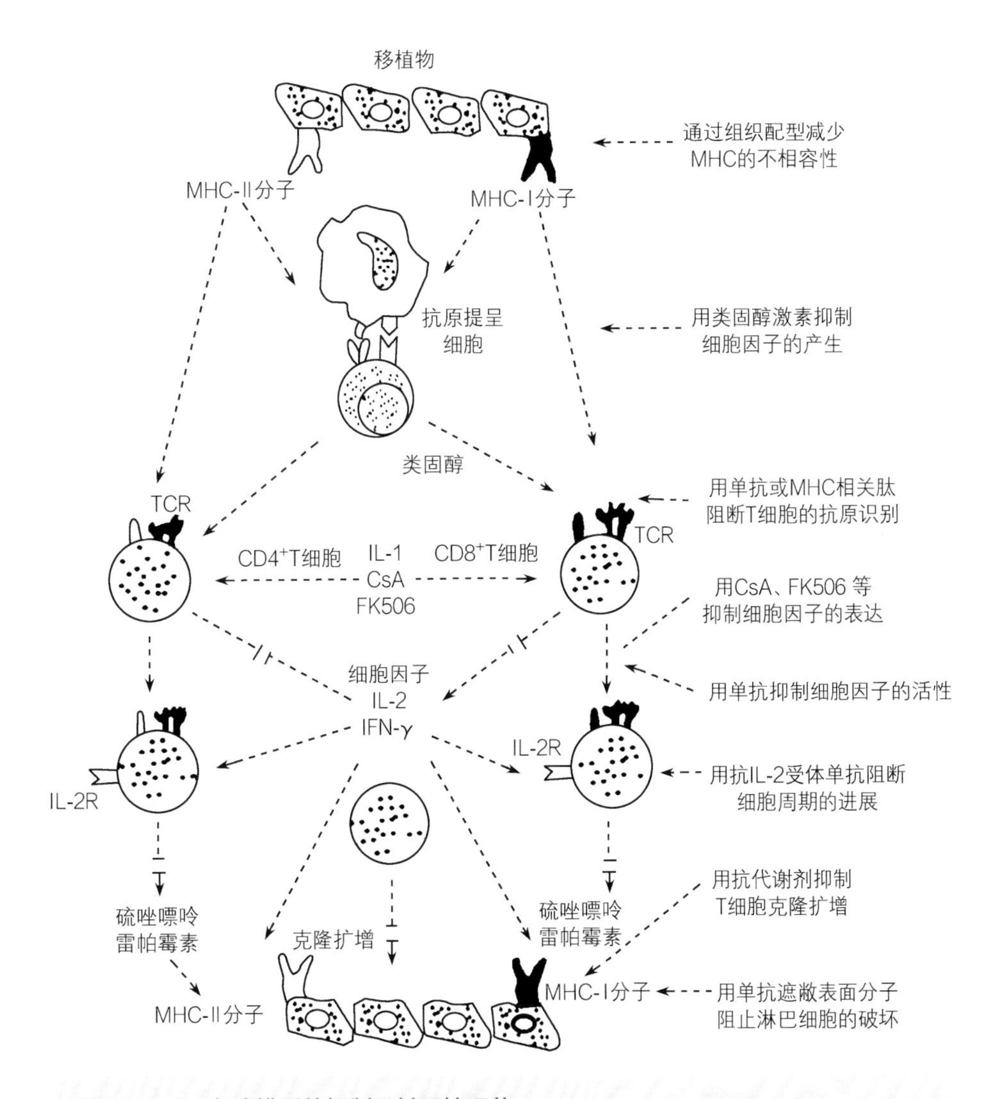

图 1-9-3-2 免疫排斥的机制及其可控环节

FK506的常用剂型有口服、静脉注射和肌内注射三种,对眼病的治疗常选用口服、局部滴眼及结膜下注射等给药途径。FK506口服吸收很慢,可分布到全身各器官,生物利用度因个体而异,为5%~67%,平均27%。口服FK506 0.15mg/kg在0.5~8小时(t_{max})后,患者血浆峰值浓度达0.4~5.6ng/L,而静脉注射0.15mg/kg在2小时后血浆峰值浓度达10~24ng/L。主要在肝脏代谢,代谢产物由尿液和粪便排出。由于全身用药潜在的副作用,眼局部用药途径因其可以获得眼内较高的药物浓度并避免全身副作用而引起人们的关注。FK506是脂溶性物质,分子量亦较大,故不易通过角膜基质,使房水、玻璃体等眼内组织中药物浓度偏低。目前,许多学者致力于开发新型FK506载体,以促进FK506滴眼剂在眼局部组织的快速吸收。笔者把FK506与一种可生物降解的药用辅料结合制成FK506缓释剂,在防治高危兔角膜移植术后免疫排斥反应中取得初步较好效果,能明显延长角膜移植植片的生存时间,并能在眼内持续释放FK506达3个月以上,眼内药物浓度保持在50mg/mL以上。其他学者应用FK506滴眼剂等局部用药途径以治疗角膜移植后免疫排斥反应,亦达到理想的治疗效果。

FK506的毒副作用和药物剂量密切相关,会导致患者血糖升高、头痛、震颤、感觉异常、失眠、眼肌麻痹、恶心、呕吐、厌食、腹泻、潮热、胸痛等。目前,临床用FK506治疗自身免疫性眼病通常采用口服给药,推荐剂量为0.1~0.15mg/(kg·d),使全身药物浓度保持在15~25ng/mL,可获得满意的疗效,且副作用较少。

FK506已经被广泛的实验研究所证实其在抗角膜移植排斥方面的巨大优势,并且其在临床的研究中也已经进入实验性应用阶段。如何令其在抗角膜移植排斥方面发挥更好的作用,今后应对以下几个方面进一步深入研究。针对FK506渗透性差、眼内药物浓度低的药代动力学特点,在传统的滴眼液的基础上进一步开发可生物降解的植入型缓释药物。笔者利用PGLC为载体材料不仅研制了CsA缓释系统,又设计了新型FK506缓释系统(FK506 DDS)。FK506 DDS外观呈白色圆柱状,直径1.5mm,长度约1mm,每粒含FK506 0.5mg,在兔高危角膜移植术后植入前房。观察期间发现,FK506 DDS体积逐渐缩小,形状由原来的圆柱形变为椭圆,表面棱角变钝圆(图1-9-3-3和图1-9-3-4),并出现小孔空隙,呈疏松多孔样的结构,24周明显变小(图1-9-3-5),在移植术后28周完全消失,前房内未见残留物和炎症反应(图1-9-3-6)。此外,其血液和房水中的FK506药物浓度明显高于FK506滴眼液组,表明FK506 DDS在维持眼内较高药物浓度、确保FK506在眼内免疫抑制作用较滴眼和结膜下给予FK506有着明显的优势,并且在实验观察期间未见明显的全身和眼局部的毒副作用。此外,也可考虑在FK506的基础上联合应用其他的抗免疫排斥药物或者深入研究FK506抗角膜移植排斥作用的分子生物学机制等。

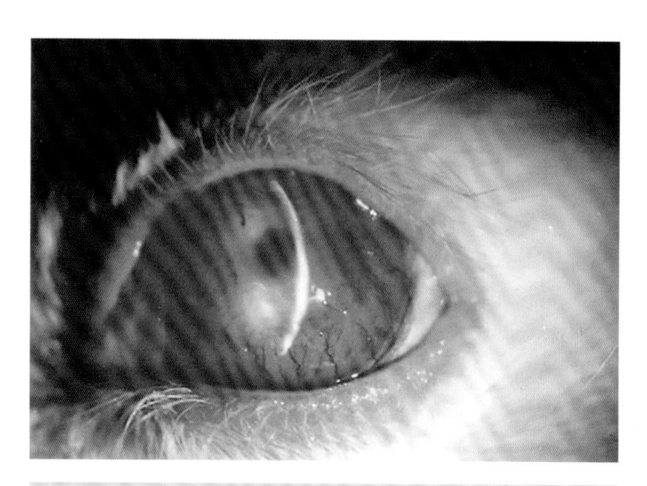

图1-9-3-3 空白组角膜移植术后4周

裂隙灯显微镜下显示发生免疫排斥反应,角膜水肿、混浊,内有大量新生血管长入植片

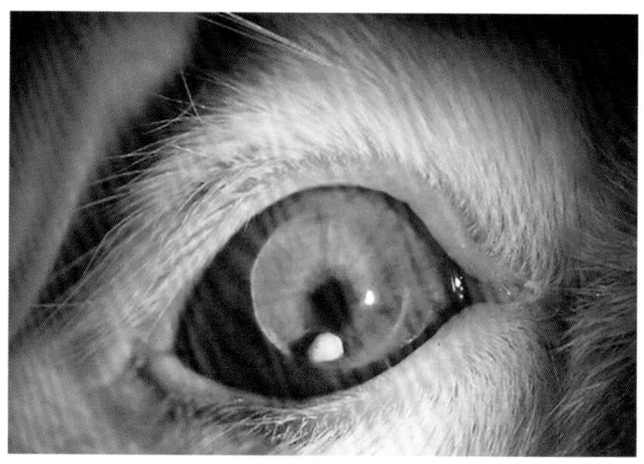

图1-9-3-4 FK506 DDS组角膜移植术后8周

裂隙灯显微镜下显示角膜清澈透亮,前房6点位清晰可见植入的DDS

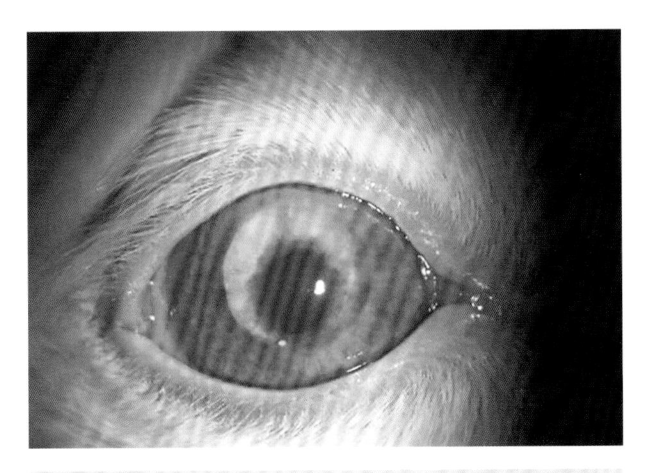

图 1-9-3-5 FK506 DDS 组角膜移植术后 24 周

裂隙灯显微镜下显示角膜清澈透亮，植入的 DDS 明显变小，边缘钝圆

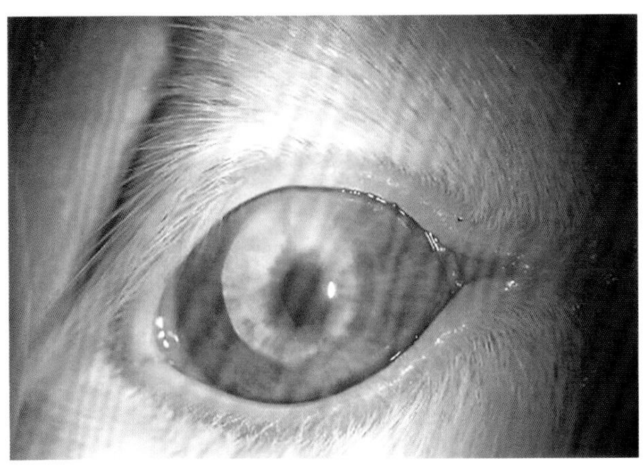

图 1-9-3-6 FK506 DDS 组角膜移植术后 28 周

裂隙灯显微镜下显示角膜清澈透亮，植入的 DDS 完全消失，无任何残留物

（三）雷帕霉素

雷帕霉素（rapamycin，RAPA，西罗莫司）是在 1975 年由加拿大 Ayerst 研究所从 Ester 岛土壤中的吸水链霉菌（*Streptomyces hygroscopicus*）培养液中分离得到的一种具有抗真菌作用的大环内酯类抗生素，Martal 等虽然在 1977 年报道了它的免疫抑制活性，但当时人们并没有意识到它在器官移植中的潜在价值。直到 FK506 在临床上获得器官移植术后抗免疫排斥的成功后，才对化学结构和 FK506 很相似的 RAPA 进行了重新研究。1989 年，研究者证实了 RAPA 在同种异体器官移植的动物实验中与 FK506 同样具有很强的免疫抑制能力。进一步的研究表明，RAPA 还可以抑制新生血管生成，抵制平滑肌细胞和成纤维细胞的增殖，这使各国学者对 RAPA 的研究和开发产生了极大的兴趣。

RAPA 抑制移植物免疫排斥反应效果比 CsA 强 50 倍，比 FK506 强 30 倍，而且 RAPA 对新生血管有很强的抑制作用。另外 RAPA 的结合蛋白在眼部组织较其他组织含量高，因此，RAPA 对角膜移植术后免疫排斥反应和与免疫有关的其他眼病，如免疫性葡萄膜炎等可能比其他免疫抑制剂有更好的疗效，有着广泛的研究和发展前景。

1. 药代动力学　RAPA 可以通过腹膜下、静脉注射和口服等方式给药。RAPA 口服后大约 1.5~2 小时血液中药物浓度可达峰值，半衰期（$t_{1/2}$）为 62 小时。RAPA 吸收入血后，95% 分布于红细胞内，血浆中含量很少，因此临床上以全血标本来监测 RAPA 的血药浓度。RAPA 和 FK506 一样，主要经过细胞色素 P450 系统代谢经胆汁排出，故对细胞色素 P450 系统有影响的药物，可对 RAPA 的药代动力学产生影响。

2. 免疫抑制作用机制　RAPA 主要通过影响细胞周期、细胞质内结合蛋白以及免疫效应细胞发挥作用，具体作用机制如下：

（1）对细胞周期的影响：RAPA 的化学结构虽然和 FK506 相似，但两者抑制细胞增殖作用的周期却不同。FK506 和 CsA 抑制钙依赖性的 T 淋巴细胞由 G0 到 G1 期的增殖，而 RAPA 则通过影响 IL-2 等细胞因子刺激后的信号转导通路，阻断 T 淋巴细胞及其他细胞由 G1 至 S 期的增殖。

（2）细胞质内的结合蛋白及其作用：RAPA 和 FK506 到达细胞内后，都可与细胞质内免疫亲和素 FKBP（FK506 banding proteins，FKBP）结合，RAPA 对 FKBP 有更高的亲和力。FK506 和 FKBP 结合以后，与 Ca^{2+}依赖的神经素/钙调节素结合可阻碍 Ca^{2+}依赖的信号转导，通过转录因子（NF-AT）的作用降低细胞因子的表达，抑制 IL-2、IL-3、IL-4、GM-CSF（粒-单集落刺激因子）、TNF-α 和 INF-γ 等细胞因子的表达，从而抑制 IL-2 等细胞因子刺激的 T 和 B 细胞的活化，发挥强大的免疫抑制作用。

RAPA 与 FK506 不同，仅轻度抑制 T 细胞产生 IL-2 等细胞因子，但能很强抑制 IL-2 与 IL-2R 结合后诱导的细胞增殖和 IL-1 诱导的膜抗原的表达，阻断 IL-2 与 IL-2R 结合后的信号转导通路。RAPA 与

FKBP 结合形成 RAPA-FKBP 复合物后，可与其靶蛋白 mTOR（target of rapamycin，TOR）结合。结合后，信号通过 IL-2R 和生长因子受体激活磷酯酰肌醇 3 激酶（PI_3K）链，导致蛋白激酶 B（PKB）活化，PKB 直接激活 mTOR，mTOR 通过调节至少 3 种在翻译过程中起重要作用的蛋白：4E-BP1、$p70^{s6k}$（70-KUS6 激酶）和真核细胞翻译起始因子 4G1（eIF4G1），阻断 L-2 等细胞因子所诱发的免疫细胞蛋白质及 DNA 的合成发挥免疫抑制作用。

（3）对免疫效应细胞的作用：在动物实验中，RAPA 能引起小鼠胸腺的显著萎缩，但是并不引起细胞的程序性死亡，提示 RAPA 对胸腺细胞增殖的抑制是引起胸腺萎缩的主要原因。前期研究还发现 RAPA 不只限于在 S 期前阻断细胞增殖的周期，还能抑制人 T 细胞激活过程中起重要作用的早期相基因 *C-jun* 的表达，所以 RAPA 可能在淋巴细胞激活的早期已经起作用。RAPA 对各种非 T 细胞如 B 细胞、巨噬细胞、粒细胞和内皮细胞等的增殖及功能都有一定的影响，其作用强于 CsA 和 FK506，这也是 RAPA 免疫抑制作用的重要组成部分。

3. 不良反应　与 CsA 和 FK506 在治疗过程中出现的严重肾毒性相比，治疗量的 RAPA 对肾脏的毒性是微不足道的。但这并不意味着 RAPA 没有不良反应。临床和动物实验发现其不良反应呈剂量依赖性且可逆。另外已有关于 RAPA 引起厌食、腹泻、体重减轻、视网膜小块状缺血坏死、消化性溃疡和脉管等的报道。

4. 药物缓释系统　眼球独特的解剖结构决定了眼科药物以局部用药为主。与其他免疫抑制剂类似，RAPA 存在溶解性差、溶液性质不稳定、治疗窗口窄等局限性。为提高 RAPA 眼内有效治疗浓度，笔者将 PLGC 和 RAPA 以质量 W/W=1∶1 混合，制备了长 3mm、宽 1mm、厚 0.5mm 的 RAPA 缓释片，随后考察了其对兔高危角膜移植术后免疫排斥反应和角膜新生血管增殖的疗效。实验结果显示，与未给予任何免疫抑制剂治疗的兔相比，术后经 RAPA 缓释片治疗后的兔发生免疫排斥的平均时间由（16.5 ± 2.46）天延长至（87.6 ± 5.80）天，免疫排斥反应发生率由 100% 降低至 20%，角膜移植片排斥指数出现相同趋势，表明局部应用 RAPA 缓释片可以防治兔高危角膜移植术后免疫排斥反应。术后 2 周，未给予任何免疫抑制剂治疗的兔伴有大量的新生血管长入角膜植片，角膜新生血管指数迅速升至 2.4，术后 4 周后升至 3.8，术后 12 周检查结果和术后 4 周大致相似。RAPA 缓释片植入组的兔未见明显的新生血管长入植片，其角膜新生血管指数在术后比较稳定，即使发生了免疫排斥反应，也未见大量的新生血管长入植片，说明 RAPA 缓释片能显著抑制角膜新生血管生长。此外，在观察期内 RAPA 滴眼液组房水中检测不出 RAPA 药物浓度，而 RAPA 缓释片植入组不同时间点房水中平均药物浓度均大于 7ng/mL，从实验观察的结果和房水中 RAPA 药物浓度结果分析，房水中一定水平的 RAPA 药物浓度可能是其发挥免疫抑制作用的关键。

七、人工泪液

作为治疗干眼的一线用药，人工泪液通过调整配方组分，模拟人体自身分泌的泪液，在眼表形成光滑的光学平面，滋润和保护眼表组织，从而有效缓解和治疗干眼。随着研究的深入，人工泪液的组分从简单的盐水发展到自体血清，湿润眼表的时间也从几分钟延长至数小时。由于干眼的致病因素众多，发病机制复杂，干眼的类型和严重程度不同，因此，临床上应根据患者的类型、程度选择不同组分的人工泪液，针对泪膜进行定向补充。通常认为人工泪液的组分主要有增黏剂、电解质、油剂和表面活性剂等。

（一）增黏剂

增黏剂是人工泪液中最常见的成分，主要作用是增加泪膜厚度和泪液在眼表的滞留时间。此外，增黏剂还具有一定的吸湿性，可以充当保水剂，通过防止水分流失来滋润眼睛表面。目前市场上最常用的增黏剂主要有：羟丙基甲基纤维素（HPMC）、卡波姆、透明质酸（HA）、聚乙烯醇、聚维酮、葡聚糖和羟丙基瓜尔胶（HP 瓜尔胶）等。这些增黏剂不仅具有黏附性，还具有类似黏蛋白的分支结构，能够模拟黏蛋白功能。因此，对于黏蛋白缺乏患者，可以优先考虑能够模拟黏蛋白功能的人工泪液。

（二）电解质

由于泪液中的电解质具有维持泪膜渗透压平衡的功能，因此电解质成为人工泪液的另一主要成分，以再现健康泪膜的电解质分布，稳定泪膜。已有多项体内和临床研究表明，使用低渗人工泪液可以减轻干眼症状。值得注意的是，一些电解质，如硼酸，可以用作缓冲剂，用以稳定配方的 pH，或与山梨醇、锌和丙二醇组合用作防腐剂。因此，电解质在维持角膜上皮细胞的必需离子和泪膜的健康渗透压方面发挥着重要作用。

（三）油剂和表面活性剂

脂质层中脂质和蛋白质的存在对泪膜的表面张力和眼表面的湿润起着关键作用，由于脂质层的改变，引起泪液在眼表滞留时间缩短，从而导致蒸发过强型干眼。人工泪液中油剂和表面活性剂成分旨在恢复泪膜的脂质层，通过降低泪液蒸发，延长泪膜的涂布时间，恢复泪膜稳定性，从而改善干眼患者的症状和体征。目前，人工泪液中常用的油剂和表面活性剂包括矿物油、蓖麻油、极性磷脂表面活性剂、甘油、豆油、磷脂脂质体等，表现出良好的耐受性和疗效。

虽然人工泪液是治疗干眼的一线用药，但其应用还面临诸多障碍。如天然泪液由水、盐、碳氢化合物、蛋白质和脂质等多组分构成，这些组分在维持泪膜的功能性上起着至关重要的作用。尽管自体血清几乎含有天然泪液中所有的各种成分，但无法完全取代天然泪液，而且其制备的复杂和来源的局限限制了其应用。其次，新型防腐剂的研发是另一个关键。苯扎氯铵是人工泪液中最常用的防腐剂，然而，临床发现它可以破坏泪膜的稳定性、损伤上皮细胞。目前一些具有更高安全性的新型防腐剂应用到人工泪液，如稳定的氧氯络合物、过硼酸钠等，但它们仍然无法完全避免对角膜上皮的损伤，尚未寻找到一种对人眼表上皮细胞完全无毒性的防腐剂。此外，针对由于炎症、系统性疾病、睑板腺功能障碍等原因而引起的干眼，人工泪液有时并不能充分缓解患者症状。研究调查也表明，20% 或更多的干眼患者单用人工泪液治疗并不能达到预期效果，此时就要考虑额外或者不同的治疗方式。随着生物医药和干眼病理研究的深入，我们期待不断会有更好、更贴近于天然泪液的人工泪液及更有效的干眼治疗方法出现。

八、促角膜修复药

角膜损伤时，局部使用促修复药物可以增强角膜上皮细胞的增殖，调节角膜伤口愈合。常用的促角膜修复药包括生长因子类和小牛血去蛋白提取物。

（一）生长因子类

1. 碱性成纤维细胞生长因子（bFGF） bFGF 是广泛存在于各细胞和组织中的一种细胞生长因子。角膜组织中 bFGF 表达增加，可促进角膜上皮增殖分化和损伤修复。商品化重组牛 bFGF 眼用凝胶和滴眼液可用于部分原因引起的角膜上皮缺损、点状角膜病变、复发性浅层点状角膜病变、轻中度干眼、大泡性角膜病变、单疱性角膜溃疡等。

2. 表皮生长因子（EGF） EGF 与其跨膜受体结合，激活细胞间级联反应，刺激角膜缘和周边角膜上皮细胞的增殖和分化，加速伤口愈合。商品化重组人 EGF 滴眼液可用于治疗角膜移植、翼状胬肉术后、角膜炎及眼表外伤等。

3. 神经生长因子（NGF） NGF 是神经营养因子家族成员之一。它可在神经元损伤后提供营养支持、逆转病理性神经改变并促进神经突的萌发。NGF 可以促进角膜上皮细胞的迁移，增加基质金属蛋白酶-9 的表达，增强成纤维细胞-角化细胞的分化。NGF 已经用于局部治疗各种先天性和获得性神经营养性角膜病。研究表明，神经营养性角膜上皮缺损患者经局部 NGF 治疗 12~42 天后角膜完全愈合。商业化重组人 NGF 治疗神经营养性角膜上皮缺损已经进行了二期临床试验。

（二）小牛血去蛋白提取物

小牛血去蛋白提取物是 1~6 个月检疫合格的小牛血液通过超滤、浓缩等工艺纯化得到的生物活性物质，主要含有小分子量多肽、氨基酸、核苷酸等物质。小牛血去蛋白提取物眼用凝胶和滴眼液是常用的眼科药物，其主要药理作用是增强细胞对氧和葡萄糖的摄取和利用，增强三磷酸腺苷的合成，为角膜补充核苷酸、氨基酸等物质，促进角膜上皮细胞和泪膜的修复，临床上用于各种角膜疾病的治疗。一项随机、双盲的多中心平行对照临床试验研究表明，小牛血去蛋白提取物眼用凝胶治疗角膜上皮缺损的疗效和安全性与 bFGF 碱性成纤维细胞生长因子眼用凝胶相似。研究发现，蛋白提取物眼用凝胶和自体血清可治疗骨髓移植术后慢性移植物抗宿主病引起的中重度干眼。研究表明，小牛血去蛋白提取物眼用凝胶在缓解眼部症状、促进角膜上皮修复方面与自体血清的效果相同。邱晓頔等利用小牛血去蛋白提取物眼用凝胶治疗弥漫性角膜上皮点状脱落的临床疗效确切，且优于重组牛 bFGF 眼用凝胶。吴护平等发现原发性翼状胬肉切除术后早期应用小牛血去蛋白提取物滴眼液，具有较快减轻疼痛，加速角膜上皮修复的作用。

此外，富含生长因子的羊膜提取物、血液衍生物及纤连蛋白等已经用于持续性角膜上皮损伤相关的临床眼病治疗。这里不再详细介绍。

九、基因工程药

随着分子生物学技术和免疫学的发展，学者们将某一可起到抑制免疫反应的多肽或蛋白质的编码基因进行基因修饰，然后再利用基因重组技术克隆出经过修饰的多肽或蛋白质，也就是基因工程免疫抑制剂。与传统的免疫抑制剂相比，基因工程免疫抑制剂具有目的性强、生物利用度好及毒副作用小等许多独特的优点。1991 年，Hebort 将人 IL-2 的基因与经过基因修饰的假单孢菌外毒素进行融合制成重组蛋白 IL-2-PE40，这种蛋白对表达 IL-2 受体的 T 淋巴细胞有很强的毒性。由于 IL-2 是在细胞免疫应答中起关键作用的一种细胞因子，因此将 IL-2-PE40 用于大鼠角膜移植后，能明显降低角膜植片的排斥率。IL-2-Ig 也是一种针对 IL-2 的重组蛋白，可抑制细胞免疫和体液免疫，通过腹腔注射能够明显抑制小鼠角膜移植术后的免疫排斥反应，而且没有引起任何不良影响。近年来，在各种器官和组织移植中研究得比较突出的基因工程药物是 CTLA4-Ig，一种阻断 T 细胞活化所必需的共刺激途径的重组蛋白。与其他的免疫抑制剂相比，CTLA4-Ig 不仅起到良好的抑制免疫排斥的作用，还能够有效地诱导针对特异供体的免疫耐受，而且对机体不会产生任何细胞毒性。CTLA4-Ig 的这些优点使其成为目前最有应用前景的免疫抑制剂。在角膜移植领域，也有学者对其进行了研究。Hoffmann 通过对抗原完全不匹配的小鼠供受体行角膜移植，然后腹腔注射 CTLA4-Ig，发现 CTLA4-Ig 能明显延长角膜植片的存活时间；Gebhardt 则将供体兔角膜植片放入含有 CTLA4-Ig 的保存液中浸泡 18 小时后分别移植给没有新生血管和诱导了新生血管化植床的受体，发现在没有新生血管组，CTLA4-Ig 对植片存活时间并没有太大影响，而在高危组，CTLA4-Ig 起到了明显的免疫抑制作用，多数植片甚至永久存活。但是 CTLA4-Ig 中的 Ig 成分只能起到稳定 CTLA4 功能的作用，其本身并无其他的生物学功能，这样就减弱了 CTLA4-Ig 的效能。

基因工程药物除作为免疫抑制剂以外，还可作为血管生成抑制剂。贝伐珠单抗（bevacizumab）是重组的人源化单克隆抗体。2004 年 2 月 26 日，获得美国 FDA 的批准，是美国第一个获得批准上市的抑制肿瘤血管生成的药。编者研究了贝伐珠单抗对小鼠单纯疱疹病毒性角膜炎角膜瘢痕和新生血管的抑制作用。选用 SPF 级雄性 6~8 周龄 C57BL/6 小鼠，利用体外培养并感染的 Vero 细胞生产单纯疱疹病毒Ⅰ型，并进行小鼠角膜基质注射以制备 HSK 模型。造模后生理盐水注射组小鼠较正常对照小鼠角膜新生血管明显增加，角膜神经纤维明显减少，单纯阿昔洛韦注射组和阿昔洛韦 + 贝伐珠单抗注射组小鼠角膜新生血管少于生理盐水注射组，阿昔洛韦 + 贝伐珠单抗注射组小鼠角膜神经纤维较生理盐水组注射组和单纯阿昔洛韦注射组均增加。贝伐珠单抗结膜下注射可抑制小鼠单纯疱疹病毒性角膜炎模型中角膜新生血管生成和瘢痕形成，与阿昔洛韦联合应用时，两者有协同作用。除可抑制角膜新生血管外，薛林平等发现贝伐珠单抗结膜下注射能下调角膜上皮瓣下原位磨镶术术后转化生长因子-β1 和 α-平滑肌肌动蛋白表达的表达水平，减少角膜屈光手术后角膜上皮下雾状混浊的形成。此外，Dana 等在美国、印度和巴西的 5 个临床中心进行前瞻性、随机、双盲、安慰剂对照临床试验，研究贝伐珠单抗局部治疗对血管化高危角膜移植患者的疗效。在血管化角膜移植高危患者中，贝伐珠单抗治疗组与对照组相比，1 年后内皮排斥率无统计学差异。

近年来，学者们对一些其他的基因工程药物进行了大量的研究，但主要集中在针对淋巴细胞的表面分子和细胞因子的抗体或拮抗剂等，例如 CD4、TCR、CD40、黏附分子 ICAM-1 和 LFA-1 等的单克隆抗体，以及白细胞介素 1 受体的拮抗剂。这些药物都是针对某一种分子或细胞因子，而且单克隆抗体本身也具有免疫原性。这些药物还远未达到人们所期望的疗效，就目前来说还不能完全取代传统的小分子治疗药物，只能够作为辅助用药。因此，如何更好地改良基因工程药物，使其能够在治疗角膜疾病方面发挥更大的作用，已成为当前研究的重点。

（张衡瑞　王红卫）

参考文献

1. SHARMA N, BAGGA B, SINGHAL D, et al. Fungal keratitis: a review of clinical presentations, treatment strategies and outcomes [J]. Ocul Surf, 2022, 24: 22-30.
2. ADRIANTO M F, ANNURYANTI F, WILSON C G, et al. In vitro dissolution testing models of ocular implants for posterior segment drug delivery [J]. Drug Deliv Translational Res, 2022, 12: 1355-1375.
3. DANG D H, RIAZ K M, KARAMICHOS D. Treatment of non-infectious corneal injury: review of diagnostic agents, therapeutic medications, and future targets [J]. Drugs, 2022, 82: 145-167.
4. DOHLMAN T H, MCSOLEY M, AMPARO F, et al. Bevacizumab in high-risk corneal transplantation: a pilot multicenter prospective randomized control trial [J]. Ophthalmology, 2022, 129: 865-879.
5. TASHARROFI N, NOUROZI M, MARZBAN A. How liposomes pave the way for ocular drug delivery after topical administration [J]. J Drug Deliv Sci Tec, 2022, 67: 103045.
6. PENG C, KUANG L, ZHAO J, et al. Bibliometric and visualized analysis of ocular drug delivery from 2001 to 2020 [J]. J Control Release, 2022, 345: 625-645.
7. TING D S J, GOPAL B P, DESHMUKH R, et al. Diagnostic armamentarium of infectious keratitis: a comprehensive review [J]. Ocul Surf, 2022, 23: 27-39.
8. SINGH R B, DAS S, CHODOSH J, et al. Paradox of complex diversity: challenges in the diagnosis and management of bacterial keratitis [J]. Prog Retin Eye Res, 2022, 88: 10-28.
9. LYU Q, PENG L, HONG X, et al. Smart nano-micro platforms for ophthalmological applications: The state-of-the-art and future perspectives [J]. Biomaterials, 2021, 270: 120682.
10. SHEN L, FANG G, TANG B, et al. Enhanced topical corticosteroids delivery to the eye: A trade-off in strategy choice [J]. J Control Release, 2021, 339: 91-113.
11. LI Z, LIU M, KE L, et al. Flexible polymeric nanosized micelle for ophthalmic drug delivery: research progress in recent three years [J]. Nanoscale Adv, 2021, 3: 5240.
12. SWETLEDGE S, JUNG J P, CARTER R, et al. Distribution of polymeric nanoparticles in the eye: implications in ocular disease therapy [J]. J Nanobiotechnol, 2021, 19: 1-19.
13. GURUPRASAD R P, DOMB A J. Formation of micro/nanoparticles and microspheres from polyesters by dispersion ring-opening polymerization [J]. Polym Advan Technol, 2021, 32: 3835-3856.
14. GUPTA P K, GAHTORI R, GOVARTHANAN K, et al. Recent trends in biodegradable polyester nanomaterials for cancer therapy [J]. Mat Sci Eng C, 2021, 127: 112198.
15. GRASSIRI B, ZAMBITO Y, BERNKOP-SCHNÜRCH A. Strategies to prolong the residence time of drug delivery systems on ocular surface [J]. Adv Colloid Interface, 2021, 288: 102342.
16. WONG C W, METSELAAR J M, STORM G, et al. A review of the clinical applications of drug delivery systems for the treatment of ocular anterior segment inflammation [J]. Brit J Ophthalmol, 2021, 105: 1617-1622.
17. HELMY A M. Overview of recent advancements in the iontophoretic drug delivery to various tissues and organs [J]. J Drug Deliv Sci Tec, 2021, 61: 102332.
18. LEVINE D, ALBINI T A, YEH S, et al. Emerging drug delivery systems for posterior segment disease [J]. Ophthalmic Surg Lasers Imaging Retin, 2020, 51: 132-135.
19. SINGH M, BHARADWAJ S, LEE K E, et al. Therapeutic nanoemulsions in ophthalmic drug administration: Concept in formulations and characterization techniques for ocular drug delivery [J]. J Control Release, 2020, 328: 895-916.
20. BARABINO S, BENITEZ J M, FUCHSLUGER T, et al. Dry eye disease treatment: the role of tear substitutes, their future, and an updated classification [J]. Eur Rev Med Pharmacol Sci, 2020, 24: 8642-8652.
21. LYNCH C R, KONDIAH P P D, CHOONARA Y E, et al. Hydrogel biomaterials for application in ocular drug delivery [J]. Front Bioeng Biotechnol, 2020, 8: 228.
22. NAOMI H B, HOLLY R. C, LAURA E D, et al. Material, immunological, and practical perspectives on eye drop formulation [J]. Adv Funct Mater, 2020, 30: 1908476.

23. MOLAVI F, BARZEGAR-JALALI M, HAMISHEHKAR H. Polyester based polymeric nano and microparticles for pharmaceutical purposes: a review on formulation approaches [J]. J Control Release, 2020, 320: 265-282.
24. SAHAY P, SINGHAL D, NAGPAL R, et al. Pharmacologic therapy of mycotic keratitis [J]. Surv Ophthalmol, 2019, 64: 380-400.
25. 林志荣, 吴护平, 谢智文, 等. 小牛血去蛋白提取物滴眼液对原发性翼状胬肉切除术后早期修复的作用[J]. 中华眼科杂志, 2019, 55: 134-140.
26. CAMPOCHIARO P A, MARCUS D M, AWH C C, et al. The port delivery system with ranibizumab for neovascular age-related macular degeneration: results from the randomized phase 2 ladder clinical trial [J]. Ophthalmology, 2019, 126: 1141-1154.
27. TESTI I, PAVESIO C. Preliminary evaluation of YUTIQTM (fluocinolone acetonide intravitreal implant 0.18 mg) in posterior uveitis [J]. Ther Deliv, 2019, 10: 621-625.
28. LYNCH C R, KOBDIAH P P D, CHOONARA Y E, et al. Advances in biodegradable nano-sized polymer-based ocular drug delivery [J]. Polymers, 2019, 11: 1371.
29. ZHOU F, LI H, WANG K, et al. Finger or light: stimulation sensitivity of visual startle in the coma recovery scale-revised for disorders of consciousness [J]. Neurosci Bull, 2018, 34: 709-712.
30. RODRIGUES G A, LUTZ D, SHEN J, et al. Topical drug delivery to the posterior segment of the eye: addressing the challenge of preclinical to clinical translation [J]. Pharm Res, 2018, 35: 199-204.
31. MCAVOY K, JONES D, THAKUR R R S. Synthesis and characterization of photocrosslinked poly (ethylene glycol) diacrylate implants for sustained ocular drug delivery [J]. Pharm Res, 2018, 35: 2298-2299.
32. BAHADORANI S, KRAMBEER C, WANNAMAKER K, et al. The effects of repeated ozurdex injections on ocular hypertension [J]. Clin Ophthalmol, 2018, 12: 639-642.
33. CARLSON E, KAO W W Y, OGUNDELE A. Impact of hyaluronic acid-containing artificial tear products on reepithelialization in an in vivo corneal wound model [J]. J Ocul Pharmacol Ther, 2018, 34: 360-364.
34. IMPERIALE J C, ACOSTA G B, SOSNIK A. Polymer-based carriers for ophthalmic drug delivery [J]. J Control Release, 2018, 285: 106-141.
35. ZIAEI M, GREENE C, GREEN C R. Wound healing in the eye: therapeutic prospects [J]. Adv Drug Deliv Rev, 2018, 126: 162-176.
36. ZHAO J, WENG G, LI J, et al. Polyester-based nanoparticles for nucleic acid delivery [J]. Mat Sci Eng C, 2018, 92: 983-994.
37. JANAGAM D R, WU L, LOWE T L. Nanoparticles for drug delivery to the anterior segment of the eye [J]. Adv Drug Deliver Rev, 2017, 122: 31-64.
38. BHANU M, HARSHA K, ANUPAM P. Ocular drug delivery systems [J]. Nat Polym Drug Deliv, 2017, 18: 160-170.
39. FRANCIS B A, FERNANDES R A B, AKIL H, et al. Implantation of a second glaucoma drainage device [J]. Graefes Arch Clin Exp Ophthalmol, 2017, 255: 1019-1025.
40. GEORGIVE G A, EFTIMOV P, YOKOI N. Structure-function relationship of tear film lipid layer: a contemporary perspective [J]. Exp Eye Res, 2017, 163: 17-28.
41. PAREKH V J, DESAI N D, SHAIKH M S, et al. Self nanoemulsifying granules (SNEGs) of meloxicam: preparation, characterization, molecular modeling and evaluation of in vivo anti-inflammatory activity [J]. Drug Dev Ind Pharm, 2017, 43: 600-610.
42. BAN J, ZHANG Y, HUANG X, et al. Corneal permeation properties of a charged lipid nanoparticle carrier containing dexamethasone [J]. Int J Nanomed, 2017, 12: 1329-1339.
43. DUAN P, LIU Y, LI J. The comparative efficacy and safety of topical non-steroidal anti-inflammatory drugs for the treatment of anterior chamber inflammation after cataract surgery: a systematic review and network meta-analysis [J]. Graef Arch Clin Exp, 2017, 255: 639-649.
44. 周洪伟, 王同松, 张松梅, 等. 贝伐单抗对小鼠单纯疱疹病毒性角膜炎角膜新生血管和瘢痕形成的抑制作用[J]. 中华实验眼科杂志, 2017, 35: 1085-1091.
45. JERVIS L P. A summary of recent advances in ocular inserts and implants [J]. J Bioequiv Availab, 2016, 09: 320-323.
46. BADRI W, MILADI K, NAZARI Q A, et al. Encapsulation of NSAIDs for inflammation management: overview, progress,

challenges and prospects [J]. Int J Pharm, 2016, 515: 757-773.

47. AGARWAL R, IEZHITSA I, AGARWAL P, et al. Liposomes in topical ophthalmic drug delivery: an update [J]. Drug Deliv, 2016, 23: 1075-1091.
48. CHOLKAR K, CITY K. Ocular drug delivery systems: an overview [J]. World J Pharmacol, 2015, 2: 47-64.
49. MENCUCCI R, BOCCALINI C, CAPUTO R, et al. Effect of a hyaluronic acid and carboxymethylcellulose ophthalmic solution on ocular comfort and tear-film instability after cataract surgery [J]. J Cataract Refract Surg, 2015, 41: 1699-1704.
50. WILSON S L, AHEARNE M, HOPKINSON A. An overview of current techniques for ocular toxicity testing [J]. Toxicology, 2015, 327: 32-46.
51. KANG-MIELER J J, OSSWALD C R, MIELER W F. Advances in ocular drug delivery: emphasis on the posterior segment [J]. Expert Opin Drug Deliv, 2014, 11: 1647-1660.
52. 刘靖，刘祖国，邵毅陈，等. 小牛血去蛋白提取物眼用凝胶治疗骨髓移植术后慢性移植物抗宿主病引起的中重度干眼临床疗效评价[J]. 中华眼科杂志，2013，49：32-36.
53. 李婧，沈政伟，李德忠，等. Bevacizumab 对兔去上皮瓣微型角膜刀法角膜上皮瓣下原位磨镶术术后角膜上皮下雾状混浊的影响[J]. 中华实验眼科杂志，2013，31：529-534.
54. ZHANG Z, HUANG G. Intra-articular lornoxicam loaded PLGA microspheres: enhanced therapeutic efficiency and decreased systemic toxicity in the treatment of osteoarthritis [J]. Drug Deliv, 2012, 19: 255-263.
55. 陈敏洁，龚岚，邱晓頔. 小牛血去蛋白提取物眼用凝胶治疗弥漫性角膜上皮点状脱落的疗效观察[J]. 中华眼科杂志，2012，48：1083-1087.
56. PHEE I A, FREDERICKS S, TAI T. The influence of pharmacogenetics on the time to achieve target tacrolimus concentrations after kidney transplantation [J]. Am J Transplant, 2004, 4: 914-919.
57. 陈新谦，金有豫，汤光. 新编药物学[M]. 15 版. 北京：人民卫生出版社，2003.
58. LAUZURICA R, LOSCOS J, DIAZ P, et al. Tacrolimus-associated severe bilateral corneal ulcer after renal transplantation [J]. Transplantation, 2002, 73: 1006-1007.
59. XIE L, SHI W, WANG Z, et al. Prolongation of corneal allograft survival using cyclosporine in a polylactide-co-glycolide polymer [J]. Cornea, 2001, 20: 748-752.
60. 谢立信，主编. 角膜移植学[M]. 北京：人民卫生出版社，2000.
61. 苏泽轩，于立新，黄洁夫，主编. 现代移植学[M]. 北京：人民卫生出版社，1998.
62. 陆彬，主编. 药物新剂型与新技术[M]. 北京：人民卫生出版社，1998.
63. 谢立信，曹景，董晓光，等. 环胞霉素 A 和地塞米松局部应用对角膜移植免疫排斥的疗效观察[J]. 眼科研究，1995，13：24-27.
64. 陈祖基. 眼科药物药理[M]. 北京：人民卫生出版社，1982.

第十章
角膜缘干细胞的特性和移植

第一节　角膜缘的组织解剖

角膜缘（limbus）位于角膜、结膜和巩膜的交汇处，是一个组织解剖和功能极其特殊的部位，与角膜上皮损伤修复、炎症反应、角膜移植排斥反应等多种角膜疾病的发生发展关系密切。角膜缘是角膜上皮干细胞富集的部位，同时也和角膜的营养来源以及神经支配密切相关，也可作为房水排出通道 Schlemm 管、小梁网等房角结构，以及眼前节多种手术切口的位置。因此，角膜缘一直是眼科基础和临床关注的重点。

角膜缘是角膜与巩膜的移行区，由角膜逐渐过渡并嵌入巩膜内，是透明的角膜组织同白色巩膜组织间的过渡部位。角膜缘在前房角的外前侧方向，前界起于角膜前弹力层止端，后缘止于后弹力层止端，即 Schwalbe 线，宽约 1mm。角膜缘后缘延续 0.75mm 处，包含前房角的小梁网和 Schlemm 管等重要组织（图 1-10-1-1）。在外观上，角膜缘处可见 1mm 的半透明区和后部延续的约 0.75mm 宽的白色巩膜区。

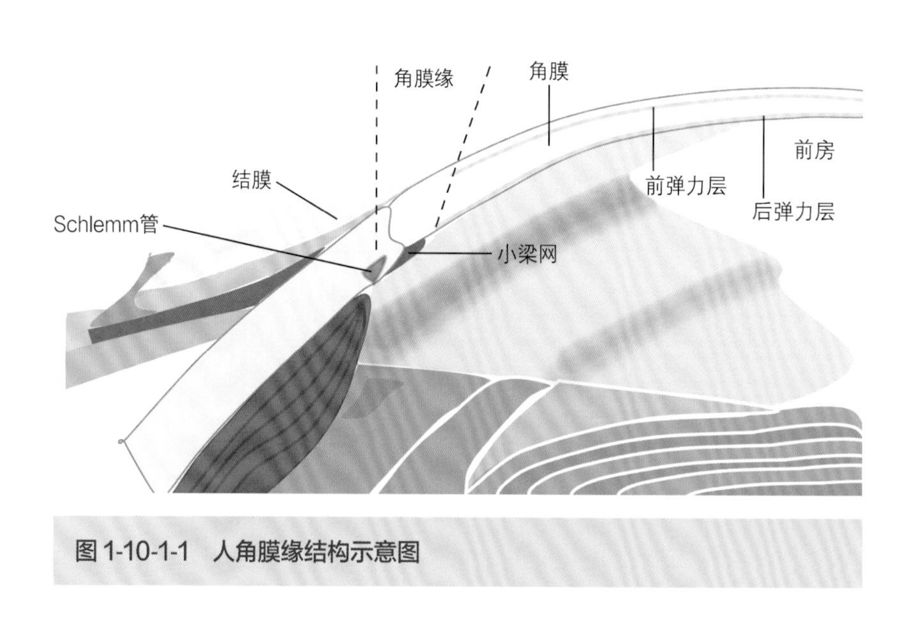

图 1-10-1-1　人角膜缘结构示意图

角膜缘上皮层为复层鳞状上皮，细胞呈小的圆粒状且排列密集，多达 10 层以上。位于上皮层基底部呈放射状排列的乳头状突起形成的特殊栅状上皮结构，称为 Vogt 栅栏（palisades of Vogt）或角膜缘上皮隐窝（limbal epithelial crypt），其中含有色素和丰富的血管网，并与基底膜联系紧密。角膜缘干细胞即位于这些栅状结构的基底层，而周围的其他细胞或成分共同构成角膜缘干细胞龛（niche），即角膜缘干细胞微环境，对角膜缘上皮的稳态维持和损伤再生发挥至关重要的作用。一般认为角膜缘上方及两侧的干细胞较多，故上方角膜缘常作为干细胞移植的供体取材部位。在角膜缘的上界表面可看到呈小斑块状分布的色素，通常作为干细胞移植时角膜缘组织取材的标志。

角膜缘的血管网络向周边部角膜、球结膜、上巩膜、角膜缘巩膜和周边部葡萄膜供应血液。动脉系统源于睫状前动脉的直肌扩展分支，角膜缘外部主要由这些动脉的小动脉分支提供营养。众多终末小动脉以笔直的分支穿越结膜和角膜上皮交接处的 Vogt 栅栏区抵达周边部角膜，小静脉则以相反的方向引流。此外，小动脉从周边部角膜拱形血管以血管襻的形式供养周围结膜。周边部角膜和结膜的小静脉，与上巩膜和筋膜囊的小静脉混合，向后引流汇入眶静脉系统。巩膜和巩膜内层结构主要也靠睫状前动脉供养。在睫状前动脉离开直肌以后，这些血管向前形成一个上巩膜吻合血管环。来自上巩膜环和小动脉本身的小动脉贯穿支，穿过巩膜，供养睫状肌和前葡萄膜。某些细小的巩膜内分支可能供养角膜缘巩膜，并向下抵达 Schlemm 管外壁的平面。一些深部巩膜血管丛和巩膜内静脉丛反过来引流该区，纳入上巩膜静脉。房水集合管引流 Schlemm 管，有的汇入深部巩膜静脉，而另一些则直接穿过巩膜纳入上巩膜静脉，即为在裂隙灯显微镜下能够看到的房水静脉（图 1-10-1-2）。

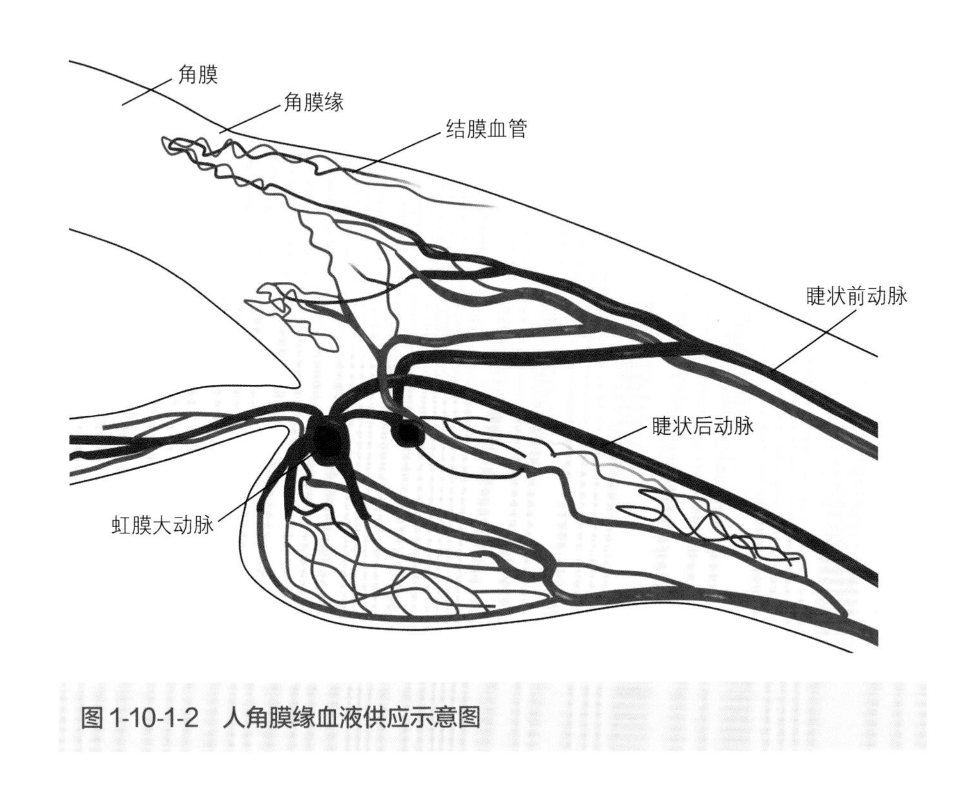

图 1-10-1-2　人角膜缘血液供应示意图

（窦圣乾）

第二节　角膜缘干细胞的概念和生物学特性

一、角膜缘干细胞的概念

角膜缘干细胞（limbal stem cell，LSC）占整个上皮细胞群体的 0.5%~10%，细胞周期长，具有自我更新和增殖分化潜力。与小肠、皮肤、毛囊等干细胞类似，角膜缘干细胞既可通过对称分裂（symmetric cell division）增殖，又可通过不对称分裂（asymmetric cell division）增殖，在维持其自我更新的同时，产生可继续分化的子细胞（图 1-10-2-1）。其中后者在组织发育和损伤修复过程中占主导，是干细胞的典型特征之一。

角膜缘干细胞不对称分裂产生的两个子细胞中，一个保持母细胞表型、继续成为干细胞，另一个则分化为短暂扩增细胞（transient amplifying cell，TAC），移行到角膜上皮基底层成为柱状基底细胞，两者均具有较强的增殖能力。短暂扩增细胞继续分化为有丝分裂后细胞（post-mitotic cell，PMC），该细胞不具备增

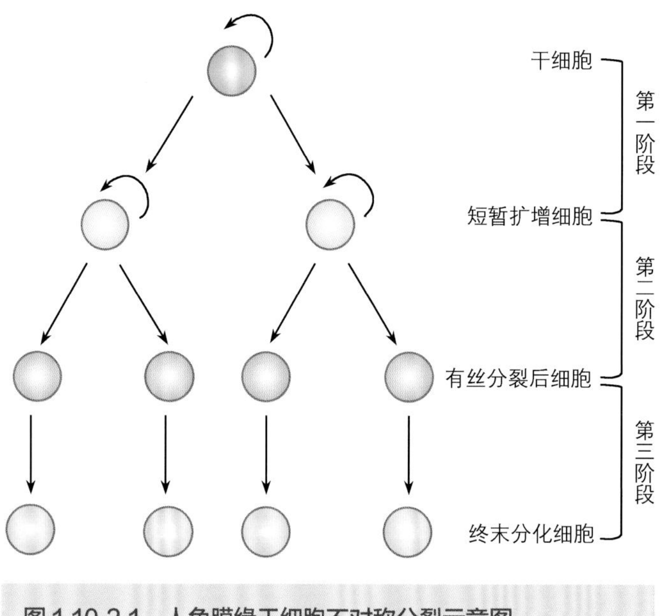

图 1-10-2-1 人角膜缘干细胞不对称分裂示意图

殖能力，只定向分化为角膜上皮基底上层的翼状细胞。在组织分化成熟的过程中，不同时期的有丝分裂后细胞最终发展为特定功能的终末分化细胞（terminally differentiated cell，TDC），即角膜上皮的表层细胞（图 1-10-2-2）。

角膜上皮表层细胞处于终末分化阶段，随着机体代谢，不断发生细胞程序性死亡而脱落。这一过程依赖于角膜缘干细胞增殖和分化产生的新细胞，从而维持角膜上皮的正常稳态和完整性。1983 年，Thoft 等提出经典的“XYZ 假说”阐述了这一过程，该假说在后续研究中不断得到了支持、补充和完善。其中，X

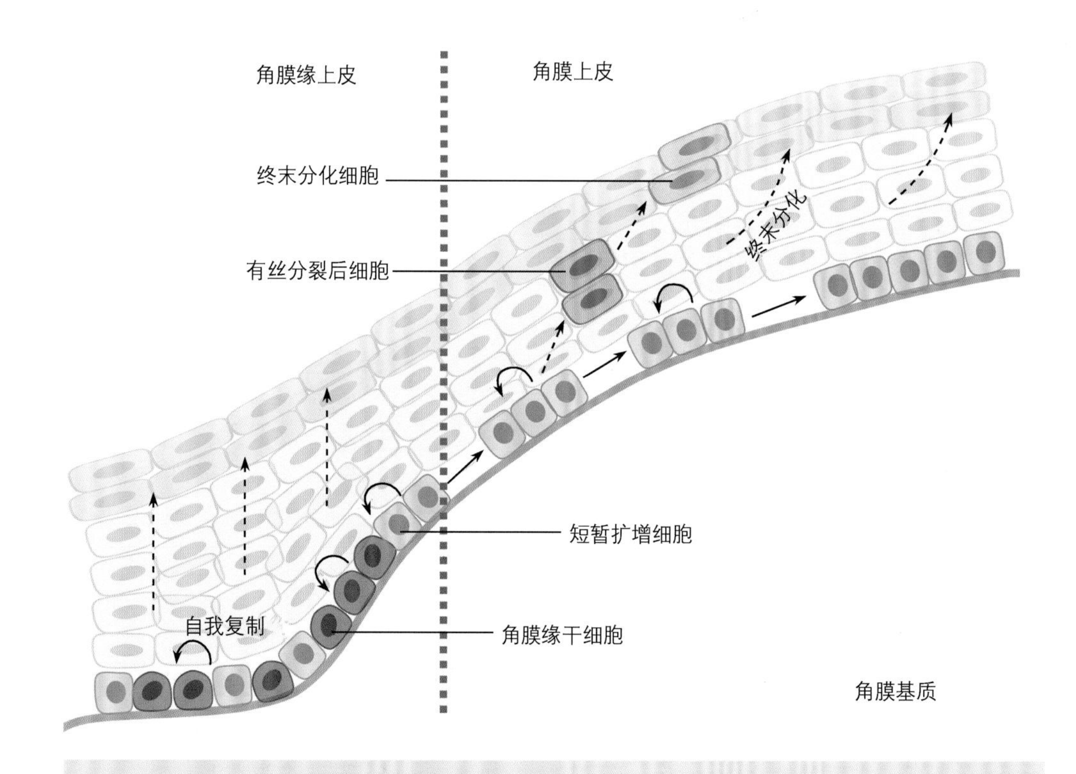

图 1-10-2-2 人角膜缘干细胞增殖分化模式图

指角膜基底细胞的增殖，Y 指角膜周边细胞的向心迁移，而 Z 指的是角膜上皮表层细胞的脱落，“X+Y= Z”解释了位于角膜基底层的角膜缘干细胞和短暂扩增细胞通过增殖、分化和向心迁移，补给表层脱落丢失的终末分化细胞，以维持角膜上皮相对恒定的细胞数量和稳态平衡。

二、角膜缘干细胞的生物学特点

角膜缘干细胞具有其他单能干细胞的特征，如低分化状态、细胞周期长、有丝分裂活性低、自我更新和增殖潜能等，在形态上表现为细胞体积小、高核质比。通常可结合高表达 ΔNp63α、不表达 K3/K12 等特征将其与角膜缘处的其他上皮细胞进行区分。角膜缘干细胞具有如下主要生物学特点：

（一）角膜缘干细胞具有高增殖潜能

在体外培养以及角膜损伤修复过程中，角膜缘干细胞比角膜中央上皮细胞表现为更强的增殖能力。对体外培养的角膜缘干细胞，可根据细胞克隆化形成的三种细胞状态来评估干细胞的增殖力。其中，全克隆（holoclone）代表生长快速的大细胞克隆团，仅有少于 5% 的细胞会发生终分化，具有极高的增殖潜力，这群细胞即角膜缘干细胞；旁克隆（paraclone）是一种快速增殖但传代次数有限的细胞克隆团，短暂扩增细胞即为此种；部分克隆（meroclone）处于全克隆到旁克隆的过渡状态。实验发现，和其他角膜上皮细胞相比，只有角膜缘干细胞在体外可以全克隆状态培养且多次传代，表现为最高的增殖潜能。

（二）角膜缘干细胞具有慢周期性

慢周期性（slow-cycling）使干细胞在体内表现为标记滞留细胞（label-retaining cell），即选取 5-溴脱氧尿嘧啶核苷（BrdU）作为示踪剂，利用其与内源性胸腺嘧啶核苷竞争性掺入单链 DNA 的原理，在组织增殖期将 BrdU 标记到细胞中，而静息态的角膜缘干细胞由于分裂缓慢，因而可长期检测到示踪剂在其中的滞留。当角膜上皮损伤时，角膜缘干细胞会快速激活，以增殖、分化产生新的细胞，实现角膜上皮的修复与再生。

（三）角膜缘干细胞存在亚群异质性

近期的两项研究分别通过单细胞转录组测序和双光子活体成像技术揭示了小鼠角膜缘干细胞可分为内、外两群，其中位于角膜缘内侧的干细胞处于活化态，外侧的干细胞处于静息态。笔者在对人角膜的单细胞转录组分析中发现，角膜上皮干/祖细胞中可鉴定到两个干性较高的亚群（分别表现为 $P63^+$ 和 $CCL20^+$），以及两个高分化的亚群（表现为 $GPHA2^+$ 和 $KRT6B^+$），揭示了角膜缘干/祖细胞群内部细胞状态的异质性。

三、角膜缘干细胞的生物学鉴定

角膜缘干细胞理论的提出至今已有 30 多年，对相关疾病的基础研究及临床治疗有重要的指导意义。尽管有不少用于标记角膜缘干细胞的基因特征被鉴定出来，但精确、特异地区分角膜缘干细胞和位于角膜缘基底层的其他细胞依然具有挑战性。因此，研究者一直致力于寻找其真正特异的生物标志物，以为角膜缘干细胞的分离培养及临床应用提供更有效的分选策略。目前研究较多的代表性标志物和鉴定方法如下：

（一）ΔNp63α

ΔNp63α 为细胞核内表达的蛋白，是转录因子 p63 的异构体之一，属于 p53 家族的成员。P63 蛋白有 6 种异构体，其中 3 种为全长型（TAp63），另外 3 种为缺失 N 端结构域的截短型（ΔNp63）。有 3 种 ΔNp63 蛋白在人多种上皮基底细胞中高表达，其中尤以 ΔNp63α 与角膜缘干细胞的关联性最强，可在角膜缘组织或体外培养过程中作为鉴定高增殖潜能角膜缘干细胞的标志（图 1-10-2-3）。但因 ΔNp63α 抗体获取较难，目前多以 ΔNp63 或 p63α 进行鉴定。

（二）细胞角蛋白

细胞角蛋白（cytokeratin）为角质细胞骨架蛋白，可用于区分不同分化时期的角膜上皮细胞。角蛋白目前已知共有 54 个成员，分子量分布在 40~68kDa 范围内，根据等电点不同可分为酸性（又称Ⅰ型）细胞角蛋白和中性或碱性（又称Ⅱ型）细胞角蛋白。其中，K14 和 K15 通常表达在分化程度较低的角膜缘上皮基底层和部分基底上层细胞中；随着角膜缘上皮细胞的迁移和分化，K14 和 K15 表达降低，而两个代表角膜上皮细胞分化的成员 K3 和 K12 表达增强。角膜缘干细胞中不表达 K3 和 K12，在角膜缘干细胞增殖、分化过程中，可分别通过 K14 和 K12 来大致区分其未分化和已分化的状态，但由于角蛋白表达较广泛，因此，其特异性有限。

（三）ABCG2 和 ABCB5

ATP 结合盒亚家族 G 成员 2（ATP-binding cassette subfamily G member 2，ABCG2） 和 B成员 5（ATP-binding cassette subfamily B member 5，ABCB5）。其中，ABCG2 可在角膜缘基底细胞中表达。有研究曾利用 Hoechst 染料和流式细胞术分选侧群细胞（side population cell）的方法用于获取角膜缘干细胞，发现侧群细胞表现为 ABCG2 阳性，且具备角膜缘干细胞的特征。ABCB5 也可用于角膜缘干细胞的鉴定，且对于角膜缘干细胞的干性维持及角膜上皮的发育和损伤修复具有重要作用。ABCG2 和 ABCB5 可联合用于鉴定和分选具有高增殖潜能的角膜缘干细胞。

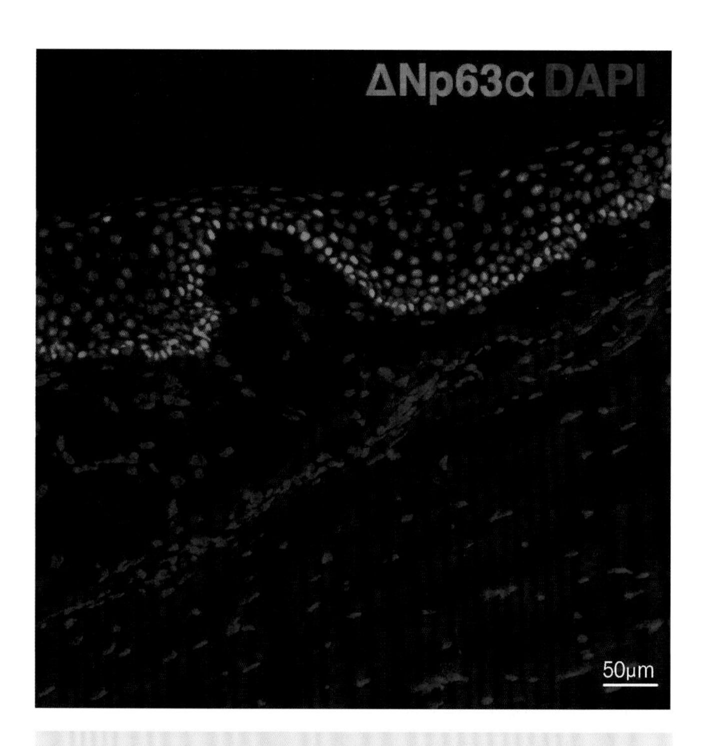

图 1-10-2-3　人角膜缘组织切片 ΔNp63α 免疫荧光染色

（四）Frizzled-7

卷曲受体 7（Frizzled-7，FZD7）是 Wnt 信号通路中的膜受体之一，对干细胞自我更新和增殖分化有重要调控作用。有 4 种 FZD 家族的成员均在角膜缘表达，但只有 FZD7 表达在角膜缘上皮基底层且同 K14/ΔNp63α 阳性、K12 阴性的细胞有共定位，因此，可用于标记角膜缘干细胞。

（五）SSEA4

阶段特异性胚胎抗原 4（stage-specific embryonic antigen-4，SSEA4）是早期发育过程中表达在胚胎干细胞表面的一种抗原。在角膜上皮各层的细胞中均能检测到 SSEA4 的表达，但 SSEA4 阴性的细胞中 ΔNp63α、K14、ABCG2 和 FZD7 的表达显著高于 SSEA4 阳性的细胞，且具有更高的克隆形成能力、细胞体积更小。因此，SSEA4 可作为角膜缘干细胞的阴性标志物。

（六）N-cadherin

N-钙黏蛋白（N-cadherin）作为经典的钙黏蛋白家族成员之一，可通过同亲性受体反应介导细胞间黏附，被证实可作为角膜缘干/祖细胞的标志物。在角膜缘干细胞的体外培养中，N-钙黏蛋白随细胞增殖分化而逐渐丢失。

（七）Enolase-α

α-烯醇化酶（α-Enolase）是参与糖酵解的关键酶之一，在角膜缘基底上层细胞中高表达，可与其他标志物联合用于标记角膜缘干祖细胞。

（八）整合素

整合素（integrin）是一种位于细胞膜表面的糖蛋白受体，可介导细胞间的识别和黏附。有研究发现角膜缘基底细胞可表达高水平的整合素 β1、α6、α9，可能和角膜缘基底细胞层与周围特定的细胞外基质联接有关，其用作鉴定角膜缘干细胞的特异性有限，可与其他标志物联合标记以提高鉴别的准确性。

（窦圣乾）

第三节 角膜缘干细胞的增殖和分化调节机制

角膜缘上皮干细胞位于角膜缘 Vogt 栅栏区域的特殊微环境中，在周围多种细胞或成分的共同作用下，其增殖和分化受到复杂的内源性和外源性信号的共同调控。现已发现多种信号通路、转录因子、细胞因子等参与对角膜缘干细胞自我更新、增殖和分化命运的调节。

一、角膜缘干细胞的增殖调节机制

角膜缘干细胞的增殖受到多种信号通路的调节，主要包括 Wnt、Notch、TGF-β、BMP、Shh 信号等。Wnt 信号通路是角膜缘干细胞增殖和干性维持的重要通路，在角膜缘干细胞体外培养过程中，Wnt 配体模拟物可促进角膜缘干细胞中 Wnt 信号的激活，并有效维持角膜缘干细胞的干性特征。其成员 Wnt16b 会通过 CXCR4/MEK/ERK 信号通路增强角膜缘干细胞的增殖和自我更新。Notch 信号通路也在角膜缘干细胞的增殖调控中至关重要，抑制 Notch 信号会显著降低角膜缘干细胞的增殖能力。

在众多参与角膜缘干细胞增殖调控的转录因子中，p63 作为主要的分层上皮调节因子，可启动上皮分层程序并维持上皮干细胞的自我更新。其中，ΔNp63α 作为转录因子 p63 的异构体之一，在具有高增殖潜力的角膜缘干细胞中特异性高表达，是角膜缘干细胞的经典标志之一。SOX9 对角膜缘干细胞的增殖和命运决定发挥重要调控作用，有实验证实，SOX9 可分布于角膜缘干祖细胞胞质中，在角膜缘干细胞体外扩增及角膜上皮损伤修复过程中，可检测到 SOX9 核定位信号的增强。而转录因子 ATF3 可维持角膜缘干细胞的静息态、抑制其增殖。

此外，为保持角膜上皮在生理状态尤其是应激状态下的稳定性，需要多个相互重叠或互相补充的调节系统，细胞因子即为其中之一。以往研究发现，表皮生长因子（EGF）、酸性成纤维细胞生长因子（aFGF）、碱性成纤维细胞生长因子（bFGF）、大量神经生长因子（NGF）均可促进两种上皮细胞的有丝分裂。其中，EGF 是最早被发现的一种细胞因子，可促进角膜缘及周边角膜短暂扩增细胞的增殖。人角膜整个上皮层均含有 TGF-α，其与 EGF 有 40% 序列同源，结合于相同受体 EGFR。EGFR 在角膜和角膜缘基质细胞中均有表达，源于泪液的 EGF 和上皮来源的 TGF-α 均可通过调节附近的基质成纤维细胞，进而调节干细胞的增殖和分化。TGF-β 受体几乎存在于角膜所有细胞，可抑制角膜缘干细胞的增殖、促进分化。KGF 是一种源于角膜基质细胞的上皮有丝分裂原，在体外及体内均可刺激角膜上皮细胞生长；IL-1β 可选择性上调角膜缘基质细胞中 KGF 的转录表达，间接导致干细胞的激活。色素上皮衍生因子（pigment epithelial-derived factor，PEDF）作为一种神经营养因子，也可维持角膜缘干细胞的特征并促进其增殖。角质细胞生长因子（keratinocyte growth factor，KGF）和肝细胞生长因子（hepatocyte growth factor，HGF）可调控角膜缘上皮细胞的增殖、迁移和分化，而以上两种旁分泌因子可由角膜基质细胞产生，并通过调控 ΔNp63α 的表达影响角膜缘上皮细胞的增殖和分化。处于应激或损伤状态的角膜上皮细胞可通过角膜基质成纤维细胞间接、选择性地激活角膜缘上皮干细胞，调控其增殖与分化过程，促进上皮愈合。

在体外实验中，利用无血清克隆培养基分别对周边角膜（含短暂扩增细胞）和角膜缘组织（含干细胞）进行培养，加入 1% 小牛血清后，周边角膜克隆形成率（colony forming efficiency，CFE）和克隆大小减少，而对角膜缘组织培养无影响，克隆形态、BrdU 标记及 K3 免疫荧光染色均无差异。当培养基中加入 10% 或 20% 小牛血清后，角膜缘组织培养的克隆形成能力和克隆大小增加，且出现大量 BrdU 标记强、异质性且 K3 阴性的克隆，表明这些克隆处于增殖未分化的状态。以上发现说明血清中含有因子可刺激角膜缘干细胞克隆增殖，且只有达到一定浓度时，血清中的因子才能发挥促进作用。视黄酸（retinoic acid，RA）是来源于视黄醇（retinol，又称维生素 A）的形态发生素，是上皮细胞增殖分化的重要调节因子。在周边角膜上皮的克隆培养中，RA 可剂量依赖性地减少克隆大小及 BrdU 标记指数，即 RA 会抑制短暂扩增细胞的克隆增殖。同时，RA 还可抑制角膜上皮的异常分化，刺激正常终末分化。有研究表明 RA 可诱导转化生长因子（TGF-β）表达并以自分泌和旁分泌的方式抑制角膜缘干细胞的克隆增殖，并诱导上皮分化。

二、角膜缘干细胞的分化调节机制

除了对角膜缘干细胞增殖行为的影响，上述提到的多种信号通路在角膜缘干细胞命运决定和分化过程中的调控也是不可或缺的。如，Wnt7a 可通过转录因子 PAX6 调控角膜缘干细胞的分化、维持角膜上皮的非角化状态；当 Wnt7a 或 PAX6 缺失时，会导致角膜缘干细胞出现皮肤样的表型；体外实验表明，抑制 Notch 信号通路会阻碍角膜缘干细胞的正常分化，而 Jag1 介导的 Notch 信号激活可促进角膜缘上皮细胞的分化。

转录因子 PAX6 的缺失或剂量不足会导致角膜缘干细胞缺乏症，且作为角膜缘干细胞命运决定所必需的转录因子在角膜上皮稳态维持和损伤再生过程中发挥调控作用。最近一项工作通过研究超级增强子和染色质可及性的方法，发现角膜上皮细胞中的 PAX6、RUNX1 和 SMAD3 可形成核心转录调控环路（core transcription regulatory circuitry，CRC），调控角膜上皮细胞的分化命运。其中，RUNX1 或 SMAD3 的缺失可抑制 PAX6 活性，进而导致角膜缘干细胞分化为表皮样上皮细胞。

近年来，在多种组学技术的辅助下，角膜缘干细胞中还鉴定到多种在其他组织中发挥增殖与分化调控作用的经典转录因子，如 MYC、JUN、FOS 等。另有研究证实，转录因子 FOXC1 的缺失会影响角膜缘干细胞的干扰素信号通路，进而导致角膜上皮皮肤样分化；在角膜上皮表层细胞中高表达的转录因子 OVOL2，可通过维持角膜上皮基因、抑制间充质基因调控角膜上皮特异性的分化程序，阻止上皮间充质转化的发生；近期的一项研究借助多种组学手段，发现转录因子 GRHL3 可作为调控角膜上皮分化命运的核心元件通过改变细胞内的染色质状态、激活角膜上皮细胞特异性的基因表达，对角膜上皮细胞的分化命运决定和特征维持至关重要。

（窦圣乾）

第四节 角膜缘微环境的组成和调控

人角膜上皮干细胞存在于角膜缘的隐窝区域，与邻近的多种细胞构成角膜缘干细胞微环境（limbal stem cell niche），又称角膜缘干细胞龛。角膜缘干细胞微环境是调节干细胞维持自我更新和分化所必需的，包括多种细胞类型及其产生的生长因子、细胞间通信关系等。了解角膜缘干细胞微环境对于理解角膜上皮稳态的维持、损伤修复及角膜缘干细胞缺乏症等相关疾病的发病机制至关重要。

一、角膜缘干细胞微环境的组成

随着单细胞测序技术的发展，角膜缘干细胞及其周围的 niche 细胞逐渐被鉴定出来。除干细胞外，角膜缘部位还分布着角膜基质细胞、黑色素细胞、施万细胞、血管内皮细胞、淋巴管细胞、周皮细胞，以及 T 细胞、树突状细胞、单核/巨噬细胞和肥大细胞等免疫细胞（图 1-10-4-1）。其中，有多项研究报道黑色素细胞、角膜基质细胞对干细胞功能的重要调节作用。细胞分泌的信号分子、细胞因子、角膜神经等也是角膜缘干细胞微环境的重要组成部分，在角膜缘干细胞微环境中形成复杂的调控网络。

二、角膜缘干细胞微环境的调控

干细胞微环境对干细胞的调控作用通过多种因素发挥作用，如干细胞间的相互作用、干细胞与 niche 细胞的相互作用、细胞外基质、细胞因子、生长因子、信号转导通路等，目前已比较明确的调控机制概括如下：

（一）黑色素细胞

角膜缘处的黑色素细胞是角膜缘干细胞微环境调控的重要组成部分之一，主要位于角膜基底上皮层，和角膜缘干细胞相邻分布，可通过转运黑色素小体保护角膜缘干细胞免受紫外线的损伤。此外，多项实验证实，角膜缘处的黑色素细胞可维持角膜缘干细胞的稳态并促进角膜上皮的损伤修复，同时对角膜中的免

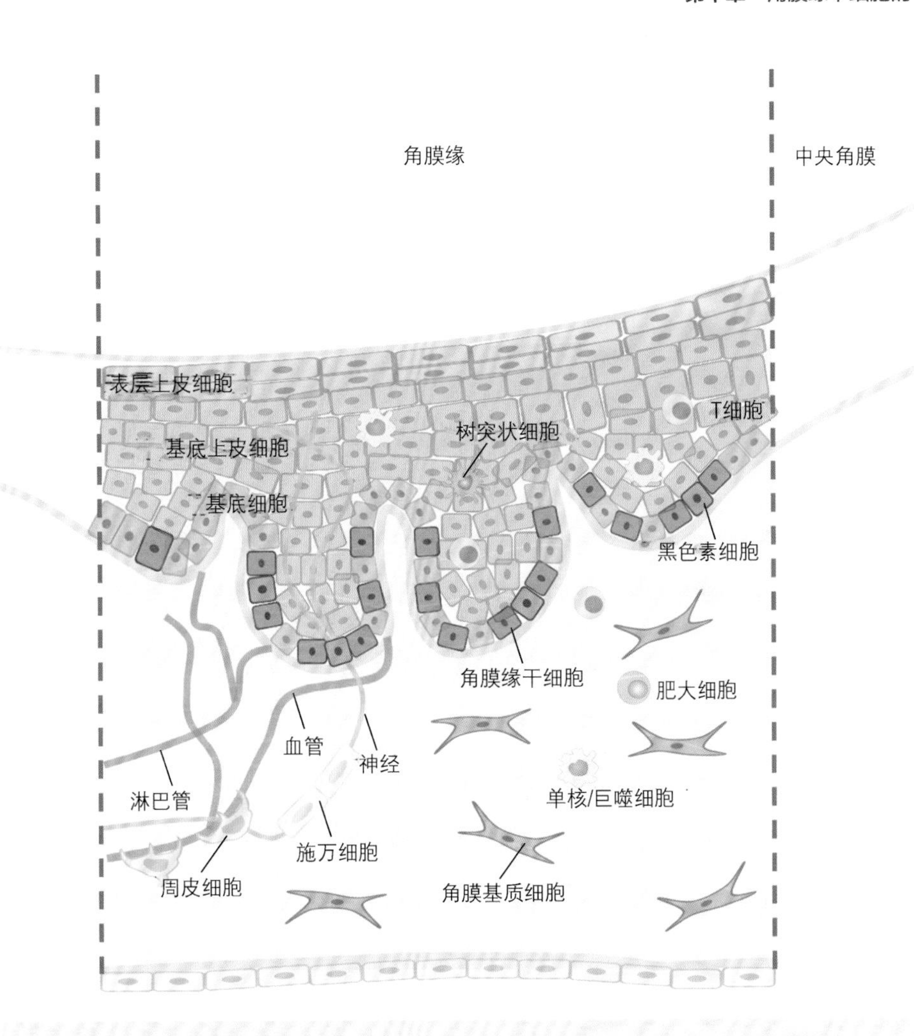

图 1-10-4-1 角膜缘微环境中的细胞类型分布示意图

疫反应以及血管豁免状态也有调控作用。

（二）角膜缘基质细胞

角膜缘基质细胞也是重要的微环境细胞之一，其分布在角膜缘上皮层下，与角膜缘干细胞毗邻，可通过旁分泌作用实现对角膜缘干细胞的调控。体外共培养实验发现，角膜基质细胞可通过分泌 IL-6 维持角膜缘干细胞的前体状态。同深层基质细胞相比，和角膜缘干细胞邻近的基质细胞对角膜缘干细胞促增殖的作用更强。体外培养实验发现，角膜缘干细胞和基质细胞可通过 CXCR4/SDF-1 作用轴聚成球体，而当该过程受到破坏时，干细胞克隆形成的效率和经典标记基因的表达均受到显著影响，提示角膜缘干细胞和基质细胞的直接接触对干细胞特性的维持至关重要。

（三）免疫细胞

笔者在角膜缘组织的单细胞数据中，鉴定到角膜缘处分布着 T 细胞、树突状细胞、单核/巨噬细胞、肥大细胞等多种免疫细胞，并预测到以上多种免疫细胞和角膜缘干细胞之间的大量配体-受体作用对，提示了免疫细胞与角膜缘干细胞之间潜在的互作关系。有研究发现，小鼠角膜缘外侧区域有大量的免疫细胞，结合对免疫缺陷小鼠角膜缘干细胞的检测，发现 T 细胞可以调控外侧角膜缘干细胞的静息状态，且缺乏 T 细胞的小鼠角膜损伤修复显著变慢，提示 T 细胞在对角膜缘干细胞静息状态的维持、上皮损伤修复方面发挥关键的调控作用。

（四）细胞外基质

细胞外基质主要包含水、胶原、蛋白和多糖等，可介导细胞间通信、信号转导以及组织的三维结构形成，为角膜缘干细胞及其微环境提供了功能性的物理支架。角膜缘处和中央角膜以及结膜的细胞外基质成分存在差异，如Ⅳ型胶原、层粘连蛋白 α2 和韧黏素 C 等主要在角膜缘富集，促进角膜缘干细胞的黏附、增殖和分化以及表型的维持。此外，细胞外基质的力学特性也是影响角膜缘干细胞功能的关键因素之一，可通过 YAP/TAZ 的等信号通路调控角膜缘干细胞的命运。

（五）角膜神经

角膜中富含丰富的感觉神经、交感神经，除了管理角膜的感知觉，对角膜上皮的完整性、眼表稳态的维持发挥重要作用。眼表神经的退行或破坏，会严重影响角膜的损伤修复、血管和免疫豁免状态等，对视力造成威胁。尤其角膜缘处分布着密集的神经纤维，由角膜基质层贯穿至角膜上皮层，也是角膜缘干细胞微环境的重要组成成分。笔者在前期研究中发现，当角膜缘处的感觉神经被破坏时，角膜缘干细胞会处于过度激活的状态，无法正常分化，也无法维持角膜上皮的稳态和再生；而通过 NGF 促进角膜神经再生时，也会显著促进角膜上皮细胞的增殖迁移和损伤修复。

（六）相关信号通路

角膜缘干细胞和微环境之间的相互作用可通过复杂的信号转导通路实现，Wnt、Notch、TGF-β、BMP 等经典信号通路在角膜缘干细胞的命运决定和角膜上皮损伤修复中起到重要作用。例如，Wnt7a 可促进体外培养的角膜缘干细胞的增殖，Wnt/β-catenin 信号的过度活化会导致角膜上皮细胞的增生，Jag1 介导的 Notch 信号激活可促进角膜缘上皮细胞的分化。笔者在角膜缘组织的单细胞数据中发现，以上经典信号通路的配体-受体在角膜缘干细胞及其他多种 niche 细胞中广泛分布，在不同细胞类型中特异性表达，提示经典信号通路中配受体的相互作用为角膜缘干细胞和 niche 细胞之间的调控过程奠定了基础。

（窦圣乾）

第五节　角膜缘干细胞缺乏症

角膜缘干细胞缺乏症（limbal stem cell deficiency，LSCD）是一类由于外伤或疾病导致角膜缘上皮干细胞/前体细胞数量不足或功能异常的眼表疾病，是阻碍角膜病患者复明的首位危险因素。临床表现为角膜缘屏障功能受损、角膜上皮结膜化、新生血管等，从而导致角膜不透明，严重影响视力。先天无虹膜、感染、外伤、眼表手术、长期局部滴眼剂损伤及眼表自身免疫性疾病等都会引起角膜缘干细胞的受损、缺失或功能障碍。

角膜缘干细胞缺乏症可单眼发病也可双眼发病，角膜缘干细胞可表现为部分或全部受损。当角膜缘干细胞部分丧失，周围结膜上皮通过移行覆盖缺损面，并经过数阶段的转化失去杯状细胞，成为角膜样上皮，这一过程称为结膜转分化（transdifferentiation），此时并不发生角膜血管化。而当角膜缘干细胞完全丧失时，结膜转分化作用将不复存在，表现为角膜上皮结膜化（conjunctivalization），伴随角膜新生血管的形成。

根据角膜缘干细胞缺陷的不同病因，可将角膜缘干细胞缺乏症分为原发性和继发性两类。其中原发性角膜缘干细胞缺乏可发生在先天性无虹膜症（congenital aniridia）、先天性角化不良（dyskeratosis congenita）、着色性干皮病（xeroderma pigmentosum）、大疱性表皮松解症（epidermolysis bullosa）等遗传性疾病中。继发性角膜缘干细胞缺乏症可由 Stevens-Johnson 综合征、化学烧伤、热烧伤、接触镜诱发的角膜病变、严重的微生物感染、翼状胬肉手术及冷冻治疗过程等引起。另外，慢性角结膜炎、边缘性角膜溃疡及蚕食性角膜溃疡等也与角膜缘干细胞缺乏有关。医源性角膜缘干细胞失代偿，包括长期使用对角膜上皮有毒性的滴眼液、不适当的眼表清创和角膜缘附近的板层及穿透性角膜移植术。行同一眼或对侧眼的自体干细胞或移植取材不当，也会造成取材部位的干细胞失代偿。接触镜诱发的角膜病变可能是缺氧、机械刺激或镜片保存液毒性作用等破坏了角膜缘部干细胞所致。在化学性烧伤严重程度评估时，角膜缘部破坏范围是判断预后的重要指标。

角膜缘干细胞缺乏症发病初期无明显症状，随着病情进展，患者可能出现眼表不适、异物感、疼痛、流泪、畏光、眼红、睑痉挛、视力下降甚至失明等症状，临床体征主要包括角膜上皮结膜化、角膜上皮愈合不良、新生血管及炎症等。传统方法可通过角膜上皮荧光素钠染色、裂隙灯显微镜对角膜上皮完整性及角膜缘栅栏结构的改变进行诊断,但缺乏一定的特异性。印迹细胞学检查作为一种简单、无创的技术,可结合角膜、结膜特异性的标志物,评估患者角膜上皮结膜化的严重程度。眼前节相干光断层扫描成像可用于检查角膜缘栅栏结构、新生血管的形成,而活体共聚焦显微镜可通过在细胞水平观察患者角膜及角膜缘的微观结构改变实现对角膜缘干细胞缺乏症的诊断。目前,针对角膜缘干细胞缺乏症,常通过羊膜移植、角膜缘干细胞移植等手术进行治疗。由于角膜缘干细胞微环境对于维持角膜缘的正常功能发挥至关重要的作用,因此,除了针对角膜缘干细胞群体本身的治疗,角膜缘微环境的重建也是角膜缘干细胞缺乏症治疗的研究方向之一。

（窦圣乾）

第六节 角膜缘干细胞移植

完整的角膜缘对于角膜透明和正常视功能的维持有重要意义。严重的化学伤、热烧伤等常破坏角膜缘,导致角膜缘干细胞缺乏或功能下降,进而引起角膜结膜化、新生血管长入、持续慢性炎症、反复的上皮缺损、基质瘢痕化及角膜的自融及溃疡,严重者可导致失明。随着角膜缘干细胞理论的建立,自体和异体角膜缘干细胞移植逐渐发展为临床眼表功能重建的重要治疗手段。

一、自体角膜缘干细胞移植

为修复化学伤、热烧伤等引起的持续性角膜上皮缺损,Thoft 等于 1977 年设计了自体结膜移植术并取得一定疗效,但由于角膜上皮和结膜上皮细胞来源不同,修复后的角膜表面会表现为结膜细胞表型和生理特点,且细胞黏附不牢、角膜透明性受到影响。随着角膜缘干细胞理论的建立,结膜上皮移植术逐渐被角膜缘干细胞移植术所代替。现代角膜缘移植术的理论是 1989 年 Kenyon 等在结膜移植术的基础上提出的,该手术是将自体健眼包括角膜缘在内的球结膜组织移植到患者受损的角膜缘部,并取得良好的效果。Tsai 等通过实验证明:在促进眼表面愈合、减少角膜新生血管长入和假性胬肉形成方面,角膜缘移植明显优于球结膜移植,进一步证明了角膜缘移植的有效性。

2016 年,Basu 等建立了一项简易的自体角膜缘上皮移植术(simple limbal epithelial transplantation,SLET)。该技术从患者健眼角膜缘处获得组织块并剪碎,然后剥离患眼的病变组织,利用纤维蛋白胶将羊膜贴附于角膜基质床上,再将剪碎的角膜缘组织块放置在羊膜上。通过对 125 例患者术后随访、研究,证实了 SLET 对于单眼 LSCD 治疗的有效性和安全性。该技术使用较小的角膜缘组织块即可有效逆转 LSCD,无须体外扩增,较传统的自体角膜缘干细胞移植术具明显优势。

值得注意的是,自体角膜缘干细胞移植不存在免疫排斥,移植成活率高,但对于双眼伤患者无自体干细胞可用,目前多采用异体干细胞移植。

二、同种异体角膜缘干细胞移植

1994 年,Tsai 等报道了应用异体角膜缘移植获得成功的病例,16 只眼 6~25 个月随访,13 只眼视力提高,10 只眼上皮迅速愈合,12 只角膜血管消失。这组患者术前和术后都使用了免疫抑制剂,无一例发生急性排斥。1996 年,Donald 等在异体角膜缘移植的病例中报道:术前、术后适当地使用免疫抑制剂,9 例患者有 7 例早期即获得稳定的眼表面,视力获得部分恢复。随访平均 14.7 个月,有 1 例在早期停用糖皮质激素后发生急性排斥,另有 1 例因细菌性感染而移植失败。笔者报道了 7 例异体干细胞移植行眼表重建的病例,术后随访 7~29 个月均收到良好的效果。稳定的眼表面、持续性的上皮完整性、新生血管的消退、患者症状的消失及部分患者视力恢复都证明了这种方法的可靠性。其中一例患者术后 20 周时,用 DNA 配型和 PCR 技术检测到异体源性干细胞的丢失,提示排斥反应可能引起了异体来源干细胞的死亡,但是该患者临床症状明显改善,且眼表面长期稳定,为第二次复明性的穿透性角膜移植提供了正常的微环境。

近年来，笔者团队发展了飞秒激光辅助的角膜缘移植术（femtosecond laser-assisted keratolimbal allograft transplantation，FS laser-assisted KLAL）用于治疗完全性角膜缘干细胞缺乏症。借助飞秒激光将供体角膜用角膜基质环程序制作角膜缘植片，受体的病变角膜缘组织采用类似方法切除，再进行角膜缘移植手术，比传统的术式更加简单、迅速、精准、有效。对10例患者施行KLAL手术并进行了平均16.8个月的随访，10例患者中有9例保持了稳定的眼表状态并获得了视力提升，无急性免疫排斥、白内障、高眼压等术后并发症出现（图1-10-6-1）。

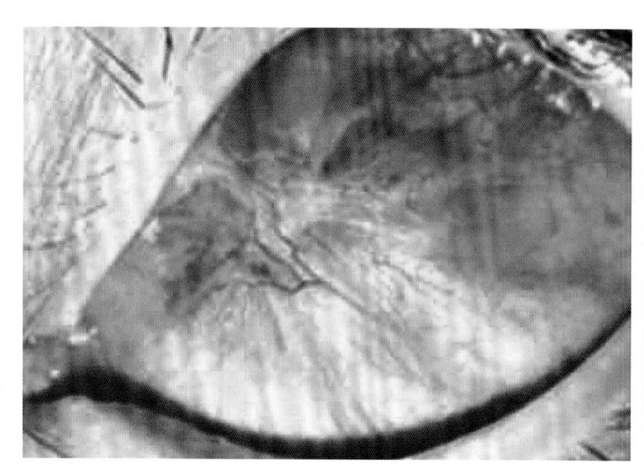
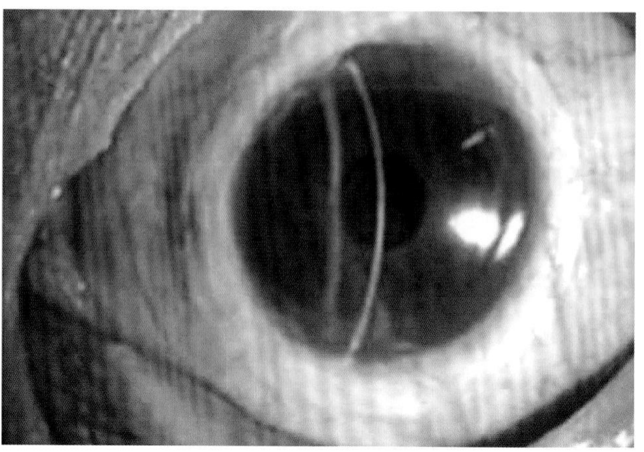

图1-10-6-1 严重的角膜缘缺乏症患者经飞秒辅助KLAL术前、术后对比图

由于角膜缘干细胞的特殊位置，免疫排斥仍是异体角膜缘组织移植面临的最大难题。角膜缘处有丰富的血管和淋巴管，朗格汉斯细胞可将异体抗原提呈给T淋巴细胞，同时又增强了干细胞表面HLA-Ⅱ类抗原的表达。异体角膜缘干细胞能否存活、存活多长时间、何为干细胞的排斥反应、如何监控这种排斥反应及如何术前术后合理使用免疫抑制剂、通过何种方法降低异体干细胞移植排斥反应的发生率等一系列问题，都是临床所关注的问题，因此，对异体角膜缘干细胞移植术后，需要较长时间的随访观察。

有研究发现，成人角膜HLA-DR抗原主要分布于角膜缘及其基质深层，且HLA-DR抗原在异体角膜移植排斥反应中起主要作用。为降低异体角膜缘上皮移植排斥反应的发生率，可尝试用HLA-DR抗原相同或相近的异体间移植。Kenyon等首次描述了用亲属HLA-DR抗原相近的角膜缘上皮行异体干细胞的移植，结果8人中6人视力增加且维持了眼表长期稳定，为HLA-DR抗原相同或相近的异体干细胞移植带来了启示。

同种异体间的移植，不可避免地存在着一定的免疫排斥反应。是否有另外的方法既能解决自体干细胞来源有限的问题，又避免了异体间移植的排斥？研究者们发展了构建组织工程角膜上皮膜片的方法，为解决供体少、异体移植排斥的问题带来了新契机，相关内容详见第十一章。

（窦圣乾）

参考文献

1. HUANG H，LIU J，LI M，et al. Cis-regulatory chromatin loops analysis identifies GRHL3 as a master regulator of surface epithelium commitment［J］. Sci Adv，2022，8：eabo5668.
2. BONNET C，GONZÁLEZ S，ROBERTS J S，et al. Human limbal epithelial stem cell regulation，bioengineering and function［J］. Prog Retin Eye Res，2021，85：100956.
3. ALTSHULER A，AMITAI-LANGE A，TARAZI N，et al. Discrete limbal epithelial stem cell populations mediate corneal homeostasis and wound healing［J］. Cell Stem Cell，2021，28：1248-1261.e8.

4. FARRELLY O, SUZUKI-HORIUCHI Y, BREWSTER M, et al. Two-photon live imaging of single corneal stem cells reveals compartmentalized organization of the limbal niche [J]. Cell Stem Cell, 2021, 28: 1233-1247.e4.
5. LI M, HUANG H, LI L, et al. Core transcription regulatory circuitry orchestrates corneal epithelial homeostasis [J]. Nat Commun, 2021, 12: 420.
6. LI M, ZHU L, LIU J, et al. Loss of FOXC1 contributes to the corneal epithelial fate switch and pathogenesis [J]. Signal Transduct Target Ther, 2021, 6: 5.
7. DOU S, WANG Q, QI X, et al. Molecular identity of human limbal heterogeneity involved in corneal homeostasis and privilege [J]. Ocul Surf, 2021, 21: 206-220.
8. GONZÁLEZ S, HALABI M, JU D, et al. Role of Jagged1-mediated Notch signaling activation in the differentiation and stratification of the human limbal epithelium [J]. Cells. 2020, 9: 1945.
9. DHAMODARAN K, SUBRAMANI M, KRISHNA L, et al. Temporal regulation of Notch signaling and its influence on the differentiation of ex vivo cultured limbal epithelial cells [J]. Curr Eye Res, 2020, 45: 459-470.
10. ZHANG C, MEI H, ROBERTSON S Y T, et al. A small-molecule Wnt mimic improves human limbal stem cell ex vivo expansion [J]. iScience, 2020, 23: 101075.
11. KAPLAN N, WANG J, WRAY B, et al. Single-Cell RNA transcriptome helps define the limbal/corneal epithelial stem/early transit amplifying cells and how autophagy affects this population [J]. Invest Ophthalmol Vis Sci, 2019, 60: 3570-3583.
12. RAMACHANDRAN C, SANGWAN V S, ORTEGA I, et al. Synthetic biodegradable alternatives to the use of the amniotic membrane for corneal regeneration: assessment of local and systemic toxicity in rabbits [J]. Br J Ophthalmol, 2019, 103: 286-292.
13. GONZÁLEZ S, OH D, BACLAGON E R, et al. Wnt signaling is required for the maintenance of human limbal stem/progenitor cells in vitro [J]. Invest Ophthalmol Vis Sci, 2019, 60: 107-112.
14. GOUVEIA R M, VAJDA F, WIBOWO J A, et al. YAP, ΔNp63, and β-Catenin signaling pathways are involved in the modulation of corneal epithelial stem cell phenotype induced by substrate stiffness [J]. Cells, 2019, 8: 347.
15. VATTULAINEN M, ILMARINEN T, KOIVUSALO L, et al. Modulation of Wnt/BMP pathways during corneal differentiation of hPSC maintains ABCG2-positive LSC population that demonstrates increased regenerative potential [J]. Stem Cell Res Ther, 2019, 10: 236.
16. QI X, DUAN F, LI X, et al. Femtosecond laser-assisted keratolimbal allograft transplantation for the treatment of total limbal stem cell deficiency [J]. Cornea, 2019, 38: 1280-1285.
17. MENZEL-SEVERING J, ZENKEL M, POLISETTI N, et al. Transcription factor profiling identifies Sox9 as regulator of proliferation and differentiation in corneal epithelial stem/progenitor cells [J]. Sci Rep. 2018, 8: 10268.
18. AL-AQABA M A, ANIS F S, MOHAMMED I, et al. Nerve terminals at the human corneoscleral limbus [J]. Br J Ophthalmol, 2018, 102: 556-561.
19. KITAZAWA K, HIKICHI T, NAKAMURA T, et al. OVOL2 Maintains the transcriptional program of human corneal epithelium by suppressing epithelial-to-mesenchymal transition [J]. Cell Rep, 2016, 15: 1359-1368.
20. BASU S, SUREKA S P, SHANBHAG S S, et al. Simple limbal epithelial transplantation: long-term clinical outcomes in 125 cases of unilateral chronic ocular surface burns [J]. Ophthalmology, 2016, 123: 1000-1010.
21. DI GIROLAMO N. Moving epithelia: Tracking the fate of mammalian limbal epithelial stem cells [J]. Prog Retin Eye Res, 2015, 48: 203-225.
22. KSANDER B R, KOLOVOU P E, WILSON B J, et al. ABCB5 is a limbal stem cell gene required for corneal development and repair [J]. Nature, 2014, 511: 353-357.
23. OUYANG H, XUE Y, LIN Y, et al. WNT7A and PAX6 define corneal epithelium homeostasis and pathogenesis [J]. Nature, 2014, 511: 358-361.
24. HSUEH Y J, KUO P C, CHEN J K. Transcriptional regulators of the ΔNp63: their role in limbal epithelial cell proliferation [J]. J Cell Physiol, 2013, 228: 536-546.
25. CHENG C C, WANG D Y, KAO M H, et al. The growth-promoting effect of KGF on limbal epithelial cells is mediated by upregulation of DeltaNp63alpha through the p38 pathway [J]. J Cell Sci, 2009, 122: 4473-4480.
26. SHI W, GAO H, WANG T, et al. Combined penetrating keratoplasty and keratolimbal allograft transplantation in comparison with corneoscleral transplantation in the treatment of severe eye burns [J]. Clin Exp Ophthalmol, 2008, 36: 501-507.

27. LI D Q, CHEN Z, SONG X J, et al. Partial enrichment of a population of human limbal epithelial cells with putative stem cell properties based on collagen type IV adhesiveness [J]. Exp Eye Res, 2005, 80: 581-590
28. DE PAIVA C S, CHEN Z, CORRALES R M, et al. ABCG2 transporter identifies a population of clonogenic human limbal epithelial cells [J]. Stem Cells, 2005, 23: 63-73.
29. WATANABE K, NISHIDA K, YAMATO M, et al. Human limbal epithelium contains side population cells expressing the ATP-binding cassette transporter ABCG2 [J]. FEBS Lett, 2004, 565: 6-10.
30. LAVKR R M, TSENG S C, SUN T T. Corneal epithelial stem cells at the limbus: looking at some old problems from a new angle [J]. Exp Eye Res, 2004, 78: 433-446.
31. CHEN Z, DE PAIVA C S, LUO L, et al. Characterization of putative stem cell phenotype in human limbal epithelia [J]. Stem Cells, 2004, 22: 355-366.
32. SALEHI-HAD H, ALVARENGA L, SCHWAB I R, et al. Expression of P63 in cultured corneal epithelium is a function of cell confluence [J]. Invest Ophthalmol Vis Sci, 2004, 45: 3771.
33. HERNANDEZ GALINDO E E, THEISS C, et al. Expression of Delta Np63 in response to phorbol ester in human limbal epithelial cells expanded on intact human amniotic membrane [J]. Invest Ophthalmol Vis Sci, 2003, 44: 2959-2965.
34. YEH L K, TSAI R J. P63 stained the transit amplifying cells and not the marker for stem cells [J]. Invest Ophthalmol Vis Sci, 2003, 44: 1353.
35. JOSEPH A, SHA NMUGANATHAN V, MCELVEEN J, et al. Limbal stem cells-Do we have a marker [J]? Invest Ophthalmol Vis Sci, 2003, 44: 2029.
36. 郭萍，史伟云，李绍伟，等. 人角膜缘干细胞体外培养后生物学特性的变化[J]. 眼科新进展，2002，22:229-231.
37. 谢立信，史伟云，郭萍. 角膜缘干细胞移植术后的穿透性角膜移植疗效观察[J]. 中华眼科杂志，2002，38:565.
38. PELLEGRINI G, DELLAMBRA E, GOLISANO O, et al. p63 identifies keratinocyte stem cells [J]. Proc Natl Acad Sci USA, 2001, 98: 3156-3161.
39. 崔彦，董晓光，谢立信，等. 人角膜缘干细胞的原代培养和生物学鉴别[J]. 眼科新进展，2001，21:231-234.
40. 崔彦. 角膜缘干细胞增殖分化调节机制的研究进展[J]. 国外医学：眼科学分册，1998，3:7-11.
41. KRUSE F E, TSENG S C. Serum differentially modulates the clonal growth and differentiation of cultured limbal and corneal epithelium [J]. Invest Ophthalmol Vis Sci, 1993, 34: 2976-2989.
42. ZIESKE J D, BUKUSOGLU G, YANKAUCKAS M A. Characterization of a potential marker of corneal epithelial stem cells [J]. Invest Ophthalmol Vis Sci, 1992, 33: 143-152.
43. TSENG S C. Concept and application of limbal stem cells [J]. Eye, 1989, 3: 141-157.
44. GIPSON I K. The epithelial basement membrane zone of the limbus [J]. Eye, 1989, 3: 121.
45. KENYON K R, TSENG S C. Limbal autograft transplantation for ocular surface disorders [J]. Ophthalmology, 1989, 96: 709-723.
46. COTSARELIS G, CHENG S Z, DONG G, et al. Existence of slow-cycling limbal epithelial basal cells that can be preferentially stimulated to proliferate: implications on epithelial stem cells [J]. Cell, 1989, 57: 201-209.
47. BARRANDON Y, GREEN H. Three clonal types of keratinocyte with different capacities for multiplication [J]. Proc Natl Acad Sci USA, 1987, 84: 2302-2306.
48. BRAVO R, FRANK R, BLUNDELL P A, et al. Cyclin/PCNA is the auxiliary protein of DNA polymerase-δ [J]. Nature, 1987, 326: 515-517.
49. SCHERMER A, GALVIN S, SUN T T. Differentiation-related expression of a major 64k corneal keratin in vivo and in culture suggests limbal location of corneal epithelial stem cell [J]. J Cell Biol, 1986, 103: 49-62.
50. EICHNER R, SUN T T, AEBI U. The role of keratin subfamilies and keratin pairs in the formation of human epidermal intermediate filaments [J]. J Cell Biol, 1986, 102: 1767-1777.
51. KURKI P, VANDERLAAN M, DOLBEARE F, et al. Expression of proliferating cell nuclear antigen (PCNA) cyclin during the cycle [J]. Exp Cell Res, 1986, 166: 209-219.
52. EICHNER R, BONITZ P, SUN T T. Classification of epidermal keratins according to their immunoreactivity, isoelectric point, and mode of expression [J]. J Cell Biol, 1984, 98: 1388-1396.
53. THOFT R A, FRIEND J. The X, Y, Z hypothesis of corneal epithelial maintenance [J]. Invest Ophthalmol Vis Sci, 1983, 24: 1442-1443.

54. CHAN K Y, HASCHKE R H. Epithelial-stromal interactions: specific stimulation of corneal epithelial cells growth in vitro by a factor(s) from cultured stromal fibroblasts [J]. Exp Eye Res, 1983, 36: 231-246.
55. DORAN T I, VIDRICH A, SUN T T. Intrinsic and extrinsic regulation of the differentiation of skin, corneal and esophageal epithelial cells [J]. Cell, 1980, 22: 17-25.
56. LEE L D, BADEN H P. Organization of the polypeptide chains in mammalian keratin [J]. Nature, 1976, 264: 377-379.
57. DAVANGER M, EVENSEN A. Role of the pericorneal papillary structure in renewal of corneal epithelium [J]. Nature (Lond), 1971, 229: 560-561.
58. KING J H Jr, MCTIGUE J W. The cornea world congress [M]. Baltimore: Butterworths, 1965.

第十一章
组织工程角膜和角膜替代材料的构建及移植

第一节　组织工程角膜概述

组织工程角膜是指利用支架材料和种子细胞，结合组织工程技术构建角膜替代物，用于移植替换病变角膜，达到控制角膜病变或增进视力的目的。角膜位于眼表，具有无血管和淋巴管、相对免疫赦免状态等特点，组织工程角膜一直是干细胞和组织工程研究领域的热点之一，也是解决我国角膜供体匮乏的重要途径。

理想的组织工程角膜包括角膜上皮、基质和内皮三层，即全层组织工程角膜。1999 年，研究人员首次利用病毒转染永生化的人角膜上皮、基质和内皮细胞，结合交联的胶原-硫酸软骨素复合材料为支架，构建了与人角膜相似的全层组织工程角膜。虽然目前仍有相关的研究报道，但全层组织工程角膜构建技术复杂，标准化困难，临床应用前景有限。

从产品研发和临床治疗的角度出发，组织工程角膜上皮、基质和内皮等成分角膜替代物的科学性和可行性更高。同时，随着对角膜功能和修复特性的深入研究，组织工程角膜的研发思路也从经典的种子细胞联合支架材料，逐渐向细胞治疗或功能化材料等模式发展，不仅简化构建技术、流程和移植方式，还能预防并发症的发生，显著提高治疗效果。

在组织工程角膜上皮方面，利用体外扩增的角膜缘上皮或口腔黏膜上皮细胞为种子细胞，羊膜、纤维蛋白胶或温敏材料等为载体构建组织工程角膜上皮，移植治疗角膜缘干细胞缺乏症（limbal stem cell deficiency，LSCD），已在日本等国家实现临床应用，人诱导多能干细胞（human induced pluripotent stem cells，hiPSC）来源的组织工程角膜上皮正在开展临床试验。

在组织工程角膜基质方面，目前的研究多集中于透明支架材料的制备筛选，主要包括脱细胞角膜基质、交联胶原蛋白、水凝胶角膜、高分子聚合物等天然或合成材料，其中脱细胞角膜基质已上市并实现临床应用，交联Ⅲ型胶原蛋白制备的支架材料已进入临床试验。

在组织工程角膜内皮方面，目前的瓶颈性难题是如何获得足量、有功能的内皮种子细胞。随着人角膜内皮细胞体外扩增或诱导分化技术的发展，基于前房注射的角膜内皮细胞移植已完成 5 年期的临床试验，并获得良好治疗效果。其他类型的种子细胞已在常规动物或大动物模型初步验证其安全性和有效性。此外，不依赖于种子细胞的人工合成角膜内皮替代物正在开展多中心临床试验，并报道了初步的安全性和有效性，但其长期效果仍需进一步观察。

（周庆军）

第二节 组织工程角膜上皮

角膜上皮层是位于角膜表面的非角化复层鳞状上皮，可以防止角膜水分丧失和病原体侵入。正常情况下，角膜上皮的更新依靠角膜缘干细胞的增殖、分化和迁移实现。各种原发性或继发性因素，如先天性无虹膜症、化学伤、热烧伤等，均可导致LSCD，表现为反复的角膜上皮缺损、上皮结膜化、新生血管长入、持续慢性炎症、基质瘢痕化、角膜溃疡等，严重者视力丧失。

自体或异体角膜缘组织移植是治疗LSCD的传统方式，自体移植无免疫排斥风险，成功率高，但并不适用于双眼或健侧眼异常的患者；异体角膜缘组织移植存在较为严重的临床免疫排斥问题。近年来，随着干细胞培养技术和组织工程技术的发展，以自体或异体角膜缘干细胞、口腔黏膜上皮细胞等为种子细胞，以羊膜、纤维蛋白胶、温敏材料等为载体，构建组织工程角膜上皮膜片移植治疗LSCD的新技术实现了临床应用，安全性和有效性得到了验证。

一、种子细胞来源

基于细胞来源的不同，目前应用于组织工程角膜上皮构建的种子细胞可分为角膜缘干细胞，口腔黏膜上皮细胞，人胚胎干细胞（human embryonic stem cells，hESC），hiPSC，以及成体干细胞等。

（一）角膜缘干细胞

角膜缘干细胞存在于角膜缘Vogt栅栏基底部，占角膜上皮细胞的0.5%~10%，是目前构建组织工程角膜上皮的主要种子细胞来源。1997年，研究者首次报道了培养的角膜缘上皮细胞移植（cultivated limbal epithelial transplantation，CLET）治疗LSCD的成果，并于2015年获批欧盟上市。

角膜缘干细胞的分离培养主要有组织块法和酶消化法。组织块法是将获取的角膜缘组织直接剪切成小块（1mm×2mm~2mm×2mm），并接种于载体上培养，形成上皮膜片进行移植。酶消化法则采用Dispase-胰酶+EDTA分步消化得到单细胞，体外扩增培养后，接种于载体上培养形成组织工程角膜上皮膜片进行移植。

传统角膜缘干细胞的培养需要添加多种营养成分，如胎牛血清、表皮生长因子、谷氨酰胺等，或使用饲养层细胞支持，但异种成分的引入会带来感染或免疫风险。有研究使用人自体血清替代胎牛血清，并且脱离饲养层细胞及气液培养模式，单层角膜上皮细胞培养10~14天即可进行移植。此外，目前已有商品化的无血清培养体系，能够维持角膜上皮良好的细胞形态和一定的增殖能力。

我们分别使用组织块和消化法，对穿透性角膜移植术后剩余角膜缘组织进行分离培养，对体外扩增的角膜缘干细胞进行形态学观察，可见培养的角膜缘干细胞仍保持一定的增殖潜力，能够在饲养层细胞上形成细胞克隆。将这些扩增的细胞进行膜片构建，能够形成具有4~6层细胞的非角化复层上皮，表达角膜缘上皮细胞标记物如ΔNp63、细胞角蛋白（cytokeratin）K3和K12等（图1-11-2-1）。

（二）口腔黏膜上皮细胞

口腔黏膜上皮细胞（oral mucosal epithelial cells，OMEC）是目前用于临床LSCD治疗的非角膜上皮细胞。其易获得、取材部位愈合迅速、无排斥风险，作为角膜上皮细胞替代来源具有显著优势，目前已有多个国家和地区应用。

口腔黏膜上皮分离的主要步骤为取小块颊黏膜组织（1mm×2mm~5mm×5mm），剪去黏膜下结缔组织，使用分散酶Dispase解离细胞，以细胞悬液方式接种于羊膜、胶原基质等载体；也有部分研究采用组织块法进行培养。

OMEC的体外培养也需要使用表皮生长因子、胎牛血清、胰岛素等营养物质，以及小鼠饲养层细胞。经过2~3周的体外培养，形成具有5~6层的细胞结构的口腔黏膜上皮膜片，表达角膜上皮特异性角蛋白K3/12（图1-11-2-2）。为了避免培养中可能存在的动物成分来源风险，可采取人自体血清或无血清体系，不使用饲养层，改用温敏材料或细胞外基质成分作为细胞培养载体等方式进行改进。日本Nishida教授等

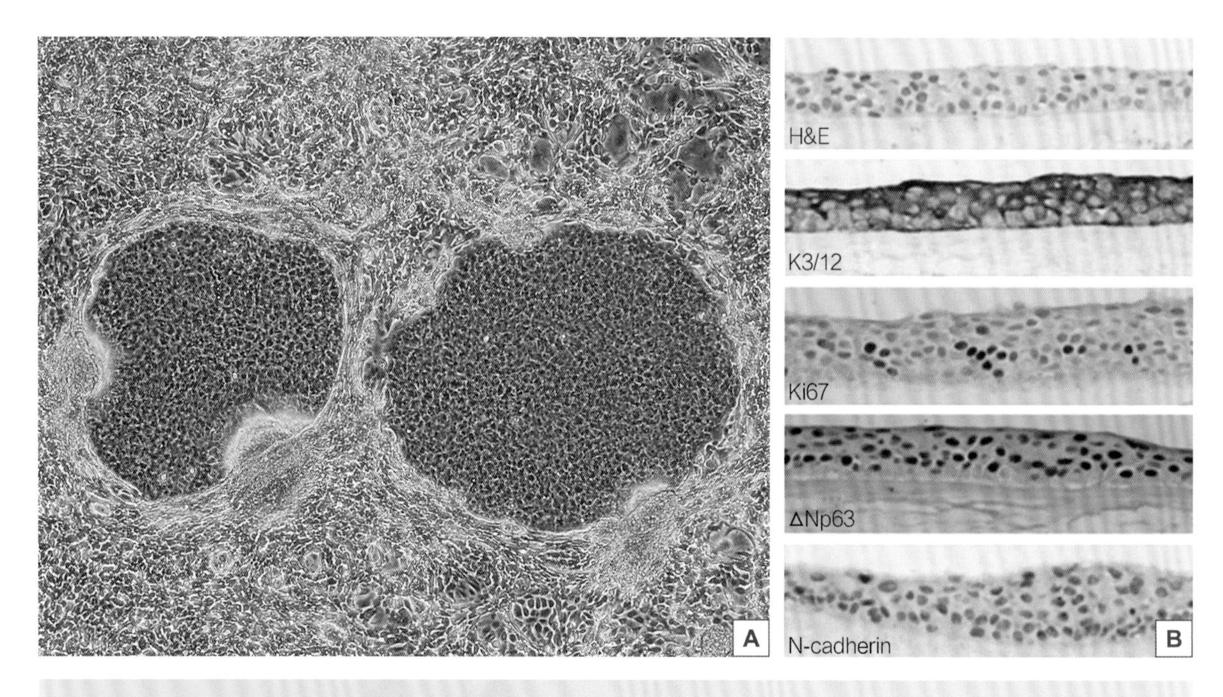

图 1-11-2-1 角膜缘干细胞的体外培养与鉴定

图 A 体外培养的角膜缘干细胞（×40）
图 B 体外培养的角膜上皮膜片染色鉴定（×400）

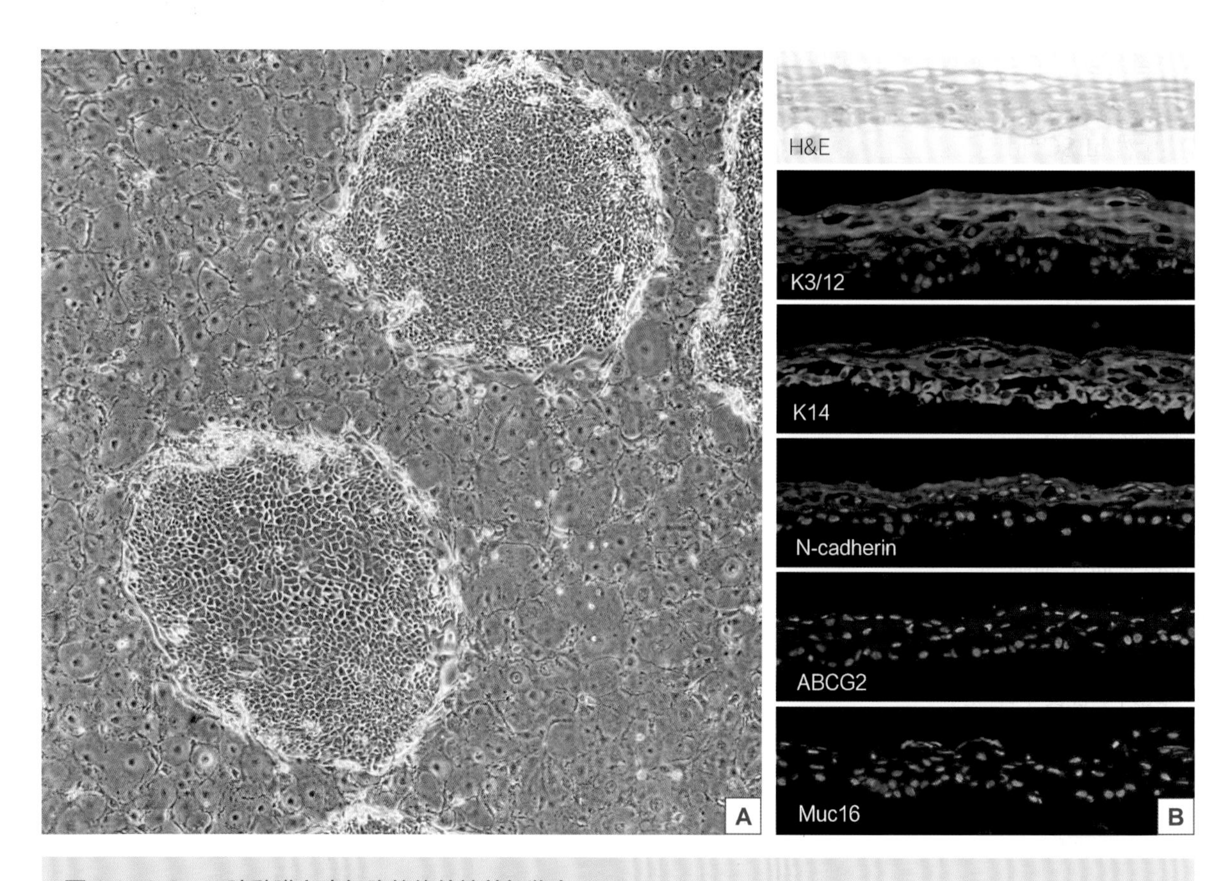

图 1-11-2-2 口腔黏膜上皮细胞的体外培养与鉴定

图 A 培养的口腔黏膜上皮细胞形态（×40）
图 B 染色鉴定体外培养的口腔黏膜上皮细胞（×400）

将双侧角膜缘干细胞缺乏患者的口腔黏膜上皮培养在温敏材料上，形成的细胞膜片能够形成复层结构并表达 K3 和 ΔNp63，修复眼表结构与功能。需要注意的是，培养的口腔黏膜上皮相较于角膜上皮，存在引发角膜新生血管的风险。

（三）胚胎干细胞及诱导多能干细胞

人胚胎干细胞（human embryonic stem cells，hESC）和诱导多能干细胞（human induced pluripotent stem cells，hiPSC）具有无限增殖和多向分化的潜能，相比供体组织来源更易进行产业化。利用自体细胞通过重编程诱导的 hiPSC，避免了 hESC 在临床应用中的伦理与移植免疫排斥问题。因此，在角膜疾病的细胞再生治疗中具有更广阔的应用前景。

hESC/hiPSC 来源的角膜上皮细胞常通过形态学、复层形成能力及生物学标记进行鉴定。日本 Nishida 教授等通过二维培养建立了一种外胚层自主眼区分化（self-formed ectodermal autonomous multi-zone，SEAM）的方法模拟整个眼睛的发育，利用机械分离与流式分选得到了成熟的角膜上皮样细胞，表达角膜上皮特异性角蛋白 K3/12、角膜缘干细胞标记 ΔNp63、ABCG2、PAX6 等。

通过模拟角膜缘干细胞微环境，诱导 hESC/hiPSC 向角膜上皮分化是较为常见的诱导方法。使用角膜缘干细胞条件培养基诱导 hESC 分化为角膜缘上皮细胞，接种到脱细胞猪角膜（decellularized porcine cornea，DPC）上能够形成复层上皮，基底层细胞表达角膜缘干细胞标记基因，移植到兔 LSCD 模型可重建眼表，抑制新生血管生成。将 hESC 接种在脱细胞角膜前弹力层上可促使其分化为上皮样细胞，形成 3~5 层的复层结构，表达角膜上皮标记物 K3 和 PAX6。还有研究将 hiPSC 与角膜缘基质细胞共培养，使用含有 NGF、EGF 和 bFGF 的培养基诱导其分化为角膜上皮样细胞。

小分子化合物也可以调控 hESC/hiPSC 向角膜上皮的分化。将 hiPSC 接种在Ⅳ型胶原基质上，使用 IWP-2 与 SB505124 分别抑制 Wnt、TGF-β 信号通路，联合 bFGF 可以得到高表达 K3/12 和 ΔNp63 的角膜上皮样细胞。有研究证实，角膜上皮细胞来源的 hiPSC 相较于人真皮成纤维细胞来源的 hiPSC 具有更好的分化能力，这可能与不同组织细胞的遗传背景有关。此外，使用无血清培养基在 7% CO_2 条件下诱导 hESC 分化为表达 ΔNp63 和 ABCG2 的角膜上皮祖细胞，经纯化后该上皮祖细胞能够形成复层样结构。

虽然 hESC/hiPSC 分化角膜上皮细胞的基础研究取得较大进展，但多停留在体外实验或动物实验水平，仅日本 Nishida 教授团队开展了临床治疗研究，初步证明了 hiPSC 来源角膜上皮细胞移植的安全性。此外，hESC/hiPSC 来源角膜上皮细胞的分化效率、ΔNp63 阳性细胞比例、残留干细胞的致瘤性、长期安全性和有效性等仍需要进一步的验证和优化。

（四）成体干细胞

成体干细胞分离和培养相对容易，因其较低的致瘤和伦理风险，具有良好的临床安全性和应用性。间充质干细胞（mesenchymal stem cells，MSC）作为一种多能干细胞，能够修复受损组织，分泌抗炎因子调节免疫系统，角膜缘部位也有间充质干细胞，与角膜缘干细胞通过旁分泌形式进行细胞间相互作用。针对 LSCD、干眼、化学烧伤等眼表疾病，利用脂肪、骨髓、脐带血来源间充质干细胞治疗的相关研究也已进入一期、二期临床试验。骨髓间充质干细胞（bone marrow mesenchymal stem cells，BMSC）是最早应用于角膜病治疗的间充质干细胞，通过直接分化为角膜上皮样细胞和分泌抗炎及生长因子机制促进角膜上皮再生。脐带血间充质干细胞（umbilical cord mesenchymal stem cells，UC-MSC）是治疗角膜疾病的另一种成体干细胞来源，体外培养的脐带血间充质干细胞在羊膜上可形成复层上皮膜片，表达角膜上皮特异性标记 K3/12。

此外，毛囊干细胞、牙髓干细胞作为角膜上皮替代细胞来源也有一定可行性，两者均能够在体外形成膜片，表达角膜上皮生物标记物 K3、ΔNp63 与 ABCG2。但成体干细胞普遍存在的标准化、细胞分化效率、细胞纯度、长期有效性等问题仍需要进一步完善研究。

二、构建载体选择

理想的组织工程角膜上皮载体需要具有良好的生物相容性、透吸性和机械强度。目前，已有多种天然或合成材料作为组织工程角膜上皮载体支架开展研究，人羊膜与纤维蛋白已经应用于临床。不同材料有各自优势与应用局限性（表 1-11-2-1），目前常用的组织工程角膜上皮载体材料如下：

表 1-11-2-1 常用组织工程角膜上皮载体支架来源的优缺点

载体	优点	缺点
人羊膜	抑制角膜新生血管、促进上皮再生 无动物源成分避免了异种感染的风险 化学修饰可以增加机械热稳定性、光学透明度及胶原酶抗性	微生物感染筛查和储存昂贵 准备与手术操作困难 厚度和透明度不均一 需要预防移植后的过早降解 可能存在免疫排斥风险
纤维蛋白胶	易于准备和操作 在治疗 LSCD 患者方面表现出长期有效性	与普通外科手术中的细小病毒 B19 感染和过敏反应有关
硅氧烷水凝胶接触镜	无动物源成分的自体移植方法 标准化生产并获得美国 FDA 批准 方便、性价比高、机械强度高 表面化学修饰可促进细胞增殖/维持	仅有轻度短期上皮缺损报道 需要合成、不能整合
丝素蛋白	机械强度高 透明 无免疫原性	不易获得
壳聚糖	无毒副作用 具有生物相容性、抗菌及黏附性	膜片坚硬、易碎
胶原蛋白	固有的生物相容性 商品化 节省成本 无毒性	含水量高、机械性能较弱 易被蛋白酶迅速降解 上皮细胞增殖能力差
交联胶原蛋白	提高抗降解性 增加机械强度	降解后对细胞有毒性 降低了胶原的生物免疫特性
合成高分子支架	可操作性 标准化大规模生产 缺乏生物材料	体内兔模型实验仅限于角膜炎症、雾状混浊和溃疡相关研究

(一) 羊膜

羊膜是最常用的组织工程角膜上皮支架材料。Kim 等最早发现人羊膜移植可以促进轻度 LSCD 患者角膜再上皮化，羊膜具有较好的生物相容性、可降解性、无抗原性等特点，成为组织工程角膜载体的常用选择。

羊膜表面光滑，具一定弹性，无神经、血管和淋巴，可为移植物提供基底膜和细胞外基质，促进眼表上皮细胞的增殖和分化。羊膜载体主要包括完整羊膜、去上皮羊膜和脱细胞羊膜。相比于前两者，脱细胞羊膜去除了细胞和抗原成分，降低了免疫原性，保存了基底膜，生物相容性好，能更有效地支持种子细胞扩增。

目前体内外研究已证明羊膜为干细胞提供了合适的微环境，角膜缘干细胞、骨髓间充质干细胞、成人表皮干细胞和结膜上皮细胞接种于羊膜可重建眼表结构与功能。但是，羊膜也存在缺点，如来源有限、手术操作复杂、异体交叉感染、厚度和透明度差异大，以及降解时间不稳定等。针对降解性问题，多种物理或化学改性交联羊膜相继出现，临床效果有待于进一步研究。

(二) 纤维蛋白胶

纤维蛋白胶是利用人血浆中分离的纤维蛋白原与凝血酶通过凝血级联反应构建而成，已作为组织工程角膜上皮载体成功应用于 LSCD 临床试验治疗。2001 年，研究者将自体角膜缘干细胞接种于纤维蛋白胶上移植治疗 18 例化学伤导致的 LSCD 患者，27 个月随访报告显示治疗成功率达 78%。后期，针对 112

例化学伤诱导 LSCD 患者的临床试验也显示了类似的治疗效果。

由 Pellegrini 等首创的以纤维蛋白胶为载体联合角膜缘干细胞制备组织工程角膜上皮已实现产业化，产品获欧盟有条件批准，用于因眼部灼伤导致的中度至重度 LSCD 的治疗。但是，该产品依旧采用小鼠 3T3 饲养层细胞及其他异种成分用于产品制备，存在交叉感染及移植排斥的风险。

（三）硅氧烷水凝胶接触镜

研究者发现硅氧烷水凝胶接触镜可以支持角膜缘干细胞的增殖，并开发了无动物源成分的接触镜为载体的组织工程角膜上皮，移植治疗 19 例 LSCD 患者，可缓解症状并改善视力，3 年成功率达 63%，无严重副作用。

利用硅氧烷水凝胶接触镜作为载体支架具有透明性好、标准化制作流程、机械强度可控、临床易于操作和性价比高等特点，但是此类接触镜载体需从眼表移除，可能存在角膜缘干细胞未完全转移及移植细胞脱落的风险，在一定程度上限制了该材料的临床应用。

（四）其他载体支架材料

除了前面介绍的已经进入临床试验的载体支架材料，研究者们也探索了人晶状体前囊膜、胶原、交联胶原、静电纺丝支架等天然高分子材料用于组织工程角膜上皮构建的有效性与可行性。已有体外细胞实验证实多种载体材料均可支持角膜缘干细胞的扩增，但是体内移植有效性与安全性还需要进一步的实验论证。

三、组织工程角膜上皮移植

鉴于 LSCD 的严重程度及诱因不同，研究人员采用了不同的治疗策略用于角膜上皮功能重建。多种角膜来源与非角膜来源的干细胞可应用于角膜上皮再生治疗，干细胞也可以与天然或合成支架材料联合使用以提高持续性角膜上皮缺损的治疗效果。目前，研究者们已经开展了很多关于角膜缘干细胞缺乏症的临床前与临床研究，临床试验结果显示，不同策略在恢复视力、角膜再上皮化及角膜透明度改善方面都有良好的治疗效果（表 1-11-2-2）。

（一）组织工程角膜上皮膜片移植

将自体或异体的角膜缘干细胞在羊膜上培养进行移植，可以重建因角膜缘干细胞缺乏而丧失的眼表功能，恢复角膜上皮的完整性与角膜透明度。移植的角膜缘干细胞通过分化为 K3/12 阳性的角膜上皮细胞发挥替代治疗的作用。笔者对接受 CLET 治疗的患者进行随访，41 位化学伤或热烫伤患者共 30 眼在术后 2 年左右眼表仍保持稳定，无上皮缺损或新生血管形成。

截至目前，76.6% 的患者接受 CLET 治疗后实现了角膜上皮与眼表的恢复。当培养的角膜缘干细胞中 ΔNp63 阳性细胞比例高于 3% 时，对应患者治疗成功率在 78% 左右；而 ΔNp63 阳性细胞比例等于或低于 3%，患者治疗成功率仅 11%，提示培养的角膜缘干细胞中 ΔNp63 阳性细胞含量对角膜上皮重建及眼表功能的恢复至关重要。2012 年，有研究者发明了简易的角膜缘干细胞移植技术（simple limbal epithelial stem cell transplantion，SLET），该方法适用于无法开展实验室操作的医疗机构，降低了污染风险，取得较好的眼表功能重建的临床效果。

需要注意的是，尽管自体角膜缘干细胞可以从健康的同侧眼或对侧眼获得，但是该策略会影响健康侧眼表的稳定性，不适用于大范围角膜缘干细胞缺失或双眼病变患者。异体来源的角膜缘干细胞可以作为种子细胞，但是同种异体移植需要全身使用较长时间的免疫抑制剂。为了明确异体角膜缘上皮移植（allogeneic cultivated limbal epithelial transplantation，ACLET）后免疫排斥的特点及预后措施，笔者对 41 例接受 ACLET 治疗的 LSCD 患者进行了至少 12 个月的随访研究。研究结果显示，ACLET 移植排斥发生率在 10% 左右，以局部上皮反应为主，表现为角膜上皮和基质混浊、严重的角膜新生血管，局部及时应用免疫抑制剂，可以有效改善免疫排斥造成的眼表损害。

（二）组织工程口腔黏膜上皮膜片移植

口腔黏膜上皮是自体来源的可应用于临床角膜上皮缺损治疗的替代细胞类型。Nakamura 等最早采用自体 OMEC 应用于角膜上皮的再生治疗。将自体 OMEC 接种到羊膜载体上培养，并以小鼠 3T3 细胞

表 1-11-2-2 组织工程角膜上皮的临床试验情况

种子细胞类型	支架材料	患者类型及临床试验批号	级别	患者数量	效果
角膜上皮干细胞	羊膜	角膜缘干细胞功能不全（NCT01377311）	一期	N/A	促进角膜上皮再生 提高视觉灵敏度
角膜缘干细胞	羊膜	角膜缘干细胞缺乏（NCT02318485）	二期	60	提高视觉灵敏度 存在角膜结膜化 疼痛、畏光
同种异体骨髓间充质干细胞/同种异体角膜缘干细胞	羊膜	角膜缘缺乏综合征（NCT01562002）	二期	27	间充质干细胞移植的活性和安全性 手术植入无并发症 最佳矫正视力提高 2 行
角膜缘干细胞	羊膜	角膜缘干细胞缺乏（NCT02579993）	N/A	10	恢复角膜细胞的正常形态 提高视觉灵敏度
角膜缘来源角膜上皮细胞/角膜缘来源基质细胞（2∶1）	纤维蛋白胶	角膜缘干细胞缺乏（NCT03295292）	一期	15	维持术前最佳矫正视力 降低角膜散光的情况
异体或自体角膜缘上皮干细胞	羊膜	角膜缘干细胞衰竭综合征（NCT01619189）	二期	14	移植上皮细胞存活 提高视觉灵敏度 角膜移植术后再上皮化
口腔黏膜上皮细胞	羊膜	角膜缘干细胞缺乏（NCT03943797）	一期	8	角膜移植术后再上皮化 具有生物相容性和安全性
自体角膜缘上皮细胞	羊膜	角膜缘干细胞缺乏（NCT02592330）	二期	24	没有眼部感染 角膜移植的可行性 促进角膜上皮完整性
口腔黏膜细胞	羊膜	角膜缘干细胞缺乏或睑球粘连患者（NCT00491959）	一期	N/A	角膜移植术后再上皮化 无感染 提高视觉灵敏度

作为饲养层，所形成的膜片具有多层上皮形态、阳性表达 ΔNp63、桥粒及半桥粒等细胞连接结构，与正常角膜上皮非常相似。移植后随访发现，角膜上皮完整性、角膜透明度及患者视力均得到良好改善。根据体外培养口腔黏膜上皮膜片移植（COMET）临床治疗 LSCD 的 meta 分析结果显示，目前，利用组织工程口腔黏膜上皮植片治疗 LSCD 的成功率在 72% 左右。

笔者对 ACLET 与 COMET 两种策略的治疗效果开展了前瞻性研究。共 104 例 LSCD 患者的 107 眼纳入研究，其中 61 眼接受 ACLET 治疗，46 眼接受 COMET 治疗。临床试验结果显示：两种手术方法均可有效改善 LSCD 患者的眼表状态；角膜上皮膜片的稳定性优于口腔黏膜上皮膜片，建议应用于完全或严重 LSCD 患者治疗；口腔黏膜获取容易，自体来源无移植免疫排斥风险，因此，局部 LSCD 患者或结膜病变患者建议采用口腔黏膜植片治疗。

尽管口腔黏膜上皮具有自体取材、损伤愈合快、无免疫排斥等特点，但是移植后角膜可表达多种血管生成相关因子。有研究对培养的人角膜上皮和口腔黏膜上皮进行了比较，发现相较于角膜上皮，口腔黏膜上皮中血管抑制因子如 TSP-1 的表达明显降低；对接受 COMET 患者进行的回顾性研究也证实抗血管生成因子的缺乏可能导致了 COMET 后角膜新生血管的形成。因此，抗新生血管治疗已经成为口腔黏膜上皮移植术后改善角膜功能、提高移植成功率的重要干预策略。截至目前，已报道有 242 例接受口腔黏膜上皮移植的 LSCD 患者接受了抗新生血管治疗，随访 1~7.5 年的结果显示，70% 左右的患者的角膜功能与新生血管情况都得到有效改善。研究者通过体外实验证实，与 3T3 相比，角膜缘 niche 细胞作为 COMEC 饲养层，可以明显降低血管促生成因子，而血管抑制因子、色素上皮衍生因子、可溶性 fms 样酪氨酸激酶-1 等则显著增加，提示在 OMEC 培养中减少 3T3 饲养层的使用也是降低 COMET 术后眼表新生血管风险的一种策略。

（三）其他来源细胞移植

骨髓间充质干细胞是广泛应用于组织再生的种子细胞来源。骨髓间充质干细胞通过多种机制促进角膜上皮功能恢复，包括预防炎症、抑制新生血管、细胞转分化等。二期临床试验结果表明（NCT03549299）：16 例眼表烧伤患者接受骨髓间充质干细胞移植治疗可以有效改善角膜视力，促进角膜上皮化。

hESC/hiPSC 分化为角膜上皮细胞的基础研究已取得较大进展，但其功能研究多停留在体外实验或动物实验水平。2016 年，Nishida 等联合温敏材料载体与 hiPSC 来源角膜上皮细胞构建组织工程角膜上皮完成了首批 4 位 LSCD 患者的临床治疗研究，术后 1 年随访，所有患者未出现严重排斥反应和移植部位的异常细胞增殖，初步证明了 hiPSC 来源角膜上皮的安全性。但是，基于 hESC/hiPSC 来源种子细胞的组织工程角膜上皮移植的长期安全性和有效性仍需要进一步验证。

（周庆军　李宗义）

第三节　组织工程角膜内皮

角膜内皮细胞是角膜后表面的单层六边形细胞，主要依赖屏障功能和泵功能维持着角膜正常厚度和透明度。成人角膜内皮细胞再生能力有限，且其密度随年龄增长逐渐下降。由于疾病或创伤导致其密度低于临界值时，会发生角膜内皮功能失代偿，引起角膜水肿和混浊。

目前，角膜内皮功能失代偿的治疗主要依赖于穿透性角膜移植和角膜内皮移植，角膜供体需要具有高质量的角膜内皮细胞。限于全球范围的供体缺乏原因，角膜内皮相关的再生替代治疗一直备受关注。近年来，随着角膜内皮细胞体外扩增技术和干细胞分化技术的发展，角膜内皮细胞的种子细胞来源难题取得初步突破，组织工程角膜内皮和细胞移植逐渐进入临床前和临床试验阶段。

一、种子细胞来源

足量、有功能的种子细胞来源是组织工程角膜内皮构建和移植的最大难题。根据来源不同，角膜内皮种子细胞可分为角膜供体来源、胚胎干细胞和诱导多能干细胞来源及成体干细胞来源三类。其中，角膜供体来源的内皮细胞移植进入临床试验阶段，其他来源种子细胞都处于动物实验阶段。

（一）角膜供体

角膜内皮细胞由神经嵴发育而来，细胞周期最终停滞于 G0/G1 期。如何通过选择不同的培养基和添加物，突破角膜内皮细胞周期停滞，实现体外大量扩增，同时保持其功能特性，是组织工程角膜内皮构建的难点。

角膜内皮细胞的分离培养有组织块法、机械刮除法和酶消化法。基于细胞纯度和活率的比较，目前的角膜内皮细胞分离方法多采用酶消化法。首先撕取角膜后弹力层，将含内皮细胞的组织置于胶原酶或 Dispase 消化液中，消化成单细胞离心收集，接种于预包被的培养板中进行扩增培养，常用的预包被成分有胶原、层粘连蛋白、纤粘连蛋白等。

在人角膜内皮细胞的扩增培养过程中，由于其细胞周期停滞、紧密连接和细胞极性改变等原因，角膜内皮细胞容易出现衰老或者发生内皮间质转化（endothelial-mesenchymal transition，EnMT）。细胞衰老主要表现为细胞体积变大、衰老相关因子 p16 和 SA-β-gal 等表达升高；内皮间质转化主要表现为细胞形态变化、紧密连接相关蛋白 ZO-1 丢失和间质细胞相关蛋白 α-SMA 的表达等。角膜内皮细胞衰老和 EnMT 常伴随内皮细胞功能的丢失，是影响角膜内皮细胞体外扩增的主要因素。为解决人角膜内皮细胞体外扩增培养中的衰老和 EnMT 问题，研究者先后筛选了不同的细胞培养基（如 M199、DMEM、Opti-MEM 等），生长因子（如表皮生长因子、碱性成纤维细胞生长因子等）及其他添加物（如脑垂体提取物、抗坏血酸、Rho

激酶抑制剂等)来优化培养体系。已优化的培养体系基本实现促进细胞扩增的同时,保持角膜内皮细胞原有表型和功能。

目前,进入临床试验阶段的角膜内皮细胞扩增培养方法有两种。一种方法是利用双培养系统,首先使用促增殖培养基,实现角膜内皮细胞的扩增和融合,随后更换促分化培养基,使角膜内皮细胞的表型和功能恢复。另一种方法是添加 Rho 激酶抑制剂 Y-27632,通过拮抗细胞分离培养过程中激活的 Rho/ROCK 信号通路,抑制细胞凋亡和 EnMT,同时促进内皮细胞扩增(图 1-11-3-1)。通过改进培养体系,目前成人角膜内皮细胞可实现 3~5 代扩增,基本满足移植需求。

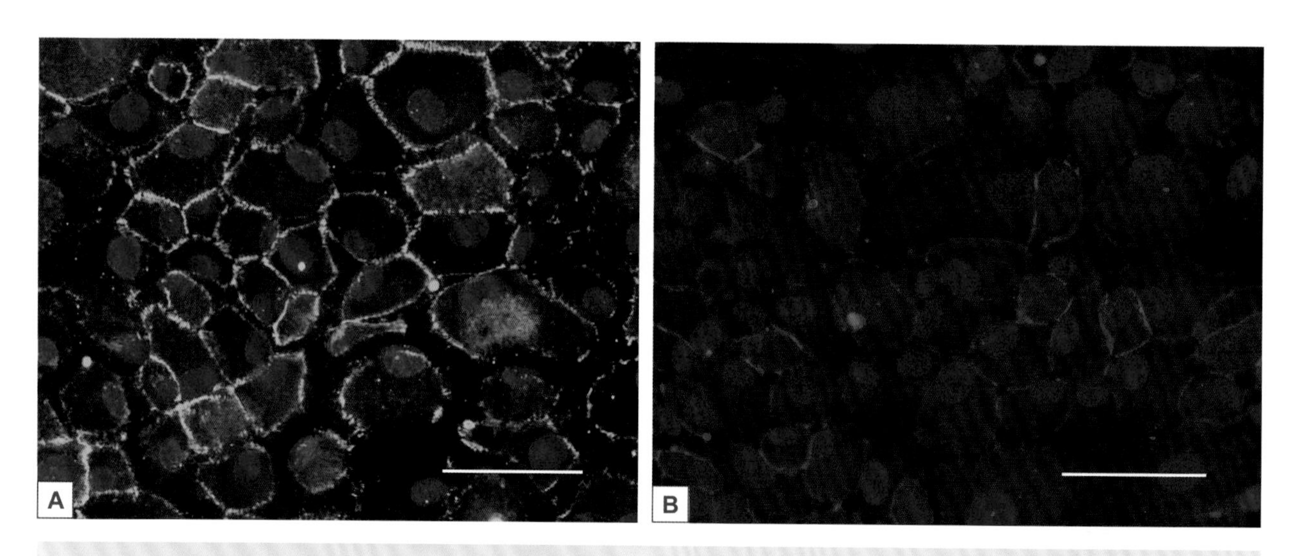

图 1-11-3-1 培养的人角膜内皮细胞的免疫荧光染色(标尺 50μm)
图 A 紧密连接相关蛋白 ZO-1 染色
图 B 泵功能相关蛋白 ATP1A1 染色

虽然近年来的研究已基本解决人角膜内皮细胞的体外扩增培养问题,并进入临床试验阶段,但仍存在扩增代数有限、培养系统含血清、供体因素影响、细胞鉴定标志物缺乏等问题,实现临床规模化应用还需进一步研究。

(二)胚胎干细胞和诱导多能干细胞

人胚胎干细胞(human embryonic stem cells,hESC)和诱导多能干细胞(human induced pluripotent stem cells,hiPSC)具有无限扩增和多向分化潜能,并建立了临床级细胞库,产业化前景广,是角膜内皮细胞理想种子细胞来源之一。其中 hiPSC 可通过自体细胞构建,避免 hESC 的伦理和免疫排斥问题。

目前,诱导 hESC/hiPSC 分化为角膜内皮细胞的方法多是模拟角膜胚胎发育过程,首先通过小分子化合物抑制 TGFβ-SMAD 通路、激活 Wnt 信号通路,将 hESC/hiPSC 诱导分化为神经嵴细胞;进一步利用不同细胞因子、小分子化合物组合、角膜内皮条件培养基等条件诱导其分化为角膜内皮样细胞。分化细胞的体外鉴定多采用形态学和免疫荧光染色,体内功能验证多采用兔角膜内皮刮除模型,安全性和有效性得到初步证明。截至目前,仅有少数 hESC/hiPSC 来源角膜内皮细胞用于非人灵长类动物模型的相关报道。

与传统的角膜内皮细胞分化不同,我们将 hESC/hiPSC 诱导分化为神经嵴干细胞,而后诱导其向角膜内皮细胞分化。在诱导分化的中间阶段,我们鉴定了一类称为角膜内皮前体的中间细胞类型,同时具有神经嵴干细胞和角膜内皮细胞的部分特征(图 1-11-3-2)。体内移植发现,角膜内皮前体联合小分子化合物烟酰胺可快速恢复并长期维持兔和食蟹猴角膜的透明度和厚度。

虽然 hESC/hiPSC 分化角膜内皮细胞的基础研究取得较大进展,但还未进入临床阶段,动物研究多使

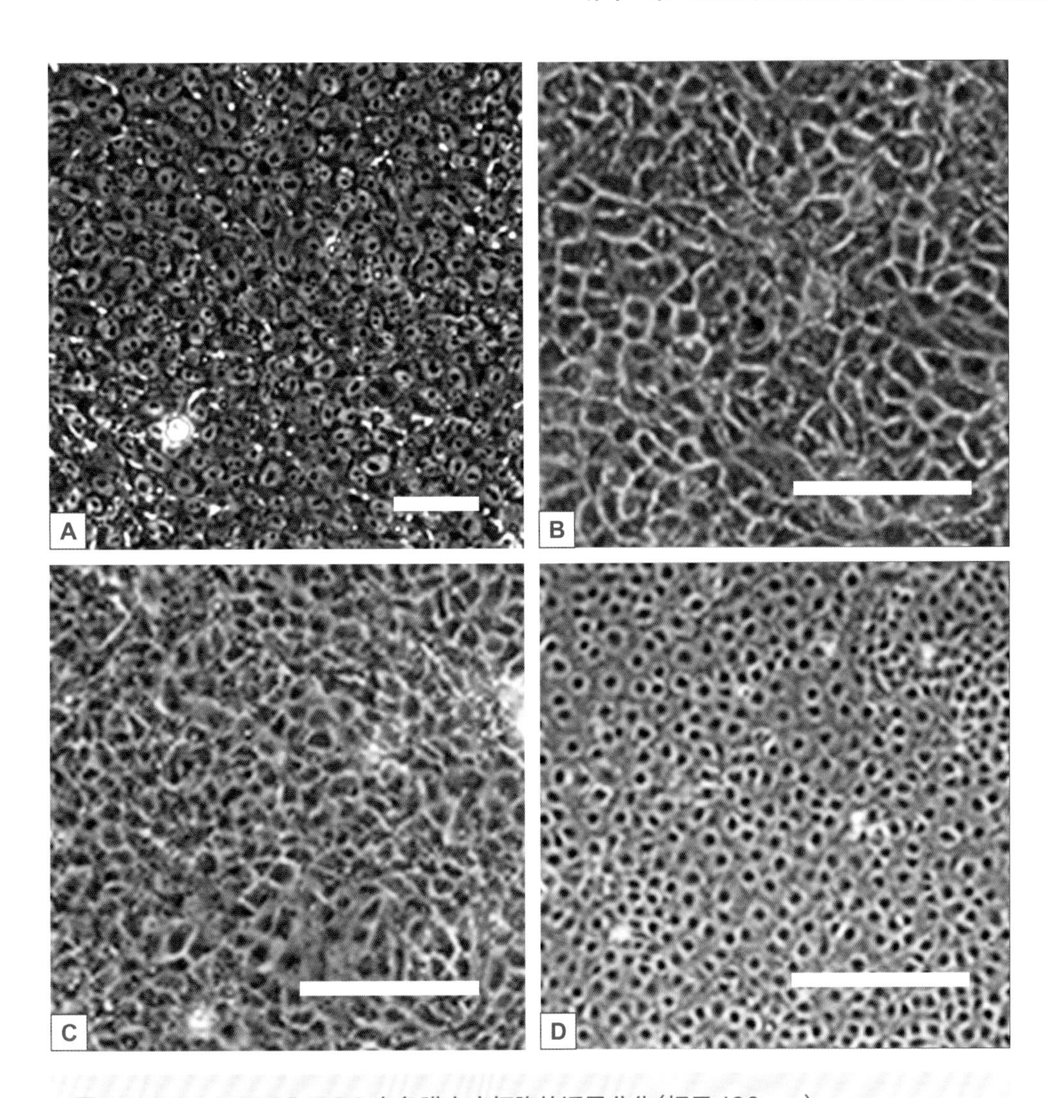

图 1-11-3-2　hESC/hiPSC 向角膜内皮细胞的诱导分化（标尺 100μm）

图 A　hESC 的细胞形态图
图 B　神经嵴细胞的形态图
图 C　角膜内皮前体细胞的形态图
图 D　角膜内皮样细胞的形态图

用兔模型，与人角膜内皮细胞特性差异较大。此外，hESC/hiPSC 向角膜内皮细胞诱导分化的效率、移植细胞的纯度、残留干细胞的致瘤性、长期安全性和有效性及其机制等仍待进一步优化和明确。

（三）成体干细胞

成体干细胞具有获取容易、自体来源等特点，且无免疫排斥、伦理和致瘤风险等问题，安全性好。利用骨髓、脂肪、皮肤等来源的成体干细胞，诱导分化为角膜内皮细胞，移植治疗动物模型角膜内皮失代偿，已有较多报道。有研究者将脂肪干细胞诱导分化为角膜内皮样细胞，以脱细胞人角膜基质为载体构建组织工程角膜内皮，证明其治疗兔角膜内皮失代偿的有效性。还有将骨髓内皮祖细胞进行分离培养，以脱细胞猪角膜（decellularized porcine cornea，DPC）为载体，构建组织工程角膜内皮植片，以猫角膜内皮失代偿作为动物模型，移植术后发现角膜透明度逐渐恢复，移植细胞呈多边形，大小均匀。利用皮肤来源的前体细胞诱导分化为角膜内皮样细胞，通过细胞注射方法移植细胞，可有效改善兔和猴角膜内皮失代偿模型的角膜透明度和厚度。与成体干细胞不同，利用小分子化合物将成纤维细胞重编程为神经嵴细胞，并进一步诱导分化为角膜内皮样细胞，经细胞注射移植证实，可部分改善兔角膜内皮失代偿模型的角膜透明度和厚度。

成体干细胞分化的角膜内皮细胞移植多处于常规动物模型阶段,皮肤来源的干细胞已在大动物模型进行验证,但成体干细胞普遍存在的标准化、细胞分化效率、分化细胞纯度、长期有效性等问题仍需要进一步完善研究。

二、构建载体选择

组织工程角膜内皮的构建载体需满足相容性与透明性好,强度、厚度和曲率与角膜匹配的基本要求,还需具有一定的通透性和黏附性。目前构建组织工程角膜内皮的载体可分为生物型、合成型和温敏型三类。

(一)生物型载体

生物型组织工程角膜内皮载体多是天然来源,具有相容性好的优势。目前常用的包括羊膜、脱细胞角膜基质、角膜后弹力层、晶状体前囊膜等。体内外实验证实,生物型载体可有效维持角膜内皮细胞的表型和功能特性,但存在透明性较差、来源受限、供体质量差异大、易引起基质纤维化反应等问题。

(二)合成型载体

合成型组织工程角膜内皮载体最大优势是均一性好,能快速大量生产,不受供体限制。目前报道较多的包括胶原、明胶和丝素蛋白等天然来源成分,以及聚己内酯、聚乳酸、甲壳素、甲基丙烯酰化明胶等高分子材料。体外实验证实,合成型载体可有效维持角膜内皮细胞的表型和功能特性;动物实验研究发现,该类载体仍存在与角膜基质的黏附性差、易引起基质纤维化反应等问题。

(三)温敏型载体

为避免移植载体的体内副作用,有研究者将角膜内皮细胞接种于聚异丙基丙烯酰胺等温敏材料包被的培养板上,待细胞生长至融合单层后,降低温度使角膜内皮膜片脱离,但该方法形成的膜片比较脆弱,体外获取完整膜片和体内植入比较困难,有待于进一步设计优化。

三、组织工程角膜内皮和细胞移植

角膜内皮是组织工程角膜最大的难题。早期有研究尝试利用细胞系或 hESC 来源细胞复合载体构建组织工程全层角膜,但仅限于体外构建或动物初步验证。随着移植技术的发展,组织工程成分角膜移植逐渐得到认同。在角膜内皮方面,采用角膜内皮种子细胞,结合载体构建组织工程角膜内皮膜片进行移植,是角膜内皮相关再生治疗的经典策略。近年来,角膜内皮细胞直接前房注射的移植策略逐渐优化,并进入临床试验,成为角膜移植领域新的研究方向。

(一)组织工程角膜内皮移植

组织工程角膜内皮移植是指将体外扩增或分化的角膜内皮细胞接种于适合载体,构建组织工程角膜内皮膜片进行移植的方法。采用角膜供体、hESC/hiPSC,以及成体干细胞来源的角膜内皮细胞,结合生物型、合成型和温敏型载体,均可构建组织工程角膜内皮膜片,并已在常规动物模型和大动物模型初步验证安全性和有效性。新加坡学者以角膜供体来源的内皮细胞为种子细胞,采用脱细胞人角膜基质为载体,构建组织工程角膜内皮,应用于角膜内皮失代偿的移植治疗,正在开展临床试验。

组织工程角膜内皮的优势在于细胞数量要求少,细胞贴附于载体,安全性好。移植方法类似于临床现有的角膜内皮移植手术,更易掌握,但该方法对于种子细胞的功能和载体的质量要求较高,构建和检测程序都比较复杂。

(二)角膜内皮细胞注射移植

角膜内皮细胞注射移植是指将体外扩增或分化的角膜内皮细胞,通过单细胞悬液方式直接注射入前房进行移植的方法。此方法由日本 Amano 教授组最先报道,其将培养的人角膜内皮细胞移植于兔模型,有效恢复角膜厚度和透明度,随后多个实验室对该技术进行了改进和优化。

日本 Kinoshita 教授组通过细胞和动物模型的系列研究发现了 Rho 激酶抑制剂 Y-26732 可促进移植细胞的快速黏附,结合体外扩增技术,在 2013 年正式开始角膜内皮细胞移植的临床试验。首先使用特制针头,清除中央病变的细胞和异常细胞外基质,而后将含 Y-27632 的单细胞悬液直接注射入前房,术后患者保持俯卧位 3 小时,依靠重力和 Y-27632 促进移植细胞的黏附,全身和局部用药同常规角膜移植(图

1-11-3-3)。根据报道,现已完成 11 例患者 5 年临床随访,其中 7 例 Fuchs 角膜内皮营养不良,4 例激光虹膜切除、剥脱综合征和眼内手术相关的大泡性角膜病变。结果显示,术后半年,全部患者角膜恢复透明,其中 10 例角膜厚度低于 630μm,9 例最佳矫正视力提高 2 行以上。术后 5 年,10 例角膜透明度、厚度和视力恢复良好,内皮细胞密度为(1 257 ± 467)个/mm^2,均未发现全身或眼内异常。值得注意的是,其中 7 例 Fuchs 内皮营养不良患者再次出现赘疣(guttae)特征,提示该病可能伴随着后弹力层异常。

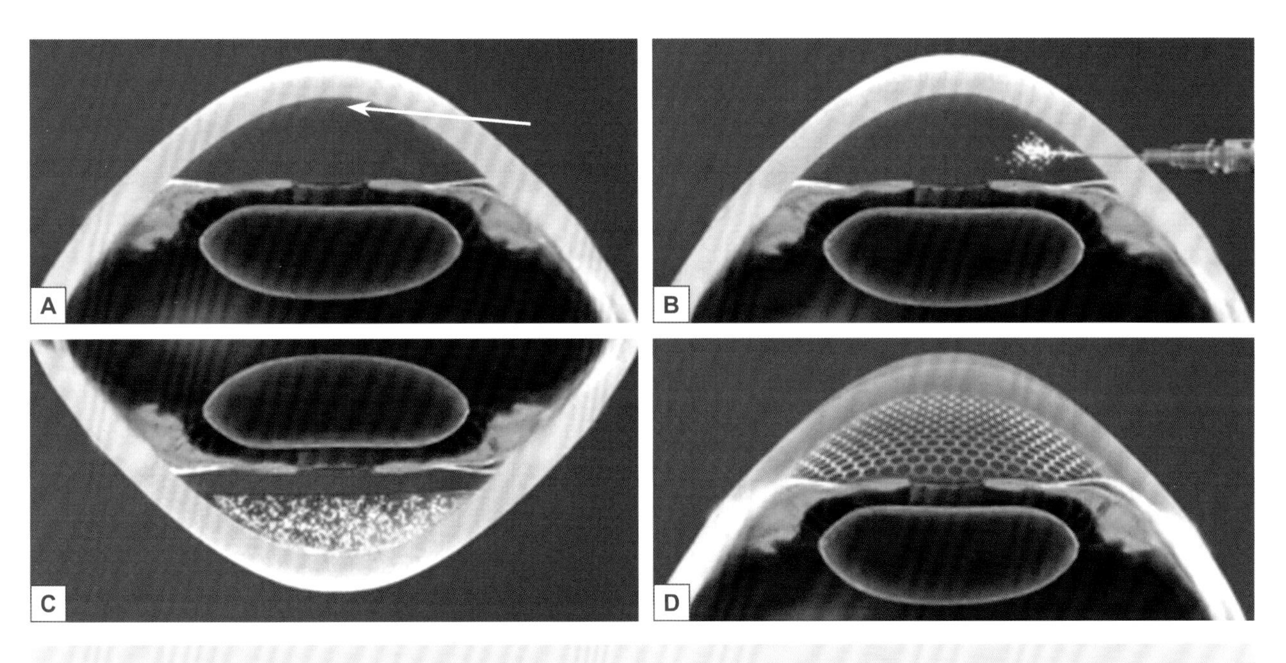

图 1-11-3-3 角膜内皮细胞前房注射移植示意图

图 A 刮除病变的角膜内皮细胞
图 B 将角膜内皮细胞悬液注入前房
图 C 保持俯卧位促进细胞黏附
图 D 移植角膜内皮细胞形成单层

与组织工程角膜内皮膜片移植相比,细胞注射移植具有不需要载体、手术简单、创伤小等优点。目前角膜供体来源的内皮细胞移植在日本已进入临床三期试验,hESC/hiPSC 和成体干细胞来源的角膜内皮细胞采用该策略也在常规动物和大动物模型获得了成功。角膜内皮细胞移植方法仍在进一步发展,如采用磁性纳米材料转染移植细胞,移植后利用磁场促进细胞的快速黏附,目前正在墨西哥开展临床一期试验。笔者结合细胞移植和膜片移植的优势,发明了 mini-sheet 角膜内皮移植技术和预注射层粘连蛋白 Laminin 技术,证实其可进一步加快移植细胞的黏附,促进兔角膜透明度和厚度的恢复。

不同于组织工程角膜内皮移植,角膜内皮细胞移植效果涉及前房移植微环境和移植细胞的转归问题。鉴于兔角膜内皮细胞可再生的特点,非人灵长类模型更适于细胞移植的长期效果评估。我们采用 hESC/hiPSC 来源的角膜内皮前体细胞开展了兔和食蟹猴模型的相关研究,发现移植细胞在体内也容易出现 EnMT 和衰老,失去原有内皮细胞功能,表现为移植早期角膜快速恢复透明,但随着细胞功能的丧失,角膜又恢复水肿状态,提示移植细胞的体内成熟及其与受体细胞的功能整合,对于细胞移植的长期效果维持十分重要。同时,移植细胞的长期有效性机制在不同动物模型有所不同:在兔角膜内皮失代偿模型中,术后 8 周移植细胞即完全丢失,兔自体角膜内皮细胞完全再生,而在食蟹猴角膜内皮失代偿模型中,术后 3 年移植细胞在中央区域仍然存在,但周边区域已被再生的自体细胞取代(图 1-11-3-4)。因此,角膜内皮细胞移植的长期有效性机制存在一定复杂性,移植细胞不但可以发挥功能替代作用,还可能刺激自体角膜内皮细胞的再生。

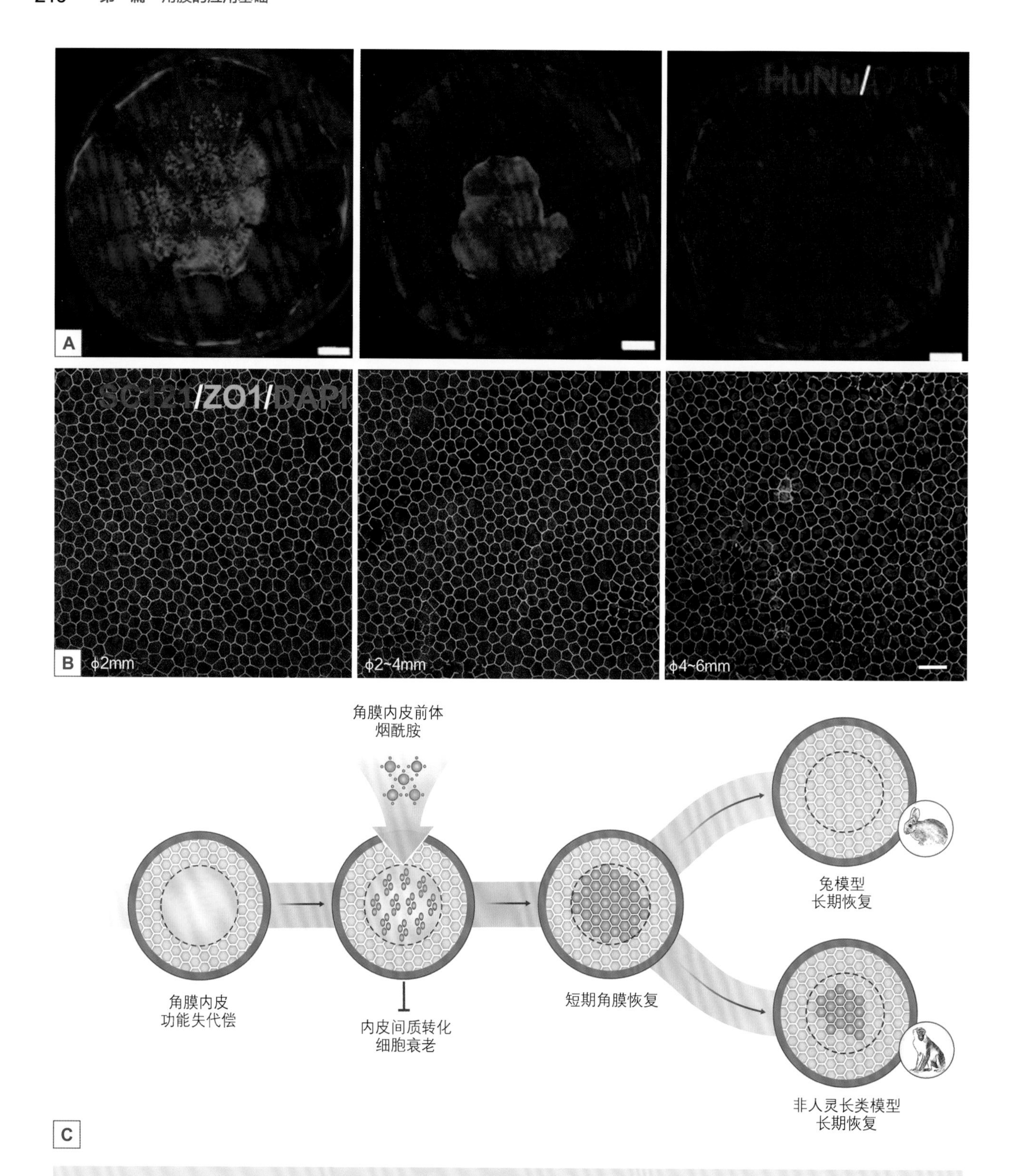

图 1-11-3-4　hESC/hiPSC 来源角膜内皮前体细胞移植的长期有效性机制

图 A　新西兰兔模型内皮前体移植术后 3 天、4 周和 8 周的细胞追踪（标尺 2mm）

图 B　食蟹猴模型内皮前体移植术后 3 年不同区域的细胞追踪（标尺 50μm）

图 C　角膜内皮前体联合烟酰胺移植的长期有效性机制示意图

虽然前房细胞移植治疗角膜内皮失代偿的临床安全性和有效性得到初步证实,但仍存在一系列的问题需要解决。在长期安全性及其机制方面,因移植细胞数量明显多于重建角膜内皮单层所需数量,其他多余细胞是否会黏附于晶状体、虹膜、睫状体部位,甚至经小梁网途径进入全身,这一点对于 hESC/hiPSC 来源的角膜内皮细胞移植非常重要,未分化完全的细胞有一定致瘤风险。在长期有效性及其机制方面,因角膜内皮相关疾病,如 Fuchs 角膜内皮营养不良,多同时伴有内皮细胞和后弹力层异常,单纯细胞替代治疗会因为异常后弹力层导致移植细胞再次出现病变,造成疾病复发,提示应整体更换病变的内皮细胞和后弹力层。其他方面,如细胞的标准化生产、无动物源性成分优化、移植细胞纯度和功能细胞鉴定、是否适合于角膜移植排斥患者、与目前角膜内皮移植手术的效果比较等,仍需进一步的基础和多中心研究。

(周庆军 李宗义)

第四节 角膜基质替代材料

角膜基质层占角膜总体厚度的 90%,是角膜屈光功能形成的主要部分。角膜基质层由细胞外基质和角膜基质细胞有序排列而成,其中细胞外基质成分主要有胶原、蛋白聚糖和糖胺聚糖等,角膜基质细胞数量少,分裂能力较低,损伤后会引起纤维化反应,导致瘢痕形成和透光性下降,从而影响视力。目前,角膜移植是临床治疗角膜基质病变的主要手段,但同样面临供体缺乏的问题,角膜基质替代物一直是组织工程角膜领域的研发热点。

角膜基质替代物需满足生物相容性和透明性的基本要求,同时还需具备良好的机械强度、柔韧性、曲率和屈光能力。根据来源不同,角膜基质替代物可分为天然来源角膜和生物合成角膜。天然来源角膜主要包括脱细胞角膜基质,生物合成角膜主要包括胶原基替代物、水凝胶角膜及其他替代物等,其中,脱细胞角膜基质和胶原基替代物已进入临床阶段。

一、脱细胞角膜基质

脱细胞是指通过物理、化学、生物等方法,将同种异体或异种细胞和抗原脱除,同时保留天然细胞外基质和活性成分的技术。因其生物相容性高、低免疫源性、天然成分等独特优势,脱细胞真皮、小肠黏膜、血管、瓣膜等系列产品已实现临床应用。角膜基质以细胞外基质成分为主,细胞数量少,因此,脱细胞角膜是角膜基质替代物的理想来源之一。猪角膜与人角膜的组织结构和性能参数比较接近,且动物源性病毒传染风险低,目前,国家药品监督管理局批准上市的脱细胞角膜基质产品均为猪角膜来源。

(一) 脱细胞方法

理想的脱细胞角膜技术是完全去除角膜细胞和免疫原性物质,同时保证角膜基质的胶原结构和纤维排列不受破坏,保持角膜的透明度和柔软性,且移植后能快速与受体组织整合,维持角膜正常的结构和功能。角膜脱细胞处理可分为物理、化学和生物脱细胞三种方法,为彻底脱除异种细胞和抗原,目前的脱细胞角膜制备技术多采用数种方法复合的方案。

1. 物理方法 角膜脱细胞的物理方法有反复冻融、超临界 CO_2、高静压、冷冻干燥等。其优势在于操作简单、方便、对组织形态和结构保存较好,但存在脱细胞效率不佳、细胞碎片残留多、对设备要求高等问题,通常与化学方法或生物方法联合使用。

反复冻融是一种简单的脱细胞方法,其中细胞由于冰晶的形成而被溶解。随后通过反复洗涤或联合其他脱细胞方法,以确保有效的去除细胞碎片。在使用液氮的情况下,用于冻融循环的温度范围为 −20~−197℃。

超临界 CO_2 技术是基于超临界流体的高渗透性和高传输速率的特点而开发的脱细胞方法。在中等条件下(临界温度:32℃,临界压力:7.38MPa),CO_2 可作为临界流体使用。由于气体很容易扩散,因此在此过程中不存在任何残留物。

高静压技术(high hydrostatic pressure,HHP)的主要脱细胞机制是破坏细胞膜。这种脱细胞方法需在

10℃或30℃温度条件下进行，对角膜施加980MPa或10kPa的压力，持续作用10分钟。为了实现充分的脱细胞并维持角膜原有组织结构，施加压力后必须用含有葡聚糖和DNaseⅠ的PBS或EGM-2培养基清洗角膜。与30℃温度条件下相比，在10℃下应用HHP可以更大程度地维持胶原纤维结构。与化学处理相比，HHP保留了更多的糖胺聚糖，DNA抗原去除效率高，处理时间短。但所需设备要求高，价格昂贵。

冷冻干燥虽然不是严格意义上的脱细胞方法，但可导致角膜中的水分快速冻结，在真空条件下通过升华破碎细胞，并形成多孔结构，增加邻近细胞再生，但冷冻干燥过程可能会破坏角膜的胶原纤维结构。

2. 化学方法　化学方法是角膜脱细胞处理的常用方法，主要包括表面活性剂、高低渗溶液、酸碱处理等。其优势在于操作简单、脱除效果彻底，但存在破坏组织原有结构和成分、降低机械性能等问题，因此常与生物方法联合使用。

表面活性剂的脱细胞原理是通过破坏细胞膜磷脂，结合细胞内蛋白，促进细胞的主要抗原成分脱除，可分为离子型、非离子型和两性离子型三种。表面活性剂十二烷基硫酸钠（sodium dodecyl sulfate，SDS）是角膜脱细胞常用的离子型表面活性剂。其具有极强的破坏细胞膜和溶解细胞核能力，能够与蛋白疏水部分结合，破坏内部非共价键，进而去除细胞内蛋白抗原。其主要缺点是对组织结构和成分破坏严重。非离子型表面活性剂有Triton X-100和Tween 20等，其脱细胞作用相对温和，对组织结构和成分影响较小，但脱细胞效率较低，一般不单独使用。两性离子型表面活性剂有3-［（3-胆固醇氨丙基）二甲基氨基］-1-丙磺酸（CHAPS），兼具离子及非离子型去污剂的特性，常用于疏松或者较薄组织的脱细胞，如肺等。但研究发现其单独应用时脱细胞效果较差且对蛋白成分破坏较重。

高渗溶液处理是早期脱细胞角膜制备的主要方法，其原理是通过高低渗溶液反复循环，改变细胞内外的渗透压，从而实现细胞裂解脱除。虽然操作简单，抗原清除彻底，但主要缺点是需时较长，角膜过度肿胀，导致胶原纤维破坏严重，临床移植后不透明或透明时间较长，现多与表面活性剂联合使用。

酸/碱溶液主要包括过氧乙酸、乙酸、氢氧化铵等，通过催化水解细胞膜和细胞核获得脱细胞组织。过氧乙酸是最常用的酸溶液，可作为常规的消毒剂，又可作为脱细胞试剂去除细胞内核酸，同时最低程度破坏ECM结构和功能。与化学和生物方法相比，碱溶液能更加完全裂解细胞，但同时会导致蛋白变性，破坏胶原纤维，降低机械性能。

螯合剂主要包括EDTA等，其通过与中心金属离子结合形成环状分子复合物，破坏细胞对ECM的黏附，从而将其分离。单独使用螯合剂的脱细胞效果不佳，通常与生物方法联合使用。

醇类主要包括乙醇、甘油等。乙醇去脂作用强于脂肪酶，易导致蛋白沉淀，从而损害ECM的显微结构。甘油主要通过脱水和裂解细胞发挥脱细胞作用，多用于皮肤等含脂类较多的组织脱细胞处理。

3. 生物方法　酶消化法具有高度特异性，但仅靠酶消化很难彻底脱除细胞，常需要与化学方法联合使用提高脱细胞效率。目前用于脱细胞角膜的酶有核酸酶、胰蛋白酶、中性蛋白酶、磷脂酶、嗜热菌蛋白酶、α-半乳糖苷酶、脂肪酶等。

核酸酶是一种特异的DNA或RNA降解酶，能专一性降解DNA或RNA成分；磷脂酶A_2能够水解细胞膜的磷脂成分，对胶原的破坏程度小，处理后的角膜透明度高；胰蛋白酶可以增加脱细胞试剂的渗透力，但会破坏组织显微结构，导致机械性能下降，其对ECM的破坏程度与作用时间成正比；蛋白酶对ECM的去除远大于对细胞膜的消化作用，会破坏细胞外基质间的连接，造成多种蛋白成分丢失。

脱细胞标准至今尚无统一的定论。脱细胞过程应去除外源性细胞和细胞碎片，包括DNA、RNA和线粒体等，同时最低限度破坏ECM。目前已提出了脱细胞有效性评价标准：①HE染色或4'，6-二脒基-2-苯基吲哚（4'，6-diamidino-2-phenylindole，DAPI）染色无可见细胞核；②DNA定量检测 <50nm/mg干重组织；③DNA片段长度 <200bp。

在角膜脱细胞过程中，如何在实现有效去除抗原物质的同时，最大程度保留ECM的结构非常重要。先前报道的脱细胞方法只关注细胞脱除效率，而未同时维持角膜透明度，脱细胞时间长会引起角膜肿胀，进而导致透明度下降或丧失，角膜肿胀本身也会导致角膜基质纤维的紊乱和断裂。更重要的是，过度处理的角膜，虽然在甘油中恢复其透明度，但基质纤维的超微结构损伤是不可逆的（图1-11-4-1），移植后易出现上皮再生延迟、视力恢复慢和愈合障碍。因此，虽然角膜肿胀对基质纤维完整性和透明度下降的影响机

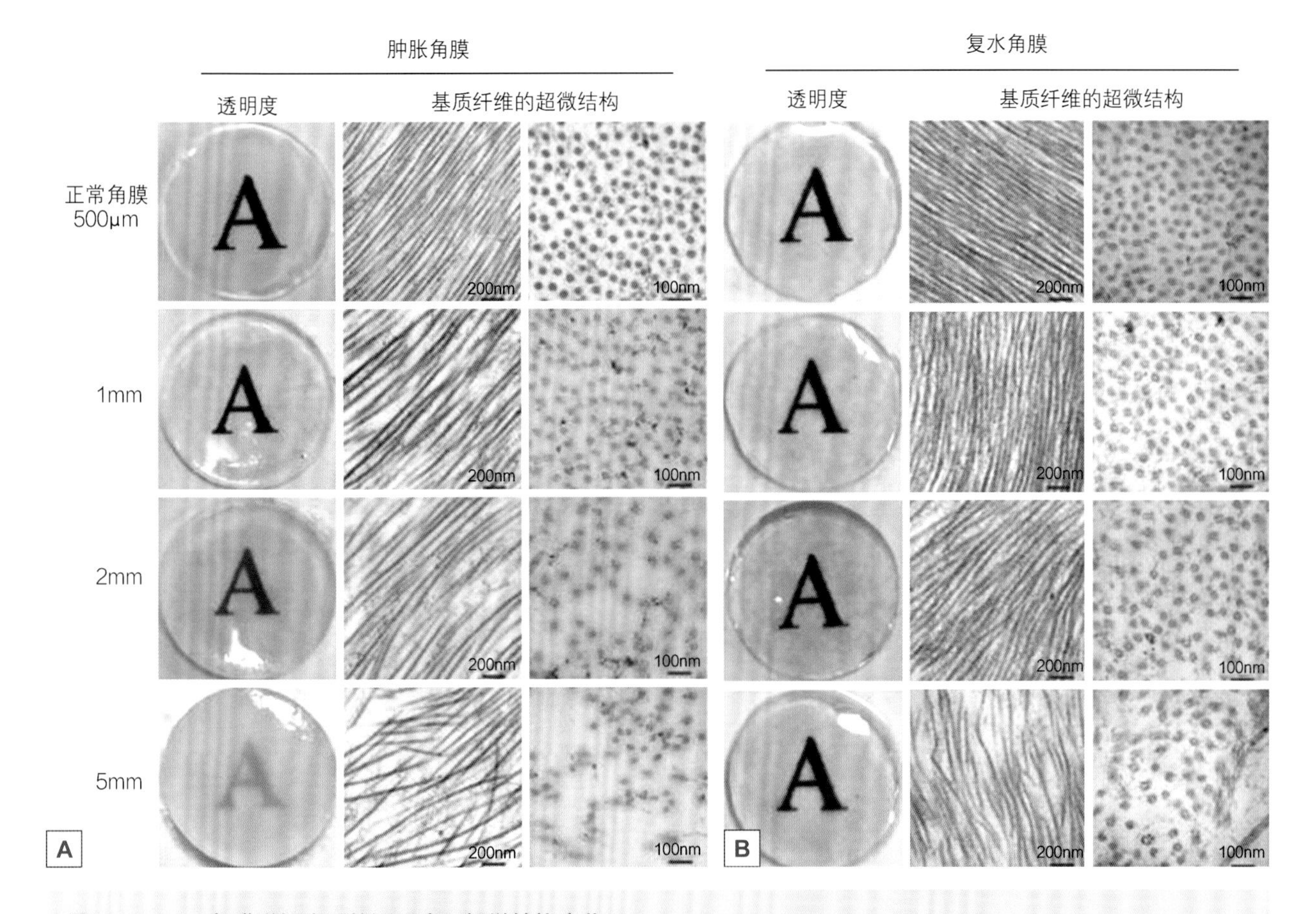

图 1-11-4-1 角膜脱细胞后的透明度和超微结构变化

图 A 随着肿胀厚度的增加，基质纤维透明度下降，超微结构改变

图 B 肿胀厚度的角膜经甘油浸泡后角膜透明度恢复，基质纤维超微结构改变

制仍不清楚，但控制脱细胞过程中角膜肿胀程度对于临床移植后的视力恢复是至关重要的。

为明确维持脱细胞角膜（decellularized porcine cornea，DPC）透明的机制，我们探索了离子渗透压（ionic osmotic pressure，IOP）和胶体渗透压（colloido smotic pressure，COP）对脱细胞角膜透明度的影响，发现胶体渗透压平衡是维持脱细胞角膜透明的关键因素。进一步设计了新型的保护性脱细胞角膜制备体系：在脱细胞处理过程中加入明胶调节 COP 平衡以防止角膜过度肿胀，将温和去污剂月桂酰谷氨酰胺钠和核酸酶联合使用，将脱细胞时间缩短至 2 小时，更有利于 DPC 超微结构、透明性和机械性能的维持，同时，有效去除角膜中的基质细胞和异种抗原，免疫原性更低，生物相容性更好。进一步确定，50mmHg COP 最适合猪角膜脱细胞，可将角膜肿胀控制在 2 倍范围内，有利于移植后视力快速改善（图 1-11-4-2）。

（二）脱细胞角膜基质的临床应用

国内华中科技大学同济医学院附属协和医院、中山大学中山眼科中心等眼科团队报道了脱细胞角膜基质的临床研究结果，尤其是对治疗真菌性角膜感染效果显著。但与人供体角膜移植相比，脱细胞角膜基质存在植片透明度低、术后视力恢复慢、免疫排斥反应重等问题，其术后愈合过程与人供体角膜存在一定差异。

我们团队进一步将新型脱细胞角膜基质用于临床，并与人供体角膜进行了对比研究。经过前期医院伦理审核和临床试验注册，该研究共纳入 68 名患者，其中 23 名接受脱细胞角膜移植，45 名接受人角膜移植。主要观察指标是术后溃疡复发或排斥情况，次要指标是植片透明度和视力改善情况。术后随访 1 年，22 例脱细胞角膜移植患者未出现溃疡复发或排斥反应，1 例出现植片融解。术后早期透明度、角膜上皮再生、视力恢复、知觉、生物力学、神经和基质细胞长入等指标与人供体角膜相当。脱细胞角膜早期易出现缝线松动，及时拆除未发生并发症（图 1-11-4-3）。

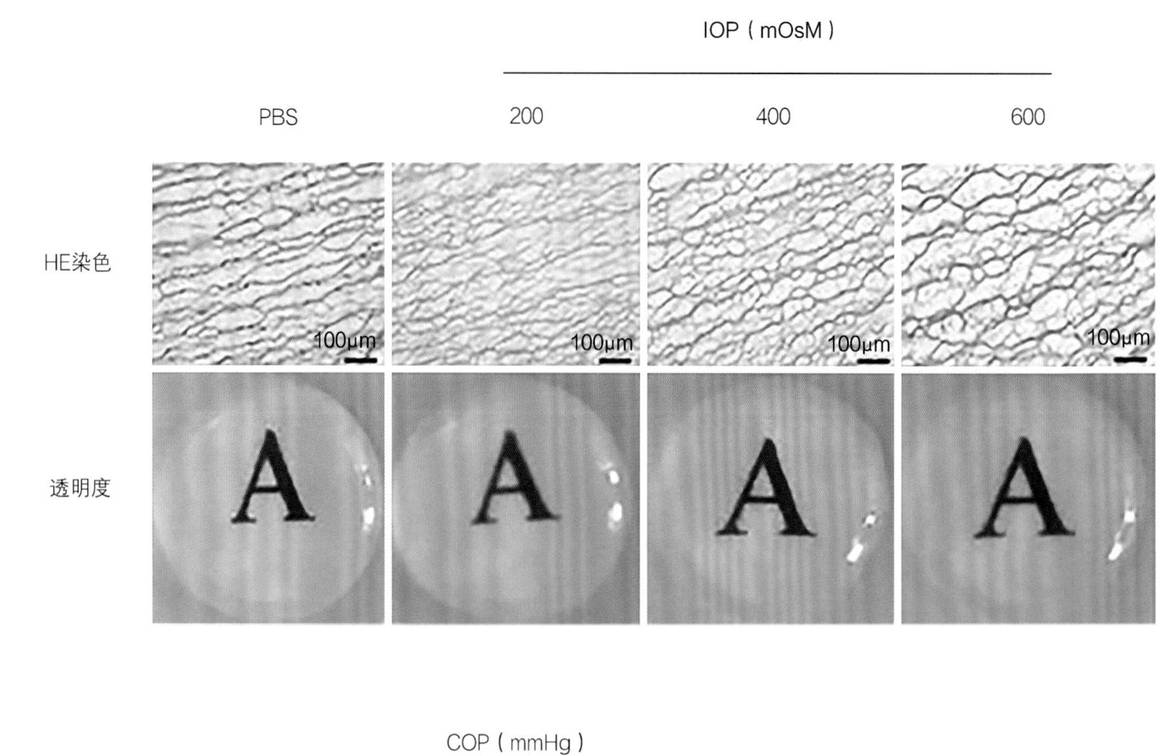

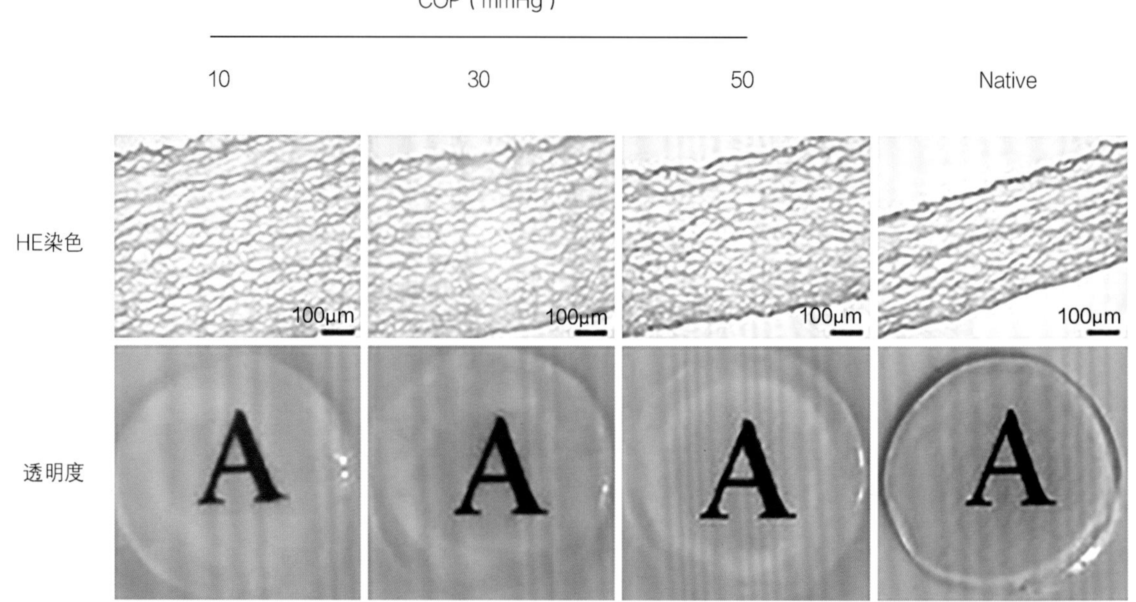

图 1-11-4-2 离子渗透压（IOP）和胶体渗透压（COP）对脱细胞角膜的影响
图 A 不同 IOP 制备的脱细胞角膜 HE 染色和透明度
图 B 不同 COP 制备的脱细胞角膜 HE 染色和透明度

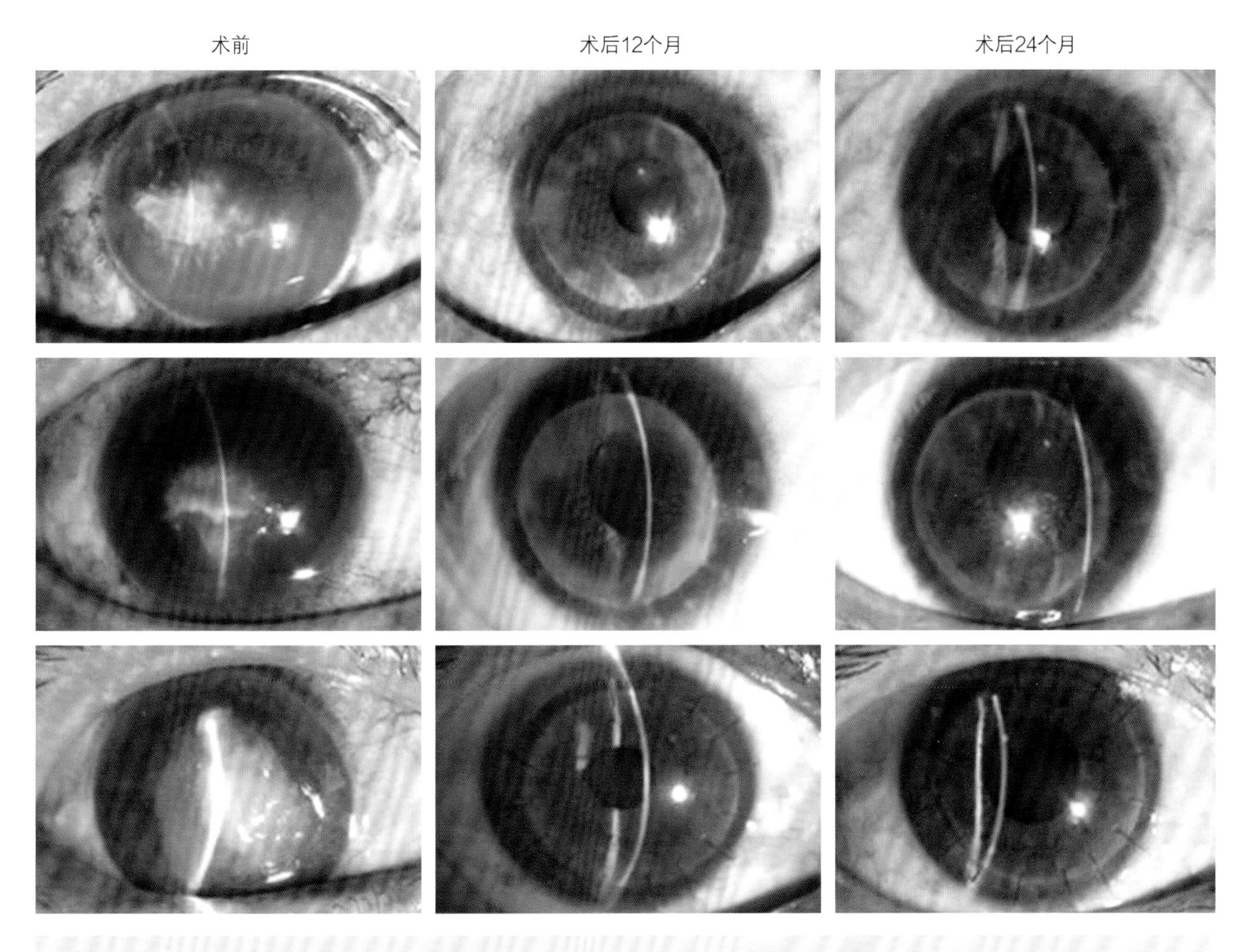

图 1-11-4-3 新型脱细胞角膜基质的临床应用

虽然脱细胞角膜治疗基质溃疡的临床安全性和有效性已得到初步验证，但目前的研究仍存在局限性。主要包括多位中央基质性溃疡患者纳入临床试验（直径在 8.5mm 以内），大多数随访仅 12 个月，但仍存在术后松线早、植片融解、新生血管和钙化等问题。此外，因力学性能差的风险，尚未用于圆锥角膜的治疗。总体而言，应进一步开展长期随访研究，重点关注移植物稳定性、机械强度、角膜细胞和神经再生等方面。

二、胶原基角膜基质

天然人角膜基质主要由胶原蛋白组成。胶原蛋白具有显著的生物相容性、生物降解性和低免疫性，这些性质使胶原蛋白在生物材料领域应用广泛。目前，胶原基角膜替代物在体内水解后的产物安全无毒，容易被体内吸收。

根据提取来源不同，胶原分为动物来源胶原和重组人胶原。作为胶原蛋白的主要来源，动物来源胶原是从动物组织中提取。免疫原性的不确定性是限制其临床应用的重要原因。重组人胶原主要基于大肠杆菌、酵母菌等进行表达，具有生物活性高、无病毒性和免疫原性低的特点。

胶原基角膜替代物的机械强度很难与体内的基质组织相匹配。目前，胶原交联、压缩胶原以及胶原复合物等已应用于开发具有足够机械性能的胶原基角膜替代物。下面详细介绍这三种材料提高机械强度的方法，并将进入临床试验的胶原基角膜替代物总结在表 1-11-4-1 中。

表 1-11-4-1 进入临床试验的胶原基角膜替代物

材料	应用形式	患者数	随访时间	国家	结果	时间
重组人胶原	板层角膜移植	10	24个月	瑞典	6名患者视力改善,泪膜恢复,触觉敏感	2010
重组人胶原	板层角膜移植	54	4年	瑞典	4年内移植物稳定整合,患者无排斥反应	2014
重组人胶原	板层角膜移植	3	12个月	乌克兰	2名患者恢复视力	2015
猪源Ⅰ型胶原	压缩胶原移植	1	26周	德国	重建神经营养性角膜病变患者的眼表	2017
重组人胶原	板层角膜移植	7	24个月	乌克兰和印度	患者视力改善,神经再生	2018
猪源Ⅰ型胶原	微创板层角膜移植	20	24个月	印度和伊朗	角膜厚度增加,最大角膜曲率减少	2022

(一) 胶原交联

化学交联、物理交联(如脱水热或紫外线)或酶交联(如谷氨酰胺转氨酶)可以增强胶原基角膜替代物的机械性能。

醛、京尼平或碳二亚胺等交联剂常用于化学交联胶原。以碳二亚胺为交联剂,人Ⅲ型胶原是一种存在于正常人角膜中的关键结构蛋白。Griffith 等开发了一种无细胞重组人胶原蛋白植入物。利用重组人Ⅲ型胶原蛋白制成的胶原基角膜替代物光学透明,且不使用免疫抑制药物。该角膜产品目前在欧洲已植入 10 名患者眼中并已随访 4 年,显示出优异的生物相容性和保持光学透明,并可以明显改善视力。另外,他们利用重组人胶原蛋白和磷酰胆碱聚合物制成角膜植入物,并移植到 3 名高风险角膜移植患者中。这些患者术前患有角膜溃疡和复发性糜烂。植入物可缓解疼痛和不适,促进角膜组织的内源性再生修复,并改善了 2 名患者的视力。此外,该移植物还通过前板层角膜移植术移植到高风险同种异体移植的 6 名单侧失明患者角膜中并已随访 24 个月。3 名患者视力显著改善,其他患者视力稳定,可以进行后续手术以恢复视力。

物理交联也可用于构建组织工程角膜基质。紫外线照射与核黄素等光敏剂结合可用于角膜扩张患者体内的胶原交联。然而,核黄素介导的紫外线照射在体内对角膜细胞有一定细胞毒性。Cherfan 等发现孟加拉红与绿光交联兔角膜有望显著减少细胞死亡,并改善机械强度。Lagali 等利用化学和物理双交联的方法制备了一种猪皮来源胶原植入片,该产品用于圆锥角膜的临床治疗试验,随访 2 年未观察到不良事件,患者角膜厚度明显增加,最大角膜曲率明显减少,平均最佳矫正视力为 20/36,并且恢复了对隐形眼镜配戴的耐受性。

酶交联通常以谷氨酰胺转氨酶作为交联剂,在胶原原纤维之间和内部形成共价键,从而增加材料硬度。目前,酶交联体外交联胶原效果较好,但体内应用仅限于兔角膜胶原交联。

(二) 压缩胶原

与体内组织相比,体外提取的胶原蛋白在纯化后浓度较低,导致构建的胶原基角膜替代物中胶原蛋白量不足。为克服这一限制,研究者开发了通过机械或电化学技术压缩胶原蛋白的方法,从而使胶原凝胶的密度大大增加,产生更薄层的支架结构,提高透光率。由于基质密度增加,孔径减小可能会限制细胞迁移。

压缩胶原除了改善光学性能,还可以增强机械强度。经证实,其杨氏模量甚至高于临床使用的结膜和羊膜组织,但与角膜基质相比,仍然缺乏足够的拉伸强度和刚度。即便如此,由于压缩胶原可以承受手术中的处理过程,Schrader 等人首次将压缩胶原基质移植到一位 80 岁女性患者角膜表面,成功重建了神经营养性角膜病变患者的眼表。

（三）胶原基复合物

透明质酸、壳聚糖等生物多糖可与胶原蛋白合成胶原蛋白-生物多糖复合水凝胶。以壳聚糖为例，加入壳聚糖可提高水凝胶的极限应力、极限延伸率、刚度和韧性，并允许长期体内植入。当壳聚糖-胶原复合水凝胶植入猪眼 12 个月后，不仅依旧对细胞友好、有弹性、生物可吸收，并且还显示出优于人角膜光学的清晰度。英国科学家以供体角膜基质细胞、藻酸盐和胶原蛋白为原料，创造出一种特制的生物墨水，并首次采用 3D 打印技术打印出胶原基角膜。尽管该类角膜已经可以批量打印，但由于技术原因暂时还无法实现移植医用。

三、水凝胶角膜基质

水凝胶是一种具有保水能力的三维聚合网络，单体、引发剂和交联剂是水凝胶的三个重要组成部分。水凝胶生物材料具有良好的力学性能、细胞相容性和光学特性，适合于受损角膜组织的再生和修复。随着材料学发展，已经有多种类型的水凝胶材料应用于角膜基质修复，根据材料来源不同，角膜水凝胶可分为天然水凝胶和合成水凝胶；根据交联形式不同，可分为均聚水凝胶、共聚水凝胶和互穿水凝胶。我们在这里根据角膜水凝胶的临床应用类型，将其分为预成型角膜水凝胶和可注射角膜水凝胶，分别进行阐述。

预成型角膜水凝胶是一种高分子网状聚合体系，具有一定的机械强度，能够在体外保持特定的形状。在临床应用中，预成型角膜水凝胶可以通过缝合用于板层移植。预成型角膜水凝胶在组成上可分为天然高分子基水凝胶和合成高分子基水凝胶。其中，以胶原蛋白为主的天然高分子水凝胶角膜研究最为广泛。

可注射角膜水凝胶具有可注射和原位成胶的特点。由于其良好的生物相容性、简单的操作和非侵入性注射给药，显示出了比预成型水凝胶更值得关注的优越性。此外，可注射水凝胶具有潜在的临床应用价值，因为它们可以显著减少患者的不适、感染风险、康复时间和治疗成本。类似于在口腔科诊疗中，用液体封闭剂填充牙齿缺损。在眼科手术中利用具有成本效益的可注射水凝胶，以无缝合方式植入，在临床上是非常可取的。

现阶段应用于角膜的可注射医用材料包括，氰基丙烯酸酯凝胶、纤维蛋白胶和聚乙二醇凝胶，它们更多的是作为一种角膜溃疡封闭剂或粘合剂在临床上被使用的，以弥补角膜缝合的不足。虽然这些可注射材料能够有效地封闭角膜穿孔，并作为角膜缝合的替代方案。但它们都具有显著的缺陷和局限性，例如明显的组织毒性，黏附性差和易于脱落。

可注射水凝胶材料有良好的生物相容性，易于操作，可填充不规则角膜缺陷，但由于角膜组织特殊生理结构和光学性能，在其表面注射同样面临极大挑战。目前还没有相关产品上市。近些年关于可注射角膜水凝胶的研究相继被报道，弥补了现有角膜注射材料的不足，具有良好的生物相容性，能够修复角膜基质损伤，促进基质再生，有希望在未来作为角膜移植的替代产品被应用。处于研究阶段可注射角膜水凝胶可分为热响应、光响应、离子响应和化学交联四大类（图 1-11-4-4）。

（一）热响应水凝胶

热响应可注射水凝胶能够在人体温度下转变为凝胶状态，被广泛应用于生物医学领域。有研究团队研发了一种热响应壳聚糖-明胶复合水凝胶，通过负载外源性重组人基质细胞衍生因子，可加速角膜上皮的重建。在为期 2 周的动物实验研究中，重构的角膜上皮恢复了天然的结构和功能特性。热响应水凝胶还被用来缓释多能干细胞-间充质干细胞来源的外泌体，促进受损的兔角膜上皮和基质层的修复，避免细胞外基质的异常沉积，减少角膜瘢痕的形成。

（二）光响应水凝胶

光响应水凝胶可在紫外线或可见光的刺激下做出反应转变为凝胶态。有研究团队研发了一种可见光激活的可注射角膜水凝胶（GelCORE），用于修复部分厚度的角膜缺损，其以伊红、三乙醇胺和 N-聚乙烯基己内酰胺为光引发剂，通过白光照射原位交联甲基丙烯酰功能化的明胶。通过在兔子体内为期 14 天的研究，修复了 50% 厚度的角膜基质缺损。美国伊利诺伊大学研发了一种基于角膜细胞外基质的光响应水凝胶（LC-COMatrix），在兔体内研究中，LC-COMatrix 被应用于修复部分角膜基质缺损和封闭小的角膜穿孔。光交联角膜水凝胶的临床应用也可能存在问题，患有角膜炎症的患者通常是畏光的，如果没有球后麻

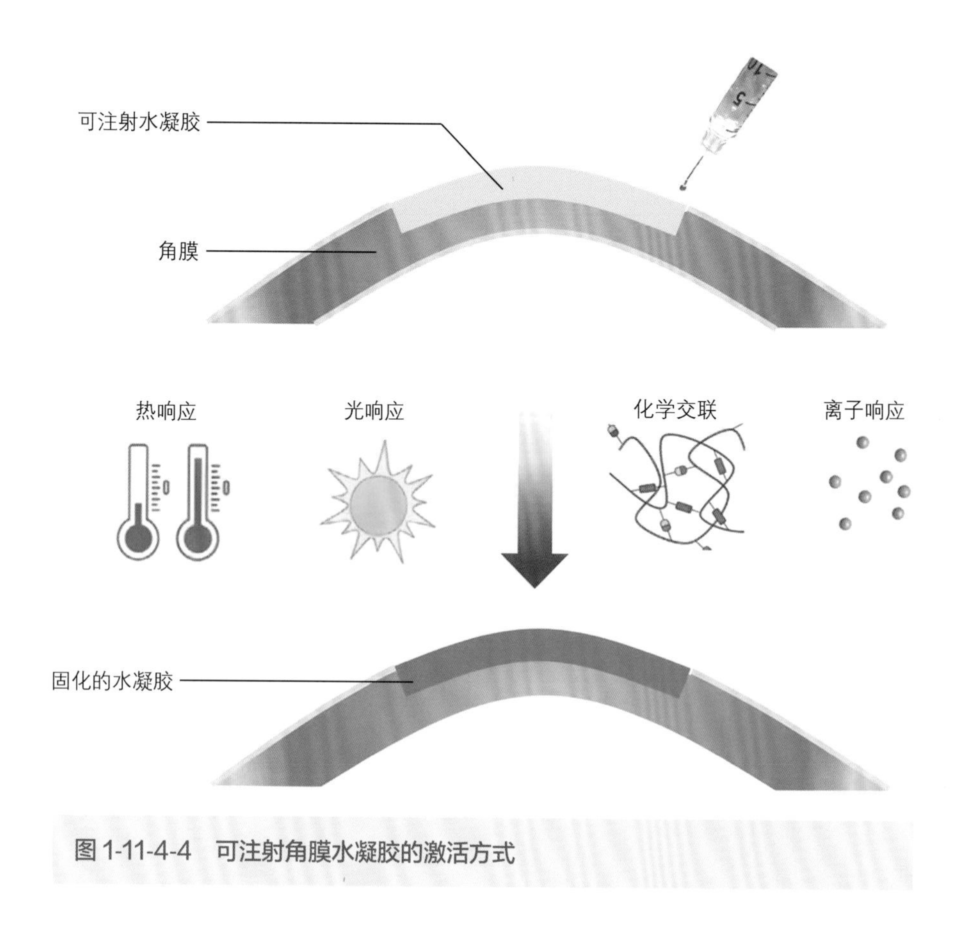

图 1-11-4-4 可注射角膜水凝胶的激活方式

醉或全身麻醉，可能无法忍受强烈的光照射，光交联产生的自由基对角膜内皮细胞也可能产生影响。

（三）化学交联水凝胶

通过在注射角膜水凝胶之前，与化学交联剂混合，可以实现水凝胶的原位固化。加拿大蒙特利尔大学研发了一种以胶原样多肽为主要成分，通过化学交联剂 DMTMM 在原位交联成型的可注射水凝胶。通过对迷你猪为期 12 个月的移植观察，证明其可以修复 6.5mm 直径的角膜缺损，并与同种角膜移植效果相当。但该材料使用方法复杂，术后需要覆盖羊膜，并且医生平均需要进行两次手术才能达到较为理想的修复效果，术后有较为明显的云翳和新生血管产生。笔者团队研发了一种脱细胞猪角膜水凝胶，通过碳二亚胺原位交联修补 3.5mm 直径的的角膜缺损，其含有未变性的胶原蛋白和糖胺聚糖，保留了天然角膜的成分，具有良好的生物相容性和促基质再生的能力，在为期 3 个月的动物实验中，表现出了良好的促进角膜上皮再生和抑制瘢痕的效果。

（四）离子响应水凝胶

离子响应型水凝胶可在接触特定离子后被激活，固化形成凝胶，具有反应迅速、生物安全性和便捷性的优点，已经被应用于药物递送、皮肤创伤修复的研究。在角膜修复应用中，离子响应型水凝胶相比较化学交联和光响应型水凝胶具有诸多优势，不需要注射前混合化学交联剂和专用的光激发设备。

笔者团队研发了一种离子响应型的脱细胞角膜水凝胶（图 1-11-4-5）。该水凝胶可以通过覆盖有钙离子水膜的角膜接触镜触发，在原位聚合成胶，进一步提高了当前可注射角膜水凝胶临床应用的便捷性。动物实验研究证明，该水凝胶可应用于 6mm 直径的大尺寸角膜基质缺损的修复，促进角膜基质和角膜神经的再生，实现了与同种异体板层角膜移植接近的效果。

四、其他替代材料

角膜基质的其他替代材料还有羊膜、明胶、丝素蛋白、海藻酸盐、小肠黏膜和石墨烯等。

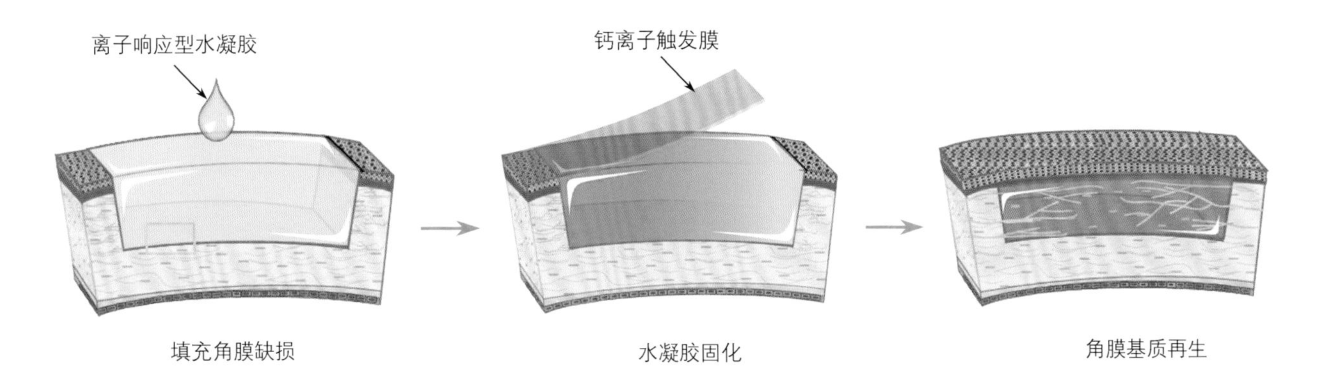

图 1-11-4-5　可注射角膜水凝胶的激活方式

（一）羊膜

羊膜具有抗炎、抗血管生成及抗菌等特性，针对其易降解的缺点，可通过化学交联将多层羊膜合成一定厚度用于修复角膜基质，已在动物模型得到验证。

（二）明胶

明胶是一种源自胶原蛋白水解的天然蛋白质，具有生物相容性好、低成本和低免疫原性等特性，已被应用于角膜基质修复。但明胶缺乏热稳定性，需进行化学交联或与其他材料结合，明胶交联最常用的交联剂有碳二亚胺、N-羟基琥珀酰亚胺、戊二醛等。

明胶还可以使用甲基丙烯酸酐改性形成凝胶（gelatin methacrylate，GelMA），GelMA 经紫外线光交联后可快速成胶，可用于替代角膜基质以及作为角膜生物粘合剂。明胶还可以与其他材料结合使用，以改善其机械性能、细胞反应和降解速率，如胶原蛋白、壳聚糖、硫酸软骨素和透明质酸等。GelMA 与 DPC 等形成的复合材料已应用于兔模型中修复角膜穿孔。明胶除用作生物工程角膜的支架外，还可用于制备黏附性水凝胶，密封和修复角膜缺损，无须缝合。目前，有团队开发了名为 GelCORE 的明胶基材料，该材料经过化学改性和紫外光交联而接近天然角膜特性，具有高黏度、生物相容性及生物降解性，可以在不缝合的情况下密封角膜缺损，并促进上皮化。

（三）丝素蛋白

丝素蛋白来源于蚕茧，其具有良好的生物相容性、生物降解性及高机械强度和透明度。丝素蛋白可用于制备多种形式的基质替代材料，包括水凝胶、片材、纤维、海绵，以及各种纳米材料。通过物理交联的方法，将丝素蛋白逐层组装，可形成 20~500nm 厚度的薄膜，再通过堆积技术获得丝素蛋白的 3D 打印结构，将丝素蛋白表面与精氨酸-甘氨酸-天冬氨酸偶联，进一步增强细胞黏附、定向和分化。还有研究表明，应用壳聚糖修饰可以改善丝素蛋白的生物特性，将修饰后的角膜板层支架植入兔角膜后 12 周，再生组织与天然角膜相当。

（四）海藻酸盐

海藻酸盐是一种源自海藻的天然生物聚合物，已广泛应用于组织工程、药物递送和细胞封装，特别适用于制备水凝胶材料。它由两种糖醛酸链组成，其比例会影响材料的物理性质，并通过控制凝胶化过程以改变最终性能。由于藻酸盐缺乏黏附位点，多需对该材料进行修饰改性或与其他材料结合使用，已有海藻酸盐与明胶纳米纤维复合用于制备角膜基质支架及作为生物打印墨水成分的研究报道。目前，海藻酸盐已被用作生物打印墨水的成分来构建角膜基质结构。

（五）小肠黏膜

小肠黏膜主要包括黏膜肌层、黏膜下层和黏膜致密层三层结构。制备时需将所有的肠系膜组织、黏膜、浆膜和肌层等机械性去除，剩余的少数细胞使用低渗清洗液裂解，留下约为 100μm 厚的胶原组织。小肠黏膜处理后联合结膜瓣遮盖，已有用于修复动物角膜缺损的报道。

（六）其他

鱼鳞具有与人角膜基质相似的Ⅰ型胶原纤维，并具有高透氧和低免疫原性。将鱼鳞片经过脱细胞、脱钙及硝酸处理后形成具有良好机械强度和光学特性的胶原支架，有可能作为潜在的角膜替代物。虽然有动物模型的报道，但需进一步体内研究。细菌纤维素是一种可再生、具有良好机械性能、可生物降解的天然聚合物，目前已有将羧基化纳米纤维制作水凝胶后修复角膜的报道。纳米碳和石墨烯机械强度高，角膜基质植入的动物实验证明其具有良好的支撑功能。

（王红卫　赵龙　王付燕）

第五节　角膜内皮替代材料

角膜内皮位于角膜最内层，角膜内皮细胞的屏障功能和泵功能可使角膜基质处于脱水状态，维持角膜透明。近年来，仅剥除后弹力层（descemet's stripping only，DSO）或剥除后弹力层不进行内皮移植（descemetorhexis without endothelial keratoplasty，DWEK）的手术概念被提出。已有研究报道，较为年轻的Fuchs角膜内皮营养不良（Fuchs endothelial corneal dystrophy，FECD）患者，仅角膜中央区内皮有赘疣，外周内皮相对健康，手术刮除中央区4~5mm后弹力层而不进行后续的内皮移植，可观察到角膜中央内皮细胞的再生，但该技术并不适用于所有的FECD患者，恢复时间长且不可预测。

人工角膜内皮，即无细胞角膜内皮移植替代物，仅依靠其屏障功能防止房水进入角膜，使角膜透明而不发生水肿。因其无角膜内皮细胞负载，所以在手术过程中无须考虑细胞破坏的问题，大大降低了手术难度，从而减少原发性角膜植片衰竭的并发症，也不需要长期抗免疫排斥治疗。

目前，应用较多合成材料来源角膜内皮移植替代物主要为丙烯酸酯类材料，因该材料也是商用人工晶状体的构成成分，因此具有良好的生物相容性和生物稳定性。2021年，Auffarth及其同事首次报道了2例使用人工角膜内皮治疗角膜内皮失代偿患者的临床病例，角膜水肿迅速消退并恢复了正常角膜厚度。该人工内皮片名为EndoArt人工角膜内皮植片，由光学透明的CI26材料或甲基丙烯酸羟乙酯和甲基丙烯酸甲酯的共聚物制成，其直径为6mm，厚度为50μm，与角膜后表面曲率相匹配。该人工内皮片不负载角膜内皮细胞，贴附于中央区角膜后基质，覆盖约40%的角膜后表面，充当人工液体屏障，其余未被覆盖的区域提供适量的滤过功能，以确保组织有营养来源。最终通过角膜上皮细胞表面的蒸发和中央区基质液体交流的减少，重建角膜水合稳态。目前一项正在进行的EndoArt人工内皮治疗角膜水肿的多中心临床试验（注册号：NCT03069521）结果显示，8例慢性水肿的患者中，7例患者在植入EndoArt后角膜水肿减轻并恢复透明，但7例患者均出现人工内皮脱落，并需要再次前房注气来重新定位。

笔者团队对丙烯酸酯材料人工内皮片进行了兔DMEK模型的初步探索，研究发现，实验组术后第1天，人工角膜内皮片脱落，位于下方前房，遂进行内皮片复位，并再次进行前房注气术。与对照组（仅刮除中央区直径6.5mm范围角膜内皮和后弹力层）相比，实验组（植入6.5mm直径的人工内皮片）在术后1周角膜恢复透明，但出现了角膜基质变薄的现象（图1-11-5-1）。

人工角膜内皮作为一种新兴材料，有望替代传统的角膜内皮移植供体，但在临床大规模应用实施之前，需要更多的数据支撑其安全性和有效性。目前，人工角膜内皮仍存在两大难题亟待解决，一是人工内皮片与角膜后基质的黏附，二是因角膜中央覆盖区域营养缺乏而导致的基质变薄。因此，寻找组织相容性好、无毒副作用、促黏附修饰方法、维持角膜水合稳态的平衡点，还需要更多的临床和基础研究。

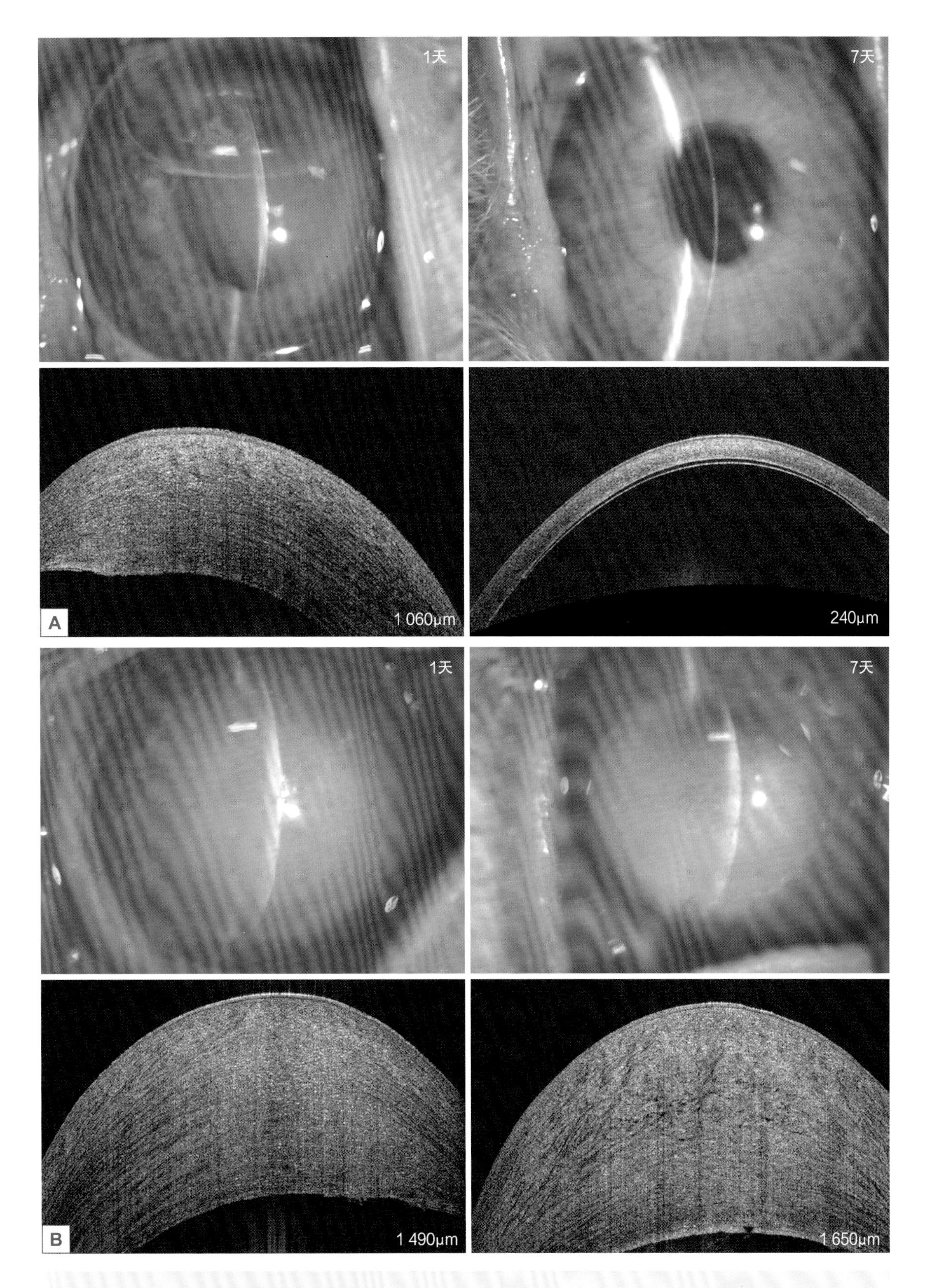

图 1-11-5-1　人工角膜内皮移植动物实验

图 A　实验组术后 1 天和 7 天

图 B　对照组术后 1 天和 7 天

（周庆军）

参考文献

1. TANG Q, LU B, HE J, et al. Exosomes-loaded thermosensitive hydrogels for corneal epithelium and stroma regeneration[J]. Biomaterials, 2022, 280: 121320.
2. YAZDANPANAH G, SHEN X, NGUYEN T, et al. A light-curable and tunable extracellular matrix hydrogel for in situ suture-free corneal repair [J]. Adv Funct Mater, 2022, 32: 2113383.
3. CATALÀ P, THURET G, SKOTTMAN H, et al. Approaches for corneal endothelium regenerative medicine [J]. Prog Retin Eye Res, 2022, 87: 100987.
4. ZHAO J, TIAN M, LI Y, et al. Construction of tissue-engineered human corneal endothelium for corneal endothelial regeneration using a crosslinked amniotic membrane scaffold [J]. Acta Biomater, 2022, 147: 185-197.
5. LI Z, DUAN H, JIA Y, et al. Long-term corneal recovery by simultaneous delivery of hPSC-derived corneal endothelial precursors and nicotinamide [J]. J Clin Invest, 2022, 132: e146658.
6. KUMAR A, YUN H, FUNDERBURGH M L, et al. Regenerative therapy for the cornea [J]. Prog Retin Eye Res, 2022, 87: 101011
7. RAFAT M, JABBARVAND M, SHARMA N, et al. Bioengineered corneal tissue for minimally invasive vision restoration in advanced keratoconus in two clinical cohorts [J]. Nat Biotechnol, 2022, 41: 70-81.
8. ZHAO L, SHI Z, SUN X, et al. Natural dual-crosslinking bioadhesive hydrogel for corneal regeneration in large-size defects [J]. Adv Healthc Mater, 2022, 11: e2201576.
9. KHOSRAVIMELAL S, MOBARAKI M, EFTEKHARI S, et al. Hydrogels as emerging materials for cornea wound healing [J]. Small, 2021, 17: e2006335.
10. FORMISANO N, VAN DER PUTTEN C, GRANT R, et al. Mechanical properties of bioengineered corneal stroma [J]. Adv Healthc Mater, 2021, 10: e2100972.
11. AUFFARTH G, SON H, KOCH M, et al. Implantation of an artificial endothelial layer for treatment of chronic corneal edema [J]. Cornea, 2021, 40: 1633-1638.
12. ONG H, ANG M, MEHTA J. Evolution of therapies for the corneal endothelium: past, present and future approaches [J]. Br J Ophthalmol, 2021, 105: 454-467.
13. PRICE M O, MEHTA J S, JURKUNAS U V, et al. Corneal endothelial dysfunction: Evolving understanding and treatment options [J]. Prog Retin Eye Res, 2021, 82: 100904.
14. NUMA K, IMAI K, UENO M, et al. Five-year follow-up of first 11 patients undergoing injection of cultured corneal endothelial cells for corneal endothelial failure [J]. Ophthalmology, 2021, 128: 504-514.
15. PAN S H, ZHAO N, FENG X, et al. Conversion of mouse embryonic fibroblasts into neural crest cells and functional corneal endothelia by defined small molecules [J]. Sci Adv, 2021, 7: eabg5749.
16. GRÖNROOS P, ILMARINEN T, SKOTTMAN H. Directed differentiation of human pluripotent stem cells towards corneal endothelial-like cells under defined conditions [J]. Cells, 2021, 10: 331.
17. ALI M, KHAN S Y, GOTTSCH J D, et al. Pluripotent stem cell-derived corneal endothelial cells as an alternative to donor corneal endothelium in keratoplasty [J]. Stem cell reports, 2021, 16: 2320-2335.
18. NOSRATI H, ABPEIKAR Z, MAHMOUDIAN Z G, et al. Corneal epithelium tissue engineering recent advances in regeneration and replacement of corneal surface [J]. Regen Med, 2020, 15: 2029-2044.
19. NIETO-NICOLAU N, MARTÍN-ANTONIO B, MÜLLER-SÁNCHEZ C, et al. In vitro potential of human mesenchymal stem cells for corneal epithelial regeneration [J]. Regen Med, 2020, 15: 1409-1426.
20. SALIH M, SHAHARUDDIN B, ABDELRAZEG S. A concise review on mesenchymal stem cells for tissue engineering with a perspective on ocular surface regeneration [J]. Curr Stem Cell Res Ther, 2020, 15: 211-218.
21. WANG W, LI S, XU L, et al. Differential gene expression between limbal niche progenitors and bone marrow derived mesenchymal stem cells [J]. Int J Med Sci, 2020, 17: 549-557.
22. FERNANDEZ-PEREZ J, AHEARNE M. Decellularization and recellularization of cornea: Progress towards a donor alternative [J]. Methods, 2020, 171: 86-96.

23. LAGALI N. Corneal stromal regeneration:current status and future therapeutic potential [J]. Curr Eye Res,2020,45:278-290.
24. MCTIERNAN C D,SIMPSON F C,HAAGDORENS M,et al. LiQD Cornea:Pro-regeneration collagen mimetics as patches and alternatives to corneal transplantation [J]. Sci Adv,2020,6:eaba218.
25. WANG F,SHI W,LI H,et al. Decellularized porcine cornea-derived hydrogels for the regeneration of epithelium and stroma in focal corneal defects [J]. Ocul Surf,2020,18:748-760.
26. DEINSBERGER J,REISINGER D,WEBER B. Global trends in clinical trials involving pluripotent stem cells:a systematic multi-database analysis [J]. NPJ Regen Med,2020,5:15.
27. YAMANAKA S. Pluripotent stem cell-based cell therapy-promise and challenges [J]. Cell Stem Cell,2020,27:523-531.
28. ZHAO C,ZHOU Q,DUAN H,et al. Laminin 511 precoating promotes the functional recovery of transplanted corneal endothelial cells [J]. Tissue Eng Part A,2020,26:1158-1168.
29. YAZDANPANAH G,JABBEHDARI S,DJALILIAN A R. Emerging approaches for ocular surface regeneration [J]. Curr Ophthalmol Rep,2019,7:1-10.
30. DUAN C Y,XIE H T,ZHAO X Y,et al. Limbal niche cells can reduce the angiogenic potential of cultivated oral mucosal epithelial cells [J]. Cell Mol Biol Lett,2019,24:3.
31. ISIDAN A,LIU S,LI P,et al. Decellularization methods for developing porcine corneal xenografts and future perspectives [J]. Xenotransplantation,2019,26:e12564.
32. LIN H J,WANG T J,LI T W,et al. Development of decellularized cornea by organic acid treatment for corneal regeneration [J]. Tissue Eng Part A,2019,25:652-662.
33. LI S Q,DENG Y Q,TIAN B S,et al. Healing characteristics of acellular porcine corneal stroma following therapeutic keratoplasty. Xenotransplantation,2019,27:e12566.
34. DONG M,ZHAO L,WANG F,et al. Rapid porcine corneal decellularization through the use of sodium N-lauroyl glutamate and supernuclease [J]. J Tissue Eng,2019,10:2041731419875876.
35. SHI W,ZHOU Q,GAO H,et al. Protectively decellularized porcine cornea versus human donor cornea for lamellar transplantation [J]. Adv Funct Mater,2019,29:1902491.
36. SHIRZAEI SANI E,KHEIRKHAH A,RANA D,et al. Sutureless repair of corneal injuries using naturally derived bioadhesive hydrogels [J]. Sci Adv,2019,5:eaav1281.
37. GOODARZI H,JADIDI K,POURMOTABED S,et al. Preparation and in vitro characterization of cross-linked collagen-gelatin hydrogel using EDC/NHS for corneal tissue engineering applications [J]. Int J Biol Macromol,2019,126:620-632.
38. XIA X,ATKINS M,DALAL R,et al. Magnetic human corneal endothelial cell transplant:delivery,retention,and short-term efficacy [J]. Invest Ophthalmol Vis Sci,2019,60:2438-2448.
39. KARAGLANNIS P,TAKAHASHI K,SAITO M,et al. Induced pluripotent stem cells and their use in human models of disease and development [J]. Physiol Rev,2019,99:79-114.
40. VASQUEZ-PEREZ A,NANAVATY M A. Modified allogenic simple limbal epithelial transplantation followed by keratoplasty as treatment for total limbal stem cell deficiency [J]. Ocul Immunol Inflamm,2018,26:1189-1191.
41. PELLEGRINI G,ARDIGO D,MILAZZO G,et al. Navigating market authorization:the path holoclar took to become the first stem cell product approved in the European Union [J]. Stem Cells Transl Med,2018,7:146-154.
42. ALIO DEL BARRIO J L,EL ZARIF M,AZAAR A,et al. Corneal stroma enhancement with decellularized stromal laminas with or without stem cell recellularization for advanced keratoconus [J]. Am J Ophthalmol,2018,186:47-58.
43. SENGYOKU H,TSUCHIYA T,OBATA T,et al. Sodium hydroxide based non-detergent decellularizing solution for rat lung [J]. Organogenesis,2018,14:94-106.
44. VAN STEENBERCHE M,SCHUBERT T,GERELLI S,et al. Porcine pulmonary valve decellularization with NaOH-based vs detergent process:preliminary in vitro and in vivo assessments [J]. J Cardiothorac Surg,2018,13:34.
45. HUH M I,LEE K P,KIM J,et al. Generation of femtosecond laser-cut decellularized corneal lenticule using hypotonic trypsin-EDTA solution for corneal tissue engineering [J]. J Ophthalmol,2018,2018:2590536.
46. PALCHESKO R N,CARRASQUILLA S D,FEINBERG A W. Natural biomaterials for corneal tissue engineering,repair,and regeneration [J]. Adv Healthc Mater,2018,7:e1701434.
47. MATTHYSSEN S,VAN DEN BOGERD B,DHUBHGHAILL S N,et al. Corneal regeneration:A review of stromal

replacements [J]. Acta Biomater, 2018, 69: 31-41.
48. SCHRADER S, WITT J, GEERLING G. Plastic compressed collagen transplantation: a new option for corneal surface reconstruction? [J]. Acta Ophthalmol, 2018, 96: 757-758.
49. ISLAM M M, BUZNYK O, REDDY J C, et al. Biomaterials-enabled cornea regeneration in patients at high risk for rejection of donor tissue transplantation [J]. NPJ Regen Med, 2018, 3: 2.
50. BEKTAS C K, HASIRCI V. Mimicking corneal stroma using keratocyte-loaded photopolymerizable methacrylated gelatin hydrogels [J]. Tissue Eng Regener Med, 2018, 12: 1899.
51. ISAACSON A, SWIOKLO S, CONNON C J. 3D bioprinting of a corneal stroma equivalent [J]. Exp Eye Res, 2018, 173: 188-193.
52. SOH Y, MEHTA J. Regenerative therapy for fuchs endothelial corneal dystrophy [J]. Cornea, 2018, 37: 523-527.
53. KINOSHITA S, KOIZUMI N, UENO M, et al. Injection of cultured cells with a ROCK inhibitor for bullous keratopathy [J]. N Engl J Med, 2018, 378: 995-1003.
54. CHEN X, WU L, LI Z, et al. Directed differentiation of human corneal endothelial cells from human embryonic stem cells by using cell-conditioned culture media [J]. Invest Ophthalmol Vis Sci, 2018, 59: 3028-3036.
55. WAGONER M D, BOHRER L R, ALDRICH B T, et al. Feeder-free differentiation of cells exhibiting characteristics of corneal endothelium from human induced pluripotent stem cells [J]. Biol Open, 2018, 7: bio032102.
56. ALI M, KHAN S Y, KABIR F, et al. Comparative transcriptome analysis of hESC- and iPSC-derived corneal endothelial cells [J]. Exp Eye Res, 2018, 176: 252-257.
57. JIA Y, LI W, DUAN H, et al. Mini-sheet injection for cultured corneal endothelial transplantation [J]. Tissue Eng Part C-ME, 2018, 24: 474-479.
58. RAMA P, FERRARI G, PELLEGRINI G. Cultivated limbal epithelial transplantation [J]. Curr Opin Ophthalmol, 2017, 28: 387-389.
59. AHMAD S, STEWART R, YUNG S, et al. Differentiation of human embryonic stem cells into corneal epithelial progenitor cells under defined conditions [J]. PLoS One, 2017, 12: e0183303.
60. LI Q, WANG H, DAI Z, et al. Preparation and biomechanical properties of an acellular porcine corneal stroma [J]. Cornea, 2017, 36: 1343-1351.
61. GULER S, AALAN B, HOSSEINIAN P, et al. Supercritical carbon dioxide-assisted decellularization of aorta and cornea [J]. Tissue Eng Part C-ME, 2017, 23: 540-547.
62. HUANG Y H, TSENG F W, CHANG W H, et al. Preparation of acellular scaffold for corneal tissue engineering by supercritical carbon dioxide extraction technology [J]. Acta Biomater, 2017, 58: 238-243.
63. XU B, SONG Z, FAN T. Construction of anterior hemi-corneal equivalents using nontransfected human corneal cells and transplantation in dog models [J]. Artif Organs, 2017, 41: 1004-1016.
64. TANG Q, LUO C, LU B, et al. Thermosensitive chitosan-based hydrogels releasing stromal cell derived factor-1 alpha recruit MSC for corneal epithelium regeneration [J]. Acta Biomater, 2017, 61: 101-113.
65. ECHAVE M C, SAENZ DEL BURGO L, PEDRAZ J L, et al. Gelatin as biomaterial for tissue engineering [J]. Curr Pharm Des, 2017, 23: 3567.
66. GHEZZI C E, MARELLI B, OMENETTO F G, et al. 3D functional corneal stromal tissue equivalent based on corneal stromal stem cells and multi-layered silk film architecture [J]. PLoS One, 2017, 12: e0169504.
67. BHOGAL M, LWIN C, SEAH X, et al. Allogeneic Descemet's membrane transplantation enhances corneal endothelial monolayer formation and restores functional integrity following Descemet's stripping [J]. Invest Ophthalmol Vis Sci, 2017, 58: 4249-4260.
68. ZHANG C, DU L, SUN P, et al. Construction of tissue-engineered full-thickness cornea substitute using limbal epithelial cell-like and corneal endothelial cell-like cells derived from human embryonic stem cells [J]. Biomaterials, 2017, 124: 180-194.
69. SHEN L, SUN P, ZHANG C, et al. Therapy of corneal endothelial dysfunction with corneal endothelial cell-like cells derived from skin-derived precursors [J]. Sci Rep, 2017, 7: 13400.
70. NARA S, CHAMEETTACHAL S, MIDHA S, et al. Preservation of biomacromolecular composition and ultrastructure of a decellularized cornea using a perfusion bioreactor [J]. RSC Adv, 2016, 6: 2225-2240.

71. HASHIMOTO Y, HATTORI S, SASAKI S, et al. Ultrastructural analysis of the decellularized cornea after interlamellar keratoplasty and microkeratome-assisted anterior lamellar keratoplasty in a rabbit model [J]. Sci Rep, 2016, 6: 27734.
72. LYNCH A P, WILSON S L, AHEARNE M. Dextran preserves native corneal structure during decellularization [J]. Tissue Eng Part C-ME, 2016, 22: 561-572.
73. HARIYA T, TANAKA Y, YOKOKURA S, et al. Transparent, resilient human amniotic membrane laminates for corneal transplantation [J]. Biomaterials, 2016, 101: 76-85.
74. TUMMALA G K, JOFFRE T, LOPES V R, et al. Hyperelastic nanocellulose-reinforced hydrogel of high water content for ophthalmic applications [J]. ACS Biomater Sci Eng, 2016, 2: 2072-2079.
75. VEGA-ESTRADA A, SILVESTRE-ALBERO J, RODRIGUEZ A E, et al. Biocompatibility and biomechanical effect of single wall carbon nanotubes implanted in the corneal stroma: a proof of concept investigation [J]. J Ophthalmol, 2016, 2016: 4041767.
76. GAIN P, JULLIENNE R, HE Z, et al. Global survey of corneal transplantation and eye banking [J]. JAMA Ophthalmol, 2016, 134: 167-173.
77. SONG Q, YUAN S, AN Q, et al. Directed differentiation of human embryonic stem cells to corneal endothelial cell-like cells: A transcriptomic analysis [J]. Exp Eye Res, 2016, 151: 107-114.
78. ZHAO J J, AFSHARI N A. Generation of human corneal endothelial cells via in vitro ocular lineage restriction of pluripotent stem cells [J]. Invest Ophthalmol Vis Sci, 2016, 57: 6878-6884.
79. UTHEIM T P. Concise review: transplantation of cultured oral mucosal epithelial cells for treating limbal stem cell deficiency—current status and future perspectives [J]. Stem cells, 2015, 33: 1685-1695.
80. YAMADA K, YOUNG R D, LEWIS P N, et al. Mesenchymal- epithelial cell interactions and proteoglycan matrix composition in the presumptive stem cell niche of the rabbit corneal limbus [J]. Mol Vis, 2015, 21: 1328-1339.
81. AHEARNE M, LYNCH A P. Early Observation of extracellular matrix-derived hydrogels for corneal stroma regeneration [J]. Tissue Eng Part C-ME, 2015, 21: 1059-1069.
82. DIAO J M, PANG X, QIU Y, et al. Construction of a human corneal stromal equivalent with non-transfected human corneal stromal cells and acellular porcine corneal stromata [J]. Exp Eye Res, 2015, 132: 216-224.
83. SHAO Y, TANG J, ZHOU Y, et al. A novel method in preparation of acellularporcine corneal stroma tissue for lamellar keratoplasty [J]. Am J Transl Res, 2015, 7: 2612-2629.
84. WEHMEYER J L, NATESAN S, CHRISTY R J. Development of a sterile amniotic membrane tissue graft using supercritical carbon dioxide [J]. Tissue Eng Part C-ME, 2015, 21: 649-659.
85. ZHANG Z, NIU G, CHOI J S, et al. Bioengineered multilayered human corneas from discarded human corneal tissue [J]. Biomed Mater, 2015, 10: 035012.
86. ZHANG M C, LIU X, JIN Y, et al. Lamellar keratoplasty treatment of fungal corneal ulcers with acellular porcine corneal stroma [J]. Am J Transplant, 2015, 15: 1068-1075.
87. BUZNYK O, PASYECHNIKOVA N, ISLAM M M, et al. Bioengineered corneas grafted as alternatives to human donor corneas in three high-risk patients [J]. Clin Transl Sci, 2015, 8: 558-562.
88. PEH G S, CHNG Z, ANG H P, et al. Propagation of human corneal endothelial cells: a novel dual media approach [J]. Cell Transplant, 2015, 24: 287-304.
89. PEH G S, ADNAN K, GEORGE B L, et al. The effects of Rho-associated kinase inhibitor Y-27632 on primary human corneal endothelial cells propagated using a dual media approach [J]. Sci Rep, 2015, 5: 9167.
90. MCCABE K L, KUNZEVITZKY N J, CHISWELL B P, et al. Efficient generation of human embryonic stem cell-derived corneal endothelial cells by directed differentiation [J]. PLoS One, 2015, 10: e0145266.
91. CHEN P, CHEN J Z, SHAO C Y, et al. Treatment with retinoic acid and lens epithelial cell-conditioned medium in vitro directed the differentiation of pluripotent stem cells towards corneal endothelial cell-like cells [J]. Exp Ther Med, 2015, 9: 351-360.
92. ALIO DEL BARRIO J L, CHIESA M, GARAGORRI N, et al. Acellular human corneal matrix sheets seeded with human adipose-derived mesenchymal stem cells integrate functionally in an experimental animal model [J]. Exp Eye Res, 2015, 132: 91-100.
93. SHAO C, CHEN J, CHEN P, et al. Targeted transplantation of human umbilical cord blood endothelial progenitor cells with

immunomagnetic nanoparticles to repair corneal endothelium defect [J]. Stem Cells Dev, 2015, 24: 756-767.
94. MIKHAILOVA A, ILMARINEN T, UUSITALO H, et al. Small-molecule induction promotes corneal epithelial cell differentiation from human induced pluripotent stem cells [J]. Stem Cell Rep, 2014, 2: 219-231.
95. WU Z, ZHOU Q, DUAN H, et al. Reconstruction of auto-tissue-engineered lamellar cornea by dynamic culture for transplantation: a rabbit model [J]. PLoS One, 2014, 9: e93012.
96. IVARSEN A, ASP S, HJORTDAL J. Safety and complications of more than1500 small-incision lenticule extraction procedures [J]. Ophthalmology, 2014, 121: 822-828.
97. FAGERHOLM P, LAGALI N S, ONG J A, et al. Stable corneal regeneration four years after implantation of a cell-free recombinant human collagen scaffold [J]. Biomaterials, 2014, 35: 2420-2427.
98. MASKET S, HOVANESIAN J A, LEVENSON J, et al. Hydrogel sealant versus sutures to prevent fluid egress after cataract surgery [J]. J Cataract Refr Surg, 2014, 40: 2057-2066.
99. ZHANG K, PANG K, WU X. Isolation and transplantation of corneal endothelial cell-like cells derived from in-vitro-differentiated human embryonic stem cells [J]. Stem Cells Dev, 2014, 23: 1340-1354.
100. ZHU J, ZHANG K, SUN Y, et al. Reconstruction of functional ocular surface by acellular porcine cornea matrix scaffold and limbal stem cells derived from human embryonic stem cells [J]. Tissue Eng Part A, 2013, 19: 2412-2425.
101. LYNCH A P, AHEARNE M. Strategies for developing decellularized corneal scaffolds [J]. Exp Eye Res, 2013, 108: 42-47.
102. LUO H, LU Y, WU T, et al. Construction of tissue-engineered cornea composed of amniotic epithelial cells and acellular porcine cornea for treating corneal alkali burn [J]. Biomaterials, 2013, 34: 6748-6759.
103. CHERFAN D, VERTER E E, MELKI S, et al. Collagen cross-linking using rose bengal and green light to increase corneal stiffness [J]. Invest Ophthalmol Vis Sci, 2013, 54: 3426-3433.
104. RAISKUP F, SPOERL E. Corneal crosslinking with riboflavin and ultraviolet A. I. Principles [J]. Ocul Surf, 2013, 11: 65-74.
105. VAN ESSEN T H, LIN C C, HUSSAIN A K, et al. A fish scale-derivedvcollagen matrix as artificial cornea in rats: properties and potential [J]. Investig Ophthalmol Vis Sci, 2013, 54: 3224-3233.
106. MIMURA T, YAMAGAMI S, AMANO S. Corneal endothelial regeneration and tissue engineering [J]. Prog Retin Eye Res, 2013, 35: 1-17.
107. HATOU S, YOSHIDA S, HIGA K, et al. Functional corneal endothelium derived from corneal stroma stem cells of neural crest origin by retinoic acid and Wnt/β-catenin signaling [J]. Stem Cells Dev, 2013, 22: 828-839.
108. OKUMURA N, KAY E P, NAKAHARA M, et al. Inhibition of TGF-β signaling enables human corneal endothelial cell expansion in vitro for use in regenerative medicine [J]. PLoS One, 2013, 8: e58000.
109. OKUMURA N, KOIZUMI N, KAY E P, et al. The ROCK inhibitor eye drop accelerates corneal endothelium wound healing [J]. Invest Ophthalmol Vis Sci, 2013, 54: 2493-2502.
110. SANGWAN V. Cultivated limbal stem cell transplantation-the surgical technique [J]. US Ophthalmic Review, 2012, 5: 22-26.
111. CHEN H C, YEH L K, TSAI Y J, et al. Expression of angiogenesis-related factors in human corneas after cultivated oral mucosal epithelial transplantation [J]. Investig Ophthalmol Vis Sci, 2012, 53: 5615-5623.
112. HAYASHI R, ISHIKAWA Y, ITO M, et al. Generation of corneal epithelial cells from induced pluripotent stem cells derived from human dermal fibroblast and corneal limbal epithelium [J]. PLoS One, 2012, 7: e45435.
113. PELLAGATA A F, ASNAGHI M A, ZONTA S, et al. A novel device for the automatic decellularization of biological tissues [J]. Int J Artif Organs, 2012, 35: 191-198.
114. OKUMURA N, KOIZUMI N, UENO M, et al. ROCK inhibitor converts corneal endothelial cells into a phenotype capable of regenerating in vivo endothelial tissue [J]. Am J Pathol, 2012, 181: 268-277.
115. TAN D T, DART J K, HOLLAND E J, et al. Corneal transplantation [J]. Lancet, 2012, 379: 1749-1761.
116. SEN S, SHARMA S, GUPTA A, et al. Molecular characterization of explant cultured human oral mucosal epithelial cells [J]. Invest Ophthalmol Vis Sci, 2011, 52: 9548-9554.
117. XIAO J, DUAN H, LIU Z, et al. Construction of the recellularized corneal stroma using porous acellular corneal scaffold [J]. Biomaterials, 2011, 32: 6962-6971.
118. DU L, WU X, PANG K, et al. Histological evaluation and biomechanical characterisation of an acellular porcine cornea

scaffold [J]. Br J Ophthalmol, 2011, 95: 410-414.

119. CRAPO P M, GILBERT T W, BADYLAK S F. An overview of tissue and whole organ decellularization processes [J]. Biomaterials, 2011, 32: 3233-3243.

120. OKUDA M, OGAWA N, TAKEGUCHI M, et al. Minerals and aligned collagen fibrils in tilapia fish scales: structural analysis using dark-field and energy-filtered transmission electron microscopy and electron tomography [J]. Microsc Microanal, 2011, 17: 788-798.

121. RAMA P, MATUSKA S, PAGANONI G, et al. Limbal stem-cell therapy and long-term corneal regeneration [J]. N Engl J Med, 2010, 363: 147-155.

122. GOMES J A, GERALDES MONTEIRO B, MELO G B, et al. Corneal reconstruction with tissue-engineered cell sheets composed of human immature dental pulp stem cells [J]. Invest Ophthalmol Vis Sci, 2010, 51: 1408-1414.

123. SAWADA K, TERADA D, YAMAOKA T, et al. Cell removal with supercritical carbon dioxide for acellular artificial tissue [J]. J Chem Technol Biot, 2010, 83: 943-949.

124. GUI L, CHAN S A, BREUER C K, et al. Novel utilization of serum in tissue decellularization [J]. Tissue Eng Part C-ME, 2010, 16: 173-184.

125. FAGERHOLM P, LAGALI N S, MERRETT K, et al. A biosynthetic alternative to human donor tissue for inducing corneal regeneration: 24-month follow-up of a phase 1 clinical study [J]. Sci Transl Med, 2010, 2: 46-61.

126. LEE G, CHAMBERS S M, TOMISHIMA M J, et al. Derivation of neural crest cells from human pluripotent stem cells [J]. Nat Protoc, 2010, 5: 688-701.

127. SHIMAZAKI J, HIGA K, KATO N, et al. Barrier function of cultivated limbal and oral mucosal epithelial cell sheets [J]. Invest Ophthalmol Vis Sci, 2009, 50: 5672-5680.

128. MA D H, KUO M T, TSAI Y J, et al. Transplantation of cultivated oral mucosal epithelial cells for severe corneal burn [J]. Eye, 2009, 23: 1442-1450.

129. KANAYAMA S, NISHIDA K, YAMATO M, et al. Analysis of soluble vascular endothelial growth factor receptor-1 secreted from cultured corneal and oral mucosal epithelial cell sheets in vitro [J]. Br J Ophthalmol, 2009, 93: 263-267.

130. LIM P, FUCHSLUGER T A, JURKUNAS U V. Limbal stem cell defificiency and corneal neovascularization [J]. Semin Ophthalmol, 2009, 24: 139-148.

131. PONCE MARQUEZ S, MARTINEZ V S, et al. Decellularization of bovine corneas for tissue engineering applications [J]. Acta Biomater, 2009, 5: 1839-1847.

132. PATEL S V, BACHMAN L A, HANN C R, et al. Human corneal endothelial cell transplantation in a human ex vivo model [J]. Invest Ophthalmol Vis Sci, 2009, 50: 2123-2131.

133. MADHIRA S L, VEMUGANTI G, BHADURI A, et al. Culture and characterization of oral mucosal epithelial cells on human amniotic membrane for ocular surface reconstruction [J]. Mol Vis, 2008, 14: 189-196.

134. GILBERT T W, WOGNUM S, JOYCE E M, et al. Collagen fiber alig nment and biaxial mechanical behavior of porcine urinary bladder derived extracellular matrix [J]. Biomaterials, 2008, 29: 4775-4782.

135. XU Y G, XU Y S, HUANG C, et al. Development of a rabbit corneal equivalent using an acellular corneal matrix of a porcine substrate [J]. Mol Vis, 2008, 14: 2180-2189.

136. KANAYAMA S, NISHIDA K, YAMATO M, et al. Analysis of angiogenesis induced by cultured corneal and oral mucosal epithelial cell sheets in vitro [J]. Exp Eye Res, 2007, 85: 772-781.

137. LI W, SABATER A L, CHEN Y T, et al. A novel method of isolation, preservation, and expansion of human corneal endothelial cells [J]. Invest Ophthalmol Vis Sci, 2007, 48: 614-620.

138. KOIZUMI N, SAKAMOTO Y, OKUMURA N, et al. Cultivated corneal endothelial cell sheet transplantation in a primate model [J]. Invest Ophthalmol Vis Sci, 2007, 48: 4519-4526.

139. FATIMA A, SANGWAN V S, IFTEKHAR G, et al. Technique of cultivating limbal derived corneal epithelium on human amniotic membrane for clinical transplantation [J]. J Postgrad Med, 2006, 52: 257-261.

140. INATOMI T, NAKAMURA T, KOIZUMI N, et al. Midterm results on ocular surface reconstruction using cultivated autologous oral mucosal epithelial transplantation [J]. Am J Ophthalmol, 2006, 141: 267-275.

141. SEKIYAMA E, NAKAMURA T, KAWASAKI S, et al. Different expression of angiogenesis-related factors between human cultivated corneal and oral epithelial sheets [J]. Exp Eye Res, 2006, 83: 741-746.

142. INATOMI T, NAKAMURA T, KOJYO M, et al. Ocular surface reconstruction with combination of cultivated autologous oral mucosal epithelial transplantation and penetrating keratoplasty [J]. Am J Ophthalmol, 2006, 142: 757-764.
143. LEE J G, KAY E P. FGF-2-mediated signal transduction during endothelial mesenchymal transformation in corneal endothelial cells [J]. Exp Eye Res, 2006, 83: 1309-1316.
144. IDE T, NISHIDA K, YAMATO M, et al. Structural characterization of bioengineered human corneal endothelial cell sheets fabricated on temperature-responsive culture dishes [J]. Biomaterials, 2006, 27: 607-614.
145. AMANO S, MIMURA T, YAMAGAMI S, et al. Properties of corneas reconstructed with cultured human corneal endothelial cells and human corneal stroma [J]. Jpn J Ophthalmol, 2005, 49: 448-452.
146. MIMURA T, YOKOO S, ARAIE M, et al. Treatment of rabbit bullous keratopathy with precursors derived from cultured human corneal endothelium [J]. Invest Ophthalmol Vis Sci, 2005, 46: 3637-3644.
147. MIMURA T, YAMAGAMI S, USUI T, et al. Long-term outcome of iron-endocytosing cultured corneal endothelial cell transplantation with magnetic attraction [J]. Exp Eye Res, 2005, 80: 149-157.
148. NISHIDA K, YAMATO M, HAYASHIDA Y, et al. Corneal reconstruction with tissue-engineered cell sheets composed of autologous oral mucosal epithelium [J]. Engl J Med, 2004, 351: 1187-1196.
149. NAKAMURA T, INATOMI T, SOTOZONO C, et al. Transplantation of cultivated autologous oral mucosal epithelial cells in patients with severe ocular surface disorders [J]. Br J Ophthalmol, 2004, 88: 1280-1284.
150. MCFETRIDGE P S, DANIEL J W, BODAMYALI T, et al. Preparation of porcine carotid arteries for vascular tissue engineering applications [J]. J Biomed Mater Res A, 2004, 70: 224-234.
151. BUSSIERES M, KROHNE S G, STILES J, et al. The use of porcine small intestinal submucosa for the repair of full-thickness corneal defects in dogs, cats and horses [J]. Vet Ophthalmol, 2004, 7: 352-359.
152. ZHU C, JOYCE N C. Proliferative response of corneal endothelial cells from young and older donors [J]. Invest Ophthalmol Vis Sci, 2004, 45: 1743-1751.
153. LEE H T, LEE J G, NA M, et al. FGF-2 induced by interleukin-1 beta through the action of phosphatidylinositol 3-kinase mediates endothelial mesenchymal transformation in corneal endothelial cells [J]. J Biol Chem, 2004, 279: 32325-32332.
154. ISHINO Y, SANO Y, NAKAMURA T, et al. Amniotic membrane as a carrier for cultivated human corneal endothelial cell transplantation [J]. Invest Ophthalmol Vis Sci, 2004, 45: 800-806.
155. MIMURA T, YAMAGAMI S, YOKOO S, et al. Cultured human corneal endothelial cell transplantation with a collagen sheet in a rabbit model [J]. Invest Ophthalmol Vis Sci, 2004, 45: 2992-2997.
156. GOLD A H. Tissue adhesives and sealants [J]. Aesthet Surg J, 2003, 23: 500-503.
157. SHARMA A, KAUR R, KUMAR S, et al. Fibrin glue versus N-butyl-2-cyanoacrylate in corneal perforations [J]. Ophthalmology, 2003, 110: 291-298.
158. AMANO S. Transplantation of cultured human corneal endothelial cells [J]. Cornea, 2003, 22: S66-74.
159. JOYCE N C. Proliferative capacity of the corneal endothelium [J]. Prog Retin Eye Res, 2003, 22: 359-389.
160. MIYATA K, DRAKE J, OSAKABE Y, et al. Effect of donor age on morphologic variation of cultured human corneal endothelial cells [J]. Cornea, 2001, 20: 59-63.
161. BEEBE D C, COATS J M. The lens organizes the anterior segment: specification of neural crest cell differentiation in the avian eye [J]. Dev Biol, 2000, 220: 424-431.
162. SENOO T, JOYCE N C. Cell cycle kinetics in corneal endothelium from old and young donors [J]. Invest Ophthalmol Vis Sci, 2000, 41: 660-667.
163. PELLEGRINI G, TRAVERS C E, FRANZI A T, et al. Long-term restoration of damaged corneal surfaces with autologous cultivated corneal epithelium [J]. Lancet, 1997, 349: 990-993.
164. VAN HORN D L, SENDELE D D, SEIDEMAN S, et al. Regenerative capacity of the corneal endothelium in rabbit and cat [J]. Invest Ophthalmol Vis Sci, 1977, 16: 597-613.

第二篇

角膜的检查法

第一章
角膜常用检查设备和方法

第一节　裂隙灯显微镜检查

裂隙灯显微镜又称裂隙灯生物显微镜，简称裂隙灯。1911年，瑞典眼科学家Alvar Gullstrand展示了第一台裂隙灯原型机，并解释了其光学原理和应用方法，这在眼科学发展史上具有重大意义。1920年，Alfred Vogt采用柯勒照明法加以改进使其功能更加完善，成为今天裂隙灯显微镜的蓝本。

一、检查原理及组成

（一）设计原理

裂隙灯显微镜充分利用了集中光线在眼各种组织中传播时的后向散射差异来发现病变。入射到眼内的光分为两部分：一个相对较小的部分（约10%）被散射；其余大部分的光并不散射，而是继续向前传播投射至眼内，这部分非散射光是眼功能成像的基础。而向后散射的光遵循瑞利散射（小粒子散射）定律，构成了裂隙灯成像的基础。

由裂隙灯发出的光线在焦点处高度集中，当被集中的光线经过眼的屈光间质时，仅光线通过的组织被照亮，被照亮的部位符合光线断面的大小和形状，而周围未被照亮的黑暗部分与被照亮部分间形成明显的对比。这种现象正如一束阳光射入暗室时，在光线通过处飘浮于空中的灰尘被照亮而显示出来一样。

（二）设备结构

裂隙灯显微镜的主要结构可分为裂隙灯照明系统和双目显微镜观察系统两部分。裂隙灯照明系统由光源、集光透镜、光阑盘、滤光片、投射透镜、反射镜或三棱镜等组成。点光源发出的光线经过集光凸透镜集中，再经过光阑盘（可以转动的隔板，隔板上有大小不同的圆孔可以将光线调节成1~14mm不同长短宽窄的裂隙光）后再通过投射透镜，使光线更加集中。在裂隙灯照明系统的光路中装有滤光片，如钴蓝光滤光片、无赤光滤光片等。钴蓝光滤光片可用于观察荧光素钠染色，无赤光滤光片可用于观察神经纤维层。双目显微镜观察系统由显微镜组件（目镜和物镜）、转像棱镜组和放大镜组等组成，可以变换不同的放大倍率（常用的倍率为10~25倍），同时，两目镜间距离及目镜焦距可调节（以适应不同操作者的瞳距及眼屈光度）。

根据光源位置的不同，裂隙灯显微镜分为上光源照明及下光源照明两种类型（图2-1-1-1）。常见的Haag-Streit 900裂隙灯为上光源照明，ZEISS及TOPCON等裂隙灯上下光源照明两种类型均有。除了常见的台上型裂隙灯，还有便携的手持式裂隙灯，可以方便检查婴幼儿。

二、检查方法

（一）裂隙灯检查和照相的基本方法

应用裂隙灯观察及照相的方法，可分为以下六种：

1. 弥散光照明法　将裂隙光斑开至最大，将灯柱反射镜下的毛玻璃移入光路，使照明光更加均匀柔和。使用低倍放大倍率来检查眼睑、睫毛、结膜、角膜、虹膜、晶状体的整体状态，可对整个眼部的表面有一个粗略但较全面的印象，为下一步检查奠定基础（图 2-1-1-2）。为了避免角膜上的反光点影响观察，可以左右移动裂隙灯的灯架。在照相时，注意使角膜上的反光斑避开要观察的区域。

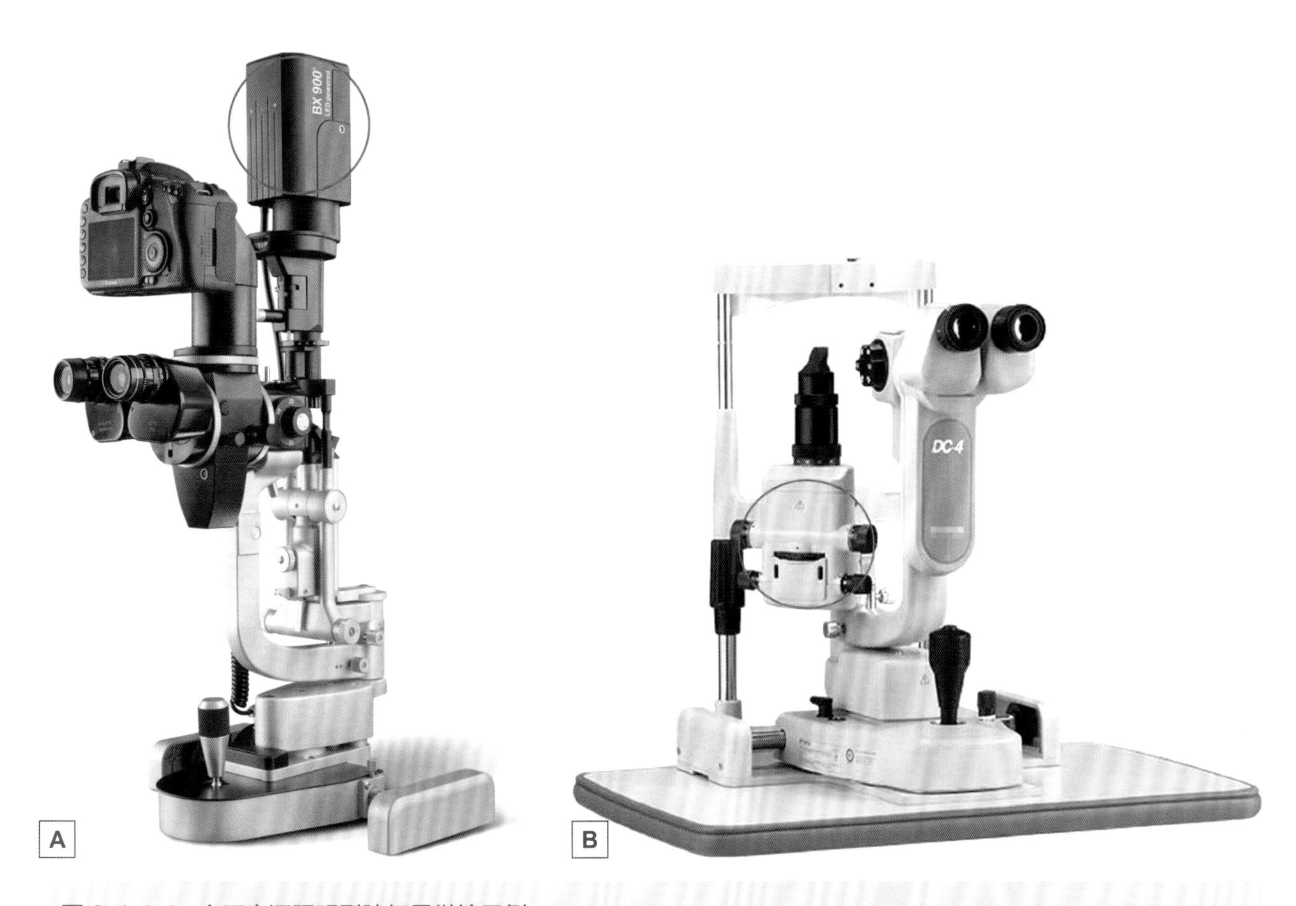

图 2-1-1-1　上下光源照明裂隙灯显微镜示例

图 A　上光源照明裂隙灯（光源在裂隙灯光路上方，图中红圈处）
图 B　下光源照明裂隙灯（光源在裂隙灯光路下方，图中红圈处）

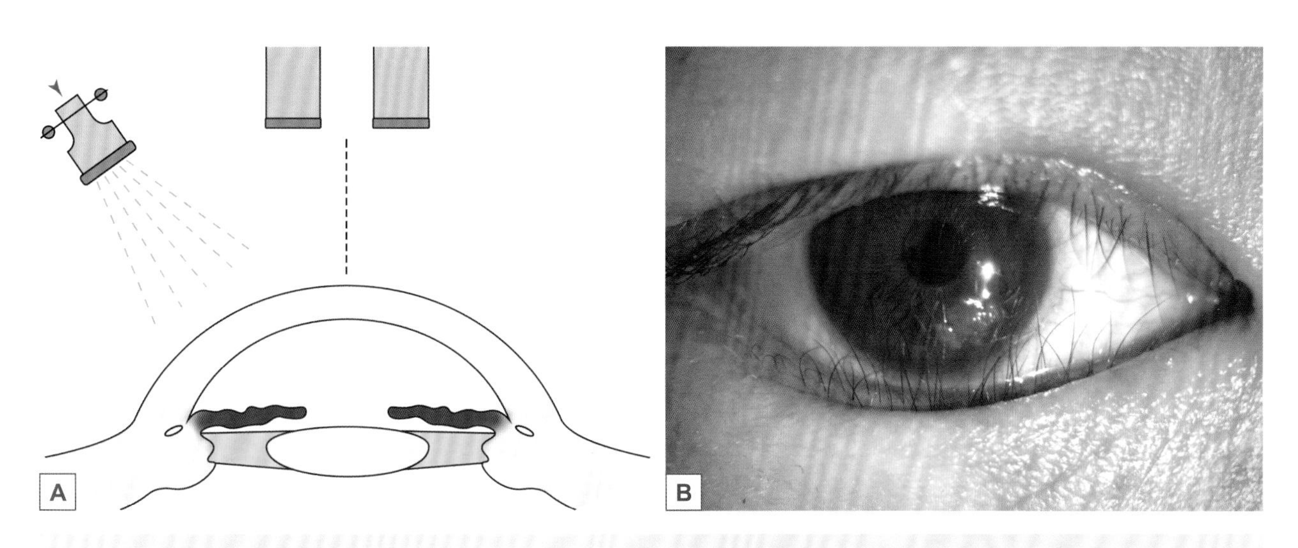

图 2-1-1-2　弥散光照明法示例

图 A　裂隙灯观察角度示意图
图 B　睑内翻、倒睫及泡性角膜炎

采用这一方法，眼睑、睫毛的异常改变如睑内翻、睑外翻、倒睫、睫毛袖套样结痂、鳞屑等易于观察。结膜病变如充血、滤泡、乳头、球结膜水肿、膜或伪膜，以及瘢痕可被识别。但此法无法显示组织厚度，无法确定病变层次位置。

2. 直接焦点照明法 此法是裂隙灯显微镜检查法的基础，裂隙灯光源发出的光束与目镜所观察的病灶在同一个焦点上。当光线焦点落于不透明的组织如巩膜或虹膜时，大部分被反射，一部分被分散和吸收，显微镜可观察到一个光亮而整齐的照射区。但当光线通过角膜、晶状体等透明组织时，由于组织内显微结构的光学不均匀性，光线发生折射、反射和散射，在角膜或晶状体上形成乳白色的光学平行六面体。当光束较窄时，光学切面可使透明角膜、晶状体等组织呈现出"光学切片横截面"视图，显示出组织的层次。裂隙灯光路与显微镜间的夹角越大，则此切面的层次关系显示越清晰。

当光线斜向通过角膜时，在光线的焦点部分形成的切面前后呈弧形，即角膜的前后表面，其间距即角膜的厚度，不因裂隙光的宽窄而改变，但随光线投射的角度大小而改变。投射光线角度较小则间距窄，投射角度较大则间距宽。但角膜前后表面的光学切面宽窄由裂隙光的宽窄所决定（图 2-1-1-3）。泪膜是角膜光学切面最前面的光带，随着眼睑的每次眨动，裂隙灯下可以观察到正常的泪膜的"流动"。角膜上皮层是一条无反光或反光明显降低的条带，位于高反光的泪膜和前弹力层之间。前弹力层高反光带毗邻基质层，基质本身是非常透明的，光学切面止于具有高反光的内皮细胞层（图 2-1-1-3）。

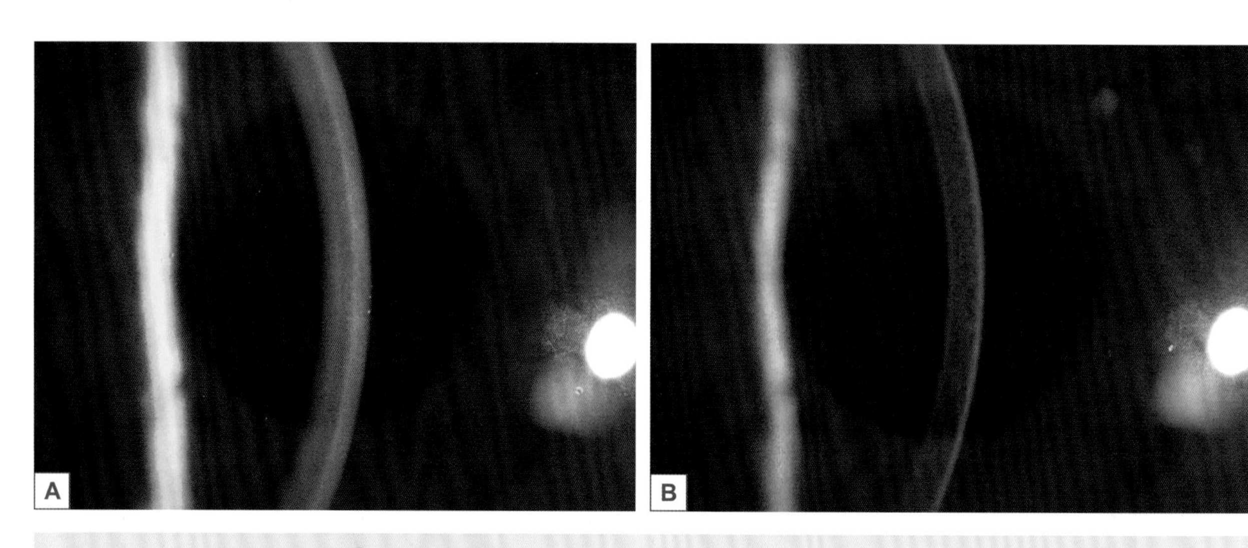

图 2-1-1-3 直接焦点照明法不同宽窄裂隙光下的角膜光学切面，×40

图 A 宽裂隙光下角膜前后表面成像较宽

图 B 窄裂隙光下角膜前后层次及厚度显示

根据裂隙光束的宽度和长短，直接焦点照明法又可分为以下三种：

（1）宽光带照明法：裂隙光宽度在 1.0~1.5mm 称为宽光带，<0.2mm 称为窄光带。宽裂隙光束可以显示病变的形态（图 2-1-1-4），但过亮的裂隙光会导致照相时曝光过强，需调整光圈，降低裂隙光束的亮度。

（2）窄光带照明法：窄裂隙光束可以确定病变位置（在角膜中的层次），还可以通过虹膜和角膜反光带的距离估算前房深度（图 2-1-1-4），而在角膜缘观察这种关系可以评价房角开放程度。但窄光带映照的范围极小，常不能显示出病变与周围组织的关系，需加上背景光照明。但过亮的背景光必然要降低裂隙光照明部位的对比度，故应选择适当亮度的背景光。

（3）圆锥光带照明法：此法主要利用丁铎尔现象（Tyndall effect）来观察房水细胞和前房闪辉。正常情况下，前房内容物几乎不反光，不能形成光束，被认为是一种光学真空。但在局部炎症时，由于前房细胞和蛋白的散射，点状照明可以在前房形成一条清晰、狭窄的光束，以黑色瞳孔为背景观察可达到最佳的对比效果（图 2-1-1-5）。

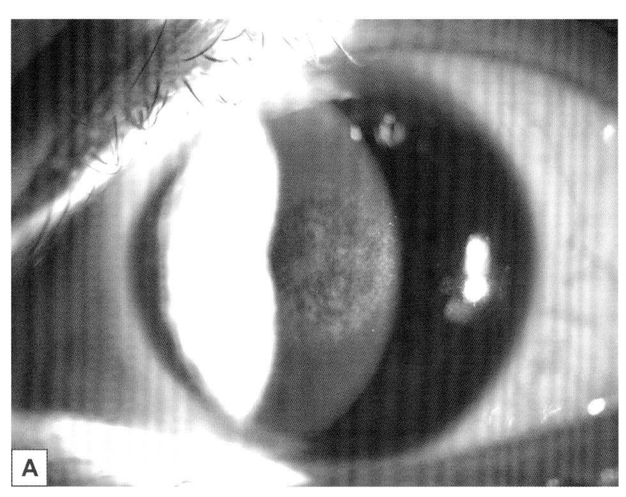

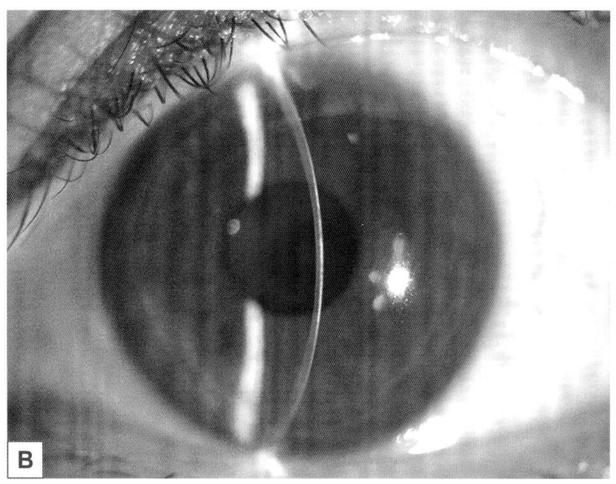

图 2-1-1-4　不同宽窄裂隙光下的角膜 haze（角膜上皮下雾状混浊）

图 A　宽裂隙光显示 haze 形态
图 B　窄裂隙光显示 haze 位置及前房深度

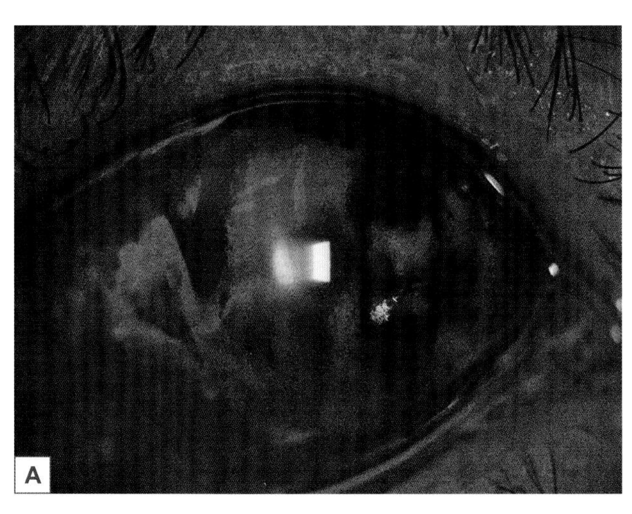

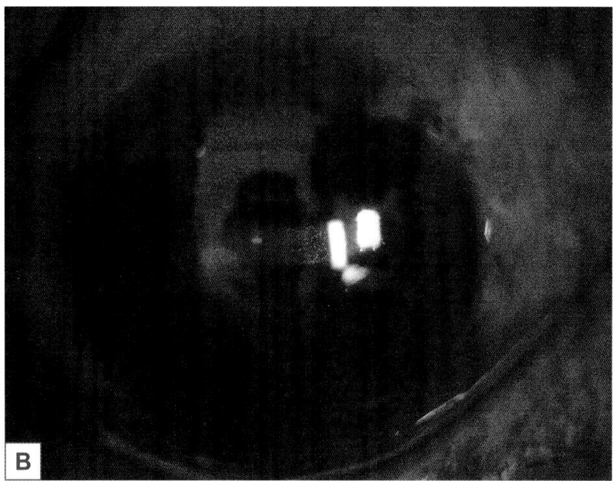

图 2-1-1-5　圆锥光带显示前房闪辉和房水细胞

图 A　房水闪辉现象
图 B　房水细胞

标准的评估方法采用 1mm × 1mm 大小的光斑来描述房水细胞数量和前房闪辉：关闭背景光，一束高亮度的圆形光束从侧面照入前房，光束的聚焦点观察是否存在房水细胞和前房闪辉。光束照射到的实际细胞数量反映了疾病的程度；异常蛋白的数量是通过检查者对于光反射的印象（丁铎尔现象）来表述的。以上两种情况的分级按照房水细胞和/或前房闪辉的程度可以分为 0~4 级（表 2-1-1-1、表 2-1-1-2）。

表 2-1-1-1　前房细胞分级标准

分级	视野范围（1mm × 1mm 裂隙灯光带）内细胞数量	分级	视野范围（1mm × 1mm 裂隙灯光带）内细胞数量
0	<1	++	16~25
0.5+	1~5	+++	26~50
+	6~15	++++	>50

表 2-1-1-2　前房闪辉分级标准

分级	表现
0	无前房闪辉
+	微弱的前房闪辉
++	中等程度的前房闪辉，可以辨别虹膜和晶状体细节
+++	显著的前房闪辉，虹膜和晶状体的细节模糊，难以分辨
++++	严重的前房闪辉，房水呈凝固状态，有大量的纤维素性渗出

前房闪辉是由房水蛋白浓度增加所致，反映的是血-房水屏障功能的破坏程度。角膜炎性病变常引起较严重的前房反应，见到明显的前房闪辉和前房炎症细胞。前房炎症细胞指的是房水中的白细胞，裂隙灯下可见大小均匀一致的灰白色颗粒，而蛋白凝聚成的漂浮物颗粒大而不均匀。炎症细胞在房水中处于不断运动状态，由于近虹膜侧温度较高，近角膜侧温度较低，所以裂隙灯下可见在虹膜侧细胞向上游动，而在近角膜侧细胞向下游动。在房水含有大量纤维素样渗出物时，房水相对“凝固”，细胞的游动速度明显减慢，或处于固定状态。

应当注意：有时在角膜病变的恢复期或恢复后的一段时间内，因为血-房水屏障功能未完全恢复，可能仍将存在前房闪辉。而前房炎症细胞真正反映了前房的炎症情况，临床上应将其与前房闪辉区别开来。前房炎症细胞较前房闪辉出现稍晚，而其消退又往往先于前房闪辉。

3. 镜面反光照明法　镜面反射遵循光的反射定律，最重要的应用是评估角膜内皮细胞。将照射光线在角膜或晶状体表面上形成的表面反光区与直接焦点照射法的光学平行六面体相重合，利用该区增强的亮度来检查角膜后表面或晶状体表面病变的组织。此法可快捷、初步判断内皮细胞的形态、连续性及密度、均质性。一旦在小的放大倍数下（≤16 倍）就能观察到清晰的角膜内皮细胞形态时，就要考虑到角膜内皮细胞数量异常减少。同时对于形态的异常，如内皮面的黑区、赘疣、角膜后沉着物（KP）都有很好的显示效果。但因内皮表面的反射率远低于泪膜层的反射率，即使存在镜面反射也不易被观察到，因此使用该技术时有一定的挑战性。同时，能否应用镜面反光照明法看到角膜内皮细胞，是评价一台裂隙灯显微镜性能的重要指标。

具体操作方法为：将裂隙灯光路入射角调整为 45°~60°，这有利于增加内皮表面和泪膜两种镜面反射之间的距离。显微镜位于反射光路上，即入射光对侧相同的角度。移动裂隙光，使之与投射光在角膜表面上的反光点（裂隙灯反射镜投在角膜的光斑）相重合，微调移动裂隙灯显微镜聚焦至内皮细胞层，可以观察到清晰的内皮细胞细节。为了获得内皮细胞的清晰影像，需要 40 倍的放大倍数，同时注意使用较窄裂隙光带（0.3~0.5mm），光束过宽将导致角膜内皮和上皮反光重合（图 2-1-1-6）。

4. 间接照明法　光线直接照射被观察区域的邻近组织，通过邻近组织传导的光来间接观察病灶。此时显微镜的焦点与光线焦点不一致，光线焦点在邻近组织，而显微镜焦点对准病灶（图 2-1-1-7）。此法可有助于确定被包埋异物或反应性软组织包埋物的位置、大小和形状。注意此时入射光线与显微镜间夹角要大；照相时，应注意间接照明的亮度比直接照明处低得多，应按照间接照明处的亮度选择曝光量，否则将曝光不足。

5. 角膜缘分光照明法　一束明亮的中等大小的光束射向角膜缘（镜臂与灯臂的夹角约为 15°），光通过全内反射传播通过整个角膜。由于光线在通过角膜时被角膜组织分散和全内反射，正常透明的角膜将无所见，而角膜的病变（不透明区）可以清晰查见（图 2-1-1-8）。

6. 后方反光照明法　将光线的焦点照射于被检查组织后方的不透明组织上，而显微镜的焦点调整在被检查组织上。观察角膜时将光线照射在虹膜或发生白内障改变的晶状体上，利用后方反射的光线观察角膜的病变：如角膜新生血管，角膜上皮水肿、空泡，细小 KP 及角膜内细小异物等（图 2-1-1-9）。

以上六种检查方法各有优势及不足，因此，临床上若要更好地观察眼科疾病，往往需要联合应用不同的检查方法，动态观察。同一患者可通过多种检查照相方法来表现不同的图像效果（图 2-1-1-10）。

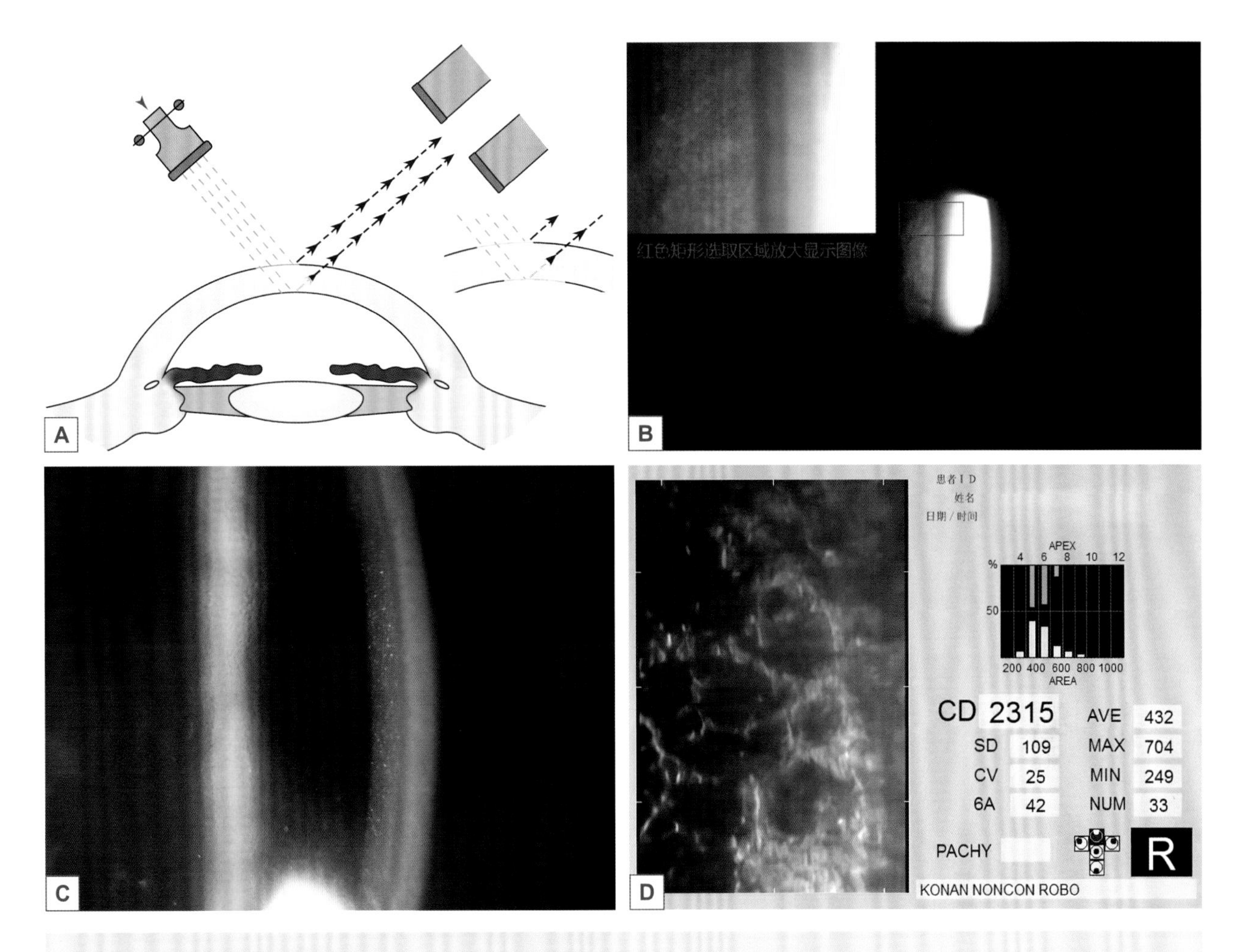

图 2-1-1-6　镜面反光照明法示例

图 A　裂隙灯观察角度示意图
图 B　正常角膜内皮细胞排列规则、均匀，呈六边形，×40
图 C　Fuchs 角膜内皮营养不良患者角膜内皮面见赘疣，大量色素性 KP，×40
图 D　同一 Fuchs 角膜内皮营养不良患者角膜内皮显微镜图像可见多量黑区，黑区外内皮细胞基本呈六边形，大小较均一

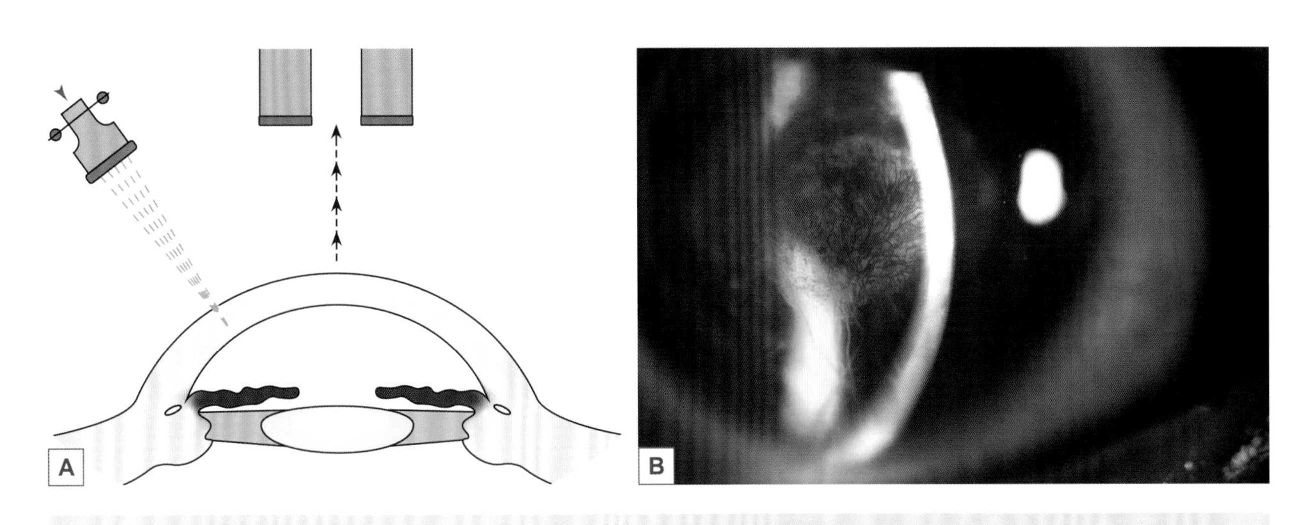

图 2-1-1-7　间接照明法示例

图 A　裂隙灯观察角度示意图
图 B　束状角膜炎患者角膜新生血管（光路焦点在右侧角膜）

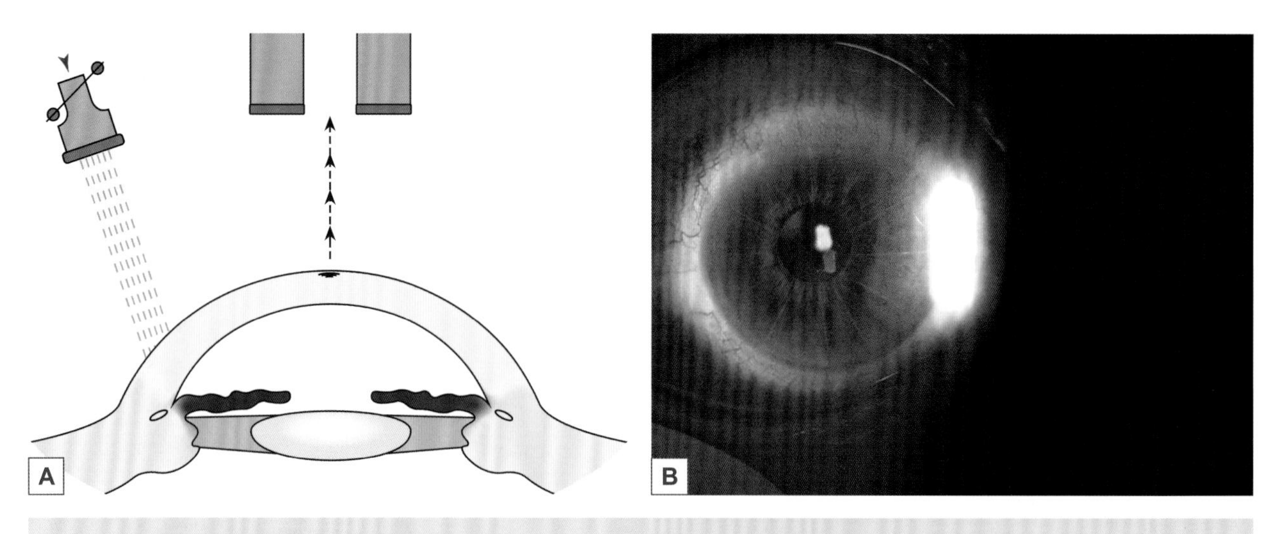

图2-1-1-8 角膜缘分光照明法示例

图A 裂隙灯观察角度示意图

图B 放射状角膜切开术（RK）后角膜放射状瘢痕

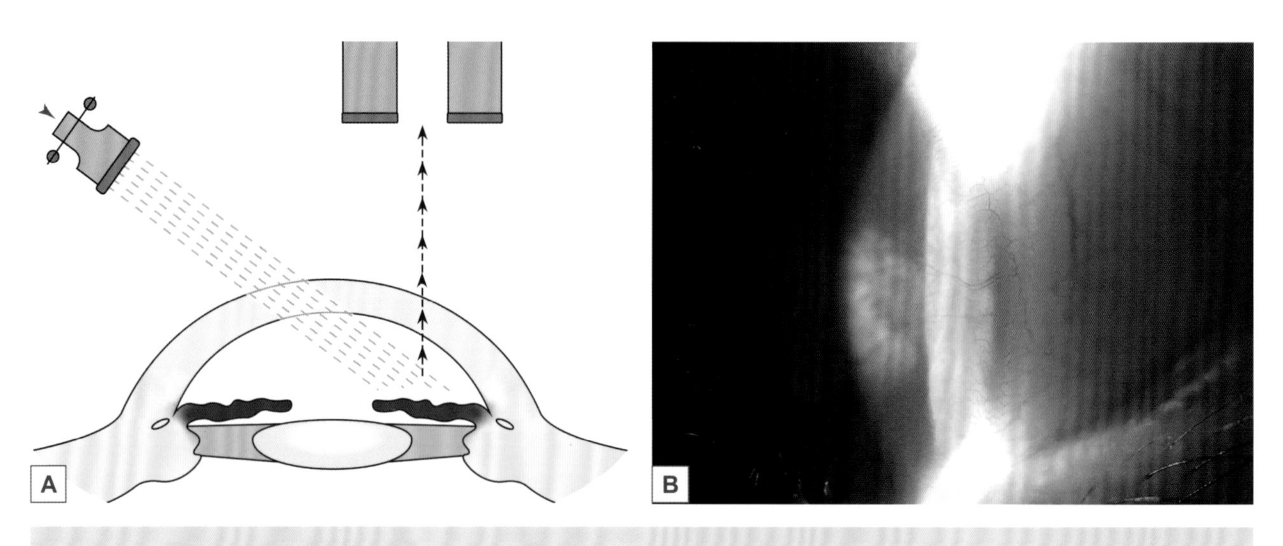

图2-1-1-9 后方反光照明法示例

图A 裂隙灯观察角度示意图

图B 角膜新生血管（光路焦点在虹膜上）

（二）角膜的裂隙灯照相技术

许多角膜疾病能用裂隙灯照相的方法很好地记录并保存。但一幅成功的裂隙灯照片的获得，需要充分了解裂隙灯检查与裂隙灯照相之间的关系，对不同的角膜病变应用不同的取景方式和曝光指数，以更好地显示获取相应的临床体征。

1. 裂隙灯照相设备 分光器为检查者和照相机提供了必要的同轴共享影像，并确保获取图像前可以完全控制影像。分光器将50%~85%的光分配给照相机以确保照明最佳曝光度。背景光灯是常见的漫反射照明的附加光源，被添加到大多数裂隙灯，作为一个重要的配置，可以显著提高图像的质量。

2. 裂隙灯照相前准备 操作人员在初次使用新的裂隙灯照相设备时，应使用调焦棒调焦，目的是使操作者观察的焦距与拍摄出的相片焦距一致，清晰度一致。具体方法为：

（1）有调焦棒者：将调焦棒放置于裂隙灯插口处，打开裂隙灯，光路聚焦于调焦棒调焦平面，选择较大

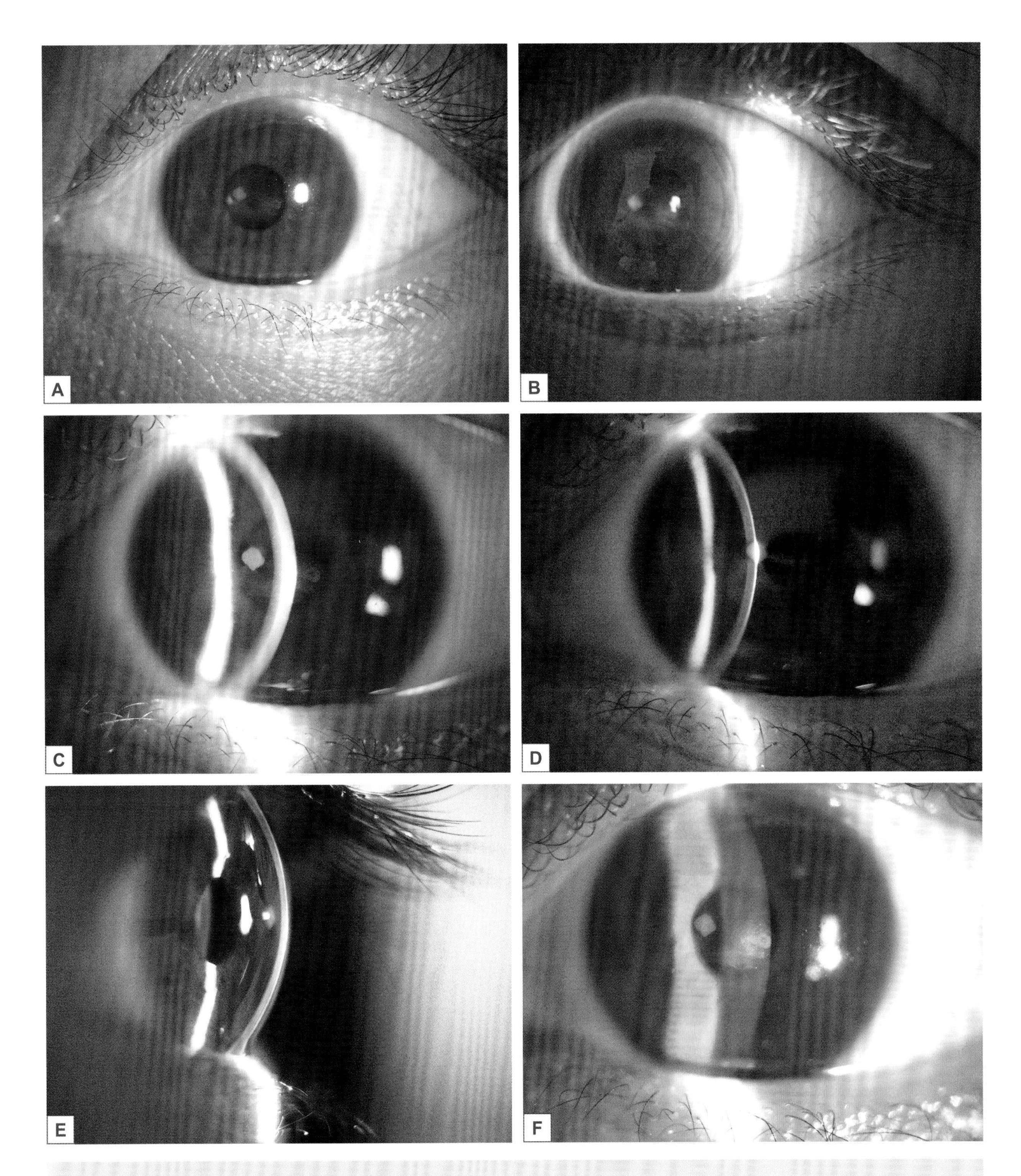

图 2-1-1-10　同一角膜云翳患者不同检查法示例

图 A　弥散光照明法显示角膜病变
图 B　角膜缘分光照明法显示角膜病变（在较暗的背景下对比更加鲜明）
图 C　间接照明法显示角膜斑翳（形态显示较好，但无法显示病变层次）
图 D　窄光带（窄裂隙光）直接焦点照明法显示病变位于浅层角膜
图 E　窄光带（窄裂隙光）直接焦点照明法（侧照）显示角膜构形好，无明显前突变薄；中央偏下方浅层角膜混浊（病变层次显示较好，但无法显示完整二维形态）
图 F　宽光带（宽裂隙光）直接焦点照明法显示角膜中央偏下方云翳形态

放大倍数(如 ×25 或 ×40);将目镜旋转至最大“+”值,单眼观察聚焦棒靶面,快速将目镜从“+”值旋转至“-”值,当观察聚焦棒最清晰时,停止旋转目镜,此时目镜数值即为该眼屈光补偿。用同样方法获得另眼屈光补偿数值,记录好自己在该设备上的双眼屈光补偿。

(2)无调焦棒者:打开裂隙灯,选择较大放大倍数(如 ×25 或 ×40),调出数码裂隙灯采集界面,在裂隙灯前放置固定靶面(如白纸或固视标),调整裂隙灯手柄,使裂隙灯固定于能够拍出清晰图片位置。将目镜旋转至最大“+”值,单眼观察靶面,快速将目镜从“+”值旋转至“-”值,当观察最清晰时,停止旋转目镜,此时目镜数值即为该眼屈光补偿。用同样方法获得另眼屈光补偿数值,记录好自己在该设备上的双眼屈光补偿。

注意:为了避免调节屈光补偿时操作者的眼调节力介入,旋转目镜时速度需要稍快。如果有不同的操作者使用同一台设备,在自己使用时确保使用了正确的双眼屈光补偿,否则斜向投射在角膜上的裂隙光边缘将模糊,无论怎样前后移动操纵杆,角膜切面也无法出现清晰的锐边。这是因为裂隙灯在正确对齐和校准状态下,光线完全聚焦的空间点位于取景器的中心,而不考虑倾斜照明角度,这也是聚焦棒的精确位置。旋转目镜屈光度环连续向前向后移动观察者焦平面的位置,裂隙光的锐利焦点仅存在于一个固定平面,即聚焦杆平面。

3. 角膜的裂隙灯照相特点 裂隙灯照相的基本原则与检查相同,但对于获取成功的照片记录来说,仍需要考虑其他因素。其中最主要的就是要意识到裂隙照明的本身是一种折中,同步照明的面积越大,所看到的细节就越少。相反地,选择性照明所产生的细节越多,周边环境背景信息丢失也越多。另一方面,色彩的感觉在检查者与照片之间有差异,而照片的色彩与曝光有直接的关系。裂隙灯照相时有两个光源:一是裂隙灯光源,二是背景光。在背景光为高亮度的条件下,裂隙光带外的背景显示较好;反之,黑色背景对比下裂隙光带处细节更加丰富(图 2-1-1-11)。而且,裂隙灯检查是一个动态的过程,当裂隙灯光线照在角膜上时,放大倍率和裂隙的角度都可调节,同时因眼的运动不断微调焦距,最后给检查者的印象是一个综合裂隙灯的图像,而不像照片是只留存了某一特定时刻固定放大倍率及裂隙角度、焦点的图像。

照相机及光源位置的不同排列,所得出的视光信息是不一样的,因此产生照片的视光效果也是不一样的。前光源又称表面光,是指主光源从 0°至 45°旋转时观察角膜中央及旁中央区域的光线。侧光则是主光源在 0°或 180°时射出的光线。前光源的应用着重观察物体色彩和角膜的二维结构。侧光源则在表现

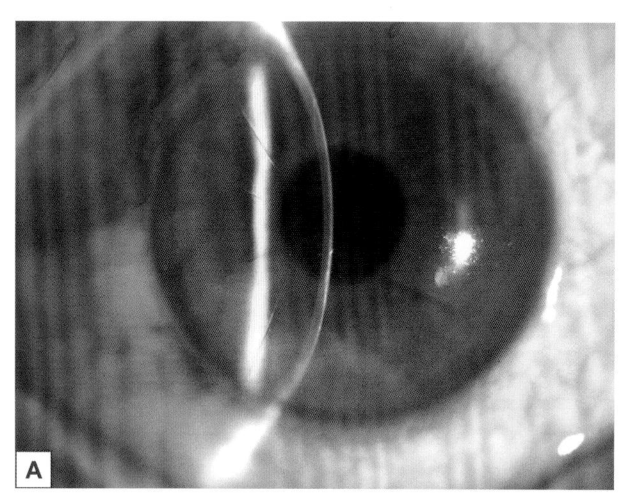

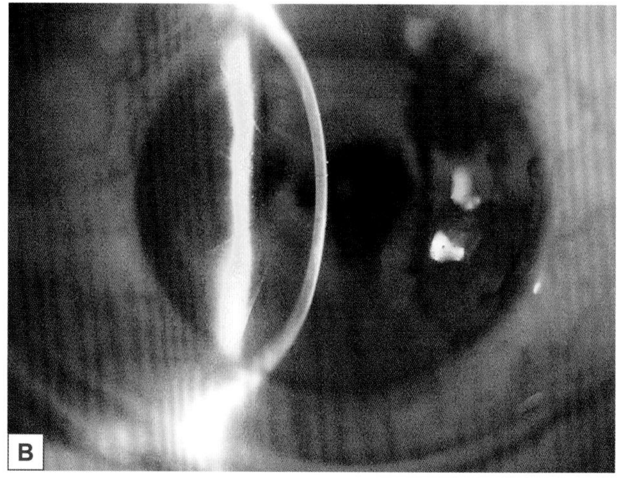

图 2-1-1-11 不同亮度背景光照明示例

图 A 中等亮度背景光下可见结膜充血、角膜放射状瘢痕、角膜云翳范围
图 B 关闭背景光后裂隙光显示角膜云翳深度

角膜构形及表面细节方面显示一个三维结构。背景光在表现角膜的混浊部分的形态及未透明区域的密度有良好的作用。

一个有经验的裂隙灯照相操作者，应根据角膜病变的不同情况，选择不同的检查方法，改变放大倍率、光路和目镜的角度及光圈大小、曝光时间，获取高质量的图片。表 2-1-1-3 是使用裂隙灯照相的大致参考表，表中内容有助于获得较高质量的裂隙灯照相。

表 2-1-1-3 裂隙灯照相的参考表

角膜的特征	临床疾病	裂隙灯光源	技术要点
颜色和形状	角膜缘、角膜肿瘤	弥漫的前光源和宽裂隙光	
构形	圆锥角膜	侧光	更大裂隙灯斜角
半透明沉着物	角膜后 KP、内皮排斥线	背景光	裂隙灯在虹膜或晶状体的反射光关闭
角膜混浊	硬化性角膜、角膜白斑、带状变性、翼状胬肉、各种感染角膜炎	弥漫的前光源或宽裂隙光	直接照相
角膜厚度、隆起或凹陷	大泡性角膜病变、圆锥角膜（急性水肿期）	窄的裂隙光或没有背景光	裂隙光在 30° 以上
角膜病变深度	角膜异物、KP 和新生血管	窄或中等裂隙光带，或没有背景光	裂隙光在 45° 以上
角膜病变分布	翼状胬肉、肿瘤、混浊及上皮水肿	弥漫或宽的前光带，背景光或巩膜缘弥漫光	从眼底及虹膜的反射光
角膜上皮缺损	单纯疱疹病毒性角膜炎（HSK）、点状角膜上皮炎、上皮缺损	荧光或虎红染色，宽裂隙侧光	用钴蓝光片
角膜基质病变	基质水肿、新生血管、变薄或后弹力层破裂	窄和中宽度裂隙光，一般没有背景光	焦距对准病灶
角膜内皮病变	角膜内皮赘疣	镜面反射法，中宽裂隙光带	裂隙光在 60° 或 120° 斜角

（三）染色剂和滤光片在裂隙灯照相中的辅助作用

此部分内容可详见本章第十三节内容，在此仅简述染色剂和滤光片在裂隙灯照相中的辅助作用。

角膜和眼表染色是评价角膜和结膜上皮细胞完整性的方法，染色的特征可为角膜和外眼病的诊断及治疗提供帮助。裂隙灯显微镜检查角膜病灶和照相时，有时候对病灶的边缘或形态观察不清楚，这时候可借助染色剂或滤光片等更清楚地观察和显示病灶。临床常用的染色剂有荧光素钠、丽丝胺绿、孟加拉红（虎红）等，常用的滤光片主要是钴蓝光滤光片。

1. 荧光素钠（fluorescein sodium）染色　荧光素钠染色后在钴蓝光（波长约 480nm）下观察和拍摄，如需显示非常细微的病变，可添加屏障滤光片（波长约 520nm）以提高辨别度，但该操作可能需要额外增加曝光度。荧光素钠染色应用宽光束直接照射下拍摄效果最佳，光束由侧方入射以避免发生镜面反射干扰关键信息的获取。

荧光素钠染色的剂量多少对角膜染色的效果有影响，临床上一般遵循宁少勿多的原则。注意滴入荧光素钠后应尽快检查，因染色后关键的细节一般在 2~3 分钟后即消失。同时，染色必须与荧光素钠蓄积相鉴别：荧光素钠蓄积浸染泪膜，一般在角膜凹陷或不规则处出现。

2. 丽丝胺绿染色　丽丝胺绿是另一种常用的生物染色剂，对眼表染色的效果与孟加拉红基本相等，但刺激性小于孟加拉红。丽丝胺绿染色要达到理想的观察效果，用量相对较大（10~20mL），红色滤光片会使染色在裂隙灯下看起来更清楚。

3. 孟加拉红(虎红)染色 孟加拉红主要着染已死亡、失去活性、变性的细胞和表面缺乏黏蛋白覆盖的细胞,是活体染色诊断干眼的一种重要方法,但对上皮有毒性,目前在临床上逐渐被丽丝胺绿所替代。

4. 溪流试验(Seidel test) 角膜裂伤患者,角膜裂口周围组织水肿、闭合,前房基本正常,裂隙灯普通光源检查不能判断角膜裂口是否漏水。采用荧光素钠染色,在钴蓝光下使用宽裂隙光对其进行动态观察,可以见到溪流试验阳性,证明角膜存在穿孔。方法:点1滴荧光素钠于上方结膜囊,嘱患者闭眼然后睁开,或对眼球轻轻加压,在裂隙灯显微镜下观察角膜裂口情况。如存在角膜全层裂伤或穿通伤,荧光素钠会被穿孔口流出的房水冲出一条溪流样的区域(图2-1-1-12)。

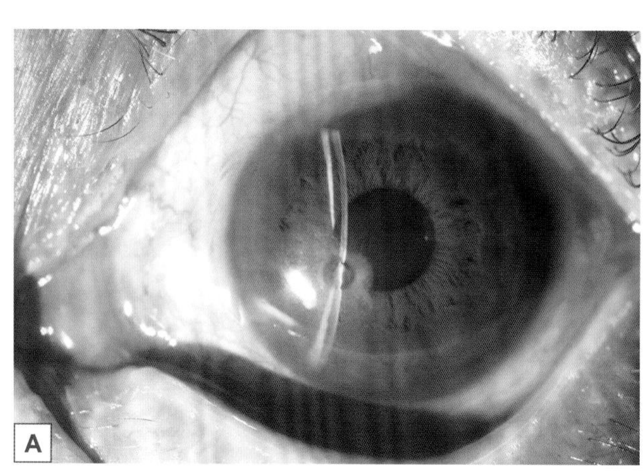

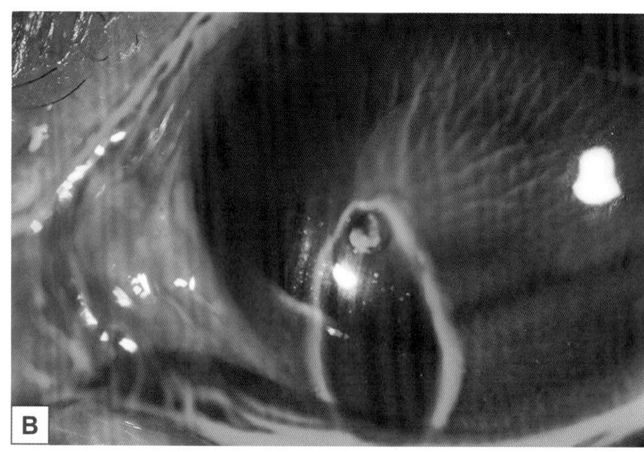

图2-1-1-12 溪流试验

图A 裂隙光见角膜混浊、穿孔
图B 荧光素钠染色后穿孔处流出的房水在角膜上冲出一条溪流样的区域

5. 圆锥角膜 Fleischer 环 采用钴蓝光滤光片激发出荧光,可记录 Fleischer 环。在这种情况下,蓝色的光被铁线吸收,勾勒出圆锥形态并使其在所拍摄的照片中显得略暗(图2-1-1-13)。

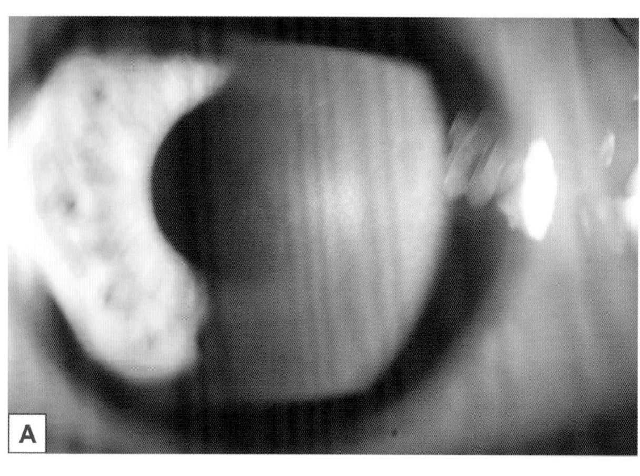

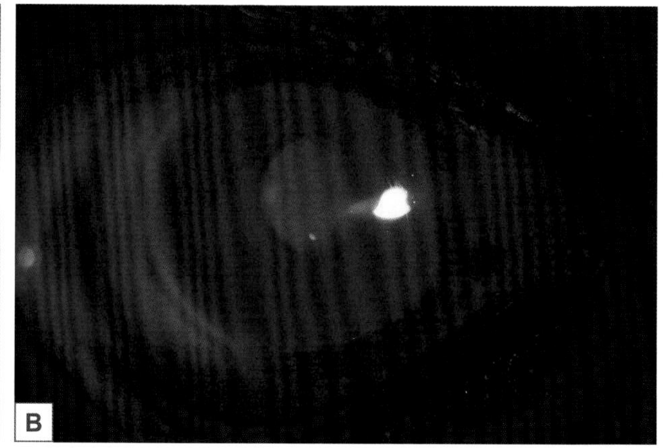

图2-1-1-13 圆锥角膜 Fleischer 环普通光及钴蓝光显示对比

图A 宽裂隙普通光直接焦点照明法
图B 宽裂隙钴蓝光直接焦点照明法

三、结果分析

其他章节会按照角膜疾病的分类详细表述其特点及裂隙灯下表现，因此，本节内仅根据角膜结构及常见的角膜疾病体征以图片简单分析示例。

（一）角膜上皮病变

各种角膜疾病基本均可见角膜上皮病变，常见于眼表轻微损伤（如摩擦伤）、干眼、角膜上皮营养不良及感染性角膜病[如单纯疱疹病毒性角膜炎（HSK）]等。检查及拍摄时注意使用窄裂隙光带观察病变层次，弥散光或宽裂隙光带观察病变形态及范围，适当的眼表染色有助于对角膜上皮病变的观察。

大泡性角膜病变是角膜内皮功能失代偿的特征性表现，除角膜基质明显水肿外还可见特征性的上皮大泡样隆起（图2-1-1-14）。

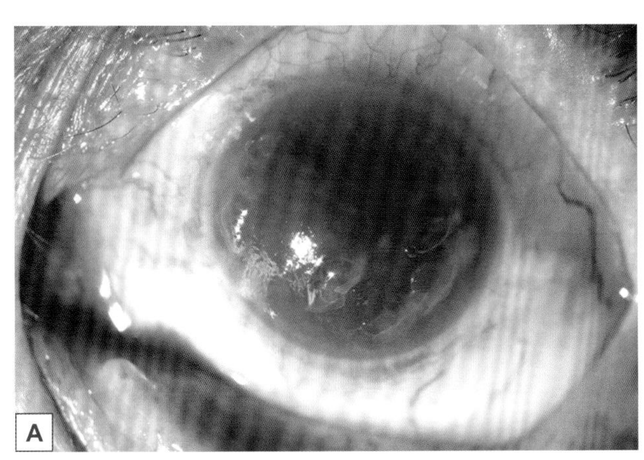

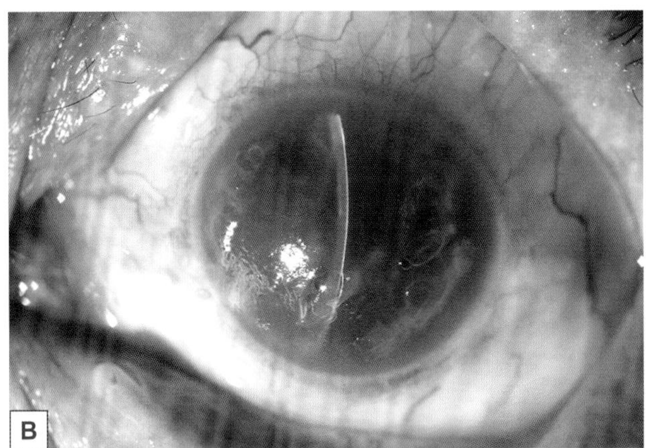

图2-1-1-14 大泡性角膜病变

图A 弥散光可见角膜混浊

图B 裂隙光显示下方角膜上皮大泡样隆起

有时，圆锥角膜患者圆锥基底部附近的上皮下出现黄褐色环（Fleischer环）（图2-1-1-13），是因含铁血黄素沉着于上皮或前弹力层所致。

（二）角膜基质病变

严重的角膜疾病在损伤角膜上皮的基础上还会累及角膜基质。根据病变种类及病程的不同可表现为角膜基质水肿、混浊、变薄及瘢痕等（图2-1-1-15）。根据角膜瘢痕的严重程度，临床分为角膜云翳、角膜斑翳和角膜白斑。角膜浅层的瘢痕性混浊薄如云雾状，通过混浊部分仍能看清后面虹膜纹理者称角膜云翳；角膜混浊较厚略呈白色，但仍可透见虹膜者称角膜斑翳；混浊很厚呈瓷白色，不能透见虹膜者称角膜白斑；瘢痕组织与虹膜粘连者，称粘连性角膜白斑（图2-1-1-16）。

角膜基质前突、变薄主要见于圆锥角膜，基质层可见Vogt线，是基质深板层内皱褶增多引起的数条混浊或半透明的白色垂直线（图2-1-1-17）。

（三）角膜内皮病变

角膜内皮病变如角膜内皮营养不良等需使用镜面反光照明法大倍率观察及拍摄，具体详见本节第二部分检查方法（裂隙灯检查和照相的基本方法，镜面反光照明法部分）。

（四）角膜新生血管

多种角膜疾病可见新生血管（neovascularization，NV）长入，可位于角膜上皮层或基质层（图2-1-1-18）。HSK、免疫性角膜病变及角膜缘干细胞功能障碍者常见。

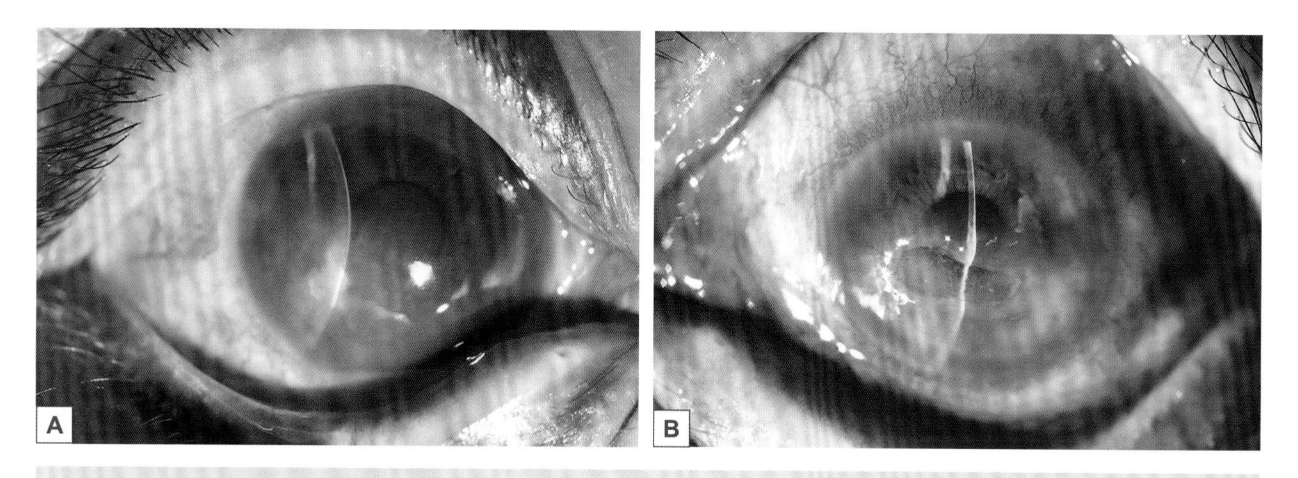

图 2-1-1-15 角膜水肿、混浊、溃疡

图 A 角膜混浊、水肿，溃疡约 2mm

图 B 角膜混浊，溃疡处明显变薄

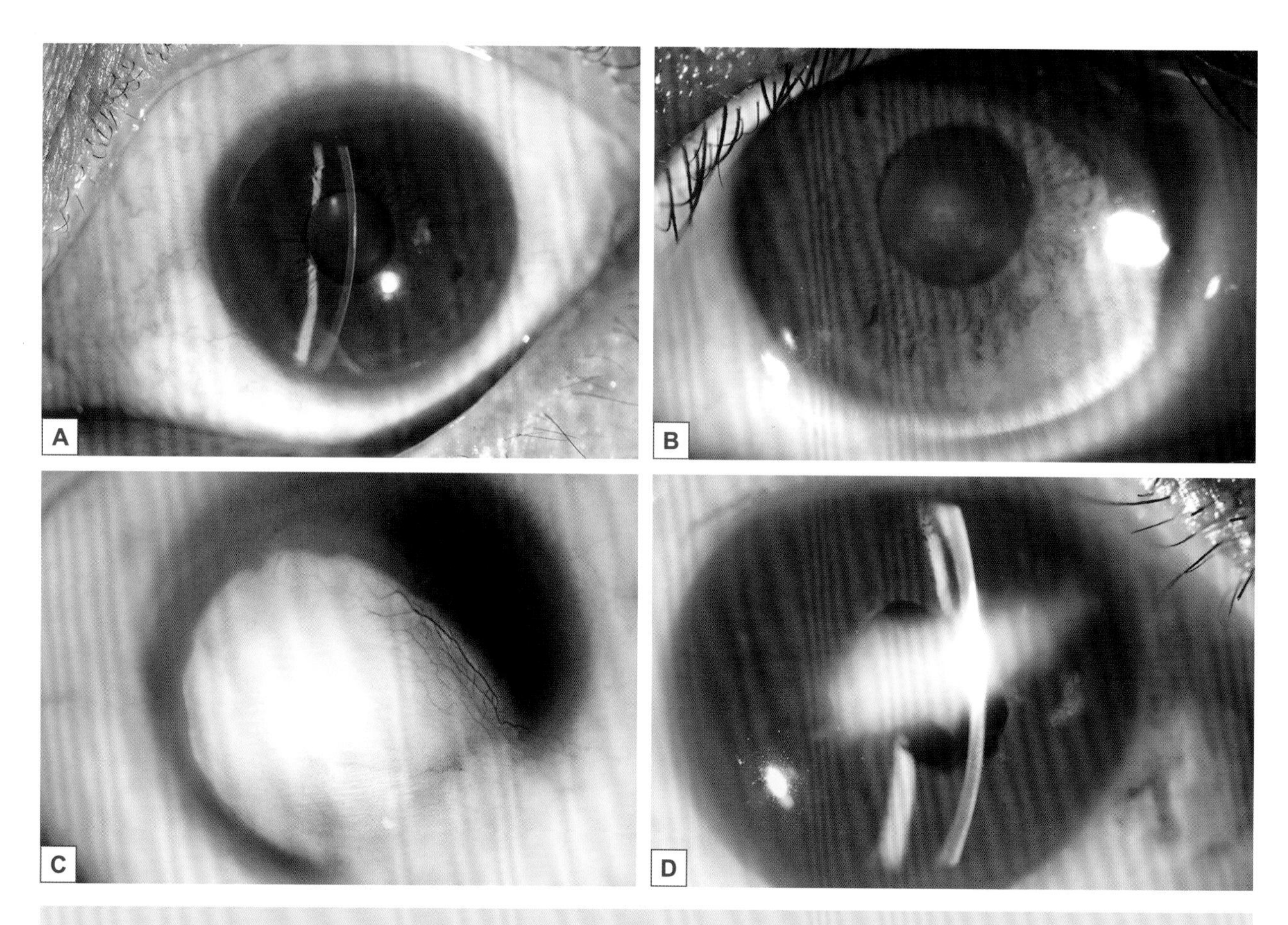

图 2-1-1-16 不同程度的角膜瘢痕

图 A 裂隙光见瞳孔区角膜浅层云翳

图 B 角膜斑翳

图 C 先天性角膜白斑

图 D 粘连性角膜白斑（上方瞳孔缘虹膜前粘）

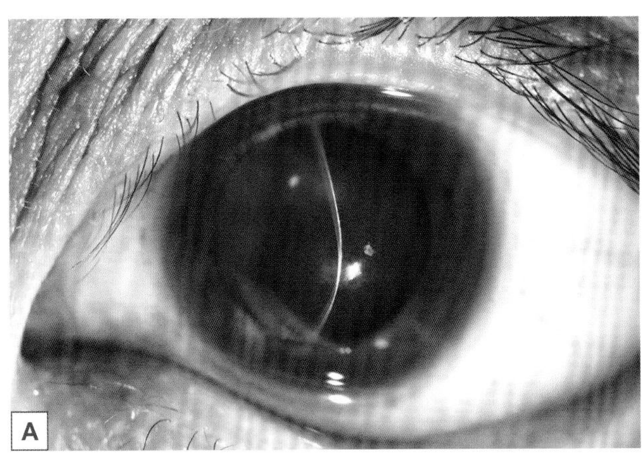

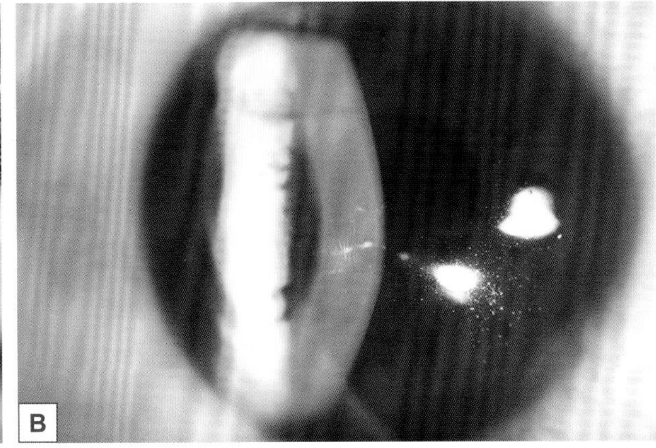

图 2-1-1-17 圆锥角膜

图 A 裂隙光显示角膜前突变薄

图 B 可见基质内垂直 Vogt 条纹，同时可见角膜前突及 Fleischer 环

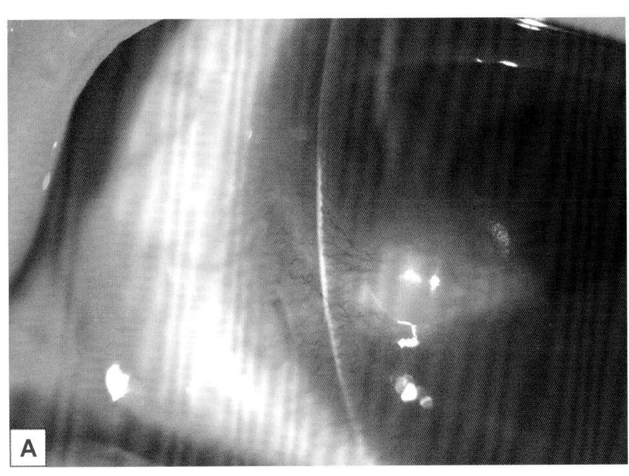

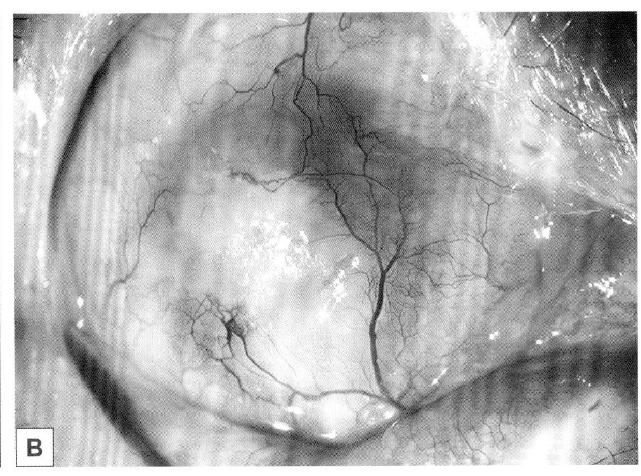

图 2-1-1-18 角膜新生血管

图 A 束状角膜炎，NV 自鼻侧长入角膜

图 B 陈旧性碱烧伤，可见大量 NV 长入角膜

（五）角膜外伤及异物

角膜外伤根据角膜损伤的部位分为角膜上皮损伤、角膜板层裂伤与角膜穿通伤（图 2-1-1-19）。

角膜异物常为角膜表面嵌顿灰黑色或黄褐色铁质异物或植物异物（如栗子刺），有时角膜板层裂伤层间可见细点状异物（图 2-1-1-20）。注意使用窄裂隙光判断异物深度。

（六）角结膜肿瘤

角膜肿瘤起始的最常见部位在角膜缘，最常见的是源于鳞状细胞的上皮性肿瘤。注意显示肿瘤范围，与周围组织的分界、表面血管及滋养血管情况（图 2-1-1-21）。

裂隙灯显微镜是最基础也是最经典的角膜检查方法，只有灵活地组合运用基础照明法才能准确地获取病变细节。同时，唯有理解裂隙灯检查与照相方法的异同，方可获得高质量的病灶图片并保存，便于疾病的追踪随访、疗效观察。

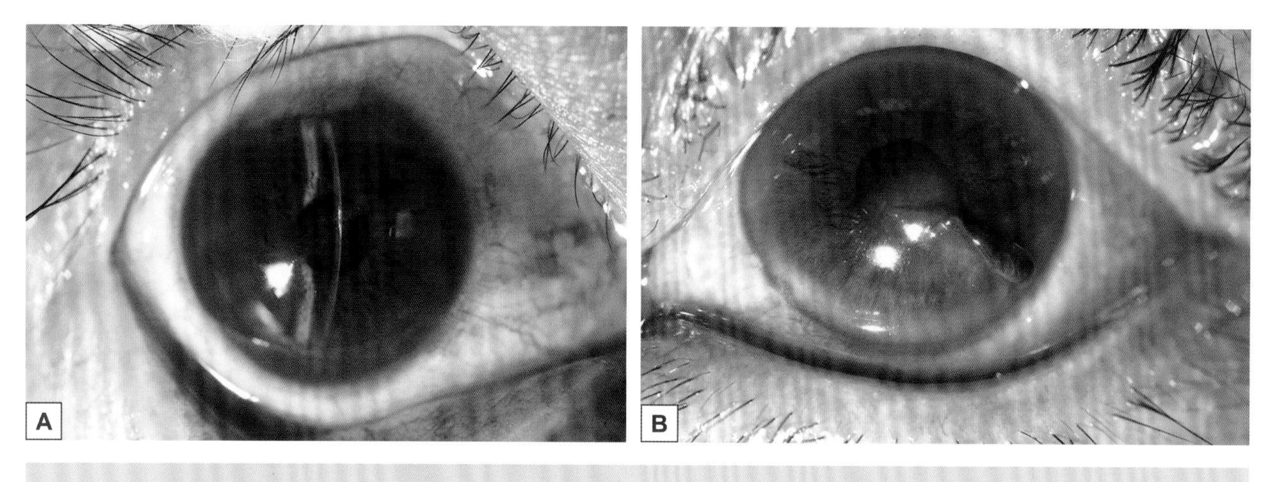

图 2-1-1-19 角膜外伤
图 A 角膜板层裂伤
图 B 角膜穿通伤，可见角膜裂伤口处虹膜嵌顿

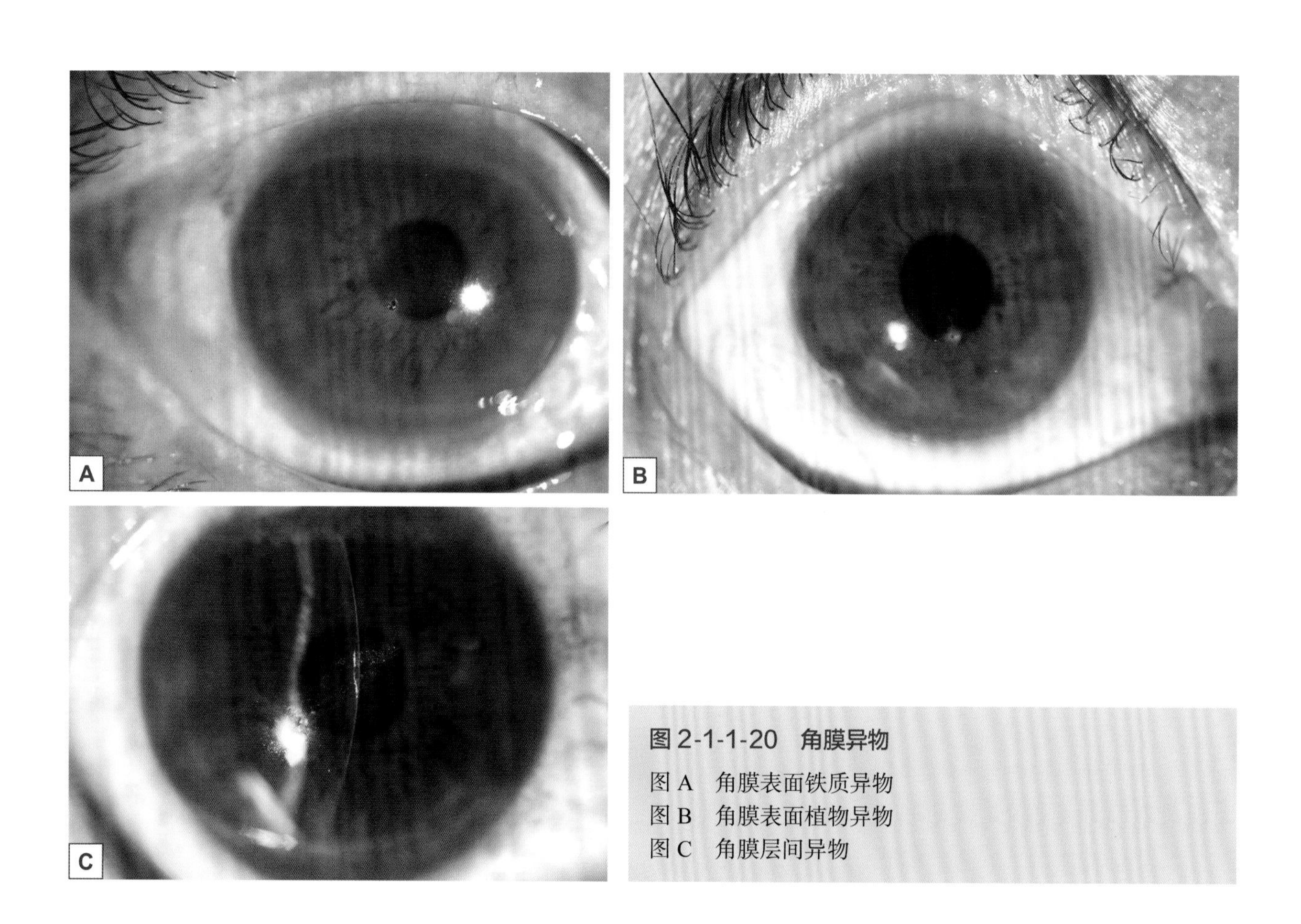

图 2-1-1-20 角膜异物
图 A 角膜表面铁质异物
图 B 角膜表面植物异物
图 C 角膜层间异物

不只局限于眼前节疾病的检查记录，通过增加检眼镜、棱镜等手段，裂隙灯成像还包括视网膜检查拍摄和面部拍摄（如斜视摄影、眼突测量）等应用领域。而且，随着数码裂隙灯显微镜的不断发展，临床积累的图像及视频资料越来越丰富，互联网、大数据、云计算及人工智能等技术已经助力将眼科人工智能辅助诊断系统加载在数码裂隙灯显微镜上。随着通信技术和工程技术的不断发展，远程遥控操作裂隙灯显微镜及全自动智能数码裂隙灯显微镜也将成为可能。这将消除技术隔阂，突破时空限制，为眼科临床和科研工作的顺利开展及医疗模式的变革带来无限可能。

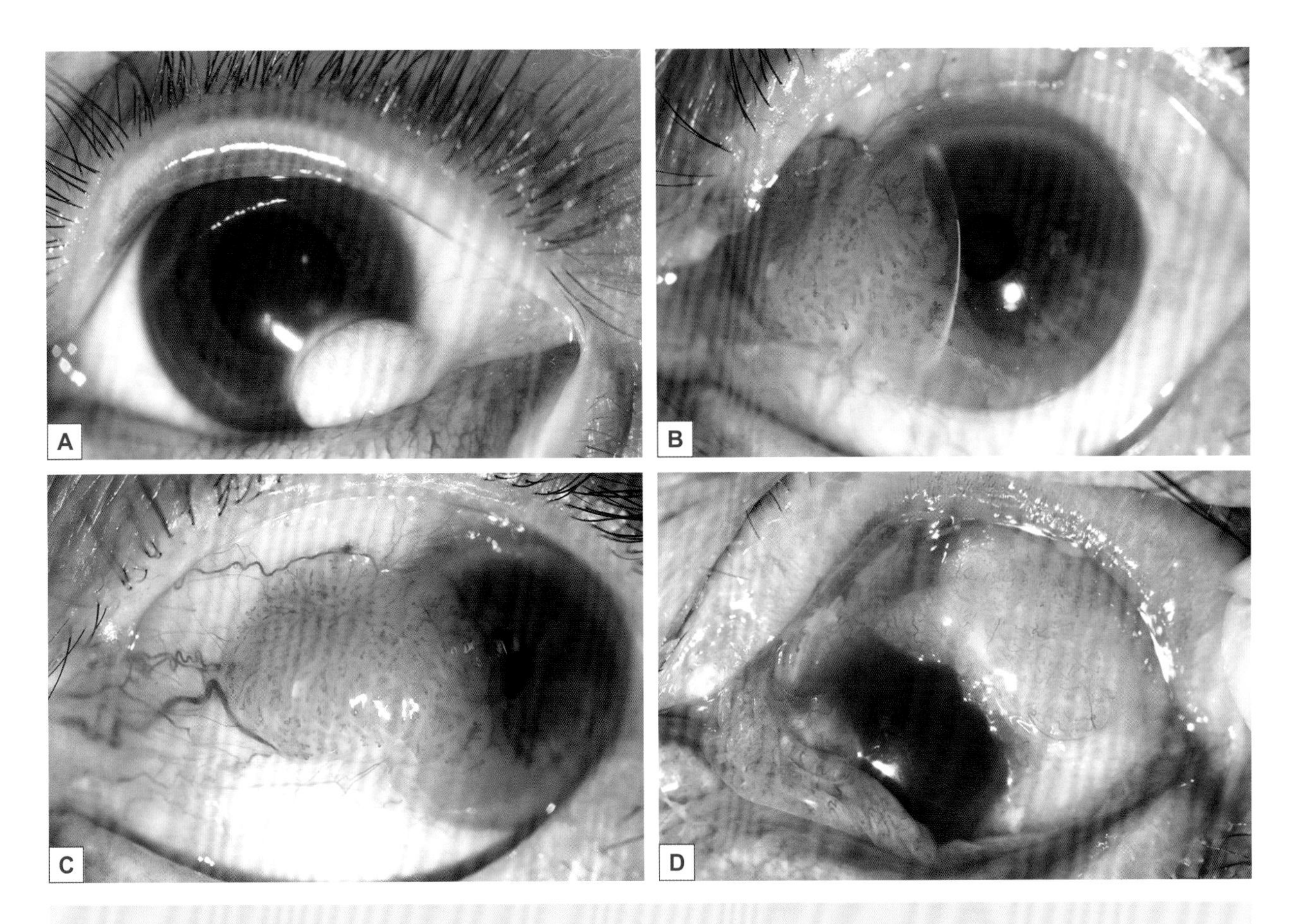

图 2-1-1-21　角结膜肿瘤

图 A　角结膜皮样瘤，表面有毛发生长

图 B　角膜原位癌（也称 Bowen 病），肿瘤与正常组织边界分明，上皮呈霜白色，肿瘤表面布满松针样新生血管

图 C　角膜原位癌，同一患者鼻侧可见滋养血管

图 D　鳞状细胞癌，肿瘤呈菜花状，周围结膜充血明显

（吴洁）

第二节　角膜知觉检查

角膜知觉是第Ⅴ对脑神经（三叉神经）眼支的功能，是评估角膜神经感觉功能的主要指标，主要包括触摸、温度（冷热）、疼痛和化学刺激产生的感觉。三叉神经至角膜的任一节段受损，均有可能导致角膜神经感觉功能障碍，引起角膜知觉减退或缺失。角膜神经主要支配上皮与基质，对内皮的支配程度较小。角膜知觉对眼表结构和功能的完整性至关重要，知觉下降提示角膜神经与上皮屏障功能障碍。外科手术、外伤和眼部疾病均可损害角膜神经，导致角膜知觉减退或缺失。

一、检查原理及组成

角膜知觉的测量方法分为接触式与非接触式两种。传统的接触式测量方法是用棉签头端的一束棉丝粗略地评估角膜的感觉。目前常用的接触式测量方法是使用 Cochet-Bonnet 触觉测量器相对准确地测量角膜触觉。该触觉测量器的主要功能部分是直径为 0.12mm、长 6cm 的可调节单根尼龙丝。测量角膜知觉时，将尼龙丝尖端垂直地移动到角膜表面，通过改变尼龙丝的长度来对眼表施加不同的压力，尼龙丝施加的压力（11~200mg/mm^2）与其长度的倒数成正比，引起知觉的尼龙丝的长度越长，角膜越敏感。该接触式角膜知觉测量方法刺激的是薄髓的Aδ型角膜神经纤维，主要传递角膜机械感受器的痛觉。角膜机械感受器主要分布于上皮基底膜并平行于角膜表面分布，主要感受外界对角膜的机械性压力。该种测量方法主要评估角膜的机械刺激所产生的感觉，并不能全面反映角膜整体感觉功能，且Cochet-Bonnet触觉测量器需要与眼睛接触，而且测试值范围有限。

Belmonte知觉测量器是一种非接触式测量角膜知觉的方法，目前主要应用于研究领域。该测量方法是通过利用气体流速、温度或成分（CO_2）的变化刺激分布于角膜表面的多模态痛觉感受器及冷觉感受器，从而测定患者角膜中央的机械、化学和温感（热和冷）敏感性阈值。机械刺激包括一系列可变的医用气体流动（0~200mL/min），空气在探针尖端以50℃加热，在34℃到达眼表，以防止气流引起角膜温度变化。对于化学阈值，使用不同浓度二氧化碳（0~90%，纯度99.8%）与医用气体混合物，探针尖端50℃，流速低于机械阈值10mL/min。温感阈值通过加热或冷却空气来确定，使角膜基础温度变化为±0.1℃，使用10mL/min，低于机械阈值的气流量。

二、检查方法

（一）接触式检查法

1. 棉丝检查法

（1）检查环境要求背光、安静、无风。

（2）受试者向前方注视，或向着要检查的方向轻轻转动眼球。

（3）将消毒棉签头端的棉花捻出一条细长的棉丝，并折弯使与棉棍呈45°，以棉丝尖端从受检眼侧面接近并轻轻触及角膜。

2. Cochet-Bonnet触觉测量器

（1）检查环境要求背光、安静、无风。

（2）受试者向前方注视，或向着要检查的方向轻轻转动眼球。

（3）将触觉测量器的尼龙丝从6cm开始垂直触及角膜表面，施加轻微的压力直到使线变弯曲至刚可看到的约4%的弯度（第一次观察到的弯曲度）。角膜知觉正常者，尼龙丝弯曲并可立即出现反射性瞬目或有感知。若不发生瞬目反射或无感知为角膜知觉消失。如瞬目反射迟钝或感知不敏感，将尼龙丝从6cm依次减少0.5cm，直至受试者有瞬目或感知为止（图2-1-2-1）。

（4）根据检查需要，进行多部位、重复测试，同时记录检查的结果。

3. 注意事项

（1）检查前向受检者详细解释检查目的和检查程序。

（2）检查前避免眼部用药。

（3）检查过程中，应避免受检者头部和眼部的摆动。

（4）检查时棉丝或尼龙丝不可触及眼睑和睫毛。

（5）检查后滴用抗生素滴眼液预防感染。

（6）角膜触觉测量仪在测试前应维持在一定的温湿度条件下（21℃，55%），环境改变可以引起刻度变化。

（7）角膜触觉测量器的清洁：每次使用前后用75%医用酒精进行消毒清洁。

（二）非接触式检查法

Belmonte知觉测量器

（1）检查环境要求背光、安静、无风。检查室的平均温度和湿度分别为22.17℃±1.07℃，36.27%±1.98%（因其测定条件要求严格，目前尚未在临床开展使用，主要应用于研究领域）。测量应由同一操作员在下午3:30至晚上8:00之间进行，以减少日间变化。

（2）知觉测量器的探头被安装在一个适合于裂隙灯的底座上，测量时受试者注视前方3m处目标，探头尖端距角膜表面5mm并垂直于角膜中心。在启动刺激物的3秒的气流过程中，双眼维持睁开状态。

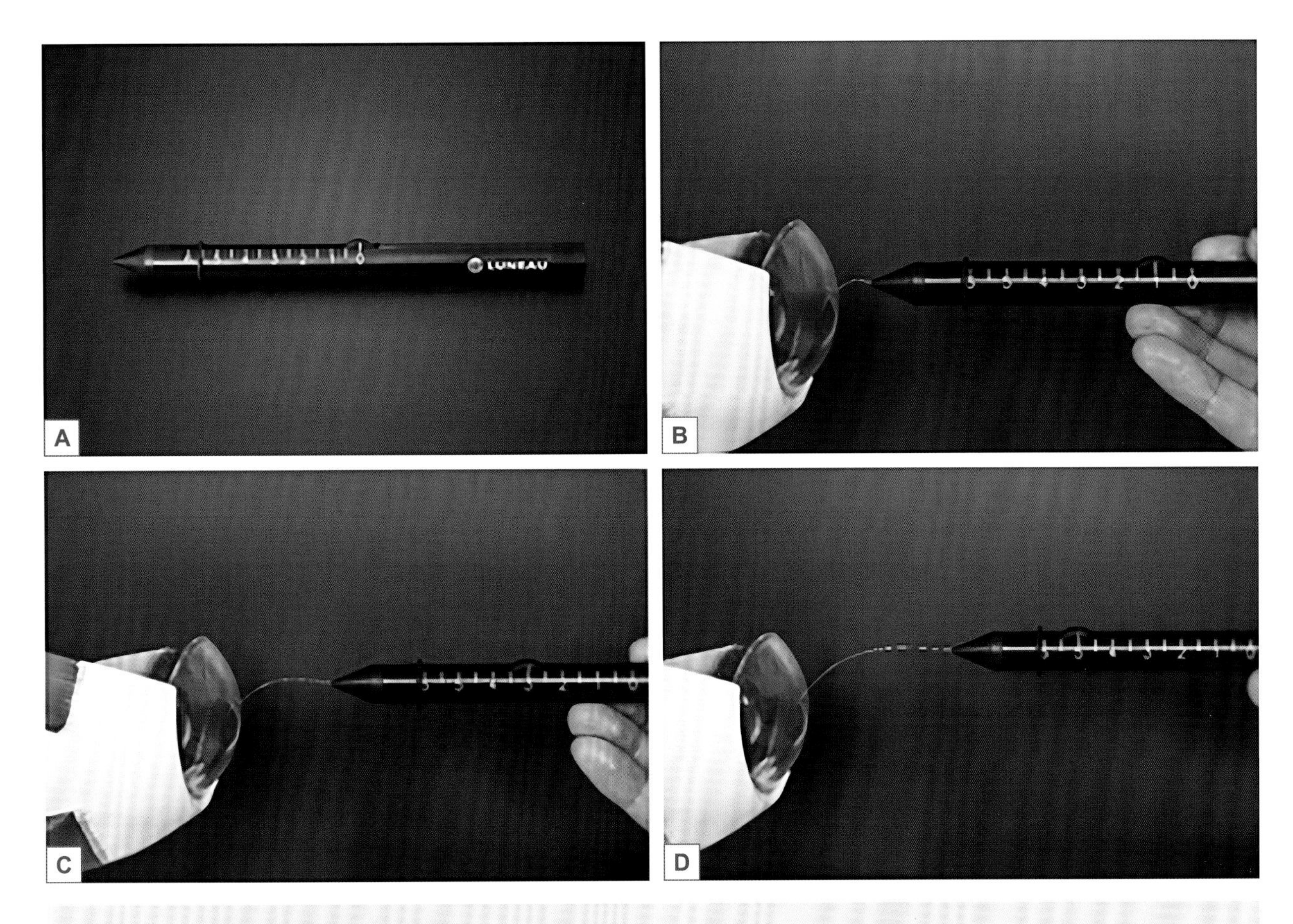

图 2-1-2-1　角膜触觉测量器及使用方法

图 A　Cochet-Bonnet 触觉测量器
图 B　尼龙丝长度为 1cm 时尖端作用于角膜表面的情况
图 C　尼龙丝长度为 3cm 时尖端作用于角膜表面的情况
图 D　尼龙丝长度为 5cm 时尖端作用于角膜表面的情况

（3）所有知觉的阈值水平均采用上面描述的方法确定。在测量的第一天，每个受试者通过暴露于不同强度的刺激来进行强度评估的训练。在每个过程中，都穿插零流量的脉冲来检测假阳性结果。当一个刺激或一个虚假的刺激被传递时，受试者被要求口头表明知觉是否存在以及知觉强度。

（4）通常先进行机械阈值的测定，化学、热和冷阈值的顺序可以随机进行。为了避免对刺激的方式和强度产生偏差，测定前不可告知受试者检测顺序。除了化学刺激，气流脉冲之间有 15 秒的停顿。测定化学阈值时，在二氧化碳气流脉冲之间给予 2 分钟的停顿，以避免多峰痛觉感受器的超敏化。每次测试每只眼睛需要 10~15 分钟，双眼交替进行。

（5）在测量前后，眼球充血和荧光素钠角膜染色以 0~4 的评分进行评估和分级，以评估该技术的安全性。测量后滴用抗生素滴眼液预防感染。

三、结果分析

（一）接触式检查法

1. 棉丝检查法　角膜知觉正常者，可立即出现反射性瞬目或有感知。若不发生瞬目反射或无感知，为角膜知觉消失。如瞬目反射迟钝、感知不敏感或低于对侧眼为角膜知觉减退。

2. Cochet-Bonnet 触觉测量器　正常人的角膜知觉为 6cm 长度时的接触反应。如果尼龙丝为 6cm 时接触角膜没有知觉反应，则将尼龙丝的长度依次缩短 0.5cm，直到角膜有反应，可反复测量，取平均值。

通常，将尼龙丝长度低于 3.5cm 认定为角膜知觉减退，常见于神经营养性角膜炎、疱疹病毒性角膜炎及糖尿病性角膜病变患者。此外，Cochet-Bonnet 触觉测量器所施加的力和压力可能会受到尼龙丝的年限、其暴露于环境湿度和以前的使用情况的影响，在临床检测时需定期进行校正。

（二）非接触式检查法

Belmonte 知觉测量器　受试者用 0~100 的数字表示感受到的感觉程度。辅助操作员采用视觉模拟评分从 0 到 100 记录受试者的电流值，0 表示“无感觉”，100 表示“最大感觉”。

（张阳阳）

第三节　泪液相关检查

一、泪膜破裂时间

泪膜破裂时间（tear film breakup time，TBUT）是指从一次完全瞬目到泪膜上出现第一个干燥斑所需要的时间，是眼科最常用的评价泪膜稳定性的检查方法，在水液缺乏型干眼和蒸发过强型干眼中，数值均有不同程度的下降。此外，某些角膜浅层病变，如角膜上皮损伤、浅点状角膜炎等，也会影响泪膜分布，需在检查前排除。该检查应在常温、湿度适宜、避光室内环境下进行，因存在一定变异性和主观性，应通过多次重复检查增加可靠性。据报道，干燥综合征患者 TBUT 检测的敏感性和特异性分别为 72.2% 和 61.6%，但是轻度干眼患者个体间结果差异较大。

（一）操作方法及注意事项

TBUT 的检测可分为传统荧光素染色泪膜破裂时间（fluorescein breakup time，FBUT）和非侵入式泪膜破裂时间（noninvasive breakup time，NIBUT），后者参见“眼表分析检查”部分内容，以下介绍 FBUT 的操作方法：

1. 使用灭菌滴管吸取 1% 荧光素钠溶液滴入下睑结膜囊内，或于下穹窿结膜放置生理盐水湿润的商品化荧光素钠试纸条，嘱受检者自然瞬目 3 次，使荧光素钠在眼表均匀涂布。

2. 裂隙灯显微镜观察，利用宽裂隙钴蓝光观察角膜表面泪膜，嘱受检者正常瞬目 3~4 次后自然平视前方，保持睁眼状态，自最后一次完全瞬目后开始计时，至出现第一个黑色干燥斑结束计时（图 2-1-3-1），测量 3 次取平均值。

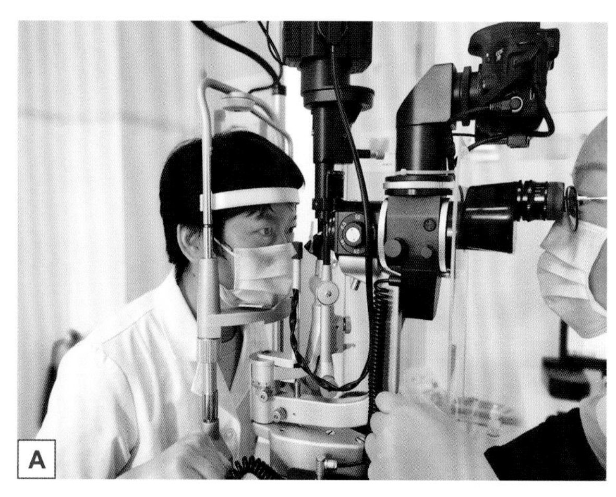

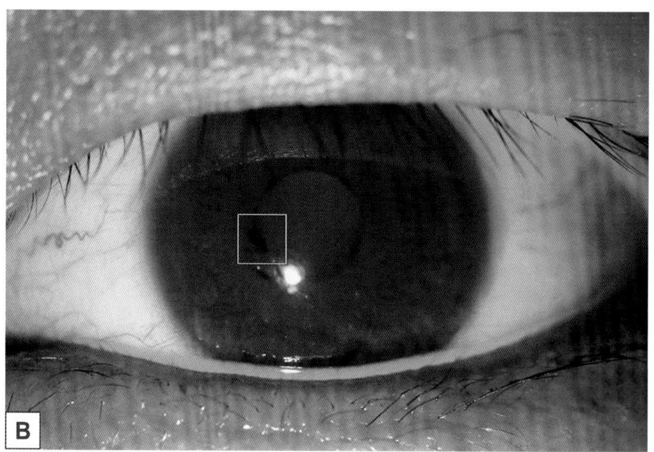

图 2-1-3-1　FBUT 的检查方法

图 A　受检者进行 FBUT 检查

图 B　裂隙灯观察角膜上出现第一个干燥斑

3. 注意事项

（1）应在使用其他滴眼液或眼部检查前进行 FBUT 检查。

（2）受检者自然平视睁眼，勿用棉签或手指固定眼睑。

（3）泪膜破裂后及时告知患者可自由瞬目，以免睁眼时间过长刺激反射性泪液分泌。

（二）临床应用

用于评价干眼、蠕形螨性睑缘炎、自身免疫相关性角膜结膜病变、化学性灼伤、热烫伤等眼表疾病患者的泪膜稳定。有学者根据泪膜破裂的不同模式对眼表泪液特点进行分类，区域性泪膜破裂主要见于水液缺乏型干眼；点状泪膜破裂主要与眼表炎症相关，主要出现在上方角膜水质泪液相对较薄的部位；其他还有波纹状、随机型泪膜破裂等模式，分别具有不同的发生机制。

（三）结果分析

正常人 TBUT 为 15~45 秒，小于 10 秒为泪膜不稳定；当瞬目后泪膜不能完整遮满角膜，此种情况 TBUT 为 0。各种干眼患者 TBUT 值均降低，某些能导致结膜杯状细胞破坏、干扰黏蛋白和角膜上皮细胞正常代谢的疾病，数值也会降低。轻度干眼：TBUT≥5 秒；中度干眼：2 秒≤TBUT<5 秒；重度干眼：TBUT<2 秒或无完整泪膜。

二、泪液分泌试验

Schirmer 泪液分泌试验是一项广泛应用于临床的眼科检查项目，用于评价泪液分泌量，反映了泪腺和副泪腺等眼表组织的分泌功能以及泪液的产生与清除的动态平衡。但该检查受环境温度、湿度、亮度及患者情绪等因素影响，存在重复性欠佳的局限性，临床上一般结合泪膜破裂时间综合分析来提高可靠性。

（一）分类及操作方法

1. Schirmer Ⅰ泪液分泌试验　较常采用不使用表面麻醉，检测的是反射性泪液分泌情况；使用表面麻醉时检测的是基础泪液分泌情况。

操作方法（图 2-1-3-2）：

（1）受检者坐于安静、避光的环境中，用无菌棉棒轻轻擦拭结膜囊留存的泪液。

（2）嘱受检者向上方注视，使用 Schirmer 试纸（5mm × 35mm），头端内折置入受检者下睑结膜囊中外 1/3 处，尽量避免接触角膜。

（3）嘱受检者缓慢闭眼，避免说话，测量 5 分钟后泪液浸湿试纸的长度。

（4）如检查基础泪液分泌情况，在操作前滴 0.5% 丙美卡因滴眼液于结膜囊的下穹窿，闭眼 30 秒后进行检查。

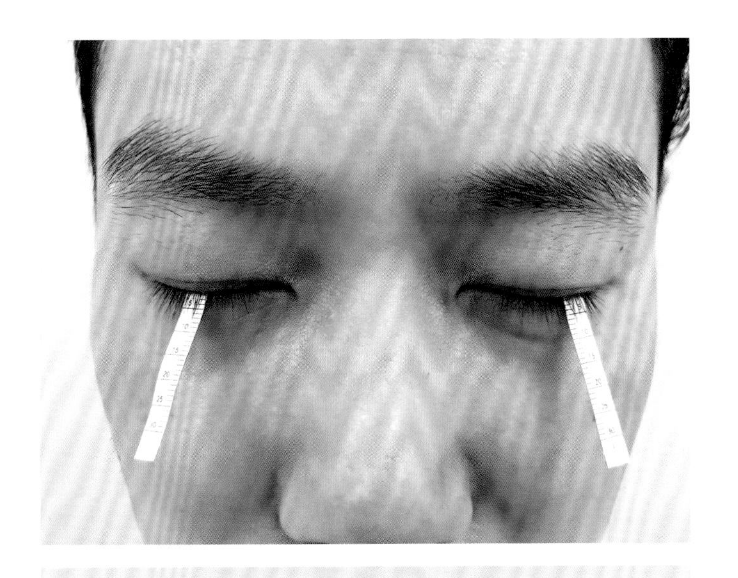

图 2-1-3-2　受检者进行泪液分泌试验

2. Schirme Ⅱ泪液分泌试验　检查反射性分泌有无缺陷，用于鉴别干燥综合征（Sjögren’s syndrome，SS）和其他水液缺乏型干眼。

操作方法：

（1）检查前滴 0.5% 丙美卡因滴眼液于结膜囊的下穹窿，闭眼 30 秒后进行检查。

（2）受检者坐于安静、避光的环境中，用无菌棉棒轻轻擦拭结膜囊留存的泪液。

（3）嘱受检者向上方注视，将 Schirmer 试纸头端内折置入下受检者下睑结膜囊中外 1/3 处。

（4）用棉签或毛笔刺激鼻中甲，2 分钟后测量滤纸湿润长度。

（二）临床应用

对于泪液分泌量检测，无麻醉的SchirmerⅠ泪液分泌试验仍然是诊断水液缺乏型干眼的重要方法；对于泪液反射亢进的患者，可选用表面麻醉（表麻）下的SchirmerⅠ泪液分泌试验，主要反映基础泪液分泌量；SchirmerⅡ泪液分泌试验主要用于鉴别干燥综合征。

（三）结果分析

1. SchirmerⅠ泪液分泌试验　无表面麻醉时，滤纸条湿润长度在10~30mm/5min为正常，小于10mm/5min表示基础分泌和反射分泌减退，水性泪液不足，它与泪膜破裂时间（TBUT）结合，才具有较高敏感性和特异性。轻度干眼：SchirmerⅠ泪液分泌试验≥10mm/5min；中度干眼：5mm/5min≤SchirmerⅠ泪液分泌试验<10mm/5min；重度干眼：SchirmerⅠ泪液分泌试验<5mm/5min；如果无表麻状态下流泪过多，则为反射分泌亢进。有表面麻醉时，正常滤纸条湿润长度≥5mm/5min。

2. SchirmerⅡ泪液分泌试验　干燥综合征患者因泪腺被破坏，刺激后泪液不增加；而非SS干眼患者因泪腺结构正常，刺激后泪液分泌量增加，SchirmerⅠ试验值大于SchirmerⅡ值；滤纸湿长大于10mm/2min，反射性泪液分泌正常，反之，则为周围反射分泌消失。

三、眼表分析检查

（一）眼表综合分析仪

眼表分析仪（Keratography 5M）是一种新型的非接触性的眼表分析仪器，为诊治眼表疾病尤其是干眼提供了快速准确的诊断依据。基于Placido环原理和穿透摄影技术多方面评估眼表状态，可定量测定泪河高度（tear meniscus height，TMH），非侵入式泪膜破裂时间（NIBUT），第1次泪膜破裂时间（first noninvasive tear breakup time，NIBUTf），以及进行眼红分析等（图2-1-3-3）；Meibo-Scan睑板腺照相程序采用红外光源观察患者双眼上、下睑板腺缺失、萎缩程度及形态改变。

1. 泪河高度（TMH）　是评估泪液分泌量和泪河连续状态的重要指标之一，较传统裂隙灯检测法更客观、准确。通过手动拍摄泪河图像，并利用设备自带标尺功能的工具测量瞳孔区正下方下睑缘泪河高度，高度≤0.2mm作为干眼诊断的界值；轻度：0.2mm；中度：0.1mm；重度：0.0mm。泪河高度的测量对眼部刺激性较小，但容易受眼睑解剖因素的影响，如睑内外翻、结膜松弛、眼睑瘢痕等。

2. 非侵入式泪膜破裂时间（NIBUT）　基于Placido环投射原理，结合自动分析软件评估泪膜稳定性，较传统的FBUT对眼表侵扰较小。操作时，嘱受检者双眼平视前方，前额和下颌紧贴固定，待正常瞬目2~3次后开始检测泪膜破裂的时间及位置，生成以不同颜色绘制的泪膜破裂分布图，并记录首次泪膜破裂时间、平均泪膜破裂时间以及泪膜稳定性分级，绘制出泪膜破裂曲线。分级标准Level 0：正常，平均破裂时间14秒；Level 1：临界，平均破裂时间7~13秒；Level 2：干眼，平均破裂时间7秒。NIBUT需进一步提高敏感性、准确性和可重复性，有望成为反映泪膜稳定性的主要指标。

3. 睑板腺照相　睑板腺是泪膜功能单位的重要组成结构，临床上主要通过睑板腺成像技术对睑板腺结构进行观察和评估，睑板腺成像仪可以检查睑板腺的状况，确定睑板腺组织的缺失范围和程度。对每只眼的上下睑分别进行评分记录，0分为正常，1分及以上为异常。评分标准（图2-1-3-4）：0分：睑板腺无缺失；1分：睑板腺缺失比例<1/3；2分：睑板腺缺失比例为1/3~2/3；3分：睑板腺缺失比例>2/3。

（二）泪液干涉成像设备

LipiView眼表面干涉仪（图2-1-3-5）是近几年针对干眼患者，用于捕捉、存档、操作和存储泪膜的镜面（干涉）观察，从而对泪膜进行视觉检测和成像记录的综合分析设备。LipiView眼表面干涉仪使用这些图像，可测量出脂质层的绝对厚度，主要用于睑板腺功能障碍等蒸发过强型干眼的筛查。

1. 脂质层厚度（lipid layer thickness，LLT）　脂质层作为泪膜的最外层，具有减少泪液蒸发、增加泪膜稳定性的作用，较为特异地反映睑板腺功能及睑酯的分泌状态。检查时，受检者自然注视前方光源，在正常眨眼的情况下检测20秒。以光干涉测量色彩单位（interferometric color units，ICU）表示油脂分布，ICU

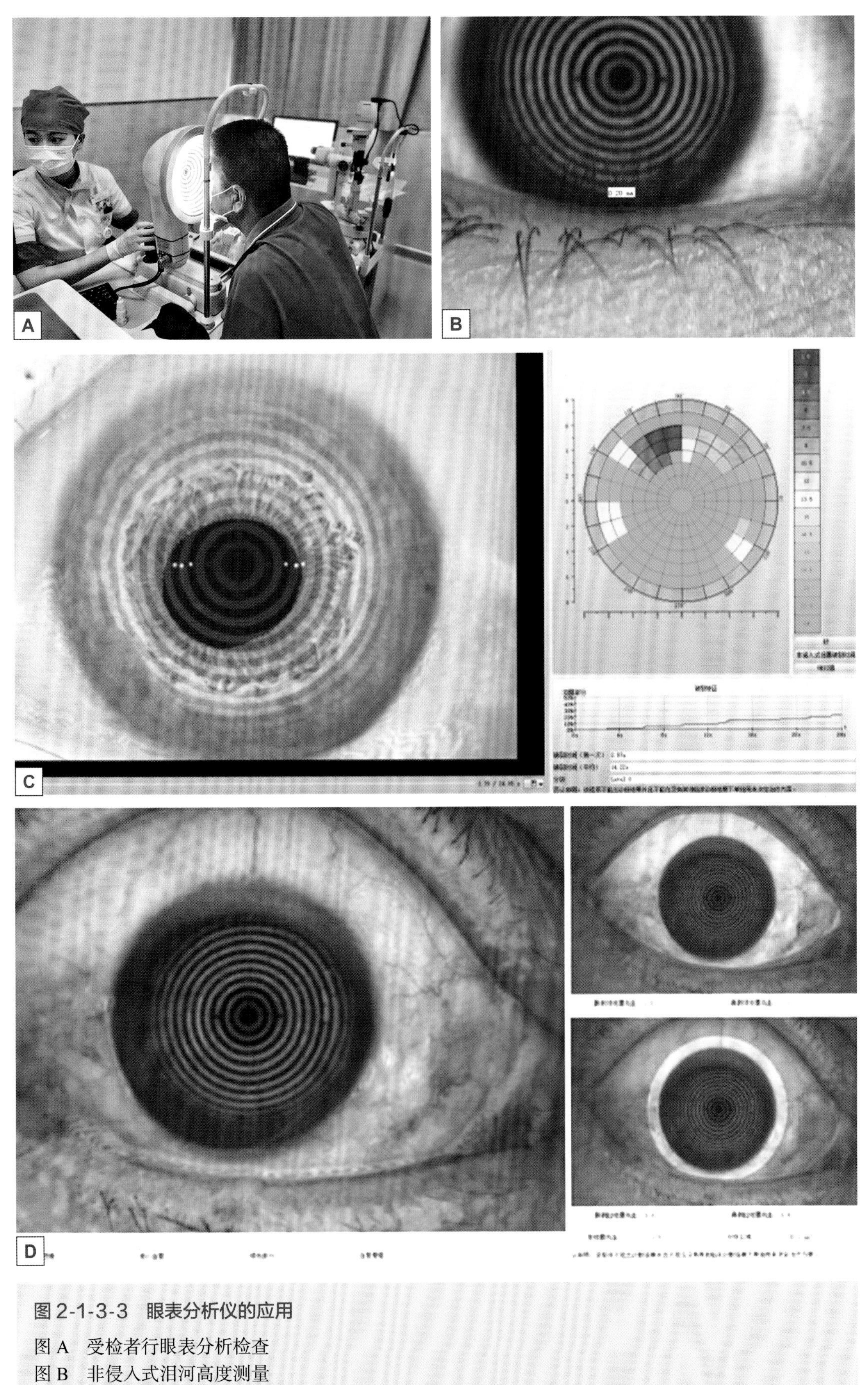

图 2-1-3-3 眼表分析仪的应用

图 A 受检者行眼表分析检查
图 B 非侵入式泪河高度测量
图 C 非侵入式泪膜破裂时间
图 D 眼红分析

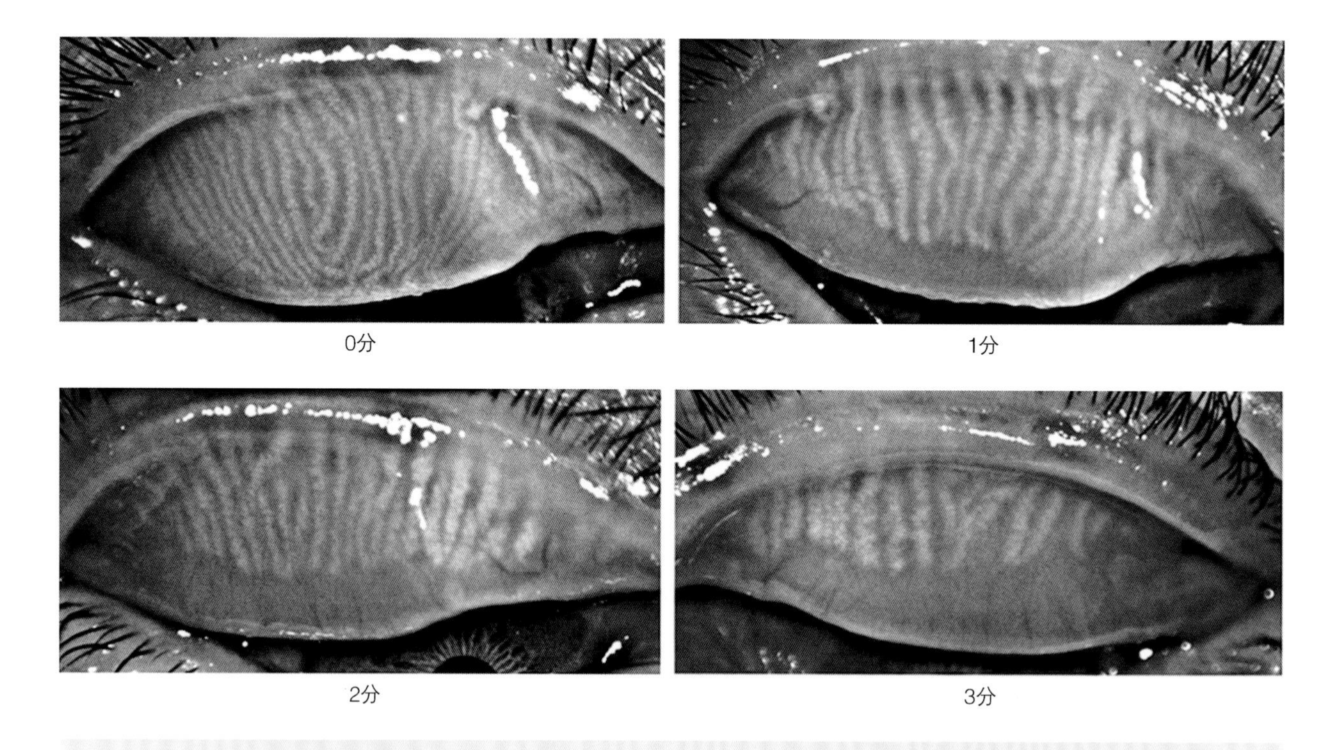

图 2-1-3-4 睑板腺组织缺失程度评分

为 1 时，代表脂质层厚度为 1nm，>100nm 为正常；60~100nm 提示睑板腺功能障碍（MGD）的发生概率为 50%；<60nm 提示 MGD 的发生概率为 90%（图 2-1-3-6）。

2. 眨眼频率和完全度　仪器检测受检者 20 秒内眨眼次数和不完全眨眼次数，眨眼频率为眨眼次数 ×3，正常的自发眨眼率为 10~15 次/min；不完全眨眼比例为不完全眨眼次数与眨眼次数的比值，若≥40%，建议有意识地配合瞬目练习（图 2-1-3-6）。

3. 睑板腺照相　利用反射红外和投射红外光源进行睑板腺形态照相，评分原则同“眼表综合分析仪”部分内容。

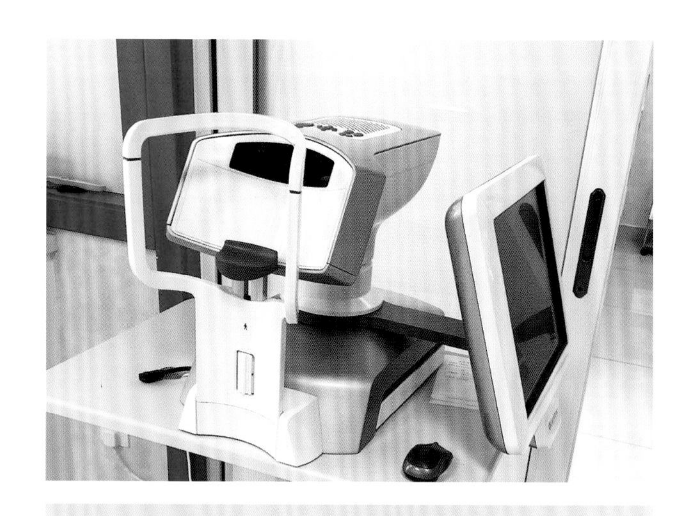

图 2-1-3-5 Lipiview 眼表面干涉仪

四、睑板腺功能检查

主要针对睑板腺功能障碍患者检查，包括睑板腺排出能力异常和分泌物性状异常。

1. 睑板腺排出能力评分　可使用睑板腺检查器（meibomian gland evaluator，MGE）进行检测。用 MGE 的压力模拟人眨眼的恒定压力（0.8~1.2g/mm^2），可以标准化评估腺体功能。在每个眼睑检测 3 个位置（鼻侧、中间、颞侧），每个位置 5 个腺体，共计观察 15 个腺体的开口，评估每个开口分泌物的状况和类型，对分泌物排出难易程度进行观察。评分标准：0 分：挤压眼睑，可见全部 5 条腺体均具有分泌物排出能力；1 分：挤压眼睑，3 或 4 条腺体具有分泌物排出能力；2 分：挤压眼睑，1 或 2 条腺体具有分泌物排出能力；3 分：挤压眼睑，无睑板腺腺体具有分泌物排出能力。对每只眼的上下睑分别进行评分记录，最高分为 9 分，

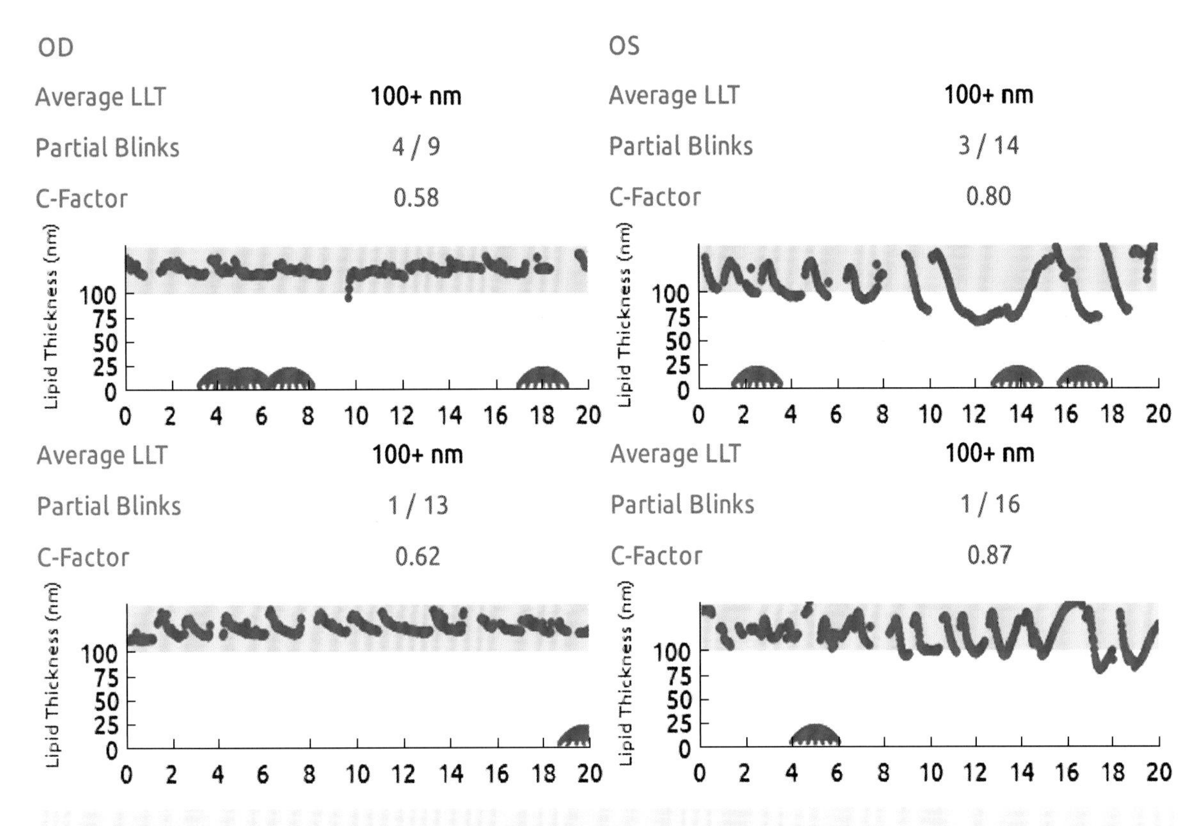

图 2-1-3-6　Lipiview 分析受检者泪膜脂质层厚度及不完全眨眼频率

3 分及以上为异常。

2. 睑板腺分泌物性状评分　0 分：清亮、透明的液体；1 分：混浊的液体；2 分：混浊颗粒状分泌物；3 分：浓稠如牙膏状分泌物。对每只眼的上下睑分别进行评分记录，0 分为正常，1 分及以上为异常。

五、泪液溶菌酶测定

泪液溶菌酶是人眼免疫防御系统的重要组成部分，它具有直接溶解革兰氏阳性菌和补体参与下溶解革兰氏阴性菌的作用，是泪液中重要的非特异免疫因素。泪液溶菌酶随年龄增长而增长，但在 45 岁以后开始下降。沙眼、单纯疱疹病毒性角膜炎及原发性干燥综合征患者的泪液溶菌酶含量均低。

（一）检查方法

1. 收集受检者泪液 10μL 加样于接种有溶壁微球菌悬液的琼脂培养基上。

2. 经 37℃恒温培养箱孵育 24 小时，测量滤纸周围的溶菌区，再按泪溶菌酶标准曲线求得溶菌酶的含量。

（二）结果分析

正常人溶菌酶含量平均值为 1 700μg/mL。相当于 32mm 溶菌区，溶菌酶含量小于 1 200μg/mL 或溶菌区 <21.5mm 可作为干眼的诊断标准。

六、泪液渗透压测定

泪液含钠离子、钾离子、氯离子、碳酸氢盐等晶体成分及乳铁蛋白、溶菌酶、免疫球蛋白等胶体成分，具有一定的渗透压。泪液渗透压是维持泪膜稳定的重要因素，也是反映泪液更新频率及蒸发的主要功能指标。泪液的渗透压与泪流成反比，长时间闭眼时泪液蒸发少，渗透压下降，干眼时泪渗透压增高，是泪膜动力学研究的重要参数。2009 年，TearLab 系统在美国投入使用，其操作简单，精确性高，且所需样本量小

（$50\times10^{-3}\mu L$），检测的泪液渗透压范围为 275~400mOsm/L，泪液渗透压已被广泛用于干眼的诊断及相关研究。

（一）临床应用

泪液渗透压是诊断干眼严重程度的所有检查手段中唯一客观且与干眼疾病呈线性相关的检查，但目前在我国临床还没有得到广泛应用。目前研究发现，干眼患者的泪液渗透压通常随着干眼严重程度的增加而增加，可分为正常（302.2 ± 8.3）mOsm/L、轻中度增加（315.0 ± 11.4）mOsm/L 和重度增加（336.4 ± 22.3）mOsm/L。

（二）结果分析

正常人的泪液渗透压参考值范围以及诊断干眼的泪液渗透压临界值尚无统一共识，一般认为正常人的渗透压为（304 ± 10.4）mOsm/L（Giraldi，1978），可作为干眼诊断的独立指标。但泪液渗透压不能鉴别水液缺乏型干眼和蒸发过强型干眼。

七、泪液蛋白质及酶检测

1. 泪液乳铁蛋白　现已发现干眼患者泪液中泪腺分泌溶解酶、乳铁蛋白和白蛋白这三种蛋白质均减少。正常成人泪液中乳铁蛋白为（1.46 ± 0.32）mg/mL（琼脂糖免疫单扩散法测定），70 岁以后明显下降，乳铁蛋白结合力计数率为（$63\,660\pm17\,010$）次/（min·mL）（核素 $^{59}Fe\text{-}FeCl_3$ 标记法），两者的相关系数是 0.88。泪液乳铁蛋白与泪液分泌量成反比，当泪液乳铁蛋白低于 1.04mg/mL，70 岁以后低于 0.85mg/mL 时可诊断为干眼。

2. 泪液白蛋白　约占总泪量的 0.4%，由泪腺和结膜浆液腺产生，电泳时为前白蛋白。此蛋白有 7 种表型，与遗传有关，功能上可能与稳定泪膜有关。

3. 乳酸脱氢酶和苹果酸脱氢酶　泪液中乳酸脱氢酶和苹果酸脱氢酶浓度较高，前者为（81.35 ± 37.84）μmol·s/L，后者为（19.50 ± 9.17）μmol·s/L。泪液中的乳酸脱氢酶主要来自角膜上皮，不同角膜疾病的泪液中，该乳酸脱氢酶和苹果酸脱氢酶的含量不同。

4. 溶酶体酶　泪液中的溶酶体酶为血液的 2~10 倍，主要由泪腺分泌而来。正常分泌的泪液中，此酶的含量高于刺激分泌的泪液。结膜损伤及眼部炎症白细胞浸润也可释放溶酶体酶。检测泪液中溶酶体酶的活性，可诊断或鉴别诊断某些先天性代谢缺陷性疾病，如 Tay-Sachs 病，为 β-己糖苷酶缺陷；Fabry 病，为人半乳糖苷酶缺陷。

（边江）

第四节　睫毛蠕形螨检查

蠕形螨性睑缘炎在人群中的发病率随年龄的增长而增加。1841 年，Jacob Henle 首次报告了体外蠕形螨，1 年后，Simon 从毛囊中分离出了这些体外寄生虫，1875 年，Becca 将其从眼睑和睫毛毛囊中分离。

睫毛感染蠕形螨主要以眼痒、眼异物感、眼干、睑缘充血、鳞屑及睫毛根部袖套状分泌物等为临床表现，常伴有倒睫、乱睫、睫毛稀疏、睫毛缺失，甚至秃睫，严重者可引起结膜及角膜并发症。此外，部分患者还可见睑缘充血和肥厚、毛细血管扩张和上皮角化，长期炎性反应可导致睑缘不规则，甚至眼睑内、外翻，睑板腺开口可见脂栓，睑酯分泌物性状异常，部分患者可合并睑板腺囊肿。部分患者可伴有面部痤疮、酒渣鼻、脂溢性皮炎等（详见蠕形螨性睑缘炎章节）。

一、裂隙灯检查

随着蠕形螨性睑缘炎得到眼科医师的重视，临床上，蠕形螨感染性睑缘炎的正确检查和诊断则尤为重要，其诊断主要依靠临床症状体征及实验室检查。裂隙灯检查可发现睫毛螨虫，临床上最重要的体征是裂隙灯检查时在睫毛根部观察到袖套样分泌物或睫毛根部可见鳞屑样结构，毛孔及毛细血管扩张，此时裂隙灯显微镜下放大 40 倍可能观察螨虫尾部结构。有研究显示，如果临床发现袖套样体征，50%~90% 的患者有蠕形螨感染，蠕形螨最常见的症状是瘙痒，特别是在夜晚，螨虫往往更加活跃，睫毛根部的鳞屑是由螨虫的足造成的微磨损，导致感染部位的上皮细胞角化过度和增生。值得注意的是，长期蠕形螨性睑缘炎患者常可合并角结膜病变，裂隙灯下可见结膜充血，角膜基质混浊伴新生血管长入，严重者可导致角膜穿孔（图 2-1-4-1）。为了明确诊断，可以裂隙灯下取睫毛标本送检。

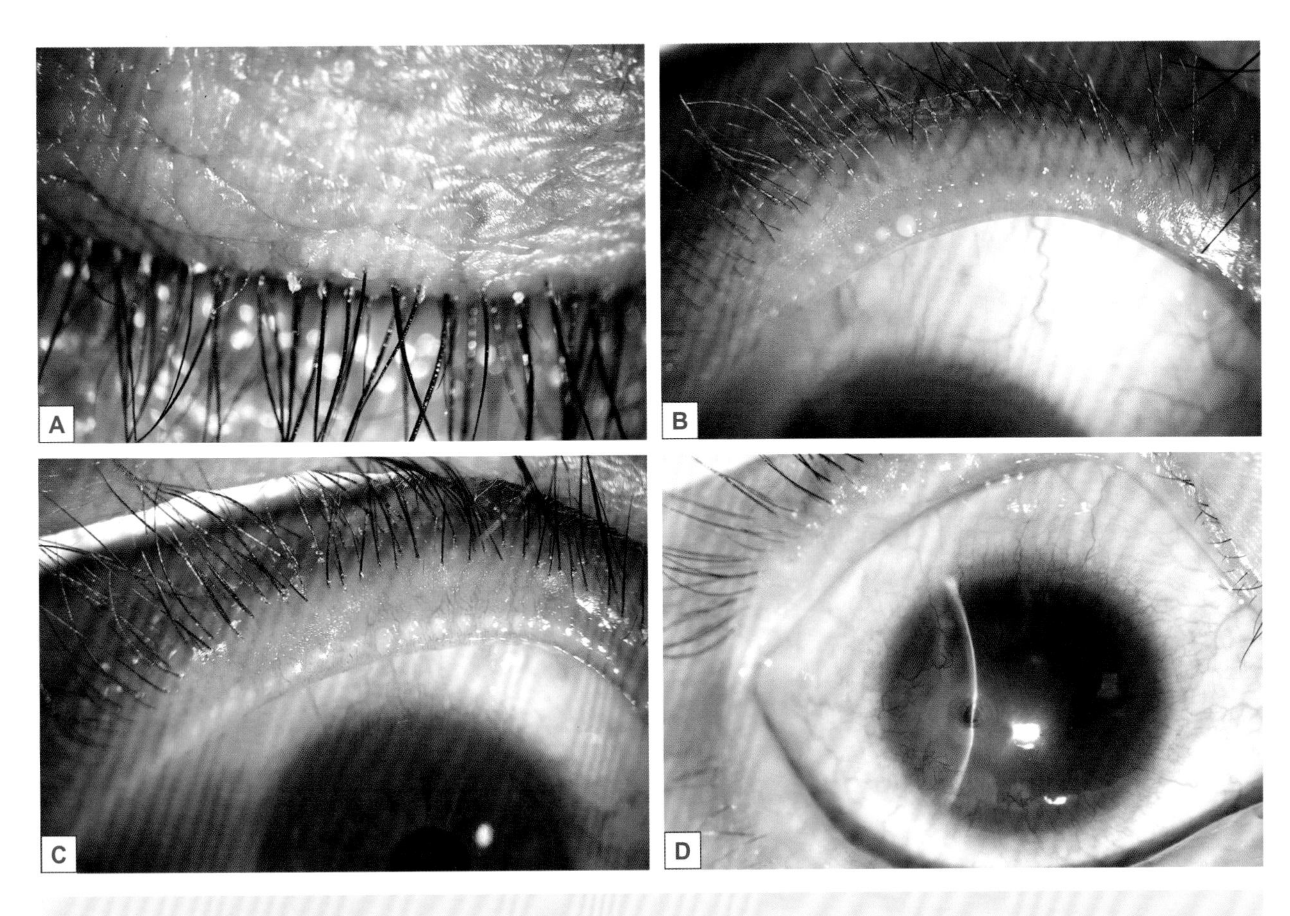

图 2-1-4-1　蠕形螨性睑缘炎

图 A　睫毛根部可见袖套状分泌物
图 B　睑板腺开口可见脂栓
图 C　睑缘充血和肥厚
图 D　蠕形螨性睑缘炎性角结膜病变患者，结膜充血，角膜下方混浊伴大量新生血管长入，角膜近穿孔

光学显微镜和共聚焦显微镜（in vivo confocal microscopy，IVCM）是诊断睑缘蠕形螨的常用实验室检查方法。

二、光学显微镜检查

光学显微镜检查是目前诊断蠕形螨常用的实验室检查方法之一。具体操作常用改良 Coston 法，每个眼睑取 3 根睫毛(主要选取根部带有脂样袖套状分泌物的睫毛或倒睫、乱睫),双眼上下睑共取 12 根。若在裂隙灯下观察到睫毛根部有虫体样结构,可先取 1 或 2 根睫毛进行检查。将拔下的睫毛平行置于载玻片,加盖盖玻片,从边缘缓慢滴入生理盐水使睫毛根部紧贴载玻片,光学显微镜下观察蠕形螨并分别统计蠕形螨检出数量及形态(图 2-1-4-2)。

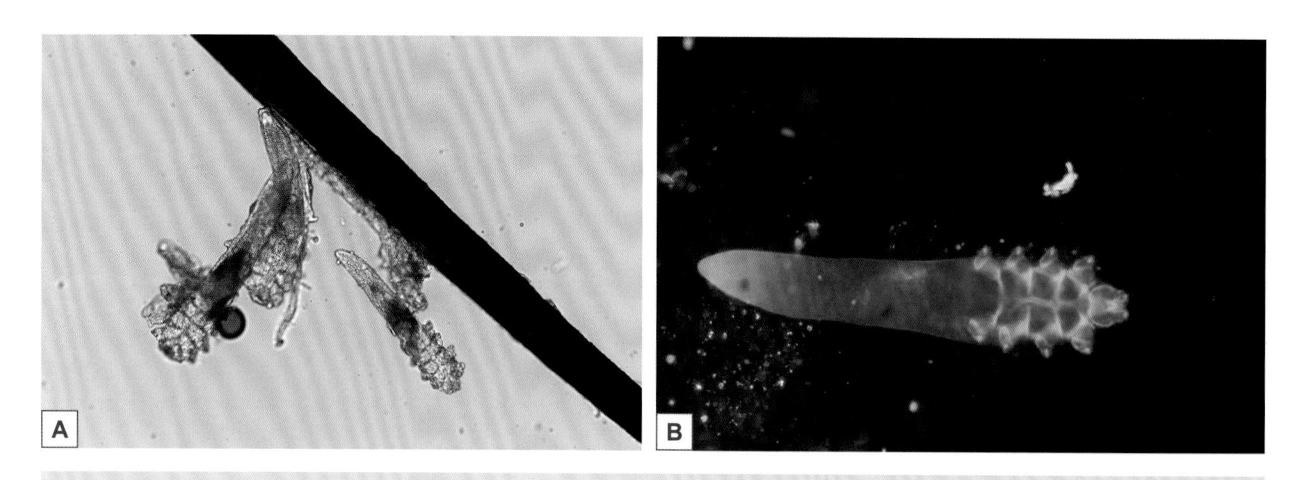

图 2-1-4-2　光学显微镜下蠕形螨形态

图 A　光学显微镜下蠕形螨形态,×200
图 B　钙荧光白染色下蠕形螨呈浅蓝色,虫体细长,×400

这种方法方便快捷,但由于螨虫具有聚集性,拔睫毛过程中螨虫可能残存于毛囊,因此,拔睫毛直接显微镜检查阴性并不能说明无螨虫感染,操作者在拔睫毛时,镊子可在睫毛根部旋转以提高阳性检出率。

三、共聚焦显微镜检查

共聚焦显微镜的设计原理是使用激光原理,其特有的光学切片功能可以允许操作者在具有一定厚度的活体组织中快速获得不同层次、不同深度的图像,从而避免了常规病理样本处理和切片等烦琐的步骤(详见共聚焦显微镜检查章节)。近几年,共聚焦显微镜已经被用作诊断蠕形螨感染的非侵入性方法,可实时深层观察并完整地显示毛囊及睑板腺结构,因此,在检查睑板腺中的蠕形螨方面具有较大优势。研究表明,利用共聚焦显微镜可观察到眼睑毛囊及周围组织病变和睑板腺开口阻塞情况,并能实时观察各个时期螨虫的形态,能更有效地检出更少量的螨虫感染(图 2-1-4-3A)。对于睫毛缺失的患者,依然可对残存毛囊进行蠕形螨检查(图 2-1-4-3B)。值得注意的是,共聚焦显微镜检查睫毛根部及毛囊内的螨虫与常规共聚焦显微镜检查角膜不同,检查时无须使用开睑器手动扒开眼睑,充分暴露睑缘。主要操作步骤如下:

打开操作界面,调整好零平面;受检者坐于共聚焦显微镜前,受检眼行表面麻醉;待麻醉充分后,受检者下颌置于下颌托,前额顶住额托带,检查者调整下颌托位置;单手扒开上睑,充分暴露睑缘,调整激光扫描摄像头,使激光光束对准上睑缘后,缓慢移动激光扫描摄像头直至轻触受检者睑缘;调整机器位置分别扫描内、中、外侧睫毛根部及睑板腺,每次扫描大约选取保存 50 幅图像;必要时可重复进行。

由于共聚焦显微镜检查为无创性检查,适合用于多次随访检查并指导治疗,可避免由于反复拔取睫毛给患者带来的痛苦,但此方法目前尚难以鉴别诊断蠕形螨的种类。

蠕形螨性睑缘炎是一种常见疾病,其不仅影响睫毛睑缘,对眼表及角膜均可致病。在临床上诊断治疗需要进一步重视。共聚焦显微镜是诊断眼睑螨虫感染的安全有效的工具,还可以提供睑板腺形态及功能的评估,而用镊子拔睫毛镜检也可以很容易地观察毛囊中的蠕形螨。总之,临床诊断螨虫性睑缘炎需要将临床症状、体征和实验室检查很好地结合起来,以提高检出率。

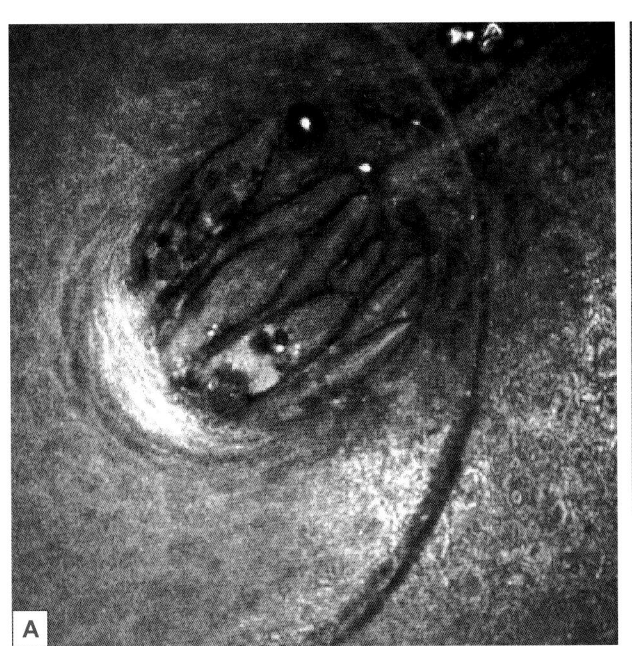

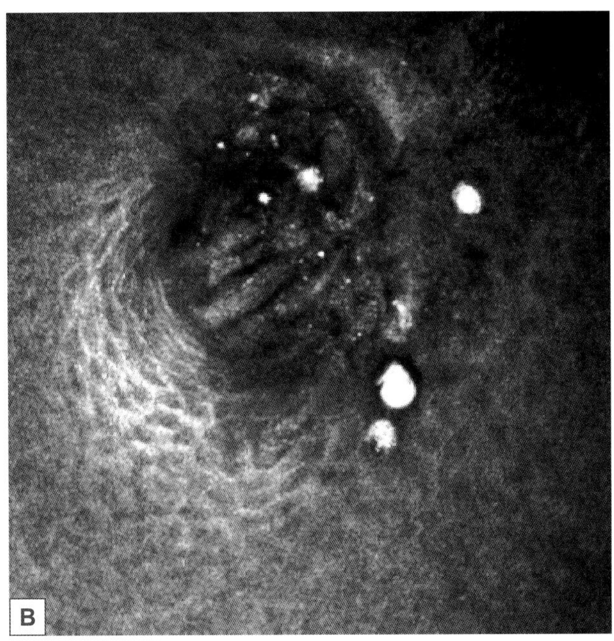

图 2-1-4-3　共聚焦显微镜下蠕形螨结构

图 A　可见睫毛根部大量蠕形螨结构

图 B　对残存毛囊进行蠕形螨检查，可见大量蠕形螨聚集

（王婷）

第五节　角膜曲率检查

角膜曲率计（keratometer，ophthalmometer）是测量角膜表面曲率半径、屈光力及散光轴的仪器。1796 年，Ramsden 采用一已知大小的物像投向角膜的简易方法测量角膜曲率。1854 年，Helmholtz 改进 Ramsden 的方法研制成功角膜曲率计，当时主要应用于实验研究。1881 年，Javal 和 Schiotz 将之应用于临床。经过 100 多年的不断改进和完善，目前成为临床判断角膜屈光力和角膜散光的一种有效的设备。

目前，常用的角膜曲率测量设备有手动角膜曲率计，自动角膜曲率仪（相干光生物测量仪如 Lenstar LS900 和 IOL Master700、全自动角膜曲率电脑验光仪等）和角膜地形图（iTrace 视觉质量分析仪、Pentacam 眼前节综合分析仪等）。这些仪器在角膜前表面测量中并无明显差别，但大部分仪器由于其设计原理只可测量角膜前表面而无法测量角膜后表面的屈光状态，IOL Master700、Pentacam 等可测量角膜后表面从而得出角膜真实屈光力（true net power），使其测量结果在计算 Toric 散光人工晶状体度数上更加准确。手动角膜曲率计仅测量角膜中心区直径 3mm 环上位置的曲率，该区域约占角膜表面积的 7%，要测量大面积角膜屈光力情况，需应用角膜地形图等仪器。

一、设计原理及组成

角膜前表面屈光力是眼总屈光力的重要组成部分，其屈光力的大小与角膜曲率半径成反比，是形成散光的主要原因。角膜曲率半径是指角膜屈光面上任意一点到角膜圆心的距离，曲率半径愈小，表示角膜表面曲线的弯曲度愈大。角膜曲率是指通过角膜曲率检测仪器检测屈光度或曲率半径值，主要用来判定有无散光及散光性质。设计基于几个原理：

(一) 光学原理

物体的大小与物体从凸面镜反射出的影像大小存在一定的关系，影像的大小又与凸面镜的曲率半径存在函数关系，公式为：

$$r=2dh'/h$$

式中：r 为凸面镜的曲率半径；d 为物体至凸面镜的距离；h 为物体大小；h' 为物体反射影像大小。

(二) 成像原理

因为眼球在注视静态物体时往往出现不自觉的震颤，此时测量角膜上的影像比较困难。Ramsden 采用三棱镜移位的方法将影像一分为二，测量时沿光轴移动三棱镜，在两个影像相遇时读数。一旦角膜前表面曲率半径 r 测知，即可由下列公式求出角膜的屈光力：

$$P=(n-1)/r\times 1\,000$$

式中：P 为角膜前表面屈光力(屈光度 D)；n 为角膜曲率指数(1.337 5)；r 为角膜前表面曲率半径(mm)。

(三) Placido 盘投射原理

将多个同心圆环均匀地投射到从中心到周边的角膜表面上，使整个角膜均处于投射分析范围之内，这是基于 Placido 盘投射设计的角膜地形图。角膜地形图是对整个角膜表面进行分析，距离近的同心圆环为较陡峭的角膜区域，而距离宽的环则为平坦区域，其中每一投射环上均有多个点计入处理系统，整个角膜就有更多数据点进入分析系统，保证测量的准确性。

(四) Scheimpflug 成像原理

Scheimpflug 成像原理是根据摄影学 Scheimpflug 原理研制而成，即物体平面、镜头平面和影像平面的延长面相交于一起，可获得清晰的影像。旋转 Scheimpflug 相机获得眼前节的三维图像后，在 2 秒内从 0° 至 180° 旋转拍摄 25~50 张眼前节层析图像，经过计算机图像处理后，可得到角膜前后表面的曲率。

角膜的不同子午线上的曲率半径不同，测出的最大值和最小值之差就可算得角膜散光度。角膜后表面曲率半径偏小，其屈光力约为 -5D，因此，角膜总屈光力小于前表面屈光力。

二、检查方法

(一) 手动角膜曲率计

其主要组成部分为一短距望远镜，利用角膜反射像测定角膜曲率。

因仪器的投射光较强，检查可在自然光线下进行，按先右后左的顺序测量双眼。被检者将下颌置于下颌托架上，前额与额托贴紧，向正前方平视，挡板遮盖非检查眼，检查者调整下颌托架，将仪器的图像投照光投射在被检眼角膜正中央，通过目镜观察被检眼角膜上的影像，调整旋钮使其清晰。

1. 角膜曲率(屈光度)的测量　以目前临床上常用的 Baush&Lomb 角膜曲率计为例：操作者对准焦点，将正号游标调到受检查的视野中心，移动操作手柄，找到三个环，将右下侧环套在正号的中心，调整底部的左右环在一水平面上，或在同一个子午线上，把上下和左右环周围的“+”“-”与相邻的“+”“-”重叠(图 2-1-5-1)，曲率计内的 H、V 下的两组数字分别为水平和垂直轴上的角膜曲率和相应屈光度。

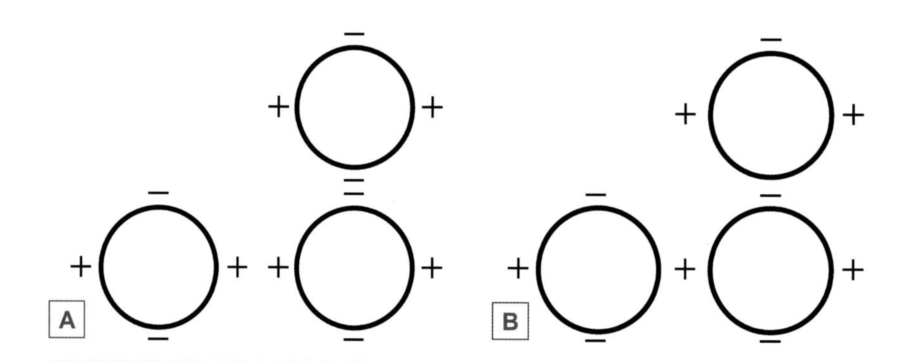

图 2-1-5-1　手动角膜曲率计光标图，由 A 调整至 B 后读取结果并记录

2. 角膜散光轴向的测量　常规测量时，角膜曲率计的水平和垂直刻度放在180°和90°上，只有当散光轴不在水平和垂直轴上，需要调散光轴后，才能重叠"+""–"得出角膜曲率。方法为转动轴旋把手及测量头，直到"+""–"的错位消失，这时测量头与角膜的散光轴重合。调节水平与垂直移动把手左侧的"–"与中央的重合，顶部的"+"与中央上方的重合。此时，角膜曲率计的水平和垂直刻度所指位置即为散光轴向。

3. 记录内容　包括最大及最小曲率半径所在轴向、曲率半径（mm）及屈光力（D）。

（二）自动角膜曲率仪

常见的自动角膜曲率仪有电脑验光仪、光学生物测量仪（Lenstar LS900、IOL Master700等）及角膜地形图等。

1. 电脑验光仪基本检查方法　在自然瞳孔下，相对暗室裸眼进行测量，受检者坐于电脑验光仪前，下颌置于下颌托，前额顶住额托带，双眼平视前方，检查者调整下颌托，将仪器的图像投照光投射在被检眼角膜正中央。通常选择自动测量模式进行测量，若自动测量模式没有达到测量要求，可选择手动测量，观察测量环的形态确保受检者的眼位居中，固视良好。测量前可瞬目以保证泪膜的完整性。检查者按屏幕提示对焦于角膜中心，连续测量3次或者更多。测量的数据将显示在仪器上，取3次的平均值得到*K1*（*Kf*）：平坦子午线角膜曲率；*K2*（*Ks*）：陡峭子午线角膜曲率；*AX*：角膜散光轴，确认可靠性后打印结果。

2. 光学生物测量仪基本检查方法　在自然瞳孔下，相对暗室裸眼进行测量，受检者坐于光学生物测量仪前，下颌置于下颌托，前额顶住额托带，双眼平视前方。检查者调整下颌托，将仪器的图像投照光投射在被检眼角膜正中央，测量时确保受检者的眼位居中，固视良好，测量前可瞬目以保证泪膜的完整性。检查者将仪器缓慢靠近受检者，直至角膜和测量标识点对焦清楚，连续测量3次或者更多。测量的数据将显示在仪器上，取3次的平均值得到*K1*（*Kf*）：平坦子午线角膜曲率；*K2*（*Ks*）：陡峭子午线角膜曲率；*ΔK*：角膜散光（图2-1-5-2），确认可靠性后打印结果。

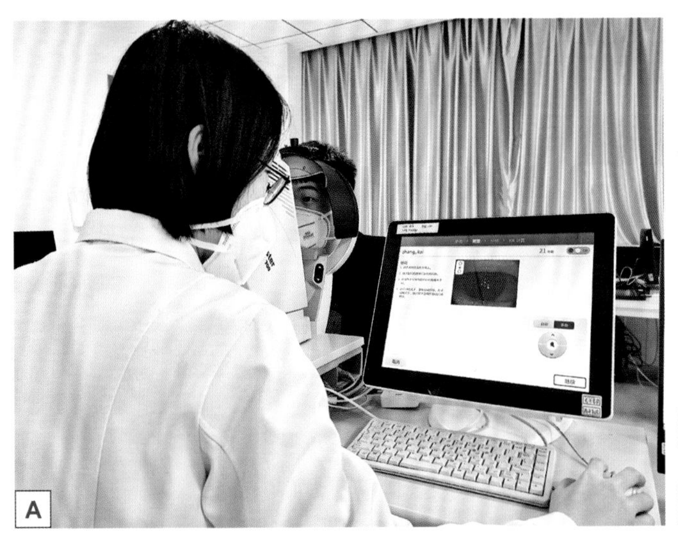

A

B

OD 右　　生物统计值　　OS 左

眼睛状态

OD			OS		
LS: 有晶状体	VS: 玻璃体		LS: 有晶状体	VS: 玻璃体	
Ref: ---		VA: ---	Ref: ---		VA: ---
LVC: 未治疗			LVC: 未治疗		

生物统计值

OD		OS	
AL: 23.28 mm	SD: 6 μm	AL: 23.32 mm	SD: 5 μm
中央角膜厚度: 523 μm	SD: 4 μm	中央角膜厚度: 526 μm	SD: 3 μm
ACD: 3.60 mm	SD: 14 μm	ACD: 3.66 mm	SD: 7 μm
LT: 3.71 mm	SD: 16 μm	LT: 3.66 mm	SD: 16 μm

AL	中央角膜厚度	ACD	LT	AL	中央角膜厚度	ACD	LT
23.28 mm	524 μm	3.59 mm	3.73 mm	23.32 mm	529 μm	3.66 mm	3.66 mm
23.28 mm	526 μm	3.61 mm	3.71 mm	23.32 mm	526 μm	3.66 mm	3.66 mm
23.28 mm	525 μm	3.61 mm	3.71 mm	23.32 mm	525 μm	3.66 mm	3.66 mm
23.28 mm	520 μm	3.60 mm	3.71 mm	23.32 mm	523 μm	3.66 mm	3.66 mm
23.27 mm	519 μm	3.60 mm	3.70 mm	23.32 mm	524 μm	3.66 mm	3.66 mm
23.28 mm	523 μm	3.60 mm	3.70 mm	23.33 mm	528 μm	3.66 mm	3.65 mm

角膜值

OD			OS			
SE: 43.07 D		SD: 0.02 D	SE: 43.05 D	(!)		SD: 0.01 D
K1: 42.68 D	@ 164°	SD: 0.01 D	K1: 42.72 D	@	7°	SD: 0.01 D
K2: 43.47 D	@ 74°	SD: 0.03 D	K2: 43.39 D	@	97°	SD: 0.03 D
ΔK: -0.79 D	@ 164°		ΔK: -0.68 D	@	7°	

OD			OS		
SE: 43.06 D	ΔK: -0.79 D	@ 164°	SE: 43.06 D	ΔK: -0.69 D	@ 7°
SE: 43.06 D	ΔK: -0.79 D	@ 162°	SE: 43.06 D	ΔK: -0.69 D	@ 7°
SE: 43.09 D	ΔK: -0.81 D	@ 167°	SE: 43.04 D	ΔK: -0.65 D	@ 8°

OD	OS
TSE: ---	TSE: ---
TK1: ---	TK1: ---
TK2: ---	TK2: ---
ΔTK: ---	ΔTK: ---

OD		OS	
TSE: ---	ΔTK: ---	TSE: ---	ΔTK: ---
TSE: ---	ΔTK: ---	TSE: ---	ΔTK: ---
TSE: ---	ΔTK: ---	TSE: ---	ΔTK: ---

白到白和瞳孔值

OD			OS		
WTW: 12.3 mm	Ix: +0.6 mm	Iy: +0.1 mm	WTW: 12.3 mm	Ix: -0.5 mm	Iy: +0.2 mm
P: 5.2 mm	Px: +0.4 mm	Py: +0.0 mm	P: 5.5 mm	Px: -0.2 mm	Py: +0.1 mm

参考图片　---

图2-1-5-2　IOL Master700测量角膜曲率

图A　IOL Master700操作示意图

图B　IOL Master700结果报告图

（三）角膜地形图

角膜地形图因其广泛的测量范围及功能越来越多的应用于临床。角膜地形图主要由Placido盘投射系统或Scheimpflug成像原理系统、实时图像监测系统和计算机图像处理系统组成。

其基本检查方法：在自然瞳孔下，相对暗室裸眼进行测量，受检者坐于仪器前，下颌置于下颌托，前额顶住额托带，双眼平视前方。检查者调整下颌托，将仪器反光点投射在被检眼角膜正中央，同常规选择自动测量模式进行测量，若自动测量模式没有达到测量要求可选择手动测量，测量时确保受检者的眼位居中，固视良好，测量前可瞬目以保证泪膜的完整性。检查者将仪器缓慢靠近受检者，直至角膜对焦清楚，连续测量3次或者更多。测量的数据将显示在仪器上，检查质量参数，取成像最佳进行分析，得到平坦曲率（*Kf*）、陡峭曲率（*Ks*）、平均角膜曲率及角膜散光轴向等结果，计算机将储存图像数字化，应用已设定的计算公式和程序进行分析，再将分析的结果用不同的彩色图像显示在屏幕上，同时，数字化统计结果也可一并显示。

三、结果分析

（一）角膜散光情况

水平曲率和垂直曲率测量结果相同，如垂直轴（*V*）=7.5mm（45.0D），水平轴（*H*）=7.5mm（45.0D），提示角膜无散光；水平曲率和垂直曲率测量结果不同，提示散光存在，两条子午线的屈光度数的差值即角膜散光度，通过检测角膜散光度和轴向，可判定散光的性质。散光分为规则散光和不规则散光，如最大曲率与最小曲率的轴向相差90°者为规则散光；最小曲率的轴向位于垂直子午线（60°~120°）者为顺规散光；位于水平子午线（0°~30°或150°~180°）者为逆规散光；位于30°~60°或120°~150°者为斜轴散光。

若不规则散光，建议行角膜地形图检查等其他检查。

（二）注意事项

值得注意的是，不同角膜曲率仪测量的角膜直径范围也不同，甚至同一仪器可以设置不同的角膜直径范围，手动角膜曲率计测量的角膜直径范围是一般是3mm，IOL Master700测量的角膜直径范围是1.5mm、2.5mm、3.5mm，角膜地形图则测量了几乎包括全角膜的曲率，可根据情况分别测出角膜直径范围为3mm、5mm、7mm范围的角膜曲率。测量角膜曲率必须裸眼进行检查，如果受检者配戴角膜接触镜，需摘掉角膜接触镜后测量，为确保准确性，软性角膜接触镜需停戴1~2周，硬性角膜接触镜需停戴至少4周。角膜溃疡、结膜炎、眼球震颤及其他不能配合者一般不宜行角膜曲率检查，角膜曲率检查最好在接触性检查之前进行。若图像难以看清，可调节照明亮度，但勿太亮，以免受检眼疲劳。注意受检眼角膜表面泪膜的完整，减少角膜曲率测量的误差。若发现测量的角膜曲率超出正常范围，建议行角膜地形图检查保证测量的准确性以指导临床。

（三）角膜曲率检查的临床应用

学龄儿童的角膜曲率半径比较稳定，为7.80~7.84mm，与健康成人的角膜曲率半径7.77mm非常接近。到了40岁以后，角膜曲率半径随着年龄的增长而减小，因此，在评估40岁以上年龄组的视力和屈光能力时，除了晶状体的变化，还需要考虑角膜的变化，并且，相关研究显示角膜曲率变化和性别相关，女性角膜前表面的变化大于男性。两种性别外周角膜的变化均大于中心角膜的变化，且前表面的变化大于后表面，角膜的整体变化是维持一个椭球形状。角膜曲率正常的范围在40~46D，平均在43D左右。

角膜表面屈光力是评估健康、疾病和手术结果的一个重要因素。例如，在人工眼手术(包括屈光手术或白内障)中，用于人工晶状体测算公式中的一个重要指标是角膜曲率。结果表明，每偏离平均值1mm，折光误差5.7D。因此，了解这些指标有助于更准确地预测术后屈光能力和角膜形状的稳定性。角膜曲率计主要的临床应用如下：

1. 检查角膜散光　国人生理性角膜散光平均值是0.406D，生理性角膜散光发生率为71%。据研究，国人角膜水平径线曲率半径平均值为（7.674±0.06）mm，角膜曲率平均为（43.125±0.003 2）D。垂直径线曲率半径平均值为（7.594±0.003）mm，曲率的平均值为（43.531±0.036）D，主要径线平均值有显著差异，但左右眼无差异。

2. 用于某些疾病的诊断　如圆锥角膜、扁平角膜或较大的散光，可借助角膜曲率检查作为重要诊断依据，同时还可以指导散光的治疗。如白内障手术中规则散光可以通过术中角膜松解切口或散光型人工晶状体得以矫正。不规则散光的识别对预测术后视力和确定合适手术方案非常重要。

3. 某些疾病的随诊观察　圆锥角膜的角膜曲率变化，特别是诊断早期圆锥角膜与圆锥角膜初期角膜后表面曲率的变化有极大的价值。同时，可以评估角膜移植术后散光的变化，指导缝线拆除。

4. 指导角膜接触镜的配戴　尤其是硬性接触镜如硬性透气性角膜接触镜（RGP），角膜曲率与接触镜背面的曲率半径一致是配戴后是否舒适的前提，该检查可提供重要的参考数据，是验配前的必查项目之一，同时可以作为配戴角膜接触镜后曲率变化的随诊。有研究显示，角膜接触镜对角膜后表面曲率的每日变化影响不大。

5. 指导角膜屈光手术　其检查结果可为角膜屈光手术的术前设计和术后疗效分析提供参考，特别是角膜地形图的普及应用，该检查结果有重要的参考意义。

6. 指导人工晶状体度数测算　曲率检查结果与眼球前后轴径测量结果，是人工晶状体植入术前人工晶状体屈光度测算的两项必备参数。

随着曲率计的发展，越来越多角膜曲率检测仪器应用于临床，手动角膜曲率计的局限性也日渐凸显，如不规则角膜表面、穿透性角膜移植术后、角膜裂伤缝合术后或某些角膜屈光手术后由于角膜表面不规则变形，往往测量结果不准确或测不出结果，过平或陡的角膜，尤其屈光力 >50D 的角膜，测量的精确性较差，因无法测量角膜后表面曲率，对圆锥角膜早期诊断困难，对准分子激光角膜屈光手术术前评估。因此，结合多种设备进行角膜曲率的测量，特别是角膜后表面曲率的测量，有更重要的临床意义。

（王婷）

第六节　角膜内皮显微镜检查

角膜内皮显微镜（corneal endothelium microscopy）是观察角膜内皮细胞形态和密度并进行分析处理的一种设备，在临床上应用十分广泛。最初在裂隙灯显微镜出现之后，研究发现镜面反光照明法可以观察角膜内皮细胞的形态及密度。在 1968 年，David Maurice 利用镜面反射原理制造出角膜内皮显微镜，1970 年，Brown 又制造出临床非接触角膜内皮显微镜，但倍率只能放大 10 倍。到了 1975 年，Laring 对角膜内皮显微镜进行改造，性能得到很大提高，使其放大 100 倍或更大，高分辨率更高；随后，Brown 和 Bigan 等又进一步改进，发展到目前广泛应用于临床的非接触及接触式两种角膜内皮显微镜，但对角膜透明度较差的内皮细胞检查困难时，还需要共聚焦显微镜进行角膜内皮的检查。

一、设计原理及组成

角膜内皮显微镜利用镜面反射光学原理设计，即光线照在物体表面可以发生反射、传导或吸收。对于临床角膜内皮显微镜的最重要原理的是光线的镜面反射，当光线的反射角与入射角一样时，这些反射光被内皮显微镜捕捉到就形成了目标图像，即从光学界面反射出来的光所形成的图像而成。由于角膜内皮细胞和房水屈光指数不同，两者之间形成了界面而使角膜内皮成像。当照明光在角膜发生反射时，在角膜与房水的界面上，由于内皮细胞间的缝隙连接处发生反射而形成暗线，从而显示出内皮细胞轮廓，看到角膜内皮细胞六边形镶嵌状外观（图 2-1-6-1）。根据所用的设备不同，光学设计可以是共焦或是非共焦的；界面有接触性，也有非接触性的。

角膜内皮显微镜主要由显微镜、计算机内皮细胞分析系统和图像处理打印系统构成。目前应用的角膜内皮显微镜主要有接触型和非接触型两种类型，两者各有优缺点。非接触型角膜内皮显微镜是利用裂隙灯的强光源及小裂隙形成集中光线，透过角膜与房水界面形成镜面反射显示内皮细胞轮廓。非接触型内皮显微镜容易获得被检查者的合作，可以通过引导采集不同部位的角膜内皮，患者配合度会影响检查结果，对患者要求较高，眼球震颤等配合欠佳患者图像采集困难。而接触型内皮显微镜，需要在物镜前面加装一个锥型镜头，检查时镜头与角膜接触，减轻了眼球在高放大率时微震对内皮的图像所造成的影响，使角膜内皮细胞形态容易清楚地显示出来。缺点是检查前需要表面麻醉，舒适度欠佳，年龄小或检查过度敏感的人不易合作，临床上多被共聚焦显微镜代替，目前多用于实验。

目前，眼科临床常用的多为非接触角膜内皮显微镜，如新一代非接触型角膜内皮显微镜（型号 NSPC）（图 2-1-6-2），因采用自动对焦、照相系统，不仅取像范围广，而且操作方便，受检者无任何痛苦，适用于筛

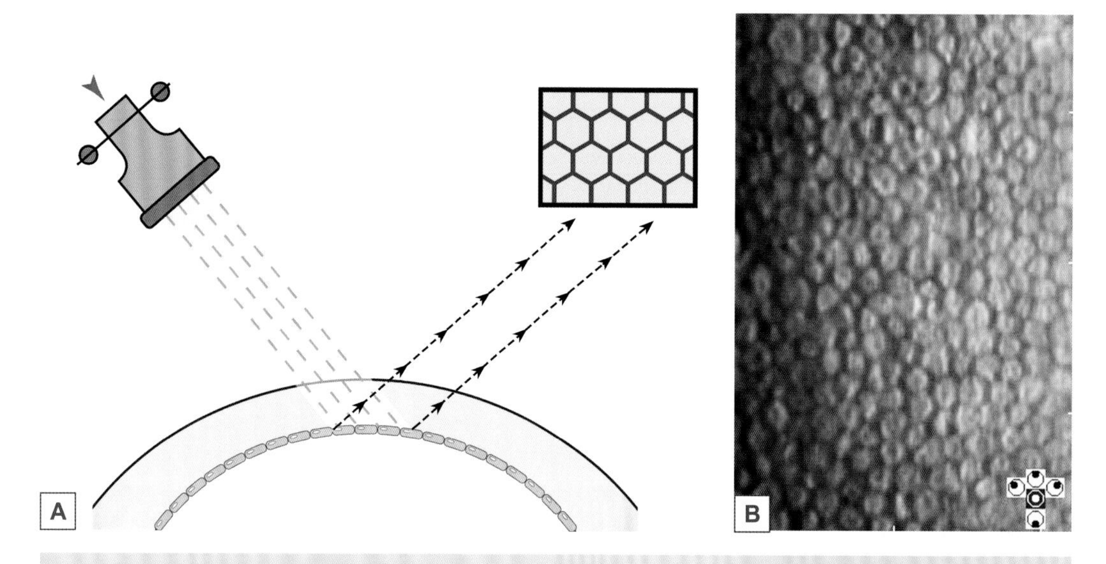

图 2-1-6-1　角膜内皮显微镜设计原理

图 A　角膜内皮显微镜原理示意图

图 B　正常内皮细胞结构，内皮细胞密度 3 185 个/mm^2

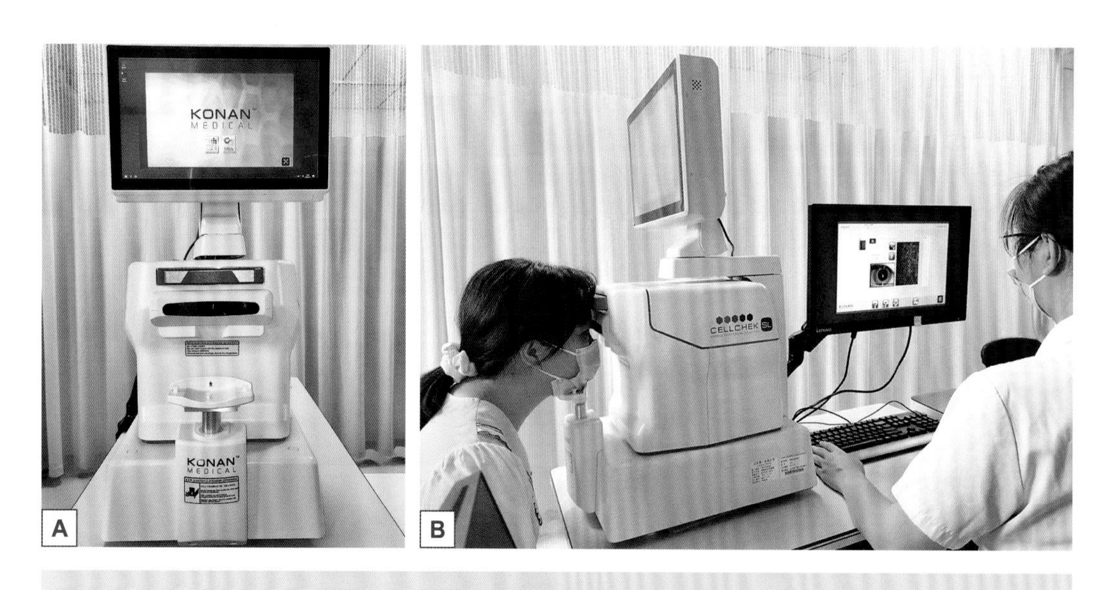

图 2-1-6-2　新一代非接触式角膜内皮显微镜 NSPC

图 A　NSPC 正面观

图 B　NSPC 操作示意图

选普查，临床应用广泛。

二、检查方法

接触型角膜内皮显微镜检查前，被检眼结膜囊滴表面麻醉剂一次，操作者于计算机内输入被检查者信息，然后将内皮镜的镜头轻轻接触被检查者的角膜中央区。镜头后面有弹性装置，可容许接触镜头前后轻度移动，并保持与角膜的压力处于安全范围内。镜头一旦与角膜表面正确接触后，计算机屏幕上即显示内皮的图像，每次检查一般在角膜上取 3~5 个点，内皮细胞图像分别被存入计算机供处理分析。

非接触性显微镜检查操作相对简单，同样于计算机上输入被检查者信息并选择眼别及眼位，被检查者前额贴紧额托架，下颌置于下颌托上，调整下颌托高度，当显示器左上方的 REC 标志开始闪光时，嘱被检查者睁开眼睛，注视固视引导灯，保持眼睛睁开，选择自动拍照或者手动拍照。拍照后，选择分析方法，常用分析方法有自动分析法、中心法、弯曲中心法及手动分析法（图 2-1-6-3）。临床检查一般选取角膜中央区域，若角膜内皮数目较少或者内皮形态变化较大，可以使用固视灯引导调整被检查者眼位，检查 3~5 个点的角膜区域。若进行科学研究，多使用对内皮图像质量评估、内皮细胞密度和形态学分析的可重复且可靠的中央读片中心方法（包括使用通过认证的操作者、明确图像质量分级体系、双分级判定及潜在的质量控制程序）。

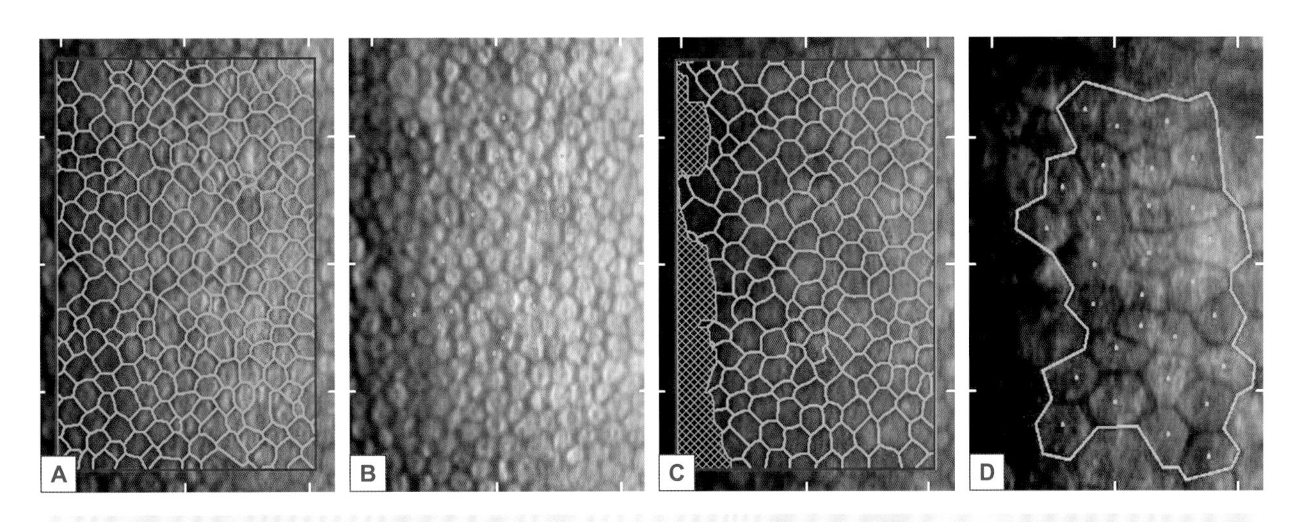

图 2-1-6-3 角膜内皮显微镜常见分析方法

图 A 自动分析法，设备利用自身软件对角膜内皮细胞自动分析
图 B 中心分析法，点击每个邻近细胞的中心点
图 C 手动分析法，对自动分析的补充，可手动输入边界线更改细胞边界
图 D 弯曲中心法，点击每个细胞顶点画出分析区域，在区域内点完所有细胞中心，适合内皮细胞密度较少患者的分析

注意事项：对于用接触型角膜内皮显微镜检查，该项检查应由专人负责操作。患者被检查后应滴抗生素眼药水，并检查角膜上皮是否被擦伤。注意镜头的清洁，防止交叉感染。对于非接触型角膜内皮显微镜检查，角膜厚度较厚者自动模式可能难以成像，需要改为手动模式操作。对不能配合的婴幼儿，在检查前应用 10% 水合氯醛灌肠，镇静后再检查。另外，大多数研究为了保证研究的可重复性，会选择中央角膜内皮细胞进行分析研究，值得注意的是，中央角膜内皮密度及功能并不能完全反映整个角膜的内皮功能，特别是内眼手术带来的内皮细胞损伤，周边角膜内皮细胞的变化可能比中央出现得更早。因此，对所得结果要全面分析，并结合病史，才能得出正确判断，不能仅凭内皮显微镜显示数据下诊断结论。特别是手动测量时，最好计数 50 个以上细胞数量，以减少测量误差。

三、结果分析

（一）角膜内皮显微镜主要观察指标

包括以下几个方面：

1. 每平方毫米细胞个数（CD）。
2. 细胞面积变异系数（CV）。
3. 六边形内皮细胞所占的百分率（HEX）。
4. 最大（MAX）和最小（MIN）内皮细胞面积。

5. 角膜内皮细胞总数（NUM）。
6. 平均内皮细胞面积（AVE）和细胞面积标准差（SD）。
7. 内皮细胞的边界。
8. 角膜后表面及黑区。
9. 角膜厚度（Pachy）等情况。

（二）角膜内皮细胞密度和形态的变化

角膜内皮显微镜图像分析是通过观察细胞形态计算内皮细胞密度（endothelial cell density，ECD）和形态测定分析来完成定量分析。首先，应充分了解正常角膜内皮的表现，才能识别异常的角膜内皮。定性分析需要掌握细胞构造、细胞边界和交叉、黑区边界的结构，以及无细胞结构的表现等。

在整个生命过程中，内皮细胞密度逐渐下降（或平均细胞面积增大），从出生到最初几年下降速度是最快的，20 岁到大约 50 岁期间比较稳定，60 岁以后又会明显下降。平均来看，年龄相关性细胞丢失率大约为每年 0.5%。另外，随着年龄增长，细胞大小和细胞形态的变异率也会升高。

正常人平均内皮密度为（2 899 ± 410.06）个/mm^2，细胞面积的变异系数（CV）为 0.26~0.40，六边形内皮细胞所占的百分率（HEX）为 55%~67%，但随年龄的变化，内皮细胞密度和形态也有改变。婴幼儿细胞密集，呈圆形和立方形。青年时期呈六角形，大小形态相当一致，40~50 岁以后细胞逐渐呈多形性，细胞变大。50 岁以后，可出现角膜内皮赘疣并可见暗区出现，内皮细胞密度与年龄成负相关，细胞面积和年龄是正相关。正常人角膜内皮细胞密度随着年龄增长，会出现生理性下降（图 2-1-6-4）。

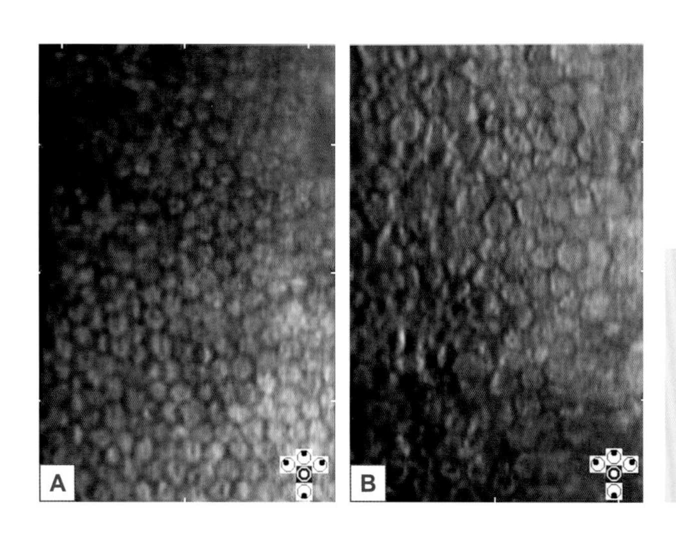

图 2-1-6-4 正常人随年龄变化内皮细胞形态及密度变化

图 A 3 岁婴幼儿角膜内皮细胞密集，大小一致，内皮细胞密度 3 437 个/mm^2

图 B 72 岁老年人角膜内皮面积变大，部分形状不规则，内皮细胞密度 2 012 个/mm^2

（三）角膜内皮黑区的观察

角膜内皮显微镜可以观察到一些异常的内皮结构。其中最值得注意的是角膜小滴（后弹力层的赘生物），角膜内皮显微镜比裂隙灯显微镜更早发现这一异常。角膜小滴初始表现为小而黑的结构，随后这些结构逐渐增大，比正常内皮细胞要大，称之为黑区。角膜内皮黑区有生理性与病理性之分，正常人可以出现生理性黑区，可能是内皮细胞衰老凋亡所致，黑区出现率随年龄增长而增高。病理性黑区，如 Fuchs 内皮营养不良赘疣型，即早期表现为滴状角膜（cornea guttate）改变，它是由于位于后弹力层上突入前房的赘疣把内皮顶起，使内皮照相时，这些赘疣不和其他内皮在同一平面，这种不同的光学焦点造成赘疣处是一个光学黑区，并非内皮细胞的完全缺失。在共聚焦显微镜检查下，这些赘生物可表现为圆顶状或蘑菇状，光线就能从其表面形成镜面反射，最终显示为黑区中的亮点。

内皮显微镜有时可见到细胞内亮性结构，很可能是应激细胞（角膜移植术后所见到），亮性结构的大小通常与内皮细胞的大小相等，细胞越大，亮性结构就越大。亮性结构代表着细胞核，还有些亮性结构跨越数个内皮细胞且有清晰的边缘，表明它们可能非常接近内皮-基质界面。

内皮显微镜还可以观察到一些暗性结构。其中一种表现为细胞内小的有清晰边界的结构，另一种存在于细胞内暗结构更大一些、边界不清，被认为是细胞内的空泡或滤过泡。前葡萄膜炎患者的内皮显微镜检查发现分界清晰的暗性结构的内皮细胞。

（四）角膜内皮显微镜的定量分析

内皮显微镜图像的定量分析是对个体内皮显微镜图像中选定的一簇内皮细胞的客观描述。评价的指标包括 ECD（个细胞/mm^2）、平均细胞面积（μm^2/细胞）、细胞面积变异系数（CV）（细胞面积标准差/平均细胞面积）和细胞多形性（通常用六边形、小于六边或大于六边的细胞所占的比例来衡量）。

现代内皮显微镜所带的分析软件中，至少有三种方法可以用来进行 ECD 的定量分析，包括固定阅读框分析、可变阅读框分析和中心法。还有自动或半自动分析来测算 ECD 和细胞形态学参数。

单是 ECD 并不能作为衡量内皮健康状态的敏感指标，因为即使内皮细胞密度很低（低于 500 个细胞/mm^2）也可能发挥功能。理论上来说，内皮细胞应激时所表现的细胞大小变异率（用 CV 反映的细胞面积变化）和细胞多形性（用六边形细胞比例反映的细胞形状变化）才是更敏感的指标。笔者研究团队发现，用内皮细胞对角线长度的差异来判断内皮细胞功能（图 2-1-6-5），比应用单纯内皮细胞计数更能说明内皮细胞的功能状况，创立对角线理论发现了判定内皮功能失代偿的新指标。目前的大多数内皮显微镜提供自动或半自动的角膜内皮细胞形态学分析，就是根据笔者研究团队的这项研究结果开发的软件。

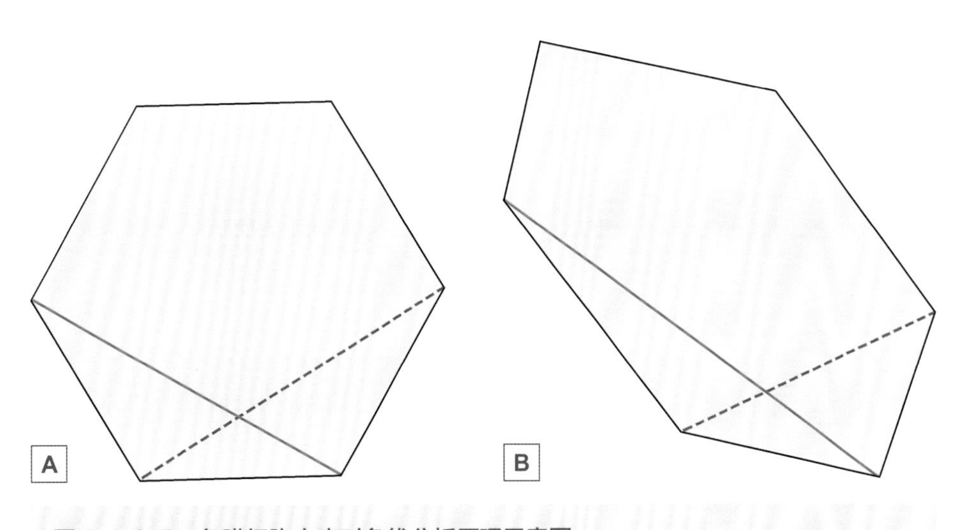

图 2-1-6-5　角膜细胞内皮对角线分析原理示意图

图 A　正常角膜内皮细胞六边形

图 B　面积与正常细胞无异，明显变形且功能异常的角膜内皮细胞

无论是 ECD 确定还是形态学参数的确定，定量分析的准确性主要取决于图像质量、内皮选定区域、对整个内皮细胞群体的代表性、操作者对于内皮细胞形态学的理解、操作者进行具体分析的理解力和技术水平。

（五）临床应用

临床角膜内皮显微镜不但是角膜病专业的工具，也是眼科医生在手术前确定角膜内皮潜在问题的重要手段。角膜透明，厚度正常，并不能保证角膜内皮细胞形态和密度是正常的。而导致角膜水肿的内皮细胞密度变化很大，一般认为临界 ECD 为 300~700 个/mm^2，一次眼内手术会让角膜内皮细胞损失 0~30%，那么患者手术前至少应该有 1 000~1 200 个/mm^2 的细胞密度，才能安全接受大多数眼前节手术，而不至于增加术后角膜内皮细胞功能失代偿。另外，ECD 接近临界值，手术者需与患者沟通术后角膜水肿甚至角膜失代偿的风险增大。大多数患者（包括 70 岁）ECD 为至少 2 000 个/mm^2，不同年龄组中 ECD 的变异性很大，并不能完全用年龄来预测 ECD。通常双眼的 ECD 不应有明显的差异。当这种差异大于 280 个/mm^2 时，就认为差异有意义。

有证据表明细胞大小和形态多形化的角膜内皮，不能像细胞形态均一的内皮一样很好地耐受眼内手术。变异系数大于 0.40 或者六角形细胞比例小于 50% 的角膜就应认为是异常的，且术后角膜水肿的风险增高。

角膜内皮显微镜于 20 世纪 70 年代进一步改进应用于临床，主要用于 ECD 的观察。在 1982 年，笔者首先引入我国山东昌潍医学院附属医院，经过应用研究提出了观察角膜内皮细胞密度、形态的重要性，并首次报道了不同年龄内皮黑区的变化特征，并将这一重要研究发表于 1985 年中华眼科杂志，其主要临床应用如下：

1. 观察正常人一生中的角膜内皮细胞变化，通过形态、密度面积和其他异常，来判断其正常的生理功能及内皮细胞储备，预测行内眼手术的安全性及后果。当术前检查中发现内皮异常时，内皮显微镜可以提供非常有意义的信息指导治疗，包括角膜小滴、角膜沉积物、色素和炎症细胞、内皮面不平整及角膜厚度增加。

2. 检查术眼在手术前后的角膜内皮细胞变化　例如检查白内障摘除术、角膜移植等手术对角膜内皮细胞的损害程度，评价手术方法的安全性，对改进术者的操作技巧及判定预后有重要价值。采用巩膜大切口娩出硬核联合角膜隧道切口完成其余手术步骤的双切口白内障囊外摘除术，对低角膜内皮细胞数硬核白内障（图 2-1-6-6）是安全、有效的手术治疗方式。既往报道显示，内眼术后角膜内皮细胞密度和形态可能会出现变化，术后可以进行内皮显微镜检查评估手术操作对角膜内皮的影响。

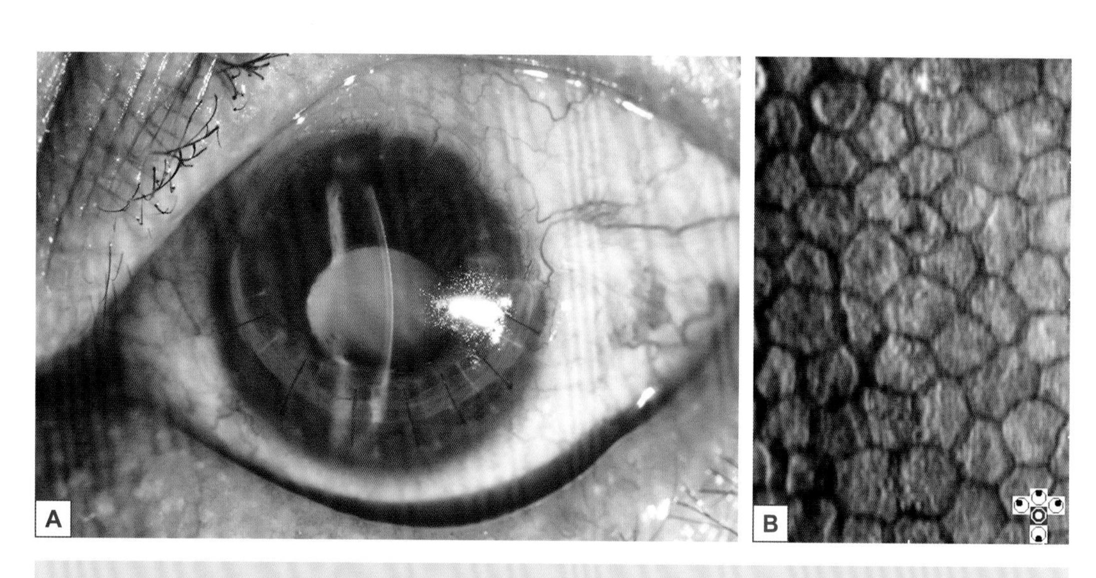

图 2-1-6-6　角膜移植术后 1 年，低密度角膜内皮细胞数伴有白内障

图 A　角膜移植术后 1 年伴有白内障

图 B　角膜内皮显微镜显示角膜细胞密度只有 601 个/mm^2，且大小不均匀

3. 评估配戴角膜接触镜内皮细胞损伤　配戴角膜接触镜会使角膜内皮细胞大小改变或六边形细胞数目减少，即影响变异系数和六边形细胞百分比。如果在戴镜前发现 ECD 小于同年龄正常水平，或角膜内皮细胞规则性低于同龄水平，可能角膜会对微缺氧敏感，应慎重验配。

4. 评估疾病的严重程度及辅助诊断疾病　在正常年轻人群的远周边角膜处也可见到角膜小滴，这种情况下就称之为 Hassall-Henle 疣，通常更多地表现为圆顶状而不是蘑菇状，周围内皮细胞也无异常表现。

Fuchs 角膜内皮营养不良患者早期黑区未融合，中晚期可见黑区数量、出现率、融合率均上升，角膜内皮显微镜可辅助对 Fuchs 角膜内皮营养不良的诊断（图 2-1-6-7A、B）。急性闭角型青光眼患者高眼压持续时间越长，对角膜内皮损伤越重，内皮显微镜图像可见 ECD 显著降低，面积增大，边界模糊，六边细胞百分比降低，大小不一，多形性增加，严重者可见黑区（图 2-1-6-7C）。虹膜角膜内皮综合征（ICE）角膜内皮

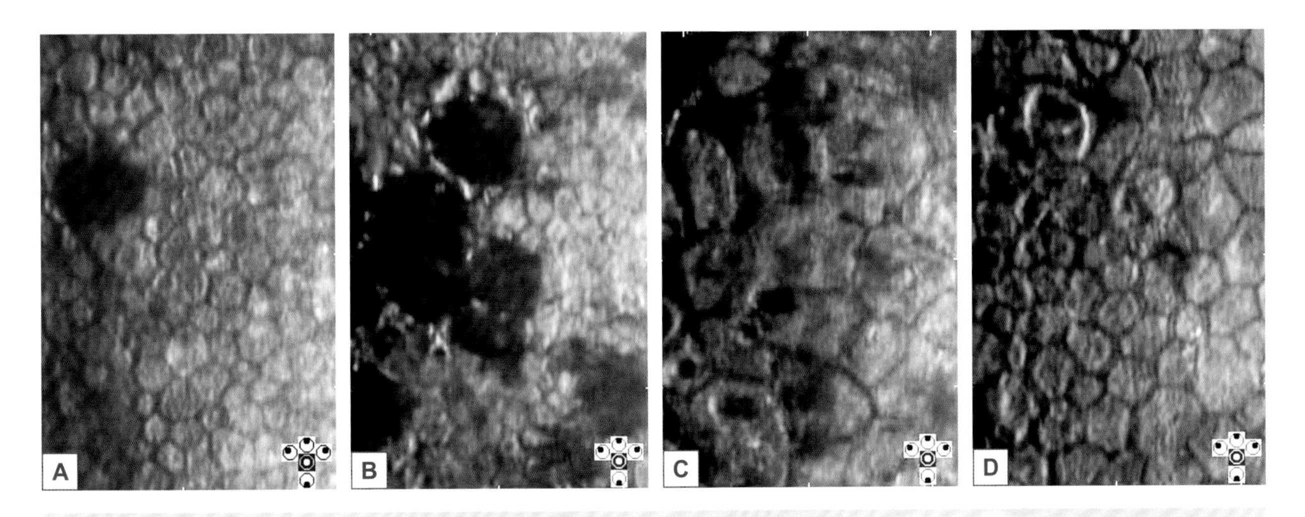

图 2-1-6-7 角膜内皮显微镜可用于评估疾病的严重程度及辅助诊断疾病

图 A Fuchs 角膜内皮营养不良早期，角膜内皮检查可见黑区，内皮细胞密度 1 585 个/mm^2，大小不一致，HEX 降低

图 B Fuchs 角膜内皮营养不良中晚期，角膜内皮检查可见黑区融合，内皮细胞密度 1 689 个/mm^2，大小不一致，HEX 降低

图 C 急性闭角型青光眼大发作后角膜内皮形态不规则，内皮细胞密度 479 个/mm^2

图 D ICE 患者角膜内皮成像欠清，出现异常上皮样角膜内皮细胞，细胞核可呈现高反光，细胞密度 889 个/mm^2

镜显示角膜内皮形态异常，远期出现角膜内皮功能失代偿（图 2-1-6-7D）。圆锥角膜 ECD 随着圆锥角膜严重程度的增加而显著降低，CV 显著增加。

5. 角膜内皮显微镜也可用于对各种滴眼药物、眼内药物或眼内植入物应用的安全性评价。

角膜内皮显微镜对于正常角膜内皮的观察及手术前后内皮功能的评估发挥着极为重要的作用。角膜内皮显微镜具有检测快速、方便的优点，主要适合透明角膜，临床如遇角膜水肿的情况以及凸起角膜内皮面的病变时，还需要共聚焦显微镜作为必要的补充来进行角膜内皮的检测。角膜内皮显微镜主要通过内皮细胞的密度间接反映角膜内皮的功能，基础研究证明，角膜内皮细胞的形态学变化与其功能联系更紧密，期待今后的设计能够进一步数字化智能化，把内皮细胞形态学与细胞功能联系在一起，这将更利于准确地反映内皮细胞的功能。

（王婷）

第七节 角膜厚度检查

角膜厚度在多种眼科疾病中会发生相应的改变，因此，角膜厚度对临床诊断及治疗具有重要的意义。正常角膜中央厚度（central corneal thickness，CCT）为 0.51~0.52mm，周边约 1mm，在正常人群中，CCT 变异较大。角膜厚度的测量有多种方法，按原理大概分为超声测量和光学测量两大类。

一、设计原理及组成

目前，角膜厚度测量原理主要有超声波测量原理和光学测量原理。其中，超声波测量法主要包括传统的 A 型超声角膜测厚仪（utrasonic pachymeter）和超声生物显微镜（ultrasound biomicroscopy，UBM）；光学测量法主要包括眼前节相干光断层扫描仪（anterior segment optical coherence tomography，AS-OCT），Orbscan 扫描角膜地形图，Pentacam 眼前节分析测量系统，非接触型角膜内皮显微镜（corneal endothelial specular microscopy）等。

二、检查方法

(一) 角膜厚度的超声测量

1. A 型超声角膜测厚仪　其对角膜的厚度的测量同经典的光学测量方法相比,因其准确性高、可重复性强,不受观察者的个人因素影响,曾被当作角膜厚度测量中的“金标准”。超声角膜测厚仪(图 2-1-7-1)不仅可对角膜中央、周边进行厚度检测,而且还能测量混浊角膜,其结构原理是利用高频率超声波,超声角膜测厚仪可以发出并接收这些声波,在测量过程当中,超声探头发出超声波,采集从角膜前表面和角膜后表面反射回来超声波的时间差,从而计算出角膜厚度。其具体操作步骤如下:

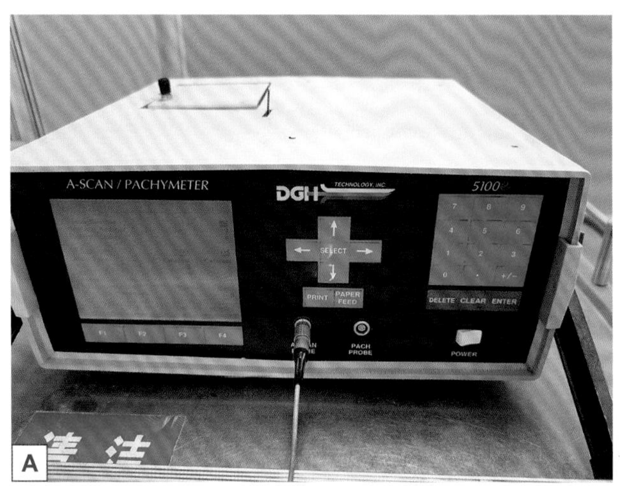

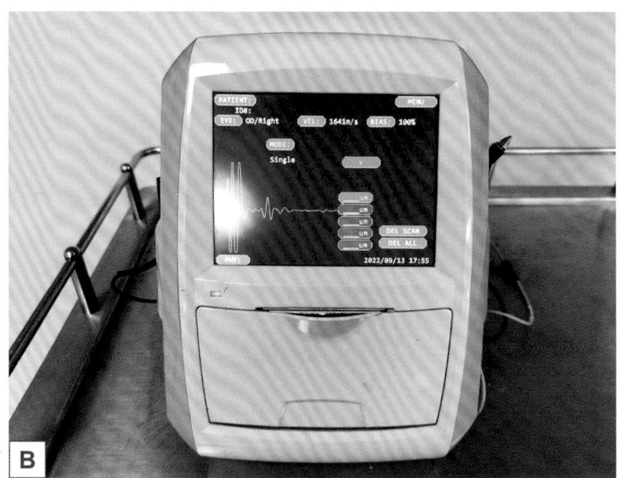

图 2-1-7-1　A 型超声角膜测厚仪

图 A　DGH 角膜 A 超测厚仪外观图

图 B　国产索维角膜 A 超测厚仪外观图

(1) 受检眼行角膜表面麻醉。

(2) 将设备调至角膜测厚模式,并用 75% 聚维酮碘将探头消毒 3 次。

(3) 受检者平卧位,引导眼位使其垂直直视,探头垂直与角膜接触,勿对角膜加压,操作时注意泪液不能过多或过少(图 2-1-7-2)。

(4) 根据临床需要测得对应角膜厚度点数,一般为 5 个点(上方、下方、颞侧、鼻侧及中央)。

(5) 测量结束后,受检眼结膜囊内滴抗生素滴眼液预防感染,嘱受检者勿揉眼,避免角膜损伤。

(6) 分析所测数据并打印结果,必要时可重复进行。

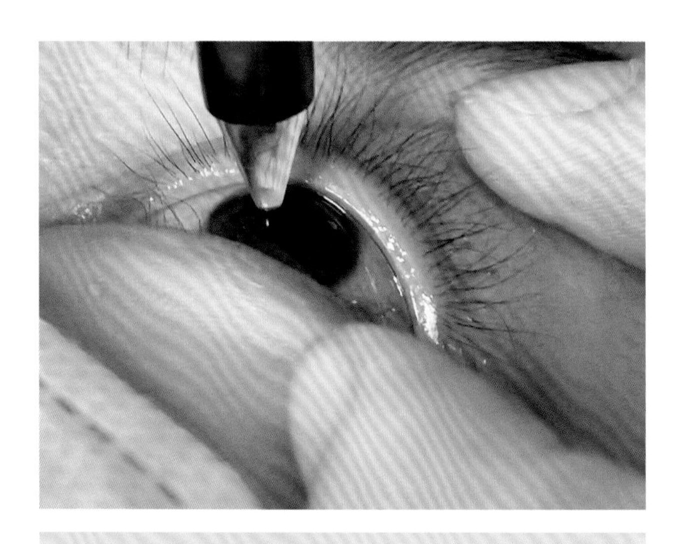

图 2-1-7-2　A 型超声测厚仪操作示意图

A 超测量仍有它的局限性,如受操作因素、角膜病变及泪液因素等影响导致可重复性偏低,单点测量难以评估全角膜厚度,且因为测量时的直接接触,有导致医源性感染、前后受检者交叉感染等风险,难以在外伤、眼内手术早期使用,随着光学测量的发展,A 型超声角膜测厚仪现已较少使用。

2. 超声生物显微镜（UBM）　作为一种高频的超声设备，利用的也是超声原理，与A超相比，UBM不仅仅能测量角膜厚度，还可以观察角膜病变虹膜和睫状体等眼前节结构，但因为测量结果准确性和重复性低，且测量时需水浴接触，操作相对复杂，并未作为常规测量角膜厚度的方法（操作使用方法详见UBM章节）。

（二）角膜厚度的光学测量

1. 最初的光学角膜测厚仪是安装在裂隙灯显微镜的附件，是在显微镜的物镜和角膜之间安装两片平行的玻璃片，下片固定，上片可以转动。当旋转上片玻璃片时就出现移动的光学切面，使移动的角膜的表面和固定的角膜内表面成一直线时，根据旋转玻璃片的角度计算出角膜厚度，其精确度是0.02mm，装置安装在Haag-streit 900型裂隙灯上。我国王凤民研制的角膜厚度仪，其原理与上述相同，可放在国产裂隙灯上使用。这种测量方法可粗略估计角膜厚度。

2. 眼前节相干光断层扫描仪（AS-OCT）　利用光学散射性的差异性，同时依据光干涉法对眼前节各组织结构进行定量分析并形成二维图像，从而对包括角膜在内的眼前节组织结构进行分析、测量，其可精确测量任意一点角膜厚度，还可显示角膜炎症造成的浸润、变薄、角膜异物及深度等，并可形成角膜上皮地形图，对角膜病变的诊断和进一步治疗的指导有重要意义。AS-OCT操作简单，重复性高，且因其非接触性易于被患者接受（详见OCT章节）。

3. Orbscan眼前节分析系统　该系统联合Placido技术，光源投射至角膜表面，通过计算机分析根据两表面的差值得出角膜厚度，可测量全角膜厚度并显示出最大值和最小值点。与大部分可见光源相似，Orbscan发射可见光，波长短，对组织的穿透性差，因此，若遇角膜水肿、角膜白斑等，光线难以穿透，检查结果准确性将受到影响。同时，操作时的定位只能靠肉眼和检查者的经验控制，对操作要求较高。对儿童、视力太差不能固视、配合差的受检者检查较困难。

4. Pentacam测量系统　它是一种综合三维眼前节分析诊断系统，其依据的是物理学中的Scheimpflug光学原理，经由计算机对眼前节各个结构表面进行数据收集以后，经过分析呈现出眼前节图像，其测量极为精细，可测量角膜任意点厚度值。但配合欠佳及泪液过多时对结果影响较大。

5. 非接触型角膜内皮细胞镜　利用镜面反射原理观察角膜内皮细胞密度，后研究发现测量系统通过收集光在角膜前表面和角膜内皮层两次反射间的时间差，可计算得出所测得的角膜厚度。其优点是非接触测量，患者接受程度较高，但其受角膜混浊或者水肿等角膜病变影响较大，光在角膜中的传播会发生歪曲使得传播时间会受到不同程度的延误，同时，其传播速度也会发生变化，造成测量结果可信度低，并且对于眼球震颤者采集困难。

三、结果分析

在正常人群中，CCT变异较大，此外，多种疾病可以引起角膜厚度变化。角膜厚度是观察角膜内皮细胞损伤的一项早期客观指数，可以反映角膜内皮细胞损害的程度，如眼局部用药物对角膜内皮细胞的毒性反应，评价内眼手术的效果。角膜厚度的改变，是内皮功能低下的有意义的特征。特别在角膜出现亚临床水肿时，更有鉴别价值。中央角膜厚度>0.65mm可提示角膜内皮功能失代偿。

随着准分子激光手术的进步，越来越多的屈光不正患者接受了准分子激光手术治疗，术前角膜厚度的测量对评估手术及术后并发症意义重大。许多报道显示，CCT过厚常引起眼压测量值偏高，过薄则引起眼压测量值偏低，因此，在眼压测量或青光眼诊断中要关注角膜厚度。同时还有研究发现，白内障术后角膜厚度增加，甚至术后1个月，即使角膜在裂隙灯下显示清晰透明，明显的角膜厚度增加仍然存在。

另外，角膜厚度测量在角膜移植术中也有重要的应用价值，它可评价穿透性角膜移植术后内皮细胞功能；还可在板层角膜移植术前测厚，利于手术者设计手术方案；同时，还是观察穿透性角膜移植术后内皮型排斥反应的重要指标，对角膜变薄或水肿进行诊断。

总之，角膜厚度在不同疾病中会发生其特有的改变，这种改变对临床诊治具有重要的指导意义。各种角膜厚度测量仪器的发展迅速，不同测量仪器各有其优势和局限性，检查结果要结合临床情况综合分析。

（王婷）

第八节 角膜地形图检查

角膜地形图的概念源自地质学中对地势高低起伏状态的描绘，用颜色代表角膜的曲率、相对高度和厚度等。传统的角膜地形图（topography）基于反射技术，以数字化的 Placido 图像和测定的倾斜度作为测量基本单位，地形图数据以曲率值呈现，不能同时获取角膜周边及后表面的数据，不能进行完整的角膜厚度评估。而基于高度测量的角膜断层扫描系统代表了角膜及眼前节成像的显著进步，利用 Scheimpflug 成像系统可进行角膜前后表面、虹膜以及晶状体前表面的定位。为了避免与曲率系统混淆，以及更好地表述新技术数字化重建眼前节的能力，断层摄影术（tomography）这一名词开始被应用。

一、设计原理及组成

（一）基于曲率测量的角膜地形图

基于曲率测量的角膜地形图设计原理是基于同心圆环形视标投射在角膜上的影像，通常采用的是 Placido 盘投影计算机辅助成像技术。通常由以下三个部分组成：

1. Placido 盘投射系统　将 16~34 个同心圆环均匀地投射到从中心到周边的角膜前表面。

2. 图像采集系统　投射在角膜前表面的圆环形图像可以通过实时图像监测系统进行实时图像观察，使得图像处于最佳状态，然后通过照相机摄影图像，并将其储存于计算机内以备分析处理。

3. 计算机图像处理系统　计算机将储存的图像数字化，应用已经设定的计算公式和程序进行分析，再将分析的结果用不同的彩色图像显示。

（二）基于高度测量的角膜地形图

基于高度测量的角膜地形图设计原理是基于 Scheimpflug 成像技术：图像平面、镜头平面和胶卷平面不是平行的，而是相交于一点，这样可以获得宽角和高焦深的图像。通常由以下两个部分组成：

1. Scheimpflug 图像采集系统　Scheimpflug 相机一次扫描可以拍摄 25~50 帧高清眼前节断层扫描图片，从 0° 到 180° 的角度旋转拍摄，可以有效地避开鼻影的影响。

2. 计算机图像处理系统　运用 Scheimpflug 原理的摄像机增加了焦深，但拍出来的图像变形，需要通过计算机图像处理系统进行计算，以修正补偿这种变形。

二、检查要点及注意事项

无论是基于 Placido 盘投影测量角膜前表面曲率的角膜地形图还是基于 Scheimpflug 成像技术测量角膜前后表面高度的角膜地形图，对于临床病例的检查都有一定的要求，检查质量的好坏将直接影响所获的图像的可信度，甚至影响临床诊断的准确度。因此，在学会分析数据之前，首先要学习并掌握每种设备的检查要点。

（一）检查要点

1. 图像采集　调整升降台高度让被检查者保持舒适的坐姿，嘱被检者下颌部置于下颌托，额头紧贴额托。旋转调节钮调节下颌托高度，使被检者外眦角与眼位标志线平齐。检查者应尽量引导被检者保持良好的固视(图 2-1-8-1)，在整个拍摄过程中不眨眼，否则容易导致部分图像数据的丢失。根据设备屏幕的监视器中红色箭头指示，调节手柄到合适位置，设备会自动微调并完成拍摄(也可按下手柄按钮手动拍摄)。

2. 图像评估　图像采集完成后，设备自行进行图像质量评估。图像质量评估涵盖检查过程中是否眨眼、挤眼、眼球转动、图像中心定位是否准确、角膜是否暴露完全等。不同的设备会通过不同的颜色提示图像质量。图像采集质量不合格将会严重影响结果的判读，检查者需要找出原因并重新采集。

（二）注意事项

1. 注意角膜暴露情况　检查过程中，如果被检查者主动睁眼无法达到检查要求，检查者可以手动辅

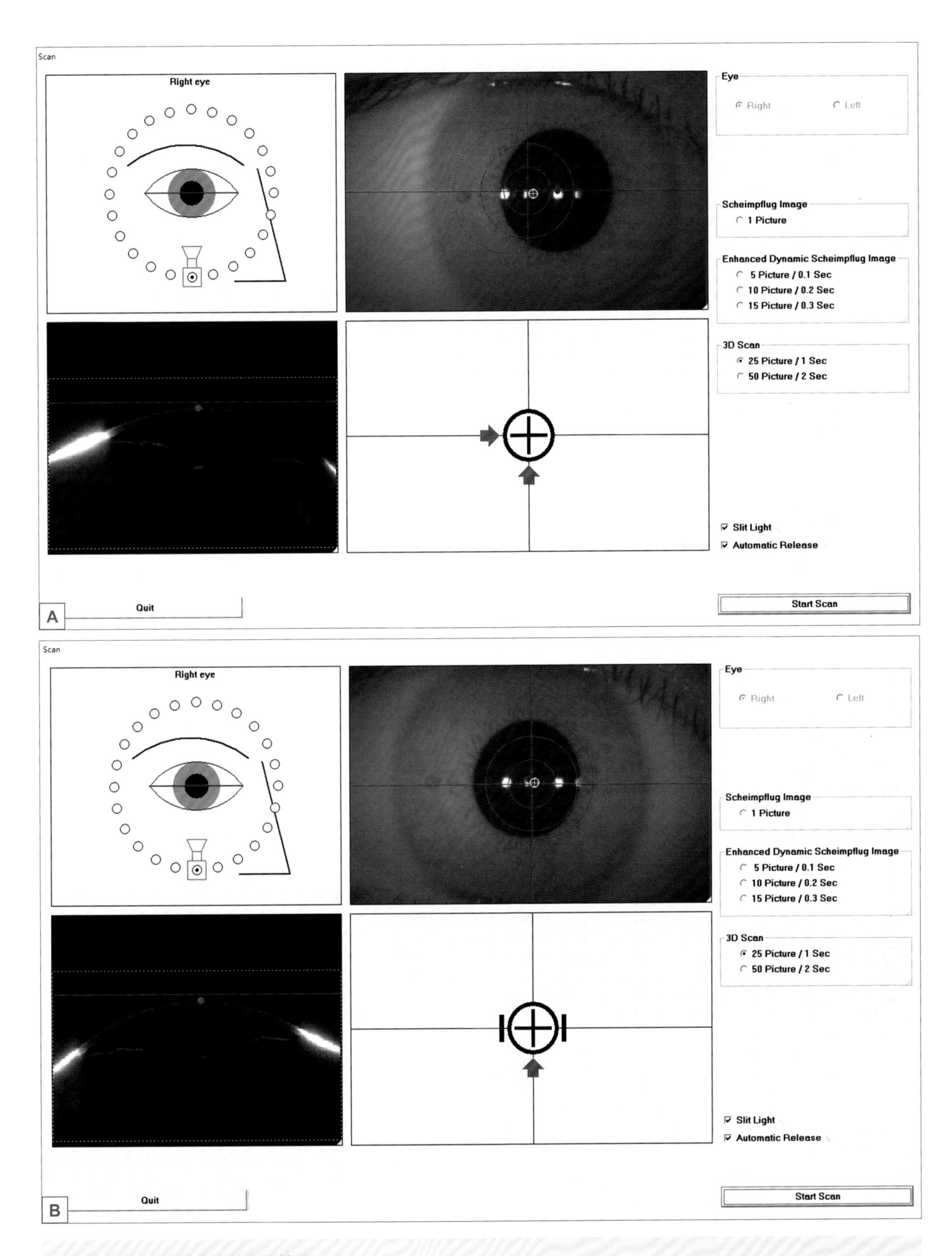

图 2-1-8-1 被检查者的固视情况

图 A 偏心注视

图 B 正确固视

助其睁眼，但应注意动作轻柔，勿压迫眼球。

2. 注意泪膜情况 检查过程中，要全程观察被检查者的泪膜情况，不断提醒被检查者眨眼，以保证拍摄图像时泪膜完好。

3. 注意鼻影遮挡 检查过程中，如果发现较大的鼻影遮挡，可以让被检查者稍微向鼻侧微偏头而仍然保持原位固视，以减少鼻影的影响。

4. 注意瞳孔 检查前通常不宜散瞳，瞳孔散大会导致测量误差。特殊情况下比如需要观察晶状体密度等需散大瞳孔进行检查。

三、结果分析

基于 Placido 盘投影测量的角膜地形图所采集的仅仅是角膜前表面的数据，无角膜后表面的数据，而角膜后表面是角膜扩张更为敏感的指标。因此，基于 Scheimpflug 成像技术的三维角膜地形图仪更具优势，目前市面上的相关设备包括 TMS-5、Pentacam、Sirius 和 Galilei。其中，后三种设备在临床上较为常用，Sirius 和 Galilei 兼具 Placido 成像和 Scheimpflug 成像技术。本节主要以 Pentacam 三维角膜地形图为例进行介绍。

（一）Pentacam 三维角膜地形图的读图流程

1. 总览图读图分析 总览图可以直观地观察角膜、前房以及晶状体等的情况（图 2-1-8-2）。总览图有一个很重要的观察指标就是图像质量评估 QS。如果 QS 显示“OK”代表图像质量可靠，可以用于临床分析。如果 QS 显示黄色，需重复测量，若重复测量结果依然显示黄色，请点击 QS 按钮查看具体原因，若次要因素引起，则结果可用。如果 QS 显示红色，代表图像采集过程中或者数字计算过程中出现数据丢失或者严重错误，测量结果无效，必须重新测量。

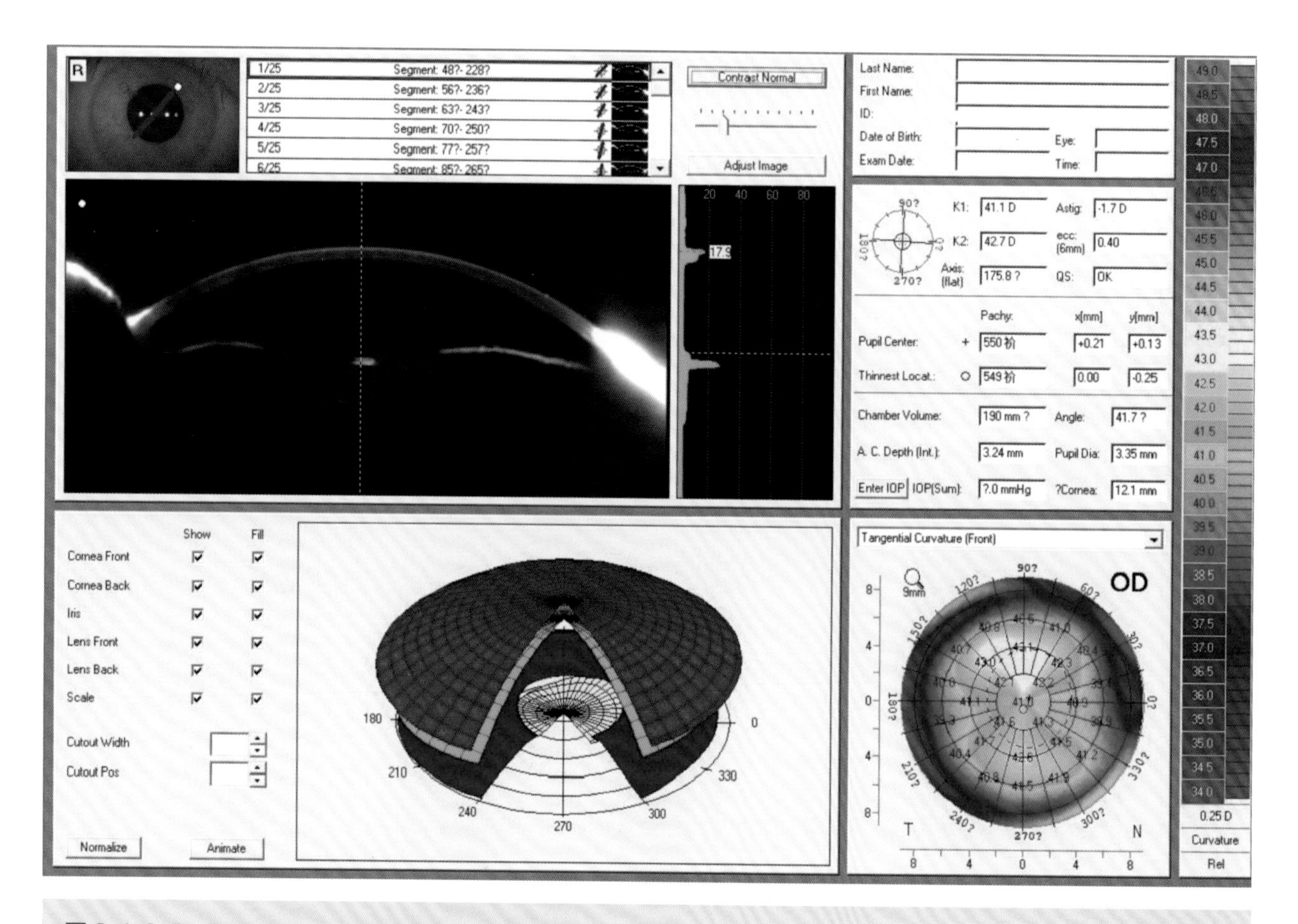

图 2-1-8-2 Pentacam 三维角膜地形图的总览图

2. 屈光四联图读图分析　屈光四联图包括角膜前表面轴向曲率图、角膜前表面高度图、角膜后表面高度图和角膜厚度图（图 2-1-8-3）。对于典型的圆锥角膜，通过屈光四联图就可以快速准确地作出判断。

K1：在角膜前表面中央直径 3mm 光学区内测量得到的扁平子午线的屈光度数，单位是屈光度（D）。

K2：在角膜前表面中央直径 3mm 光学区内测量得到的陡峭子午线的屈光度数，单位是屈光度（D）。

Km：在角膜前表面中央直径 3mm 光学区内测量得到的平均屈光度数，单位是屈光度（D）。

Kmax：整个角膜前表面最大的屈光度数，单位是屈光度（D）。

Astig：角膜前表面的散光度数，即角膜中央 3mm 光学区内陡峭与扁平子午线屈光度之间的差值（K2−K1），单位是屈光度（D）。

Axis：角膜前表面 3mm 光学区内角膜散光的轴位。

Pachy Apex：表示角膜顶点处的厚度值。计算机认为角膜顶点为坐标原点，这里的 X 和 Y 分别为水平及垂直子午线。

Pupil Center：即对应于瞳孔中心位置的角膜厚度和它的坐标，瞳孔中心对于 Kappa 角的评估很重要。

Pupil diameter：它是拍摄时的瞳孔直径（根据亮度可分为明视觉、夜间视觉或暗视觉）。瞳孔的大小对于角膜屈光手术光学区直径的调整很重要。

Thinnest location（TL）：角膜最薄点的厚度和位置。双眼 TL 厚度间的正常差异应该 <30μm。TL 与角膜顶点之间的厚度差异，正常情况下应该≤10μm。

Chamber Volume，Angle 和 Depth：前房容积、前房角和前房深度。前房中，Chamber Volume<$100mm^3$，Angle<24° 或 Depth<2.1mm 提示有发生闭角型青光眼风险的可能。

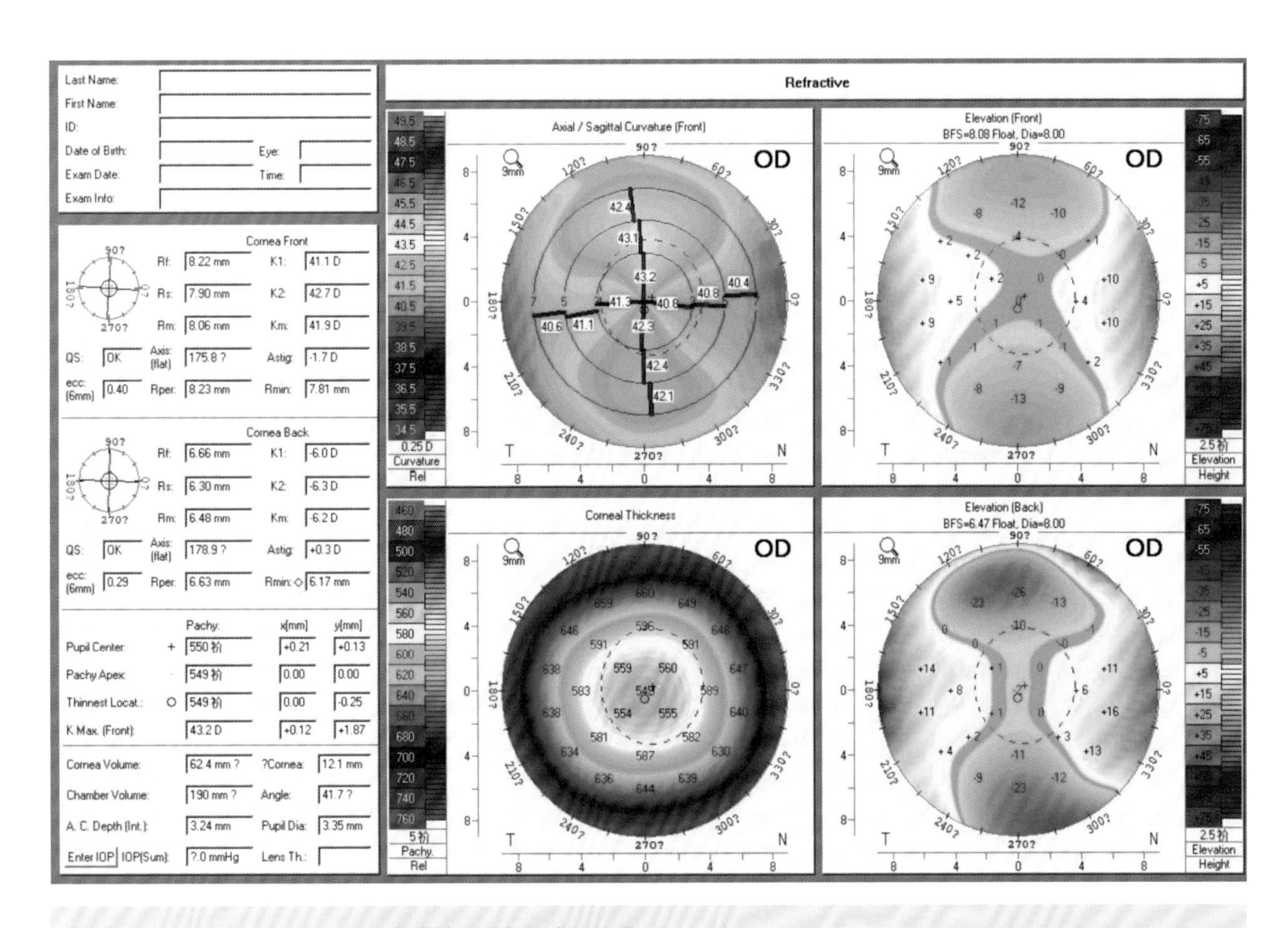

图 2-1-8-3　Pentacam 三维角膜地形图的屈光四联图

3. BAD 增强扩张图（Belin/Ambrosio，BAD）读图分析 BAD 增强扩张图包括角膜前后表面基线高度图、增强高度图、基线高度图与增强高度图的差异图，以及厚度变化图（图 2-1-8-4）。BAD 增强扩张图通常用于早期圆锥角膜的分析。

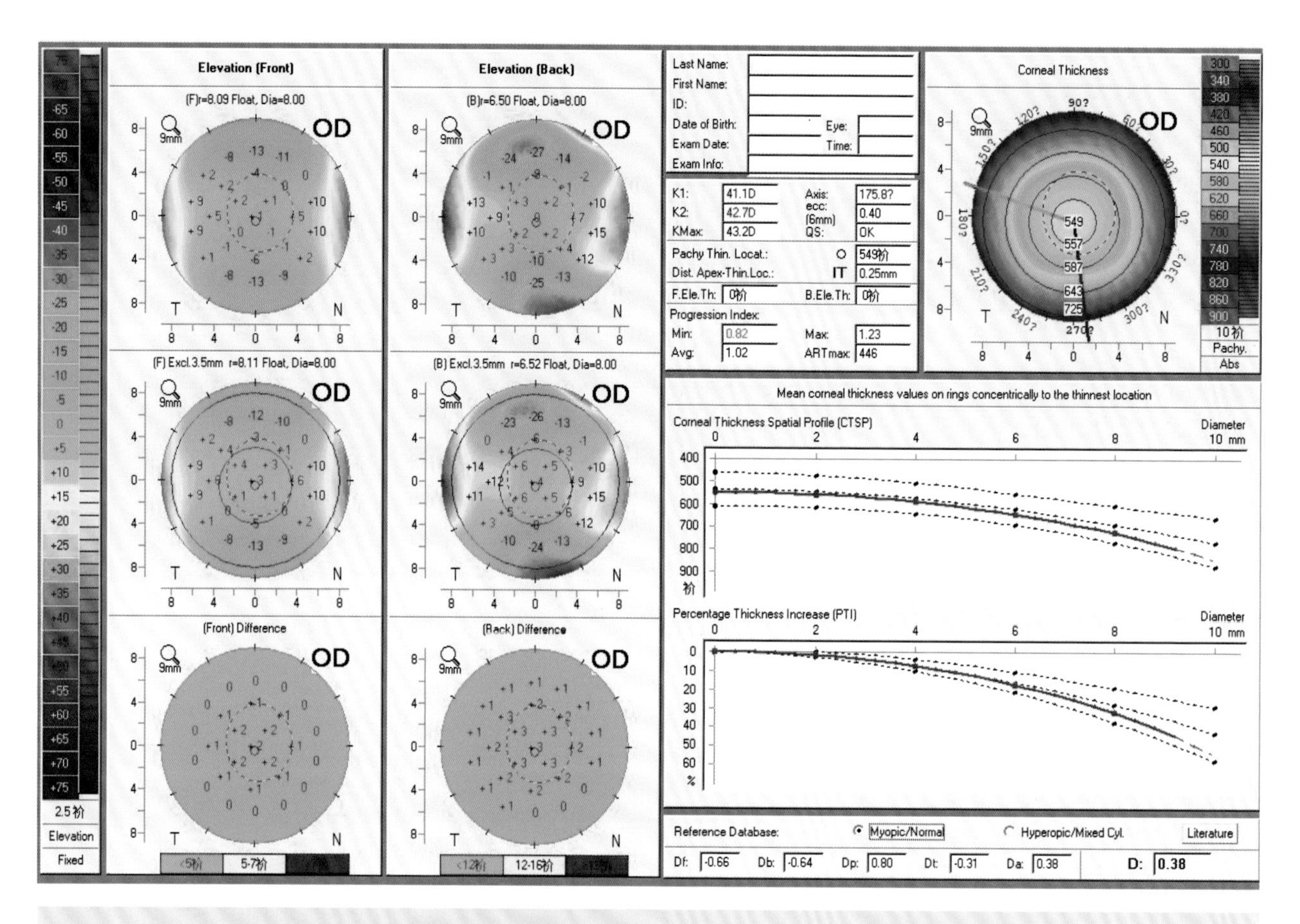

图 2-1-8-4 Pentacam 三维角膜地形图的 BAD 增强扩张图

（1）上方为基线高度图：汇总以角膜最薄点为中心的 8.0mm 区域内所有有效高度信息得到最佳拟合球面，角膜前后表面高度与最佳拟合球面的差值汇总形成基线高度图。

（2）中间为增强高度图：将以角膜最薄点为中心的 4.0mm 光学区从参考面的计算中排除，再将 4.0~8.0mm 区域内所有有效高度信息用来计算得到新的增强型最佳拟合球面。角膜前后表面高度与增强型最佳拟合球面的差值汇总形成增强型高度图。

（3）下方为基线高度图和增强高度图差异图：是基线型向增强型高度图转变的高度改变。正常角膜转变可以非常小，但扩张性病变则会有显著改变。

4. 双眼对比图分析 正常角膜的双眼形态存在一定的对称性，通过双眼对比图可以观察双眼角膜曲率图、高度图、厚度图等，以获取更多的参考消息（图 2-1-8-5）。

（二）临床应用

1. 圆锥角膜的筛查和诊断 三维角膜地形图临床应用广泛，最常用于圆锥角膜的筛查和诊断，尤其是角膜屈光术前圆锥角膜的筛查，有效指导了屈光手术患者的纳入与排除。

病例 1：男，29 岁，主觉验光：左眼 −0.75DS/−1.00DC × 85=1.0，裂隙灯检查左眼角膜透明，未见明显前突变薄。Pentacam 三维角膜地形图检查屈光四联图显示角膜前表面曲率不对称，角膜前后表面高度异常，角膜曲率最陡点与前后表面最高点基本重合，BAD 图显示角膜前后表面高度以及厚度变化率均异常（图 2-1-8-6）。提示亚临床圆锥角膜。

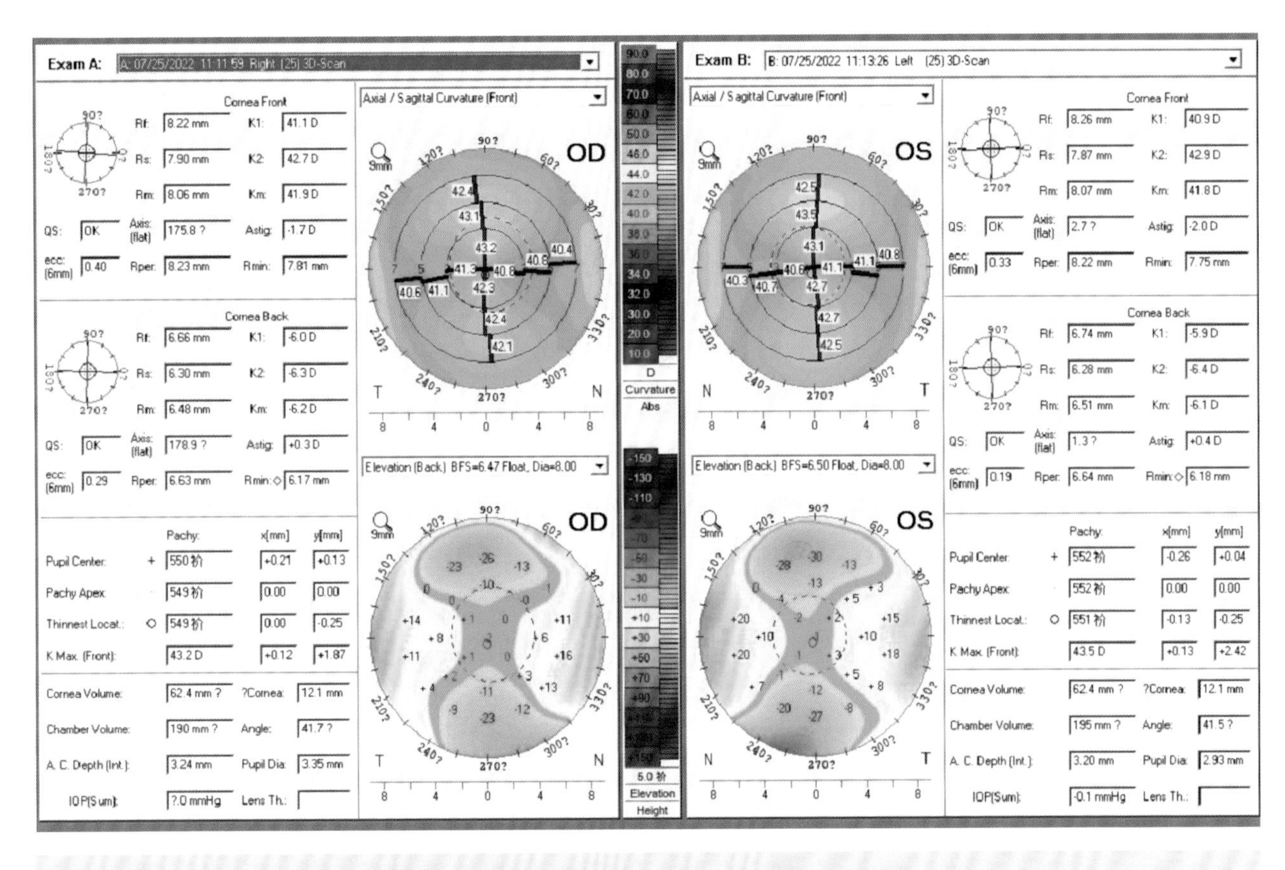

图 2-1-8-5　Pentacam三维角膜地形图的双眼对比图

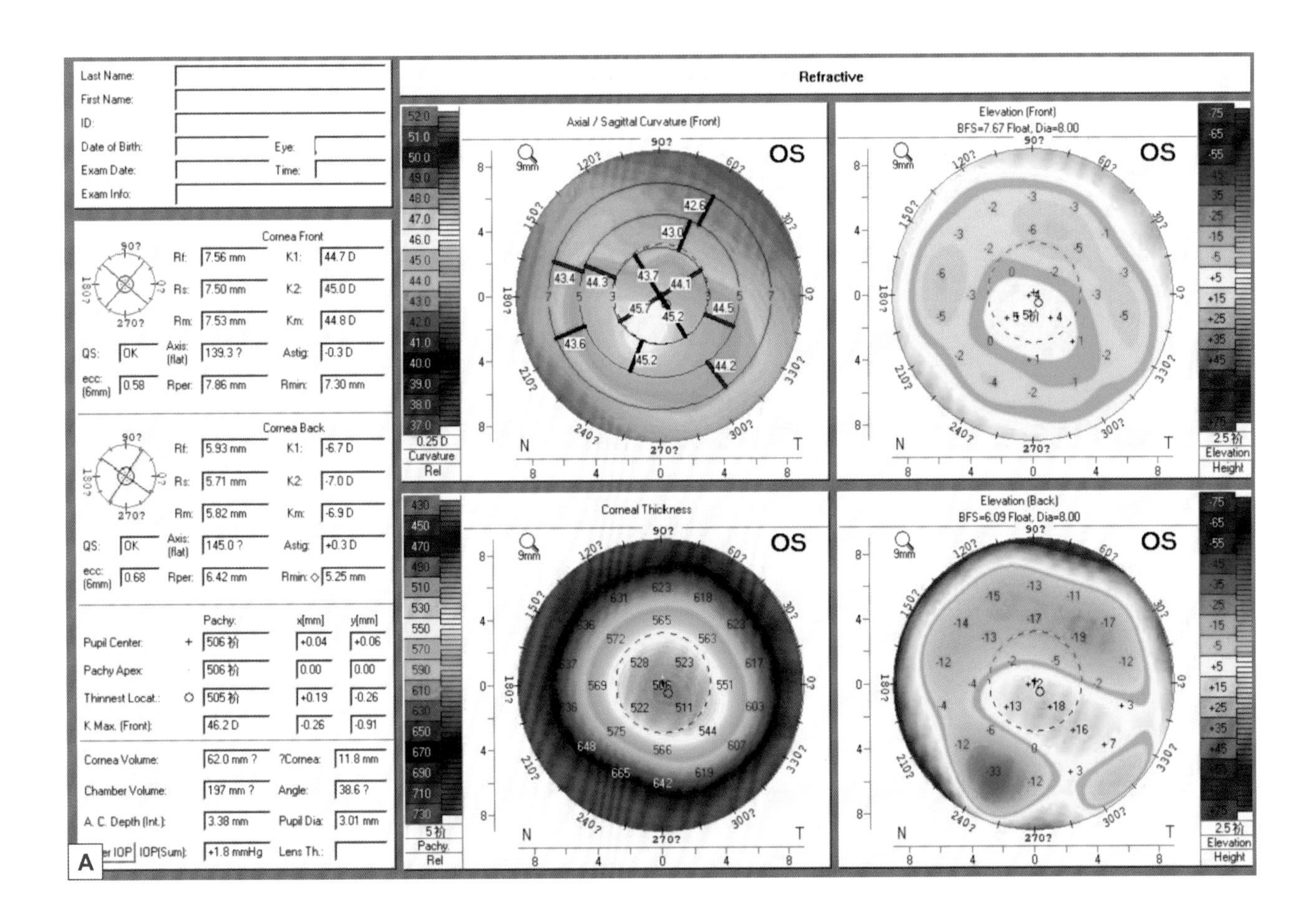

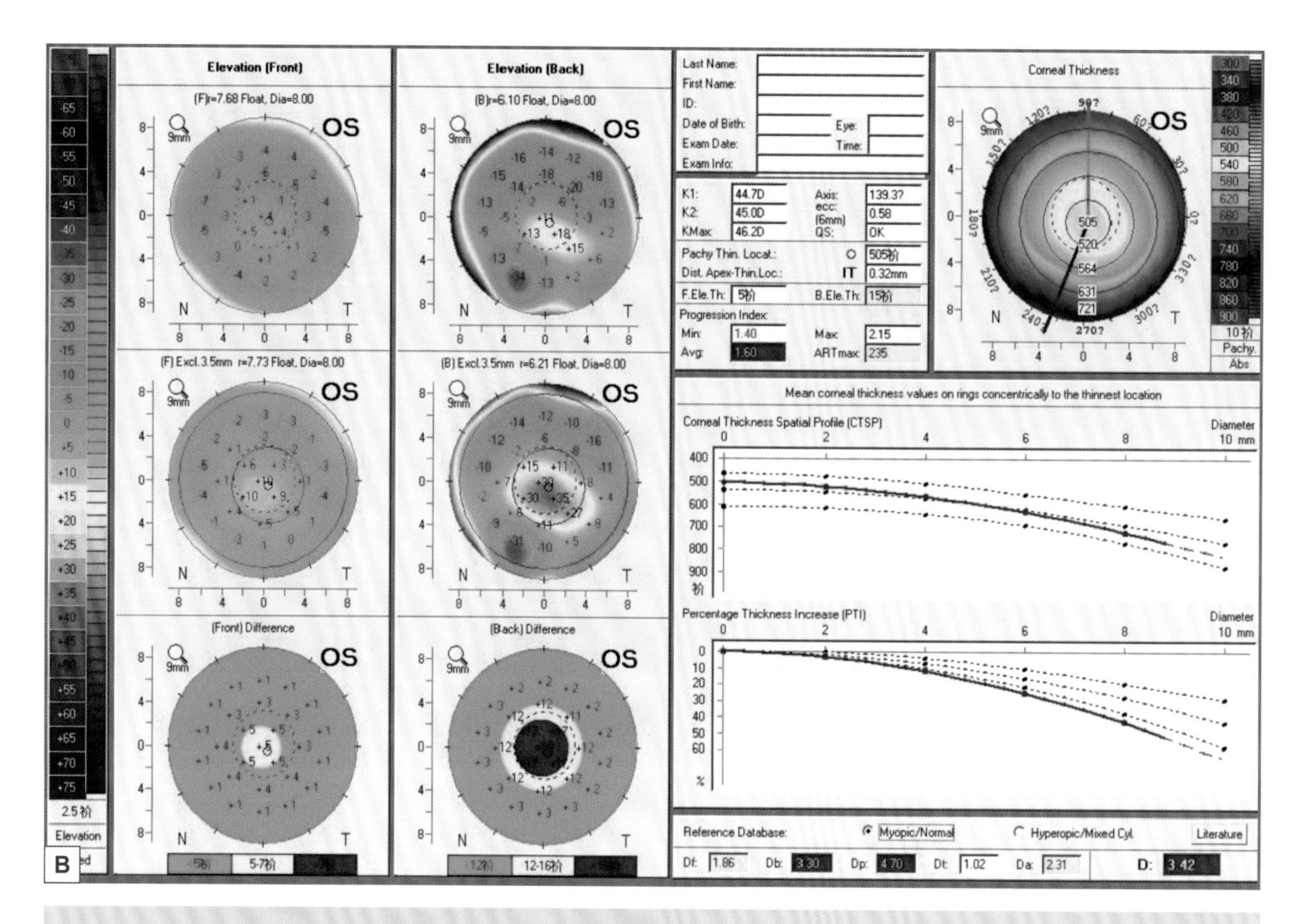

图 2-1-8-6　Pentacam 三维角膜地形图显示亚临床圆锥角膜

图 A　屈光四联图

图 B　BAD 增强扩张图

病例 2：男，19 岁，主觉验光：左眼 -3.00DS/-8.00DC×110=0.4，裂隙灯检查左眼可见角膜明显前突变薄。Pentacam 三维角膜地形图检查屈光四联图显示角膜前表面曲率明显增高，角膜前后表面高度明显异常，角膜最薄点与前后表面最高点完全重合，BAD 增强扩张图显示角膜前后表面高度以及厚度变化率均明显异常（图 2-1-8-7）。裂隙灯检查及 Pentacam 三维角膜地形图检查提示完成期圆锥角膜。

2. 不规则散光的矫正　各种原因（外伤、炎症等）导致的角膜瘢痕以及角膜移植术后往往导致角膜的不规则散光，患者矫正视力和视觉质量不提高甚至下降。角膜地形图引导的个体化切削治疗对于症状明显的不规则散光有较好的矫正效果。

3. 角膜像差分析　Pentacam 三维角膜地形图可以系统分析 0~6 阶角膜的像差，并给出 6mm 角膜范围内的总像差、总高阶像差、球差、彗差、三叶草等的均方根值。

4. ICL 术后拱高测量　Pentacam 三维角膜地形图还可以进行正常瞳孔下 ICL 术后的拱高观察，但由于 Scheimpflug 成像技术观察 ICL 的分辨率有待于进一步提升，因此，不推荐作为术后常规观察拱高的工具。

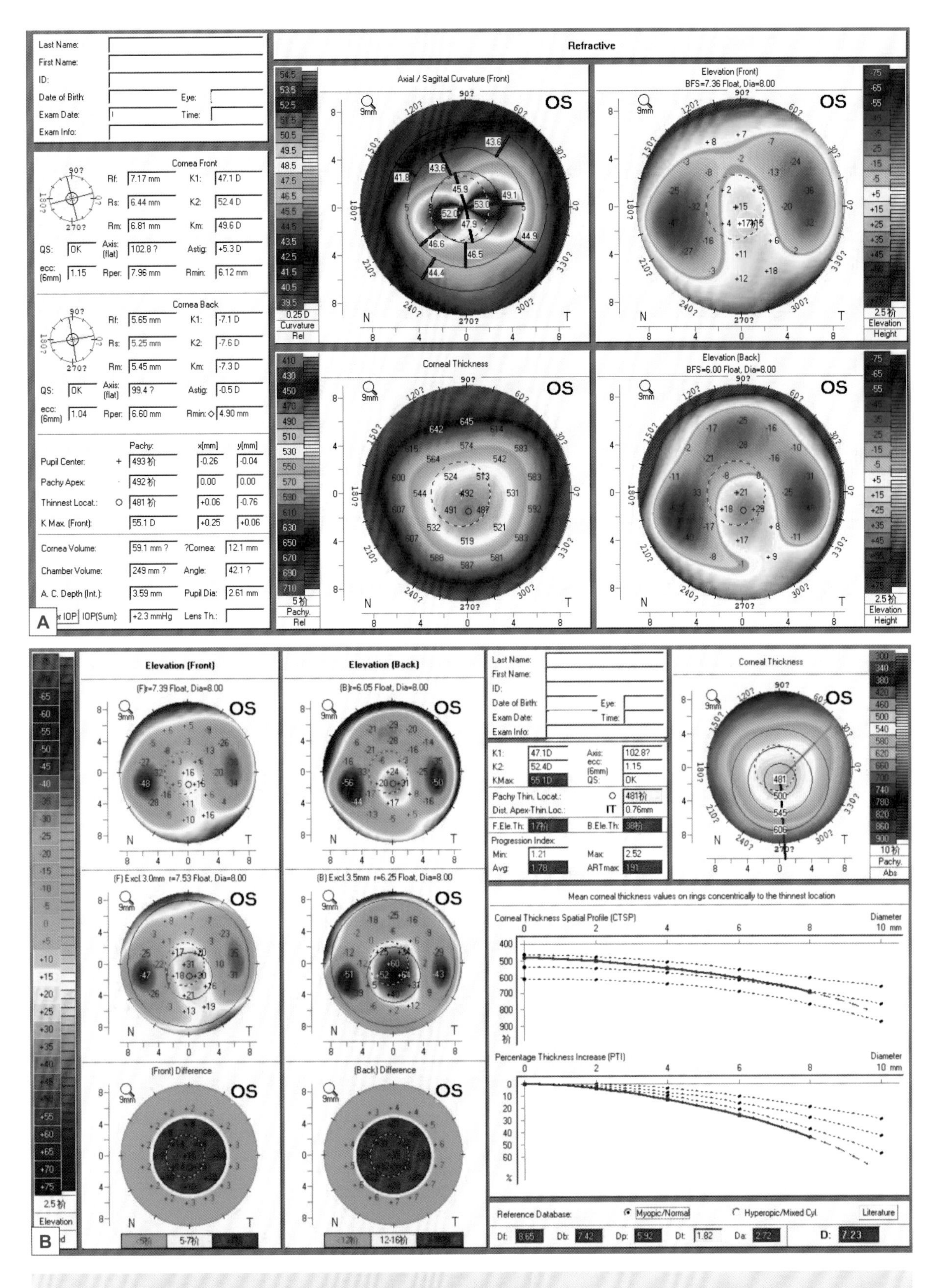

图 2-1-8-7　Pentacam 三维角膜地形图显示完成期圆锥角膜

图 A　屈光四联图

图 B　BAD 增强扩张图

（刘明娜）

第九节　角膜光学相干断层成像检查

相干光断层扫描成像（optical coherence tomography，OCT）是一种新型医学影像诊断技术，利用相干光对眼内组织结构进行断层扫描。它具有快速、非侵入性、非接触性的特点，可观察活体眼前节和眼后节的显微形态结构，能为我们提供类似低倍光学显微镜下组织病理切片的二维横断面图像或三维立体图像。这项技术在眼科得到了很好的应用，不仅在黄斑病变及青光眼的诊疗方面起到了关键作用，也已成为角膜和眼前节疾病临床诊疗的重要辅助手段。

眼前节OCT（anterior segment optical coherence tomography，AS-OCT）具有分辨率高、非接触、易配合、重复性好的特点，可用于指导眼前节疾病的诊断和治疗，在指导眼前节疾病手术方式的选择、手术适应证的选择、预防手术并发症及术后评估手术效果及预后方面有重要的意义。

一、设计原理及组成

（一）历史发展

Huang等于1991年首次在*Science*上报道使用OCT技术观察人的离体视网膜结构。1994年，OCT技术即应用于眼前节检查，能够获取角膜、前房、房角和晶状体的图像。1996年，时域OCT（time domain OCT，TD-OCT）被开发并投入商业使用；2003年，频域OCT（spectral domain OCT，SD-OCT或称fourier domain OCT，FD-OCT）技术诞生，傅里叶变换理论的应用使OCT技术获得了革命性的突破；2015年，相干光断层血管成像（optical coherence tomography angiography，OCTA）技术进入临床应用并快速发展。AS-OCT技术的发展完善较后节OCT相对滞后，目前适用于前节的OCTA系统尚有较多局限性。

（二）常用设备

目前，临床比较常用的眼前节OCT有全眼前节成像设备和后节OCT加装眼前节模块设备两种。一般全眼前节成像设备光源波长1 310nm，此波长被水吸收率低，可以在安全范围内使用更高的光强，穿透力更佳，可以一次成像角膜及晶状体后囊；而且散射大幅降低，有利于巩膜组织的成像。全眼前节成像设备的缺点是轴向分辨率（10μm左右）较后节OCT加装前节模块设备（小于5μm）稍低。后节OCT加装眼前节模块设备使用的光源波长较短（840nm），因此分辨率高但穿透力较差，且一次成像得到的图像长度短（3~6mm），无法全角膜成像。

（三）基本原理

1. 成像原理　OCT通过各种组织对光的反射、吸收及散射能力的不同对组织成像，通过测量光线反向散射或反向反射的回波时间延迟和强度来分辨组织结构。

2. 成像过程　由超级发光二极管（superluminescent LED，SLD）发出的宽光谱低相干光传到Michelson干涉仪（interferometer）后被光纤偶联器平均分成两束，一束进入探测光路投射到被成像的组织或标本上，另一束则进入参照光路。

由于不同深度的被检组织的显微结构不同，其对光的反射或反向散射的特性也不同，此光线与参照光路反射回来的光线之间会产生时间差，即光学延迟时间（time-of-light delay）。因光线传播速度极快，光学延迟时间无法直接测量，故OCT应用低相干光干涉度量学原理检测。参考光和信号光在光纤偶联器被重新整合为一束，并被光学二极管所探测。只有当参考光与信号光的脉冲经过相等光程，即参考光脉冲和信号光脉冲序列中的某一个脉冲同时到达探测器表面时才会产生光学干涉现象（类似在池塘中投下两枚石子，产生的波相互干扰一样）。

在时域OCT中，通过调节移动参考镜，使参考光分别与从眼内不同结构反射回来的信号光产生干涉，通过分别记录相应的参考镜的空间位置，便可测量出眼球内不同组织结构的距离。

在频域OCT中，参考镜固定不动，同步获取所有从不同层面反射回来的光，通过傅里叶转换（傅里叶转换是可以提炼信号的频谱特征的一种数学运算）将频谱干涉图变成包含深度信息和组织反射性的轴向

A 扫描（A-scan）信号。通过沿横向坐标收集连续像素的相邻 A 扫描，获得二维横截面图像，称为 B 扫描（类似于超声成像中使用的术语）。横向扫描时，不同组织结构的相对位置可以通过眼内光束横断面位置或目标的改变而测得。

3. 分辨率　OCT 的轴向分辨率主要取决于所用光源的波长及带宽（或调谐带宽）；横向分辨率由聚焦的光束大小决定，其分辨率亦与图像大小（像素密度）有关。光学成像技术的主要缺点是在大部分生物组织中光会被散射或吸收，因此，OCT 成像局限于光能直接到达或经内镜、导管可到达的组织。

二、检查方法

（一）检查方法

根据病情选择使用线性扫描（line 或 cross line）厚度测量（pachymetry）或 3D 扫描等方式扫描角膜，可以显示角膜构形、层间改变及厚度地形图、3D 模型等。可根据病情需要变换角度及部位，扫描时注意调整好镜头位置及屈光补偿。

检查时注意让患者头位保持固定，靠紧额托及下颌托，从最后方缓慢前移操作杆直至显示器中出现角膜反光，移动过程避免镜头触及患者眼球。注意保护镜头，镜头有污渍可能导致扫描图像不清，而经常擦拭镜头也容易造成镜头损坏，做完检查后应盖好或收起镜头。

（二）图像分析

分析图像时既要观察角膜形态的变化，也要分析反射强弱的改变。

1. 角膜形态的变化　主要包括角膜整体轮廓的变化（如角膜前突、前后表面不规则等）及角膜各层结构的变化（如上皮部分缺损、基质增厚或变薄、后弹力层脱离、内皮皱褶等），注意获取角膜厚度、病变深度等测量数据。

2. 反射强弱的改变　主要表现为反射信号增强、反射信号减弱、屏蔽效应等。

（1）反射强弱的图像表示方式：OCT 影像所展示的是各种组织的光反射性，反射性的高低可以用色阶或灰阶的形式来表示。在以灰阶表示反射强弱的 OCT 图片中存在两种情况：一种是白底黑图（black on white），黑色表示高反射，颜色越浅、越接近白色，表示反射越低；另一种是黑底白图（white on black），白色表示高反射，颜色越深、越接近黑色，表示反射越低。文中选图均为黑底白图。

（2）反射强弱与组织特性的关系：在分析反射信号的强弱时要了解组织的光学特性，组织结构及成分等不同将对反射信号的强弱产生不同的影响。

1）组织结构对反射性的影响：水平结构（与入射光方向垂直）的组织反射强；垂直结构（与入射光方向平行）的组织反射弱；组织有序性较差的结构为中度反射（过渡型）。

2）组织成分对反射性的影响：液体成分（水）多的组织反射弱；液体成分（水）少的组织反射强。

3）组织结构转换对反射性的影响：强反射也可以发生在两种介质的界面，当入射光线从一种屈光指数的组织进入另一种屈光指数的组织中时可以出现高反射。

4）表层组织对深部组织结构反射信号的影响：因为光源发出的入射光到达深层组织之前，以及深层组织反射光回到探测器之前，都必须经过其前方的表层组织，所以，各组织层面的 OCT 信号是由组织实际反射性和上层组织吸收与散射特性相结合的综合效应，并不完全代表真正的组织结构。

三、结果分析

AS-OCT 能够清晰显示角膜及房角横断面图像，可以定量分析病变及随访观察，对角膜病变的诊断和药物、手术治疗指导，特别是对手术适应证的选择和避免手术并发症有重要的意义。以下简要介绍一些与角膜相关的常见 AS-OCT 的临床应用及结果分析。

（一）正常角膜

正常角膜共分 5 层：上皮细胞层、前弹力层（又称 Bowman 膜）、基质层、后弹力层（又称 Descemet 膜）及内皮细胞层。OCT 图像最前方的弧形强反光光带是泪膜；受分辨率限制，目前泪膜与上皮层间无法准确分辨。其后约占 1/10 角膜厚度的中强反光弧形光带是上皮细胞层，与后方的基质层以低反光的前弹力层间隔。后方约占 9/10 角膜厚度的中等反光弧形光带是基质层；后弹力层及内皮层正常与基质间无明显边界，难以准确分辨（图 2-1-9-1）。

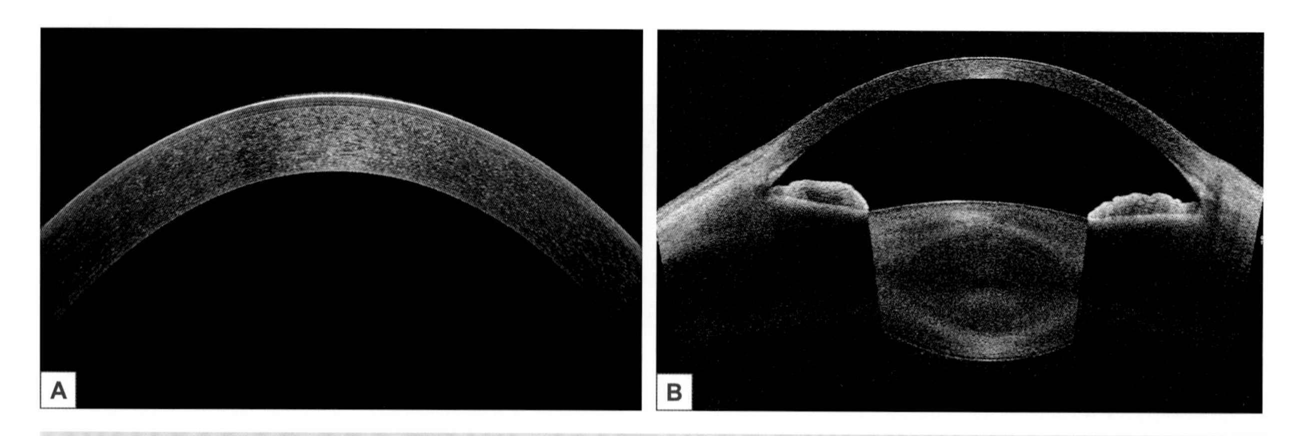

图 2-1-9-1　正常角膜 AS-OCT 图像
图 A　眼后节 OCT 加装眼前节模块设备角膜断层图像
图 B　眼前节成像设备角膜全景图像

（二）角膜外伤及异物

AS-OCT 可以显示各种类型角膜损伤的深度和范围，可以测量角膜厚度，观察裂伤口对合情况，了解板层裂伤层间是否有异物及囊肿存在（图 2-1-9-2），也可以显示角膜裂伤缝合术后伤口对合的情况及缝线的深度（图 2-1-9-3）。

AS-OCT 可以显示角膜异物的位置和深度（图 2-1-9-4）。角膜浅层异物可以直接在手术显微镜或裂隙灯下剔除。但角膜深层异物，尤其是达后弹力层的细小异物和一些利刺（头部细尾部粗），或异物少部分穿透入前房而角膜表面或浅基质层未留蒂部，取异物时均有异物坠入前房的风险。深层异物的处置方法详见后面临床部分表述，而 AS-OCT 则是协助进行术前定位与判别的利器。

AS-OCT 可以很好地发现 Descemet 膜脱离，有助于选择合适的治疗方法和监测治疗结果（图 2-1-9-5）。

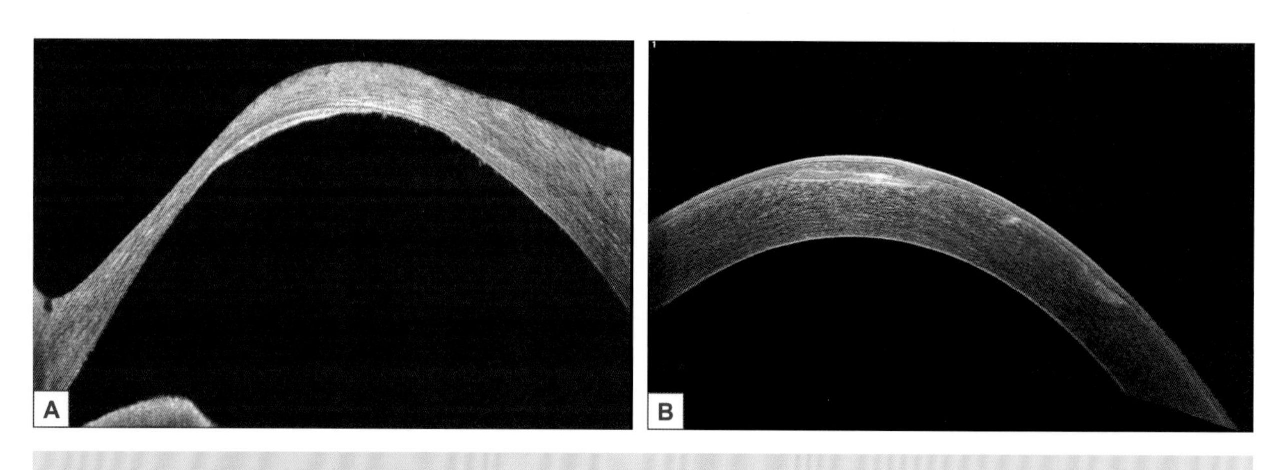

图 2-1-9-2　角膜外伤 AS-OCT 图像
图 A　热烫伤，角膜基质反射增强，局部变薄明显
图 B　上皮植入性囊肿，浅基质板层裂伤，层间见上皮植入性囊肿

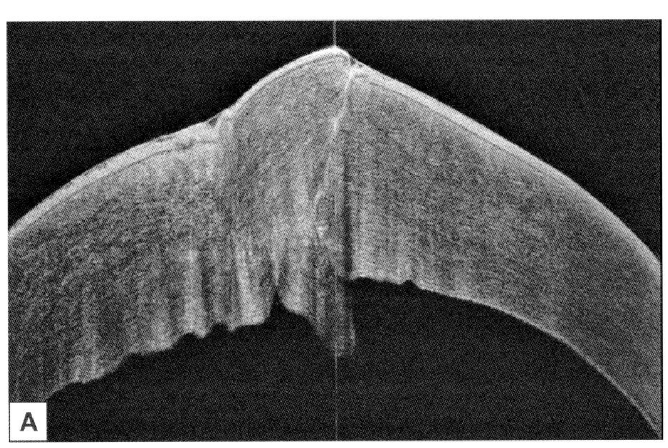

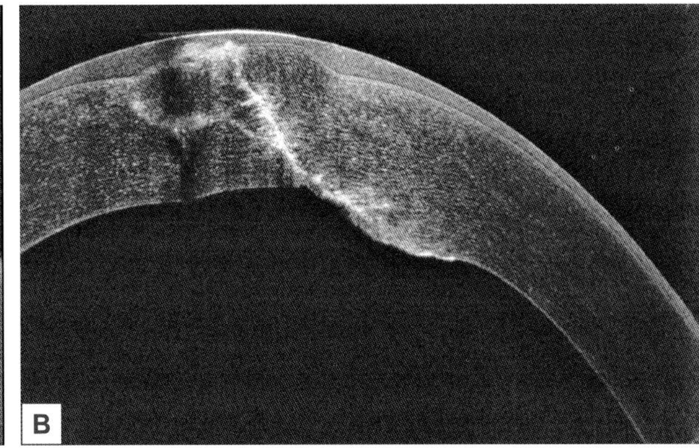

图 2-1-9-3　角膜裂伤缝合术后 AS-OCT 图像

图 A　角膜前后表面形态不规整，基质水肿明显，伤口对合处内皮侧有错位，内皮面见皱褶
图 B　伤口对合良好，内皮面不规整，瘢痕周围上皮增厚

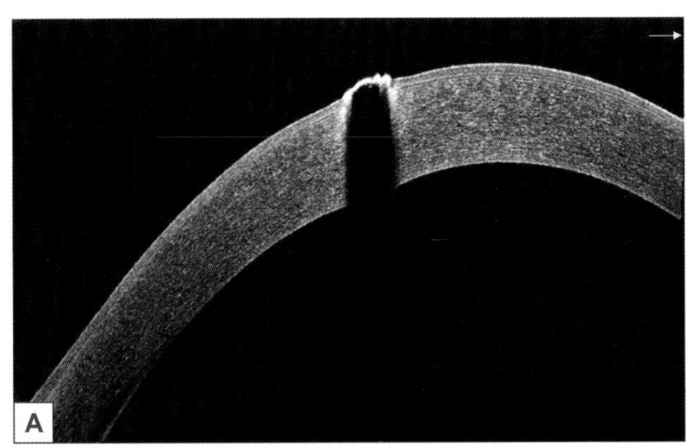

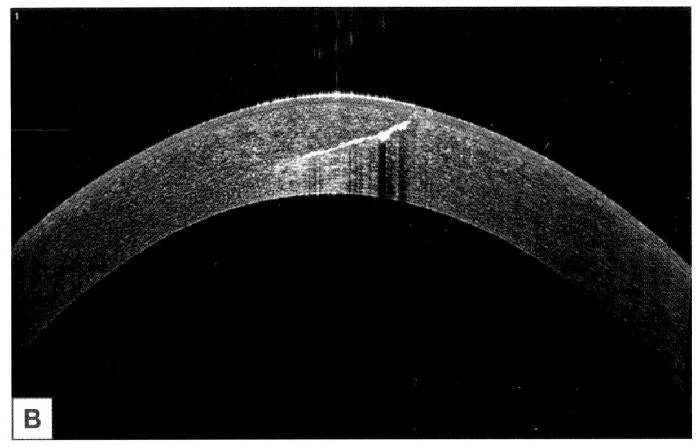

图 2-1-9-4　角膜异物 AS-OCT 图像

图 A　角膜浅层异物，角膜表面片状强反光，深度仅限上皮层，下方遮蔽明显
图 B　角膜层间异物，板层裂伤深达约 2/3 基质，层间点状强反光，其下线状遮蔽

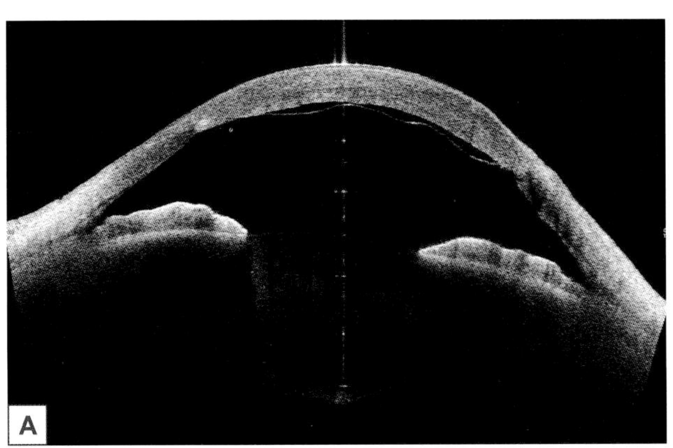

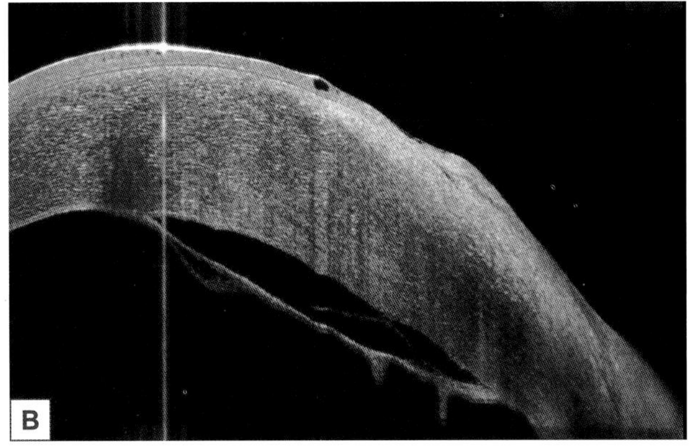

图 2-1-9-5　Descemet 膜脱离 AS-OCT 图像

图 A　圆锥角膜穿透性角膜移植术（PKP）后植片 Descemet 膜脱离（棍子碰伤），角膜植片水肿，高反射线状 Descemet 膜与基质层分离
图 B　白内障术后 Descemet 膜脱离约 3 个月，角膜水肿，上皮下水泡，高反射较粗糙 Descemet 膜与基质层分离

(三) 感染性角膜病

感染性角膜炎的主要临床症状是角膜溃疡，在大多数情况下，它由角膜上皮缺损和角膜基质炎症组成。AS-OCT 在感染性角膜炎患者的临床评估中具有重要作用，可以定量评估病灶的大小、部位及深度，指导治疗或手术方案，观察治疗反应，客观评估预后(图 2-1-9-6)。AS-OCT 还可评估角膜后病变特征，如前房炎症和 KP 等(图 2-1-9-7)。

角膜溃疡未累及全层，药物治疗不能控制病情时，可考虑行板层角膜移植术(lamellar keratoplasty，LKP)。为防止真菌性及棘阿米巴角膜炎复发，术中应尽可能清除感染的角膜组织。而 AS-OCT 可在术前评估溃疡及浸润深度，辅助手术决策；术后观察角膜植片与植床的对合情况，测量植片与植床厚度(图 2-1-9-8)。

当角膜溃疡较大、较深，药物治疗效果欠佳时，应考虑行穿透性角膜移植术(penetrating keratoplasty，PKP)；角膜溃疡极深或角膜已穿孔患者应尽早行 PKP 手术。AS-OCT 可评估病变深度及病情变化，辅助手术时机决策(图 2-1-9-9、图 2-1-9-10)。

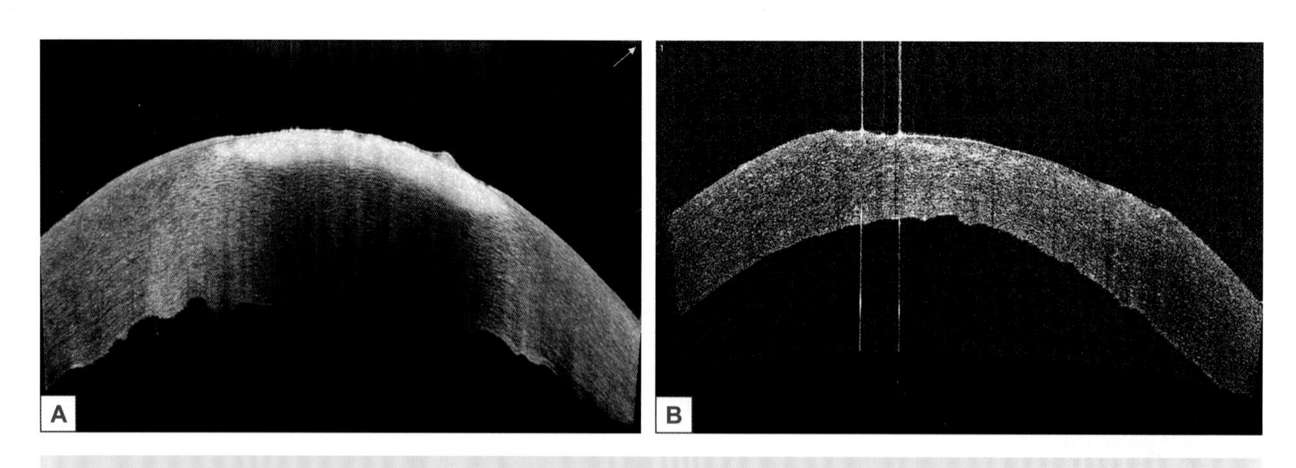

图 2-1-9-6 真菌性角膜炎治疗前及治疗后 AS-OCT 图像

图 A 治疗前可见角膜水肿增厚，病灶区上皮缺损，浸润尚局限于浅基质，内皮皱褶

图 B 清创及药物治疗后见角膜水肿减轻，病灶区厚度变薄，上皮仍有缺损，未及明显浸润

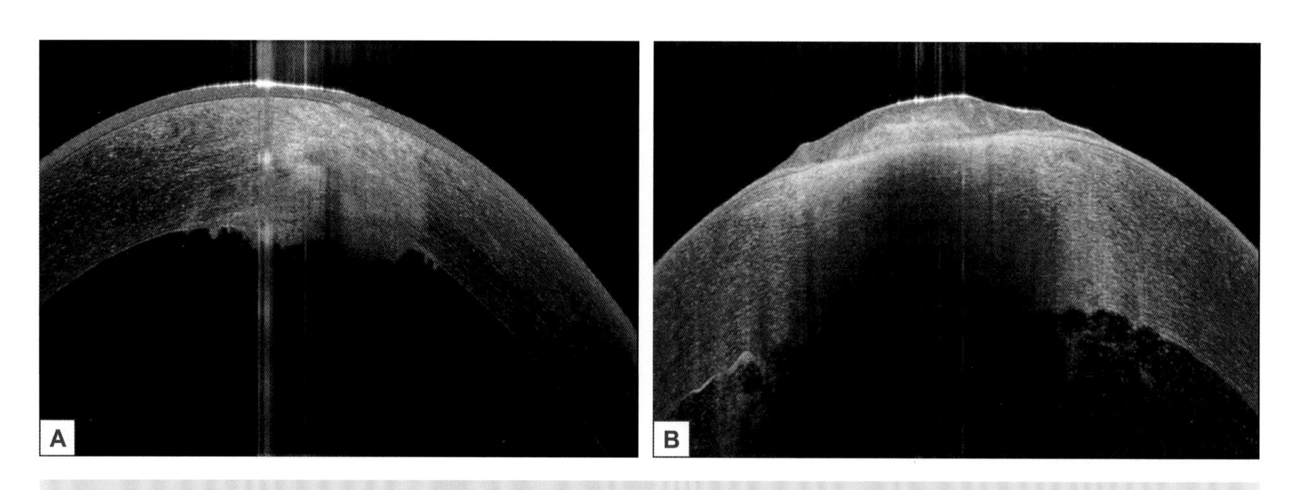

图 2-1-9-7 真菌性角膜炎内皮斑及前房炎症 AS-OCT 图像

图 A 内皮斑(栗子扎伤)，可见角膜上皮基本完整，部分基质反射强，无明显水肿，后表面见内皮斑

图 B 前房炎症，中央上皮异常增厚，基质水肿增厚明显，后方反光遮蔽，周边见絮状前房渗出

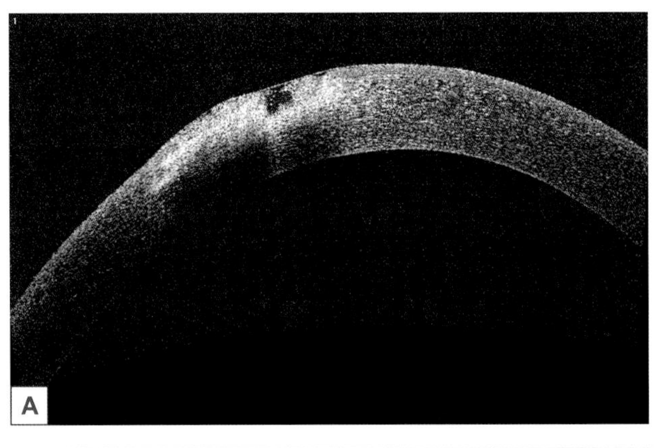

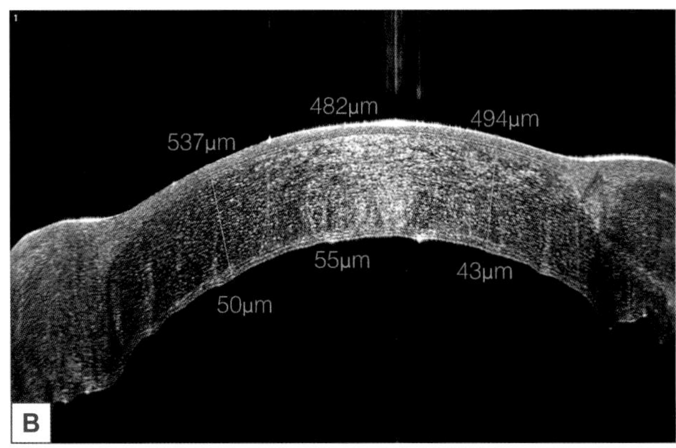

图 2-1-9-8 真菌性角膜炎 LKP 术前及术后 AS-OCT 图像

图 A 术前可见病灶区上皮缺损,浸润深度超过基质的 1/2

图 B LKP 术后见角膜植片与植床对合好

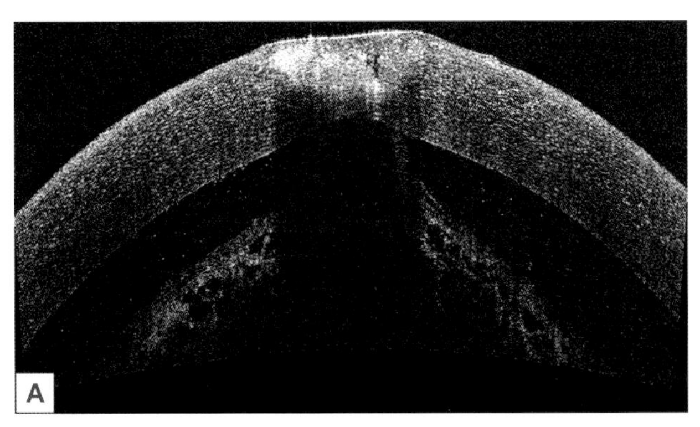

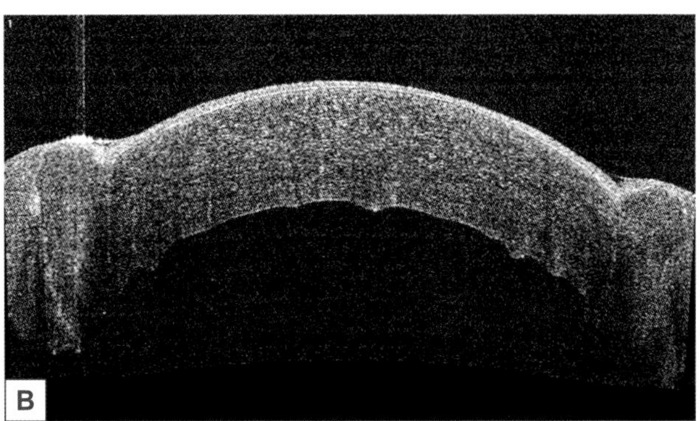

图 2-1-9-9 真菌性角膜炎 PKP 术前及术后 AS-OCT 图像

图 A 术前可见病灶区上皮缺损,浸润达深基质,前房积脓

图 B PKP 术后见角膜植片与植床对合好,植片轻水肿

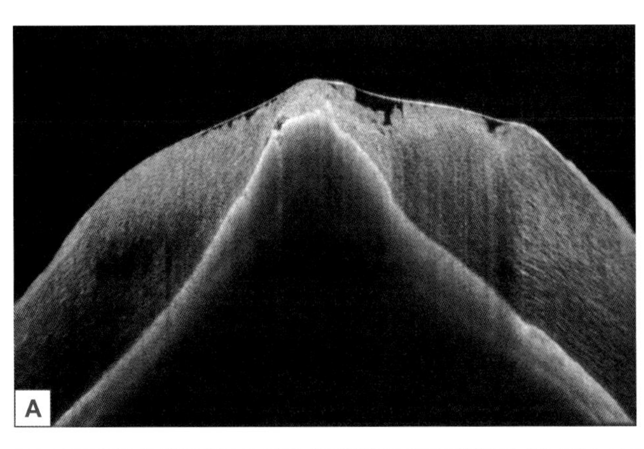

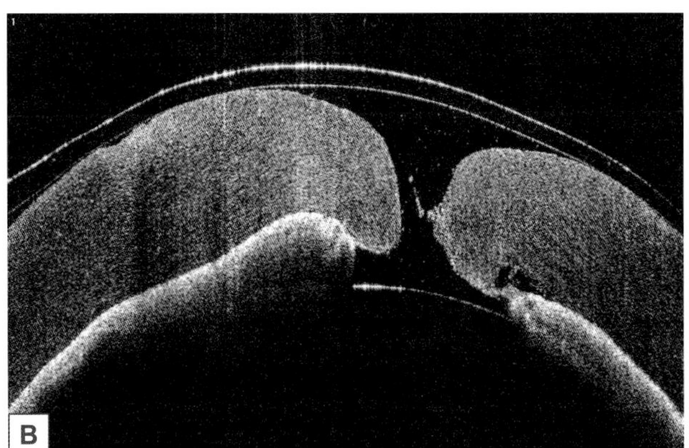

图 2-1-9-10 角膜穿孔 AS-OCT 图像

图 A HSK 合并感染,前房消失,穿孔处虹膜嵌顿,泪膜填充于前表面

图 B 角膜融解,绷带镜下见角膜组织不连续,前房消失,虹膜及晶状体前贴

（四）角膜变性与营养不良

AS-OCT 可以显示角膜营养不良患者病变组织的深度、范围和分布，已成为裂隙灯检查和基因检测之外的重要鉴别诊断工具，同时可以辅助手术决策。

各种临床常见的角膜营养不良的 AS-OCT 特征如下：

1. 上皮基底膜营养不良（epithelial basement membrane dystrophy） 也称地图状-点状-指纹状角膜营养不良（Map-dot-fingerprint dystrophy）或 Cogan 微囊肿性角膜营养不良（Cogan's microcystic dystrophy）。AS-OCT 表现：基底膜形态不规则，突出物进入角膜上皮；上皮层变薄（图 2-1-9-11）。

2. 胶滴状角膜营养不良（gelatinous droplike corneal dystrophy） 也称家族性上皮下角膜淀粉样沉着病（familial subepithelial corneal amyloidosis）。AS-OCT 表现：上皮基底细胞层致密、高反射、结节形成；上皮层形态不规则，有时不连续（图 2-1-9-12）。

3. Reis-Bücklers 角膜营养不良（Reis-Bücklers' corneal dystrophy） 曾称Ⅰ型 Bowman 层角膜营养不良（CDBⅠ型）。AS-OCT 表现：在 Bowman 层可见致密的高反射物质，该物质在中央角膜较厚，周边角膜变薄（图 2-1-9-13）。

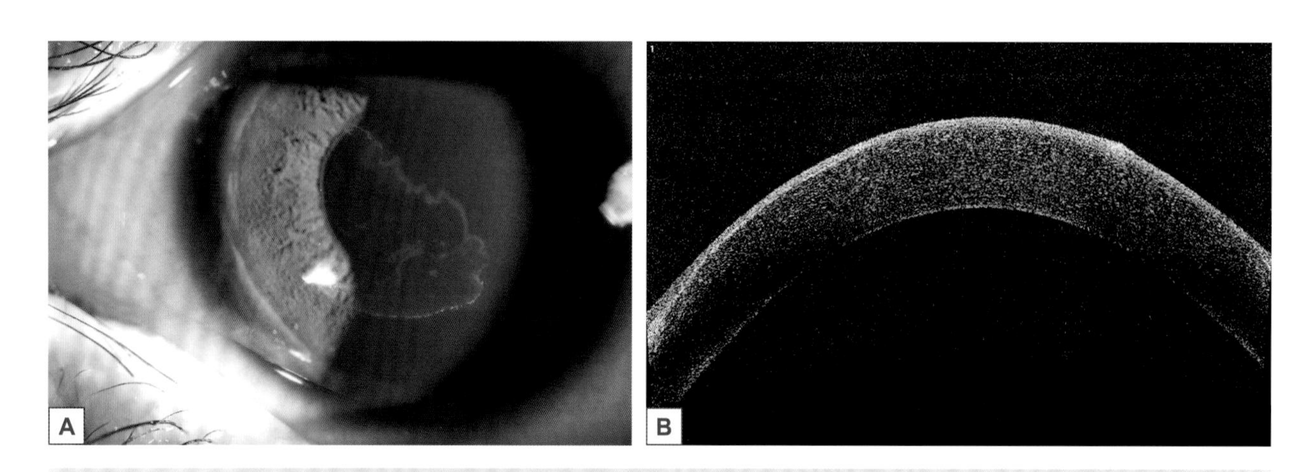

图 2-1-9-11 上皮基底膜营养不良

图 A 裂隙灯可见环形地图状上皮混浊

图 B AS-OCT 见基底膜不规则，突出物进入角膜上皮；上皮层薄

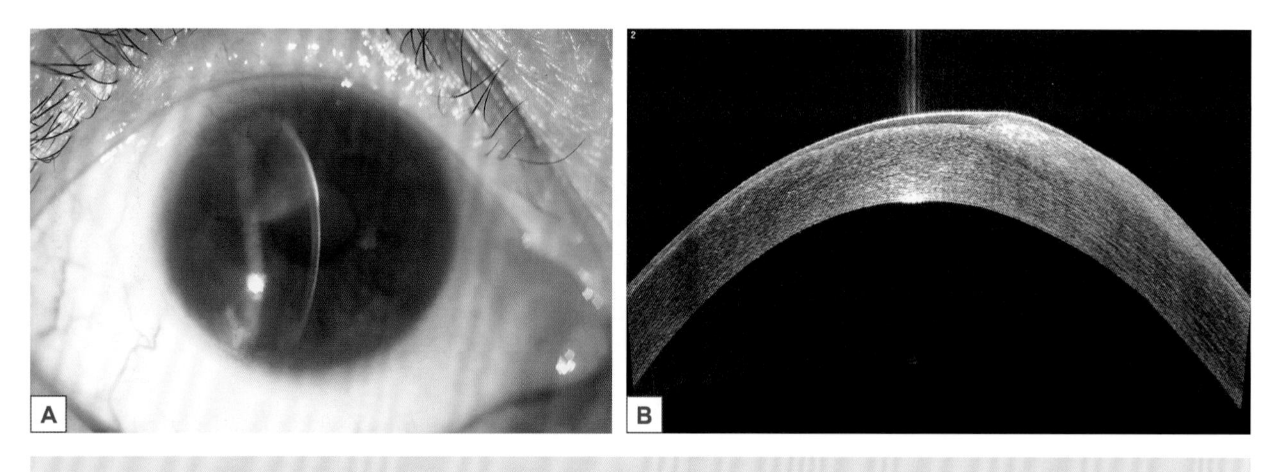

图 2-1-9-12 胶滴状角膜营养不良

图 A 裂隙灯见角膜弥漫浅层白色混浊、增厚堆积，上方新生血管长入

图 B AS-OCT 见上皮基底细胞层致密高反射、上方结节形成；上皮层形态不规则

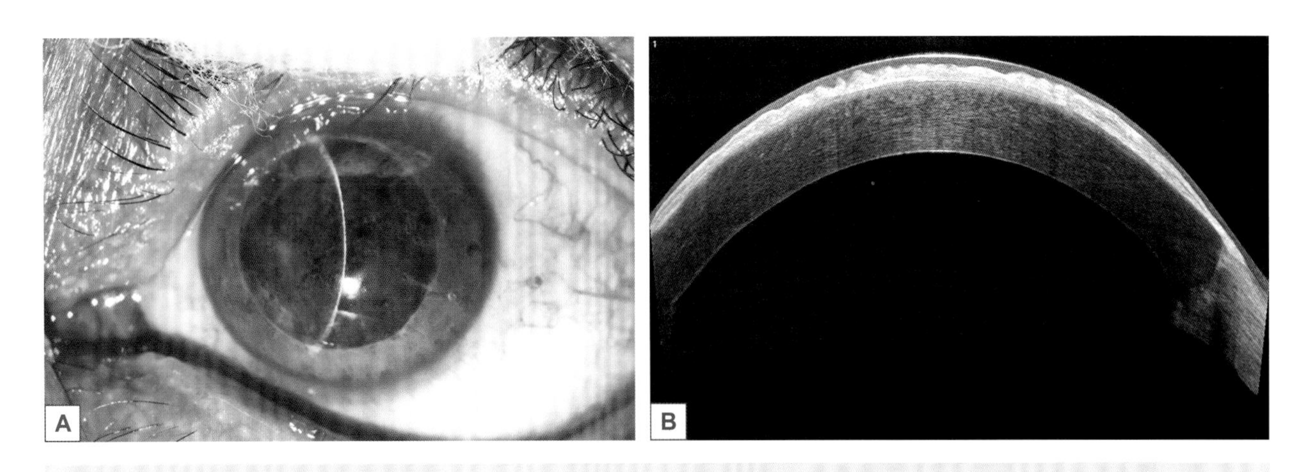

图 2-1-9-13 Reis-Bücklers 角膜营养不良(角膜移植术后复发)

图 A 裂隙灯见角膜植片植床愈合好,植片混浊
图 B AS-OCT 见 Bowman 层致密的高反射物质

4. 格子状角膜营养不良(lattice corneal dystrophy) AS-OCT 表现:Bowman 层的高反射物质向前基质扩散;上皮部分变薄和萎缩;Bowman 层破坏或缺失(图 2-1-9-14)。

5. 颗粒状角膜营养不良(granular corneal dystrophy) AS-OCT 表现:大的晶格样、浅表致密的高反射沉积,特别是在上皮和前部基质;Bowman 层不规则,有时可不连续(图 2-1-9-15)。

6. 斑块状角膜营养不良(macular corneal dystrophy) AS-OCT 表现:整个角膜基质中有明显的弥散性高反射小区域,基质胶原板层之间的高反射率普遍增加(图 2-1-9-16)。

7. Fuchs 角膜内皮营养不良(Fuchs endothelial corneal dystrophy) AS-OCT 表现:角膜内皮面光带增厚,可见细小结节样高反射(图 2-1-9-17)。

8. 后部多形性角膜内皮营养不良(posterior polymorphous corneal dystrophy) AS-OCT 表现:角膜内皮面光带增厚;无定形高反射物质沉积在角膜后部,突出进入前房(图 2-1-9-18)。

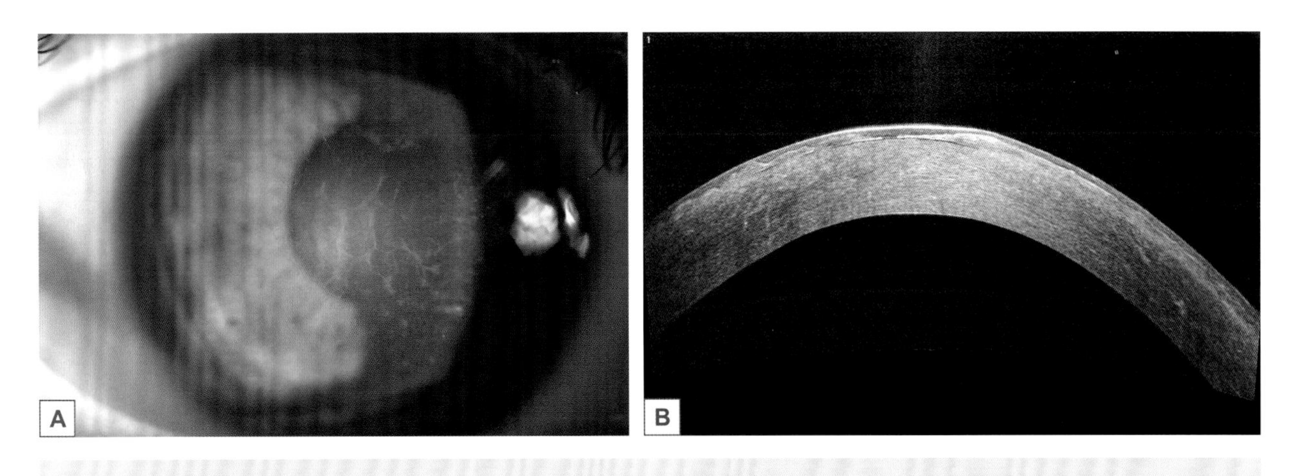

图 2-1-9-14 格子状角膜营养不良

图 A 裂隙灯见角膜基质层混浊,弥漫性格子样改变
图 B AS-OCT 见 Bowman 层的高反射物质向前基质扩散;上皮部分变薄和萎缩;Bowman 层缺失

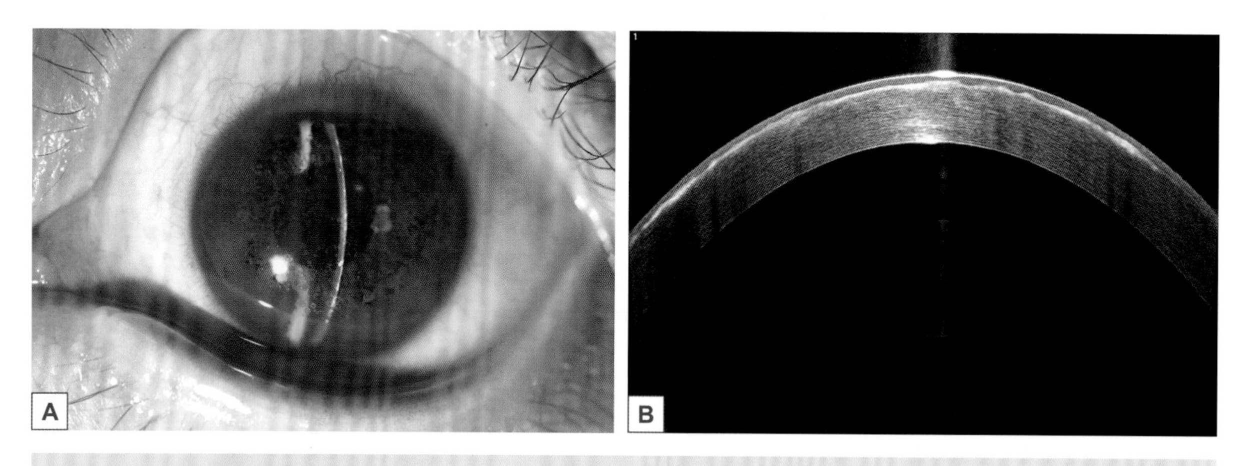

图 2-1-9-15　颗粒状角膜营养不良

图 A　裂隙灯见角膜浅基质层散在颗粒状白色混浊，边界清楚

图 B　AS-OCT 见浅表致密的高反射沉积位于上皮及浅基质；Bowman 层被破坏

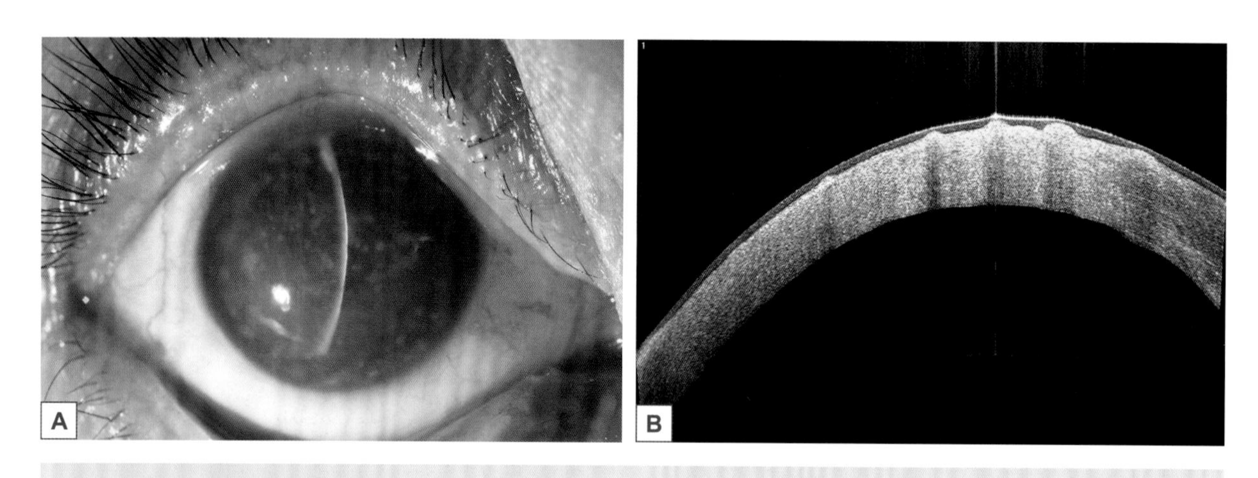

图 2-1-9-16　斑块状角膜营养不良

图 A　裂隙灯见角膜弥漫性斑块状混浊，累及角膜缘

图 B　AS-OCT 见基质中弥散性高反射区域；基质整体反射增强

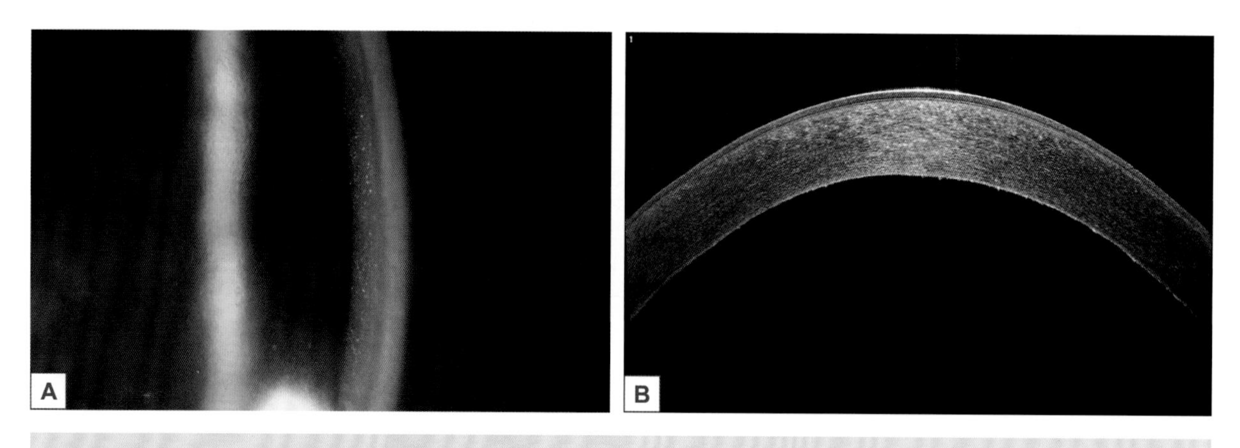

图 2-1-9-17　Fuchs 角膜内皮营养不良

图 A　裂隙灯见角膜内皮面赘疣，大量色素性 KP，×40

图 B　AS-OCT 见角膜内皮面光带增厚，散在小结节

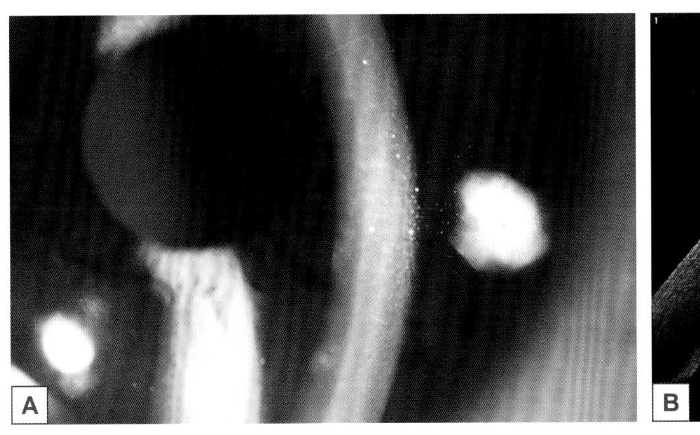

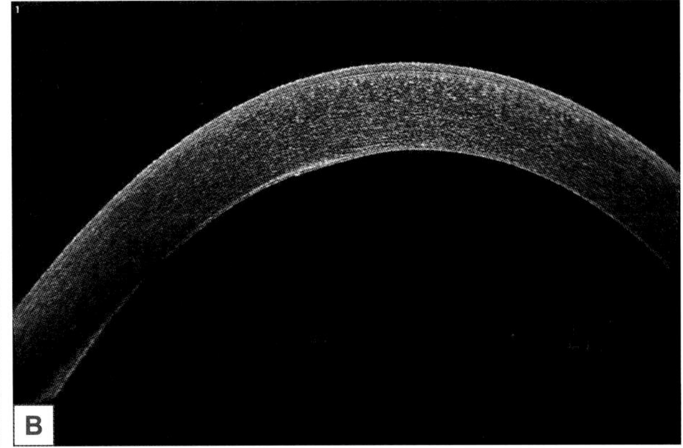

图 2-1-9-18 后部多形性角膜内皮营养不良

图 A 裂隙灯见角膜后表面小囊泡

图 B AS-OCT 见角膜后缘光带增厚;无定形高反射物质沉积在角膜后部

(五) 边缘性角膜变性

边缘性角膜变性也称 Terrien 角膜边缘变性,主要表现为慢性、双侧性角膜边缘部沟状变薄,角膜基质层萎缩变薄,同时伴有角膜新生血管翳,晚期可形成局限性角膜葡萄肿,甚至角膜穿孔。AS-OCT 表现为周边角膜局部变薄,上皮完整(图 2-1-9-19)。AS-OCT 可判断角膜厚度和病灶的深度、宽度及大小,协助设计角膜植床形态,在完全切除角膜病灶的同时,尽可能减少正常角膜组织被切除。

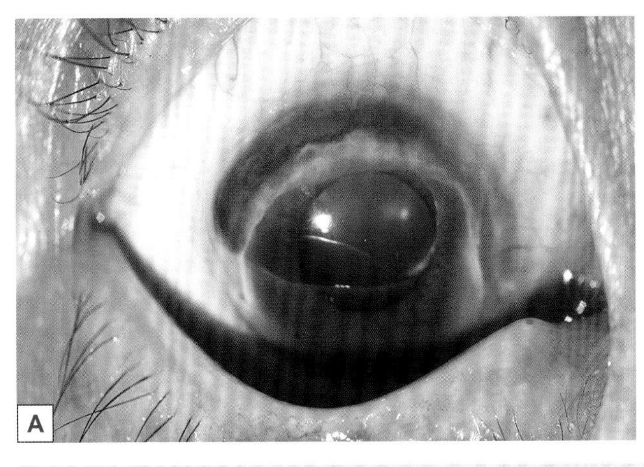

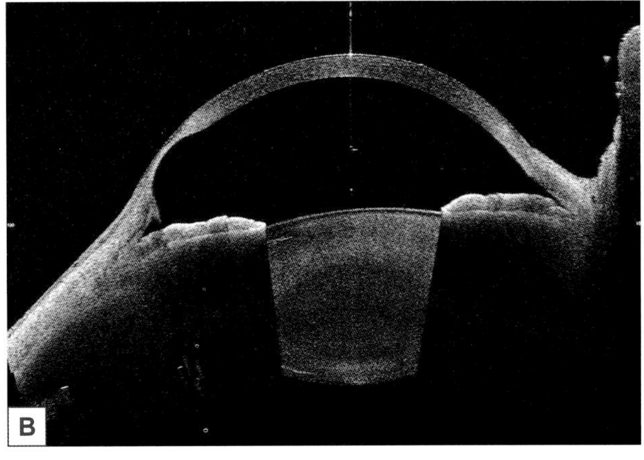

图 2-1-9-19 边缘性角膜变性

图 A 裂隙灯见顺时针 7:00~4:00 角膜周边变薄、膨隆、轻混

图 B AS-OCT(水平扫描)见颞侧角膜边缘显著变薄,最薄处厚度 85μm,中央角膜厚度可,鼻侧边缘轻度变薄

(六) 蚕食性角膜溃疡

蚕食性角膜溃疡也称 Mooren 溃疡,是一种慢性、进行性、疼痛性角膜溃疡,初发于角膜周边部。AS-OCT 表现为周边角膜前表面上皮及基质部分缺损,典型者呈挖掘状(图 2-1-9-20)。AS-OCT 可很好地判断角膜病灶的深度和大小,辅助指导手术方式的选择,根据病灶深度、面积及是否侵犯瞳孔区可选择羊膜移植术、部分板层角膜移植术及全板层角膜移植术。AS-OCT 还可指导角膜移植术后蚕食性角膜溃疡复发的治疗,根据病灶深度、面积、植床情况及是否累及瞳孔区选择羊膜移植术、更换植片、再次 LKP 扩

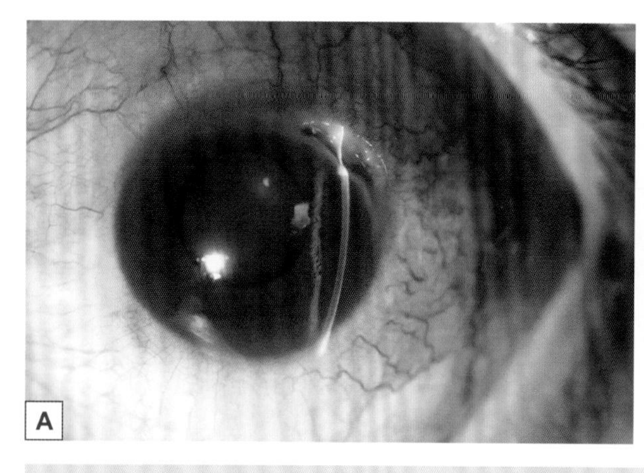

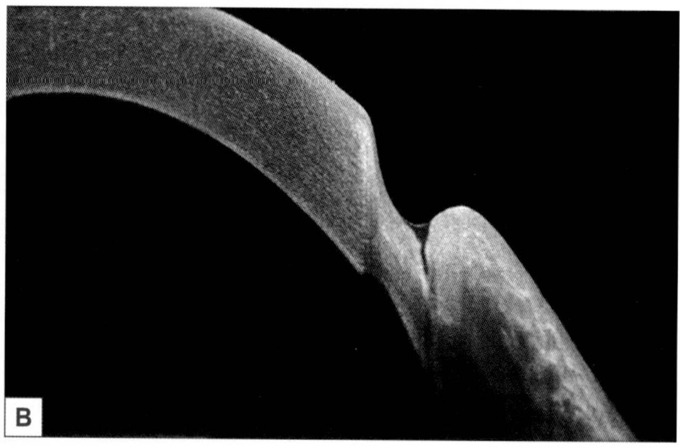

图 2-1-9-20 蚕食性角膜溃疡

图 A 裂隙灯见颞上周边角膜缘溃疡，基质较薄，周围浸润
图 B AS-OCT 见颞上周边角膜前表面上皮及基质部分缺损，呈挖掘状，深达约 1/2 基质

大切除及全 LKP 术，原则是要彻底清除溃疡处的病变组织，具体详见第三篇第二章第六节。

（七）圆锥角膜

AS-OCT 可以辅助诊断早期圆锥角膜，检测病变进展，还可指导手术方式选择，决定手术时机，评估干预后的治疗反应。

AS-OCT 可以显示角膜局部的偏心变薄，下象限和上象限之间以及颞下和鼻上象限之间的不对称变薄。同时，OCT 可自动探测所有扫描线的上皮边界，准确分界角膜上皮及其余组织，快速呈现角膜总体厚度及上皮厚度地形图（图 2-1-9-21）。上皮厚度地形图显示圆锥角膜患者前突锥体顶端的上皮变薄，周边有相应较厚的上皮层（典型的颞下锥体表现为鼻上方上皮增厚）；上皮细胞总厚度下降，最小厚度和最大厚度之间的差异更大，这在图形偏差图上表现得更明显。这是因为圆锥角膜患者角膜前突处上皮会代偿性变薄，而周边角膜变薄处上皮会代偿性增厚以掩盖下层基质的变陡和变薄，从而减少前表面的不规则性。在圆锥角膜的早期，这会导致角膜总体厚度或地形图看起来相对正常。而 AS-OCT 可以通过角膜上皮厚度图结合角膜地形图辅助诊断，评估早期病灶的变薄和角膜的不对称。

AS-OCT 可用于评估急性角膜积液中的 Descemet 膜撕裂、基质内裂的程度和角膜厚度，并随访病情变化（图 2-1-9-22）。

当角膜胶原交联后，AS-OCT 可用于评估上皮和基质厚度的变化，判断交联线深度（图 2-1-9-23）。AS-OCT 还可用于角膜基质环及基质透镜植入前后的定量评估，准确判断放环及透镜植入部位的术前、术中及术后角膜厚度（图 2-1-9-23）。

（八）角膜及眼表肿物

AS-OCT 可以穿透小的低色素肿物，原发性虹膜囊肿可以用 AS-OCT 检查。同时，在 AS-OCT 上，角膜鳞状癌变具有以下典型特征：①高反射增厚的上皮层；②正常上皮突然转变为异常上皮；③病变与下方组织间边界清楚（图 2-1-9-24）。但是对于大的色素性肿物、睫状体肿物，AS-OCT 的穿透力不如 UBM，此时应使用 UBM 明确肿物大小及与周围组织关系。

（九）角膜移植术中及术后应用

术中 OCT 在 LKP 及内皮移植手术过程中起到了重要的指导作用，它可以帮助评估角膜基质厚度，指导初始剖切深度及剩余植床厚度，判断是否可以再次剖切。术中及术毕即时观察植片植床对合情况，了解是否存在层间积液及内皮植片移位。但是，目前用于板层剥离的手术器械是金属，在术中 OCT 期间投射光学阴影，影响底层角膜或结构的可视化。因此，在逐层剥离期间，需要不时从手术场移除器械。而且，扫描速度和轴向分辨率的限制影响了图像捕获和视野的质量，随着术中 OCT 技术的进一步发展，这可能会有所改善。

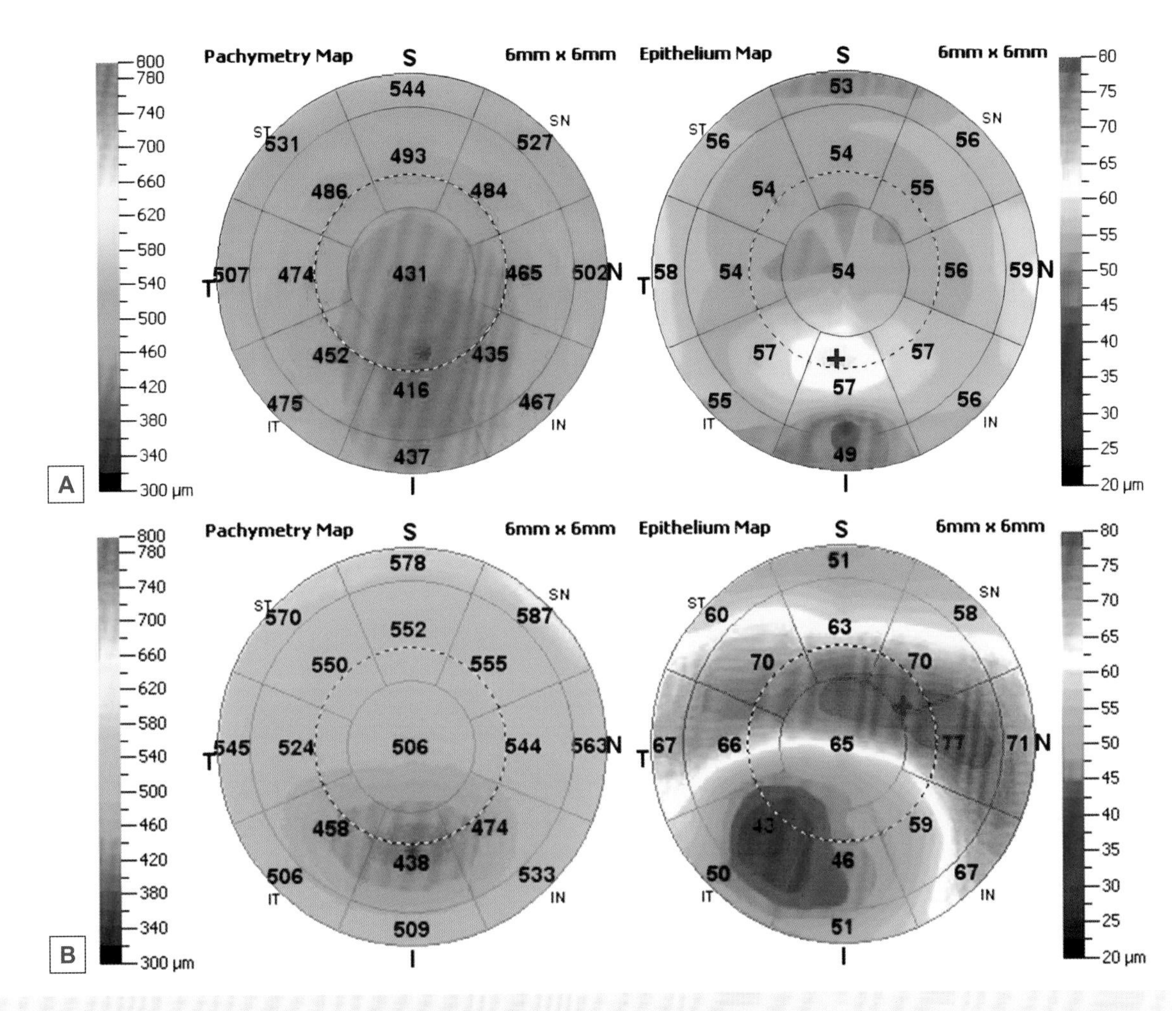

图 2-1-9-21　圆锥角膜总体及上皮厚度地形图（角膜中心直径 6mm）

图 A　角膜整体变薄，下方较著；下方锥体顶端上皮变薄，其上方上皮代偿性增厚

图 B　下方角膜变薄；颞下方锥体顶端上皮变薄，其上方上皮代偿性增厚，鼻上方为著

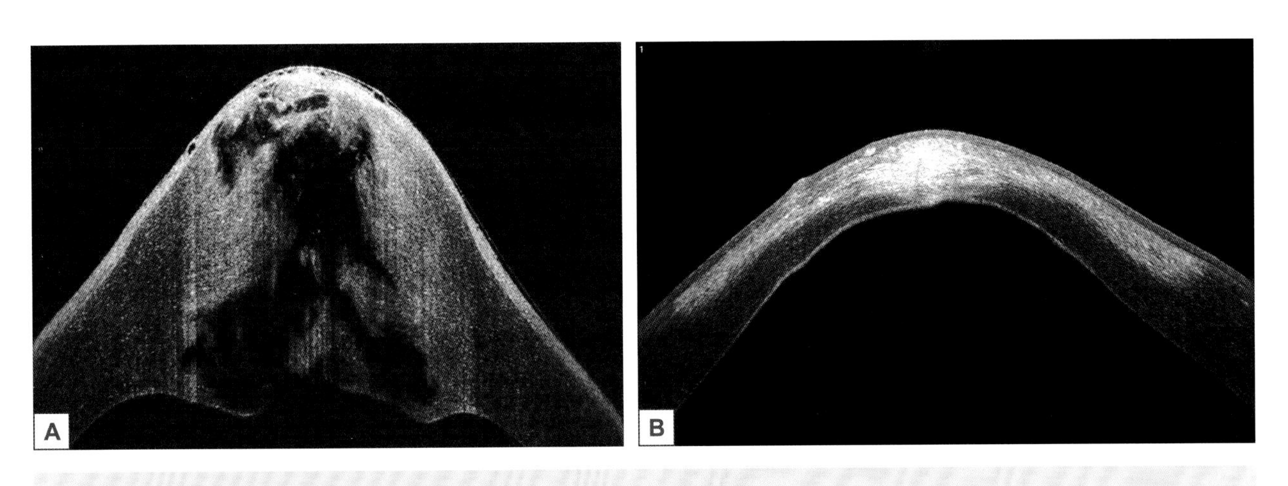

图 2-1-9-22　圆锥角膜急性水肿期治疗前及治疗后 AS-OCT 图像

图 A　治疗前见角膜中央明显水肿，大量上皮下水泡，浅层反射增强，基质内见无反射空洞

图 B　药物治疗后见角膜水肿消退，基质反射明显增强；角膜前突变薄

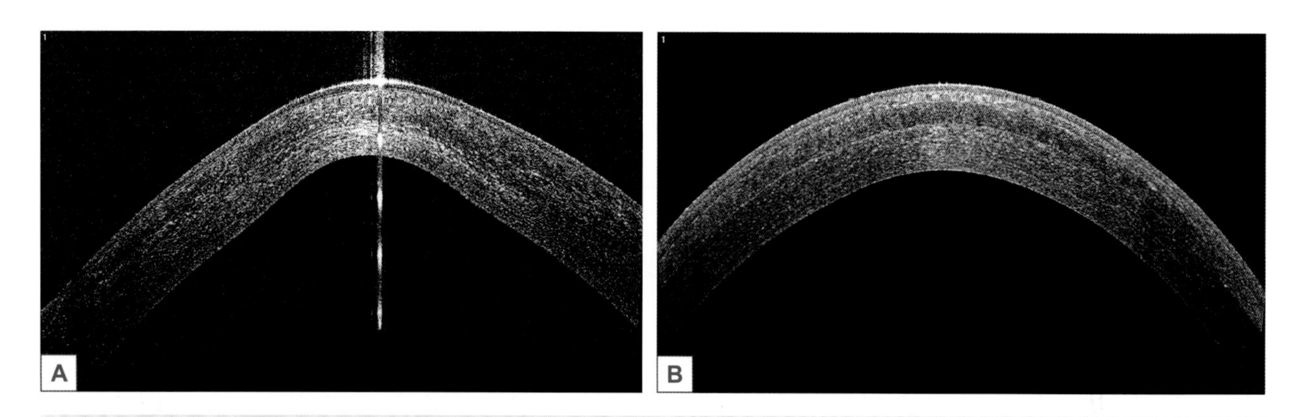

图 2-1-9-23 圆锥角膜治疗后 AS-OCT 图像

图 A 角膜交联术后，可见交联线深度约 317μm
图 B 基质透镜植入术后，可见基质透镜前后边界，与植床对合好

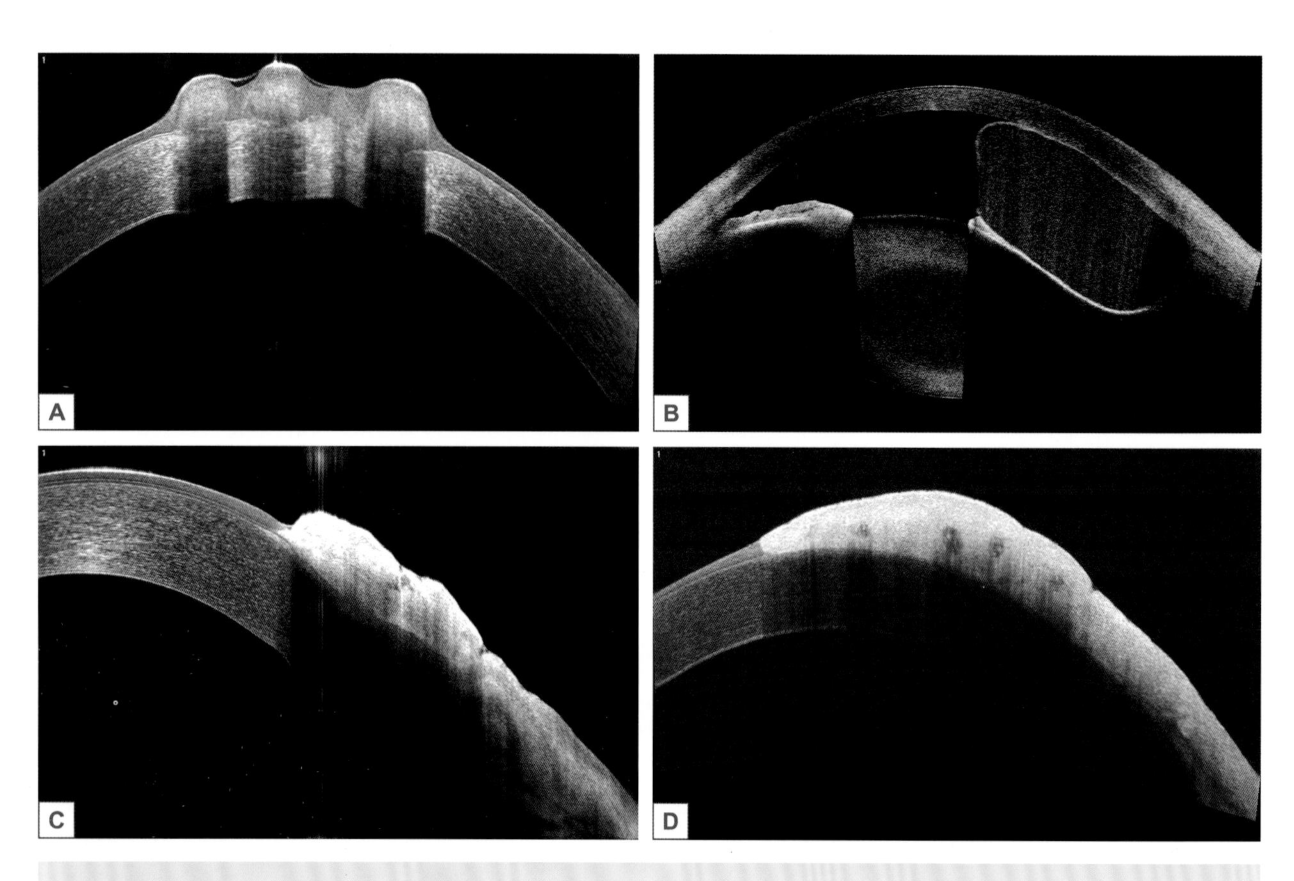

图 2-1-9-24 眼前节肿物 AS-OCT 图像

图 A 角膜淀粉样变性，角膜前表面见较强反射团状凸起，下方部分遮蔽，与其他角膜组织边界尚清
图 B 虹膜囊肿，较大囊性肿物位于角膜与虹膜间，推挤晶状体移位
图 C 角膜上皮变性角化，局部上皮层增厚显著，反射强，其下部分遮蔽，与其他角膜组织边界清
图 D 角膜原位癌，局部上皮层增厚显著，反射强，周边上皮正常；其下部分遮蔽，与其他角膜组织边界清

AS-OCT 可以在角膜移植术后提供有用的信息，可观察角膜植片与植床的对合情况，测量植片与植床厚度（图 2-1-9-25）。同时，该技术在人工角膜中具有巨大的实用价值，有助于监测植入的人工角膜的解剖稳定性，定量评估术后前房深度和房角开放情况。

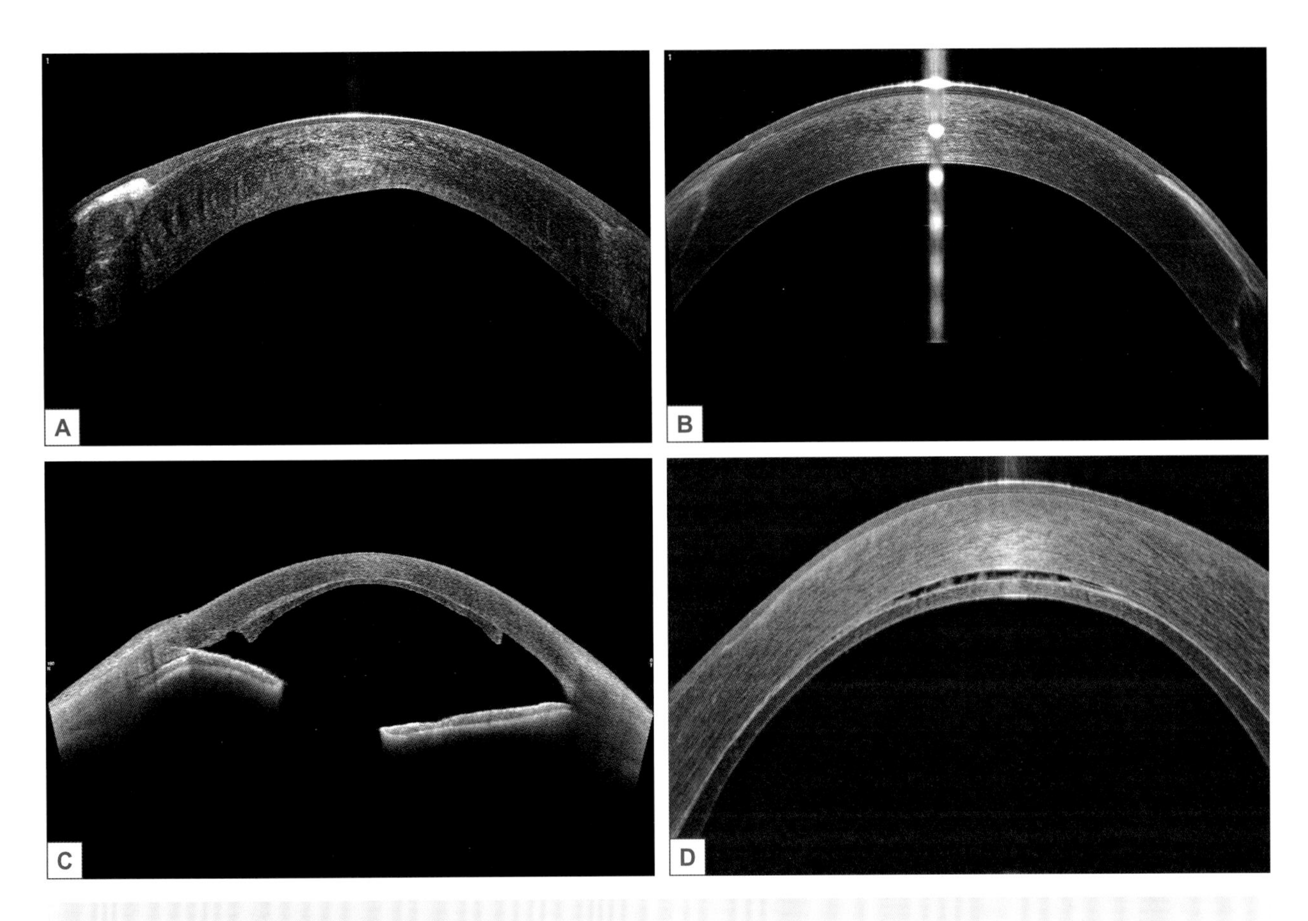

图 2-1-9-25 角膜移植术后 AS-OCT 图像

图 A LKP 术后，可见植片植床对合良好
图 B PKP 术后，可见植片植床对合良好
图 C 角膜内皮移植术后，切口处可见植入的内皮层与基质贴附良好
图 D LKP 术后层间积液，角膜植片与植床间见小间隙

（十）角膜屈光手术前后评估

AS-OCT 可以在角膜屈光手术前对全角膜厚度及上皮厚度进行无创评估（图 2-1-9-26），降低术后角膜扩张的风险；还可以定性、定量地评估术后上皮及角膜瓣厚度（图 2-1-9-26）、界面及术后并发症（图 2-1-9-27）。

（十一）角膜接触镜使用前后评估

AS-OCT 可以评估角膜接触镜和眼表之间的附着情况，如镜片的活动、液体储层（fluid reservoir）的厚度等。AS-OCT 还可定量评估角膜塑形镜配戴后角膜上皮厚度的变化，如中心上皮变薄、周围增厚及其回归（图 2-1-9-28）。

同时，因为角膜接触镜的使用可能会导致泪液中生化成分的变化，因此有必要对泪膜进行评估。而 AS-OCT 能够直观观察泪河的动力学变化，可定量测定泪膜相关参数如泪河高度（tear meniscus height，TMH），泪新月面积（tear meniscus area，TMA）等，其可重复性好，与传统测量法存在较好的一致性。

（十二）角膜血管成像

角膜血管化是角膜的一种病理状况，会降低角膜透明度，进而增加移植排斥的发生率。相干光断层血管成像（optical coherence tomography angiography，OCTA）本质上是通过比较连续扫描之间的去相关关系来使用 OCT 勾画血管。OCTA 系统可以用于评估角膜、虹膜或巩膜血管，但现有的适用于前节的 OCTA 系统有许多局限性。第一，没有针对眼跳的内置运动校正，运动伪影非常常见。第二，角膜瘢痕可能会引

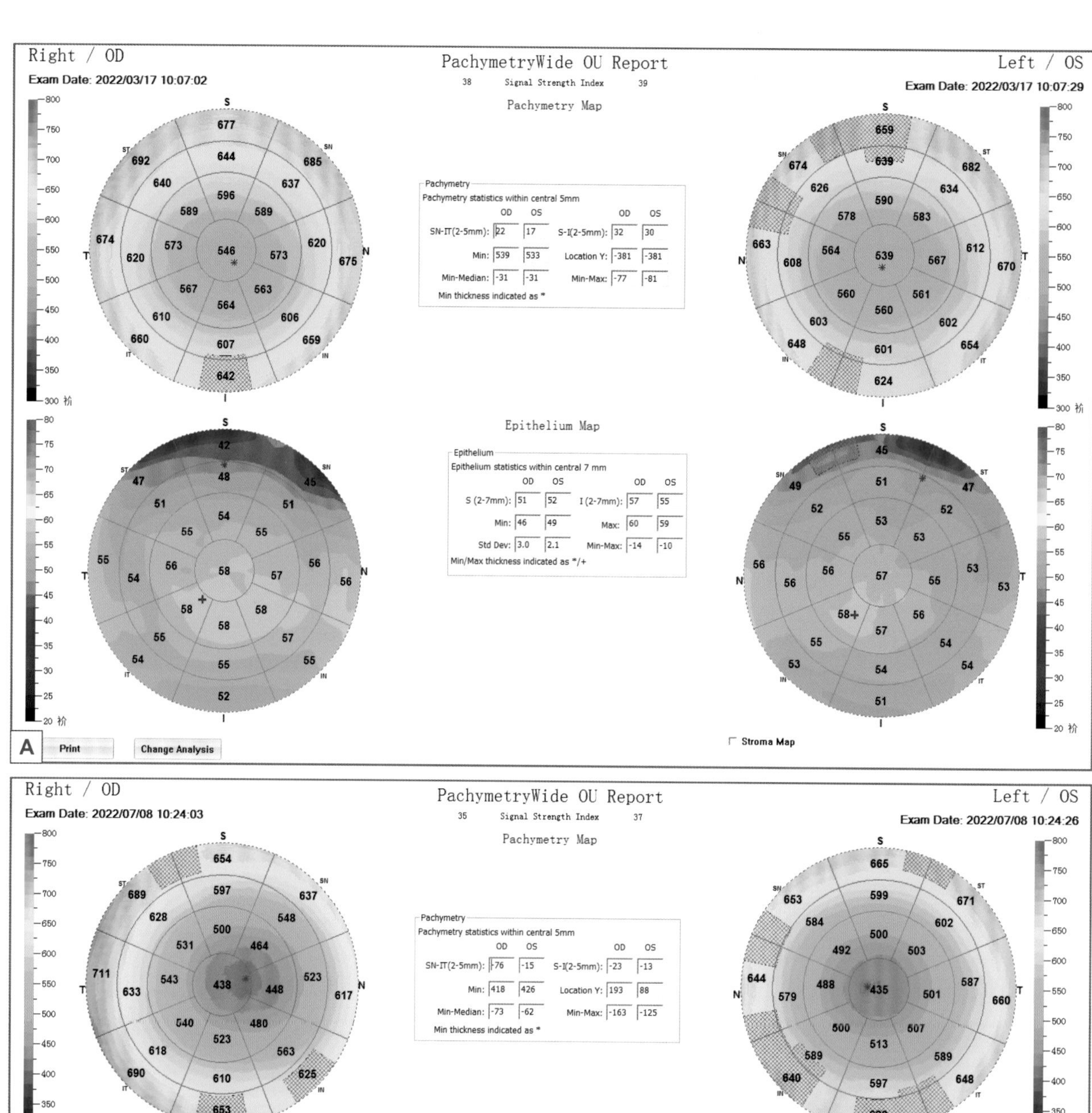

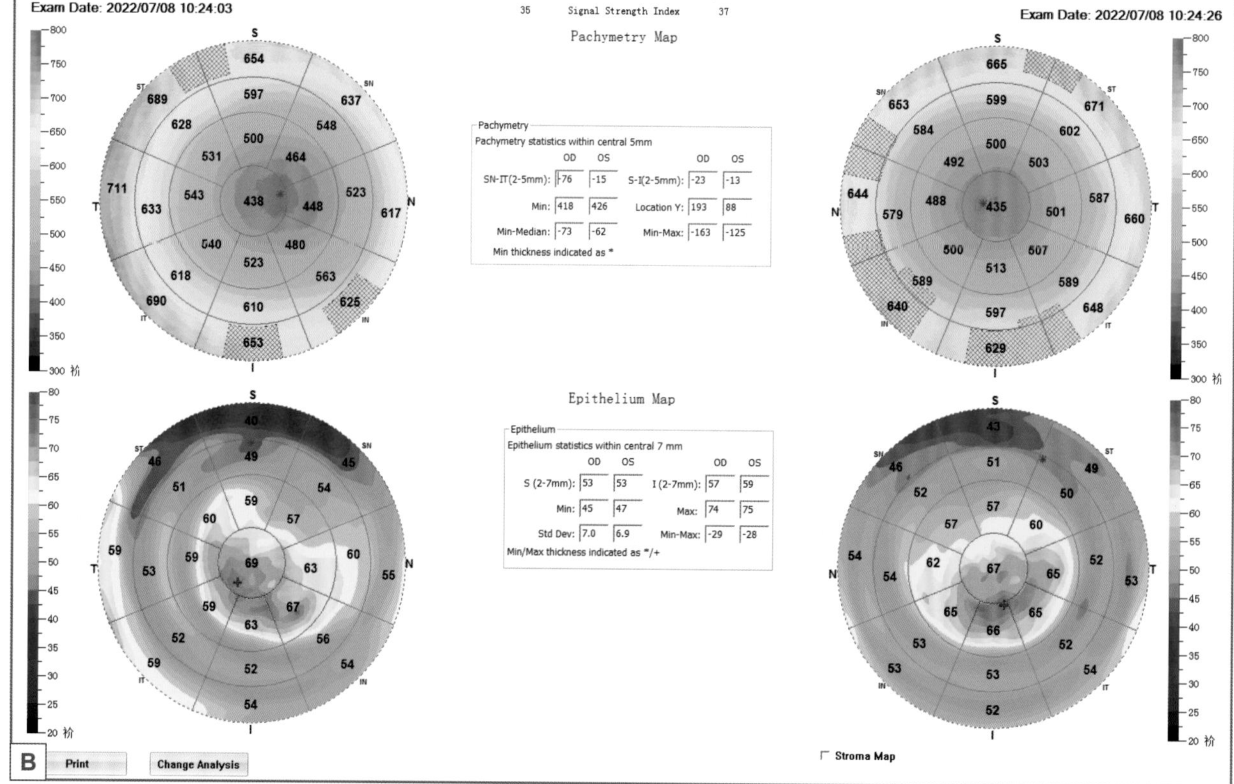

图 2-1-9-26 角膜屈光手术前后角膜厚度及上皮厚度评估（角膜中心 9mm 直径）

图 A 术前可见角膜及上皮厚度正常

图 B 术后可见中央角膜变薄，上皮增厚

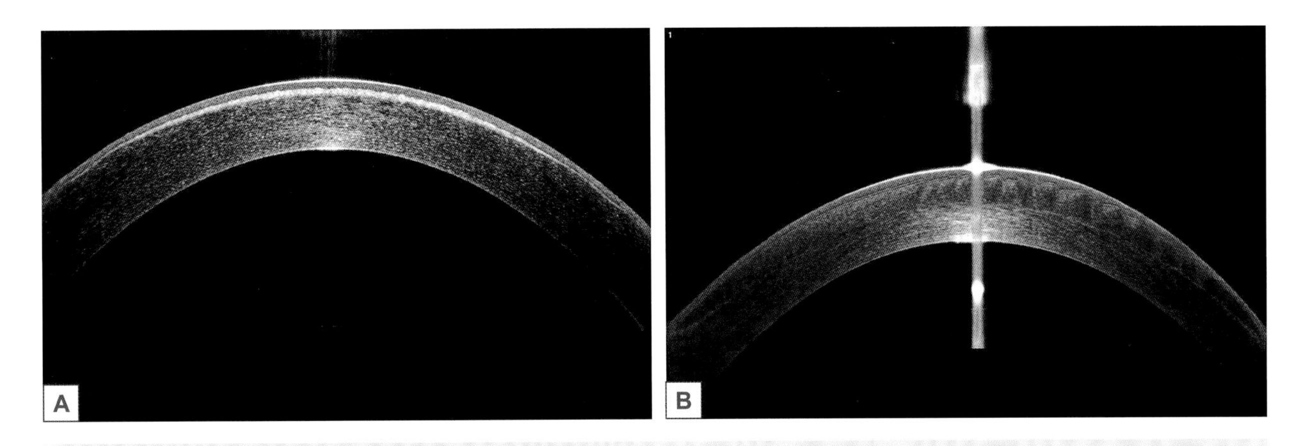

图2-1-9-27　角膜屈光术后并发症AS-OCT图像

图A　经上皮准分子激光屈光性角膜切削术（TPRK）术后haze，上皮下高反射，中央明显

图B　准分子激光原位角膜磨镶术（LASIK）后角膜瓣移位（外伤），界面前上皮瓣皱褶（右侧）

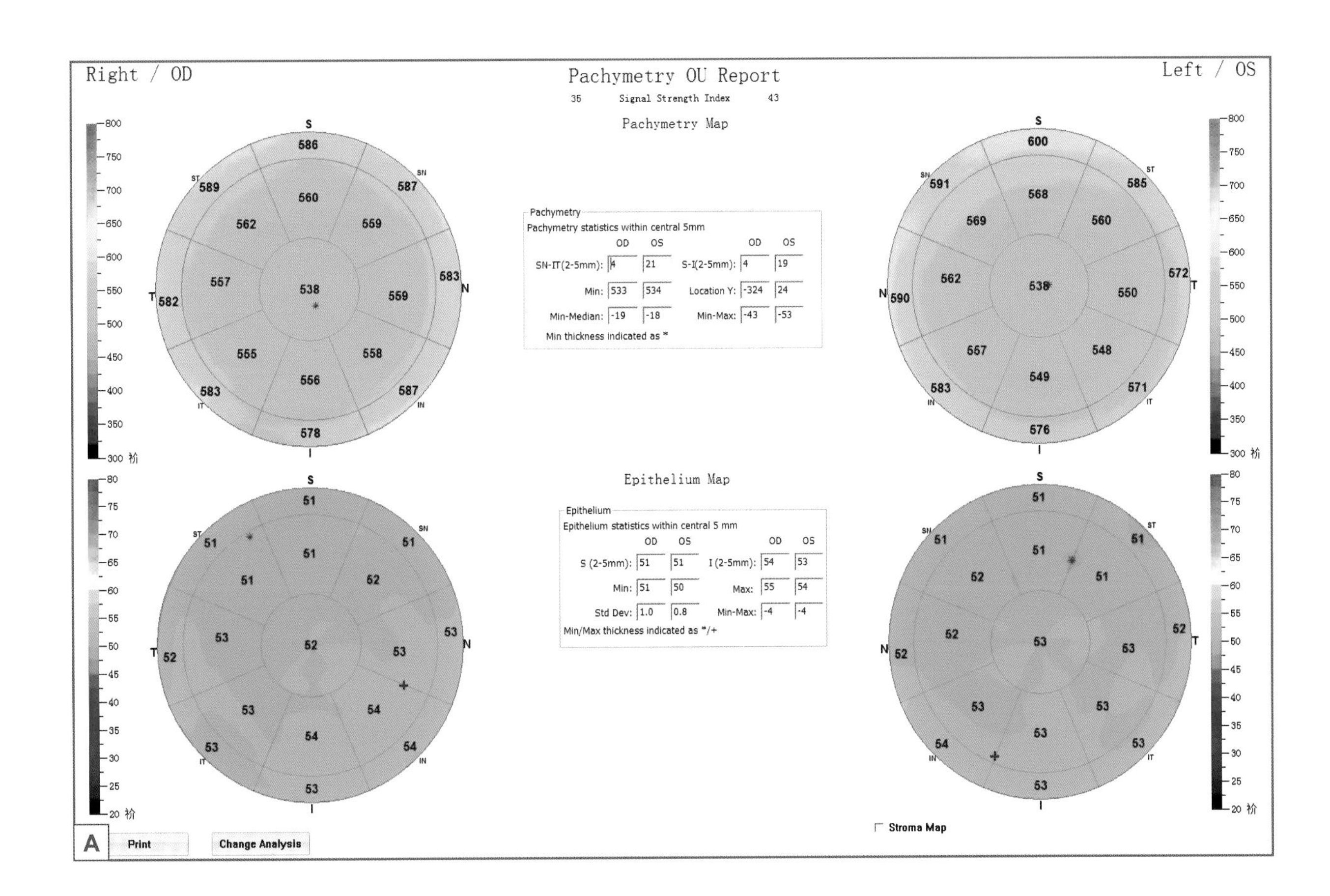

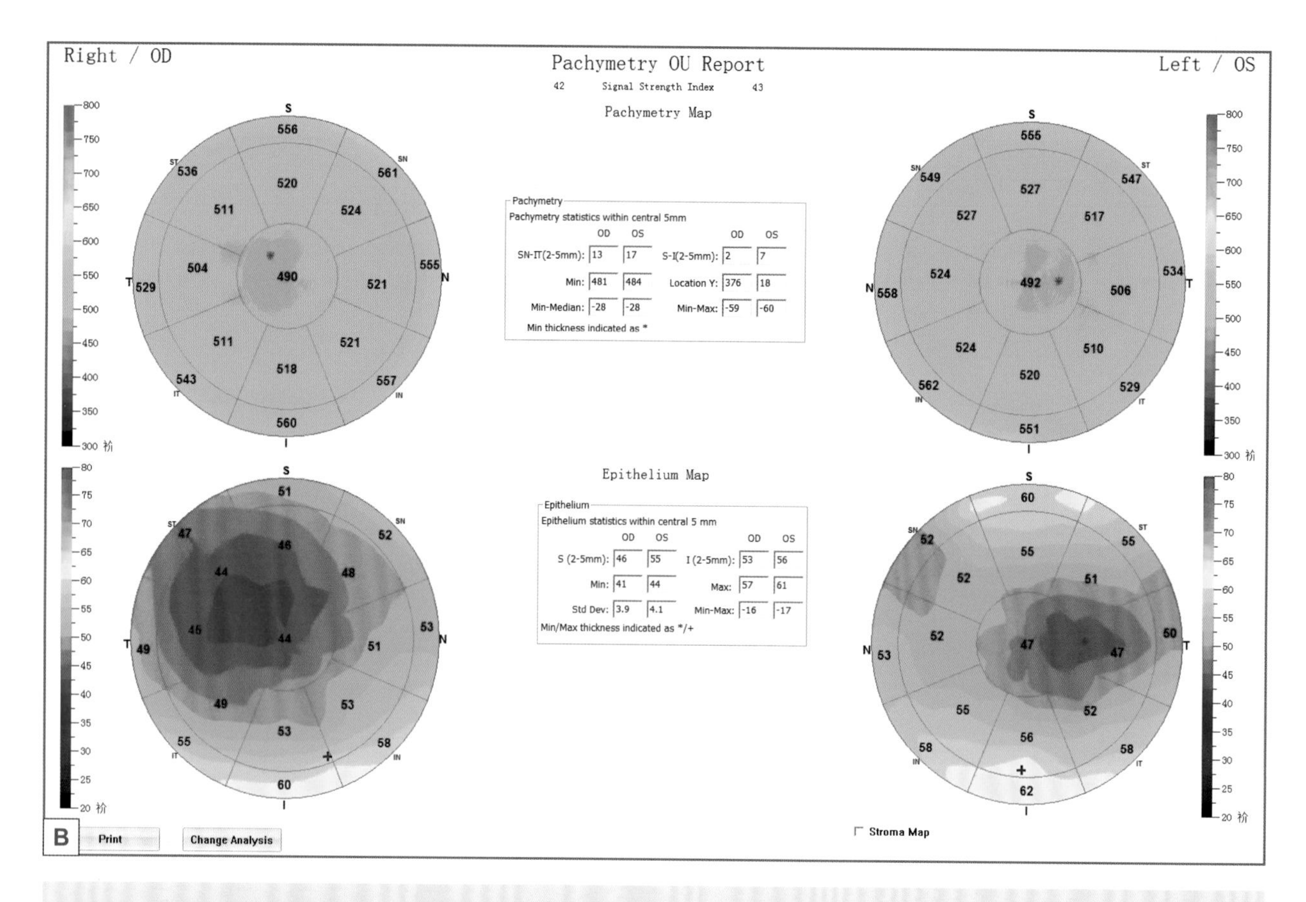

图 2-1-9-28 配戴角膜塑形镜前后角膜上皮厚度图（角膜中心 6mm 直径）

图 A 配戴角膜塑形镜前，角膜上皮厚度正常

图 B 配戴角膜塑形镜 2 年后，近中央角膜上皮变薄

起信号遮蔽和伪影，未来对软件的改进可能会进一步减少这些遮蔽。第三，没有眼球跟踪系统，这影响到后续扫描的精确比较。目前，OCTA 在前节成像中的应用仍处于早期阶段，缺乏大规模、标准化的研究。

综上所述，AS-OCT 可以快速、无创地高分辨率活体成像，同时提供定量测量，已成为角膜和眼前节评估的重要工具。不仅如此，其应用还延伸到结膜、巩膜、角膜缘和眼外肌的成像。超高分辨率 AS-OCT 已尝试实现细胞级成像，实现了活体角膜前泪膜的可视化和量化。此外，enface OCT 成像现在可以快速、非接触地显示在 B 扫描中不明显的眼表或角膜病变。AS-OCT 图像的自动化分析程序也已出现，以提供高重复性的角膜参数的快速定量。

同时，AS-OCT 技术已经不仅局限于眼前节结构的解剖评估，OCTA 可以定性、定量地显示眼前节血管。新的发展如 OCT 弹性成像，能够深入了解组织的生物力学特性，为 AS-OCT 评估组织生理特性方面的应用提供了进一步的可能。

（吴洁）

第十节 共聚焦显微镜检查

共聚焦显微镜（confocal microscopy）是一种无创观察角膜各层三维立体图形及实时变化的显微镜。在角膜的病理、生理、创伤愈合及疾病诊断中有以往其他检查设备无可比拟的优势，被认为是目前对角膜病临床研究最具价值的工具之一。目前，眼科用临床共聚焦显微镜主要有两类：一种是以卤灯光为光源，主要用于角膜、虹膜、晶状体表面的检查；另一种是以激光为光源，除用于角膜的活体检查外，可用于玻璃体及视网膜的检查。卤灯光型共聚焦显微镜操作相对简单,但其光源的穿透力有限,在角膜水肿或混浊时不能到达深层组织以致深层组织不能显影。而激光型共聚焦显微镜穿透力强,对水肿混浊的角膜组织以及周边不透明组织如角膜缘、睑板腺、结膜杯状细胞等均能进行清晰成像,因此,在临床应用更为广泛。

激光型共聚焦显微镜通常配有一个专门的附件用于角膜和角膜缘组织细胞的检查,现在已经作为独立的共聚焦显微镜用于临床眼表疾病的检查。激光型共聚焦显微镜具有多种图像获取方式,常见的有单幅采集、连续性采集、动态采集、同一断层平面动态连续记录图像 10 幅/s 等。目前,激光型共聚焦显微镜在眼表疾病的辅助诊断方面已得到广泛应用:如感染性角膜病变的无创快速诊断,糖尿病性角膜病变等神经退行性角膜疾病的定性与定量检测,干眼患者角膜状态随访,眼部蠕形螨感染患者状态随访,角膜上皮、基质及内皮细胞的定量检测,角膜缘 Vogt 栅栏结构的评估等。这里我们以 HRT 3 型共聚焦显微镜为例,进行介绍。

一、设计原理及组成

(一) 设计原理

1955 年,Marvin Minsky 等首先发明了共聚焦显微镜,用于研究活体脑组织中的神经网络,其光学设计原理是基于 Lukosz 原理,通过牺牲视野范围来提高分辨率,利用聚光镜将光线聚焦到神经组织的很小范围内,同时显微镜的物镜也准确聚焦在同一位置,使探测头平面以外的光不能进入检测器从而降低图像反差,改善图像清晰度。该技术可减少物镜所确定的焦平面以上或以下的离焦反射信号,从而使得共聚焦显微镜的横向(X、Y 轴)和纵向(Z 轴)分辨率有明显提高。此外,共聚焦显微镜具有光切片功能,操作者可以在一定厚度的组织标本中获得多层次及不同深度的图像,可以进行快速扫描,进行辅助诊断。

共聚焦显微镜从基础学的研究到目前的临床应用,经历了 30 年的时间。临床中应用于角膜成像的共聚焦显微镜是将点状或裂隙状光源聚焦到活体角膜很小的范围内,同时使用一个共聚焦的点状(小孔)或者裂隙状探测器来接收信号。通过照明装置和检测装置的同步运动可以快速扫描以获得更大的观察野,从而从整体上观察角膜的情况。更重要的是,在角膜上通过沿 Z 轴方向改变光源和检测器的聚焦平面,使得操作者能在足够大的放大倍数下原位观察角膜的正常结构及其病理生理过程,实现对细胞和亚细胞结构进行四维动态观察。共聚焦显微镜对透明或半透明的物体做光学切面,其厚度超出显微镜光学焦距的深度许多倍,然后对光切面区域每一平面上以点状和裂隙状的连续共聚焦扫描,从而获得一个极好的图像对比。换句话说,共聚焦显微镜采用了两个光系统,一组聚光灯把光源聚在物体上做光学切面,另一组镜做观察,两组镜头有相同的焦距,故称共聚焦显微镜。

(二) 组成

共聚焦显微镜由主机、光学传输系统和计算机分析系统这三大部分组成。

1. 主机是由一个一维的扫描裂隙装置和一个与图像光路相一致的物体聚集盘在一维光切面上做三维的点状分层扫描。

2. 光学传输系统是一种敏感的光学图像与装置,把连续、同步的光扫描信号传到计算机屏幕上显示并储存在计算机硬盘内。

3. 计算机分析系统通过系统自带的分析软件,对记录在电脑内的每张图像(每秒钟摄取 25 张)逐一分析,并可通过多媒体系统分析、图像经数字化处理得到较清晰的图片资料。

(三) 临床应用

目前应用于临床的共聚焦显微镜主要有三种:串联扫描共聚焦显微镜(TSCM)、HRT 3 型共聚焦显微镜和 Confoscan 4 共聚焦显微镜。主要应用于以下方面:

1. 对感染性角膜病,特别是真菌和棘阿米巴感染性角膜炎的诊断与鉴别诊断、治疗和复发的动态观察。

2. 对角膜神经退行性疾病,特别是糖尿病性角膜病变的角膜神经形态、密度、细胞浸润和神经再生的定性与定量观察,为评估糖尿病性角膜病变的严重程度和治疗效果提供客观依据。

3. 对病理状态下角膜各层细胞与组织结构的定性与定量观察。

4. 对各种原因引起的角膜缘干细胞功能缺陷的定性检测，评估角膜缘干细胞的形态与功能。

5. 对眼睑螨虫感染患者的睫毛毛囊、睑板腺形态的观察和治疗效果随访。

临床医生及研究人员可以通过共聚焦显微镜这些基础功能进行临床的各种研究，共聚焦显微镜是比裂隙灯显微镜更高级的检查工具，具备更多的应用，有待使用者的不断研究和开发。

二、检查方法与操作注意事项

（一）检查方法

本节介绍的共聚焦显微镜操作以海德堡 Heidelberg Retinal Tomograph 3/Rostock Cornea Module（HRT3/RCM）为例（图 2-1-10-1）。HRT3 使用 670nm 波长的二极管激光源，单张图像的拍摄范围为 400μm×400μm，横向分辨率为 1μm。拍摄前，将装有 0.2% 卡波姆凝胶的一次性无菌聚甲基丙烯酸甲酯无菌帽放置在角膜组件的物镜上。患者在检查之前，需要滴入 1 滴表面麻醉剂（如 0.5% 盐酸丙美卡因滴眼液），开睑器开睑后方可进行检查。检查时可借助对侧眼专用的可移动固视灯实现眼位引导和病灶定位（图 2-1-10-2）。

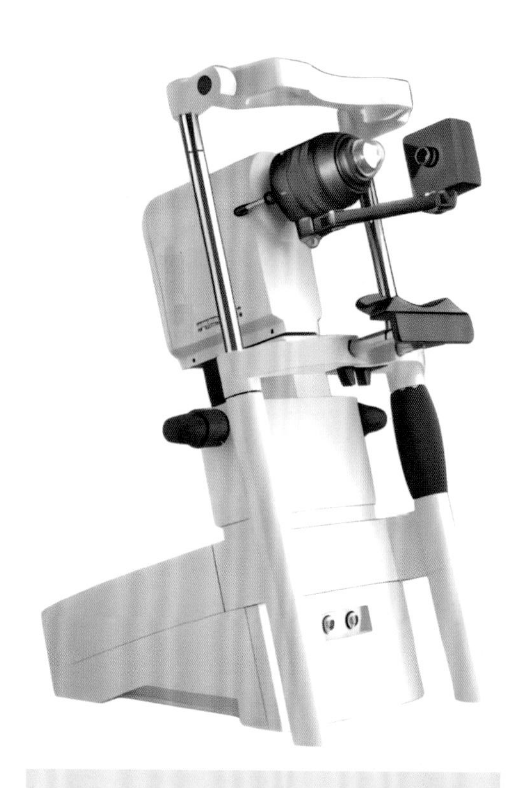

图 2-1-10-1 海德堡 HRT3（含角膜模块）

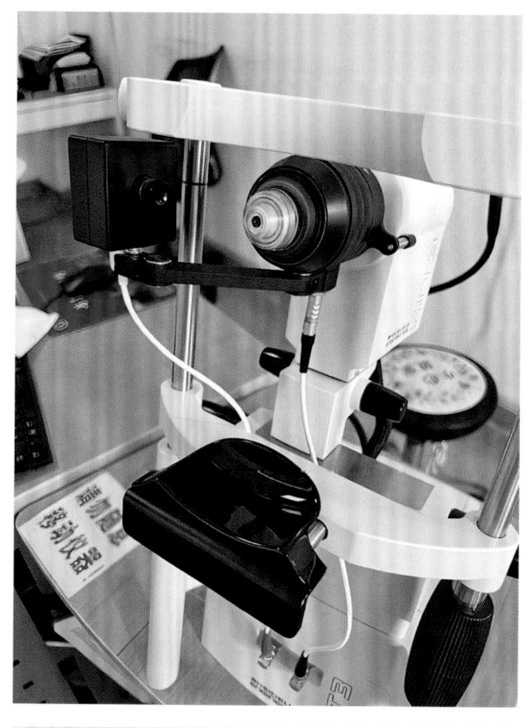

图 2-1-10-2 无菌角膜接触帽及固视灯

调整焦平面后进行角膜全层组织扫描，拍摄时可选择 section、sequence 或 volume 模式（图 2-1-10-3A）。采集基底下神经纤维丛时，推荐每个位置拍摄 3 次 volume 模式，此种方法有助于选出神经纤维最清晰的图像。通常对角膜基底下神经纤维丛的中央旋涡区，以及上中周、下中周、鼻中周、颞中周四点进行拍摄（图 2-1-10-3B）。

1. 检查步骤

（1）检查前向受检者说明检查中的注意事项，得到患者的充分理解和配合；

（2）在受检眼的结膜囊内点 1 滴表面麻醉剂，稍待片刻至患者能自然睁眼后使用弹簧开睑器开睑；

（3）嘱患者将下颌放于托架上，额部顶靠托架上方的头带，以保持头位与显微镜探头的垂直；

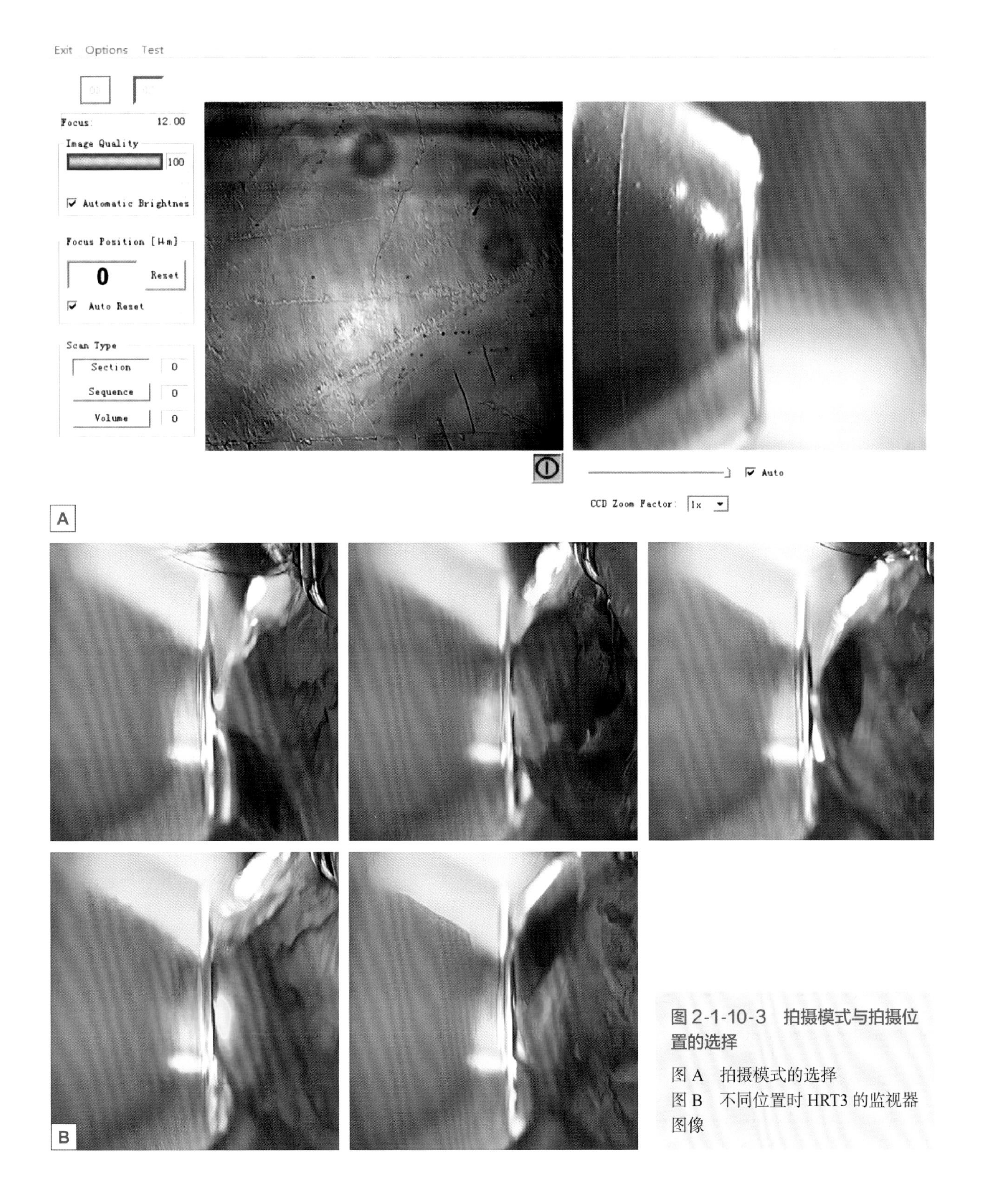

图 2-1-10-3　拍摄模式与拍摄位置的选择

图 A　拍摄模式的选择

图 B　不同位置时 HRT3 的监视器图像

（4）在显微镜镜头表面涂布卡波姆凝胶，再在镜头前套上一个一次性无菌帽，为了保护角膜上皮，也可在无菌帽外壁（与角膜接触面）和患者的结膜囊内再滴少量卡波姆凝胶。

（5）通过调节主机上的手柄，使带有一次性无菌帽的镜头与角膜直接相接触，手动将探头旋进或后退，调节成像焦点平面，使角膜各层图像通过计算机屏幕快速显示；

（6）选择适当的图像采集模式，通过脚踏板或者仪器上的图像采集按钮将所需的图像记录于电脑中；

（7）根据不同的检查目的，对采集的图像进行筛选，然后利用系统自带的软件或者其他专用分析软件进行图像分析。

2. 图像采集模式　HRT3/RCM 一般有三种不同的图像采集方式：单幅采集、连续线性采集和对同一观察位置的动态采集。

（1）单幅采集的优点是不受单帧图像采集上限的限制，适合病灶面积较大的患者进行检查部位初筛。

（2）连续线性采集是以 10 幅/s 在同一断层平面动态连续记录图像。其优点是操作者只需要对镜头的检查位置进行调节，不需要调节深度和脚踏，适用于需要大范围采集同一深度平面的图像制作拼图的研究或者疾病，如角膜上皮下神经丛。

（3）动态采集是沿 *Z* 轴动态连续获取 40 幅图像，每幅图像间隔 1.5μm，总扫描厚度 60μm。可以观察同一个部位由浅入深各层结构的形态和病变情况。

一般来说，建议先使用单幅采集或者连续线性采集模式进行初筛，找出重要检查的位点，然后再使用动态采集模式对该位点进行深入检查。

（二）操作注意事项

1. 镜头上涂布的耦合剂量要适中，并且涂布均匀。

2. 一般每次每个检查部位至少检查 2~3 个点，提高阳性率。

3. 每次检查结束要更换一次性无菌帽，使用后的开睑器必须规范消毒，以防止交叉感染。

（三）临床禁忌证

1. 角膜溃疡、显著变薄，濒于角膜穿孔的患者。

2. 眼球震颤、无法固视者。

3. 对表面麻醉剂过敏者。

4. 结膜囊狭窄或睑裂过小者。

三、结果分析

（一）正常角膜

在共聚焦显微镜下，正常人的角膜上皮的三层细胞均清晰可见，共聚焦显微镜能对各层细胞的大小、形态、细胞数进行分析、处理（图 2-1-10-4）。

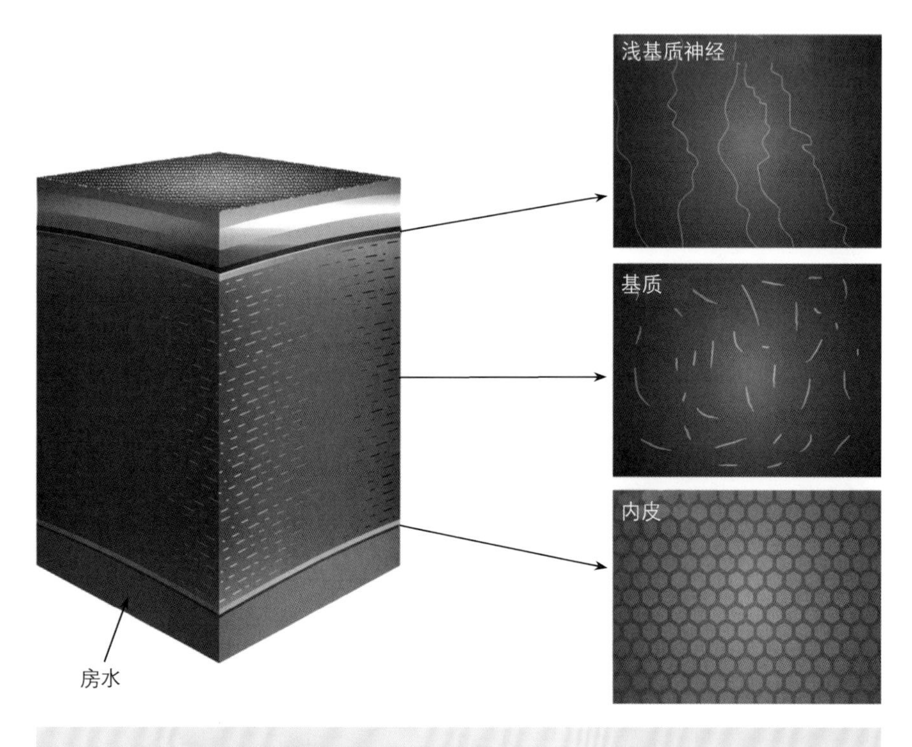

图 2-1-10-4　共聚焦显微镜下角膜结构模式图

1. 角膜上皮层 角膜上皮层由非角化的复层鳞状上皮细胞构成。上皮细胞共有 6~8 层,细胞排列整齐,厚度 50~52μm。角膜上皮层可分为三种不同形态的细胞:最外层 1~3 层细胞为表层细胞,中间 1~3 层为翼状细胞,基底层为单层柱状细胞。

(1)角膜表层上皮细胞:角膜表层上皮细胞为较规则五或六边形,胞体大,高反光,细胞中央可见一圆形亮核(图 2-1-10-5A)。细胞越大、越扁平,说明细胞的位置越是浅表。笔者研究团队研究发现,不同年龄段角膜表层上皮细胞在形态、大小和密度方面均无显著差异。

(2)角膜翼状细胞:翼状细胞是介于基底细胞和表层细胞之间的中间态细胞,胞体呈多边形,大小介于表层细胞和基底细胞之间,排列较密集,胞体低反光,细胞边界高反光,一般不可见细胞核(图 2-1-10-5B)。

(3)角膜基底层细胞:基底层细胞为排列紧密的多边形细胞,胞体最小,细胞大小较为规则一致,胞体低反光,细胞边界高反光,一般不可见细胞核(图 2-1-10-5C)。研究表明,中央角膜基底细胞密度低于周边角膜;角膜缘上皮基底细胞显著小于中央角膜基底细胞,与前者因富含干细胞而具有高增殖活力相符合。此外,儿童周边角膜基底细胞较中央角膜基底细胞胞体小、密度高,提示儿童期周边角膜增殖力较强,受创伤后具有较高的自我修复能力。

(4)角膜上皮下神经:角膜是人体唯一可以直接在活体状态下观察末梢神经改变的组织。根据神经在角膜中的分布结构,可将角膜神经分为上皮下神经丛与基质神经。目前关于上皮下神经的研究结果较多,而基质神经在角膜中斜行分布,其深度及走向不一,共聚焦显微镜较难观察,因此相关研究结果较少。角膜上皮下神经丛由上、下、鼻、颞向中央呈涡旋状汇聚,其中上方角膜神经密度最高(图 2-1-10-5D),而鼻侧角膜神经密度最低,涡旋区通常位于鼻下方。

目前,对角膜上皮下神经丛进行定量检测的软件包括美国国立卫生研究院所开发的 Image J(附带插件 Neuron J)与英国曼彻斯特大学研发的 ACCMetrics 图像分析软件(V2.0)。常用的评估参数为角膜神经纤维长度(corneal nerve fiber length,CNFL),角膜神经纤维密度(corneal nerve fiber density,CNFD),角膜神经分支密度(corneal nerve branch density,CNBD),平均神经宽度/直径(average corneal nerve fiber thickness/diameter)和角膜神经纤维扭曲度(corneal nerve fiber tortuosity)。

2. 角膜前弹力层 前弹力层又称为 Bowman 层,由无定向排列的Ⅰ型、Ⅲ型胶原纤维和氨基葡聚糖构成,无任何细胞结构,厚约 8~14μm,由角膜浅层基质细胞合成分泌而成。在共聚焦显微镜下前弹力层没有特殊的显示标志。一般认为角膜上皮层与基质层交界处无细胞成分的暗反光层面即为前弹力层,可见上皮下的神经纤维丛(图 2-1-10-6A)。

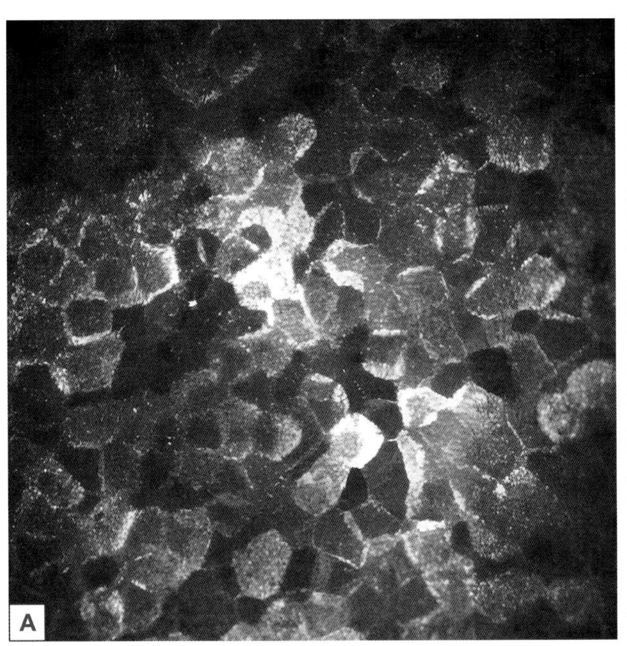

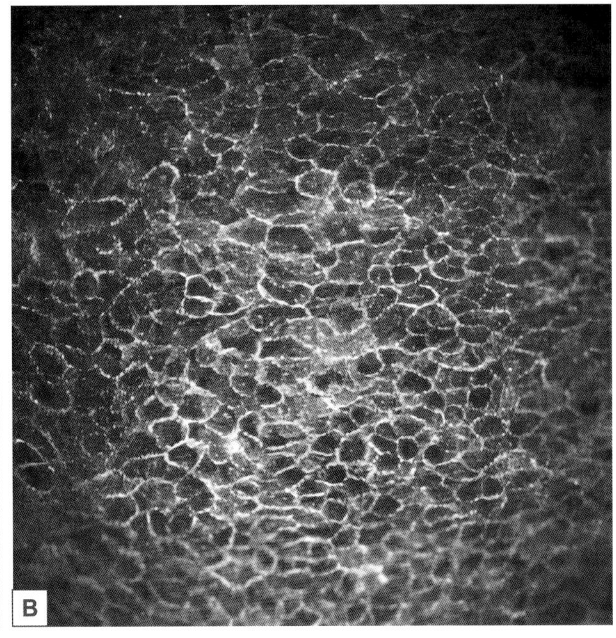

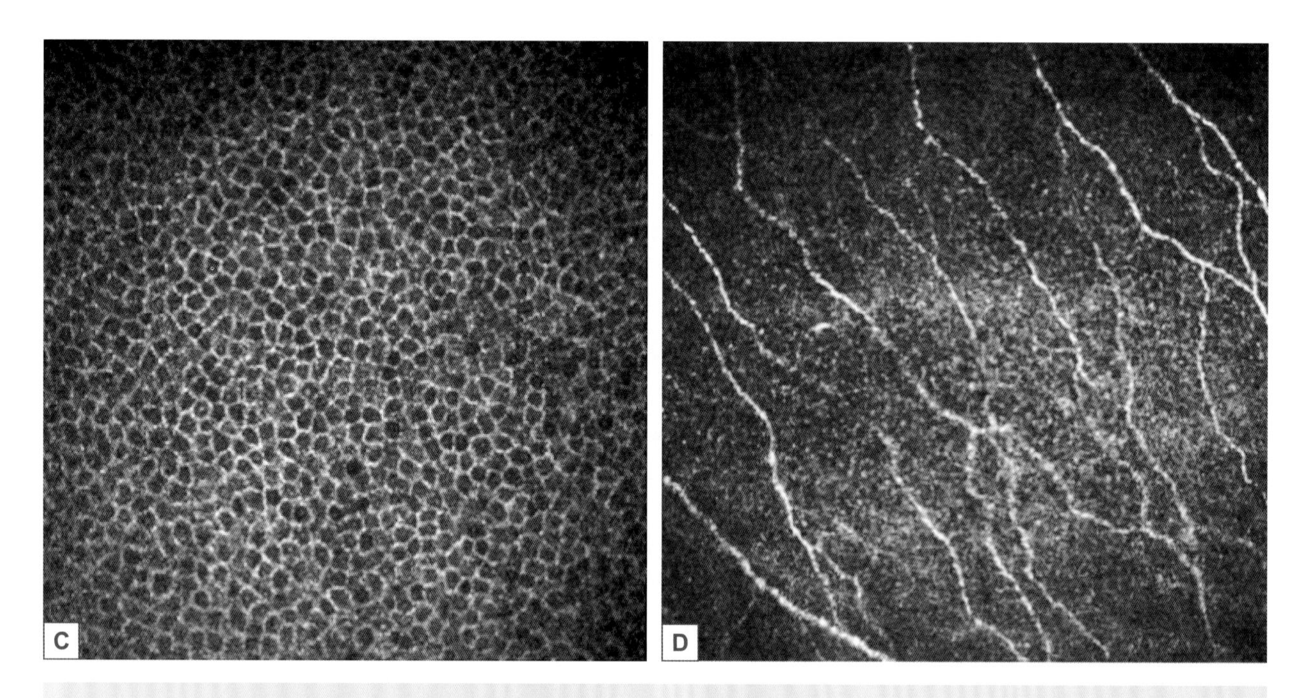

图 2-1-10-5 共聚焦显微镜下正常人角膜上皮细胞与上皮下神经纤维丛

图 A 角膜上皮表层细胞
图 B 角膜上皮翼状细胞
图 C 角膜上皮基底细胞
图 D 角膜上皮下神经纤维丛

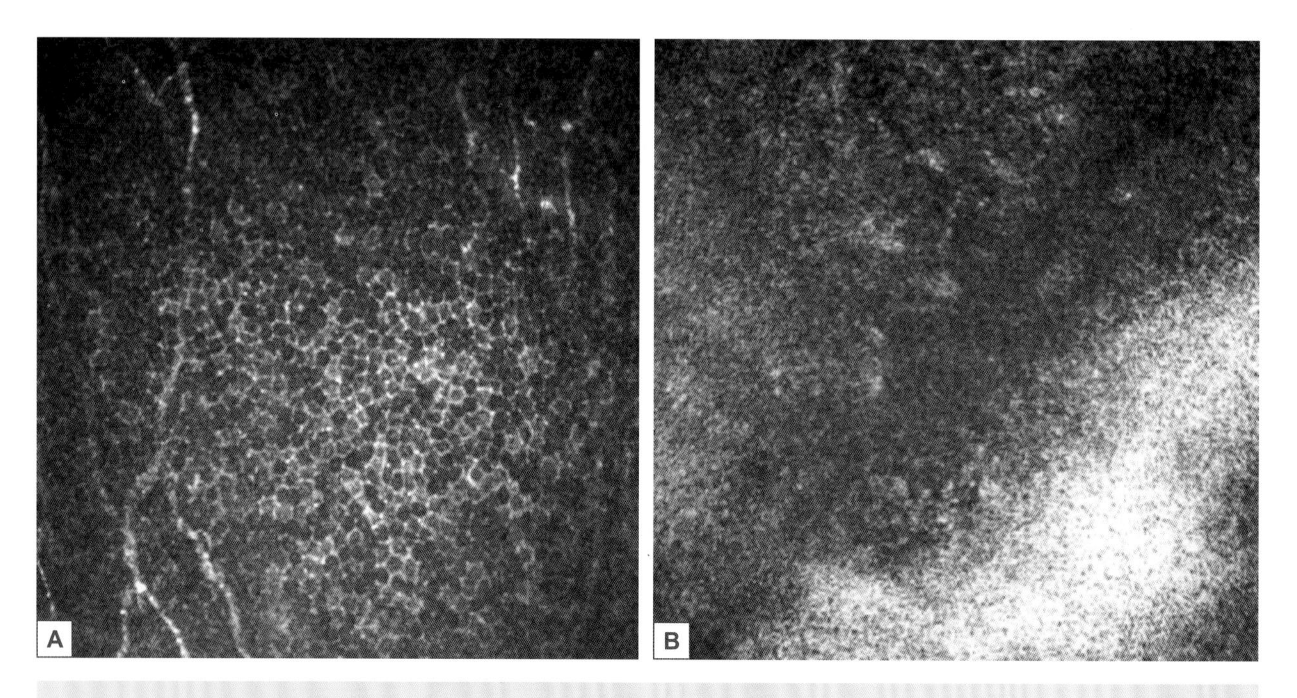

图 2-1-10-6 共聚焦显微镜下正常人角膜前弹力层与后弹力层

图 A 角膜前弹力层
图 B 角膜后弹力层

3. 角膜基质层 角膜基质纤维排列规则且具有良好的透光性，通常共聚焦显微镜在中央角膜基质处观察不到纤维结构，在图像的暗背景下仅见发亮的基质细胞核。角膜浅基质层的细胞密度较高，而深基质层的细胞密度较低（图 2-1-10-7A、B）。研究表明，60 岁以上人群的浅基质层细胞密度显著下降（图 2-1-10-7C、D）。

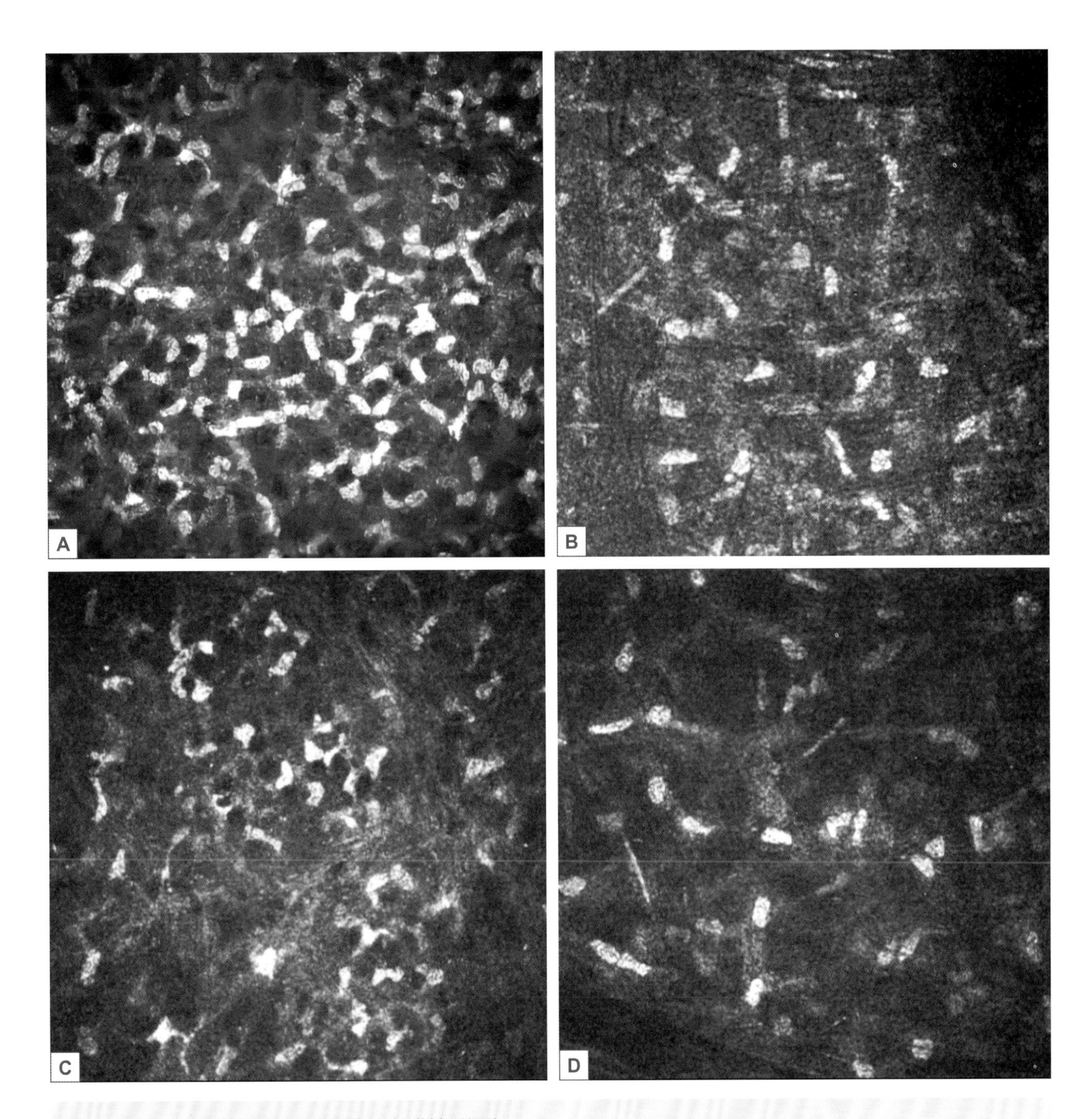

图 2-1-10-7 共聚焦显微镜下正常人角膜基质细胞

图 A 32 岁正常人浅层基质细胞密度
图 B 32 岁正常人深层基质细胞密度
图 C 63 岁正常人浅层基质细胞密度较青年人降低
图 D 63 岁正常人深层基质细胞密度亦显著降低

4. 角膜后弹力层　后弹力层又称 Descemet 膜，是角膜内皮的基底膜，由内皮细胞合成。内无细胞结构，在共聚焦显微镜下一般不能成像，通常通过位置对后弹力层进行判断。当图像焦距一半在深层角膜基质细胞，另一半在角膜内皮细胞层时，两者之间即为后弹力层。通常后弹力层随年龄增长而变厚（图 2-1-10-6B）。

5. 角膜内皮层　共聚焦显微镜下角膜内皮细胞呈现规则的蜂窝状排列，胞体为中高反光，而细胞边界为低反光，正常情况下不见细胞核，与角膜内皮镜检查时的细胞形态相同。一般说来，内皮细胞密度越高，六角形细胞的比例越高，异形细胞的比例越低；内皮细胞密度越低，六角形细胞的比例越低，异形细胞的比例越高（图 2-1-10-8A）。随年龄增长，中央部和周边部角膜内皮细胞密度均显著下降（图 2-1-10-8B）。

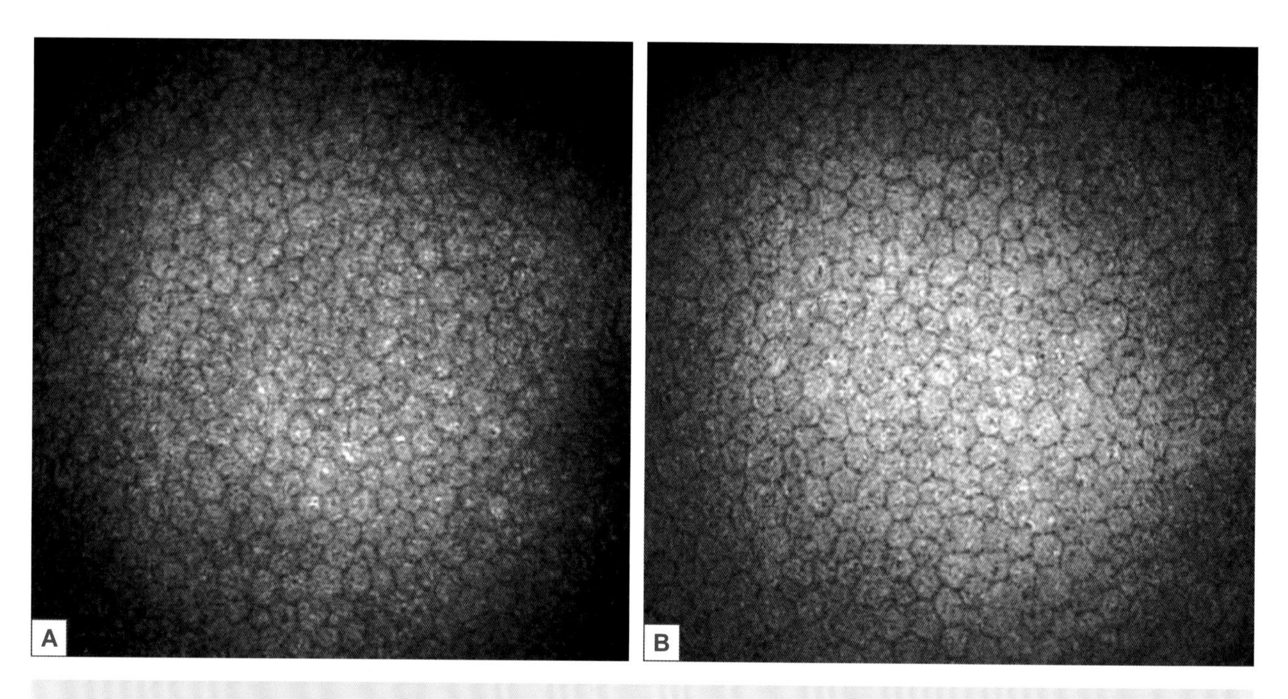

图 2-1-10-8　共聚焦显微镜下正常人角膜内皮细胞

图 A　30 岁正常人角膜内皮细胞
图 B　60 岁正常人角膜内皮细胞显著下降

6. 角膜缘干细胞　角膜缘上皮深层（70~120μm）可见 Vogt 栅栏，正常人群随年龄增加，Vogt 栅栏的存在比例呈逐渐下降趋势，其中 60 岁以上人群中约 66.7% Vogt 栅栏结构消失。不同年龄阶段的正常人可见三种 Vogt 栅栏结构的形态：典型的 Vogt 栅栏结构、萎缩的 Vogt 栅栏结构和 Vogt 栅栏结构消失。

（1）典型的 Vogt 栅栏结构：呈现较规则的上皮-基质交替条索或波浪状界面，基底层上皮细胞呈高亮反光且轮廓不清，状似上皮-基质交界线的明亮“镶边”，基质突起中央见小血管伴行（图 2-1-10-9A）。

（2）萎缩的 Vogt 栅栏结构：上皮-基底交界面呈轻微的波浪形，明亮“镶边”明显减少甚至消失（图 2-1-10-9B）。

（3）Vogt 栅栏结构消失：角膜缘上皮层菲薄，上皮-基质交界面较平，基底细胞轮廓较清，胞体暗，核不明显，表浅基质中粗大血管清晰可见（图 2-1-10-9C）。

共聚焦显微镜的另一功能是其 Z-scan 功能，准确测出活体角膜各个部分的厚度。其作用原理类似 A 型超声波。利用 Z-scan 功能，可以得出自角膜上皮层、前弹力层、基质层、后弹力层、内皮细胞层的反射波图形，可据此测量出角膜厚度基质的混浊程度及基质混浊的深度等。另外，共聚焦显微镜可以准确显示任一图像的深度，这一功能具有重要的科研和临床价值。

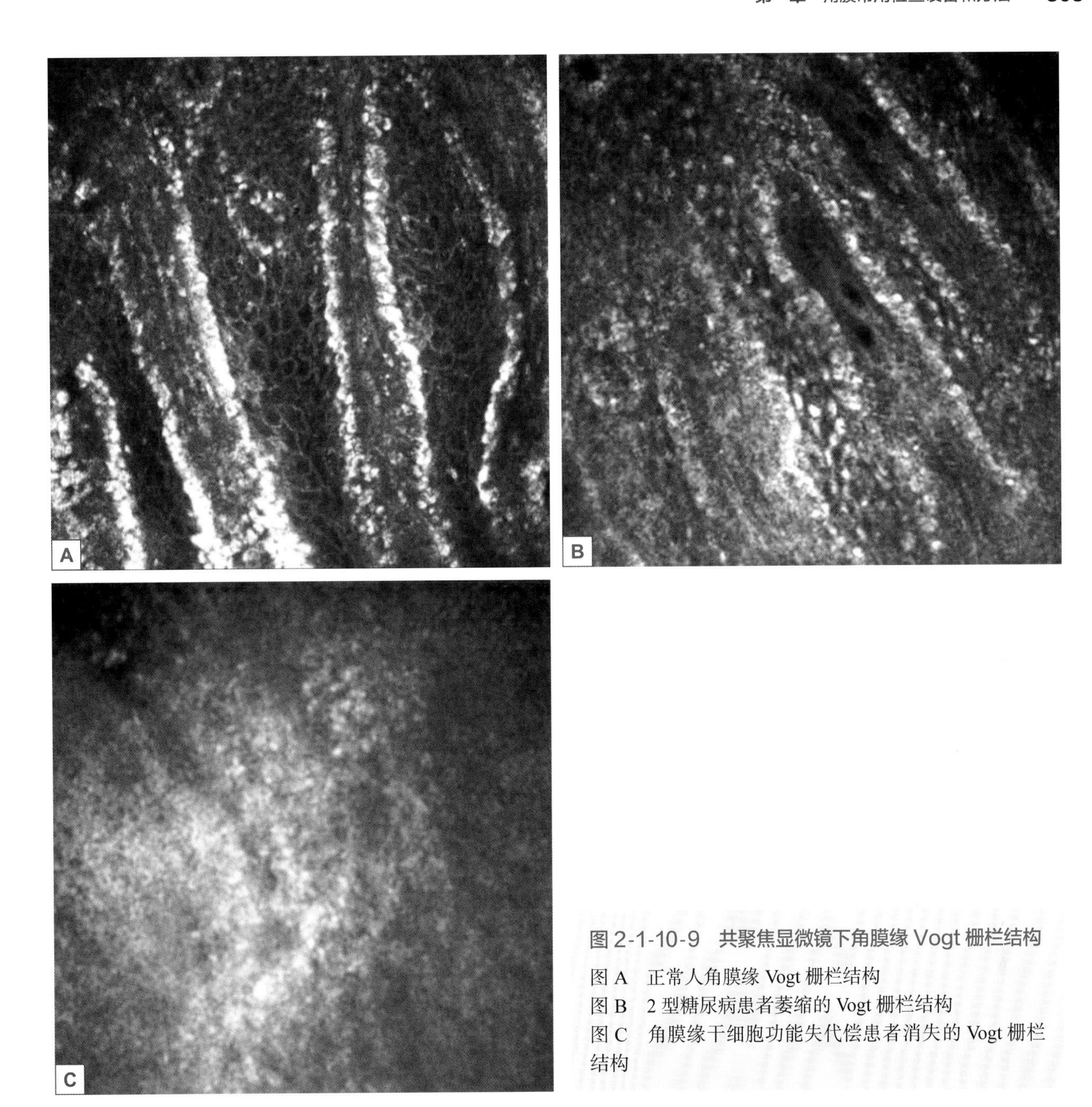

图 2-1-10-9　共聚焦显微镜下角膜缘 Vogt 栅栏结构
图 A　正常人角膜缘 Vogt 栅栏结构
图 B　2 型糖尿病患者萎缩的 Vogt 栅栏结构
图 C　角膜缘干细胞功能失代偿患者消失的 Vogt 栅栏结构

（二）感染性角膜病变

1. 真菌性角膜炎　1992 年，Chew 等人首次使用共聚焦显微镜对兔角膜真菌性感染进行描述。2007 年，Brasnu 使用共焦显微镜对临床培养确诊的真菌感染患者的角膜进行描述。随着临床应用与研究的开展，角膜共聚焦显微镜为真菌性角膜炎的临床诊断提供了一个简便、快捷、有效、无创的活体检查手段，其敏感性可达 90%~95%，特异性可达 92.7%。但是，高敏感性与高特异性的诊断依赖于检查者的经验和图像采集质量。

共聚焦显微镜下真菌菌丝主要表现为高反光的丝状或线状物，有分支，呈竹节样或树枝样，直径 3~8μm，长 50~250μm，菌丝周围组织中可伴有炎症细胞浸润（图 2-1-10-10A）。孢子的检出率一般低于菌丝，酵母菌感染导致的真菌性角膜炎临床上较为少见，共聚焦显微镜下可见集落样或假菌丝样结构。如在图像中检出菌丝和/或孢子，均可确诊为真菌性角膜炎。虽然共聚焦显微镜对于真菌性角膜炎菌种鉴别诊断有重要的参考价值，但目前其在临床上的应用尚处于摸索阶段，Brasnu E 等人报道了共焦显微镜下镰刀菌的菌丝分支角度为 90°，烟曲霉角度为 45°。

菌丝和孢子在坏死病灶与周边正常基质交界处的检出率相对较高(图 2-1-10-10B),故在对病灶中央进行检查的同时也要对病灶周边部和邻近角膜基质进行检查,一般选取至少 5 个部位,每个部位选 2~3 个点进行扫描,提高检出阳性率。对于组织坏死程度较高、背景反光极强的患者,菌丝分辨困难,会出现假阴性结果。因此,可以先结合角膜涂片及培养结果进行治疗,1~2 周后炎症反应减退、背景反光减弱后再次复检,可以检出菌丝和/或孢子。

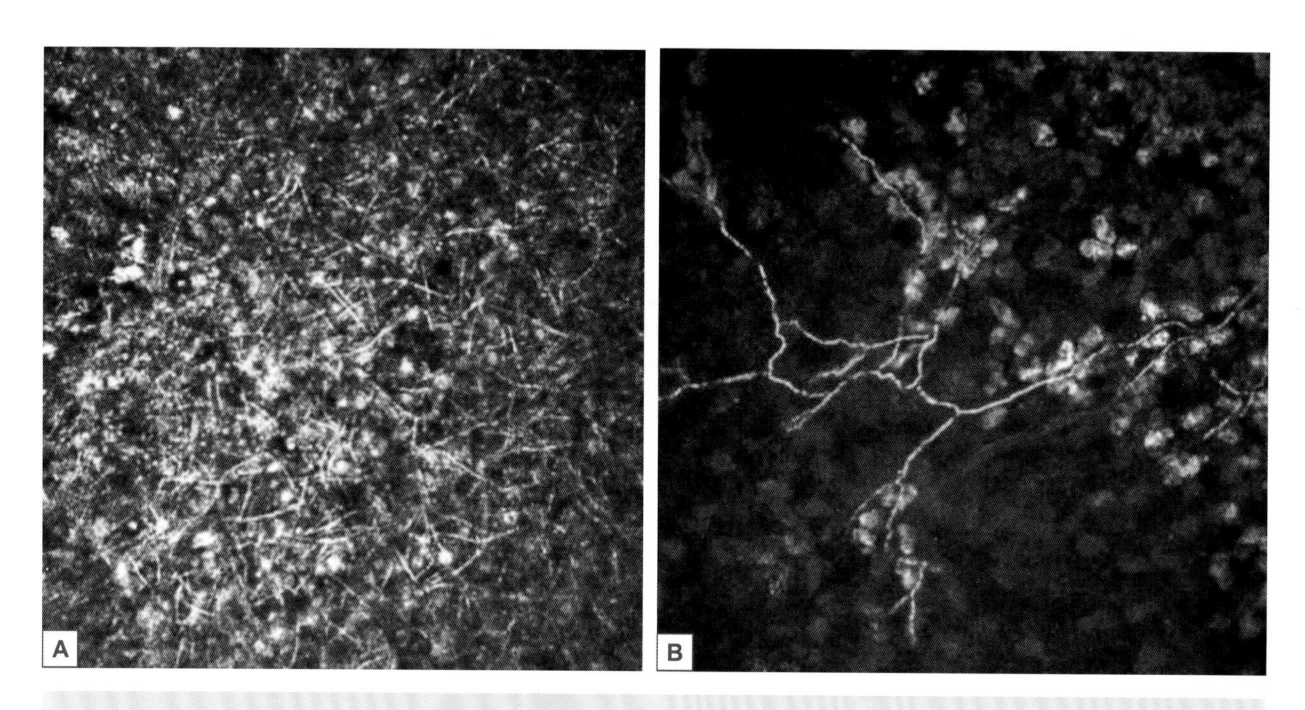

图 2-1-10-10 共聚焦显微镜下真菌性角膜炎菌丝分布特点

图 A 菌丝苔被,菌丝密密麻麻、层层叠叠、互相交织,同时伴有炎症细胞浸润

图 B 真菌伪足,溃疡灶边缘区菌丝蔓延至健康角膜基质,伴炎症细胞浸润

近期,Neil S 等研究者根据国际专家建议对怀疑为真菌性角膜炎的共聚焦显微镜进行评估与分类:

(1) 典型真菌菌丝:显示出高度反射、分支/分叉、定义明确的丝状结构,直径为 3~10μm,不孤立可见,建议立即开始抗真菌治疗,同时采集样本进行涂片和培养。

(2) 可疑菌丝:表现出类似于真菌菌丝的特征被标记为“可疑”,即孤立的或多个线性/曲线结构,反射率不同,但缺乏明确的菌丝结构特征。该类患者需结合样本涂片与培养,并进行随访,如果在任何随访检查中获得了典型菌丝图像,即使涂片/培养结果不可获得或为阴性,也应立即开始抗真菌治疗,同时再次采集样本进行图片和培养。

(3) 排除菌丝:显示角膜正常结构或炎症反应,但不能完全排除真菌感染。这些特征可以是具有多个分支的明亮的曲线结构,并具有可变的厚度和/或反射率,这可能只出现在单个深度或单个图像中。在共聚焦显微镜图像中,识别角膜特征的经验和训练对于排除可疑菌丝结构或提示真菌性角膜炎是很重要的。通常对该类患者建议复查共聚焦显微镜以进一步排除真菌性角膜炎(图 2-1-10-11)。

共聚焦显微镜可对病灶进行多点、反复、无创的检查,动态观察真菌性角膜炎的治疗效果,合理判断停药时机(图 2-1-10-12A、B)。除此之外,共聚焦显微镜还能评估病灶内的炎症细胞浸润情况,除真菌菌丝完全消失之外,炎症细胞的消退和基质细胞形态是否恢复也是共聚焦显微镜下辅助判断抗真菌治疗适合减量和停药的重要依据。

笔者研究团队使用共聚焦显微镜评估抗真菌治疗的效果,并指导抗真菌药物的治疗。研究纳入 121 例(121 眼)真菌性角膜炎患者,纳入患者角膜炎症浸润位于角膜间质前 2/3 的深度内,直径不超过 5mm,

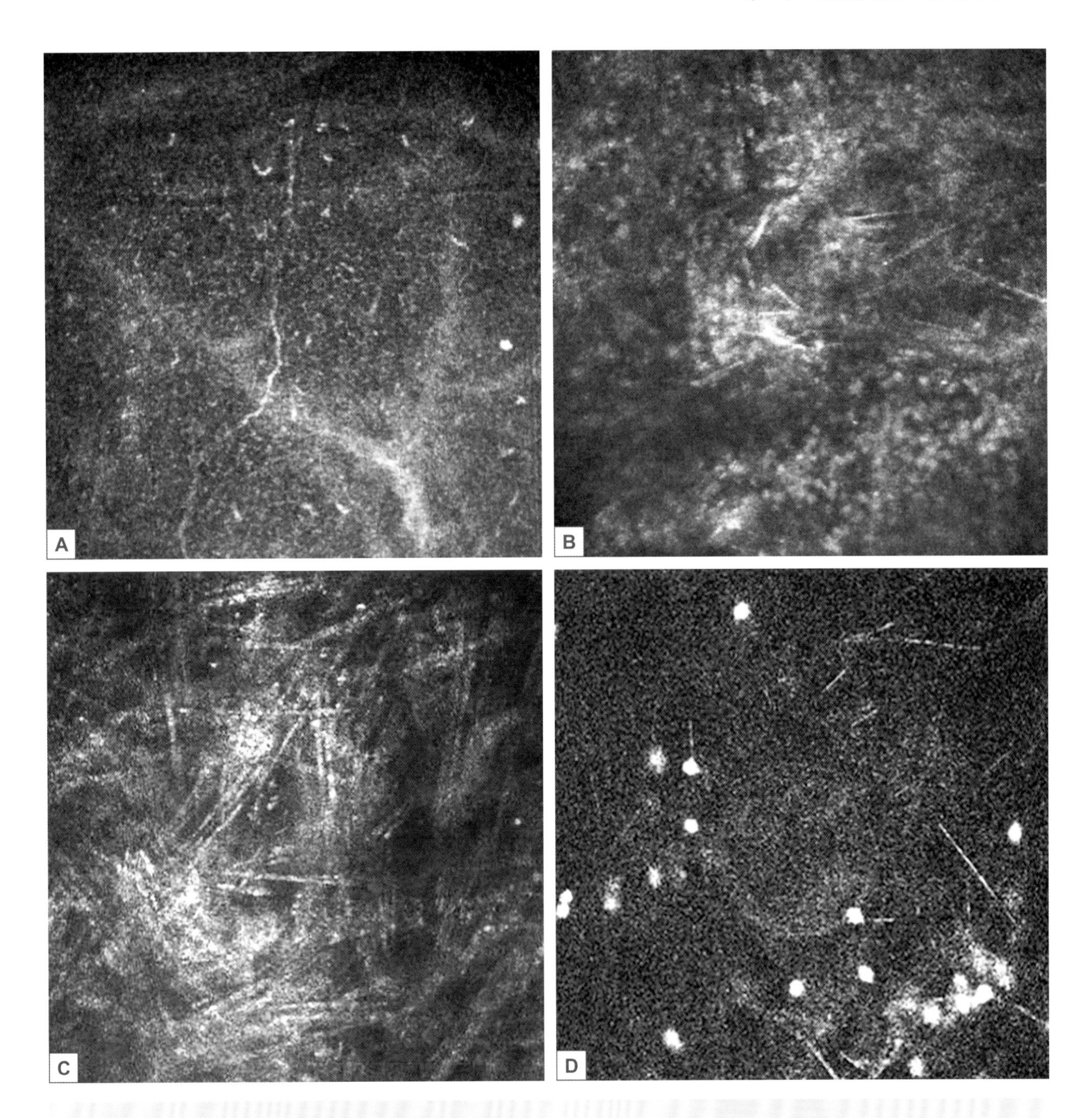

图 2-1-10-11　共聚焦显微镜下常见角膜可疑菌丝分类

图 A　糖尿病患者上皮下神经纤维
图 B　前基质胶质细胞死亡后非分支线状结构
图 C　角膜刮片后浅基质划痕
图 D　角膜内皮面纤维渗出

且均接受抗真菌药物治疗。所有患者在抗真菌治疗期间,每周进行共聚焦显微镜检查,根据检查结果进行抗真菌药物的调整,抗真菌药物根据菌丝、炎症细胞和角膜基质细胞的变化、角膜上皮的修复而逐渐减少。研究结果表明,11 例患者(9.1%)在抗真菌治疗后 1 周内感染恶化并接受了角膜移植;110 例患者(90.9%)均随访不少于 2 个月,未发现真菌性角膜炎复发,证明了共聚焦显微镜对指导药物治疗的准确性与可靠性。

值得注意的是,角膜溃疡的愈合并不意味着对真菌性角膜炎的完全控制。对菌丝和炎症细胞不多的患者,即使角膜上皮缺损已完全恢复,也会给予进一步的抗真菌治疗。如果患者有角膜上皮水肿和混浊,但没有菌丝或炎症细胞,我们将其归因于抗真菌药物的毒性作用,并减少剂量。部分患者的菌丝和浸润细

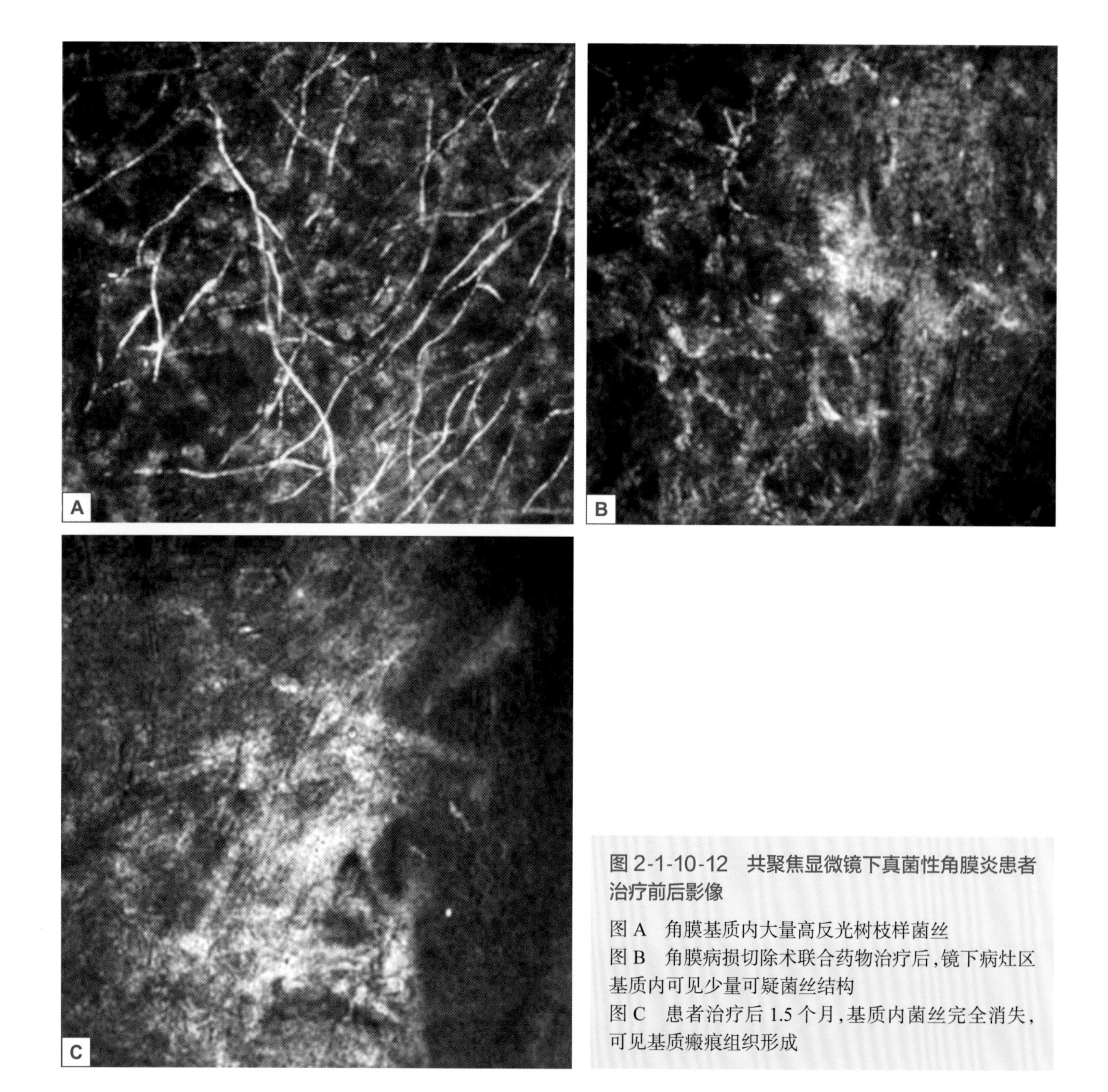

图 2-1-10-12 共聚焦显微镜下真菌性角膜炎患者治疗前后影像

图 A 角膜基质内大量高反光树枝样菌丝
图 B 角膜病损切除术联合药物治疗后，镜下病灶区基质内可见少量可疑菌丝结构
图 C 患者治疗后 1.5 个月，基质内菌丝完全消失，可见基质瘢痕组织形成

胞消失，可检测到基质细胞或基质瘢痕，说明抗真菌感染治疗成功，可停用抗真菌药物（图 2-1-10-12C）。

虽然目前共聚焦显微镜还不能取代真菌涂片和培养作为“金标准”的临床诊断方法，然而，积极使用共聚焦显微镜进行辅助在真菌性角膜炎的诊断与治疗方面有明显的优势。在过去的几年中，有研究者对人工智能在共聚焦显微镜图像评估中的应用进行探索，试图使这一过程标准化。然而，确保临床检查的质量，消除人类在过程步骤中的偏差来源，进一步发展和完善真菌性角膜炎阳性和阴性检测的标准，并了解人工智能系统在真菌性角膜炎的分类方法和注意事项至关重要。

2. 细菌性角膜炎 细菌性角膜炎在共聚焦显微镜下缺乏特异性表现，目前相关研究较少。细菌性角膜炎患者病灶内炎症细胞的密度远远高于真菌性角膜炎，炎症细胞的浸润深度与角膜基质的受累程度有关，炎症细胞浸润的密度与菌种和病情严重程度密切相关（图 2-1-10-13）。

研究表明，细菌性角膜炎病灶周围角膜组织内的朗格汉斯细胞密度高于真菌性角膜炎和棘阿米巴角膜炎（图 2-1-10-14A）。同时，除炎症细胞浸润外，细菌性角膜炎在共聚焦显微镜下最具有特征性的表现是上皮和浅基质的大泡样变，这是真菌性角膜炎和棘阿米巴角膜炎中很少出现的表现（图 2-1-10-14B、

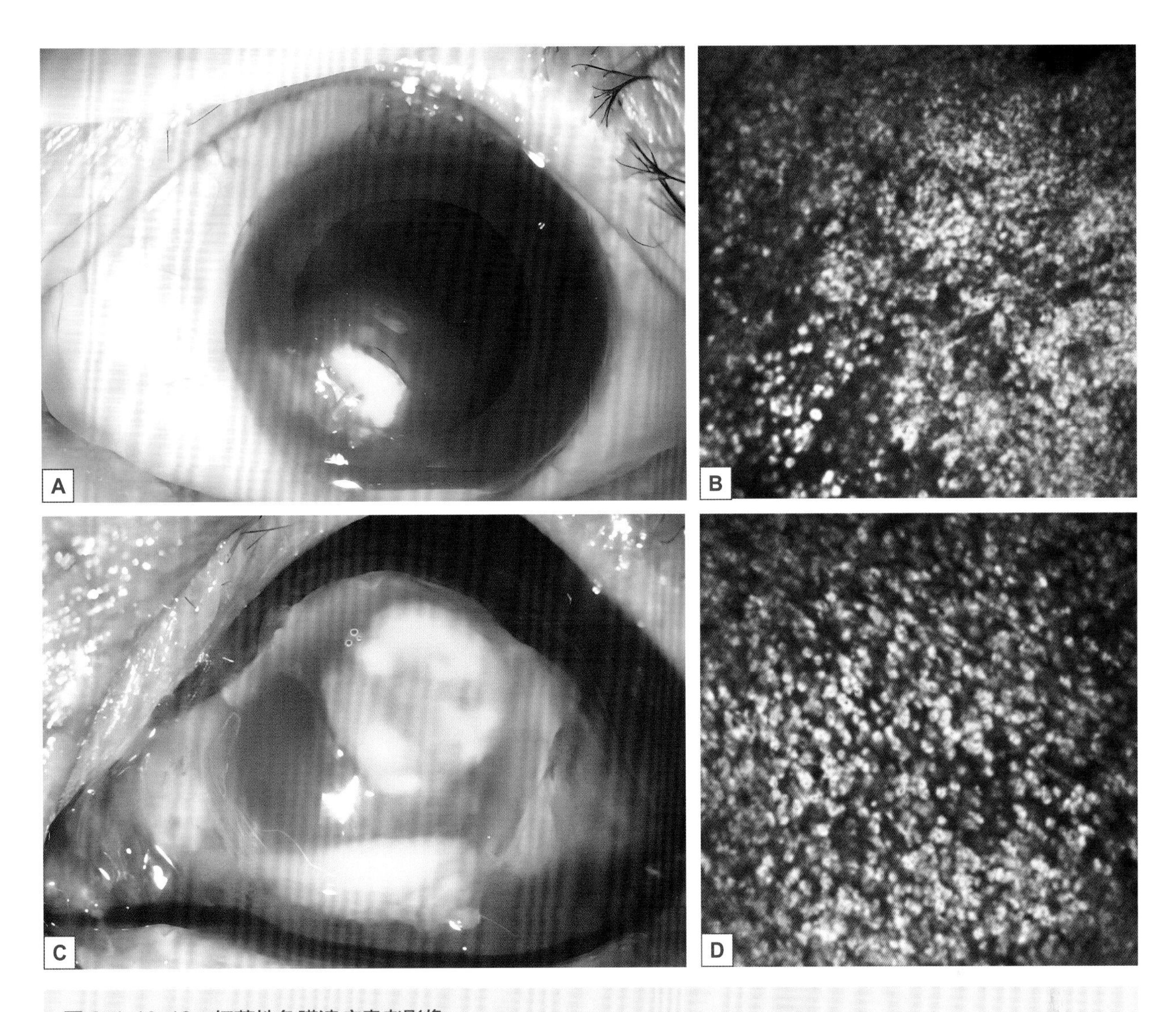

图 2-1-10-13　细菌性角膜溃疡患者影像

图 A　裂隙灯下见角膜溃疡较局限，前房少量积脓
图 B　同一患者病灶内炎症细胞密度较低
图 C　裂隙灯下见角膜溃疡范围大，前房多量积脓
图 D　同一患者病灶内炎症细胞密度高

C）。病变严重者，角膜组织中出现大量高反光的坏死组织，完全不能分辨任何结构。基质大泡和溶解大多源于细菌入侵和炎症细胞激活引发的基质金属蛋白酶（MMP）活跃分泌，因此部分研究者认为，在严密监控之下，细菌性角膜炎的治疗过程中可以适当使用低浓度激素，减少由于过度炎症反应引起的组织损伤和坏死，对改善视力预后有一定帮助。

3. 病毒性角膜炎　病毒的直径远小于菌丝和棘阿米巴包囊，且远低于共聚焦显微镜的分辨率，因此，共聚焦显微镜在病毒感染所致角膜炎的诊断中无明显优势和特异性。通常可通过病毒感染引发机体免疫反应造成的组织和细胞形态学异常改变结合临床表现进行诊断，同时，可用于排除其他病原的鉴别诊断。

病毒感染造成的炎症反应累及角膜上皮病变患者在共聚焦显微镜下可见角膜上皮下及基质层中分布大量中高反光的朗格汉斯细胞（图 2-1-10-15A），炎症累及角膜内皮的患者在内皮细胞表面可以见到高亮的小圆形炎症细胞（图 2-1-10-15B）。研究表明，朗格汉斯细胞和炎症细胞的密度、形态、分布有助于判断病情严重情况与治疗效果，协助调整治疗方案。此外，角膜神经形态改变也是病毒性角膜炎的重要表现之一，角膜上皮炎急性期患者可见角膜上皮下神经纤维数量减少甚至缺失（图 2-1-10-15C）、基质神经肿胀，

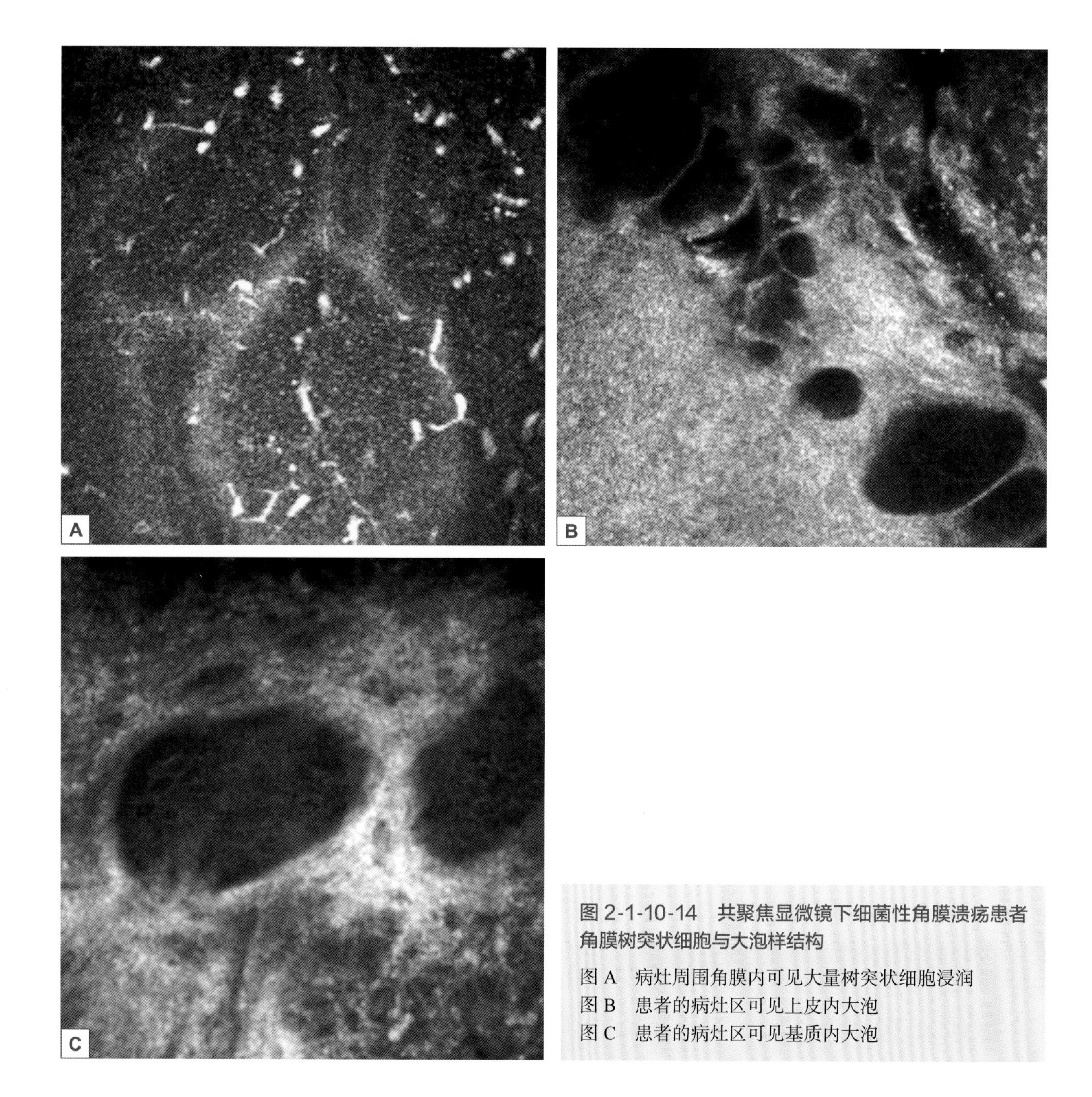

图 2-1-10-14　共聚焦显微镜下细菌性角膜溃疡患者角膜树突状细胞与大泡样结构

图 A　病灶周围角膜内可见大量树突状细胞浸润
图 B　患者的病灶区可见上皮内大泡
图 C　患者的病灶区可见基质内大泡

这些表现与患者角膜知觉下降密切相关。

巨细胞病毒（CMV）感染所致的角膜炎在共聚焦显微镜下的典型表现为几个或一群巨大的内皮细胞，其细胞核呈强反光，细胞核周围有一圈弱反光的晕环，故名鹰眼样细胞（owl's eye-shaped cells）（图 2-1-10-15D）。

笔者研究团队使用共聚焦显微镜观察疱疹病毒性内皮炎治疗过程中角膜上皮和内皮细胞中树突状细胞（DC 细胞）和炎症细胞的变化特点。研究纳入 110 例（110 眼）疱疹病毒性内皮炎患者，均接受抗病毒药物联合糖皮质激素治疗。所有患者在治疗前、治疗后 1~2 周、治疗后 1 个月和 3 个月均进行共聚焦显微镜检查。研究结果表明，在疱疹性内皮炎的治疗过程中，角膜上皮和内皮中的树突状细胞和炎症细胞的密度、形态和分布不断变化。治疗后 1 个月时角膜树突状细胞密度及活化细胞明显减少，在治疗后 3 个月时不规则形状的细胞密度显著下降。治疗后上皮层的炎症细胞数量明显减少，在 1~2 周时消失；内皮细胞表面的炎症细胞数量在治疗后 1 个月时近全部消失。因此，共焦显微镜可以有效评估角膜中树突状细胞和炎症细胞的动态变化，为疱疹病毒性内皮炎的治疗提供指导。

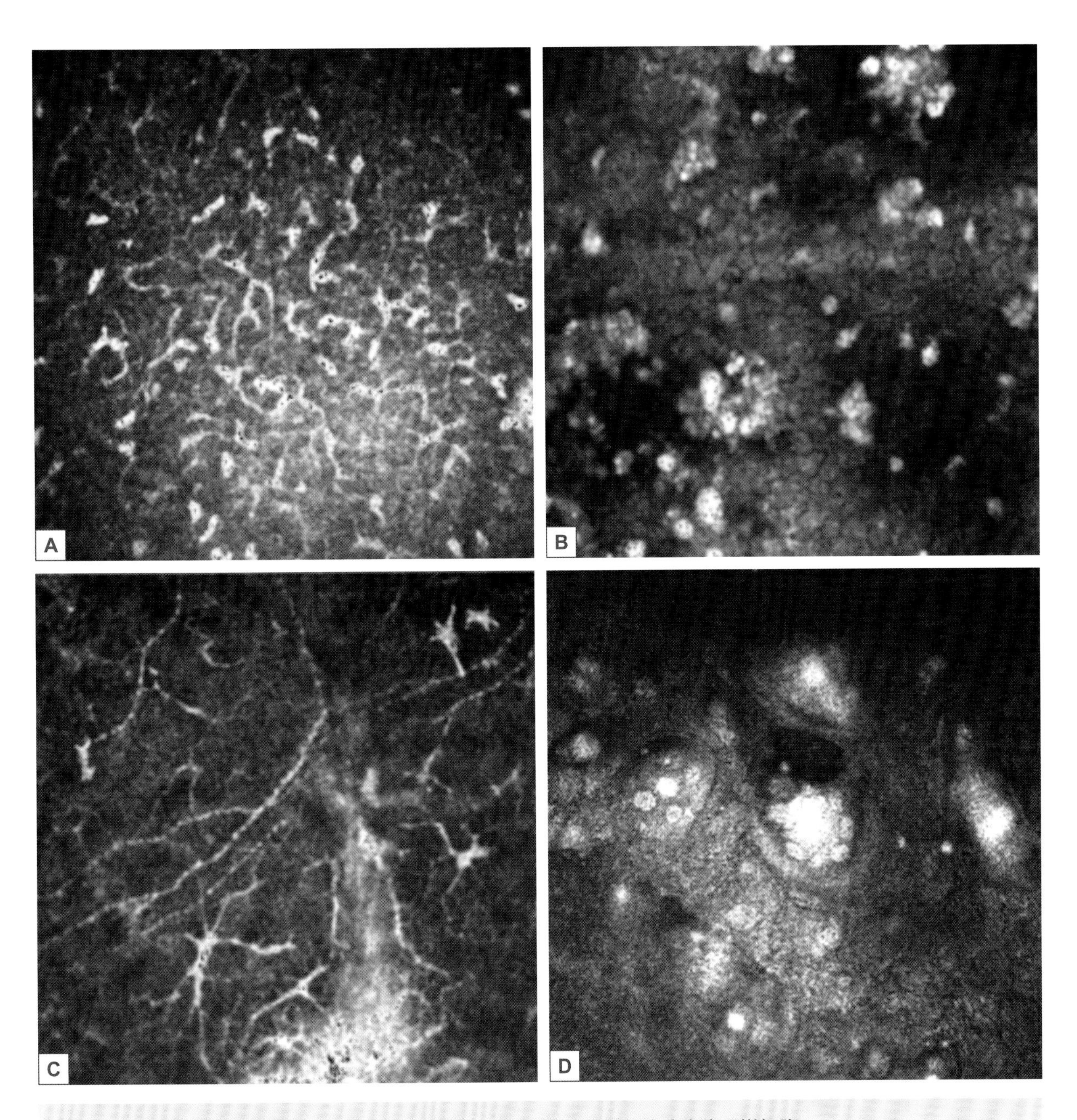

图 2-1-10-15 共聚焦显微镜下病毒性角膜炎免疫细胞、神经与巨细胞病毒鹰眼样细胞

图 A 角膜上皮下朗格汉斯细胞(呈高反光)
图 B 角膜内皮面炎细胞浸润(呈高反光)
图 C 角膜上皮下神经纤维数量减少伴树突状细胞浸润
图 D 巨细胞病毒性角膜炎患者内皮鹰眼样细胞

4. 棘阿米巴角膜炎 棘阿米巴角膜炎初期临床特征隐匿且不典型,培养周期长且敏感性低(54%~68%)。根据棘阿米巴包囊在患者角膜分布的典型临床特征,共聚焦显微镜在其临床诊断上具有无可比拟的优势。研究表明,共聚焦显微镜对棘阿米巴角膜炎诊断的敏感度达 90%,特异度达 75%~95%。

共聚焦显微镜图像中可见棘阿米巴包囊大多呈具有双层囊壁或空心的圆形、椭圆形小体,直径 10~25μm,大于炎症细胞,小于上皮细胞,多位于上皮细胞间、上皮下或浅基质中(图 2-1-10-16A)。此外,部分包囊表现为直径 10μm 以上的高亮圆形或椭圆形小体,两个或三个聚集在一起,散在分布于基质内,呈成对状,偶尔可以汇集成簇或呈串珠样(图 2-1-10-16B)。

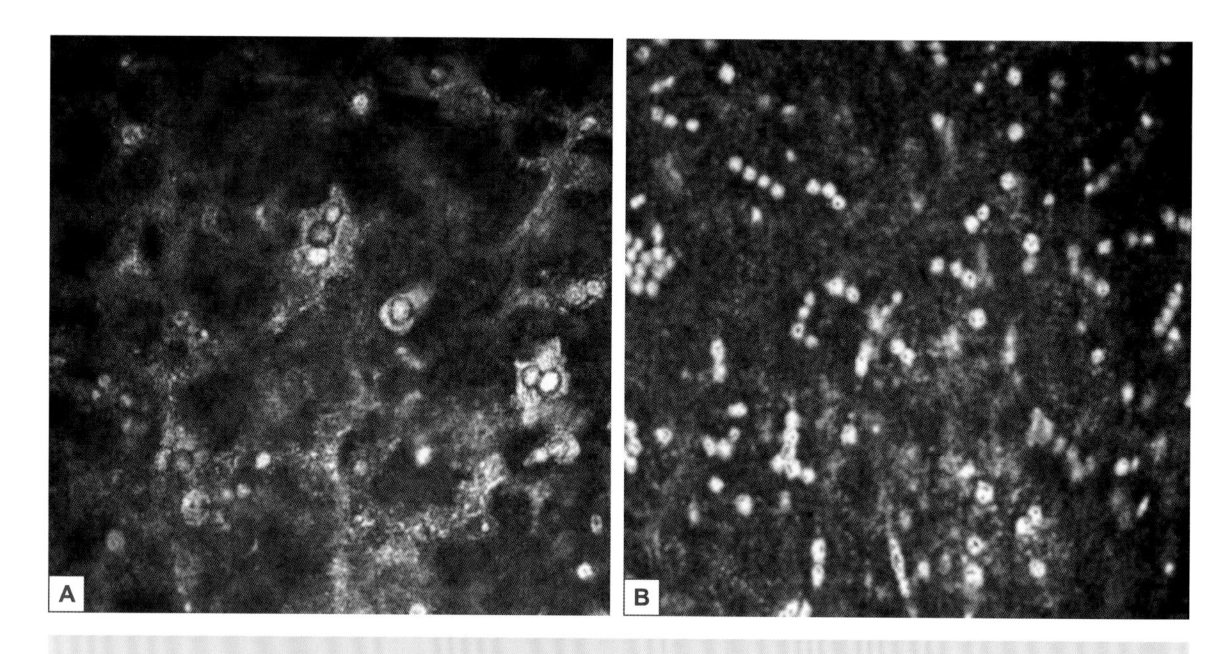

图 2-1-10-16 棘阿米巴角膜炎患者共聚焦显微镜影像

图 A 病灶区可见双层囊壁或空心的圆形、椭圆形细胞
图 B 病灶区可见圆形高亮结构呈成对、成簇或呈串珠样

笔者研究团队采用共聚焦显微镜观察棘阿米巴角膜炎在药物治疗过程中的临床特征及一系列变化。研究发现阿米巴包囊显示一个高度反射的核，周围有一个低折射的环状壁（图 2-1-10-17A~C）。中心结构是规则的圆形，具有均匀的反射（图 2-1-10-17A、B），或呈三角形（图 2-1-10-17D）、星号（图 2-1-10-17E）或空心环（图 2-1-10-17F）。

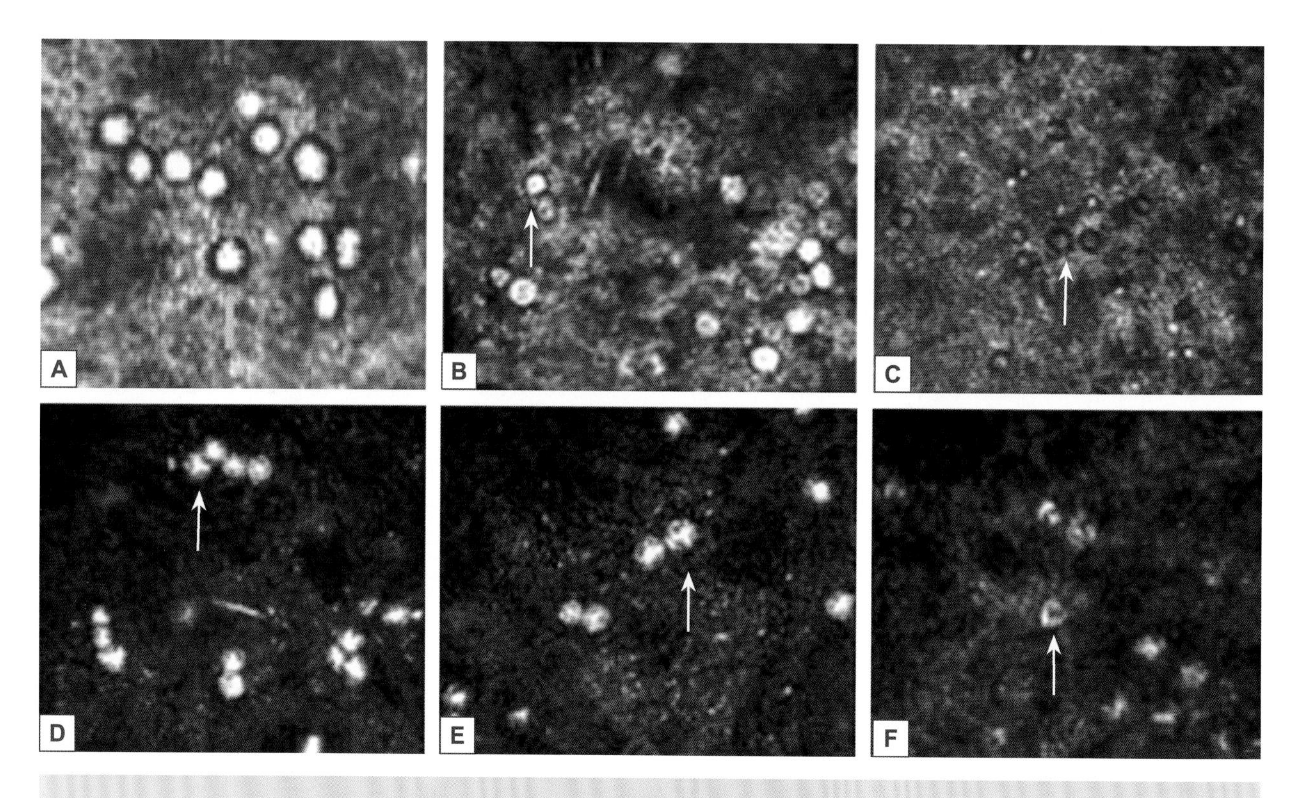

图 2-1-10-17 共聚焦显微镜下棘阿米巴角膜炎患者阿米巴包囊形态学特点

棘阿米巴包囊的串珠状分布可带有 3~6 个包囊（图 2-1-10-18A~C）。即使有大量的包囊，它们也不会重叠，彼此之间的空间也很小（图 2-1-10-18D、E）。这与炎症细胞不同，通常炎症细胞呈不规则的椭圆形，细胞核呈分叶状，没有包囊（图 2-1-10-18F）。炎症细胞的排列方式不对称，相互重叠和挤压，分布在角膜基质的不同平面（图 2-1-10-18G）。

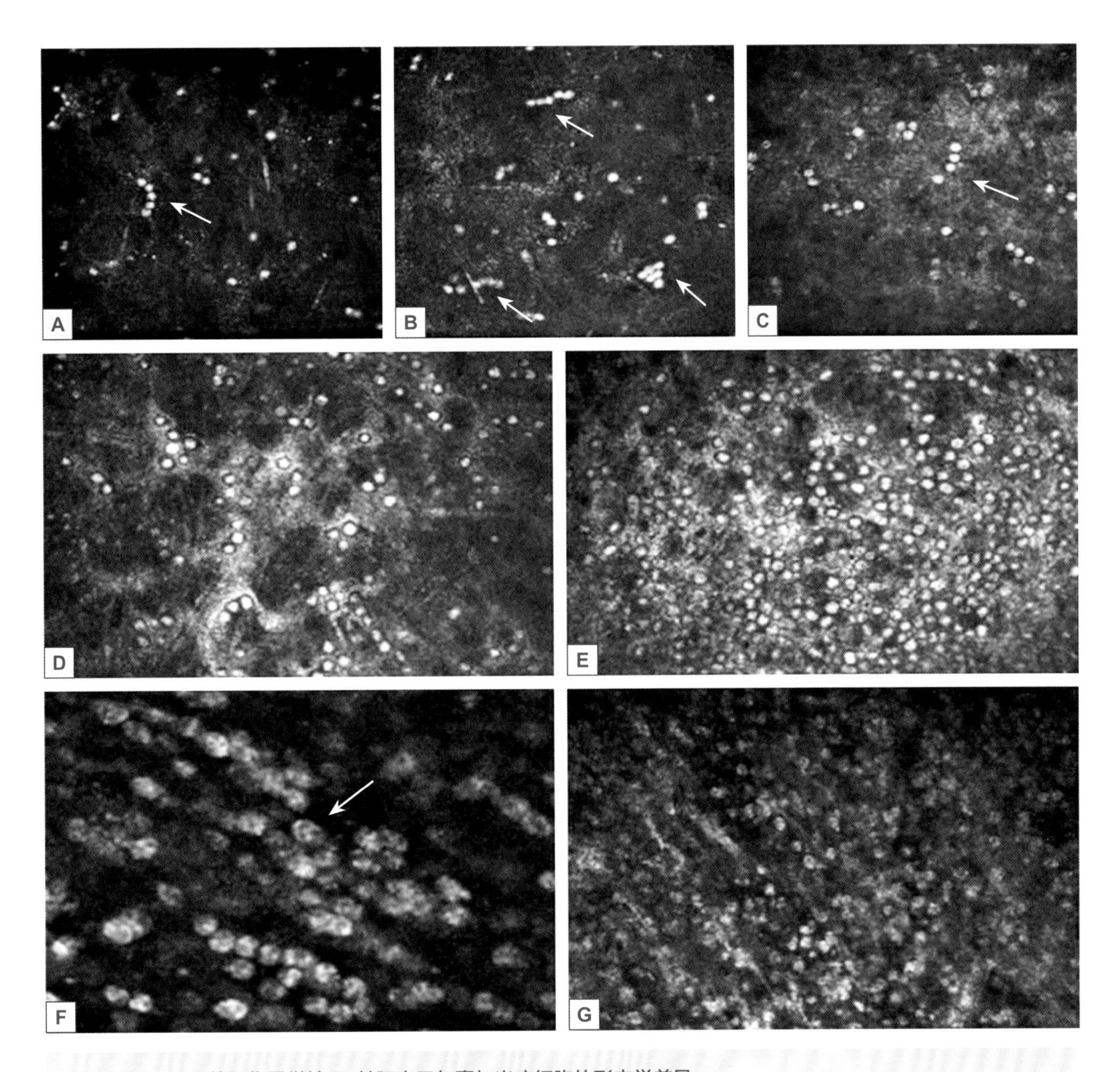

图 2-1-10-18　共聚焦显微镜下，棘阿米巴包囊与炎症细胞的形态学差异

研究表明，药物治疗后的棘阿米巴包囊中的细胞核逐渐溶化为中空结构（图 2-1-10-19A、B），一些包囊溶化了它们周围的角膜组织，并形成了一个黑洞（图 2-1-10-19C、D）。

（三）糖尿病性角膜病变

1. 角膜上皮基底细胞异常　2 型糖尿病患者的角膜上皮基底细胞密度下降，并随病程延长逐渐下降（图 2-1-10-20A）。关于糖尿病患者角膜上皮朗格汉斯细胞密度上升变化存在争议，一些研究者发现其显著升高，而我们前期研究发现在 2 型糖尿病患者角膜上皮完整状态下，朗格汉斯细胞密度随病程延长及角膜神经纤维密度下降而降低（图 2-1-10-20B）；在角膜上皮细胞损伤情况下，朗格汉斯细胞密度显著上升，

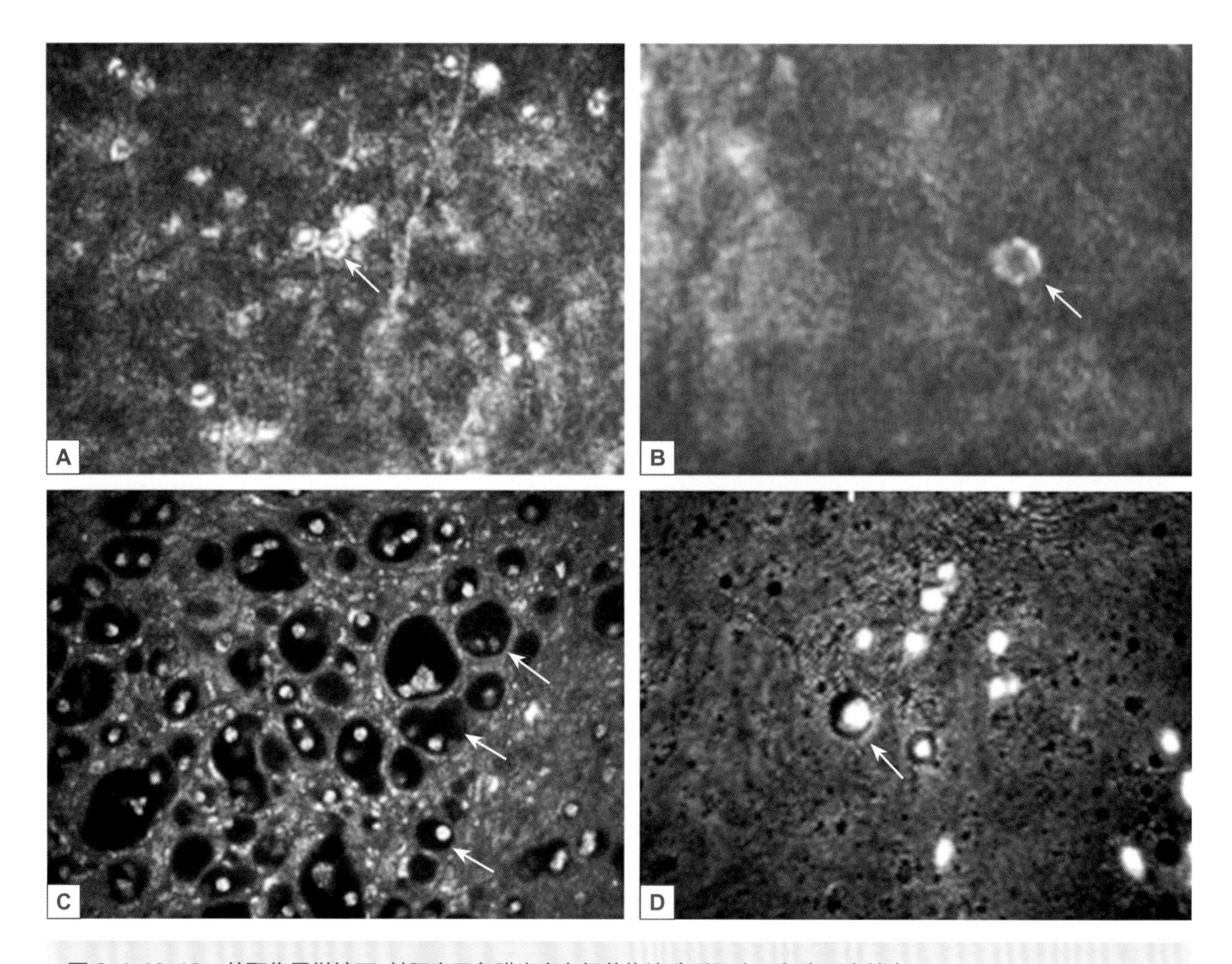

图 2-1-10-19 共聚焦显微镜下，棘阿米巴角膜炎患者经药物治疗后阿米巴包囊形态特点

且与病程及神经纤维密度无明显相关(图 2-1-10-20C)。Chang 等同时观察到糖尿病患者的其他角膜上皮参数的变化，如上皮细胞大小的变异性增加、细胞间隙增宽等。角膜神经纤维释放多种神经肽与神经营养因子，从而维持角膜上皮的稳态。神经结构的改变可能是糖尿病患者角膜上皮基底细胞密度下降的主要原因。糖尿病患者可出现角膜上皮的延迟愈合和上皮黏附异常，如白内障或糖尿病性视网膜病变术后角膜上皮缺损、反复剥脱，这些可能归因于上皮基底膜的改变。

2. 基底膜异常　正常人角膜基底膜在共聚焦显微镜下呈低密度影像，而在 2 型糖尿病患者的角膜上皮和前部基质层之间的界面处，可检测到异常的共聚焦显微镜高反光影像。早期的电子显微镜和组织化学研究表明，糖尿病患者角膜基底膜的厚度和分子成分发生了改变，这些异常可能与晚期糖基化终产物(advanced glycationend-products，AGE)的积累有关。这些高反光或高密度沉积物影像可出现在上皮基底膜深度(图 2-1-10-21A、B)，有时也可见前弹力层的局部缺失，形成“上皮栓”影像(图 2-1-10-21C)。

3. 基底下神经纤维异常

(1)密度降低：角膜基底下神经丛是角膜神经支配中最密集、最可识别的组成部分。因此，它被认为是评估角膜神经形态的一个解剖学标志，共聚焦显微镜定量评估角膜基底下神经丛的高重复性，使得临床医生客观评估角膜神经变化越来越重要。笔者研究团队发现，糖尿病患者基底下神经丛退行发生在疾病早期，在病程 <5 年时即发生显著病变，且随病程延长逐渐加重(图 2-1-10-22A)。此外，合并糖尿病性视网膜病变及眼内手术也是角膜神经退行的主要危险因素。糖尿病患者角膜神经退行特点是自神经丛涡

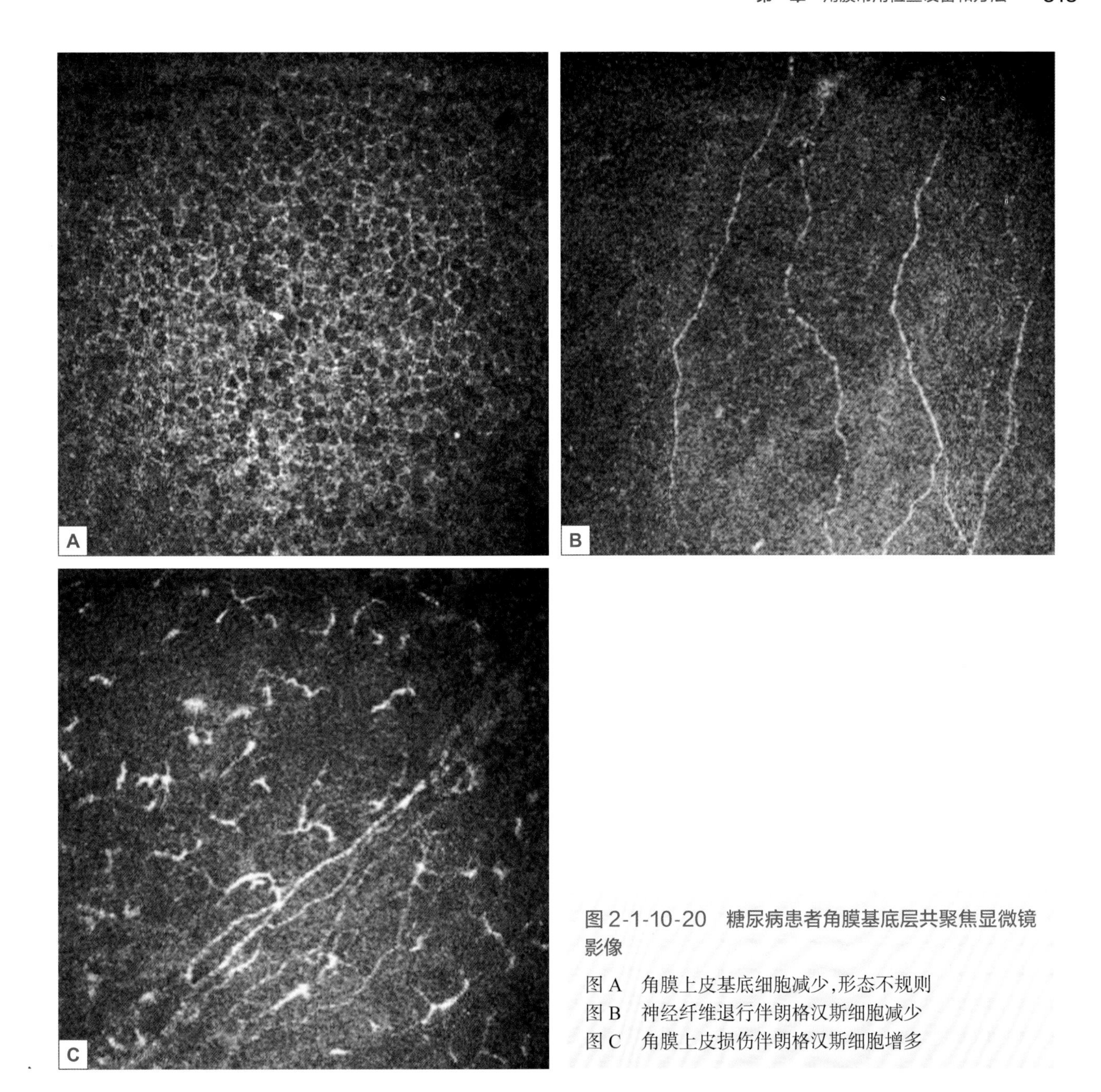

图 2-1-10-20　糖尿病患者角膜基底层共聚焦显微镜影像

图 A　角膜上皮基底细胞减少，形态不规则
图 B　神经纤维退行伴朗格汉斯细胞减少
图 C　角膜上皮损伤伴朗格汉斯细胞增多

旋区向周边的方式逐渐丧失。此外，糖尿病外周神经病变的症状和严重程度与角膜神经纤维密度的渐进性损失有相关性，基底下神经丛的改变早于其他神经病变的临床和电生理学检测异常。对糖尿病患者的角膜神经支配的评价已经获得了相当多的关注，并被提出作为糖尿病患者小神经纤维神经病变的替代标志物。

（2）迂曲度增加：Malik 等发现角膜基底下神经纤维密度及分支特征的改变，均与糖尿病患者躯体神经病变存在相关性。Kallinikos 等研究了角膜神经迂曲度（nerve fiber tortuosity）参数，发现神经迂曲度增加可能提示周围神经出现了退行性病变及再生现象。基底下神经迂曲度增加与躯体神经病变的严重程度相关（图 2-1-10-22B）。体外实验同样表明，神经再生时其迂曲度增加，且神经纤维的改变与糖尿病性视网膜病变的发展有关。与非增殖性糖尿病性视网膜病变的患者相比，增殖性糖尿病性视网膜病变患者基底下神经纤维更粗，密度更低，更加弯曲。结合角膜知觉检查，共聚焦显微镜可作为评估糖尿病周围神经病变和心脏自主神经病变的可靠指标。

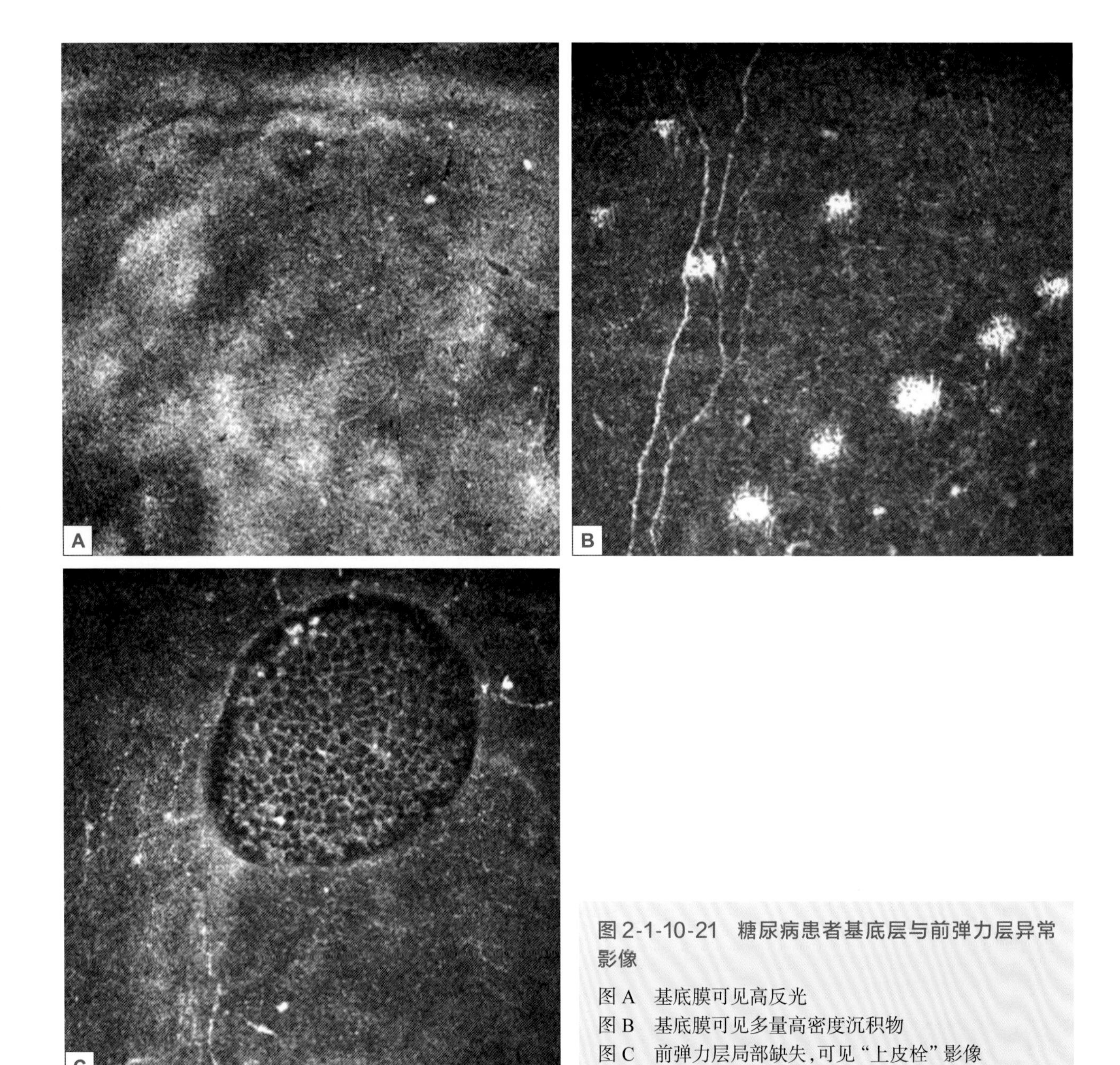

图 2-1-10-21　糖尿病患者基底层与前弹力层异常影像

图 A　基底膜可见高反光

图 B　基底膜可见多量高密度沉积物

图 C　前弹力层局部缺失，可见"上皮栓"影像

（3）特殊病变：慢性高血糖可诱导角膜各种细胞因子、趋化因子和细胞黏附分子的过表达，导致角膜上皮或其他细胞结构与功能异常。部分糖尿病患者角膜基底下包含大量非典型高信号、细胞样结构（图 2-1-10-23），在文献中少有描述，有待进一步研究。Katharina 等研究者根据其病变特点提出两种假设：第一，这些结构可能是角质细胞来源的肌成纤维细胞，通过 Bowman 层的断裂从底层基质进入上皮细胞；第二，这些结构可能是与基底下神经一起进入上皮细胞的增殖的施万细胞。

4. 基质异常

（1）基质光散射指数：对于基质层的影像改变，Morishige 等提出了光散射指数（light-scattering index，LSI）的应用，这是通过共聚焦显微镜的 Z 扫描功能产生的影像学参数，是组织光反射率的定量参数。糖尿病患者的 LSI 显著增加，并且与糖尿病的严重程度相关，表明 LSI 的测量可能是糖尿病的早期检测标志。

（2）基质细胞密度异常：研究表明，年轻的 1 型糖尿病患者的后部基质层中，基质细胞密度较高，几种生长因子的积累可能诱导了基质细胞的增殖和活化。但 Kalteniece 及我们前期研究均发现，2 型糖尿病患

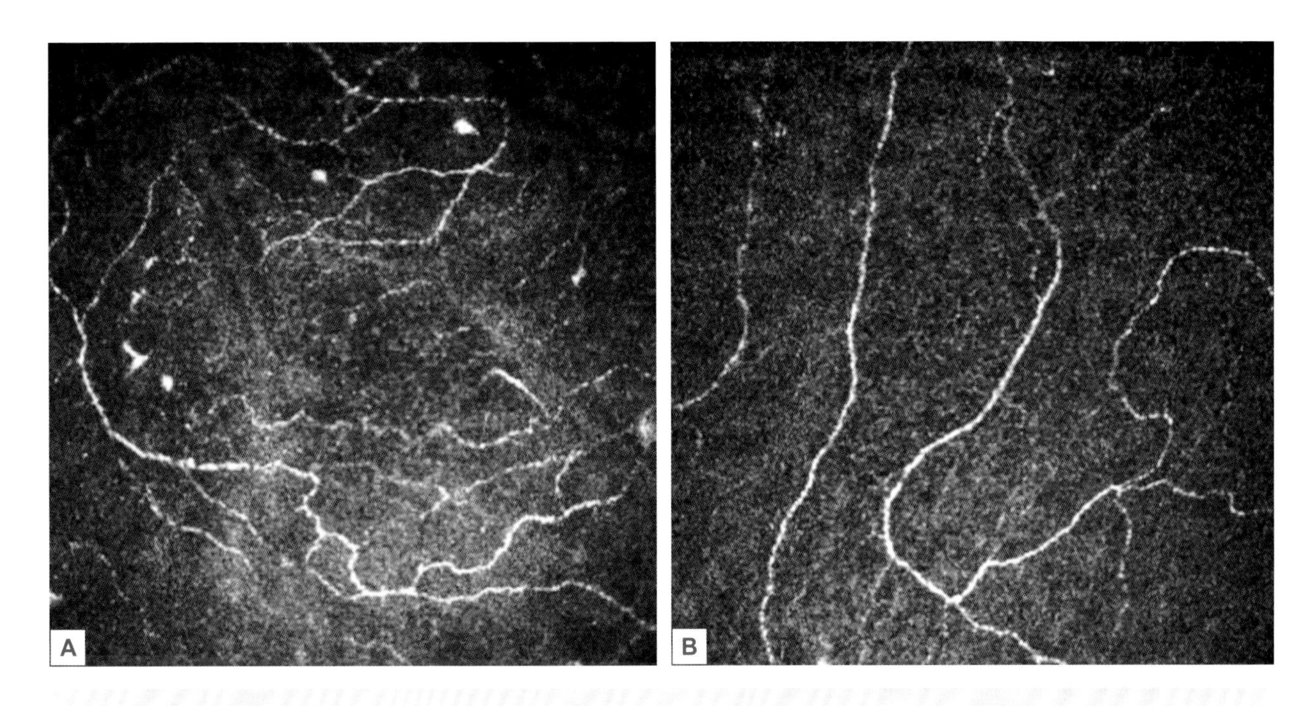

图 2-1-10-22 共聚焦显微镜下，2 型糖尿病患者（病程 3 年）上皮下神经丛

图 A 角膜上皮下神经涡旋区密度显著降低

图 B 角膜上方上皮下神经密度显著降低、迂曲度增高

者的基质细胞密度降低，并认为可能与基底下神经纤维丛的损伤有关（图 2-1-10-24A）。

（3）基质神经纤维环：基质神经纤维环（stromal nerve fiber loop）是在糖尿病患者角膜基质中观察到的特殊影像之一（图 2-1-10-24B）。在高血糖下，基底膜结构与成分发生变化，可能增加了基质神经纤维的穿透阻力，从而可能导致基质神经纤维环的发生。此外，糖尿病患者角膜基质细胞外基质成分组成的改变在导航轴突环境中的表达失衡可能会干扰神经再生过程，可能是导致基质神经纤维环形成的原因。

5. 后弹力层异常 糖尿病患者的角膜后弹力层中，可观察到高反光的棒状共聚焦显微镜影像。这些结构已被确定为长间距的胶原纤维，这些异常胶原的分泌，可能也与 AGE 的沉积有关。但是，共聚焦显微镜在诊断此类后弹力层异常影像时缺乏特异性。

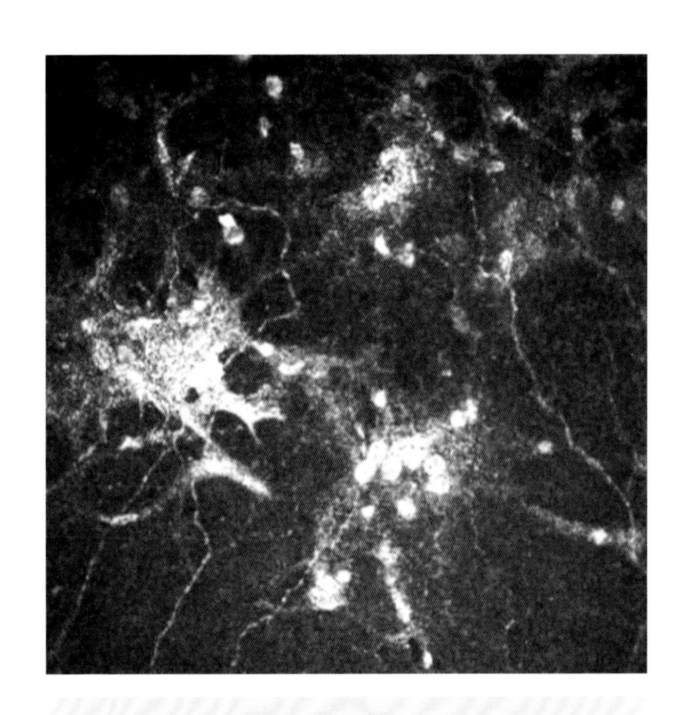

图 2-1-10-23 共聚焦显微镜下，部分糖尿病患者基底下可见非典型高信号、细胞样结构

6. 内皮层异常 2 型糖尿病患者角膜内皮层会出现细胞形态参数的变化，例如内皮细胞密度、六边形细胞比例等下降（图 2-1-10-25A），眼内手术后 2 型糖尿病患者角膜内皮细胞明显减少（图 2-1-10-25B）。Mishima 与 Liaboe 也提出，糖尿病患者的平均角膜内皮细胞密度明显降低，细胞面积的变异系数增高。

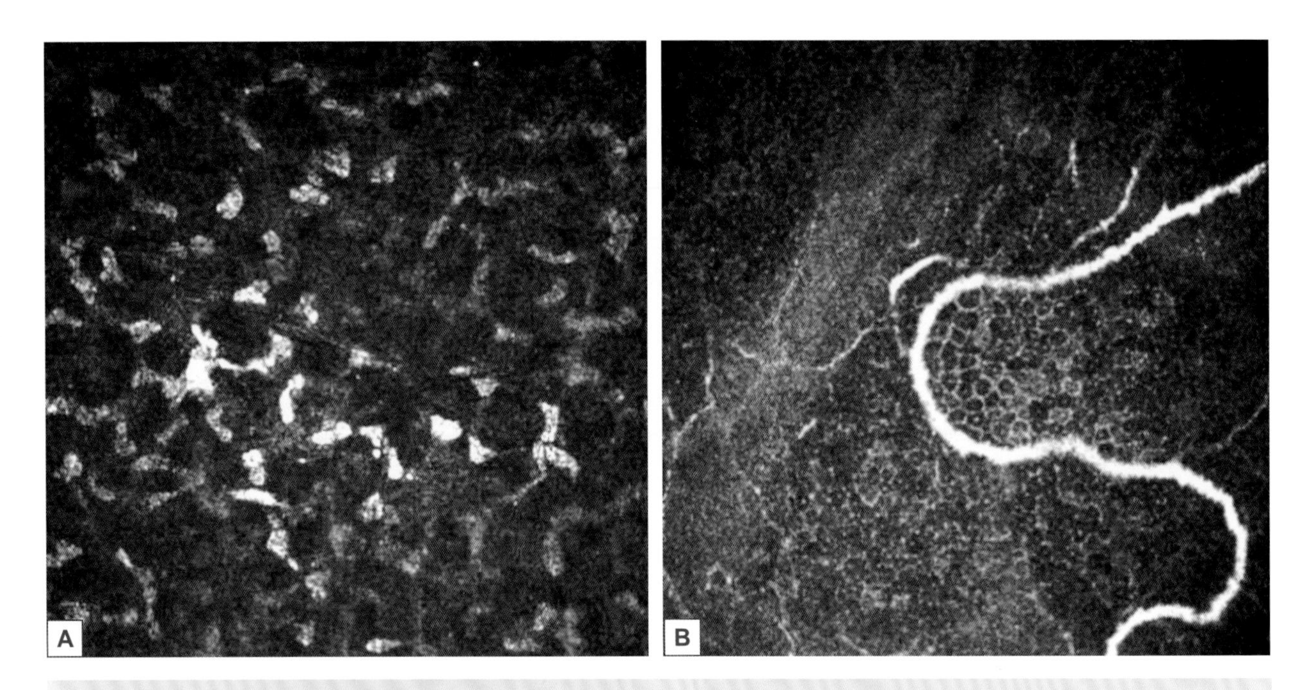

图 2-1-10-24 共聚焦显微镜下，2 型糖尿病患者角膜基质细胞与基质神经纤维环

图 A 角膜基质细胞密度下降

图 B 角膜基质神经纤维环

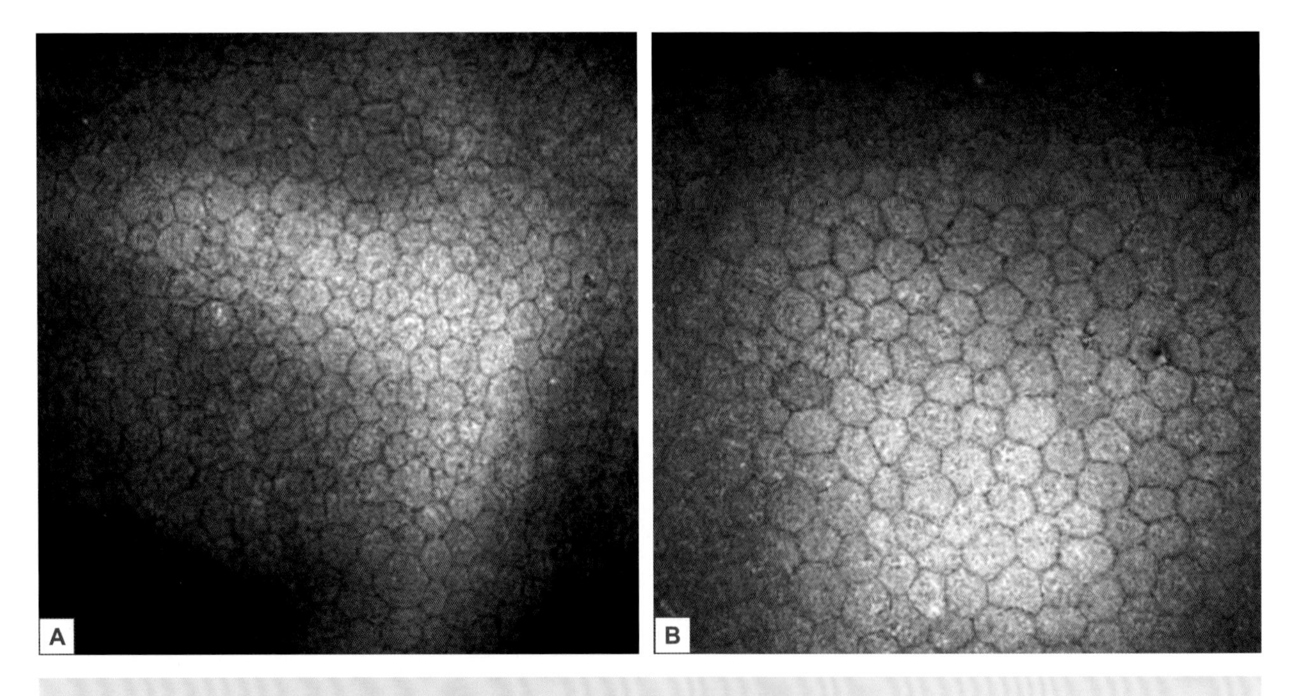

图 2-1-10-25 共聚焦显微镜下，2 型糖尿病患者的角膜内皮细胞形态特点

图 A 内皮细胞形态不规则，六边形细胞比例显著降低

图 B 增殖性糖尿病性视网膜病变手术治疗后内皮细胞密度明显降低

7. 角膜缘 Vogt 栅栏结构异常 典型的角膜缘 Vogt 栅栏结构呈现较规则的上皮-基质交替条索或波浪状界面，基底层上皮细胞呈高亮反光且轮廓不清，状似上皮-基质交界线的明亮“镶边”，基质突起中央见小血管伴行。2 型糖尿病患者角膜缘 Vogt 栅栏结构表现为基质条索周围高亮基底细胞消失，基质条索周围看不到明亮的“镶边”，基质条索中不可见小血管（图 2-1-10-26），提示 Vogt 栅栏结构萎缩，角膜缘干细胞功能可能发生损害。

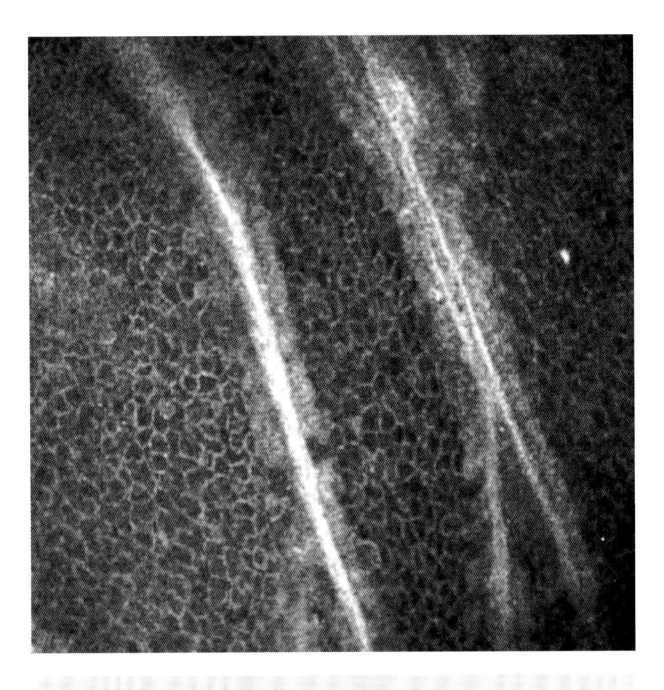

图 2-1-10-26 共聚焦显微镜下，2 型糖尿病患者的角膜缘 Vogt 栅栏结构

（四）干眼

各种类型干眼引起的眼表炎症是干眼的共同病理特征，利用共聚焦显微镜可观察干眼患者的炎症细胞浸润密度和细胞损伤情况，客观评估干眼的炎症程度，指导临床治疗。

1. 角膜上皮 共聚焦显微镜下，干眼一般表现为鳞状上皮细胞增生，细胞核突出、细胞呈高反光（图 2-1-10-27A），翼状上皮细胞密度明显下降，细胞排列紊乱（图 2-1-10-27B），基底层细胞边界反光增强，细胞间边界模糊、间隙增大，细胞核固缩、突出（图 2-1-10-27C），提示各层上皮细胞呈现应激状态。

2. 角膜上皮下神经丛 干眼患者长期存在的眼表慢性炎症及泪液高渗透压可影响角膜神经结构与功能，导致角膜神经痛等神经性症状。在共聚焦显微镜下，干眼患者上皮下神经丛的常见表现为神经密度下降，神经纤维明显增粗、反光增加，神经走行紊乱，弯曲度增高等（图 2-1-10-27D）。

3. 睑板腺 睑板腺近年来得到临床医生的重视，其结构与功能的改变可对干眼严重程度造成显著影响。共聚焦显微镜可以早期发现睑板腺的结构异常，对其进行早期诊断与严重程度分级，指导临床治疗。睑板腺功能障碍患者在共聚焦显微镜下可以观察到腺泡扩张或萎缩、腺泡密度降低、腺体周围明显的不均质性改变、腺泡间质炎症细胞浸润及纤维化等（图 2-1-10-28）。

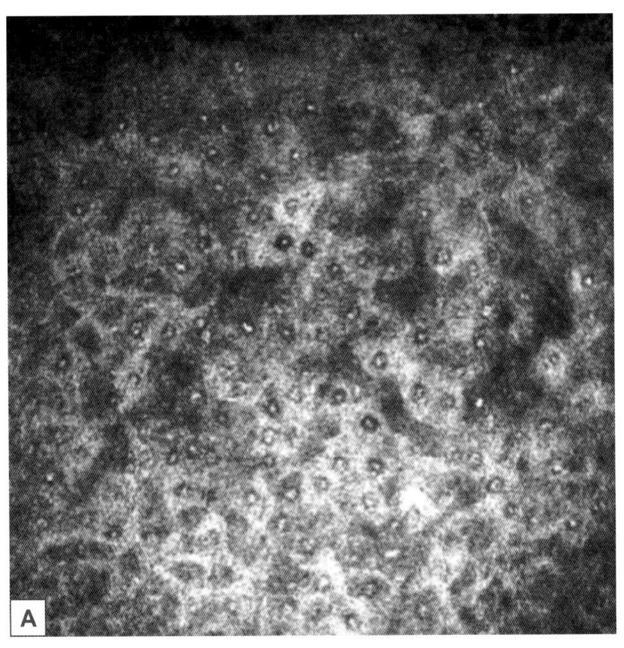

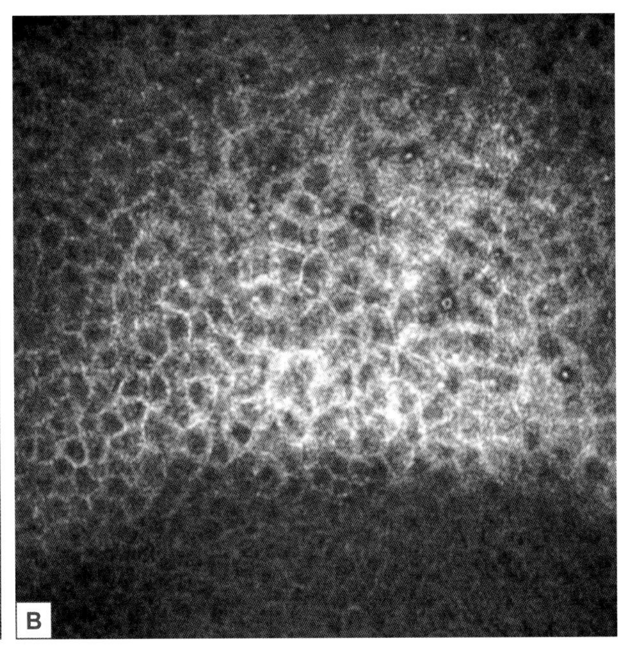

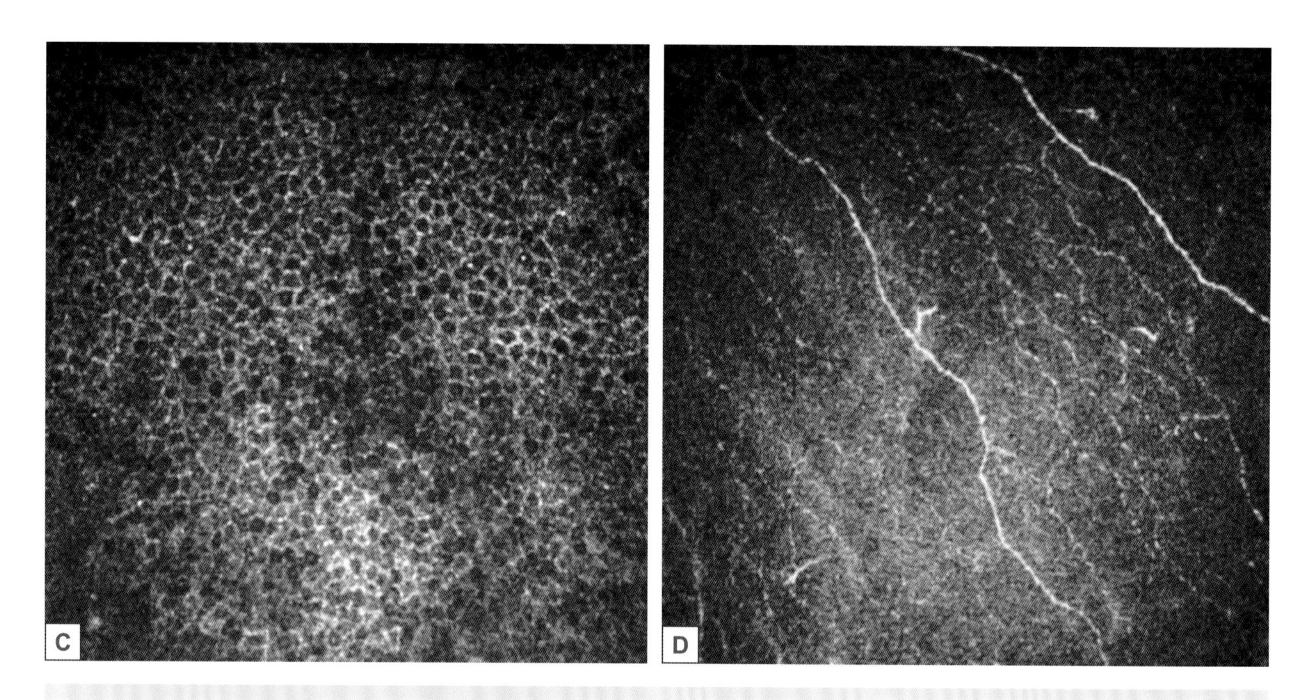

图 2-1-10-27 共聚焦显微镜下，干眼患者角膜上皮形态特点

图 A 鳞状上皮细胞增生
图 B 翼状上皮细胞密度下降，排列紊乱
图 C 基底层细胞边界模糊、反光增强
图 D 角膜上皮下神经密度显著下降

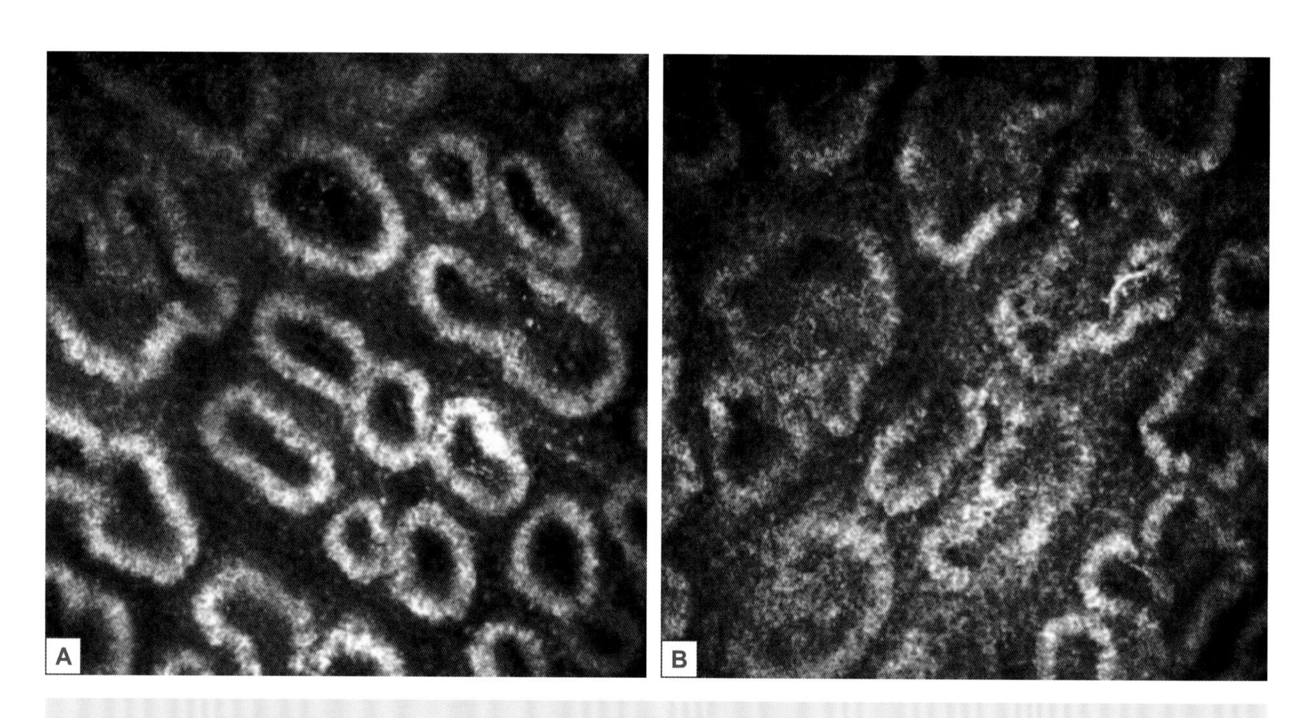

图 2-1-10-28 共聚焦显微镜下，正常人与干眼患者睑板腺腺泡形态差异

图 A 正常人睑板腺腺泡形态
图 B 干眼患者睑板腺腺泡形态

（五）总结

在过去的30年里，临床共聚焦显微镜在人类眼表疾病研究中得到了广泛的应用与推广。共聚焦显微镜通过其高质量的成像技术为眼部疾病患者提供了一种精确、快速和可靠的诊断方法，在眼部体外组织学和体内病理研究之间建立了一个良好的联系，为眼表系统的体内研究开辟了新的视野，使得人们对角膜及眼表系统的功能有了更新的认识。

（张阳阳）

第十一节　超声生物显微镜检查

1991年，加拿大眼科医师Pavlin采用高频超声技术设计了眼科专用眼前节B型超声显像系统，由于该系统所获得的眼前节图像分辨率达50μm（相当于光学显微镜分辨水平），故取名为超声生物显微镜（ultrasound biomicroscope，UBM）。UBM检查无侵入，对组织无损害，可以在活体眼球上清晰显示眼前节组织结构，如角膜、前房、房角、虹膜、晶状体、后房、悬韧带、睫状体等，是目前唯一能够清晰显示虹膜后结构及睫状体组织的眼科检查，可以弥补其他眼科检查方法的不足。

一、设计原理及组成

（一）工作原理

UBM的工作原理与B超相同：超声波从换能器（人工极化的压电陶瓷片，可以相互转化电脉冲和声脉冲）产生后，以声波的形式垂直于换能器向前传播，声场内物体反射和散射的超声波被探头接受，信号经过传递、滤过、放大、处理，形成辉度调制型的二维声像图。

（二）超声的反射与衰减

超声在不同介质中的传播速度不同，声速与介质的弹性和密度有关，而与超声的频率无关。超声在传播过程中介质对其有一种阻力，称为声阻，它是声速与介质密度的乘积。当超声自第一介质向相邻的第二介质传播时，如果两者的声阻差异大于0.1%，在其界面便发生反射。

超声的反射是超声成像的基础。在声阻界面部分声能反射而回，称为回声（echo）；其余的能量继续传播，每遇一个声阻界面便发生一次反射，产生一次回声。一系列的回声被换能器接收，经过计算机处理重建形成声像图。相邻介质的声阻差异越大，反射的能量越多，在声像图上出现的波峰越高或者点越亮。由于吸收、反射、散射等因素，传播着的超声能量逐渐减少，称为超声的衰减。在正常的组织结构中，声衰减程度依次为骨骼>纤维组织>肌肉>脂肪>液体；病理组织的衰减大于正常组织，实体病变>液性囊肿。

（三）超声的分辨率

超声的分辨率有轴向和横向之分。轴向分辨率与脉冲宽度有关，最大分辨率等于1/2脉冲宽度（脉冲宽度=脉冲时间×声速）。声波的频率越高，脉冲时间越短，轴向分辨率越高；同时，频率越高，声衰减越强，穿透力越低。超声的频率与分辨率成正比，与穿透力成反比。横向分辨率与声束宽度相等。临床多使用聚焦探头，焦点区声束窄，有很高的横向分辨率。

（四）设备组成

UBM主要由探头（含换能器）、主机、计算机工作站三部分组成。

采用线性扫描方式的UBM探头比较大，通常固定在机械臂上；而采用扇形扫描方式的UBM探头可选择手持操作或固定在机械臂上使用。临床常用的UBM频率范围为35~50MHz，因为高频超声穿透力极弱，常将换能器裸露在外，通过声衰减极少的介质，将超声直接耦合至检查部位，最大限度地减少声能损失；也可以采用透声性好的薄膜，将换能器封于水囊中，一方面声能损失较少，另一方面可防止运动的换能器擦伤角膜。

主机可独立于计算机，也可作为一个功能扩展部件嵌在计算机内。它负责探头的驱动、超声波的发射和接收、信号的放大及数字化等。计算机工作站主要负责图像的采集及处理、病例的存储与检索、报告生成及打印等。

二、检查方法及注意事项

（一）检查方法

检查时需将探头垂直放置在检查区域，通过扫描获得相应部位的二维断层切面图。

1. 患者通常仰卧位躺于检查床上，结膜囊内滴表面麻醉剂。

2. 根据被检查者睑裂大小，选择合适的眼杯放入结膜囊，沿着眼杯内壁缓慢注入耦合剂（要求高黏稠度和高透声性）。

3. 检查过程中，检查者一手固定眼杯，另一手握住探头；探头浸入液体中，与被检查界面垂直。

（1）放射状检查法：自 12 点位开始顺时针转动探头 1 周，过程中注意探头与角膜缘始终保持垂直。

（2）水平检查法：在一些特殊情况下可以将探头与角膜缘平行探查睫状体病变。

4. 检查时观察到病变随时进行图像采集，检查结束后可对采集图像进行测量分析，出具检查报告。

（二）检查注意事项

1. 因 UBM 常用的单晶片圆形换能器聚焦范围较短，检查时应控制探头位置，将最需要清晰观察的部位显示在聚焦线附近。

2. 注意操作时动作轻柔，勿擦伤眼球；检查结束时，结膜囊内滴抗菌药物；注意探头和眼杯的消毒，防止交叉感染。

3. 注意眼球破裂伤缝合前及缝合后 1 周内、内眼手术后 1 周内尽量不行 UBM 检查，避免眼内感染。

三、结果分析

（一）正常眼前节 UBM 表现

1. 全景图　UBM 能显示眼前节 4~5mm 深度的二维组织结构图像。声束经过角膜中央，前部显示两条弧形强回声光带，分别为角膜上皮表面和前弹力层回声，之间有一窄的中等回声光带，为角膜上皮内的回声。前弹力层强回声光带后有一较宽的中等回声光带，为角膜基质层回声。之后又有一条弧形强回声光带，为后弹力层和角膜内皮层回声，因两层组织薄而紧贴，其回声融合无法分辨。角膜之后的无回声区是前房内的房水。前房深度正常者，可显示晶状体前部；探头向下轻压，晶状体厚度正常者，可显示晶状体后囊弧形强回声（图 2-1-11-1A）。

2. 象限图　放射状检查角膜缘部分，可显示结膜、巩膜、前房角、虹膜周边、部分晶状体、晶状体悬韧带、后房和睫状体。前部中等回声光带是结膜，其后较宽的强回声光带是巩膜，再后的三角形中等回声是睫状体。虹膜与睫状体相连，其前后面为强回声光带。角膜缘后的无回声区，是前房角。周边虹膜之后的窄三角无回声区是后房及房水。晶状体表面为强回声光带，悬韧带显示为与晶状体赤道部相连的细丝状回声。睫状体之后的无回声区为前部玻璃体（图 2-1-11-1B）。

（二）角膜疾病常见的异常 UBM 表现

1. 角膜病变本身的异常 UBM 表现　UBM 可以观察角膜病变的部位、厚度、层次、范围。常见角膜病变的 UBM 表现如下：

（1）角膜回声强度的改变：可以表现为回声强度的下降，如角膜水肿；也可以表现为角膜回声的增加，如角膜斑翳、白斑（图 2-1-11-2）。

（2）角膜厚度的改变：角膜水肿时增厚，溃疡时变薄，瘢痕期可有角膜厚薄不均。不仅角膜整体的厚度可随病情变化而改变，而且角膜各层结构的厚度变化也可清晰显示（图 2-1-11-3）。

（3）角膜结构的缺失：如角膜上皮损伤导致的角膜上皮回声连续性的改变。

（4）角膜结构位置异常：如后弹力层脱离导致的后弹力层及内皮层与角膜基质层的分离或外伤导致的角膜结构错位（图 2-1-11-4）。

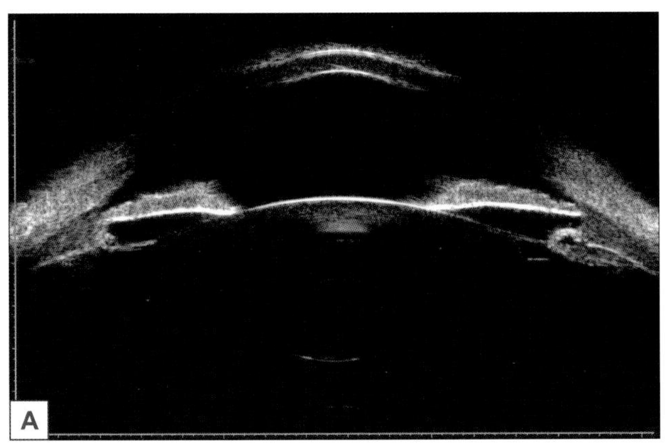

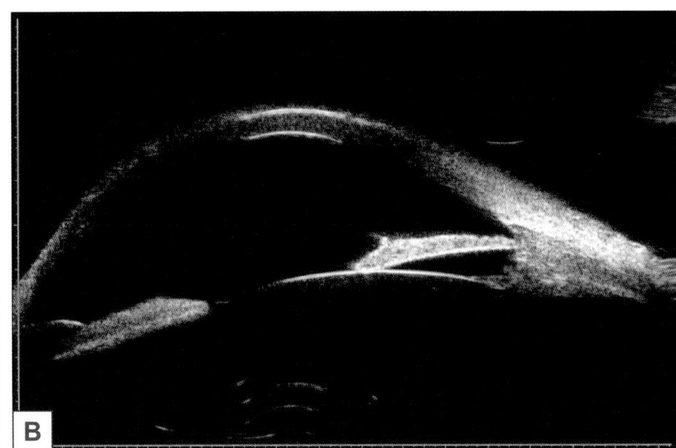

图 2-1-11-1 正常眼前节 UBM 图像

图 A 全景图

图 B 象限图(放射状检查)

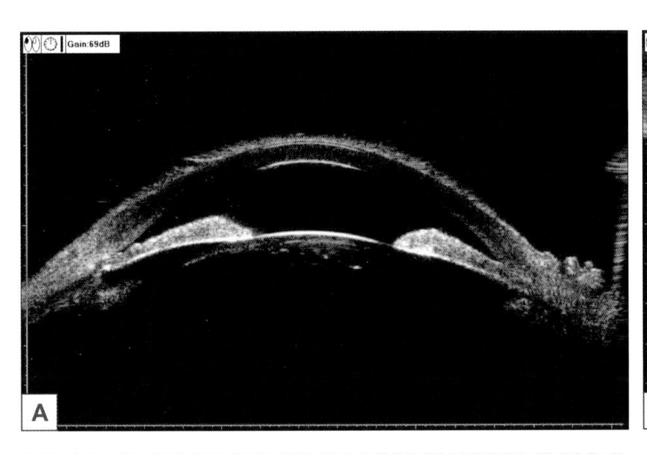

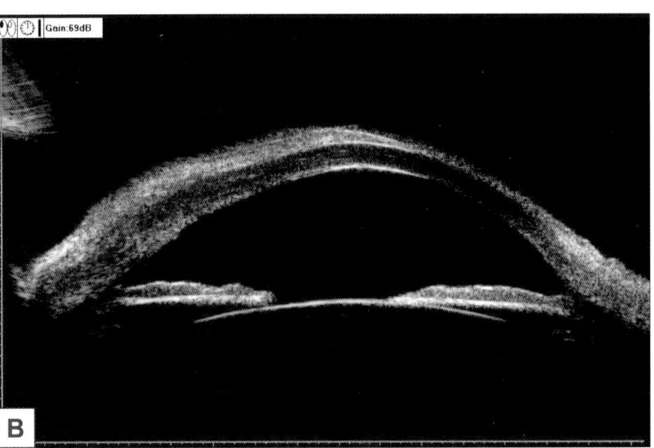

图 2-1-11-2 角膜回声强度的改变

图 A 原发性闭角型青光眼急性发作期见角膜水肿,基质层回声强度下降

图 B 碱烧伤患者角膜局部回声增强,与上方纤维血管膜边界尚清晰

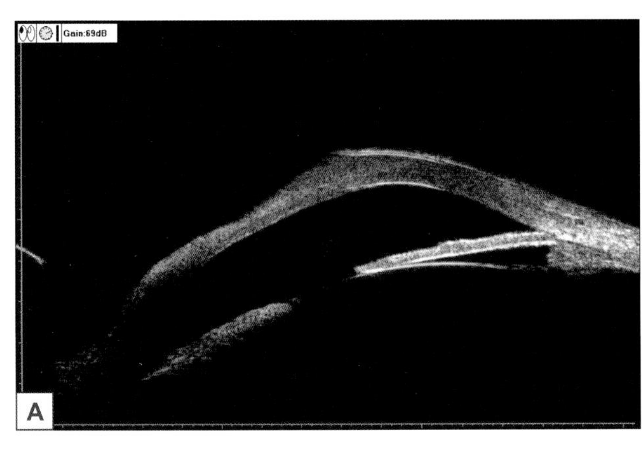

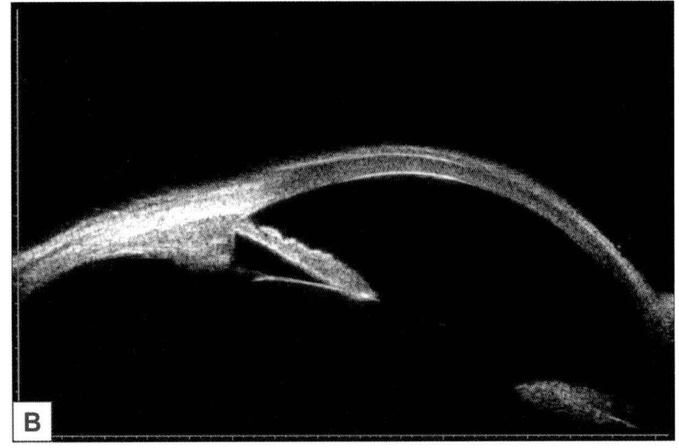

图 2-1-11-3 角膜厚度的改变

图 A 角膜白斑患者角膜厚薄不均

图 B 角膜上皮水肿见上皮层厚度增加,角膜基质层厚度正常

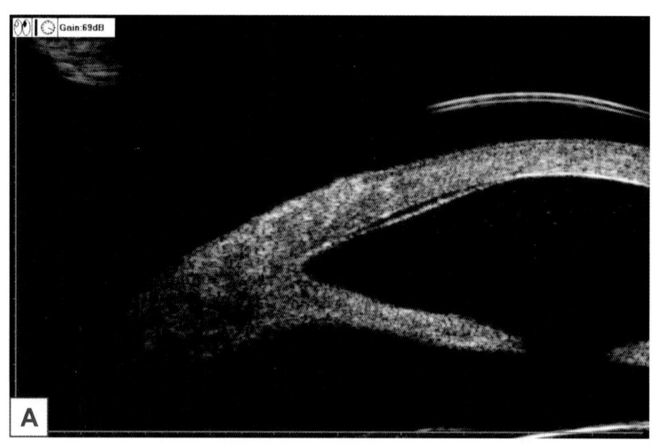

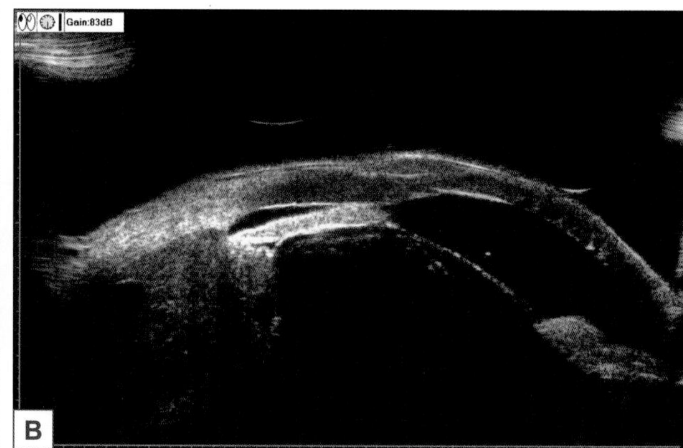

图 2-1-11-4　角膜结构位置异常

图 A　后弹力层脱离见角膜基质层后线状强回声

图 B　外伤患者部分角膜堆叠，晶状体前移推挤虹膜与角膜相贴

2. 角膜疾病相关的异常 UBM 表现　因为大部分发生于相对透明角膜的病变可以在裂隙灯下直接观察，也可以通过 AS-OCT 明确病变深度；而 UBM 检查需要水浴接触，检查的舒适性及快捷性不如 AS-OCT，因此大部分的角膜病变目前临床常使用 AS-OCT 检查。

当角膜的透明性差，AS-OCT 无法完整显示角膜形态时，UBM 将是临床唯一的选择来观察角膜、前房、房角、虹膜、晶状体、睫状体等的情况，在角膜移植手术前辅助评估手术风险、设计手术方案。同时，UBM 还可用于观察角膜、结膜、巩膜、虹膜及睫状体等眼前节肿瘤的位置、大小等。常见角膜疾病相关的异常 UBM 表现如下：

（1）虹膜前粘连及房角关闭：角膜疾病常伴有虹膜前粘连、房角关闭，通过 UBM 可以透过混浊的角膜了解虹膜前粘连及房角关闭的程度和范围（图 2-1-11-5）。

（2）晶状体脱位：有些患者在患有角膜疾病的同时还会伴发晶状体脱位，尤其是有外伤史或先天性异常的患者。UBM 可以了解晶状体脱位的位置、程度及范围。先天性小角膜直径小于 10mm，多为小眼球的一部分，眼球大小也可正常。常伴有眼前节多种先天异常（如虹膜缺损、白内障等），可使视觉功能严重

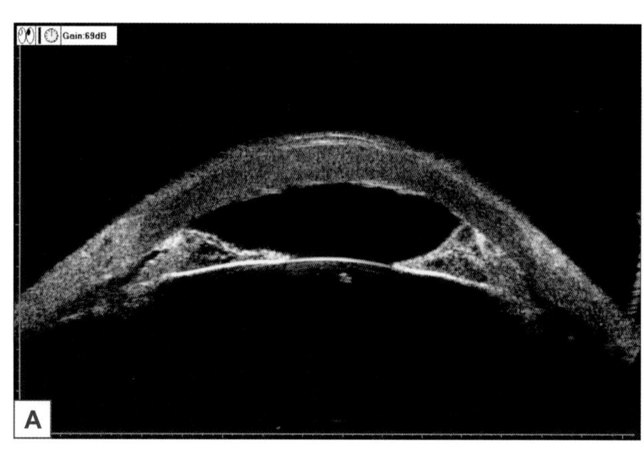

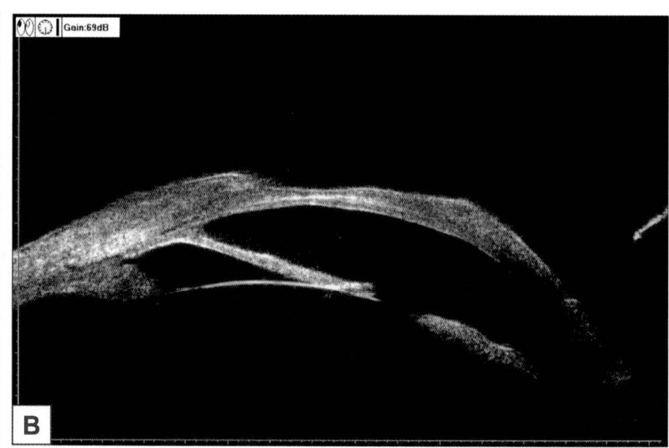

图 2-1-11-5　虹膜前粘连及房角关闭

图 A　ICE 患者近全周虹膜前粘连，角膜水肿增厚

图 B　角膜白斑患者角膜部分变薄，下方周边虹膜前粘连，房角关闭

受损，常伴发眼球震颤；若不伴其他异常，则视力较好，但常伴有浅前房，易发生闭角型青光眼。角膜横径在 13mm 以上，纵径在 12mm 以上为巨大角膜。常伴有高度散光，前房加深，虹膜萎缩、震颤，晶状体增大，也可正常，其余眼压、眼底和视功能基本正常；但常早发白内障，晶状体脱位或半脱位。UBM 可以了解整个前节结构，明确除角膜之外是否有其他组织受累（图 2-1-11-6）。

（3）眼前节肿瘤：UBM 不仅可以观察眼前节肿瘤的位置、大小，最重要的是可以了解相邻组织是否受累，明确浸润深度（图 2-1-11-7）。

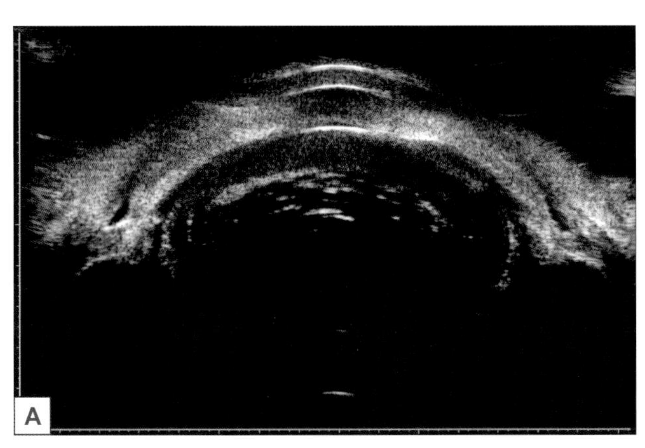
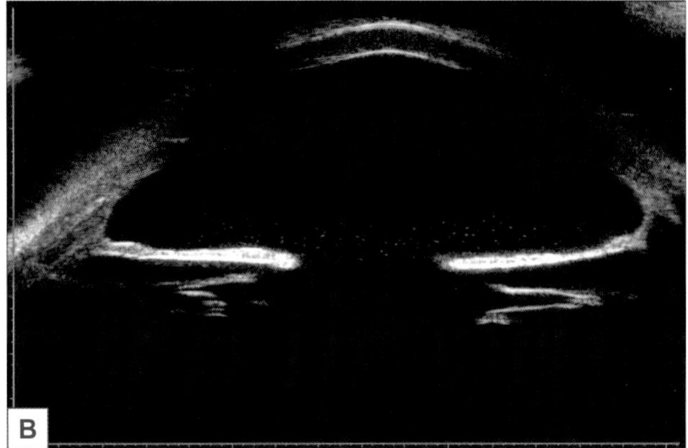

图 2-1-11-6 先天性角膜疾病

图 A 小角膜，前房极浅，晶状体膨隆前移推挤虹膜
图 B 大角膜伴人工晶状体（IOL）脱位，前房深，未及 IOL 回声，后囊中央不连续，虹膜附着点后移

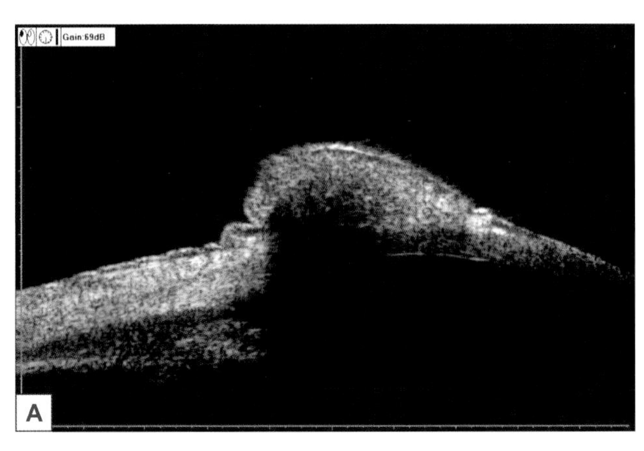
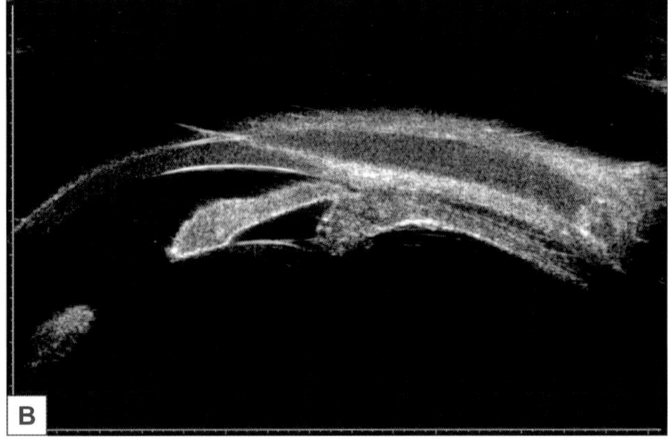

图 2-1-11-7 眼前节肿瘤

图 A 角结膜皮样瘤，瘤体较厚处下方角膜回声遮蔽；瘤体较薄处与角膜边界较清晰，下方角膜厚度可
图 B 结膜下肿物，结膜下弥漫的中低回声，与角结膜和巩膜的边界清晰

（三）伪影

伪影（artifact）又称伪像，是指由于超声的物理特性、组织的声学性质或仪器性能局限及检查方法的不当，使声像图中回声信息失真，与被探测组织的解剖图像不相符合。此种与真实情况有差异的图像如不注意加以鉴别，可以导致误诊；如能正确辨别伪影，则有助于诊断。UBM 检查中常遇到的伪影有以下几种：

1. 镜像效应（mirror effect）　也称镜像伪影，是指良好平整界面前的组织在高反射界面后出现的对称虚像，类似镜影（图 2-1-11-8）。

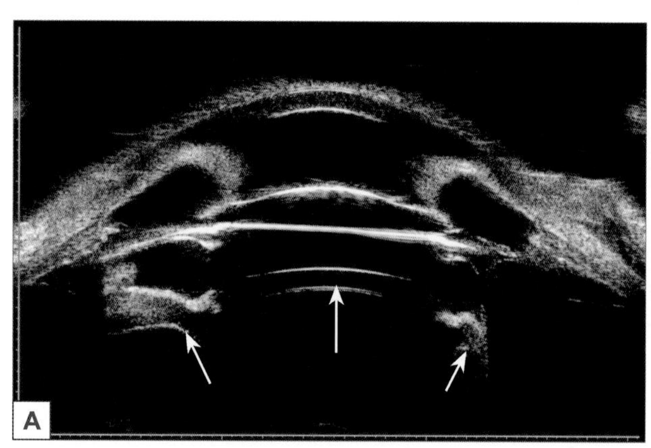

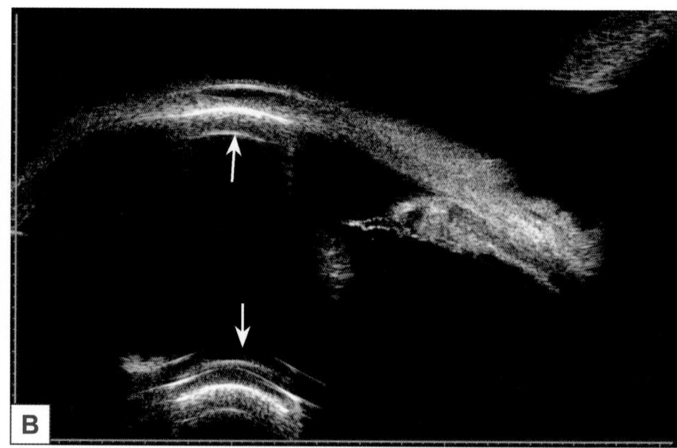

图 2-1-11-8　镜像伪影

图 A　IOL 后存留气体，在 IOL 后显示角膜及虹膜镜像伪影（白色箭头）

图 B　无晶状体眼存留气体较少，在中央角膜后显示双重角膜镜像伪影（角膜内侧及下方，白色箭头）；周边角膜及巩膜、睫状体组织因没有气体界面，正常显示

2. 侧壁失落效应（lateral wall echo drop-out）也称折射声影，是由于声波从低速介质传播至高速介质，当入射角大于临界值时，声波产生全反射，不复回探头，界面下的第二介质在声像图中不显示。常见于圆形结构和囊性病变：前后壁显示清晰，但接近侧壁处声波入射角度较大，声像图上两侧壁不能显示（图 2-1-11-9）。

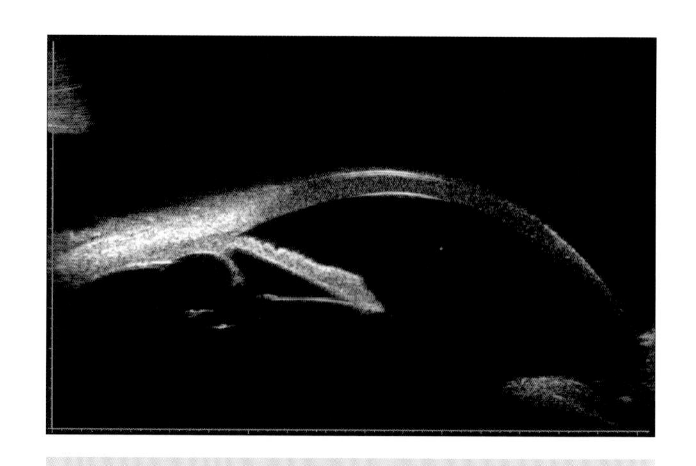

图 2-1-11-9　侧壁失落效应，睫状体囊肿前后壁显示清晰，两侧壁不能显示

3. 声影（acoustic shadow）　是指在常规深度增益补偿（depth gain compensation，DGC）正补偿调节后，在组织或病灶后方所显示的回声减低甚至无回声的平直条状区。声影为声波传播过程中遇到强衰减体所形成。高回声系数的物体如气体后方可有声影；高吸收系数的物体如骨骼、异物、瘢痕等的后方可有声影；兼有高回声和高吸收系数的物体后声影更明显（图 2-1-11-10）。

UBM 是目前唯一能够穿透虹膜清晰观察睫状体组织的影像学检查工具，可以穿透混浊的角膜显示眼前节结构，在眼部疾病诊断和手术方案指导中起到了重要作用。

因 UBM 检查需要水浴接触，检查的舒适性及快捷性不如 AS-OCT，而且分辨率较低，无法精确定位病灶测量的位置，因此，对于大部分发生于相对透明角膜的病变，目前临床常使用 AS-OCT 检查。但当角膜的透明性差，无法完整展示角膜形态时，UBM 是临床唯一能够观察角膜及眼前节情况的设备。UBM 不仅可以辅助判断角膜病情、角膜手术决策，还在眼前节肿瘤、青光眼、白内障、眼外伤、葡萄膜炎等疾病的诊疗方面起到了重要作用。此外，UBM 在眼外肌、泪腺、眼睑疾病方面也发挥了独特的作用，例如定位直肌附着点等。

在过去的 30 年里，UBM 成像技术已经成熟，但在软硬件发展和临床使用方面仍有很大的改进空间。改良压电元件材料以提升图像分辨率、自动化和人工智能（artificial intelligence，AI）图像分析，以及术中

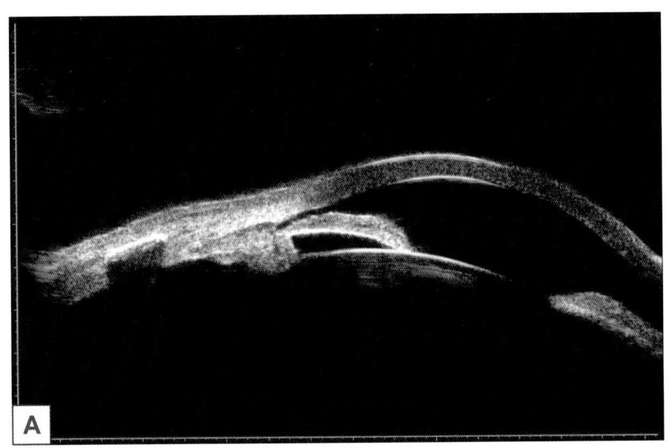

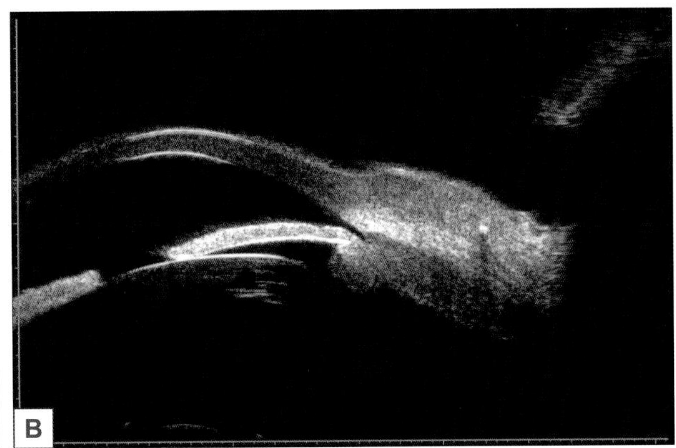

图 2-1-11-10　声影
图 A　球壁钙化斑后声影
图 B　结膜点状异物后声影

UBM 等新的技术必将拓展 UBM 应用，更好地辅助临床诊断与治疗。

（吴洁）

第十二节　角膜生物力学检查

角膜生物力学特性的临床测量具有非常广泛的应用前景，但是目前临床在体测量技术并不是很成熟，是现代眼科十分具有挑战性的科学领域。David Luce 博士在 2000 年开发了一种能够从非接触式眼压计测量信号中提取角膜生物力学信息的方法，经过多年的研究和发展，Grabner 等于 2005 年提出了一种基于角膜动态成像原理的早期生物力学活体测量方法，在 2005 年底推出了眼反应分析仪。

一、设计原理及组成

角膜不仅具有屈光特性，而且具有典型的生物软组织力学特性。角膜生物力学特性不仅参与维持角膜形态，影响角膜手术尤其屈光手术的效果及预后，而且还参与部分角膜疾病的发生和发展。

角膜生物力学的测量方法可以分为离体测量和在体测量两类，本节我们将主要介绍在体测量方法。目前临床上常用的在体测量法主要包括眼反应分析仪（ocular response analyser，ORA）和可视化角膜生物力学分析仪（corneal visualization scheimpflug technology，Corvis ST）。

（一）眼反应分析仪

眼反应分析仪（ORA）是世界上首个在体评估测量角膜生物力学的仪器设备。它是根据动态双向压平原理，利用一股随时间对称衰减的快速空气脉冲作用于角膜，采用光电分析系统检测角膜的变形，角膜经历受压—压平—压陷—压平—恢复原来形态的过程，用 2 次压平时产生的 2 个压力值 $P1$、$P2$ 计算出角膜的生物力学参数，即角膜滞后量（corneal hysteresis，CH）和角膜阻力因子（corneal resistance factor，CRF）。

（二）可视化角膜生物力学分析仪

可视化角膜生物力学分析仪（Corvis ST）是世界上首个将 Scheimpflug 成像技术和空气脉冲相结合的仪器设备。它利用 Scheimpflug 高速成像技术分析角膜在高速空气脉冲作用下的形变全过程。在空气脉冲启动后和空气脉冲施加过程中，高速相机能够捕捉大量图像，清晰地描绘出角膜形变的全过程。Corvis ST 测量的角膜动态形变参数包括达到第 1 次压平状态的时间、速率和压平长度，达到第 2 次压平状态的时间、速率和压平长度，以及达到最大压陷深度状态的时间、反向曲率半径和最大形变幅度等。

二、检查要点及注意事项

无论是ORA还是Corvis ST,其基本原理都是基于非接触式眼压计。相比于ORA,Corvis ST的优势在于能够在角膜动态变化过程中对其进行监测,并测量角膜变化过程中的参数,因此本节将重点阐述Corvis ST检查。Corvis ST对于临床病例的检查有一定的要求,检查质量的好坏将直接影响所获的图像的可信度,甚至影响临床诊断的准确度。因此,在学会分析数据之前,首先要学习并掌握设备的检查要点,并能够甄别因操作检查不当而产生的不准确的检查结果。

(一) 检查要点

1. 图像采集　调整升降台高度让被检查者保持舒适的坐姿,嘱被检者下颌部置于下颌托,额头紧贴额托。旋转调节钮调节下颌托高度,使被检者外眦角与眼位标志线平齐。左右移动设备,确保双眼在同一高度。提前告知被检者测量过程中出现的情况(比如告知被检者会有股气流吹到眼睛上,请不用担心),避免被检者情绪紧张而影响检查。根据设备屏幕的监视器中红色箭头指示,调节手柄到合适位置,设备会自动微调并完成拍摄(也可按下手柄按钮手动拍摄)。

2. 图像评估　图像采集完成后,设备自带图像质量评估软件。需关注图像质量评估QS;如果QS显示"OK"代表图像质量可靠,可以用于临床分析。如果QS显示黄色,需重复测量。图像采集质量不合格将会严重影响结果的判读,检查者需要找出原因并重新采集。观察图像左下角动态视频,如果发现检查过程中有睫毛干扰,建议复测。

(二) 注意事项

1. 注意角膜暴露情况　检查过程中若发现被检者角膜瞳孔区未充分暴露或有睫毛遮挡,需适当提拉被检者眼睑(暴露角膜瞳孔区),但应注意动作轻柔,勿压迫眼球。

2. 注意泪膜情况　检查过程中要全程观察被检查者的泪膜情况,不断提醒被检查者眨眼,以保证拍摄图像时泪膜完好。

3. 注意双眼差异　检查结束,对比双眼眼压以及中央角膜厚度,如两者差异过大,且排除被检者本身的眼压或角膜厚度相关疾病的干扰,则可能存在固视不佳的情况,需复测。

三、结果分析

(一) Corvis ST主要观察指标

1. 角膜形变幅度比值(deformation amplitude ratio 2mm)　角膜顶点与以角膜顶点为中心2mm环位置的形变幅度均值比。

2. 综合半径(integrated radius)　反映角膜抵抗变形的能力,数值越大,说明角膜抵抗变形的能力越差,硬度越低。

3. Ambrosio水平方向厚度相关指数(Ambrosio's relational thickness horizontal)　角膜最薄点厚度与水平方向厚度变化率的比值,数值越小,角膜越薄或厚度变化越快。

4. Corvis角膜生物力学指数(Corvis biomechanical index,CBI)　通过比较健康角膜与圆锥角膜,并经数据库模拟及验证得出,数值越大,罹患圆锥角膜的风险越大。

5. 断层地形生物力学指数(tomographic biomechanical index,TBI)　是角膜地形图与生物力学性能共同构建的临床应用参数,数值越大,罹患圆锥角膜的风险越大。

(二) 临床应用

1. 圆锥角膜的筛查和诊断　自从Corvis ST问世以来,学者们一直致力于研究其在圆锥角膜的筛查和诊断方面的应用,由于早期圆锥角膜和正常角膜的生物力学参数分布存在明显的重叠区域,因此,对于早期圆锥角膜的筛查不能单单依靠角膜生物力学检测的某个参数,而是应该对仪器产生的数据进行全面系统的分析解读。2016年,Oculus结合了Pentacam和Corvis ST数据,生成了一个角膜断层地形图和角膜生物力学的综合指数TBI,目前认为该指数可以提高对临界状态圆锥角膜的检测灵敏度。

病例1:男,20岁,主觉验光:右眼-6.25DS/-1.00DC×80=1.0,裂隙灯检查右眼角膜透明,前房深可,晶状体透明。Pentacam 三维角膜地形图检查屈光四联图显示角膜前表面曲率不对称，中央角膜厚度较薄；BAD 图显示角膜后表面高度图正常，角膜厚度变化图异常，BAD-D 值为 2.28（图 2-1-12-1）。Corvis ST 生物力学分析显示 CBI 为 0.96，Corvis ST 生物力学与 Pentacam 联合后 TBI 为 1.00（图 2-1-12-2），考虑顿挫型圆锥角膜。

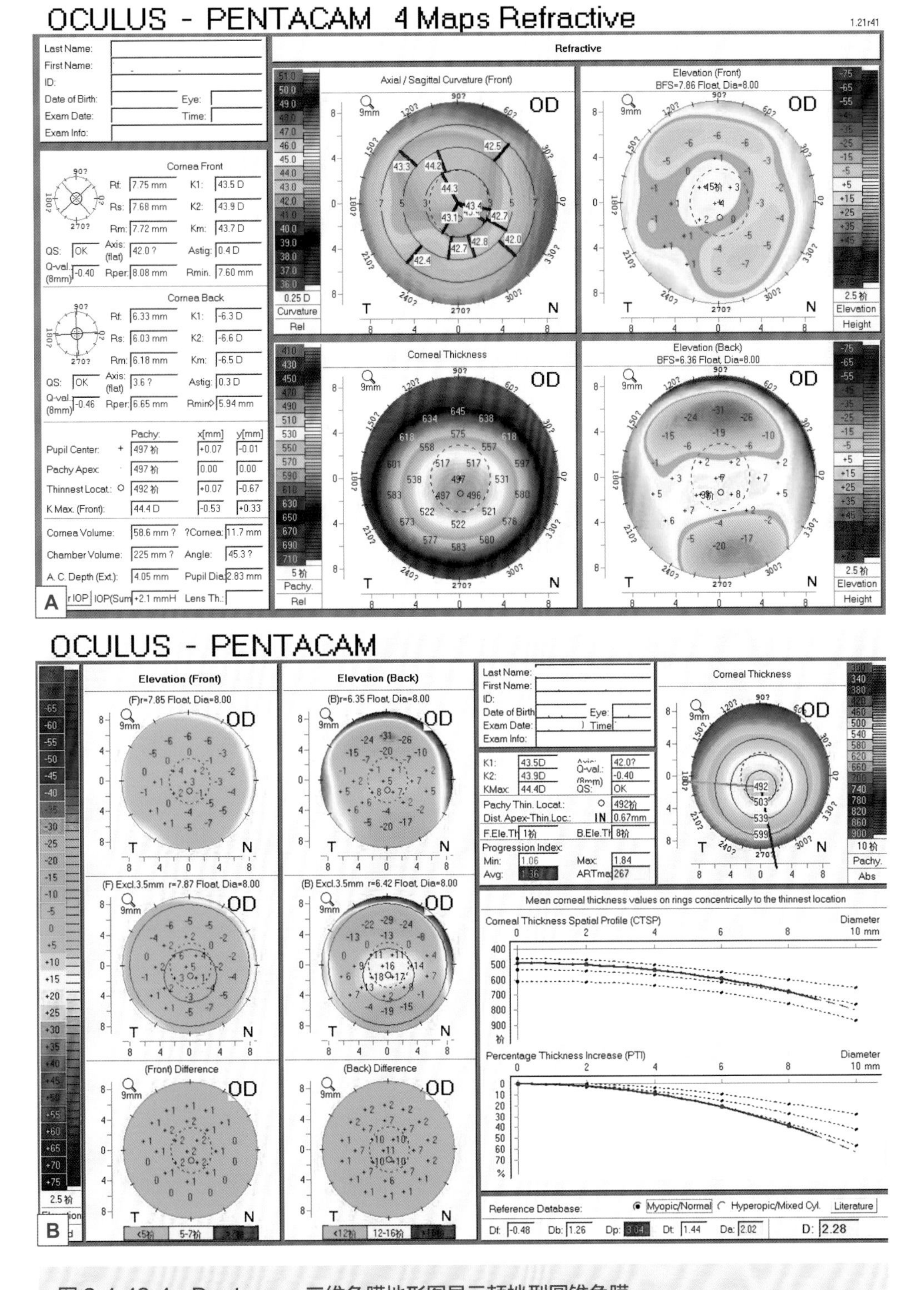

图 2-1-12-1　Pentacam 三维角膜地形图显示顿挫型圆锥角膜

图 A　屈光四联图

图 B　BAD 增强扩张图

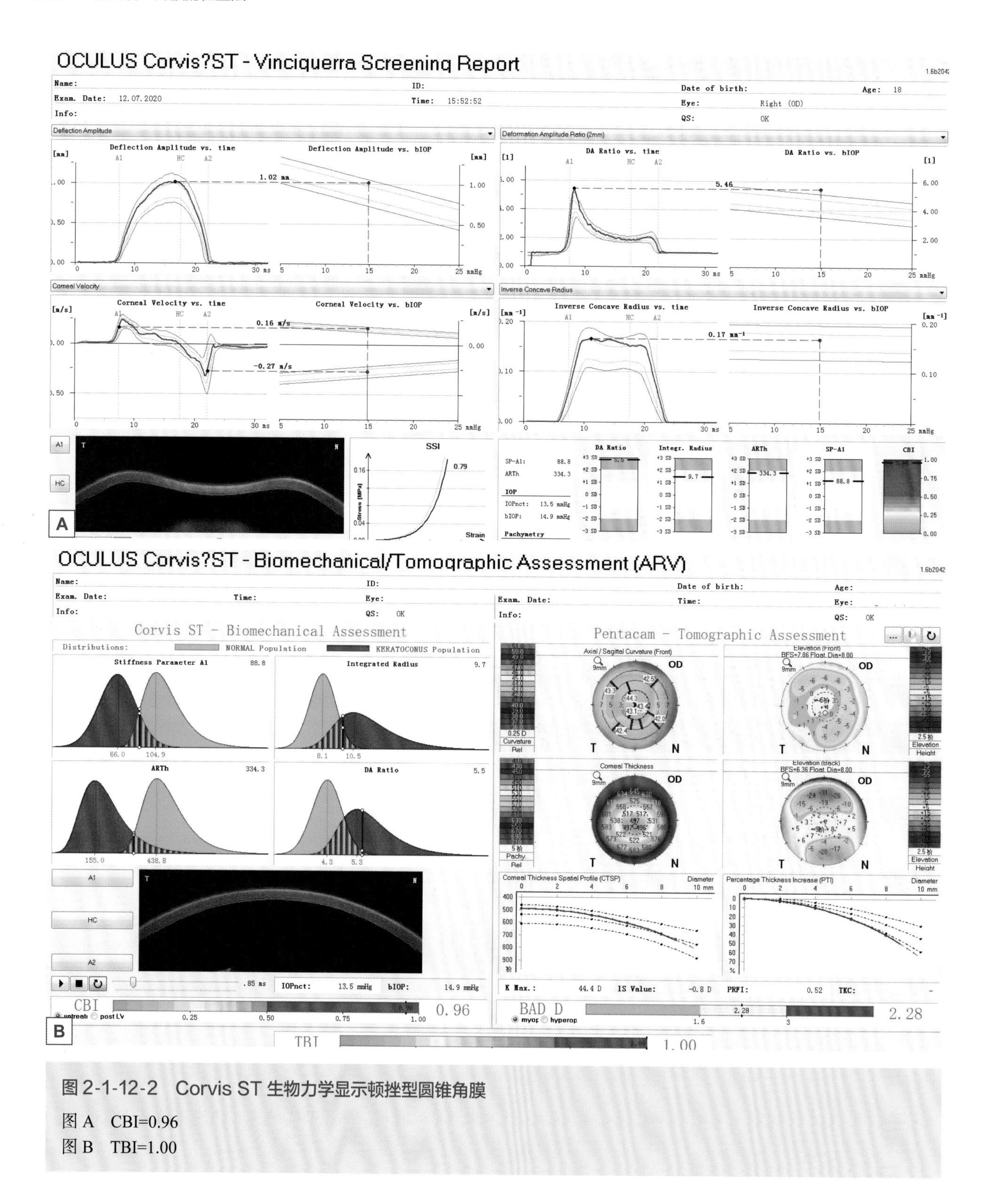

图 2-1-12-2 Corvis ST 生物力学显示顿挫型圆锥角膜

图 A CBI=0.96

图 B TBI=1.00

病例 2：女，16 岁，主觉验光：右眼-0.75DS/-2.25DC×70=1.0，裂隙灯检查右眼角膜轻度前突。Pentacam 屈光四联图显示角膜前表面曲率不对称，角膜前后表面高度异常，角膜曲率最陡点、角膜厚度最薄点和角膜前后表面最高点基本重合；BAD 图显示角膜前后表面高度图以及角膜厚度变化图异常（图 2-1-12-3）。Corvis ST 生物力学分析显示 CBI 为 1.00，Corvis ST 生物力学与 Pentacam 联合后 TBI 为 1.00（图 2-1-12-4），诊断为圆锥角膜初发期。

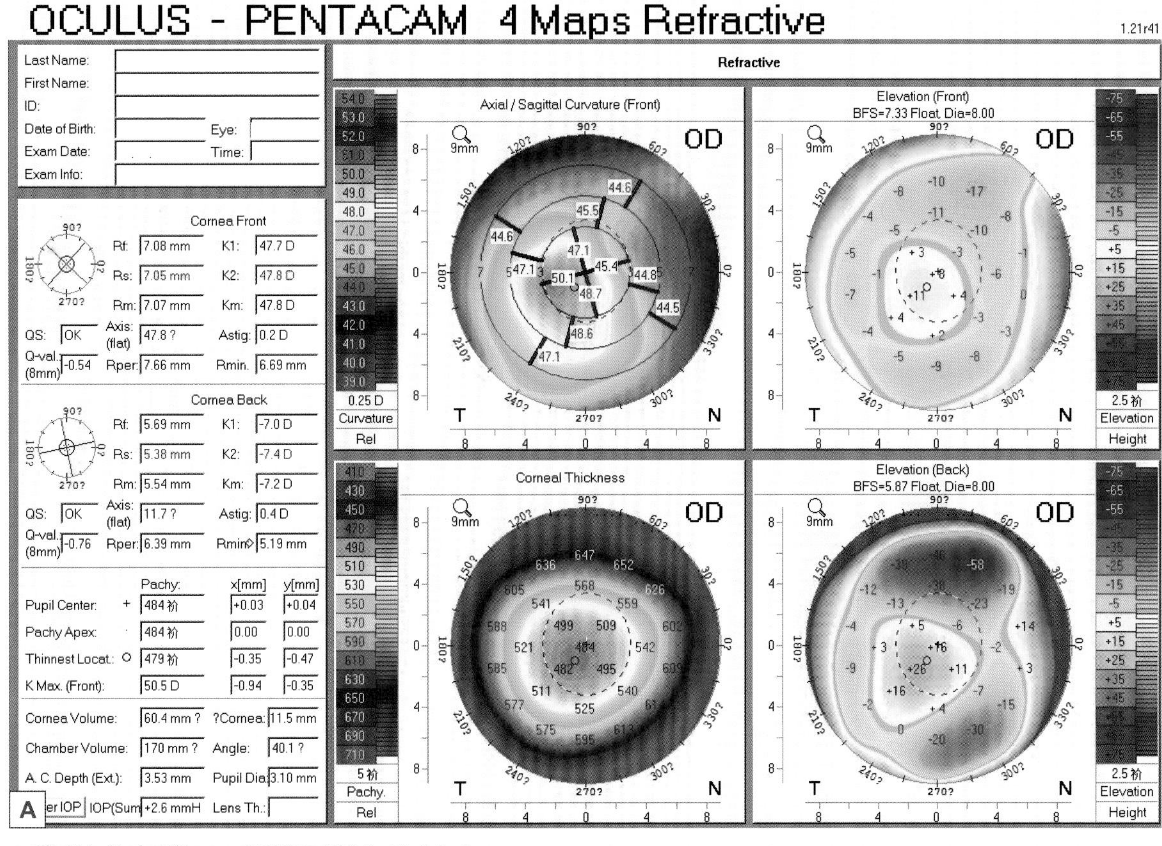

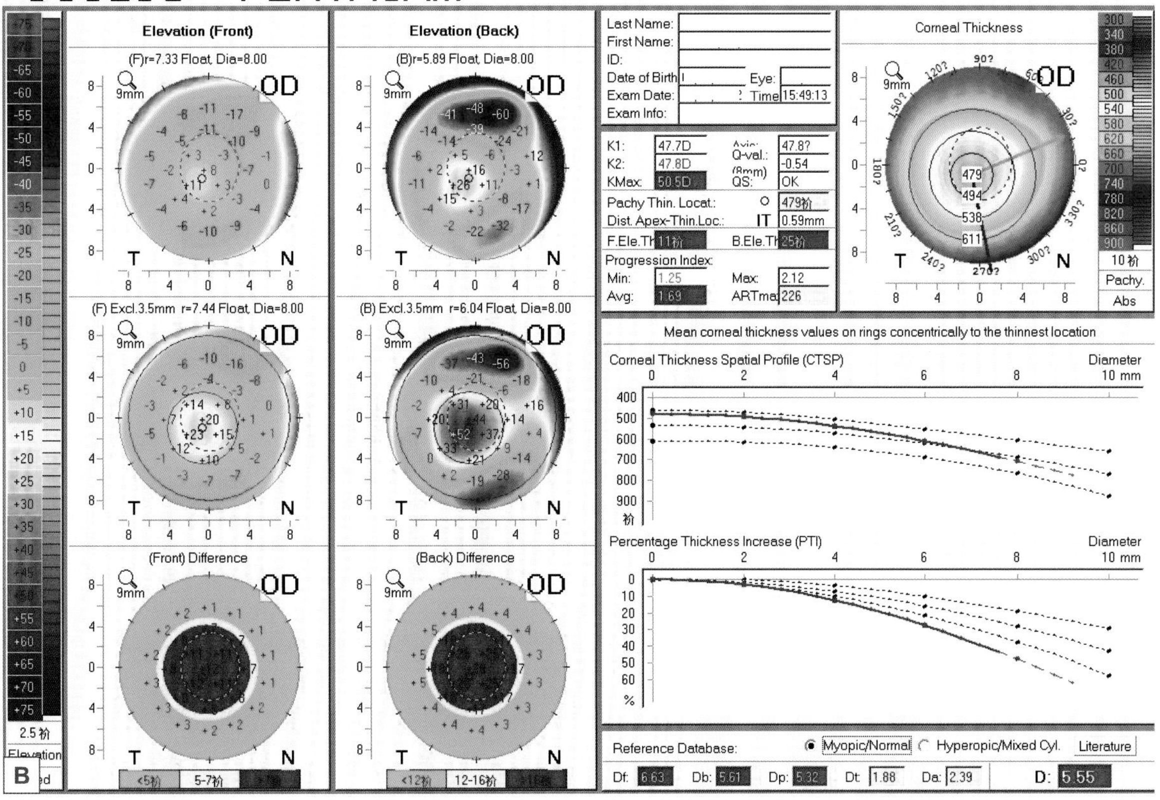

图 2-1-12-3　Pentacam 三维角膜地形图显示初发期圆锥角膜

图 A　屈光四联图

图 B　BAD 增强扩张图

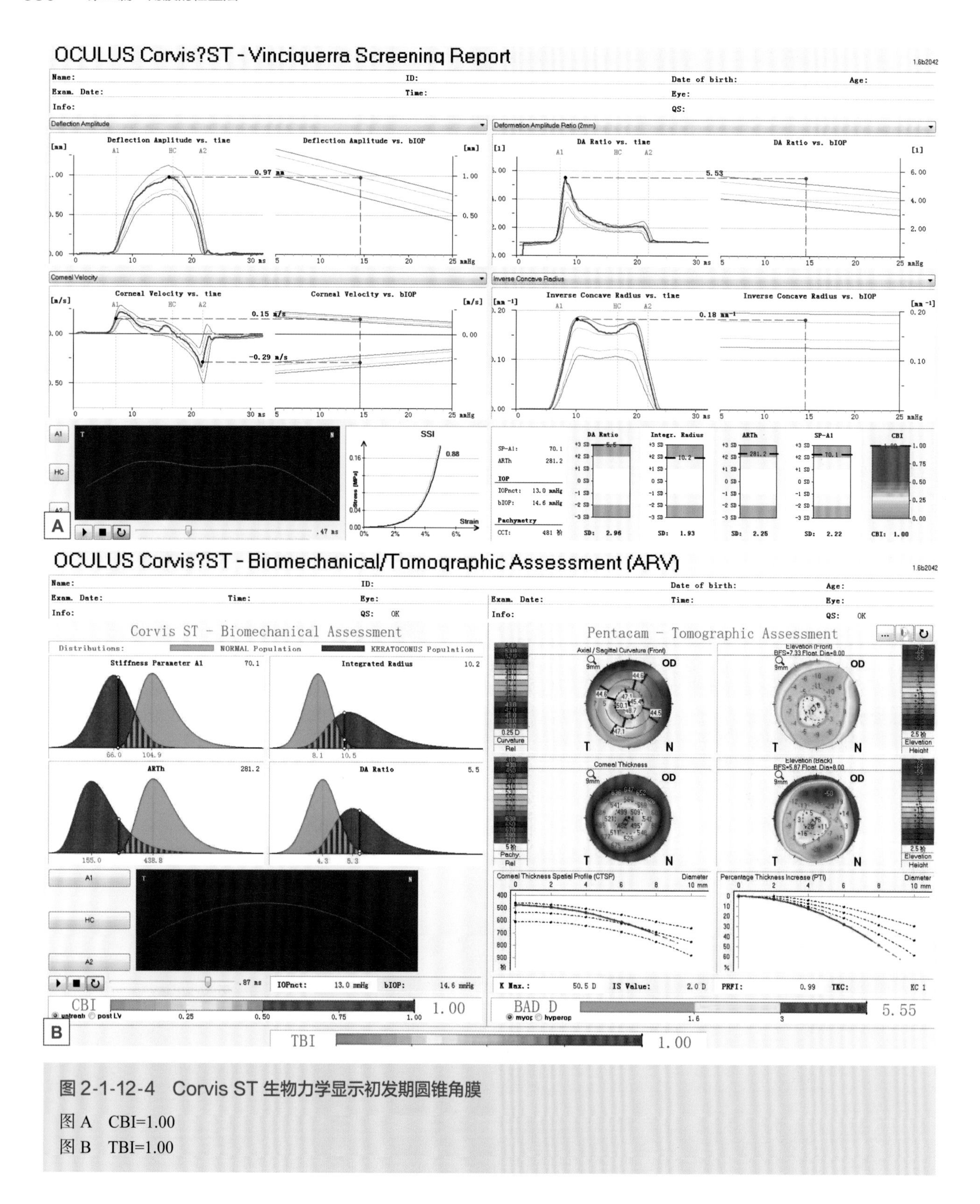

图 2-1-12-4　Corvis ST 生物力学显示初发期圆锥角膜

图 A　CBI=1.00

图 B　TBI=1.00

2. 角膜屈光手术方式的选择　研究发现角膜屈光手术方式、切削深度、切削范围、个体差异以及伤口愈合情况等因素，可使角膜生物力学性能出现不同形式的变化。目前学者普遍认为，表层屈光手术后生物力学改变明显要小于基质屈光手术，但是关于全飞秒激光手术以及飞秒 LASIK 手术后生物力学改变，目前尚未完全统一。客观地评价角膜屈光手术对角膜生物力学的影响，选择合适的角膜屈光手术，对于维持术后屈光状态的稳定，提高屈光手术的成功率至关重要。

3. 青光眼的评估 早在 2006 年，Congdon 等就报道了青光眼患者的 CH，发现较低的 CH 与更大的视野损害相关，与青光眼的严重程度成正相关。CH 被认为具有很高的遗传性，提示角膜生物力学有可能评估青光眼的进展。

目前用于临床实践的角膜生物力学检查设备均使用自己的参数，与标准力学性能的关系是未知的，也没有给出任何具体的角膜生物力学模型。因此，目前角膜生物力学参数没有统一的标准，单纯使用角膜生物力学参数评估和分析病情比较困难，需要参考其他检查及临床表现等。相信通过长期应用及普及，标准的角膜生物力学参数参考数值会很快制定出来，这将对眼科疾病的诊断治疗具有跨时代的意义。

（刘明娜）

第十三节 角膜和眼表染色检查

活体角膜和眼表染色是临床上评价角膜、结膜上皮细胞层完整性的便捷有效的检查方法。正常的眼表组织具有完整的屏障作用，不会被染色剂着染；当角膜、结膜的上皮细胞或细胞间连接出现损伤时，染色剂着染可以更直观地发现病变部位，有效提高早期和微小病变的检出率。

一、荧光素钠染色

荧光素钠（fluorescein sodium）是一种依赖于 pH 的染色试剂，具有高可见性和高耐受性等优点，在临床上运用最为广泛。早期临床上使用的荧光素钠染料多为瓶装储存，这种储存方式很容易被假单胞菌属等病原体污染，增加眼部感染风险，已逐渐被商品化的一次性试纸条所替代。荧光素钠可以被裂隙灯显微镜的白光源激发，但由于其发射光谱波长较窄（510~520nm），白光源下成像的对比度较差；通过钴蓝光滤光片可以限制照明源的光谱辐射，从而为临床医生提供更好的对比度，便于观察。

（一）操作方法及注意事项（图 2-1-13-1）

1. 使用灭菌滴管吸取 1% 荧光素钠溶液滴入下睑结膜囊内，或利用商品化荧光素钠试纸条，在试纸的中央或近边缘处滴 1 滴生理盐水，并使其从边缘流下，恰好形成 1 滴很小但具有高浓度的染色剂，滴入受检者下穹窿结膜，嘱受检者闭目，使荧光素钠在眼表均匀涂布。

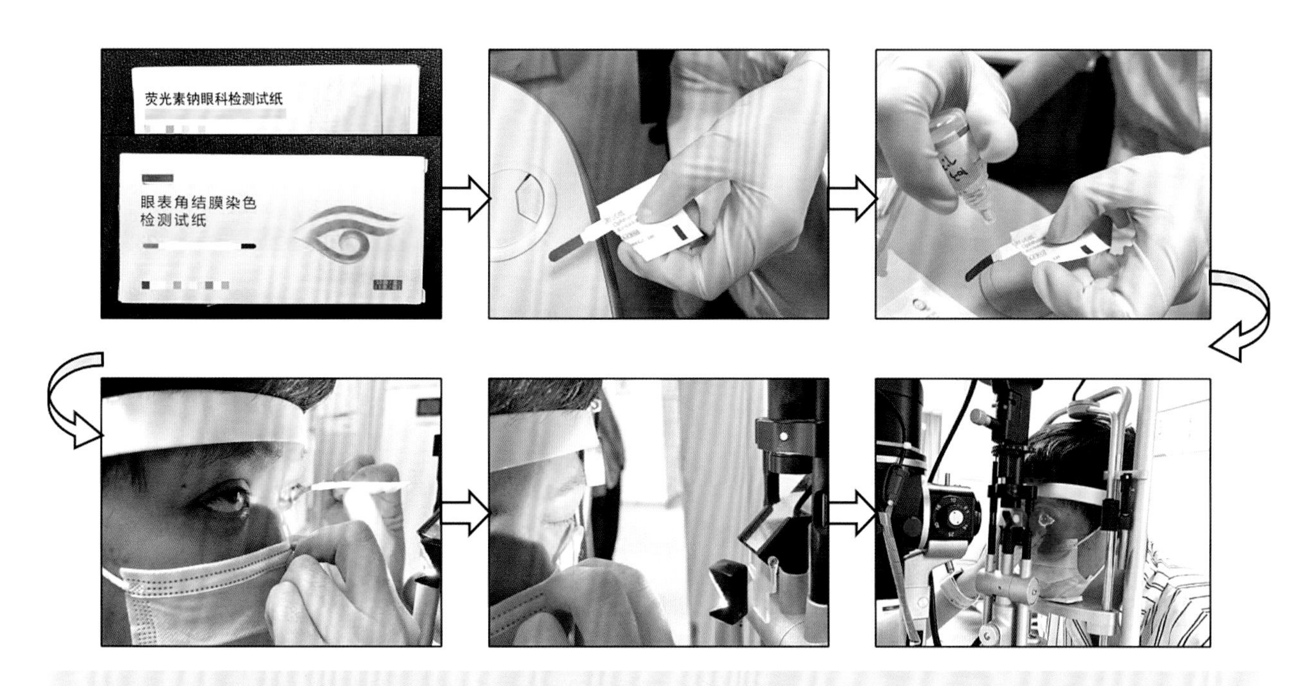

图 2-1-13-1 荧光素钠染色操作流程

2. 于下结膜囊内滴 1~2 滴生理盐水，嘱受检者自然瞬目，冲洗多余的染剂，此步骤重复 2~3 次。

3. 裂隙灯显微镜观察，嘱受检者正常瞬目数次后自然平视前方，保持睁眼状态，利用宽裂隙钴蓝光观察荧光素钠着染情况。

4. 注意事项　染色后应尽快观察或照相，避免染剂晕染影响判断。

（二）临床应用

1. 外伤性疾病　化学性灼伤、热烫伤、挫伤、锐器伤等，外伤初期若角膜基质透明，损伤范围不易观察，染色后便于观察损伤的范围大小（图 2-1-13-2）。

2. 感染性角膜病变　如单纯疱疹病毒性角膜炎、真菌性角膜炎、细菌性角膜炎、棘阿米巴角膜炎等。用于观察病变区上皮缺损的范围及形态，对于单纯疱疹病毒性角膜炎上皮型的诊断尤为重要（图 2-1-13-3），可以更直观地观察到病损部位。

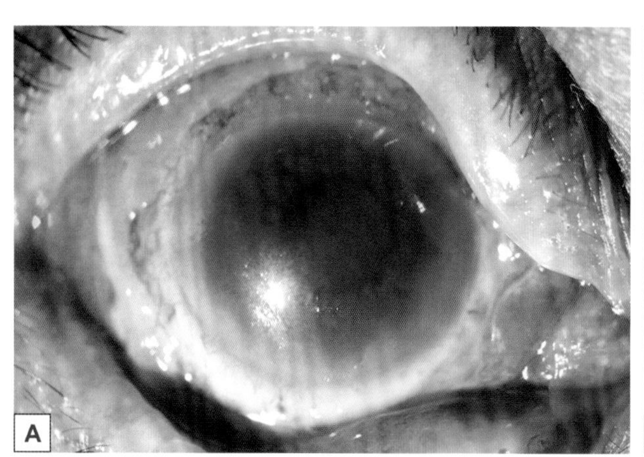

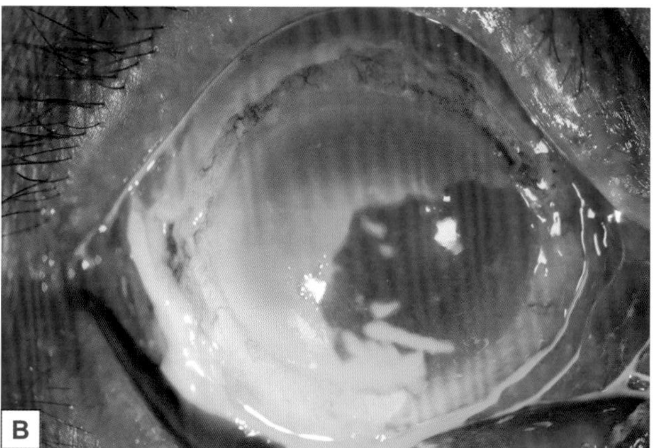

图 2-1-13-2　眼球碱性灼伤患者眼前节照片
图 A　白光显示眼前节损伤范围不易观察
图 B　荧光素钠染色显示结膜、角膜上皮大面积缺损

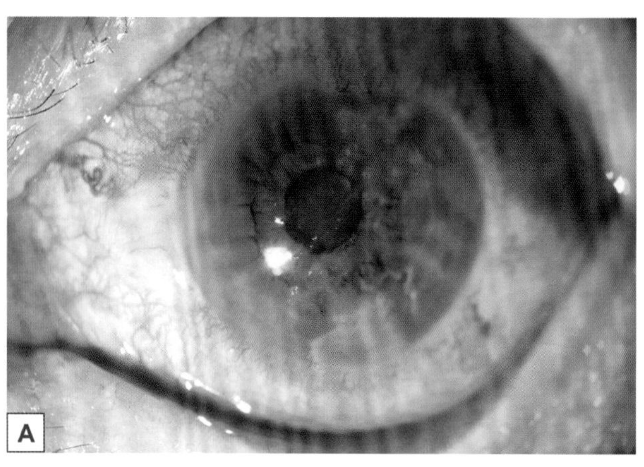

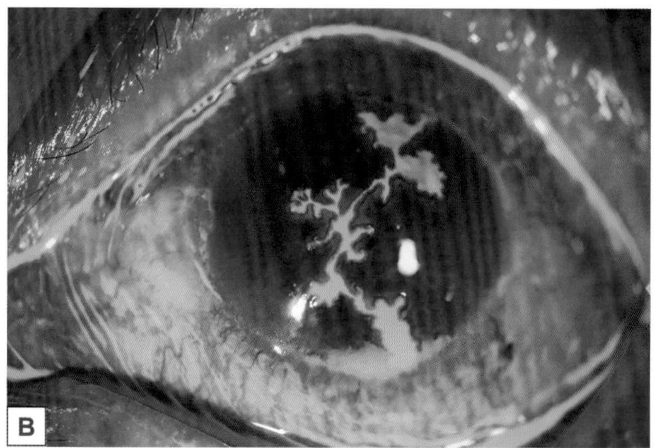

图 2-1-13-3　单纯疱疹病毒性角膜炎患者眼前节照片
图 A　白光显示角膜病变不易观察
图 B　荧光素钠染色显示角膜上皮缺损呈树枝状

3. 干眼　临床上干眼的症状和体征常不一致，患者症状的主观性较强。根据荧光素钠染色将干眼分为以下三类，同时需要结合泪膜破裂时间。轻度：角膜荧光素钠染色点 <5 个；中度：角膜荧光素染色点≥5 个且 <30 个；重度：角膜荧光染色点≥30 个（图 2-1-13-4）。

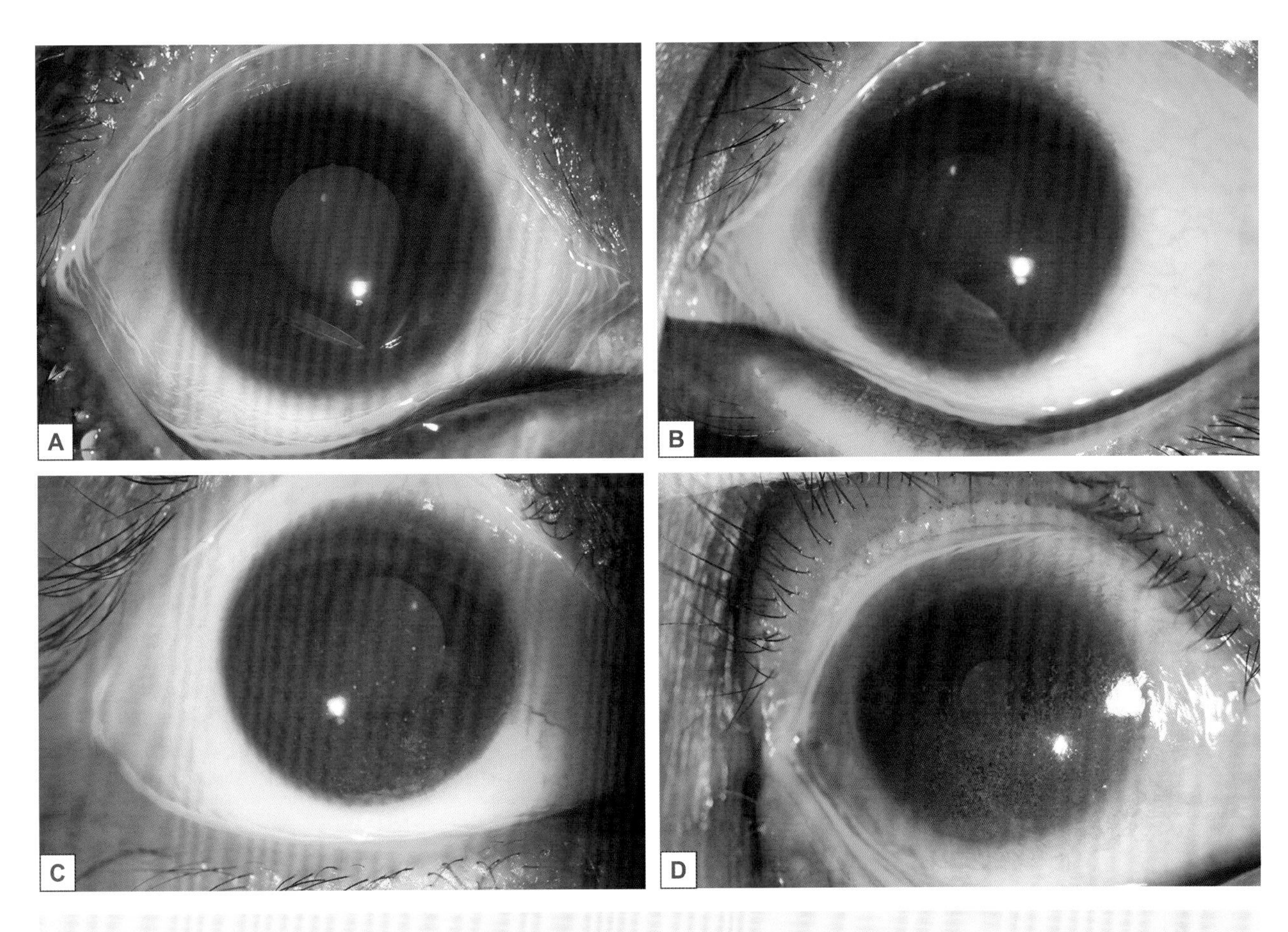

图 2-1-13-4　正常人与干眼患者眼部荧光素钠染色照片

图 A　正常角膜
图 B　轻度干眼
图 C　中度干眼
图 D　重度干眼

4. 糖尿病性角膜病变　角膜荧光素钠染色是糖尿病性角膜病变分期的一项重要指标。轻度：角膜上皮点状或片状着色；中度：角膜上皮碎片状或片状着色，伴有基质水肿；重度：角膜基质受累，形成溃疡（图 2-1-13-5）。

二、孟加拉红（虎红）染色

孟加拉红（rose bengal）也称虎红，是一种合成荧光衍生物，主要成分为四氯四碘荧光素钠盐，在眼部检查中的应用已有 100 多年的历史。孟加拉红主要着染死亡和变性的细胞，以及表面缺乏黏蛋白保护的上皮细胞，可为黏蛋白缺乏型干眼的诊断提供间接依据。但是孟加拉红对角膜上皮细胞的活性有抑制作用，并且具有较强的刺激性，使得孟加拉红在临床上的应用逐渐被丽丝胺绿所替代。

（一）操作方法及注意事项

1% 孟加拉红滴入结膜囊，瞬目 3 次后进行裂隙灯检查，角膜、结膜出现 4 个以上红点为阳性。各

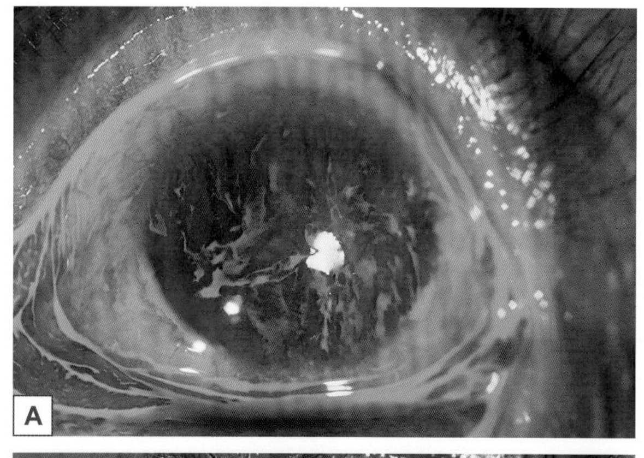

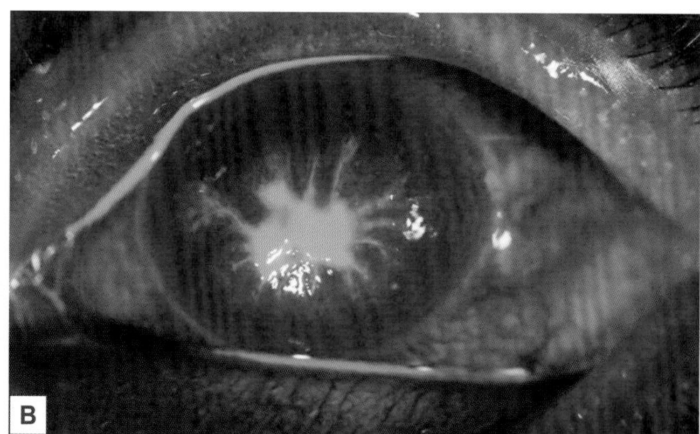

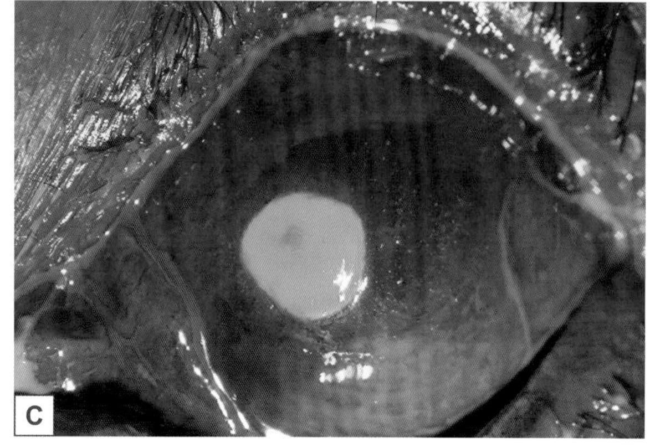

图 2-1-13-5 糖尿病角膜病变患者荧光素钠染色照片
图 A 轻度病变
图 B 中度病变
图 C 重度病变

种疾病致结膜杯状细胞功能下降，角膜表面黏蛋白缺乏，均可使孟加拉红着染，孟加拉红对检查泪膜黏蛋白的完整性是优越的。另外，孟加拉红还可在角膜基质扩散，只要有细胞与细胞之间连接的破坏即可着染。注意事项是染色前不使用表麻药物，因为表麻后会减少反射性泪液的分泌，增加眼部的不适感。

（二）临床应用

1. 干眼　早期常局限在鼻侧结膜面，中期可发展到颞侧，晚期除球结膜外，还在下方角膜睑裂暴露区着染，随着病情的加重，病变由角膜下方向中上方进展。Van Bijsterveld 提出系统性评分系统：将眼表分成 3 个区域，依次为鼻侧球结膜、角膜和颞侧球结膜，每一个区域的评分为 0~3 分，0 分为无着色，1 分为散在的着色点，3 分为融合性浓染，2 分介于 1 和 3 分之间，三个区域总和最高 9 分。当总分≥3.5 时，可判定为真性干眼，主要与仅有症状的患者相鉴别。

2. 睑缘炎、睑裂闭合不全或倒睫　常表现为下方角膜及角膜缘等暴露处着染，与未染色组织间有一条不连续的交界线（图 2-1-13-6）。

3. 睑板腺炎或睑板腺功能障碍　初期虎红不着染，或在睑缘覆盖部位的上下方球结膜着染，随着炎症的发展，染色带向上、下方角膜扩展，到晚期可出现与干眼一样的表现，但睑板腺炎患者的泪液分泌量通常是正常的。

4. 其他　此外，原发性上皮异常如营养不良、化生，病毒性角膜溃疡或其他形式的上皮型角膜炎会干扰上皮与黏膜层相互作用的能力，可使用孟加拉红染色来显示单纯疱疹病毒性角膜炎上皮型、角膜结膜肿物的范围。

三、丽丝胺绿染色

丽丝胺绿（lissamine green B）是一种具有 2 个氨基苯基的合成有机酸染料，美国食品药品管理局已批准丽丝胺绿作为药物、化妆品和食品中的颜色添加剂。丽丝胺绿与孟加拉红的染色效果无明显差别，但前者刺激症状明显较轻，同时它不影响上皮细胞的活性。鉴于丽丝胺绿具有更好的患者耐受性和无毒副

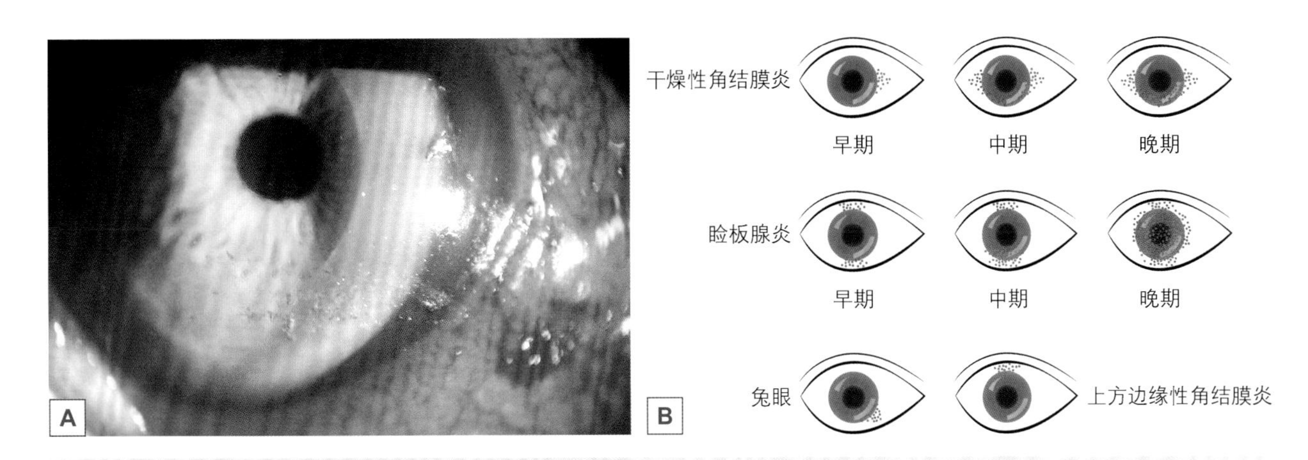

图 2-1-13-6 孟加拉红染色眼前节照片及示意图
图 A 干燥综合征患者孟加拉红染色照片
图 B 不同病变的孟加拉红染色特点示意图

作用，在评估眼表疾病时更优于孟加拉红染料。但是，也有研究发现，丽丝胺绿虽然特异性高，但敏感度偏低：一半以上夜盲症患者、1/3 维生素 A 缺乏症患者，1/4 角膜受累患者眼表染色为阴性。因此，临床上某些眼表疾病的早期判断需着重结合病史及临床表现，不能仅仅依赖于染色检查。

（一）操作步骤

使用 1% 丽丝胺绿染色液滴入受检者结膜囊；或用 1 滴生理盐水湿润的商品化丽丝胺绿试纸条，弃去多余的液体，置于下穹窿结膜囊内，嘱受检者闭目 1~3 分钟，使染料在眼表均匀涂布。裂隙灯显微镜观察，嘱受检者正常瞬目数次后自然平视前方，保持睁眼状态，利用中低度白光或红色滤光片观察着染情况。注意事项：丽丝胺绿结膜染色操作需在角膜荧光素钠染色至少 5 分钟后进行；操作顺序一般以先右后左为原则；建议先完成右眼的操作、评分、记录，再进行左眼的操作。

（二）临床应用

丽丝胺绿染色可评估结膜和睑缘损伤，通过黄色或红色滤光片可看得更加清晰。眼睑刷（lid wiper）位于睑缘内缘，主要功能是通过瞬目将泪液涂布于眼表，维持眼表泪膜完整性。睑缘染色依照 Korb 分级标准划分，0 分为无染色，1 分为轻度染色，2 分为中度染色，3 分为重度染色，称为简化评分。丽丝胺绿对结膜的染色效果优于荧光素钠，前者在结膜和巩膜背景下具有更良好的视觉对比度，结膜着色 >10 个点具有临床意义。

四、混合染色

混合染色法是利用不同染色剂的优势，同时着染角膜和结膜组织，以全面评估眼表情况，最常用的是 1% 荧光素钠和 1% 丽丝胺绿混合染色剂，目前市面上有商品化的试纸条方便使用。

混合染色法最常用于干燥综合征眼部病变的评估，干燥综合征引起的眼部损害较单纯干眼重，2017 年，干燥综合征国际合作联盟（Sjögren’s International Collaborative Clinical Alliance，SICCA）制定了眼部病变定量分级系统（SICCA ocular staining score，OSS），将眼表分为角膜、颞侧结膜、鼻侧结膜三部分，利用荧光素钠染色观察角膜着色，利用丽丝胺绿染色观察结膜着色，评分（0~12 分）标准见图 2-1-13-7。

1. 角膜染色（0~6 分） 0 级：无着色点；1 级：1~5 个点；2 级：6~30 个点；3 级：>30 个点；附加 1 分：荧光点有融合，着色累及瞳孔区，丝状角膜炎（图 2-1-13-8）。

2. 结膜染色（0~6 分） 0 级：无着色点；1 级：10~32 个点；2 级：33~100 个点；3 级：>100 个点（图 2-1-13-9）。

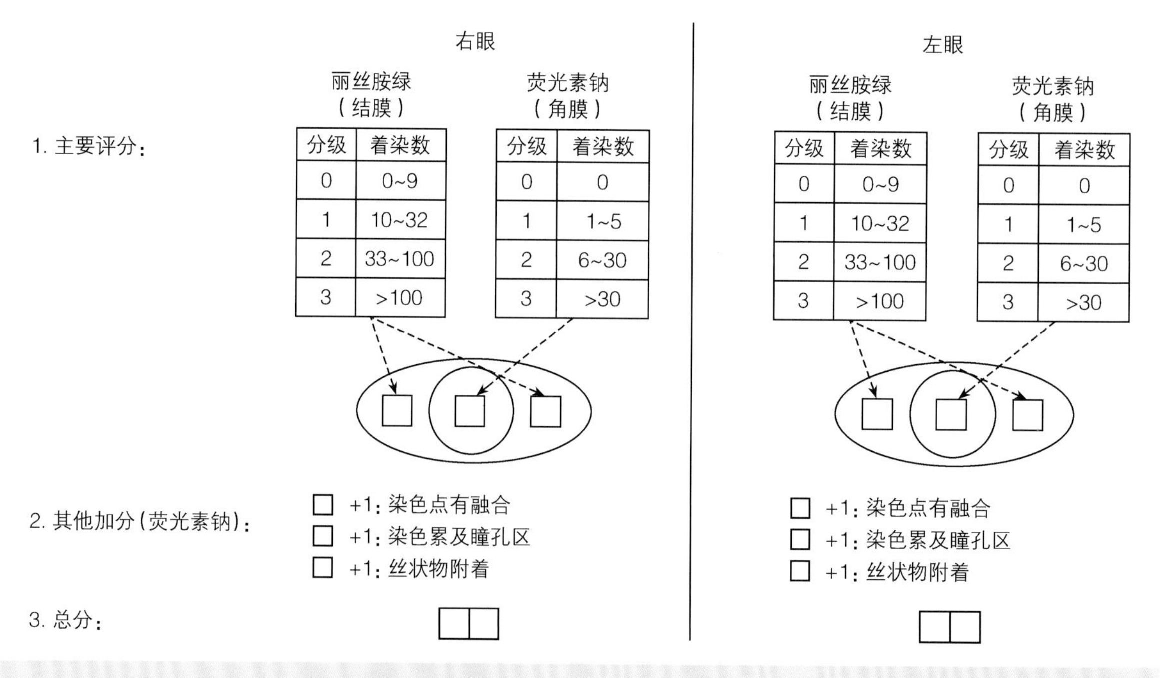

图 2-1-13-7 干燥综合征 OSS 评分系统示意图

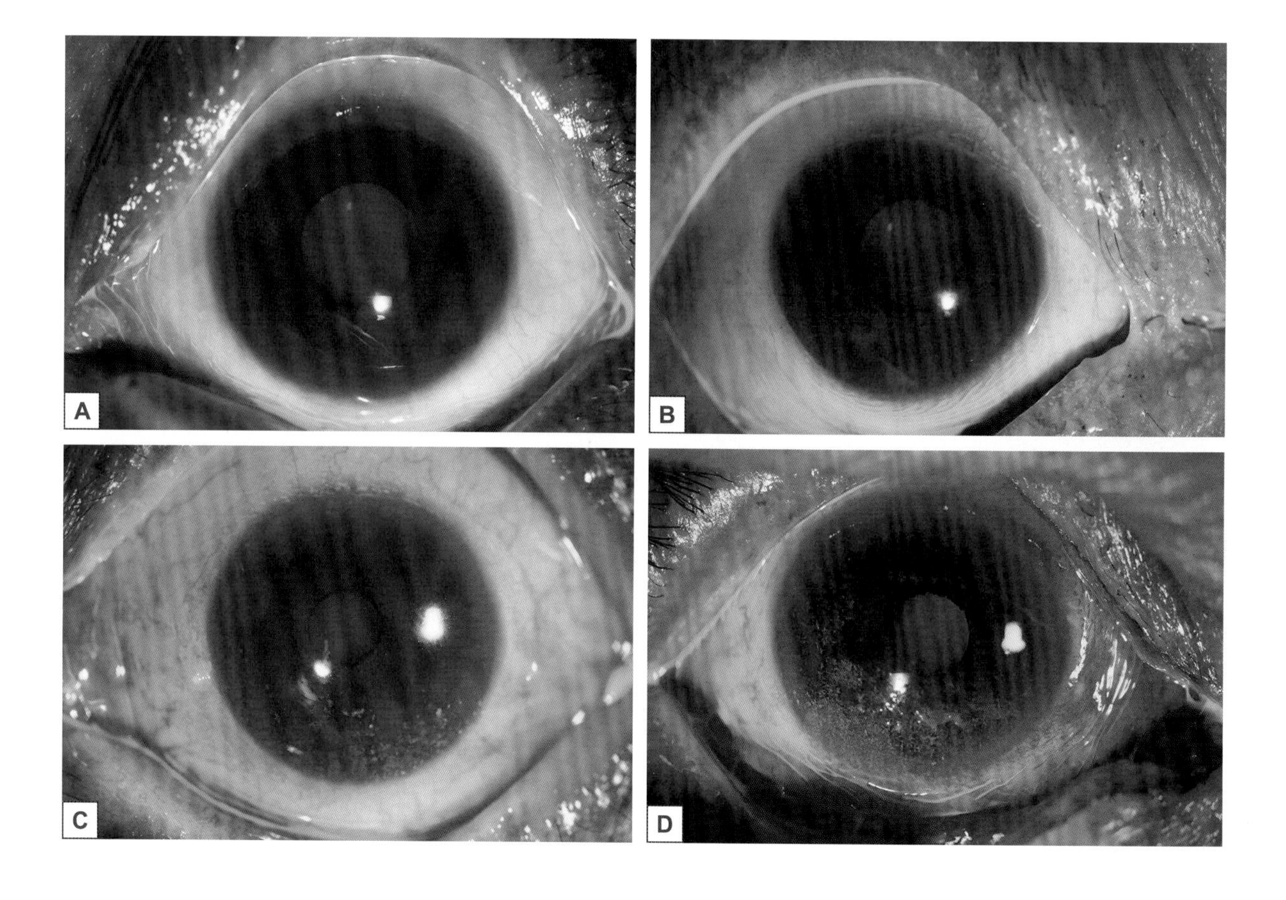

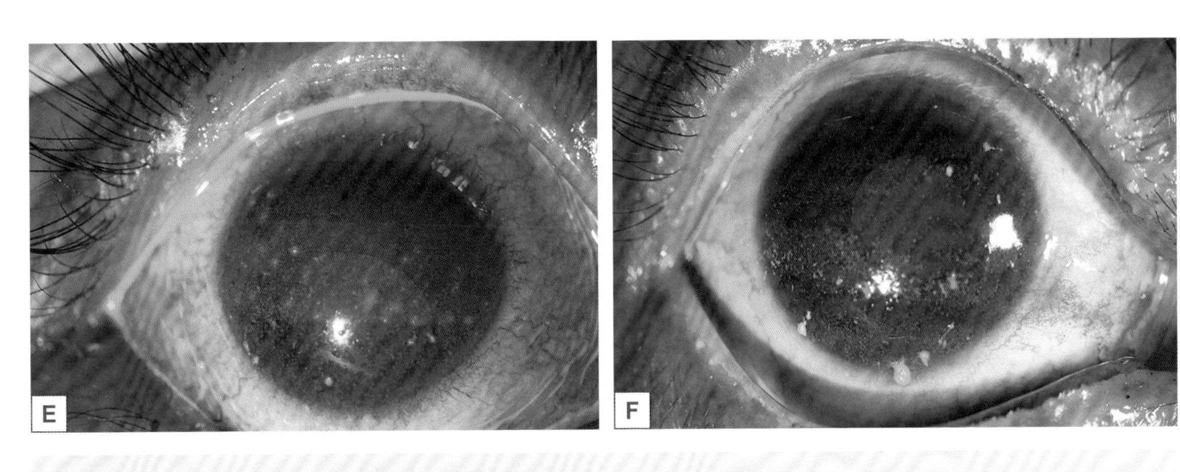

图 2-1-13-8 干燥综合征患者眼部荧光素钠染色照片
图 A 1 级
图 B 2 级
图 C 3 级
图 D 荧光点有融合
图 E 着色累及瞳孔区
图 F 丝状角膜炎

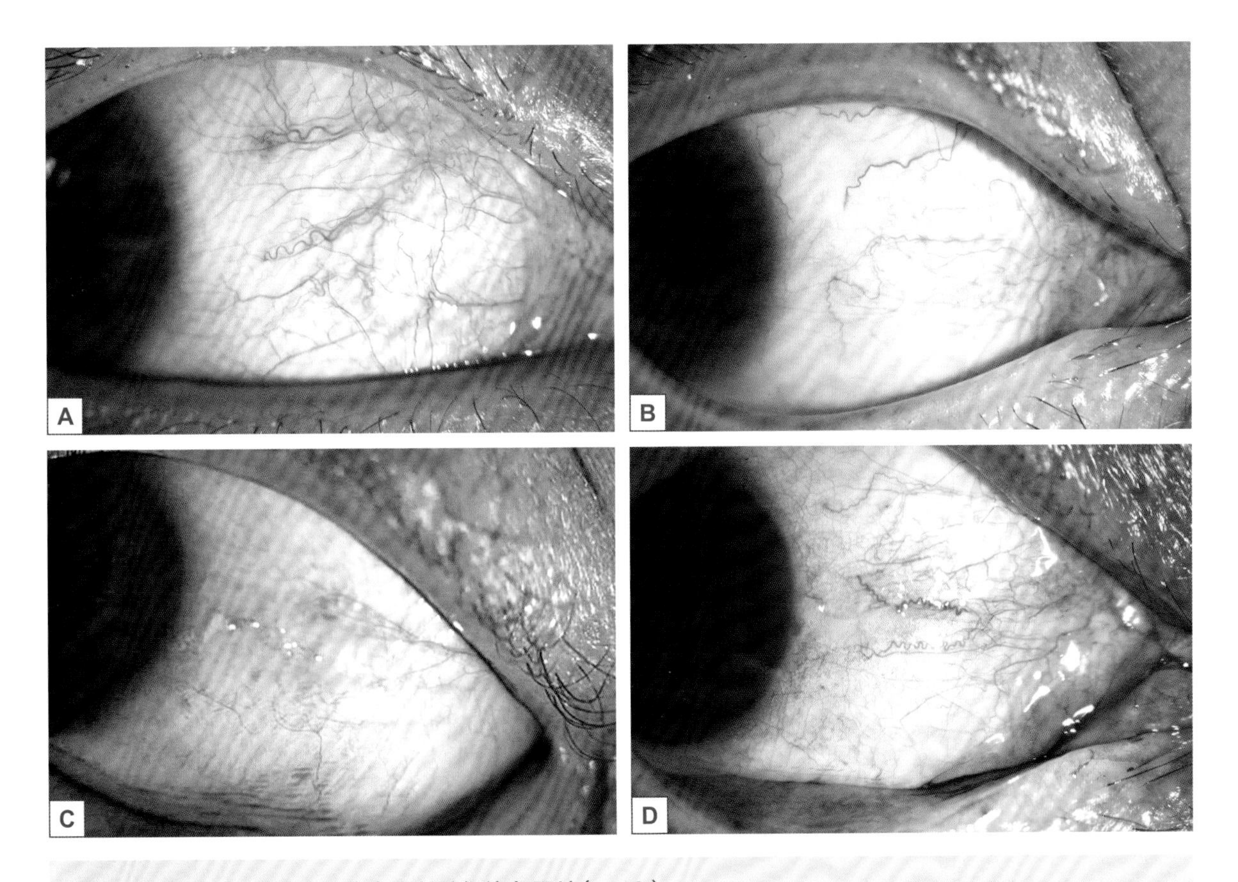

图 2-1-13-9 干燥综合征患者丽丝胺绿染色照片（×16）
图 A 0 级
图 B 1 级
图 C 2 级
图 D 3 级

综上所述，荧光素钠、孟加拉红、丽丝胺绿在角膜和眼表疾病的诊断中具有广泛的用途，目前商品化的染色试纸让染色技术更加安全、便捷。除了上述三种染色试剂外，不断有新的染色试剂运用于临床诊断，每种染色试剂根据其不同的特质具有特定的运用领域。近些年，不断有研究探索染色剂与泪膜层和角膜上皮细胞相互作用的机制，增进了对各种眼表疾病潜在发病机制的了解。

（边江）

第十四节 角结膜印迹细胞学检查

印迹细胞学检查方法是一种采用醋酸纤维滤膜、生物孔膜或硝酸纤维滤膜获取角结膜表层细胞标本，固定后经过常规染色、免疫组织化学染色、电镜检查或分子生物学等方法，通过观察细胞形态或用分子生物学指标来诊断部分角结膜疾病的一种无创、简单、快速、可靠的方法。

一、角膜上皮和结膜杯状细胞的检测

自 Egbert 于 1977 年首次报告这种方法以来，经过不断改进、完善，印迹细胞学检查目前在眼表疾病的应用方面，即对结膜杯状细胞数量的测定及对角膜上皮层是否存在杯状细胞，来判断角膜结膜化的研究等方面显出独特的作用。

（一）取材方法

1. 在结膜囊内滴表面麻醉药 1~2 次，然后充分开睑。

2. 用棉拭子吸干泪液，用无齿镊取出圆形无菌醋酸纤维滤膜（滤膜直径为 5~10mm，滤孔直径多为 0.22~0.44μm），贴附在要检查的结膜或角膜上，用玻璃棒稍加压使其贴附于检查区表面约 10~30 秒后取下。

3. 除了醋酸纤维滤膜，也可使用生物孔膜，其直径为 10~12mm，膜被固定在一个空心的圆柱体上。使用时，直接把膜贴在角膜或结膜上，另用一环钻芯对孔膜稍加压，以便获得良好的印迹效果。生物孔膜或硝酸纤维滤膜多用于免疫组织化学，聚合酶链反应和酶联免疫吸附测定（enzyme linked immunosorbent assay，ELISA）等研究中。

（二）染色方法

用 10% 甲醛溶液或特殊固定液固定，根据检查的需要，选择不同的染色方法。过碘酸-希夫染色（periodic acid-Schiff stain，PAS）和苏木素-伊红染色（hematoxylin-eosin staining，HE）或巴氏染色是印迹细胞学标本的常用染色方法。PAS 染色可以显示杯状细胞中所含黏蛋白的多糖成分，并强染胞浆，是干眼患者检查的首选染色方法。电镜检查需要使用特定的固定液。而要检测病毒抗原，需要选择免疫组织化学染色。

（三）临床评定

1. 评价内容 根据标本中杯状细胞存在与否及密度、上皮细胞核形态、核/浆比值（N/C）及胞浆染色后颜色变化情况等指标综合判定。

2. Tseng 的六级分类标准

（1）0 级：为正常细胞。上皮细胞大小基本一致，胞浆呈蓝绿色，上皮细胞间散在中等量杯状细胞，N/C=1∶1。但需要注意杯状细胞密度随取材部位不同而存在生理分布差异，由高到低：鼻侧睑结膜>颞侧>穹窿>角膜缘。

（2）Ⅰ级：杯状细胞开始减少，但上皮细胞无角化，杯状细胞密度下降，结膜上皮细胞轻度扩大，胞浆仍呈蓝绿色，N/C=1/2~1/3。

（3）Ⅱ级：杯状细胞全部丧失，但上皮细胞无角化。所有结膜上皮细胞均扩大变扁，胞浆蓝绿色或粉红色，N/C=1/4。

（4）Ⅲ级：上皮细胞早期轻度角化。所有上皮细胞胞浆均呈粉红色，上皮细胞明显角化，部分胞浆内

可见角蛋白，N/C=1/6。

（5）Ⅳ级：上皮细胞中度角化。除上述Ⅲ级改变外，许多细胞内大量堆积的角蛋白及角质透明蛋白颗粒，胞核固缩或崩解成碎片。

（6）Ⅴ级：上皮细胞严重角化。上皮胞浆浓缩，可见大量角蛋白、胞核固缩或崩解成碎片。

3. Nelson 的分级标准　Nelson 根据上皮细胞的形态和杯状细胞的数量，将结膜印迹细胞学标本分为三个等级（表 2-1-14-1），2 级及以上为异常。

表 2-1-14-1　Nelson 结膜印迹细胞学分类标准

分级	特征
0	>500 个杯状细胞/mm^2，结膜上皮细胞体积小，圆形，核大
1	350~500 个杯状细胞/mm^2
2	100~<350 个杯状细胞/mm^2
3	<100 个杯状细胞/mm^2，结膜上皮细胞体积大，多边形，核小

一般认为当球结膜杯状细胞密度小于 350 个/mm^2 时，提示眼表异常。如眼化学伤、干燥性角结膜炎等患者，杯状细胞减少，结膜上皮细胞扩大、扁平化、核固缩。而角膜表面一旦发现有杯状细胞存在，则表示角膜结膜化开始，杯状细胞数量可间接反映结膜化的程度。

二、病毒抗原的检测

印迹细胞学标本可以通过免疫组织化学染色，用来检测标本中的病毒抗原，从而诊断眼表的病毒感染。常见的病毒为单纯疱疹病毒、水痘-带状疱疹病毒和腺病毒。用来检测病毒抗原的印迹细胞学标本，一般使用生物孔膜或者硝酸纤维滤膜收集，而不选用醋酸纤维滤膜。

三、T 淋巴细胞和树突状细胞的检测

印迹细胞学取材仅能收集到角膜的 1~3 层上皮细胞，无法取到深层细胞。而 T 淋巴细胞和树突状细胞等免疫细胞存在于角膜上皮的基底层，因此，要想取到深层细胞，我们可以通过在原位多次印迹取材的方法来实现。树突状细胞和淋巴细胞等免疫细胞是角膜炎症反应和角膜移植排斥反应发生的重要参与者，通过印迹细胞学检测免疫细胞，我们可以发现角膜炎症反应或移植排斥反应的存在。

（鹿秀海）

第十五节　角膜病理检查

一、标本的处理

凡需检查的角膜标本在术中切下或活检后应立即放入 4% 多聚甲醛中进行固定，固定时间为 6~12 小时。组织的取材常在组织固定后进行，取材时应取病变明显部位及其边缘，角膜组织标本一般较小，可用伊红染液对组织进行染色，便于包埋时识别组织，同时将角膜组织平铺于易透水的纸上，以避免在组织处理过程中丢失，同时又利于蜡块的制作。

二、染色方法与结果分析

（一）常规染色

苏木素（Hematoxylin）和伊红（Eosin）染色法，简称 HE 染色法，是病理学常规制片最基本的染色方

法。具体染色步骤：切片经二甲苯充分脱蜡，梯度酒精处理后入水→苏木素染色液10分钟→流水冲洗3分钟→1%盐酸酒精分化1~2秒，必要时在显微镜下控制→流水冲洗5分钟→伊红染色3分钟→流水冲洗1分钟→梯度酒精脱水→二甲苯透明→中性树胶封片。角膜细胞核呈蓝色，细胞质呈淡红色或粉红色，胶原纤维呈淡粉色（图2-1-15-1）。

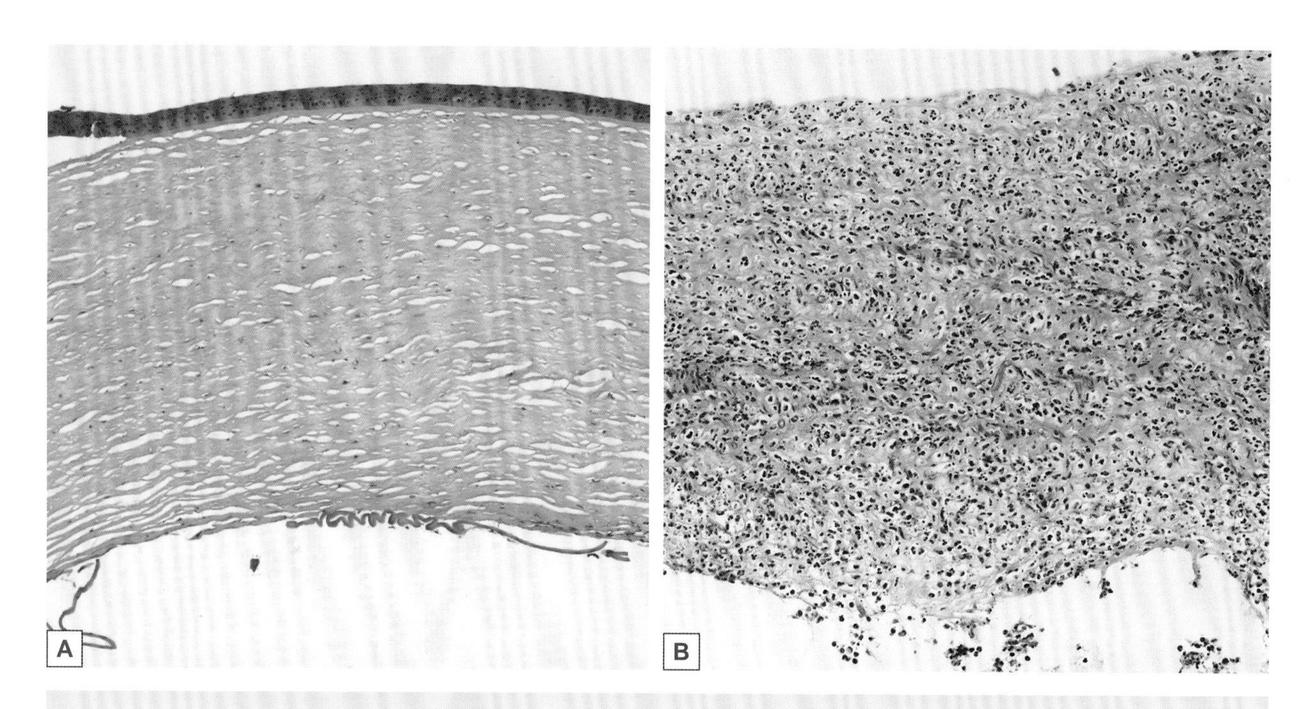

图2-1-15-1 角膜切片行苏木素-伊红染色

图A 角膜切片行苏木素-伊红染色，HE染色（×100）

图B 角膜切片行苏木素-伊红染色，HE染色（×200）

（二）特殊染色

特殊染色又称组织化学染色，常用于HE染色后尚不能准确判断组织来源、细胞类型和特殊的组织结构，此时需要借助特殊染色以明确诊断。常用的特殊染色方法如下：

1. PAS染色 又称过碘酸-希夫染色法，此法不仅能显示糖原，还能显示中性黏液性物质和某些酸性物质，以及真菌菌丝、真菌孢子及阿米巴包囊等（图2-1-15-2）。糖原及其他PAS反应阳性物质均呈红色，细胞核呈蓝色。

2. 钙荧光白染色 该染料是一种非特异性的染料，可结合真菌细胞壁上的多糖和某些原核生物。在不同强度紫外光下，真菌或阿米巴包囊呈浅蓝或绿色荧光（图2-1-15-3）。

3. Masson三色染色 可区分胶原纤维源性与肌源性肿瘤，观察组织的损伤、修复和纤维化程度。胶原纤维染色后呈绿色，细胞核呈蓝色，肌肉、纤维素、红细胞呈红色。

4. 刚果红染色 主要显示全身性或局部性淀粉样变性，能将类淀粉样物质染成红色，细胞核染成蓝色，与胶原纤维透明变性相鉴别。

三、分子病理学

（一）肿瘤诊断中的应用

肿瘤的发生和发展与癌基因和抑癌基因密切相关。正常细胞向癌细胞的转化是这些基因突变的结果，因角膜没有原发的恶性肿瘤，因此，目前缺少这方面的研究。但在紫外线诱导的角膜肉瘤中，通过

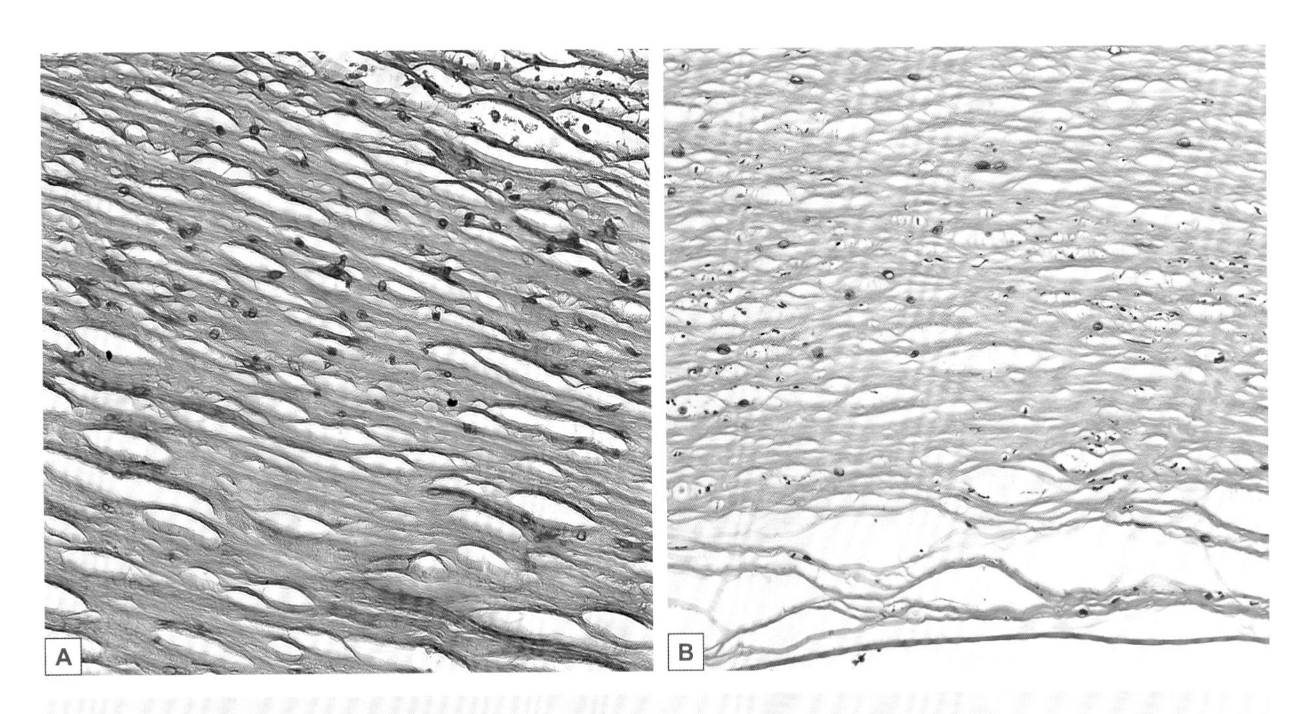

图 2-1-15-2　角膜炎患者角膜 PAS 染色

图 A　真菌性角膜炎患者，术中获取角膜片行组织病理学检查，PAS 染色可见真菌菌丝，PAS 染色（×200）；
图 B　棘阿米巴角膜炎患者，术中获取角膜片行组织病理学检查，PAS 染色可见棘阿米巴包囊，PAS 染色（×200）

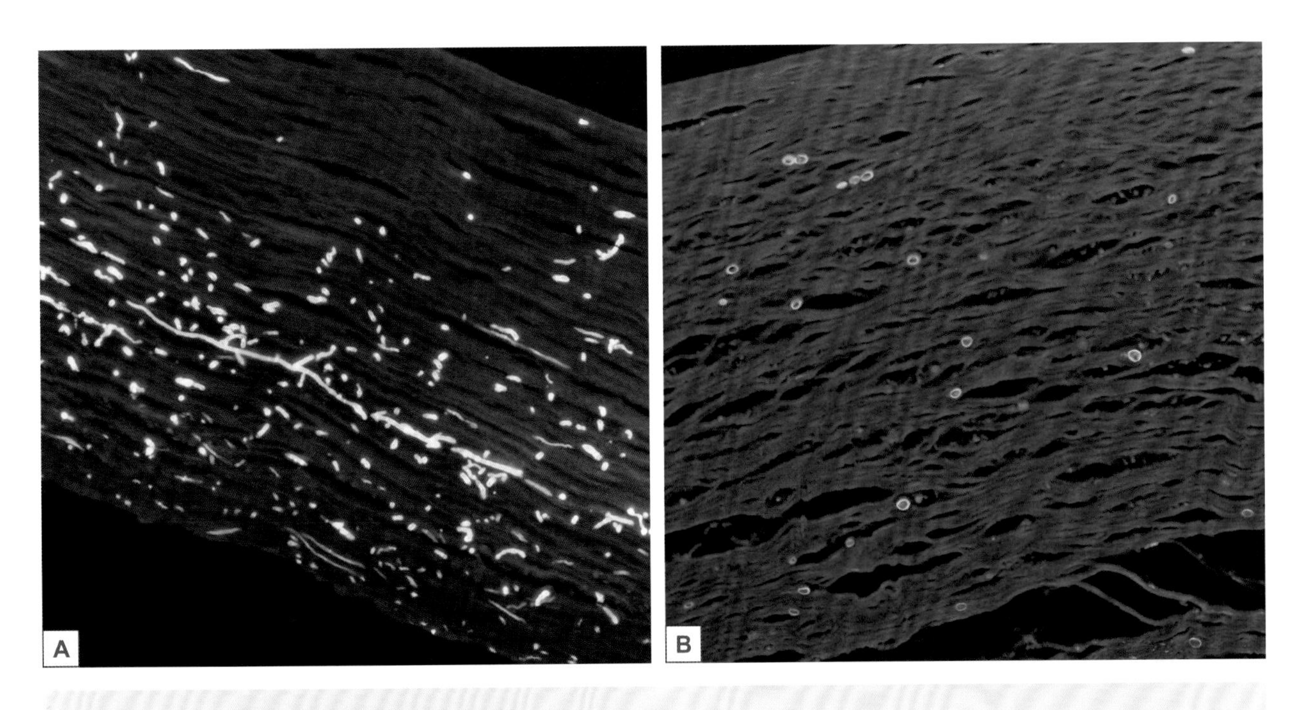

图 2-1-15-3　角膜炎患者角膜钙荧光白染色

图 A　真菌性角膜炎患者，术中获取角膜组织行组织病理学检查，钙荧光白染色菌丝呈浅绿色荧光，钙荧光白染色（×200）；
图 B　棘阿米巴角膜炎患者，术中获取角膜组织行组织病理学检查，钙荧光白染色棘阿米巴包囊呈浅蓝色荧光，钙荧光白染色（×200）

DNA探针技术发现 *p53* 基因的第5、7、8外显子存在着突变。

（二）感染性疾病诊断中的应用

感染性疾病的临床诊断目前仍沿用形态学、生化和血清学的方法，均存在灵敏度低和速度慢等不足，有的病原体侵入后需要潜伏一定时间后才出现抗体，故很难及时、准确地作出诊断。因此，基因诊断技术是感染性角膜炎更快而灵敏的确诊依据。单纯疱疹病毒性角膜炎是最常见的感染性角膜疾病，通过聚合酶链反应（PCR）和原位杂交等手段来检测单纯疱疹病毒Ⅰ型（HSV-1）的存在，不仅提高了诊断的敏感性和特异性，而且通过检测某一段特异的基因序列如潜伏相关转录基因、胸腺嘧啶激酶基因的改变，可以有效地判断HSV的潜伏活性和抗药性；通过PCR等手段可以对真菌菌种进行有效的鉴别，为临床治疗提供了更确切的依据；基因诊断技术可以检测角膜组织及泪液中的棘阿米巴病原体，其阳性率也远远高于传统的诊断技术。

（三）遗传性疾病诊断中的应用

由于基因发生突变或畸变所引起的一些可以传给子代的疾病，基因组中某单个基因座（locus）上存在疾病基因所引起的遗传病称为单基因遗传病；基因遗传病的致病基因有显性和隐性之分。在角膜病中，最主要的遗传性疾病为角膜营养不良。其中以颗粒状、格子状和斑块状角膜营养不良最为常见。

遗传性眼病的诊断方法：①详细询问家族史、婚姻史及生育史；②有些遗传性疾病常出现特征性体征或综合征；③对患者及家庭成员逐个进行详细调查，按孟德尔遗传定律对表型及基因型进行系谱分析，区别单基因病和多基因病；④染色体检查；⑤利用基因芯片技术不仅可以进行基因诊断，还可发现新的致病基因；⑥对某些酶和蛋白质的定性定量分析是诊断单基因病的主要方法。

（鹿秀海）

参考文献

1. 谢立信，史伟云. 角膜病学[M]. 北京：人民卫生出版社，2007：50.
2. DONG Y，WANG S，CONG L，et al. TNF-α inhibitor tanfanercept（HBM9036）improves signs and symptoms of dry eye in a phase 2 trial in the controlled adverse environment in China [J]. Int Ophthalmol，2022，42：2459-2472.
3. ZHENG Q，XUE Y，ZHONG X，et al. Correlation study between abnormal morphology of meibomian glands and meibum in patients with dry eye disease under in vivo confocal microscopy [J]. Front Med（Lausanne），2022，8：793338.
4. SHAH P P，STEIN R L，PERRY H D. Updateon the management of demodex blepharitis [J]. Cornea，2022，41：934-939.
5. 中华预防医学会公共卫生眼科分会. 中国学龄儿童眼球远视储备、眼轴长度、角膜曲率参考区间及相关遗传因素专家共识（2022年）[J]. 中华眼科杂志，2022，58：96-102.
6. GARCIA MARIN Y F，ALONSO-CANEIRO D，VINCENT S J，et al. Anterior segment optical coherence tomography（AS-OCT）image analysis methods and applications：A systematic review [J]. Comput Biol Med，2022，146：105471.
7. VALDES G，ROMAGUERA M，SERRAMITO M，et al. OCT applications in contact lens fitting [J]. Cont Lens Anterior Eye，2022，45：101540.
8. DONG Y，LI D，GUO Z，et al. Dissecting the profile of corneal thickness with keratoconus progression based on anterior segment optical coherence tomography [J]. Front Neurosci，2022，15：804273.
9. BAKKEN I M，JACKSON C J，UTHEIM T P，et al. The use of in vivo confocal microscopy in fungal keratitis-Progress and challenges [J]. Ocul Surf，2022，24：103-118.
10. 谢立信，姚瞻，黄钰森，等. 超声乳化白内障吸除术后角膜内皮细胞损伤和修复的研究[J]. 中华眼科杂志，2004，40：90-93.
11. MIRMOHAMMADSADEGHI A，HAMZEH N，GHASSEMI F，et al. Comparison of the accuracy of anterior segment optical coherence tomography and ultrasound biomicroscopy in localizing rectus muscle insertions [J]. J Binocul Vis Ocul Motil，2022，72：86-91.
12. KAUSHIK S，SNEHI S，KAUR S，et al. Primary aphakia：clinical recognition is the key to diagnosis [J]. J AAPOS，2022，

22:451-457.
13. YU F X,LEE P S Y,YANG L,et al. The impact of sensory neuropathy and inflammation on epithelial wound healing in diabetic corneas [J]. Prog Retin Eye Res,2022,89:101039.
14. 林浩添. 眼科裂隙灯显微镜操作手册[M]. 北京:人民卫生出版社,2021.
15. 中华医学会眼科学分会角膜病学组. 中国神经营养性角膜炎诊断及治疗专家共识(2021 年)[J]. 中华眼科杂志,2021,57:90-94.
16. EOM H D,JUNG J U,LEE K P,et al. Simplified classification of tear film break-up patterns and their clinicopathological correlations in patients with dry eye disease [J]. Eye Contact Lens,2021,47:15-19.
17. TOPTAN M,SIMSEK A. A comparison of central corneal thickness measured using noncontact methods and ultrasonic pachymetry [J]. Niger J Clin Pract,2021,24:1506-1510.
18. DE BERNARDO M,VITIELLO L,ABBINANTE G,et al. Comparison between two devices in the detection of corneal thickness changes after cataract surgery [J]. Sci Rep,2021,11:6709.
19. WAN K,YAU H T,CHEUNG S W,et al. Corneal thickness changes in myopic children during and after short-term orthokeratology lens wear [J]. Ophthalmic Physiol Opt,2021,41:757-767.
20. MOSHIRFAR M,TUKAN A N,BUNDOGJI N,et al. Ectasia after corneal refractive surgery:a systematic review [J]. Ophthalmol Ther,2021,10:753-776.
21. 李东芳,董燕玲,谢森,等. 基于深度学习的 AS-OCT 图像分析系统构建及其在角膜病变辅助诊断中的应用[J]. 中华眼科杂志,2021,57:447-453.
22. TITIYAL J S,KAUR M,NAIR S,et al. Intraoperative optical coherence tomography in anterior segment surgery [J]. Surv Ophthalmol,2021,66:308-326.
23. AL-AQABA M A,ANIS F S,MOHAMMED I,et al. In vivo confocal microscopy features and clinicohistological correlation of limbal nerve corpuscles [J]. Br J Ophthalmol,2021,105:285-289.
24. HERRERA-PEREDA R,TABOADA CRISPI A,BABIN D,et al. A review on digital image processing techniques for in-vivo confocal images of the cornea [J]. Med Image Anal,2021,73:102188.
25. STERENCZAK K A,STACHS O,MARFURT C,et al. Atypical cellular elements of unknown origin in the subbasal nerve plexus of a diabetic cornea diagnosed by large-area confocal laser scanning microscopy [J]. Diagnostics (Basel),2021,11(2):154.
26. ALEXANDER J L,WEI L,PALMER J,et al. A systematic review of ultrasound biomicroscopy use in pediatric ophthalmology [J]. Eye(Lond),2021,35:265-276.
27. YU J,LI W,CHEN Q,et al. Automatic classification of anterior chamber angle based on ultrasound biomicroscopy images [J]. Ophthalmic Res,2021,64:732-739.
28. 王雁,宋一,牟博琨. 角膜生物力学基础[J]. 中华眼科杂志,2021,57:156-160.
29. 辛西亚·J. 罗伯特,刘隽. 角膜生物力学:从理论到实践[M]. 王雁,译. 北京:科学技术文献出版社,2021.
30. LIU M,SHI W,LIU X,et al. Postoperative corneal biomechanics and influencing factors during femtosecond-assisted laser in situ keratomileusis (FS-LASIK) and laser-assisted subepith elial keratomileusis (LASEK) for high myopia [J]. Lasers Med Sci,2021,36:1709-1717.
31. 杜满,张莉,李鹏,等. 荧光染色与过碘酸希夫染色对真菌性角膜炎诊断效果的比较[J]. 中华实验眼科杂志,2021,39:119-125.
32. 杜满,亓晓琳,刘廷,等. 荧光染色法对组织病理诊断棘阿米巴性角膜炎价值的研究[J]. 国际眼科杂志,2021,21:1922-1926.
33. ZHANG A C,MUNTZ A,WANG M T M,et al. Ocular Demodex:a systematic review of the clinical literature [J]. OphthalmicPhysiol Opt,2020,40:389-432.
34. DEMIRKAZIK M,KOLTAŞ İ S. Blepharitis caused by demodex [J]. Turkiye Parazitol Derg,2020,44:21-24.
35. SAVLA K,LE J T,PUCKER A D. Tea tree oil for demodex blepharitis [J]. Cochrane Database Syst Rev,2020,6:CD013333.
36. TURHAN S A,YIGIT D D,TOKER E. Corneal epithelial thickness and corneal curvature changes during the day:The effects of daily disposable contact lens wear [J]. Cont Lens Anterior Eye,2020,43:389-394.
37. 江音,史伟云,李凤洁,等. 双切口囊外白内障摘除术治疗低角膜内皮细胞数硬核白内障的疗效探讨[J]. 中华眼科杂志,2020,56:126-130.

38. OLIVEIRA M A,ROSA A,SOARES M,et al. Anterior segment optical coherence tomography in the early management of microbial keratitis:a cross-sectional study [J]. Acta Med Port,2020,33:318-325.
39. ZHANG J,LI J,LI X,et al. Redistribution of the corneal epithelium after overnight wear of orthokeratology contact lenses for myopia reduction [J]. Cont Lens Anterior Eye,2020,43:232-237.
40. NIU L,LIU X,MA Z,et al. Fungal keratitis:Pathogenesis,diagnosis and prevention [J]. Microb Pathog,2020,138:103802.
41. LI S,BIAN J,WANG Y,et al. Clinical features and serial changes of Acanthamoeba keratitis:an in vivo confocal microscopy study [J]. Eye(Lond),2020,34:327-334.
42. MANSOOR H,TAN H C,LIN M T,et al. Diabetic corneal neuropathy [J]. J Clin Med,2020,9(12):3956.
43. LIU T,SUN D P,LI D F,et al. Observation and quantification of diabetic keratopathy in type 2 diabetes patients using in vivo laser confocal microscopy [J]. Zhonghua Yan Ke Za Zhi,2020,56:754-760.
44. 中国超声医学工程学会第六届眼科专业委员会. 我国眼科超声检查操作规范(2019年)[J]. 中国超声医学杂志,2020,36:289-295.
45. MULDER J A,VAN TILBORG M M,HUNTJENS B. The effect of sodium fluorescein on anterior eye surface measurements [J]. Cont Lens Anterior Eye,2020,43:402-407.
46. SIBLEY D,LARKIN D F P. Update on Herpes simplex keratitis management [J]. Eye(Lond),2020,34:2219-2226.
47. MCKAY TINA B,SEYED-RAZAVI Y,GHEZZI CHIARA E,et al. Corneal pain and experimental model development [J]. Prog Retin Eye Res,2019,71:88-113.
48. WANG Y J,KE M,CHEN X M. Prospective study of the diagnostic accuracy of the in vivo laser scanning confocal microscope for ocular demodicosis [J]. Am J Ophthalmol,2019,203:46-52.
49. 中华医学会眼科学分会角膜病学组. 中国圆锥角膜诊断和治疗专家共识(2019年)[J]. 中华眼科杂志,2019,55:891-895.
50. 刘明娜,高华,李娜,等. 前节OCT指导下PRK联合PTK治疗伴有屈光不正的角膜混浊[J]. 中华眼科杂志,2019,55:942-945.
51. 张赛,王昕,李婷,等. 眼前节扫频OCT对大直径穿透性角膜移植术后早期高眼压治疗的指导意义[J]. 中华眼视光学与视觉科学杂志,2019,21:591-596.
52. YIP H,CHAN E. Optical coherence tomography imaging in keratoconus [J]. Clin Exp Optom,2019,102:218-223.
53. SIDDIQUI Y,YIN J. Anterior segment applications of optical coherence tomography Angiog raphy [J]. Semin Ophthalmol,2019,34:264-269.
54. WANG S B,CORNISH E E,GRIGG J R,et al. Anterior segment optical coherence tomography and its clinical applications [J]. Clin Exp Optom,2019,102:195-207.
55. JIAO H,HILL L J,DOWNIE L E,et al. Anterior segment optical coherence tomography:its application in clinical practice and experimental models of disease [J]. Clin Exp Optom,2019,102:208-217.
56. AL-AQABA M A,DHILLON V K,MOHAMMED I,et al. Corneal nerves in health and disease [J]. Prog Retin Eye Res,2019,73:100762.
57. ZHAO H,HE Y,REN Y R,et al. Corneal alteration and pathogenesis in diabetes mellitus [J]. Int J Ophthalmol,2019,12:1939-1950.
58. AGGARWAL S,COLON C,KHEIRKHAH A,et al. Efficacy of autologous serum tears for treatment of neuropathic corneal pain [J]. Ocul Surf,2019,17:532-539.
59. 中华医学会眼科学分会角膜病学组. 感染性角膜病临床诊疗专家共识(2011年)[J]. 中华眼科杂志,2012,48(01):72-75.
60. TURAN G,OLTULU P,TURAN M,et al. The use of impression cytology in ocular surface diseases [J]. Selcuk Med J,2019,35:43-46.
61. VAN DEN BERG T J T P. Intraocular light scatter,reflections,fluorescence and absorption:what we see in the slit lamp [J]. Ophthalmic Physiol Opt,2018,38:6-25.
62. YANG A Y,CHOW J,LIU J. Corneal innervation and sensation:the eye and beyond [J]. Yale J Biol Med,2018,91:13-21.

63. NASRIN F, IYER R V, MATHEWS S M. Simultaneous estimation of corneal topography, pachymetry, and curvature [J]. IEEE Trans Med Imaging, 2018, 37: 2463-2473.
64. GOEBELS S, EPPIG T, SEITZ B, et al. Endothelial alterations in 712 keratoconus patients [J]. Acta Ophthalmol, 2018, 96: e134-e139.
65. 于艳梅,李凤洁,赵灿,等. 急性闭角型青光眼大发作对角膜内皮细胞的影响[J]. 临床眼科杂志,2018,26: 123-125.
66. SAVINI G, SCHIANO-LOMORIELLO D, HOFFER K J. Repeatability of automatic measurements by a new anterior segment optical coherence tomographer combined with Placido topography and agreement with 2 Scheimpflug cameras [J]. J Cataract Refract Surg, 2018, 44: 471-478.
67. 李素霞,王敬亭,江音,等. 深板层角膜移植联合抗病毒药物治疗严重基质坏死型单纯疱疹病毒性角膜炎的临床观察[J]. 中华眼科杂志,2018,54:97-104.
68. ANG M, BASKARAN M, WERKMEISTER R M, et al. Anterior segment optical coherence tomography [J]. Prog Retin Eye Res, 2018, 66: 132-156.
69. SRIDHAR M S, MARTIN R. Anterior segment optical coherence tomography for evaluation of cornea and ocular surface [J]. Indian J Ophthalmol, 2018, 66: 367-372.
70. WANG T, DONG M, JIANG Y, et al. Role of Dendritic Cells and Inflammatory Cells in Herpetic Endotheliitis: Analysis Using In Vivo Confocal Microscopy [J]. Cornea, 2018, 37: 748-754.
71. BIKBOVA G, OSHITARI T, BABA T, et al. Diabetic corneal neuropathy: clinical perspectives [J]. Clin Ophthalmol, 2018, 12: 981-987.
72. KOKOT J, WYLEGALA A, WOWRA B, et al. Corneal confocal sub-basal nerve plexus evaluation: a review [J]. Acta Ophthalmol, 2018, 96: 232-242.
73. QU J H, LI L, TIAN L, et al. Epithelial changes with corneal punctate epitheliopathy in type 2 diabetes mellitus and their correlation with time to healing [J]. BMC Ophthalmol, 2018, 18: 1.
74. KALTENIECE A, FERDOUSI M, AZMI S, et al. Keratocyte Density Is Reduced and Related to Corneal Nerve Damage in Diabetic Neuropathy [J]. Invest Ophthalmol Vis Sci, 2018, 59: 3584-3590.
75. STEINBERG J, SIEBERT M, KATZ T, et al. Tomographic and Biomechanical Scheimpflug Imaging for Keratoconus Characterization: A Validation of Current Indices [J]. J Refract Surg, 2018, 34: 840-847.
76. MA J, WANG Y, WEI P, et al. Biomechanics and structure of the cornea: implications and association with corneal disorders [J]. Surv Ophthalmol, 2018, 63: 851-861.
77. DAN J, ZHOU Q, ZHAI H, et al. Clinical analysis of fungal keratitis in patients with and without diabetes [J]. PLoS One, 2018, 13: e0196741.
78. BELMONTE CARLOS, NICHOLS JASON J, COX STEPHANIE M, et al. TFOS DEWS II pain and sensation report [J]. Ocul Surf, 2017, 15: 404-437.
79. WOLFFSOHN J S, ARITA R, CHALMERS R, et al. TFOS DEWS II diagnostic methodology report [J]. Ocul Surf, 2017, 15: 539-574.
80. WILLCOX M D P, ARGÜESO P, GEORGIEV G A, et al. TFOS DEWS II tear film report [J]. Ocul Surf, 2017, 15: 366-403.
81. TSUBOTAK, YOKOI N, SHIMAZAKI J, et al. New perspectives on dry eye definition and diag nosis: a consensus report by the Asia dry eye society [J]. Ocul Surf, 2017, 15: 65-76.
82. YOKOI N, GEORGIEV G A, KATO H, et al. Classification of fluorescein breakup patterns: a novel method of differential diagnosis for dry eye [J]. Am J Ophthalmol, 2017, 180: 72-85.
83. LUO X, LI J, CHEN C, et al. Ocular demodicosis as a potential cause of ocular surface inflamm ation [J]. Cornea, 2017, 36 Suppl 1: S9-S14.
84. 陈跃国. 三维角膜地形图的临床应用[M]. 北京:人民卫生出版社,2017.
85. MAS TUR V, MACGREGOR C, JAYASWAL R, et al. A review of keratoconus: Diagnosis, pathophy siology, and genetics [J]. Surv Ophthalmol, 2017, 62: 770-783.
86. 李素霞,边江,李翔,等. 角膜病灶切除联合基质内注射伏立康唑治疗真菌性角膜溃疡[J]. 中华眼科杂志,2017,53: 682-688.

87. LIABOE C A, ALDRICH B T, CARTER P C, et al. Assessing the impact of diabetes mellitus on donor corneal endothelial cell density [J]. Cornea, 2017, 36: 561-566.
88. MORISHIGE N, UEMURA A, MORITA Y, et al. Promotion of corneal epithelial wound healing in diabetic rats by the fibronectin-derived peptide PHSRN [J]. Cornea, 2017, 36: 1544-1548.
89. PRIYADARSINI S, ROWSEY T G, MA J X, et al. Unravelling the stromal-nerve interactions in the human diabetic cornea [J]. Exp Eye Res, 2017, 164: 22-30.
90. 危平辉,王雁,李华,等. 飞秒激光小切口角膜基质透镜取出术光学区大小对角膜生物力学特性影响的研究[J]. 中华眼科杂志,2017,53:182-187.
91. AMBRÓSIO R Jr, LOPES B T, FARIA-CORREIA F, et al. Integration of scheimpflug-based corneal tomography and biomechanical assessments for enhancing ectasia detection [J]. J Refract Surg, 2017, 33: 434-443.
92. KLING S, HAFEZI F. Corneal biomechanics-a review [J]. Ophthalmic Physiol Opt, 2017, 37: 240-252.
93. DEHGHANI C, PRITCHARD N, EDWARDS K, et al. Abnormal anterior corneal morphology in diabetes observed using in vivo laser-scanning confocal microscopy [J]. Ocul Surf, 2016, 14: 507-514.
94. SZALAI E, DEÁK E, MÓDIS L, et al. Early corneal cellular and nerve fiber pathology in young patients with type 1 diabetes mellitus identified using corneal confocal micro scopy [J]. Invest Ophthalmol Vis Sci, 2016, 57: 853-858.
95. PAINTER R. Slit lamp photography: The basics [J]. J Vis Commun Med, 2015, 38: 119-123.
96. CHAO C, STAPLETON F, BADARUDIN E. Ocular surface sensitivity repeatability with Cochet-Bonnet esthesiometer [J]. Optom Vis Sci, 2015, 92: 183-189.
97. RANDON M, LIANG H, EL HAMDAOUI M, et al. In vivo confocal microscopy as a novel and reliable tool for the diagnosis of Demodex eyelid infestation [J]. Br J Ophthalmol, 2015, 99: 336-341.
98. HASHEMI H, ASGARI S, EMAMIAN M H, et al. Age-related changes in corneal curvature and shape: the shahroud eye cohort study [J]. Cornea, 2015, 34: 1456-1458.
99. GOMES J A, TAN D, RAPUANO C J, et al. Global consensus on keratoconus and ectatic diseases [J]. Cornea, 2015, 34: 359-369.
100. CHEN X, GRAHAM J, DABBAH M A, et al. Small nerve fiber quantification in the diagnosis of diabetic sensorimotor polyneuropathy: comparing corneal confocal microscopy with intrae pidermal nerve fiber density [J]. Diabetes Care, 2015, 38: 1138-1144.
101. MISRA S L, CRAIG J P, PATEL D V, et al. In vivo confocal microscopy of corneal nerves: an ocular biomarker for peripheral and cardiac autonomic neuropathy in type 1 diabetes mellitus [J]. Invest Ophthalmol Vis Sci, 2015, 56: 5060-5065.
102. 杨文利. 简明眼超声诊断手册[M]. 北京:人民卫生出版社,2015.
103. 陈倩,孙兴怀. 超声生物显微镜[M]. 上海:复旦大学出版社,2015.
104. GOMES J A, TAN D, RAPUANO C J, et al. Global consensus on keratoconus and ectatic diseas es [J]. Cornea, 2015, 34: 359-369.
105. 李凤鸣,谢立信. 中华眼科学[M]. 3 版. 北京:人民卫生出版社,2014.
106. 谢立信. 临床角膜病学[M]. 北京:人民卫生出版社,2014.
107. ALMOG Y, ROSEN E, NEMET A Y. Slit-lamp exophthalmometry, a novel technique [J]. Graefes Arch Clin Exp Ophthalmol, 2014, 252: 1161-1164.
108. 罗燕,赵灿,仲晓维,等. 不同分期圆锥角膜内皮细胞密度和形态变化[J]. 中华实验眼科杂志,2023,41(03):259-265.
109. BHANDARI V, REDDY J K. Blepharitis: always remember demodex [J]. Middle East Afr J Ophthalmol, 2014, 21: 317-320.
110. 赵倩,王婷,高华,等. 裂隙灯显微镜对角膜内皮细胞形态观察的应用[J]. 临床眼科杂志,2014,22:113-115.
111. BORREGO-SANZ L, SÁENZ-FRANCÉS F, BERMUDEZ-VALLECILLA M, et al. Agreement between central corneal thickness measured using Pentacam, ultrasound pachymetry, specular microscopy and optic biometer Lenstar LS 900 and the influence of intraocular pressure [J]. Ophthalmologica, 2014, 231: 226-235.
112. MAZZOTTA C, CARAGIULI S. Intraoperative corneal thickness measurement by optical cohere nce tomography in keratoconic patients undergoing corneal collagen cross-linking [J]. Am J Ophthalmol, 2014, 157: 1156-1162.
113. 周行涛,丁岚. 圆锥角膜 Pentacam 图像解析[M]. 上海:上海科学技术文献出版社,2014.

114. MOSHIRFAR M,SMEDLEY J G,MUTHAPPAN V,et al. Rate of ectasia and incidence of irregular topography in patients with unidentified preoperative risk factors undergoing femtosecond laser-assisted LASIK [J]. Clin Ophthalmol,2014,8:35-42.
115. BELIN M W,VILLAVICENCIO O F,AMBRÓSIO R R Jr. Tomographic parameters for the detection of keratoconus: suggestions for screening and treatment parameters [J]. Eye Contact Lens,2014,40:326-330.
116. PETROPOULOS I N,ALAM U,FADAVI H,et al. Rapid automated diagnosis of diabetic peripheral neuropathy with in vivo corneal confocal microscopy [J]. Invest Ophthalmol Vis Sci,2014,55:2071-2078.
117. 中华医学会眼科学分会角膜病学组. 干眼临床诊疗专家共识(2013年)[J]. 中华眼科杂志,2013,49:73-75.
118. BENES P,SYNEK S,PETROVÁ S. Corneal shape and eccentricity in population [J]. Coll Antropol,2013,37:117-120.
119. SHI W,CHEN M,XIE L,et al. A novel cyclosporine a drug-delivery system for prevention of human corneal rejection after high-risk keratoplasty:a clinical study [J]. Ophthalmology,2013,120:695-702.
120. CHEN M,XIE L. Features of recurrence after excimer laser phototherapeutic keratectomy for anterior corneal pathologies in North China [J]. Ophthalmology,2013,120:1179-1185.
121. NUBILE M,LANZINI M,MIRI A,et al. In vivo confocal microscopy in diagnosis of limbal stem cell deficiency [J]. Am J Ophthalmol,2013,155:220-232.
122. PETROLL W M,WEAVER M,VAIDYA S,et al. Quantitative 3-dimensional corneal imaging in vivo using a modified HRT-RCM confocal microscope [J]. Cornea,2013,32:e36-43.
123. REINSTEIN D Z,ARCHER T J,RANDLEMAN J B. Mathematical model to compare the relative tensile strength of the cornea after PRK,LASIK,and small incision lenticule extraction [J]. J Refract Surg,2013,29:454-460.
124. DOUGHTY M J. Rose bengal staining as an assessment of ocular surface damage and recovery in dry eye disease-a review [J]. Cont Lens Anterior Eye,2013,36:272-280.
125. 中华医学会眼科学分会角膜病学组. 中国药源性角膜病变诊断和治疗专家共识(2023年)[J]. 中华眼科杂志,2023,59(04):250-255.
126. 史伟云. 角膜手术学[M]. 北京:人民卫生出版社,2012.
127. TESÓN M,CALONGE M,FERNÁNDEZ I,et al. Characterization by Belmonte's gas esthesiometer of mechanical, chemical,and thermal corneal sensitivity thresholds in a normal population [J]. Invest Ophthalmol Vis Sci,2012,53:3154-3160.
128. GOKTAS A,GUMUS K,MIRZA G E,et al. Corneal endothelial characteristics and central corneal thickness in a population of Turkish cataract patients [J]. Eye contact lens,2012,38:142-145.
129. PHOLSHIVIN P,TANGPAGASIT W. Comparison of central corneal thickness measurements by ultrasound pachymeter, optical coherence tomography and corneal topography [J]. J Med Assoc Thai,2012,95 Suppl 4:S123-128.
130. GAO H,SHI W,LIU M,et al. Advanced topography-guided (OcuLink) treatment of irregular astigmatism after epikeratophakia in keratoconus with the WaveLight excimer laser [J]. Cornea,2012,31:140-144.
131. WANG T,SHI W,DING G,et al. Ring-shaped corneoscleral lamellar keratoplasty guided by high-definition optical coherence tomography and Scheimpflug imaging for severe Terrien's marginal corneal degeneration [J]. Graefes Arch Clin Exp Ophthalmol,2012,250:1795-1801.
132. 俞素勤. 简明OCT阅片手册[M]. 北京:人民卫生出版社,2012.
133. SUN G H,LI S X,GAO H,et al. Clinical observation of removal of the necrotic corneal tissue combined with conjunctival flap covering surgery under the guidance of the AS-OCT in treatment of fungal keratitis [J]. Int J Ophthalmol,2012,5:88-91.
134. PODOLEANU A G. Optical coherence tomography [J]. J Microsc,2012,247:209-219.
135. HU J,ZHAO C,LUO Y,et al. Real-time corneal thickness changes during phacoemulsification cataract surgery [J]. Graefes Arch Clin Exp Ophthalmol,2023,261(6):1609-1618.
136. EDWARDS K,PRITCHARD N,GOSSCHALK K,et al. Wide-field assessment of the human corneal subbasal nerve plexus in diabetic neuropathy using a novel mapping technique [J]. Cornea,2012,31:1078-1082.
137. 李东芳,赵军,李滢,等. 超声生物显微镜在先天性角膜混浊诊疗中的应用价值[J]. 中华超声影像学杂志,2012,21:982-984.

138. 谢立信. 角膜病图谱[M]. 北京:人民卫生出版社,2011.
139. 李姗姗,高华,李素霞,等. 圆锥角膜行光学板层角膜移植术后早期缝线松动的影响因素[J]. 中华眼视光学与视觉科学杂志,2011,13:131-135.
140. GUARNER J,BRANDT M E. Histopathologic diagnosis of fungal infections in the 21st century [J]. Clin Microbiol Rev, 2011,24:247-280.
141. TAVAKOLI M,QUATTRINI C,ABBOTT C,et al. Corneal confocal microscopy:a novel noninvasive test to diagnose and stratify the severity of human diabetic neuropathy [J]. Diabetes Care,2010,33:1792-1797.
142. WHITCHER J P,SHIBOSKI C H,SHIBOSKI S C,et al. A simplified quantitative method for assessing keratoconj unctivitis sicca from the Sjogren's syndrome international Registry [J]. Am J Ophthalmol,2010,149:405-415.
143. MORGAN P B,MALDONADO-CODINA C. Corneal staining:do we really understand what we are seeing? [J]. Cont Lens Anterior Eye,2009,32:48-54.
144. LEDBETTER E C,NORMAN M L,STARR J K. In vivo confocal microscopy for the detection of canine fungal keratitis and monitoring of therapeutic response[J]. Vet Ophthalmol,2016,19(3):220-229.
145. SHI W,LI S,LIU M,et al. Antifungal chemotherapy for fungal keratitis guided by in vivo confocal microscopy [J]. Graefes Arch Clin Exp Ophthalmol,2008,246:581-586.
146. KORB D R,HERMAN J P,FINNEMORE V M,et al. An evaluation of the efficacy of fluorescein,rose bengal,lissamine green,and a new dye mixture for ocular surface staining [J]. Eye Contact Lens,2008,34:61-4.
147. XIE L,GAO H,SHI W. Long-term outcomes of photorefractive keratectomy in eyes with previ ous epikeratophakia for keratoconus [J]. Cornea,2007,26:1200-1204.
148. BRASNU E,BOURCIER T,DUPAS B,et al. In vivo confocal microscopy in fungal keratitis [J]. Br J Ophthalmol,2007, 91:588-591.
149. SAID G. Diabetic neuropathy--a review [J]. Nat Clin Pract Neurol,2007,3:331-340.
150. TAKAHASHI N,WAKUTA M,MORISHIGE N,et al. Development of an instrument for measurement of light scattering at the corneal epithelial basement membrane in diabetic patients [J]. Jpn J Ophthalmol,2007,51:185-190.
151. CONGDON NG,BROMAN AT,BANDEEN-ROCHE K,et al. Central corneal thickness and corneal hysteresis associated with glaucoma damage [J]. Am J Ophthalmol,2006,141:868-875.
152. XIE L,ZHONG W,SHI W,et al. Spectrum of fungal keratitis in north China [J]. Ophthalmology,2006,113:1943-8.
153. ABS D A,NUSSENBLATT R B,ROSENBAUM J T;Standardization of Uveitis Nomenclature (SUN) Working Group. Standardization of uveitis nomenclature for reporting clinical data. Results of the First International Workshop [J]. Am J Ophthalmol,2005,140:509-516.
154. 史伟云,牛晓光,王富华,等. 真菌性角膜炎药物治疗后转归的共焦显微镜观察[J]. 中华眼科杂志,2005,10:614-619.
155. HOSAL B M,ORNEK N,ZILELIOGLU G,et al. Morphology of corneal nerves and corneal sensation in dry eye:a preliminary study [J]. Eye(Lond),2005,19:1276-1279.
156. SINGH R,JOSEPH A,UMAPATHY T,et al. Impression cytology of the ocular surface [J]. British Journal of Ophthalmology,2005,89:1655-1659.
157. 杨培增. 临床葡萄膜炎[M]. 北京:人民卫生出版社,2004.
158. KALLINIKOS P,BERHANU M,O' DONNELL C,et al. Corneal nerve tortuosity in diabetic patients with neuropathy [J]. Invest Ophthalmol Vis Sci,2004,45:418-422.
159. 中华医学会编著. 临床技术操作规范——病理学分册. 北京:人民军医出版社,2004.
160. DONNENFELD E D,SOLOMON K,PERRY H D,et al. The effect of hinge position on corneal sensation and dry eye after LASIK [J]. Ophthalmology,2003,110:1023-1030.
161. MALIK R A,KALLINIKOS P,ABBOTT C A,et al. Corneal confocal microscopy:a non-inva sive surrogate of nerve fibre damage and repair in diabetic patients [J]. Diabetologia,2003,46:683-688.
162. HIRANO K,NAKAMURA M,YAMAMOTO N,et al. Geographical feature of lattice corneal dystrophy patients in Aichi Prefecture:an analysis of the TGFBI gene [J]. Nippon Ganka Gakkai Zasshi,2002,106:352-9.
163. FERRER C,MUNOZ G,ALIO J L,et al. Polymerase chain reaction diagnosis in fungal keratitis caused by Alternaria alternata [J]. Am J Ophthalmol,2002,133:398-9.

164. ABIB F C, JUNIOR J B. Behavior of corneal endothelial density over a lifetime [J]. Journal of Cataract & Refractive Surgery, 2001, 27: 1574-1578.

165. ISKANDER N G, ANDERSON PENNO E, PETERS N T, et al. Accuracy of Orbscan pachymetry measurements and DHG ultrasound pachymetry in primary laser in situ keratomileusis and LASIK enhancement procedures [J]. J Cataract Refract Surg, 2001, 27: 681-685.

166. 王伯沄,李玉松,黄高昇,等. 病理学技术. 北京:人民卫生出版社,2001.

167. 冯作化. 医学分子生物学. 北京:人民卫生出版社,2001.

168. ISAGER P, HJORTDAL J O, GUO S, et al. Comparison of endothelial cell density estimated by contact and non-contact specular microscopy [J]. Acta Ophthalmol Scand, 2000, 78: 42-44.

169. FOSTER F S, PAVLIN C J, HARASIEWICZ K A, et al, Turnbull DH. Advances in ultrasound biomicroscopy [J]. Ultrasound Med Biol, 2000, 26: 1-27.

170. KIM J. The use of vital dyes in corneal disease [J]. Curr Opin Ophthalmol, 2000, 11: 241-247.

171. BELMONTE C, ACOSTA M C, SCHMELZ M, et al. Measurement of corneal sensitivity to mechanical and chemical stimulation with a CO2 esthesiometer [J]. Invest Ophthalmol Vis Sci, 1999, 40: 513-519.

172. LIU Z, PFLUGFELDER S C. Corneal surface regularity and the effect of artificial tears in aqueous tear deficiency [J]. Ophthalmology, 1999, 106: 939-943.

173. TSENG S H, CHEN Y T, HUANG F C, et al. Seborrheic keratosis of conjunctiva simulating a malignant melanoma [J]. Ophthalmology, 1999, 106: 1516.

174. KUSEWITT D F, SHERBURN T E, MISKA K B, et al. The p53 tumor suppressor gene of the marsupial Monodelphis domestica: cloning of exons 4-11 and mutations in exons 5-8 in ultraviolet radiation-induced corneal sarcomas [J]. Carcinogenesis, 1999, 20: 963-8.

175. MURPHY P J, LAWRENSON J G, PATEL S, et al. Reliability of the non-contact corneal aesthesiometer and its comparison with the Cochet-Bonnet aesthesiometer [J]. Ophthalmic Physiol Opt, 1998, 18: 532-539.

176. KRENZER K L, FREDDO T F. Cytokeratin expression in normal human bulbar conjunctiva obtained by impression cytology [J]. Invest Ophthalmol Vis Sci, 1997, 38: 142-52.

177. LANDESZ M, KAMPS A, SLART R, et al. Morphometric analysis of the corneal endothelium with three different specular microscopes [J]. Doc Ophthalmol, 1995, 90: 15-28.

178. MANNING F J, WEHRLY S R, FOULKS G N. Patient tolerance and ocular surface staining characteristics of lissamine green versus rose bengal [J]. Ophthalmology, 1995, 102: 1953-7.

179. VITALI C, MOUTSOPOULOS H M, BOMBARDIERI S. The European Community Study Group on diagnostic criteria for Sjögren's syndrome. Sensitivity and specificity of tests for ocular and oral involvement in Sjögren's syndrome [J]. Ann Rheum Dis, 1994, 53: 637-647.

180. BOURNE W M, HODGE D O, NELSON L R. Corneal endothelium five years after transplan tation [J]. American Journal of Ophthalmology, 1994, 118: 185-196.

181. DYCK P J, KARNES J L, O'BRIEN P C, et al. The Rochester Diabetic Neuropathy Study: reassessment of tests and criteria for diagnosis and staged severity [J]. Neurology, 1992, 42: 1164-1170.

182. NUCCI P, BRANCATO R, METS M B. Normal endothelial cell density in range in childhood [J]. Arch Ophthalmol, 1990, 108: 247-248.

183. 谢立信,康凤英,李勤新,等. 角膜内皮功能失代偿的进一步研究[J]. 中华眼科杂志,1989,25:141-143.

184. HODSON S A, SHERRARD E S. The specular microscope: its impact on laboratory and clinical studies of the cornea [J]. Eye (Lond), 1988, 2 Suppl: S81-97.

185. NELSON D J. Impression cytology [J]. Cornea, 1988, 7: 71-81.

186. THORGAARD G L, HOLLAND E J, KRACHMER J H. Corneal edema induced by cold in trigeminal nerve palsy. Am J Ophthalmol, 1987, 103: 641-646.

187. SHERRARD E S, NOVAKOVIC P, SPEEDWELL L. Age-related changes of the corneal endothelium and stroma as seen in vivo by specular microscopy [J]. Eye, 1987, 1: 197-203.

188. 谢立信,袁南勇,李勤新,等. 正常人角膜内皮细胞的内皮显微镜观察[J]. 中华眼科杂志,1985,2:354-357.

189. MISHIMA S. Clinical investigations on the corneal endothelium [J]. Ophthalmology, 1982, 89: 525-530.

190. BINKHORST C D, LOONES L H, NYGAARD P. The clinical specular microscope [J]. Doc Ophthalmol, 1977, 44: 57-75.
191. EGBERT P R, LAUBER S, MAURICE D M. A simple conjunctival biopsy [J]. Am J Ophthalmol, 1977, 84: 798-801.
192. VAN BIJSTERVELD O P. Diagnostic tests in the Sicca syndrome [J]. Arch Ophthalmol, 1969, 82: 10-14.
193. POST C F, JUHLIN E. Demodex folliculorum and blepharitis [J]. Arch Dermatol, 1963, 88: 298-302.

第二章
角膜病原微生物检测

第一节　角膜细菌学检测

一、角膜刮片检查

角膜病灶刮片取材直接镜检以其廉价、便利、快速、高敏感性和高特异性的特点，已被临床广泛使用。对于真菌性角膜炎，通过角膜病灶刮片，真菌阳性检出率高达80%以上，能在镜下见到不同种菌丝形态，有的能见到真菌的孢子，被认为是真菌性角膜炎诊断中的主要检测方法。细菌性角膜炎通过刮片可以快速区分革兰氏阳性或者阴性菌，在未得到细菌培养结果前，可以作为临床用药的参考指标。角膜刮片是一项重要的技术，若取材不当，则会降低阳性率。

（一）角膜刮片方法

1. 患者取仰卧位平躺于检查床上，表面麻醉后，在手术显微镜下操作。取材时，先擦去角膜溃疡表面的坏死组织，暴露角膜病变处，用眼科显微手术刀刮取病灶的进行缘，即病变组织与正常组织的交界处，可提高阳性率。避免在同一病变处反复刮取，以免造成角膜穿孔。

2. 将刮取的病变角膜组织以同一方向均匀涂于干净无划痕的载玻片上，干燥后进行细菌革兰氏染色检查，根据需要可加做其他染色。刮取尽可能多的标本接种于血培养皿及无菌的增菌肉汤管中进行细菌培养。革兰氏染色镜检联合细菌培养对细菌性角膜炎的诊断有重要价值。

（二）染色方法

1. 革兰氏染色　最常用于细菌镜检。根据染色反应，细菌被分为：革兰氏阳性菌，其保留了结晶紫染料，而呈现深蓝色或紫色（图2-2-1-1A）；革兰氏阴性菌，初染液可以被酸性酒精洗脱，被沙黄染液复染后出现红色或粉红色（图2-2-1-1B）；有些细菌具耐脱色倾向，会呈现阴阳不定（图2-2-1-1C）。革兰氏染色适合大部分细菌，但是不适合体积太小的细菌或缺乏细胞壁的微生物，如梅毒螺旋体、支原体、衣原体和立克次体。分枝杆菌因其不易着色，通常不用革兰氏染色，但是，在重度感染时，革兰氏染色呈现串珠样，类似诺卡菌或呈现“鬼影”（图2-2-1-1D）。

2. 抗酸染色　用于鉴定分枝杆菌、诺卡菌、红球菌、冢村菌、戈登菌和米克戴德军团菌。抗酸染色具有许多相关的染色操作方法，目前实验室最常用的是萋-尼染色法和改良Kinyoun法。抗酸染色将抗酸细菌染成红色，细胞背景和其他细菌呈蓝色，即复染的颜色（图2-2-1-2A）。另一改良方法是使用较弱的脱色剂（0.5%~1.0%的硫酸）代替3%的盐酸酒精，有助于区分弱抗酸或部分抗酸菌，例如诺卡菌属、红球菌、冢村菌、戈登菌和迪茨菌（图2-2-1-2B）。

3. 金胺-罗丹明染色　金胺和罗丹明是两种非特异性荧光染料，与抗酸菌中的分枝菌酸结合，其对脱色用的酸性酒精有抗性，故一旦结合不能被酸性酒精洗脱。紫外荧光显微镜下，抗酸细菌在黑色背景下发出橙黄色荧光，角膜刮片中的抗酸分枝杆菌和诺卡菌均阳性（图2-2-1-3A、图2-2-1-3B）。

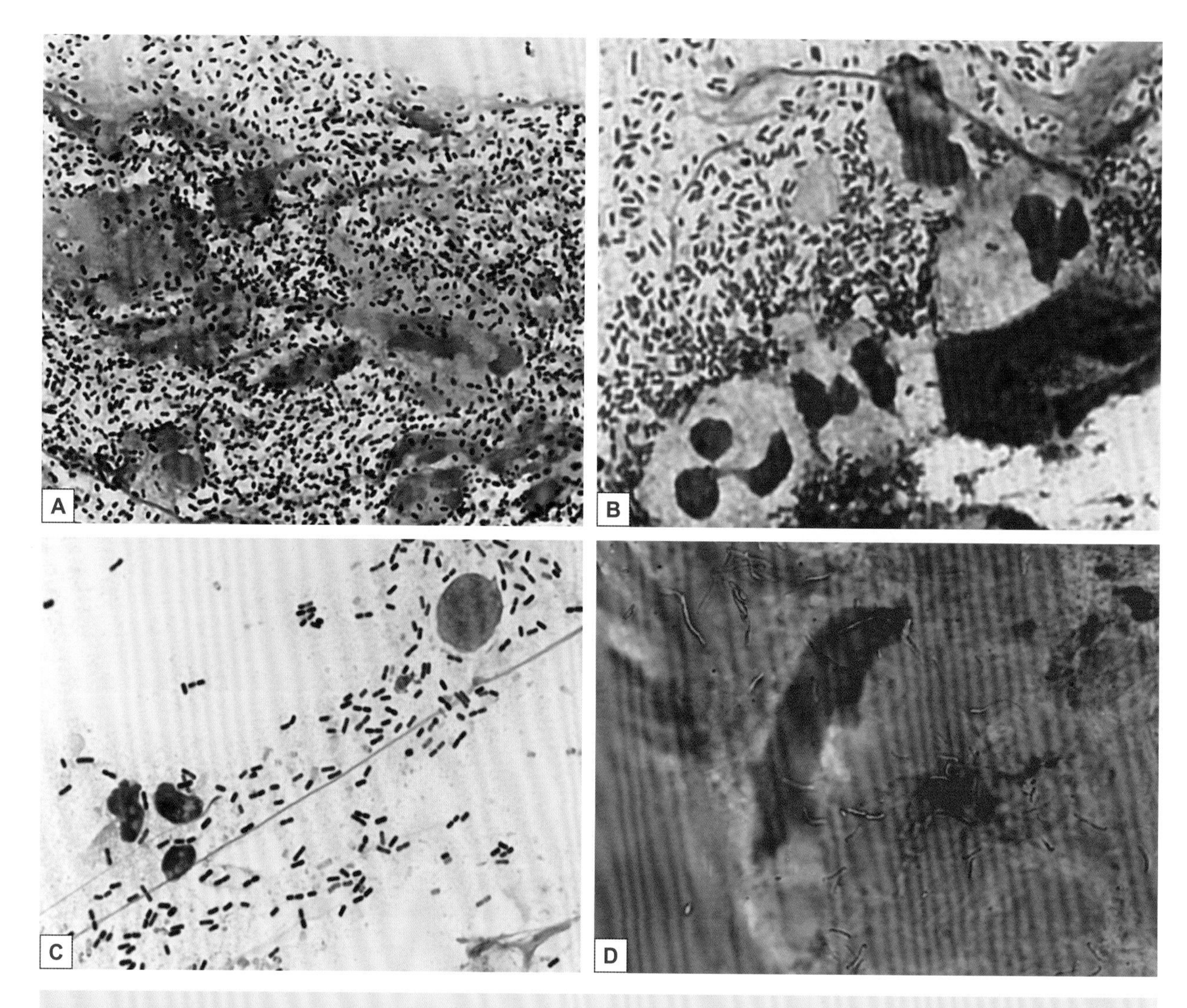

图 2-2-1-1 角膜刮片革兰氏染色细菌形态(光镜下,×1 000)
图 A 肺炎链球菌,革兰氏染色阳性球菌,成双、短链排列
图 B 铜绿假单胞菌,革兰氏染色阴性杆菌
图 C 非液化莫拉菌,革兰氏染色阴性杆菌,有耐脱色倾向
图 D 脓肿分枝杆菌,革兰氏染色呈现“鬼影”

二、细菌培养、鉴定与药物敏感试验

细菌培养是细菌性角膜炎诊断的“金标准”,为提高标本细菌培养的阳性率,建议实行床旁接种和涂片,尤其是厌氧菌培养。如不能实现床旁接种,应将标本保存在转运培养基中送检,标本采集后应立刻送检(15 分钟内),避免标本在转运过程中干涸或污染,实验室在收到标本后应立即进行处理。根据感染部位和标本来源选择不同的分离培养基及培养条件。

1. 培养操作及要求　标本采集后应即刻接种于普通巧克力琼脂平板、血琼脂平板和肉汤培养基,并及时送到实验室。实验室收到标本后,置巧克力琼脂平板、血琼脂平板和肉汤培养基于 5%~10% CO_2 培养箱中,35℃条件下培养 48 小时(培养结果阴性但临床高度怀疑细菌感染的标本需要再继续培养 1~5 天,如怀疑诺卡菌或分枝杆菌等特殊细菌,则需要继续延长培养时间),培养期间,每天至少观察 1 次生长情况。如果肉汤培养基出现浑浊,应立即转种普通巧克力琼脂平板、血琼脂平板和麦康凯平板。如果平板上有菌落生长,则结合标本原始涂片结果进行初步分析后报告临床,并进一步完成细菌鉴定和药敏试验。如果怀

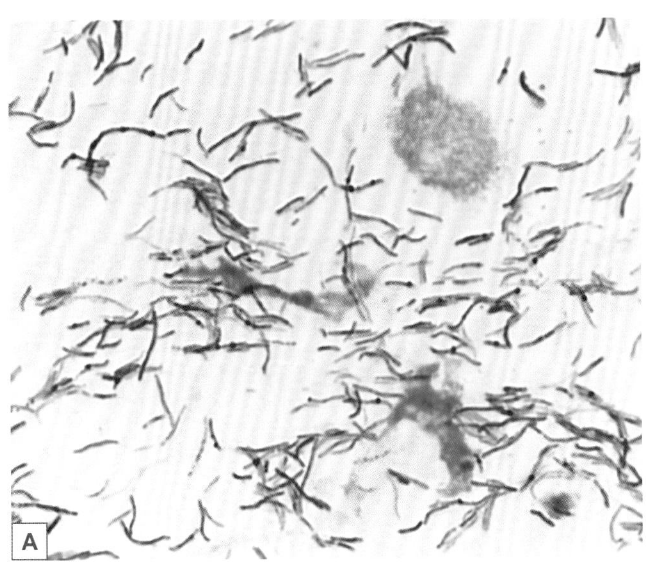

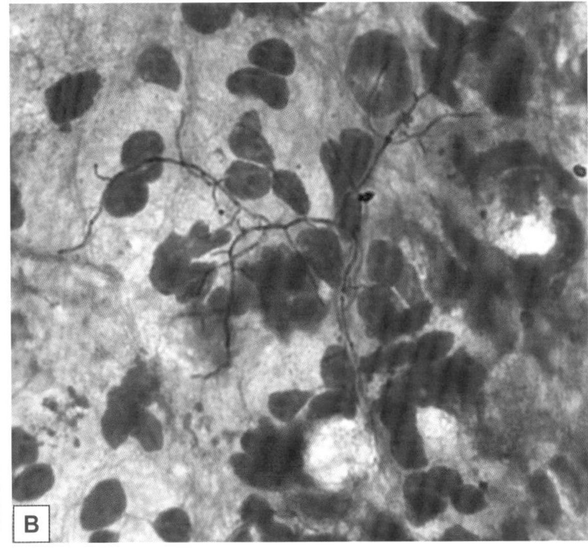

图 2-2-1-2 角膜刮片抗酸染色形态（光镜下，×1000）
图 A 脓肿分枝杆菌，抗酸染色阳性
图 B 脓肿诺卡菌，弱抗酸染色阳性

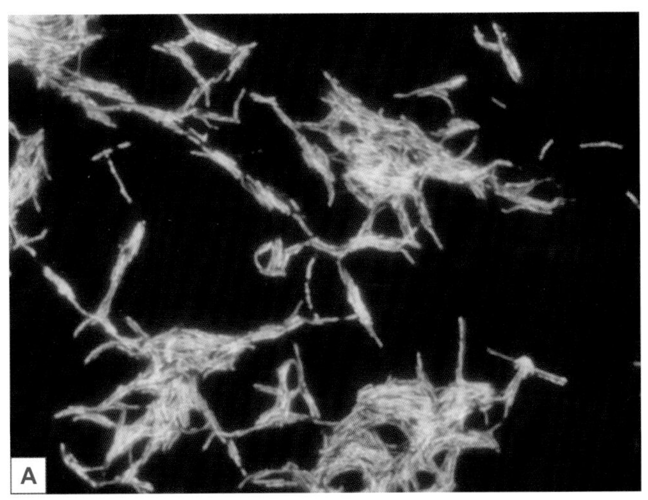

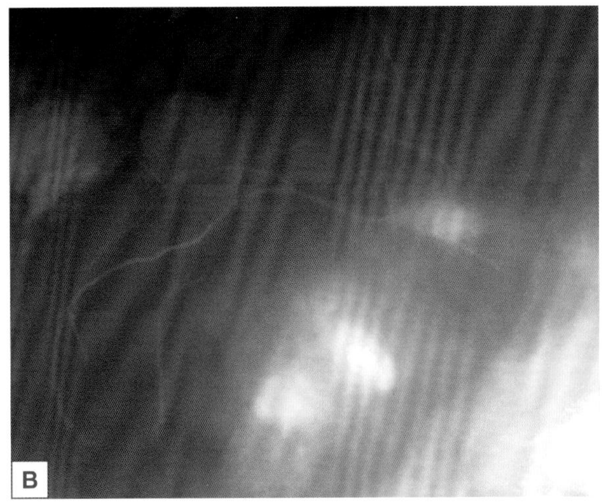

图 2-2-1-3 角膜刮片金胺-罗丹明染色形态（荧光显微镜下，×1000）
图 A 脓肿分枝杆菌，金胺-罗丹明染色阳性
图 B 脓肿诺卡菌，金胺-罗丹明染色阳性

疑厌氧菌感染，应接种厌氧培养基，并置于厌氧袋或厌氧罐中，35℃条件下培养5天，必要时可延长至7天，培养期间，至少每48小时观察1次细菌的生长情况。

2. 细菌接种法

（1）平板划线法：包括分区划线法和连续划线法，适用于标本或培养物混有多种细菌时对某一细菌的分离，通过观察单个菌落的形态并挑取某一个菌落移种至斜面培养基上。

（2）斜面接种法：指从平板分离培养物上挑取某一单个菌落移种至斜面培养基上。主要用于细菌的纯培养，使细菌增殖后供作进一步鉴定或保存菌种。

3. 菌种鉴定　目前用于细菌种属鉴定的系统主要有三类。

第一类是表型鉴定系统，它利用细菌的生化反应特点进行菌种鉴定，以梅里埃 Vitek 鉴定系统为代表。

第二类是蛋白质组学鉴定系统（MALDI-TOF MS），它利用细菌特异的蛋白质谱峰进行菌种鉴定。目前市售的进口系统以布鲁克和梅里埃为主，国产系统亦有多个品牌在售。该种方法快速且廉价，应用较广。

第三类为基因型鉴定系统，通过对纯培养的细菌进行 DNA 序列的靶向测序，从而鉴定菌种，最常用的靶序列是 16S rRNA 基因（16S 核糖体 RNA）。高通量测序技术已在临床中广泛使用，但是由于成本高昂，目前仅用于检测和鉴定直接来源于临床标本中的细菌。

4. 细菌性角膜炎的常见病原菌谱　角膜感染的病原菌谱有金黄色葡萄球菌、肺炎链球菌、铜绿假单胞菌、肠球菌、化脓链球菌（A 群）、肠杆菌目细菌、多杀巴斯德杆菌、流感嗜血杆菌、脑膜炎奈瑟菌、淋病奈瑟菌、沙眼衣原体、白喉棒状杆菌、结核分枝杆菌、土拉弗朗西斯菌、梅毒螺旋体、巴尔通体、莫拉菌、沙门菌、不动杆菌、类杆菌属（脆弱类杆菌）、凝固酶阴性葡萄球菌（术后）、痤疮丙酸杆菌（尤其术后）、快速生长分枝杆菌、诺卡菌等。

5. 药物敏感性试验方法　目前最常用的药物敏感试验方法有以下四类：

（1）纸片扩散法：又称 Kirby-Bauer（K-B）法。将待检细菌配成一定浓度的菌液，均匀涂于琼脂平板上，把含有一定量的不同抗菌药物纸片贴附在平板上，37℃培养过夜。纸片内药物吸收琼脂中的水分向四周扩散，随着扩散距离的增加抗菌药物浓度呈对数减少，在纸片的周围形成浓度梯度。纸片周围抑菌浓度内的测试菌不生长，而抑菌浓度外的测试菌生长，从而在纸片周围形成透明的抑菌圈。依据临床相关折点，按抑菌圈的有无或直径大小将药敏结果分为敏感、中介、剂量依赖敏感、耐药或非敏感。抑菌圈直径与最低抑菌浓度（minimum inhibitory concentration，MIC）成负相关，即抑菌圈越大，MIC 值越小。该种方法结果可靠，在抗菌药物的选择上比较灵活方便且成本较低，被世界卫生组织（WHO）推荐为药敏试验的基本方法。但是仅适用于快速生长的细菌，包括肠杆菌目、不发酵糖革兰氏阴性杆菌、葡萄球菌属、肠球菌属、链球菌属、流感嗜血杆菌等，不适用于厌氧菌、真菌和分枝杆菌。

（2）肉汤微量稀释法：将抗菌药物作不同浓度的定量稀释，然后与被测细菌作用，测定抗菌药物对细菌的最低抑菌浓度。通过与生长对照孔进行比对判断菌株生长情况，通常为整孔浑浊或孔底有单个、多个沉淀。绝大多数的 MIC 是指能完全抑制肉眼可见生长的最低浓度。甲氧苄啶或磺胺药物出现的拖尾现象应该忽略，MIC 读取抑制生长超过 80% 的点。使用临床相关折点，将 MIC 分为敏感、中介、剂量依赖敏感、耐药或非敏感。该种方法被广泛地运用于快速生长的病原菌，如需氧菌、苛养菌、念珠菌以及厌氧菌中的脆弱拟杆菌的体外药敏试验。

（3）琼脂稀释法：将抗菌药物配制到琼脂培养基中，制成含抗菌药物浓度呈 2 倍的倍比稀释的药物平板，将配制好的菌悬液点种到琼脂表面，经（35±2）℃孵育后，肉眼观察细菌生长情况，以未见细菌生长平板的最低药物浓度为 MIC。该种方法的优点是单个平板可同时测定多种待检菌，并能直接观察污染情况。

（4）E 试验（Epsilometer test，E-test）：亦称梯度扩散法。由抗菌药和一条 5mm×60mm 无菌活性的塑料薄条载体组成，其表面有连续递减分布的抗菌药，并有药物浓度标识。当试纸条被放入已接种细菌的琼脂板时，纸条上的药物立即扩散入琼脂中，从而在试纸条下方建立一个抗菌药物浓度梯度递减的连续测试区域。经过孵育后，在试纸条的周边可见清晰可辨的待检菌被抑制生长形成的椭圆形抑菌圈。抑菌圈与试纸条交界处的刻度相切，切线所指的刻度即为待测菌的 MIC。它结合了稀释法和扩散法的原理和特点，操作如同扩散法一样简便，结果又如同稀释法一样，可直接获取 MIC 值。该种方法不仅适用于快速生长的需氧菌，也适用于念珠菌、大部分的苛养菌和大部分的厌氧菌，但对分枝杆菌和霉菌的药敏结果还未评估。

三、血清学检查

血清学检查的标本主要是血清和血浆。随着时间的推移，这一概念被扩大，现在泛指在患者各类型的样本中检测抗原或抗体，包括房水、玻璃体、灌洗液、脑脊液和其他体液。对这些特殊体液的血清学评价是有利的，因为阳性结果可以提供感染的确切部位。例如房水中存在高滴度的抗体，说明眼前房中可能存在某种细菌。

（一）应用血清学试验判断近期感染和既往感染

单独的 IgM 或 IgG 血清学结果不能判定疾病感染的阶段。抗体水平的高低很大程度上具有宿主特异性，单一时间点的免疫球蛋白浓度，只能说明对某一特定抗原的应答水平。然而，有许多方法可以区分近期感染和既往感染。

1. IgM 类抗体　检测针对特定感染源的 IgM 抗体可能是判断近期感染最常用的方法。这些感染包括 EB 病毒相关感染、巨细胞病毒、急性乙肝病毒、细小病毒 b19 和麻疹。但某些感染源在急性期后一定时间内的存在 IgM 抗体，例如巨细胞病毒、刚地弓形虫和伯氏疏螺旋体。其他原因，如多克隆 B 细胞的激活、病原体之间的交叉反应、自身免疫性疾病等可以引起 IgM 的假阳性。但是 IgM 阴性也不能排除近期感染，因其产生需要 1~2 周的时间。因此，如果在疾病过程中采样过早，还需要检验第二份标本。

2. 抗体滴度的显著改变　检测急性期和恢复期两份样本的抗体滴度，观察前后两次采样的滴度变化。第一份标本应在感染源暴露后尽快采样，第二份标本在感染源暴露 2~3 周后采样。如果前后两次标本的抗体滴度相差 4 倍，则可以确认为急性感染。

3. 亲和力检测　持续感染可以通过检测 IgG 类抗体的亲和力水平来确定。一般来说，感染早期产生的 IgG 抗体亲和力低，随着感染源暴露时间的延长，亲和力逐渐增加。利用亲和力分析，联合评估 IgG 和 IgM 抗体，可以更清楚地显示疾病所处的感染阶段。但是，低亲和力并不能完全排除近期感染，其可存在数月至数年，这依赖于感染源和宿主的免疫状态。

（二）免疫分析方法

血清学检查时，依据细菌特异性抗原和相应抗体结合反应，来协助临床诊断，细菌血清学诊断有凝集反应、沉淀反应、补体结合、中和试验、免疫荧光试验、蛋白质印迹法和免疫印迹法、酶免疫分析、化学发光免疫分析，以及多重免疫分析技术等多种方法。如用抗 O 抗体检测溶血性链球菌，用鲎试验对铜绿假单胞菌内毒素的测定，都具有快速、灵敏的优点。

虽然在过去的 10 年里，分子诊断学取得突飞猛进的发展，但是免疫诊断学仍然发挥着重要作用。然而，对感染性疾病的血清学检测结果解释依然具有挑战性，抗体或抗原存在还要与患者的表现，包括暴露史、年龄、临床症状和免疫状态一起综合评估。

四、基因测序（16S rRNA、宏基因组）

随着分子生物学技术的迅猛发展，眼部感染细菌的检测技术也发生了日新月异的变化，基因测序技术已经在眼部感染细菌检测中得到广泛运用。随着时间的推移，这些技术已经变得更加自动化，测试成本更加低廉，提升了感染性疾病的诊断和管理，已经成为许多临床微生物实验室的常规检测项目。目前，16S rRNA 测序技术已经成为眼部细菌感染病原菌检测和鉴定的一种强有力工具。近几年快速发展的宏基因组高通量测序技术，也称下一代测序技术（metagenomic next-generation sequencing，mNGS），在眼部感染性疾病的诊疗中发挥了越来越大的作用。

（一）16S rRNA 测序

16S rRNA 基因是细菌上编码 rRNA 相对应的 DNA 序列，存在于所有细菌的基因组中。它具有高度的保守性和特异性，并且该基因序列足够长。16S rRNA 测序是指利用细菌 16S rRNA 序列测序的方法对细菌进行检测和种属鉴定，是一种快速获得细菌种属信息的方法。16S rRNA 测序是通过扩增某个或某几个高变区来检测，一般可精确到属的水平，少数可鉴定到种。对于某些菌，高变区中序列的相似度非常高，或者区分不同菌的序列片段不在我们扩增区域内，均会导致无法鉴定到种。

（二）宏基因组高通量测序技术（mNGS）

宏基因组高通量测序技术是通过对临床样本的 DNA 或 RNA 进行鸟枪法测序，可以无偏倚地检测多种微生物（包括细菌、真菌、病毒和寄生虫）。随着基因组学的发展，宏基因组高通量测序技术越来越广泛地应用于感染性疾病的溯源、检测、分型和耐药评估等各个方面，并且朝着快捷、经济的方向飞速发展。由于 mNGS 不依赖于特定基因引物的序列扩增，而是将待测样本的所有 DNA 或 RNA 无偏倚测序，并通过将测序数据与病原体数据库进行比对，获得病原体的分类信息，因此，能在较短的时间内完成对样本的无靶向检测，单次即可检测上千种病原体。由于这种快速且强大的检测能力，能第一时间为临床抗感染治疗提供依据，mNGS已经在眼科临床诊疗过程中得到广泛应用，但是目前其检测成本仍然比较昂贵，我们应该认清该项技术的优势和缺点，按照一定的临床适应证选择性使用该项技术。

1. 临床应用

（1）临床高度怀疑细菌感染，但是常规检测方法结果为阴性，且常规治疗效果欠佳的患者。

（2）病原学诊断未明确但临床症状进展较快、可导致视力丧失的严重感染，需要及时采取措施以明确病原学诊断并指导临床治疗。通常在常规技术检测的同时，或在其基础上开展mNGS，例如角膜溃疡、眼内炎等。

（3）考虑细菌感染或不除外细菌感染，但规范性经验抗感染治疗无效，考虑用常规技术检测的同时，或在其基础上开展mNGS。

（4）传统技术方法检测的结果不能解释临床表现的全貌和/或抗感染治疗的反应，怀疑同时有其他病原感染时，建议开展mNGS。

2. mNGS的优势

（1）检测所需时间短：与传统培养鉴定相比，耗时明显缩短，尤其是慢生长细菌，例如结核分枝杆菌。

（2）检测阳性率高：常规检测方法受培养基、药物影响等较大，某些细菌体外无法进行培养或难以培养，从而导致检测阳性率偏低，而mNGS不受这些方面的影响，故检测阳性率高。

（3）可以发现新的病原体：mNGS是对标本中所有核酸进行无偏倚检测，不需要事前划定病原菌范围，利于新病原体的发现。例如巴尔通体、惠普尔养障体等。

3. mNGS的缺陷

（1）不能区分定植菌和致病菌：mNGS检测的DNA无法区分来源于活菌或死菌，也无法区分检测到的菌是定植菌还是致病菌，需要结合临床表现、影像学、生信分析及其他实验室检查结果，进行综合判读检测结果。

（2）对于某些细菌容易造成漏检：一是标本中低浓度含量的菌，容易造成漏检；二是对于某些胞内感染菌，例如结核分枝杆菌、军团菌、布鲁菌等，检测比较困难，应该采用独立的判读标准，即检出1条就应该判读为阳性，否则容易导致漏检。

（3）目前尚无标准、统一的眼部背景细菌数据库：mNGS可能含有多种微生物信息，其中不乏正常菌群、污染菌及背景菌。人体不同部位正常菌群不同，目前尚未建立标准、统一的眼部正常菌群数据库。背景菌数据库不同，检测结果的判读就会不同，同一份标本在不同厂家、平台上的检测结果就可能不同。需要通过检测大量的眼部标本，建立眼部细菌的背景数据库。

（4）成本仍然比较昂贵：由于其昂贵的成本，mNGS尚未作为一项常规技术去开展，尚未纳入医保范畴，会增加患者的经济负担，所以我们要根据临床适应证决定是否选择该项技术。

虽然基因测序方法在检测细菌病原体存在诸多优势，但是目前公认的细菌性病原体诊断的"金标准"仍然是传统培养法。因此，这提醒我们在送检基因测序检测标本时，应同时送检传统培养标本。

（鹿秀海）

第二节 角膜病毒学检测

病毒性角膜炎是最常见的感染性角膜炎之一，其治疗也是眼科疾病治疗的一大挑战。引起病毒性角膜炎的病毒种类包括Ⅰ型单纯疱疹病毒（HSV-1）、带状疱疹病毒（VZV）、巨细胞病毒（CMV）和EB病毒（EBV）等。在临床诊断中，及时确诊角膜感染的病毒类别，尤其是与细菌或真菌性角膜炎区别开来至关重要。裂隙灯检查是对感染性眼病患者诊断的第一步，但有的病毒性角膜感染在角膜上皮外观上并不典型，这种情况就需要结合实验室检测等策略来辅助诊断。

一、角膜病灶标本采集

（一）采集对象

不同病毒引起的感染性角膜炎一般具有不同的临床表型，对于临床表现不十分典型的患者，可借助一定的实验室辅助检查，如印迹细胞学检查、病毒抗原的检测或宏基因检测等。印迹细胞学检查对上皮型病毒性角膜炎诊断阳性率较高，但对于基质型和内皮型病毒性角膜炎的诊断阳性率较低。病毒抗原的检测适用于上皮型或基质型角膜炎患者，使用棉拭子病毒培养分离及聚合酶链反应等。宏基因检测适用于基质型和内皮型病毒性角膜炎患者。此外，在诊断病毒性角膜炎的同时，也需要与其他感染性角膜炎进行鉴别诊断，如细菌性角膜炎和真菌性角膜炎，抑或存在细菌或真菌与病毒混合感染的情况。

（二）采集方法

根据病毒性角膜炎不同临床表型采用不同的取材方法。如上皮型或基质型可采用印迹试纸或棉拭子于病变部位取材，或角膜刮片取病变区组织送宏基因测序。对于内皮型角膜炎患者，则使用 1mL 注射器穿刺前房抽取房水 0.1~0.2mL 送宏基因测序。取得标本宜当天接种或检测，不能立刻接种的情况下，建议优先存放于 –20℃以下温度保存；短时间内可处理的，可先放于 4℃冰箱待用。

二、病毒病原学检测

（一）直接检查法

1. 病毒包涵体检测　刮取病变区上皮于载玻片上，采用吉姆萨（Giemsa）或巴氏染色法对样本进行染色处理，嗜酸性物质可与酸性染料伊红结合呈现粉红色，嗜碱性物质与碱性染料亚甲蓝或天青结合呈现蓝紫色，中性物质与两种染料均可结合呈现淡紫色。样本染色完毕后置于高倍显微镜或油镜下观察。

HSV、VZV 在感染细胞核内为嗜酸性包涵体。CMV 在细胞核内形成嗜酸性包涵体，在胞质内形成嗜碱性包涵体。腺病毒在细胞核内早期为嗜酸性包涵体，晚期为嗜碱性包涵体。

2. 病毒抗原检测

（1）直接免疫荧光染色：标本固定后直接与本身带有荧光基团标记的抗体孵育，洗涤后即可在荧光显微镜下观察，常能对 HSK、腺病毒性角结膜炎起到快速的检测。

（2）间接免疫荧光染色：病毒样本需先用没有荧光基团标记的一抗孵育，然后与结合有荧光基团的二抗孵育并结合，之后可在荧光显微镜下观察。此法可用于多种病毒性角膜炎抗原检测，比直接抗体染色敏感度高，荧光信号更强。

3. 单克隆抗体染色法　制备各种病毒的单克隆抗体，强荧光素标记后，用于直接荧光抗体检测，目前市场上有多种单克隆抗体检测试剂盒。此法特异性强，没有交叉反应，对 HSV、腺病毒等具有特异敏感性。

4. 电子显微镜检测

（1）电镜直接检查法：将取得的标本放在有支持膜的铜丝上，负染色后电镜观察，病变组织可先固定，制备超薄切片后，在透射电镜下检测。

（2）免疫电镜检查法：将病毒标本制成悬液，加入特异性抗体混合，抗体的结合可使标本中的病毒颗粒凝聚成团，再用电镜观察，该方法可提高病毒的检出率。

（二）病毒培养分离检查法

1. 细胞培养　为分离、繁殖、鉴定病毒的常用方法，把采集的标本放入培养好的单层细胞培养液内共同培养，根据细胞病变程度诊断病毒类型。常用的细胞类型有原代细胞（如人胚肾细胞、兔肾细胞）、二倍体细胞（如人胚肺二倍体细胞）和传代细胞（如 Hela 细胞、Vero 细胞）等。

不同病毒对细胞敏感性不同，造成细胞的病变也不同，各种细胞病变往往随病毒种类和所用细胞类型的不同而不同。常见的细胞形态学变化为细胞变圆、坏死、溶解或脱落等。如腺病毒引起的典型病变是细胞变圆，并堆积成葡萄状；疱疹病毒感染的细胞呈圆形增大，细胞融合为多核巨细胞；还有些病毒能使细胞形成包涵体，位于细胞质或核内，一个至数个不等，呈嗜酸性或嗜碱性。

病毒感染细胞后亦会影响培养液的pH，也可作为判断病毒增殖的参考。

2. 空斑测定 是目前测定病毒感染比较准确的方法，将适当浓度的病毒悬液加入单层细胞培养液中，当病毒吸附细胞后，再覆盖一层融化琼脂。病毒在细胞内增殖后，产生局限性病灶，病灶逐渐变大，肉眼也能看见，此即空斑（plaque）。以结晶紫染料对细胞进行染色，可使结果更为清楚。空斑是由一个感染性病毒体增殖形成的类似细菌的菌落，称为空斑形成单位（plaque-forming units，PFU）。

3. 50%感染量或50%组织细胞感染量（ID_{50}或$TCID_{50}$）测定 在病毒感染实验宿主后，测定引起50%死亡或病变的最小病毒量。由此估计病毒感染性的强弱，但不能定量。

4. 红细胞吸附 又称血吸作用，受某些病毒（正黏病毒、副黏病毒等）感染的宿主细胞能吸附脊椎动物（豚鼠、鸡、猴等）的红细胞，发生血吸观象。因受染的细胞膜含有病毒某些病原成分（血凝素），故能吸附红细胞。该现象可用作某些病毒的增殖指标或病毒初步鉴定。

（三）分子生物学检测

随着基因测序技术的发展，越来越多的微生物核酸序列被研究和报道。基于核酸序列的分子生物学检测技术为病毒性角膜炎的早期诊断提供了强力支持，随着检测方法的不断优化，其优越性也日益凸显。针对不同种类微生物保守序列设计的通用鉴定引物，可对致病微生物进行快速高特异性鉴定。

1. 实时荧光定量PCR（quantitative real-time PCR，qPCR） qPCR是指在PCR反应体系中加入荧光物质并监测每次PCR反应循环后产物总量，再通过内参法或外参法对待测样品中的特定DNA序列进行定量分析的方法。目前qPCR已在多种病毒性疾病检测中显示出其优越性。据报道，qPCR对单纯疱疹病毒DNA检测灵敏度为98%，特异性为100%；对腺病毒DNA的检测灵敏度为85%，特异性为98%；对水痘带状疱疹病毒DNA检测灵敏度和特异性可达100%。

2. 病毒核酸杂交技术 核酸杂交技术是使用病原体特异的探针通过核酸变性复性过程和病原体核酸互补配对原则，实现病原体的检测。其比电镜、免疫酶标等方法更为特异、敏感和迅速，而且能定量与分型。目前，核酸杂交技术有斑点分子杂交法（dot-blot）、southern印迹法（southern-blot）、原位分子杂交法（in situ hybridization）、northern印迹法和基因芯片法等。

三、病毒血清学诊断

应用血清学方法诊断病毒感染是依据抗原与抗体特异性结合的原理，用已知的病毒抗原（一般为实验室保存的参考病毒株或用患者标本中新分离的病毒株制备的抗原），检查患者血清中有无相应抗体。但患者恢复期血清的抗体效价必须比急性期者增高4倍或以上，方有诊断意义。在眼科的病毒感染性眼病诊断中，阳性率低，应用较少。常用的方法有补体结合试验、血凝抑制试验及病毒抗原抗体检测等。

1. 补体结合试验 原理与用于其他方面的补体结合试验相同，即用已知病毒的可溶性抗原来测定患者血清中有无相应抗体。本试验的特异性较中和试验低，但由于补体结合抗体出现早，消失快，可用于早期诊断。

2. 血凝抑制试验 许多病毒能凝集鸡、豚鼠、人等的红细胞，称为血凝现象。这种现象能被相应抗体所抑制，称为血凝抑制试验。其原理是相应的抗体与病毒结合后，阻抑了病毒表面的血凝素与红细胞的结合。

3. 病毒抗原抗体检测 针对病毒抗原或抗体蛋白，用标记有酶、荧光素或发光底物的抗体或抗原进行检测，包括ELISA、免疫印迹方法等。

四、宏基因组测序诊断

宏基因组（metagenomics）又称元基因组，是基于新一代高通量测序技术（next generation sequencing，NGS）对特定生境样本微生物群进行基因组测序并获得群落结构信息的技术。宏基因组测序克服了大多数微生物不可培养或痕量无法检测的障碍，近年来已逐渐应用于临床感染标本的检测。通过获得临床标本中微生物群落结构以及分析不同种类微生物的丰度情况，辅助临床医生确定疑难感染症状的致病微生物类别。

1. 检测流程　眼部样本可以是擦拭病灶区的无菌棉拭子、刮取病变组织、泪液、房水和玻璃体等。鉴于眼部样本体积较小，取样时，尽量减少损失浪费。取样后立即冻存-80℃冰箱或直接干冰送样，避免样本基因组降解。提取样本DNA并进行样本质检，之后构建文库进行测序，最后对测序结果进行生物信息学分析总结。

2. 结果分析　通过对测序结果生物信息学分析，可以获得标本中微生物群落结构以及丰度情况，一般会有细菌、真菌和病毒等类别，样本量较多时可鉴定到种属水平。丰度异常或明显偏高的病原微生物可被认定为引起感染的致病株。同时可对结果中病毒基因与数据库中病毒基因组序列进行比对分析，推断标本中病毒进化情况等。

（宋方英）

第三节　角膜真菌学检测

一、角膜刮片检查

（一）角膜刮片方法

1. 取材方法同本章第二节角膜细菌学检测中角膜刮片方法。

2. 将刮取的病变角膜组织以同一方向均匀涂于干净无划痕的载玻片上，自然晾干。刮取尽可能多的标本以C形或X形接种于沙堡弱培养基上，并与刮片一同及时送检。

（二）染色方法

1. 10%氢氧化钾湿片　在标本上滴1滴10%氢氧化钾溶液，盖上盖玻片，作用3~5分钟后，用滤纸吸走多余溶液，在光镜下观察，以查见菌丝或孢子为真菌阳性（图2-2-3-1）。氢氧化钾可以消化角膜组织，轻微加热或添加40%二甲基亚砜可提高消化能力。

2. 钙荧光白染色　在干燥的标本上加1滴荧光染液，盖上盖玻片，作用3~5分钟后，用滤纸吸走多余染液，在荧光显微镜下观察，可见蓝色的菌丝或孢子（图2-2-3-2）。钙荧光白可结合β-1,3和β-1,4葡聚糖，即真菌细胞壁特异的纤维素和几丁质，当使用紫外光或蓝紫色光作为激发光时，真菌结构显示为蓝色荧光，背景为黑色。但是应注意与非菌丝物质的鉴别，例如棉纤维可发出强烈荧光，组织标本也可发出类似曲霉或其他具有分枝菌丝霉菌的荧光。

3. 革兰氏染色　制备好的干燥的角膜刮片可行革兰氏染色，光镜下可见革兰氏阳性或阴性的菌丝和/或孢子。菌龄及抗真菌药物的使用均影响革兰氏染色的效果，但是曲霉菌常被染成革兰氏阴性，呈红色，而镰刀菌和链格孢霉菌则常被染成革兰氏阳性，呈紫色。衰老的菌丝细胞壁通透性好，常被染为革兰氏阴性而呈红色（图2-2-3-3）。

4. 瑞氏-吉姆萨染色　制备好的干燥的角膜刮片可行瑞氏-吉姆萨染色，光镜下可见着色或不着色的菌丝和/或孢子（图2-3-3-4）。

5. 六胺银染色　六胺银染色可能是观察组织内真菌最实用的染色方法。真菌成分被染成黑色，而背景为淡绿色或黄色（图2-2-3-5）。

（三）注意事项

1. 刮片时应去掉表面的坏死组织，刮取病灶进行缘的组织。

2. 载玻片要清洁，避免染色时杂质过多，影响结果的观察。

3. 避免在同一病变处反复刮取，导致角膜穿孔。

（四）结果分析

1. 在显微镜下观察，先用低倍镜找到标本的位置，观察整个标本涂片，判断有形成分的性质（是否有菌丝），再使用高倍镜（多用40倍物镜）寻找菌丝和孢子，找到真菌的菌丝或真菌孢子即可诊断。

2. 角膜刮片后应立即镜检，因为时间过长，氢氧化钾易出现小的结晶，影响观察结果。如果标本过厚

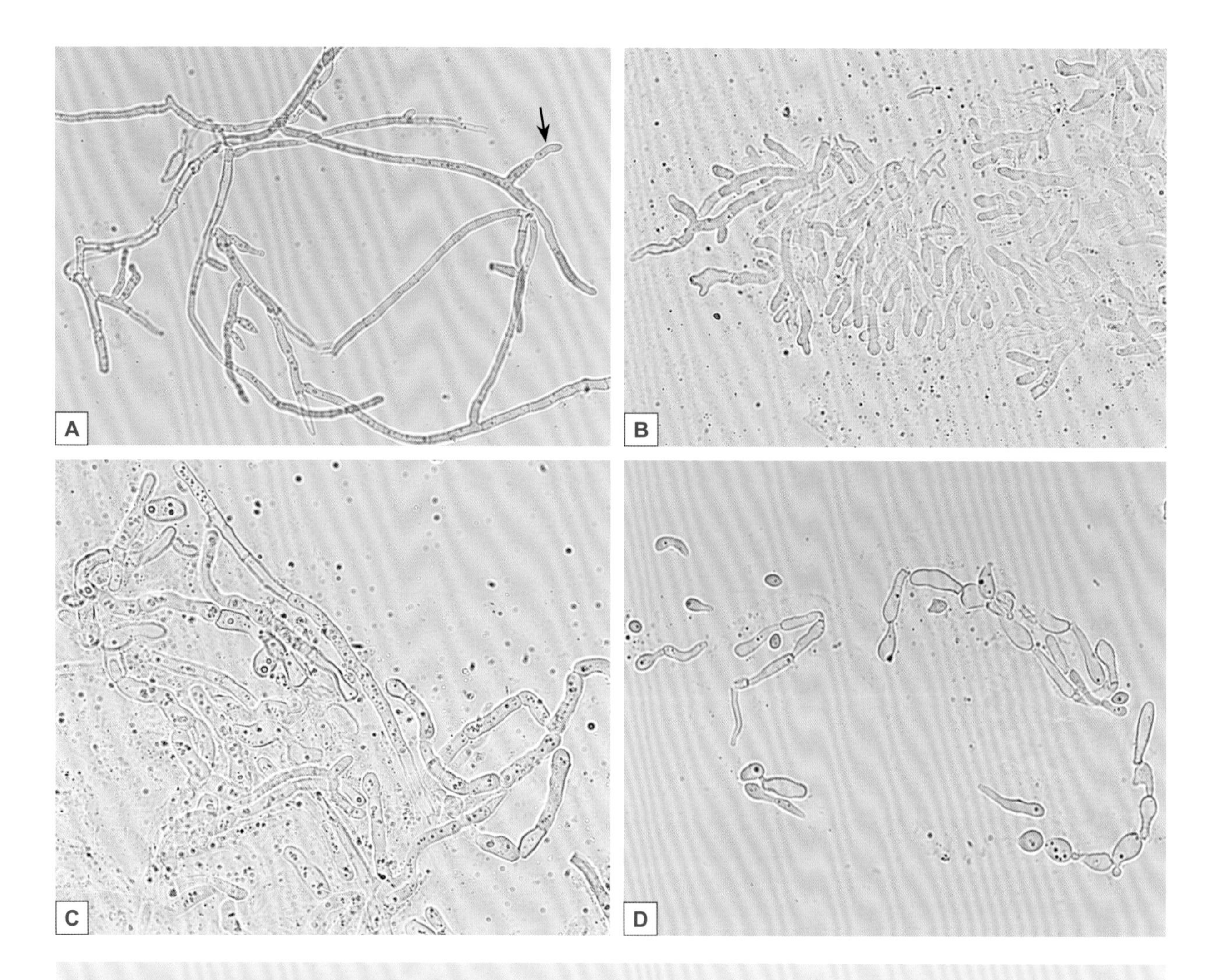

图 2-2-3-1　角膜刮取物，10%KOH 湿片镜检（光镜下，×400）

图 A　镰刀菌镜下菌丝及分生孢子（箭头）

图 B　曲霉菌镜下形态，见较多鹿角状菌丝

图 C　链格孢霉菌镜下菌丝粗细不均，菌丝内较多原生质颗粒

图 D　白念珠菌镜下假菌丝及芽生孢子

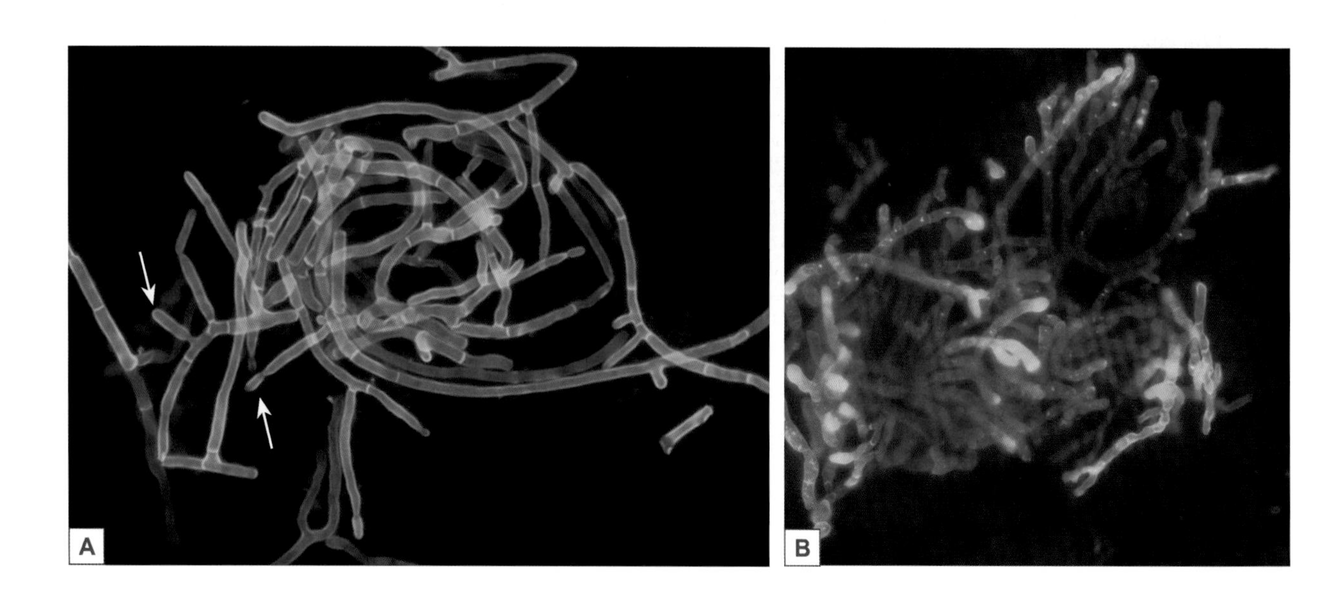

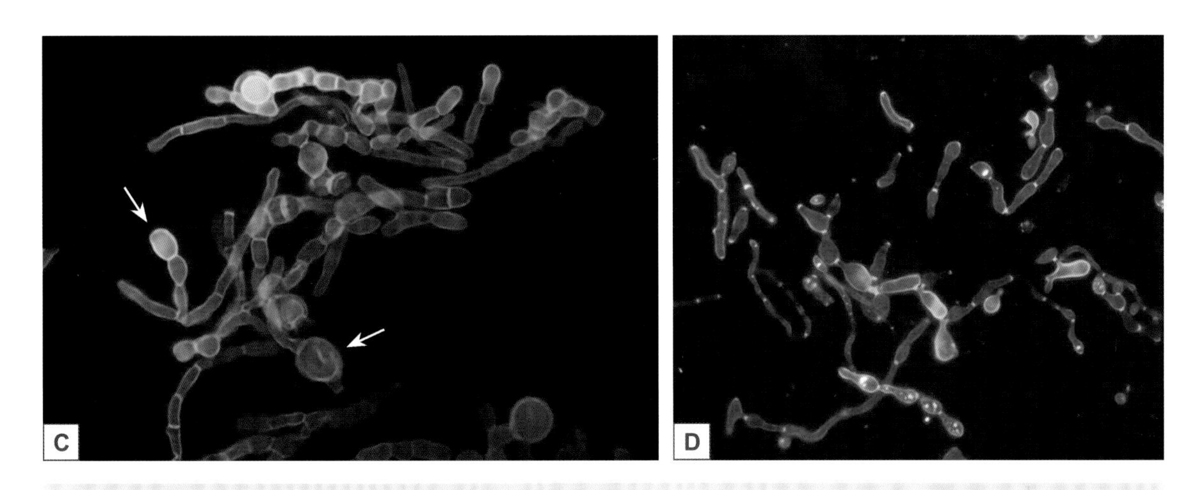

图2-2-3-2 角膜刮取物，钙荧光白染色（荧光显微镜下，×400）

图A 镰刀菌镜下菌丝及分生孢子（白色箭头）

图B 曲霉菌镜下菌丝，典型鹿角状

图C 链格孢霉菌镜下菌丝粗大，局部膨大，可见厚壁孢子（白色箭头）

图D 白念珠菌镜下假菌丝及芽生孢子

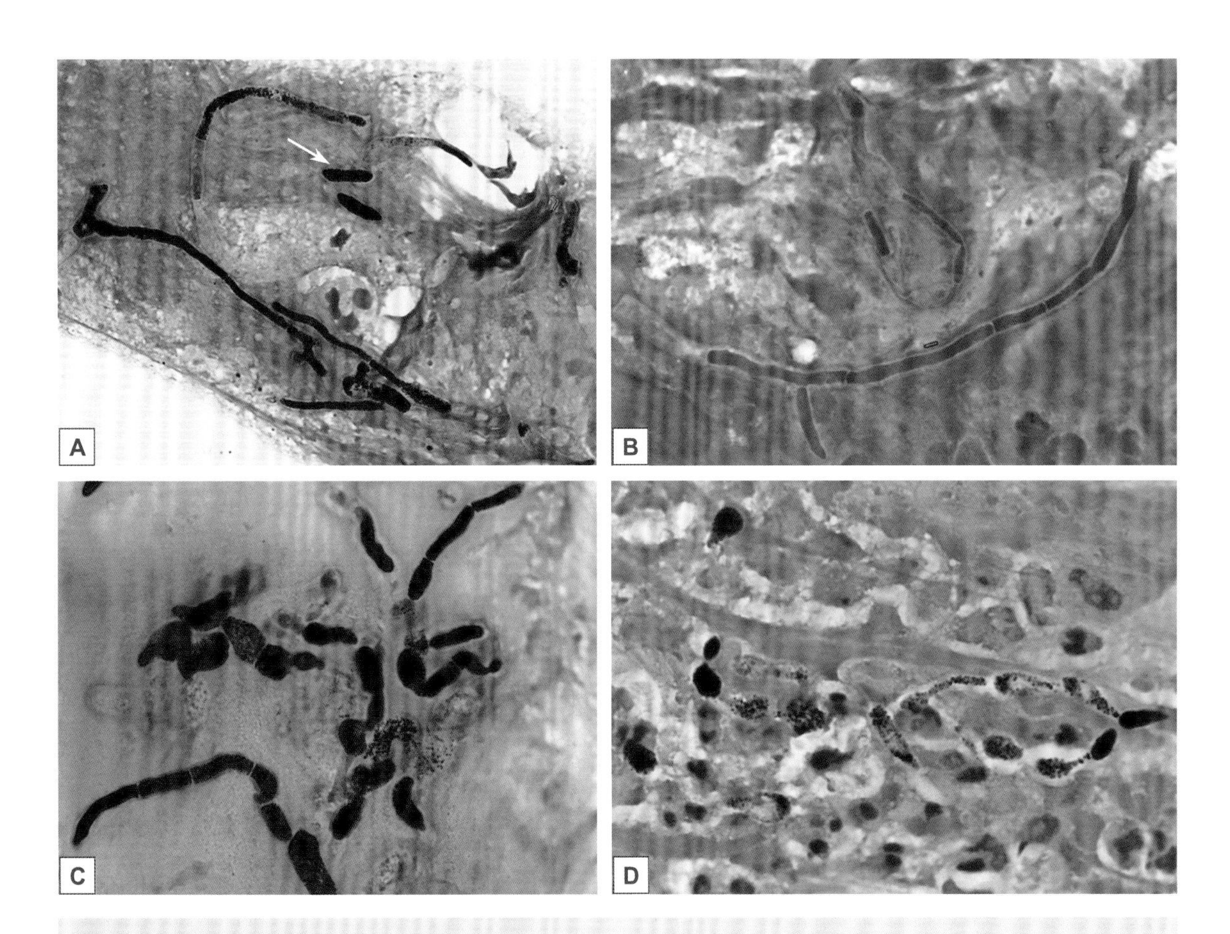

图2-2-3-3 角膜刮取物，革兰氏染色（光镜下，×1 000）

图A 镰刀菌镜下革兰氏阳性菌丝及分生孢子（白色箭头）

图B 曲霉菌镜下革兰氏阴性菌丝

图C 链格孢霉菌镜下革兰氏阳性菌丝

图D 白念珠菌镜下假菌丝及芽生孢子

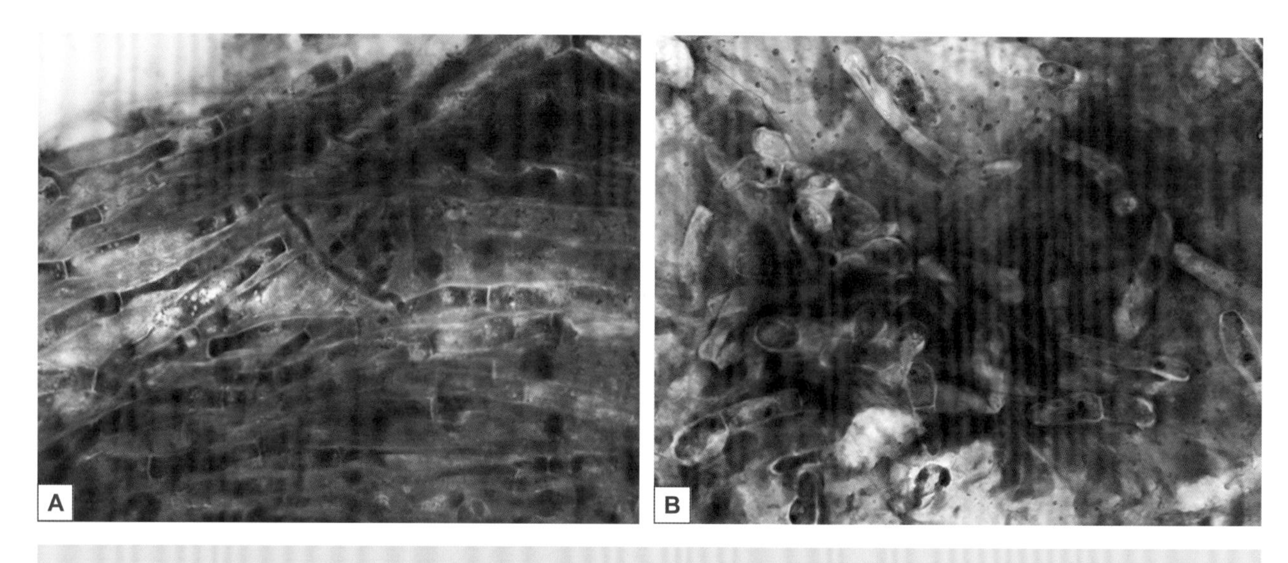

图 2-2-3-4　角膜刮取物，瑞氏-吉姆萨染色（光镜下，×1 000）

图 A　曲霉菌丝镜下形态

图 B　镰刀菌丝镜下形态

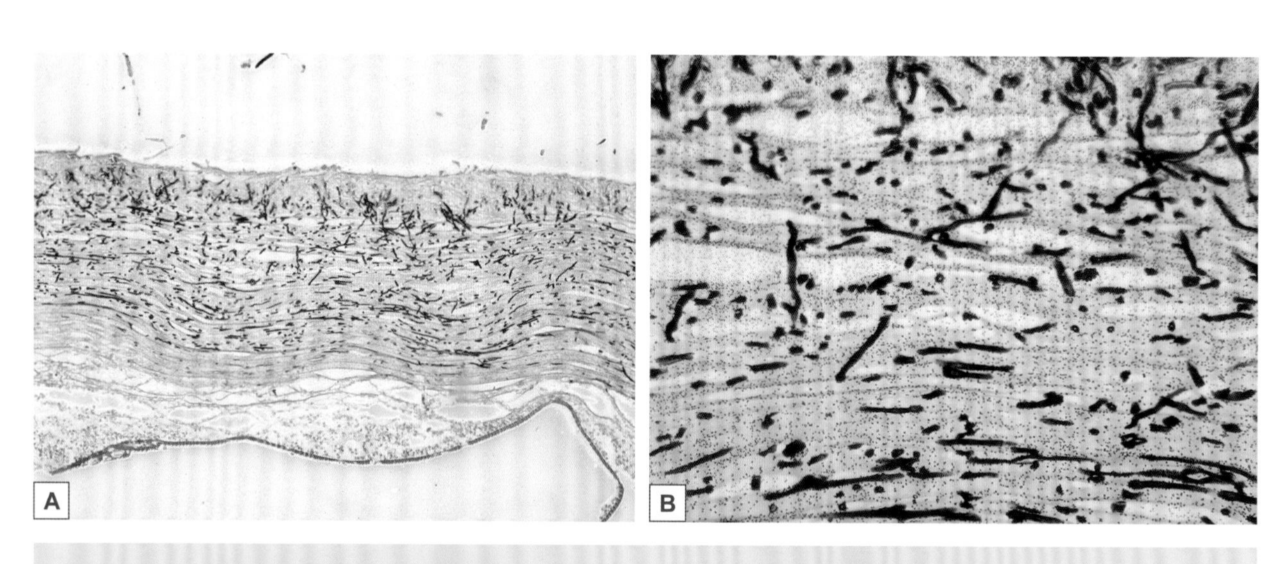

图 2-2-3-5　角膜组织病理切片，六胺银染色

图 A　×100

图 B　×400

（温州医科大学附属眼视光医院病理科秦晓怡老师供图）

或者密度较大，可在弱火焰上微微加温，使杂质溶化后再检。可加亮绿、亚甲蓝或优质蓝黑墨水混合染色。

3. 同一染色方法针对不同生长时期的菌丝可能会表现出不同的染色结果，例如革兰氏染色中，新鲜的菌丝会呈现出均匀的紫色，呈革兰氏染色阳性，而陈旧衰老的菌丝则呈革兰氏染色阴性，且着色不均，甚至仅菌丝壁着色。念珠菌等芽生孢子及假菌丝染为蓝紫色。

4. 钙荧光白染色时，菌丝要注意与纤维丝进行鉴别，纤维丝亦可呈现出与菌丝类似的染色效果，但是其形状不规则，缺乏内部结构，不分隔。钙荧光白染色对组织的穿透性好，便于较厚组织中菌丝的观察。但是由于暗色可以吸收荧光，对于暗色菌丝可能会造成漏检，故应该关掉荧光，在光镜下再次进行检测。

二、真菌培养、鉴定及药物敏感试验

(一)真菌的培养

1. 常用培养基 眼部感染真菌常用的培养基包括沙保弱培养基(Sabouraud dextrose agar,SDA),马铃薯葡萄糖培养基(potato dextrose agar,PDA),察氏培养基(Czapek-Dox agar,CZA),自来水琼脂培养基(water agar)和科玛嘉培养基(CHROMagar)。

(1)沙保弱培养基(SDA):最初是由Sabouraud发明用来培养皮肤癣菌的培养基,后来经过不断的改良,该培养基也可以肉汤的形式使用。该培养基目前成为国内实验室真菌培养最常使用的培养基,但对于某些真菌的分离效果并不理想。例如腐霉菌在SDA上生长不良或不生长;某些暗色真菌例如离蠕孢、链格孢、刺盘孢等在SDA上产孢不良或不产孢。如怀疑分离菌为此类真菌,应立即转种合适的培养基。

(2)马铃薯葡萄糖培养基(PDA):PDA培养基是一种用于刺激真菌产孢的培养基,同时可刺激一些皮肤癣菌产生色素,最常用于观察真菌的形态。马铃薯浸出液和葡萄糖可以为真菌提供丰富的营养因子而促进真菌生长,添加的酒石酸可以降低培养基的pH,因此可以抑制细菌的生长。该培养基可以支持临床遇到的绝大多数真菌的生长。

(3)察氏培养基(CZA):CZA是一种用于鉴别曲霉属的培养基,蔗糖和硝酸钠分别是其唯一的碳源和营养来源。任何可以利用硝酸钠作为营养支持的细菌或真菌在此培养基上生长。

(4)自来水琼脂培养基:1%的自来水琼脂,营养匮乏,可促进暗色真菌产孢,如果添加灭菌后的康乃馨叶子可用于镰刀菌的鉴定。

(5)科玛嘉培养基:用来分离和鉴别念珠菌。因该培养基中含有显色底物,部分念珠菌可以在该培养基上产生特异性和唯一性的颜色,从而达到鉴定的目的。该培养基在37℃条件下培养显色最好。

培养基的种类繁多,从耗材成本角度考虑,应是使用尽可能少的培养基而最大限度地分离标本中的致病菌。但为了不漏检可能的致病菌,联合使用多种培养基的效果最为理想。这需要结合本地的患者人群构成、本地的真菌流行病学、经济情况等多方面综合考虑。

2. 培养温湿度 根据菌种的不同选择相应的培养温度,可以达到最佳的效果。眼部感染的多数真菌的最适生长温度为30℃,如果实验室没有30℃的培养箱,也可将培养基直接放于室温(25℃)培养。曲霉菌属和念珠菌属适合在37℃条件下生长,镰刀菌属和离蠕孢属、链格孢属等暗色真菌适合在30℃生长。真菌培养箱的湿度应保持在60%以上,以利于培养基的长期培养而不会干燥。

3. 培养时间 眼部感染真菌多数生长较快,培养7天不生长可报真菌培养阴性;对于临床高度怀疑真菌感染的标本,可适当延长培养时间至2~3周。培养期间应,每天观察1次真菌的生长情况。

(二)真菌的鉴定

随着科学技术的快速发展和对系统进化发育研究的深入,真菌菌种(属)的鉴定方法也逐渐增多。除了传统的形态学鉴定方法,基质辅助激光解吸电离飞行时间质谱技术(MALDI-TOF MS)和分子检测的方法已在临床中得到广泛应用。

1. 形态学方法 形态学鉴定仍然是实验室常见真菌最快速、最廉价的鉴定方法。它依据真菌生长速度,菌落外观、菌丝、孢子或菌细胞形态特征等进行鉴别。

(1)菌落形态的观察:观察菌落要注意菌落大小、形态、色素、颜色和质地等方面。颜色可从灰黑到鲜黄,绿或白色。黑色是菌丝体及分生孢子胞壁中的黑色素所致。真菌如青霉菌可在菌落表面形成带颜色的液滴。有些真菌可产生可扩散的色素并使培养基着色。

(2)小培养:因其不破坏菌株自然生长状态,可以连续观察其生长状况、产孢方式、孢子排列特点等优点,广泛应用于丝状真菌的鉴定。小培养常选用马铃薯葡萄糖琼脂、玉米琼脂或V-8果作为培养基,所有操作均在生物安全柜内进行。临床常用的小培养的方法有琼脂切块法、玻片法和钢圈法。若怀疑待检菌为芽生菌属、球孢子菌属、组织胞质菌、副球孢子菌属、班替枝孢瓶霉等高致病性菌属时,考虑引起感染的机会较大,感染后危害性较强,切勿做小培养。

（3）透明胶带法：该法可以比较完整保持真菌结构，镜下易于找到典型结构，接近小培养的特点。若镜检真菌不在一个观察层面或出现黑头时，推荐另取一张玻片平行压在透明胶带上，压几下，弃去该玻片再镜检。对于新鲜菌落要选取中心部位镜检，对于衰老菌落选取颜色过渡区域镜检。

（4）生理盐水（或水）：可直接观察角膜刮片的标本，缺点是易干燥，适用于短时间观察。还可用于观察真菌孢子的出芽现象，先在载玻片上滴1滴生理盐水，接种菌悬液后盖上盖玻片，用凡士林封固，置室温或37℃孵化，24小时后观察有无出芽现象。

（5）过碘酸-希夫染色（PAS）：真菌细胞壁中碳水化合物上的羟基被氯化为醛，醛基与复红形成淡紫红色化合物，这种复合物的颜色可被偏亚硫酸钠脱色。如果同时采用适当的组织染色形成对比，可使组织中的真菌更易于区别。

（6）涂片的保存，对KOH、乳酸酚棉兰等涂片标本需要保存，可在盖玻片四周用指甲油封固，可达保存数月的目的。

2. 质谱技术　随着近几十年来MALDI-TOF MS技术在临床微生物领域的广泛应用与推广，质谱技术已经不断完善与成熟，尤其国产质谱设备已经如雨后春笋般投放市场，并获得业界认可。MALDI-TOF MS技术已经广泛用于真菌的鉴定。质谱鉴定真菌是通过将待检菌的微生物蛋白指纹图谱与设备的图谱库进行比对，经过数据处理和软件分析找到相应的菌种（属），从而进行鉴定。和传统方法相比，MALDI-TOF MS具有适应范围广、快速、准确、高通量、经济、操作方便等优势。

3. 分子检测方法　基于分子诊断平台进行的快速分子检测，为临床分离的致病真菌的鉴定提供了更快、更好的方法。目前常见的真菌分子检测技术主要包括聚合酶链反应、DNA测序法、单链构象多态性、聚合酶链反应-限制性片段长度多形性、多重聚合酶链反应、实时聚合酶链反应、聚合酶链反应-酶联免疫吸附测定和真菌病原体芯片检测等技术。传统的形态学鉴定需要技术人员拥有丰富的经验，即使如此，对形态相近的菌种也无法鉴定，而分子检测技术不仅可以弥补这一不足，还能缩短检测时间。

（三）抗真菌药物敏感性试验

抗真菌药物敏感性试验对于临床治疗真菌感染的意义重大，然而目前国内仅有屈指可数的几个微生物实验室在开展此类试验。但是当遇到固有耐药或获得性耐药，真菌感染复发或治疗失败等情况，开展抗真菌药物敏感性试验很有必要。再者，对于真菌耐药情况的调查、流行病学的研究，抗真菌药物敏感性试验也发挥着重要作用。真菌药敏试验标准方法主要有美国临床和实验室标准协会（Clinical and Laboratory Standards Institute，CLSI）和欧洲抗菌药物敏感试验委员会（European Committee on Antimicrobial Susceptibility Testing，EUCAST）发布的药敏试验方法。目前国内的实验室主要参照美国CLSI的标准执行。

1. 抗酵母菌药物敏感试验　酵母菌的药敏折点主要参照CLSI于2018年发布的《抗真菌药物敏感性试验流行病学界值》（M59），以及2020年发布的《酵母菌抗真菌药物敏感性试验性能标准》（M60）。

（1）纸片扩散法：将含有定量抗真菌药物的药敏纸片贴在已接种测试菌的琼脂培养基表面，药物在琼脂中扩散，从而在药敏纸片的周围形成透明抑菌圈的药敏试验方法。参照美国CLSI于2009年发布的《酵母菌纸片扩散法抗真菌药物敏感性试验方法》（M44-A2）执行。

（2）肉汤稀释法：是定量测试抗真菌药物对真菌的体外活性的方法，实验时抗菌药物的浓度经过倍比稀释，能抑制待测真菌肉眼可见生长的最低药物浓度称为最低抑菌浓度（MIC）。主要参考标准是美国CLSI于2017年发布的《真菌药敏试验方法指南》（第4版）（M27）——《酵母菌肉汤稀释抗真菌药物敏感性试验的参考方法》。

2. 抗丝状真菌药物敏感试验　引起角膜感染的丝状真菌主要是镰刀菌属、曲霉菌属和链格孢属等。其中，镰刀菌属是我国角膜感染最常见的丝状真菌，能够释放真菌毒素或其他代谢产物导致疾病，也可直接在创伤角膜繁殖引起角膜炎。丝状真菌的药敏折点主要参照CLSI于2017年发布的《丝状真菌抗真菌药敏试验操作标准》（M61）。常用的真菌药敏试验方法包括：纸片扩散法、E试验法和肉汤微量稀释法。

（1）纸片扩散法：将含有定量抗真菌药物的纸片，贴在已接种了测试菌的改良Shadomy琼脂表面。

纸片中的抗真菌药物在琼脂中扩散，随着扩散距离的增加，抗菌药物的浓度呈对数减少，从而在纸片的周围形成浓度梯度。操作参照美国CLSI于2010年发布的《非皮肤癣真菌纸片扩散法抗真菌药物敏感性试验方法》（M51）。

（2）E试验法：利用琼脂扩散法的原理，试纸条放于已接种菌液的改良Shadomy琼脂板上，从抑菌环与试纸条交界处定量读出MIC值，抑菌环的大小与该药物对测试菌的MIC成负相关。适用于产孢丝状真菌（非皮肤癣），包括镰刀菌、曲霉属、链格孢属、拟青霉、根霉、波氏赛多孢、尖端赛多孢等；不适用于皮肤癣菌和双相真菌。

（3）肉汤稀释法：是一种定量测试抗真菌药物对某一真菌的体外活性的方法。实验时，抗菌药物的浓度经过倍比稀释，与菌悬液混合培养后可以观察抑制待测真菌肉眼或显微镜下可见生长的最低药物浓度为最低抑菌浓度（MIC）或与生长对照相比的最低有效浓度（MEC）。操作参照美国CLSI于2017年发布的《丝状真菌肉汤稀释法抗真菌药物敏感性试验参考方法》（M38-A3）执行。肉汤稀释法适用于所有的产孢丝状真菌。

三、血清学检查方法

感染的真菌被吞噬细胞吞噬后，真菌被消化，细胞壁被破坏，细胞壁中的成分即可进入组织，但角膜组织无血管，所以无法进入血液，故血清学检查方法无法反映角膜的真菌感染情况。但是如果真菌穿透角膜进入眼内，可通过检测眼内液中的真菌细胞壁成分来判断是否有真菌感染。

（一）G试验

真菌细胞壁中1,3-β-D葡聚糖占细胞成分的50%。若真菌进入眼内被吞噬细胞吞噬，细胞壁中的1,3-β-D葡聚糖可被释放进入眼内液，可以通过检测眼内液中的1,3-β-D葡聚糖来判断是否有真菌感染，这就是G试验。G试验可以检测隐球菌和接合菌外的多种真菌感染，属于一种广泛的真菌筛查试验。

（二）GM试验

曲霉属的细胞壁有半乳甘露聚糖，可通过检测眼内液中的半乳甘露聚糖来判断是否有曲霉属的感染。GM试验可用于检测曲霉属的感染，属于一种特异性的真菌筛查试验。

G试验和GM试验主要用于血清学的检测，但是目前肺泡灌洗液的检测已经在临床广泛应用，而眼内液的检测还处于起步阶段。

四、基因测序

基因检测就是检测真菌的核酸，它可以检测出含量很低或者不能培养的真菌，省掉了培养的环节，不仅减少了鉴定的时间，还能提高检出的阳性率。此外，基因检测还使经甲醛溶液固定，甚至石蜡包埋的组织活检标本中病原体的检测成为可能。目前，临床开展的基因检测项目主要有PCR检测和宏基因组高通量检测。

（鹿秀海）

第四节　角膜棘阿米巴检测

一、角膜刮片检查

（一）角膜刮片方法

1. 取材方法同本章第二节角膜细菌学检测中角膜刮片方法。

2. 将刮取的病变角膜组织，以同一方向均匀涂于干净无划痕的载玻片上，自然晾干。刮取尽可能多的标本以C形或X形接种于无营养培养基上，并与刮片一同及时送检。

（二）角膜刮片细胞学检查

1. 湿片镜检 将刮取物直接轻涂在清洁的载玻片上，滴1滴生理盐水，加盖玻片轻压，将刮取组织均匀分散，直接镜检。光学显微镜下可见典型的双层壁的包囊（图2-2-4-1），也可以看见单层壁的圆形的包囊前期（图2-2-4-2），偶尔也能看见滋养体（图2-2-4-3）。由于滋养体受外界因素的刺激很容易发生圆化（滋养体体积变小、变圆，棘突、伪足消失），所以，即使取材以后及时送检也很难看见活跃的滋养体。

注：建议使用生理盐水制备湿片，也有实验室采用10%氢氧化钾，但是氢氧化钾的刺激会影响棘阿米巴滋养体形态的观察，甚至会破坏其结构。

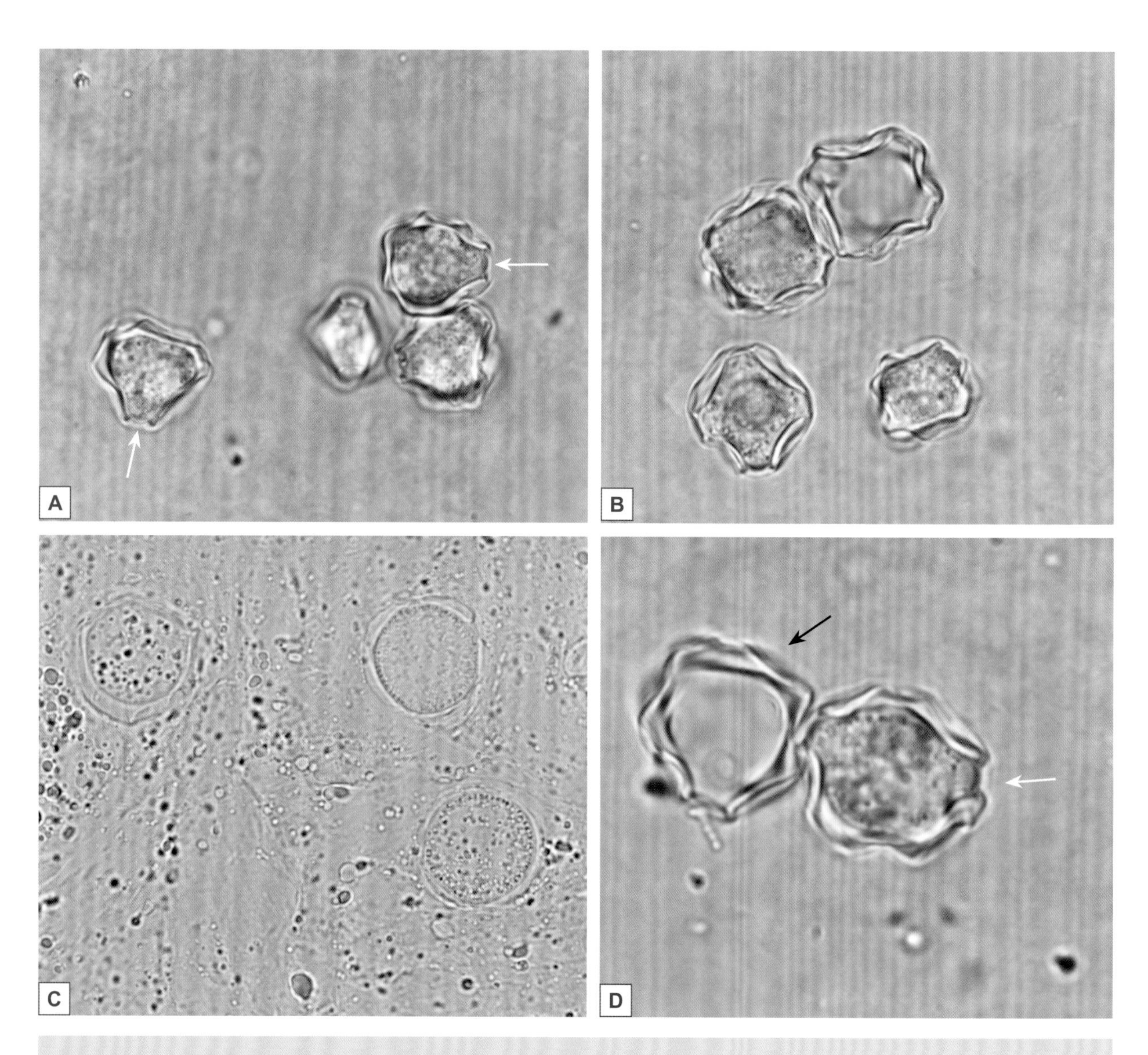

图2-2-4-1 湿片法角膜刮取物，棘阿米巴包囊（光镜下，×1000）

外壁皱褶，典型双层壁，内壁光滑，内外壁之间有透明带间隔。内外壁在某些部位形成单层的薄壁的圆形隔膜，为棘孔（图A、D，白色箭头所示）。当包囊转化为滋养体时，滋养体从棘孔处脱出，遗留空囊壁（图D，黑色箭头所示）

图A 内壁呈三角形，白箭头所示棘孔

图B 内壁多边形

图C 内壁圆形

图D 内壁呈多边形，白箭头所示棘孔，黑箭头所示空囊

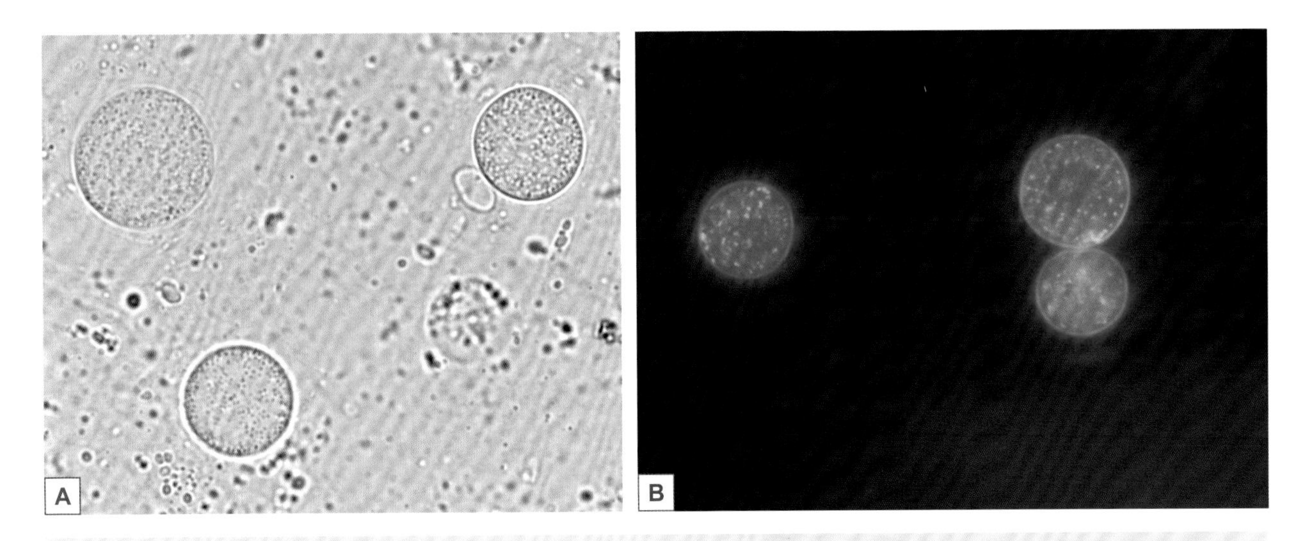

图 2-2-4-2　湿片法角膜刮取物，单层壁的包囊前期或未成熟的包囊，双层囊壁尚未形成，胞质内含有细小、均匀颗粒
图 A　生理盐水湿片镜检形态（光镜下，×1 000）
图 B　钙荧光白染色镜检形态（荧光显微镜下，×1 000）

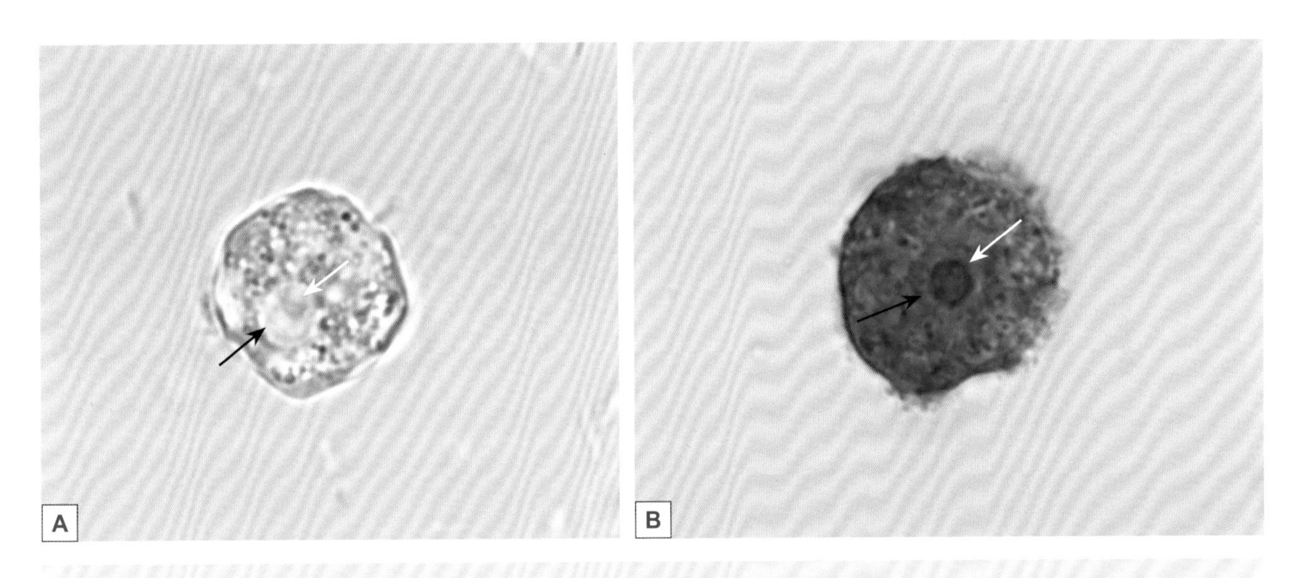

图 2-2-4-3　湿片法角膜刮取物，未成熟期的棘阿米巴滋养体，伪足、棘突消失，胞质致密，单层薄壁（光镜下，×1 000）
图 A　生理盐水湿片镜检形态，可见胞核（黑箭头）及核仁（白箭头）
图 B　瑞氏-吉姆萨染色镜检形态，可见胞核（黑箭头）及核仁（白箭头）

2. 钙荧光白染色　将角膜刮取物直接均匀地涂在清洁的载玻片上，滴 1 滴荧光染液，盖上盖玻片作用 3~5 分钟之后，用滤纸吸走多余的染液，置于荧光显微镜下观察，可在黑色的背景下发现大小不等的蓝色的包囊（图 2-2-4-4）。

3. 乳酸酚棉兰染色　将角膜刮取物直接均匀地涂在清洁的载玻片上，滴 1 滴乳酸酚棉兰染液，盖上盖玻片作用 3~5 分钟之后，用滤纸吸走多余的染液，置于光学显微镜下观察，可见染成蓝色的包囊（图 2-2-4-5）。

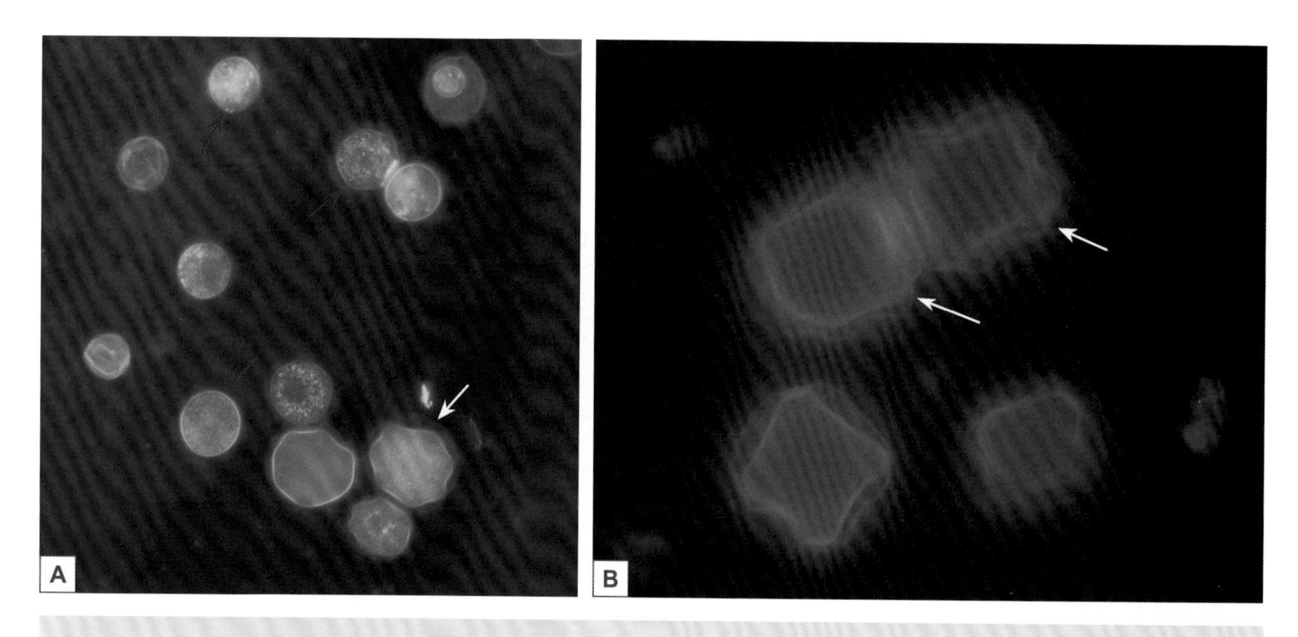

图 2-2-4-4　湿片法角膜刮取物，棘阿米巴包囊，钙荧光白染色，荧光显微镜下，×1 000

图 A　典型的双层壁包囊（白箭头所示），单层壁的包囊前期（红箭头所示）

图 B　双层壁包囊，棘孔明显（白箭头所示）

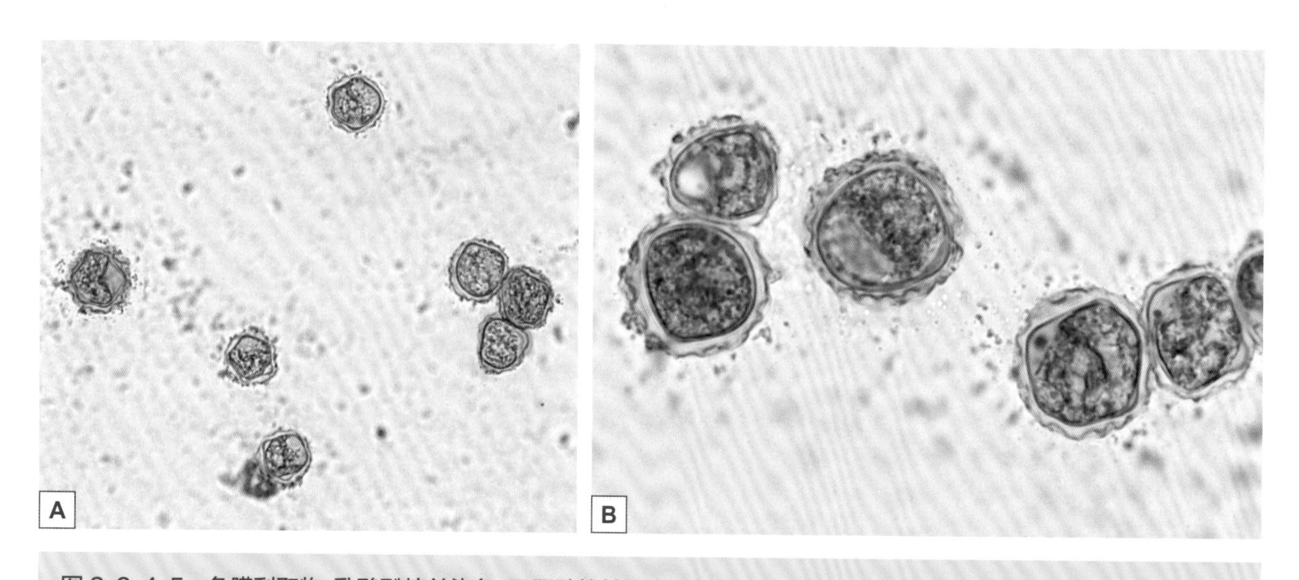

图 2-2-4-5　角膜刮取物，乳酸酚棉兰染色，双层壁的棘阿米巴包囊，外壁圆形，内壁多边形、圆形

图 A　包囊形态（光镜下，×400）

图 B　包囊形态（光镜下，×1 000）

4. 瑞氏-吉姆萨染色　将角膜刮取物直接均匀地涂在清洁的载玻片上，将无水甲醇或乙醇 1~2 滴覆盖组织涂片区域，待其完全挥发后，行瑞氏-吉姆萨染色，光学显微镜下可见蓝紫色的包裹和滋养体（图 2-2-4-6）。

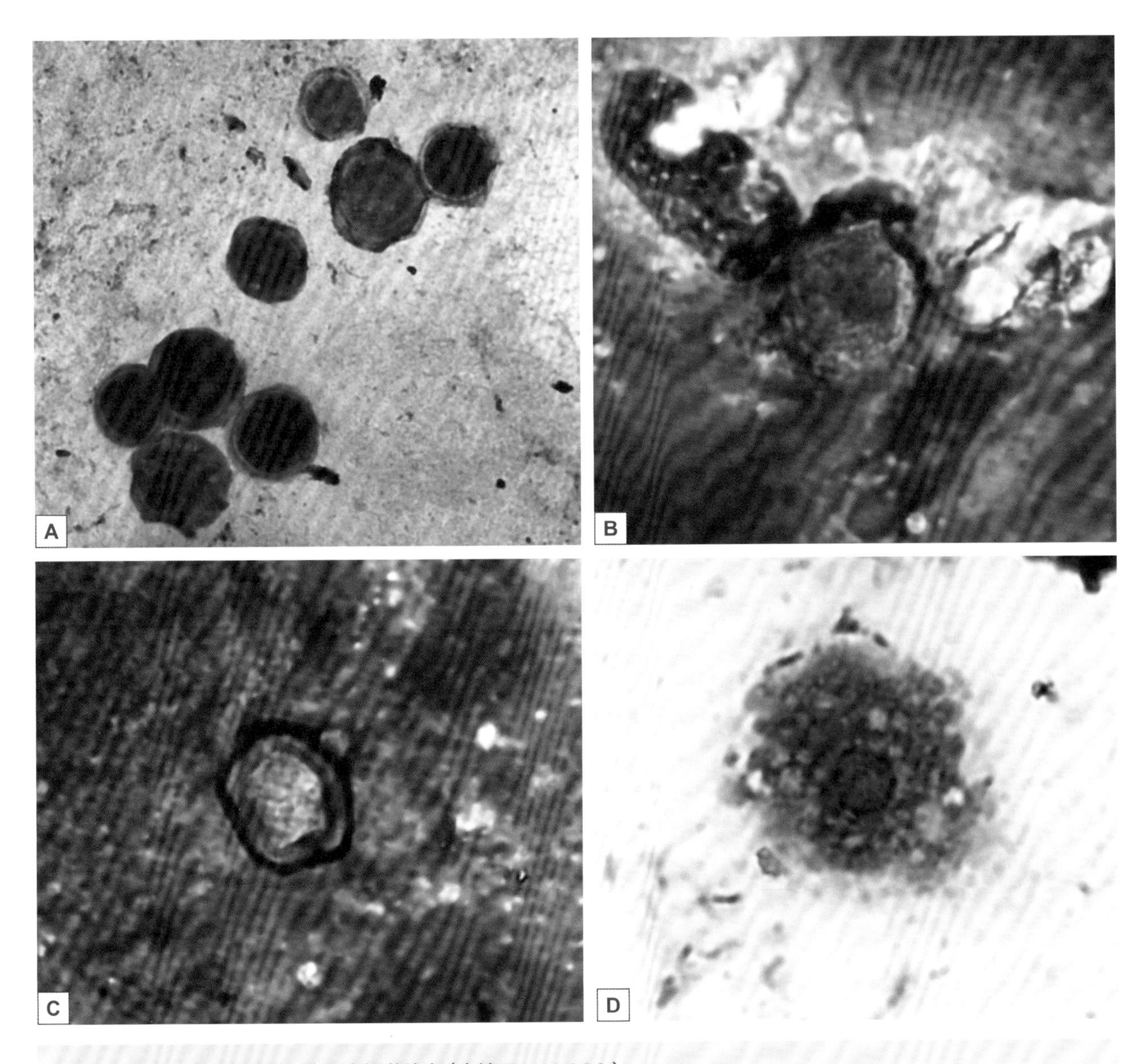

图 2-2-4-6　角膜刮取物，瑞氏吉姆萨染色（光镜下，×1 000）

图 A　双层壁包囊
图 B　单层壁的包囊前期
图 C　双层壁的空囊
图 D　棘阿米巴滋养体，核及核仁明显，胞质内颗粒粗大

二、棘阿米巴培养、鉴定

（一）棘阿米巴的培养

1. 培养基种类　实验室中培养棘阿米巴主要采用 Page 液体培养基和加有大肠杆菌的固体无营养培养基。

（1）Page 液体培养基：NaCl 120mg，$MgSO_4 \cdot 7H_2O$ 4mg，$CaCl_2 \cdot 7H_2O$ 4mg，Na_2HPO_4 142mg，KH_2PO_4 136mg，蒸馏水 1 000mL。如需培养固体培养基，每 100mL 加入 1.5g 纯化琼脂，121℃高压灭菌，15 分钟，配制后置于 4℃冰箱，可保存 3 个月。

（2）无营养培养基：纯化琼脂 10~15g，蒸馏水 1 000mL，121℃高压灭菌 15 分钟，配制后置于 4℃冰箱，可保存 3 个月。无营养培养基配制简单，接种快捷，观察方便，故多被实验室采用。

2. 标本接种　建议床旁接种，将标本接种于琼脂的中心位置，然后将新鲜配制的大肠杆菌悬液均匀涂布于琼脂表面，放于湿盒内，35℃进行培养。亦可接种于 Page 液体培养基中。

3. 镜检观察　标本接种 2 天后，棘阿米巴自接种部位沿着大肠杆菌的分布方向在琼脂表面繁殖、移行。可将琼脂直接放在显微镜下观察是否有棘阿米巴滋养体和包囊生长（图 2-2-4-7）。也可以取少量琼脂进行压片染色观察（图 2-2-4-8）。使用生理盐水冲洗琼脂表面，将冲洗液进行压片检查可见活跃的滋养体（图 2-2-4-9）。

（二）棘阿米巴的鉴定

与眼科感染相关的致病性自生生活阿米巴以棘阿米巴科的棘阿米巴属和双鞭毛阿米巴科的耐格里属为主。棘阿米巴属是导致角膜感染的最常见的阿米巴原虫，其滋养体有棘突，可以与耐格里属进行鉴别。耐格里属以福氏耐格里阿米巴研究最多，其鞭毛体型可与棘阿米巴进行鉴别。目前已经有其导致的角膜炎病例报道，但我国尚未有相关报道。

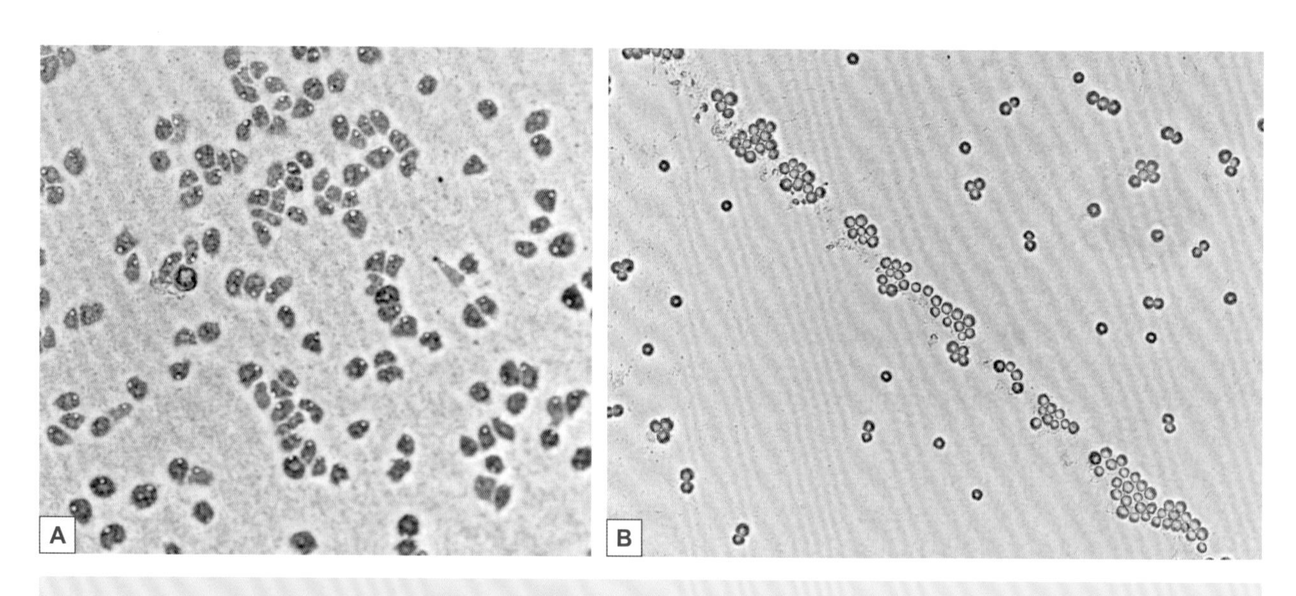

图 2-2-4-7　培养中的琼脂平板直接镜检，培养早期以滋养体为主，光镜下，×200

图 A　棘阿米巴在培养基中繁殖，初期以滋养体为主

图 B　随着培养时间的延长，滋养体转变为包囊，可见包囊沿着大肠杆菌的涂布路线而分布

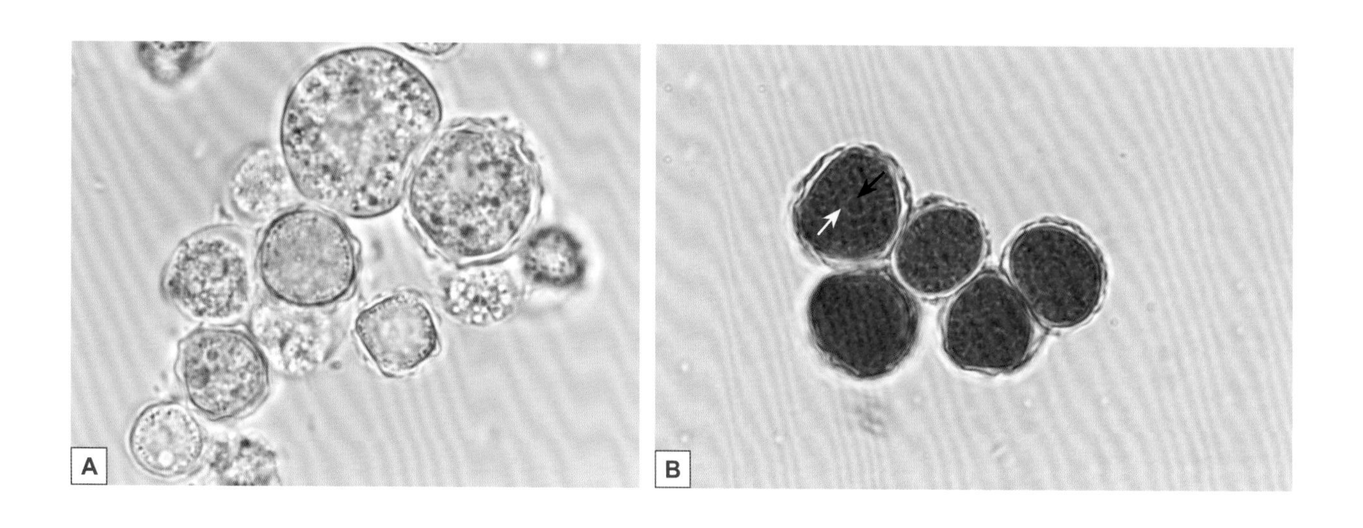

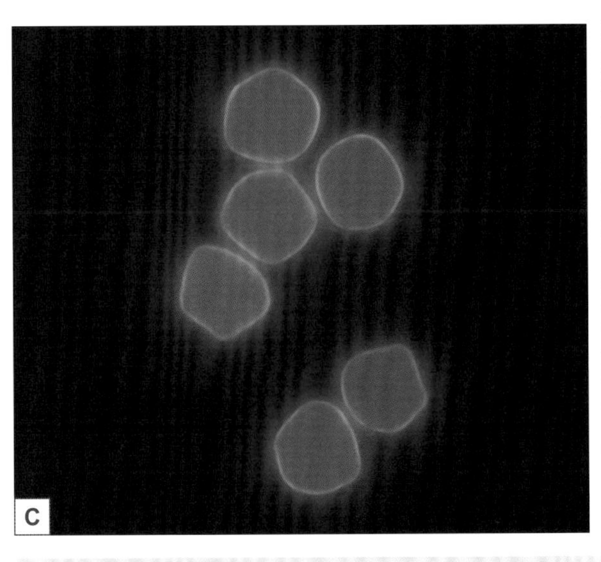

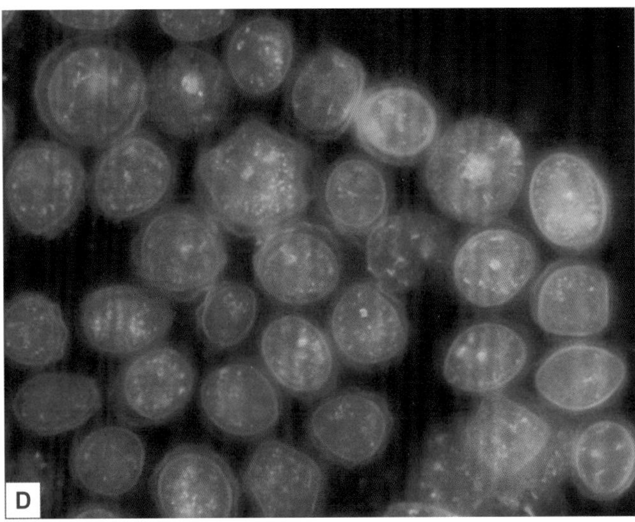

图 2-2-4-8　培养基琼脂压片镜检

图 A　未染色包囊直接镜检图（光镜下，×1 000）
图 B　行乳酸酚棉兰染色，可见明显的双层壁，胞核（白箭头）及核仁（黑箭头）明显（光镜下，×1 000）
图 C　钙荧光白染色，单层壁的较多包囊前期（荧光显微镜下，×1 000）
图 D　钙荧光白染色，双层壁明显（荧光显微镜下，×1 000）

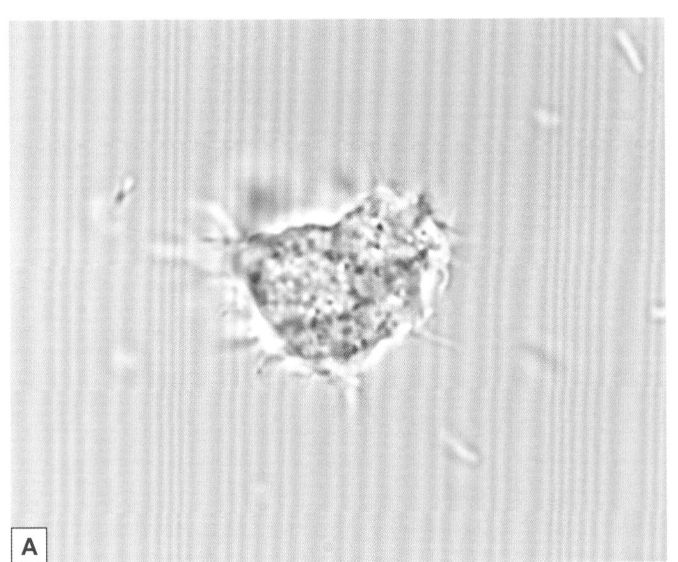

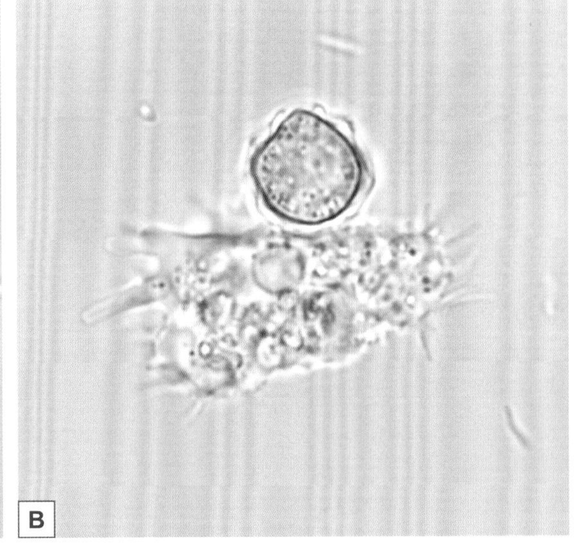

图 2-2-4-9　活动的滋养体，光镜下，×1 000

图 A　可见棘突及细胞核
图 B　可见棘突、细胞核及胞内液泡

棘阿米巴的基因型目前以 18S rRNA 测序为主，通过特异性引物 JDP1~JDP2 对棘阿米巴 18S rRNA 的含 DF3 的部分序列进行 PCR 扩增，将扩增的序列与 Genbank 中已有棘阿米巴核酸序列数据库进行同源序列搜索。最近，Holmgaard 与其团队建立了高通量测序 16S~18S 分析的方法，通过测序数据分析基因型。这种方法可以获得更多的数据，但是成本更高，需要更熟练的人员进行生物信息分析。

目前我国的棘阿米巴基因型以 T4 基因型为主。有研究表明,我国自来水和湖水中均分离鉴定出棘阿米巴 T4 和 T13 基因型,且以 T4 型为主。我国土壤中也分离鉴定出 T5 和 T4 型。土壤和水源可能是我国棘阿米巴角膜炎的重要感染来源。

(鹿秀海)

参考文献

1. TING D S J,GOPAL B P,DESHMUKH R,et al. Diagnostic armamentarium of infectious keratitis:a comprehensive review [J]. Ocul Surf,2022,23:27-39.
2. MANNIS J M,HOLLAND E J. Cornea:Fundamentals,diagnosis and management [M]. 5th ed. New York:Elsevier, 2022.
3. WENSEL C R,PLUZNICK J L,SALZBERG S L,et al. Next-generation sequencing:insights to advance clinical investigations of the microbiome [J]. J Clin Invest,2022,132:e154944.
4. 李鹏,亓晓琳,杨杨,等. 山东省感染性眼内炎病原菌谱特点及药物敏感特征的临床研究[J]. 中华眼科医学杂志(电子版),2022,12:100-104.
5. KOGANTI R,YADAVALLI T,NAQVI R A,et al. Pathobiology and treatment of viral keratitis [J]. Exp Eye Res,2021, 205:108483.
6. DOAN T,SAHOO M K,RUDER K,et al. Comprehensive pathogen detection for ocular infections [J]. J Clin Virol,2021, 136:104759.
7. LEAL S M Jr,RODINO K G,FOWLER W C,et al. Practical guidance for clinical microbiology laboratories:diagnosis of ocular infections [J]. Clin Microbiol Rev,2021,34:e0007019.
8. HOLMGAARD D B,BARNADAS C,MIRBARATI S H,et al. Detection and identification of acanthamo eba and other nonviral causes of infectious keratitis in corneal scrapings by real-time PCR and next-generation sequencing-based 16S-18S gene analysis [J]. J Clin Microbiol,2021,59:e02224-20.
9. PUTAPORNTIP C,KUAMSAB N,NUPRASERT W,et al. Analysis of Acanth amoeba genotypes from public freshwater sources in Thailand reveals a new genotype,T23 Acanthamoeba bangkokensis sp. nov [J]. Scientific reports,2021,11: 17290.
10. 汪晓娟,胡小凤,朱丹,等. 眼内液 G 试验辅助诊断真菌性眼内炎一例[J]. 中华眼底病杂志,2020,36:2.
11. LI S,BIAN J,WANG Y,et al. Clinical features and serial changes of Acantha moeba keratitis:an in vivo confocal microscopy study [J]. Eye,2020,34:327-334.
12. WANG Y,CHEN H,XIA T,et al.Characterization of fungal microbiota on normal ocular surface of humans [J]. Clinical Microbiology and Infection,2019,05:11.
13. DAI Y,CHEN L,CHANG W,et al. Culture-negative streptococcus suis infection diagnosed by metagenomic next-generation sequencing [J]. Frontiers in public health,2019,7:379.
14. GU W,MILLER S,CHIU C Y. Clinical metagenomic next-generation sequencing for pathogen detection [J]. Annu Rev Pathol,2019,14:319-338.
15. LANGELIER,CHARLES,ZINTER,et al. Metagenomic sequencing detects respiratory pathogens in hematopoietic cellular transplant patients [J]. American journal of respiratory and critical care medicine,2018,197:524-528.
16. Clinical and Laboratory Standards Institute. Methods for dilution antimicrobial susceptibility tests for bacteria that grow aerobically. 10th ed. CLSI supplement M07-A11[M]. Wayne:Clinical and Laboratory Standards Institute,2018.
17. MIAO Q,MA Y,WANG Q,et al. Microbiological diagnostic performance of metagenomic next-generation sequencing when applied to clinical practice [J]. Clinical infectious diseases,2018,67:S231-S240.
18. Clinical and Laboratory Standards Institute. Epidemiological cutoff values for antifungal susceptibility testing. 2nd ed. CLSI standard M59[M]. Wayne:Clinical and Laboratory Standards Institute,2018.
19. Clinical and Laboratory Standards Institute. Performance standards for antimicrobial susceptibility testing,28th ed. CLSI supplement M100[M]. Wayne:Clinical and Laboratory Standards Institute,2018.
20. Clinical and Laboratory Standards Institute. Performance standards for antimicrobial disk susceptibility tests. 12th ed. CLSI

supplement M100[M]. Wayne:Clinical and Laboratory Standards Institute,2018.
21. Clinical and Laboratory Standards Institute. Performance standards for antifungal susceptibility testing of filamentous fungi. 3rd ed. CLSI standard M61[M]. Wayne:Clinical and Laboratory Standards Institute,2017.
22. Clinical and Laboratory Standards Institute. Reference method for broth dilution antifungal susceptibility testing for filamentous fungi. 3rd ed. CLSI standard M38[M]. Wayne:Clinical and Laboratory Standards Institute,2017.
23. Clinical and Laboratory Standards Institute. Performance standards for antifungal suscepti bility testing of yeasts. 1st ed. CLSI standard M60[M]. Wayne:Clinical and Laboratory Standards Institute,2017.
24. Clinical and Laboratory Standards Institute. Reference method for broth dilution antifungal susceptibility testing of yeasts. 4th ed. CLSI standard M27[M]. Wayne:Clinical and Laboratory Standards Institute,2017.
25. MAYCOCK N J R,JAYASWAL R. Update on acanthamoeba keratitis:diagnosis,treatment,and outcomes[J]. Cornea,2016,35:713-720.
26. Clinical and Laboratory Standards Institute. Methods for dilution antimicrobial susceptibility tests for bacteria that grow aerobically. 10th ed. CLSI supplement M07-A10[M]. Wayne:Clinical and Laboratory Standards Institute,2015.
27. JORGENSEN J H,PFALLER M A. Manual of clinical microbiology[M]. 11th ed. Washington DC:ASM Press,2015.
28. ABASSI M,BOULWARE D R,RHEIN J. Cryptococcal meningitis:diagnosis and management update[J]. Current tropical medicine reports,2015,2:90-99.
29. WU Y T,WILLCOX M,ZHU H,et al. Contact lens hygiene compliance and lens case contamination:A revieW[J]. Contact Lens and Anterior Eye,2015,38:307-316.
30. 赵格,谢立信.感染性角膜炎的分子诊断技术研究进展[J].中华眼科杂志,2015,51:709-714.
31. 谢立信.临床角膜病学[M].北京:人民卫生出版社,2014,34-40.
32. 秦茜,郑美琴,汪盈,等.快速诊断早期棘阿米巴角膜炎 qPCR 方法的建立及应用[J].中国病原生物学杂志,2014,009:249-251,254.
33. ZHAO G,ZHAI H,YUAN Q,et al. Rapid and sensitive diagnosis of fungal keratitis with direct PCR without template DNA extraction[J]. Clinical Microbiology and Infection,2014,20:776-782.
34. GE Z,QING Y,ZI CHENG S,et al. Rapid and sensitive diagnosis of Acanthamoeba keratitis by loop-mediated isothermal amplification[J]. Clin Microbiol Infect,2013,19:1042-1048.
35. 袁青,宋子成,孙士营,等.直接 PCR 法对感染性棘阿米巴角膜炎的诊断价值[J].中华实验眼科杂志,2013,31:5.
36. SHARMA S. Diagnosis of infectious diseases of the eye[J]. Eye(Lond),2012,26:177-184.
37. THOMPSON P P,KOWALSKI R P. A 13-Year retrospective review of polymerase chain reaction testing for infectious agents from ocular samples[J]. Ophthalmology,2011,118:1449-1453.
38. 鹿秀海,魏芳,姜丽红,等.角膜感染棘阿米巴原虫的实验室培养[J].检验医学与临床,2011,8:2.
39. Clinical and Laboratory Standards Institute. Method for antifungal disk diffusion susceptibility testing of nondermatophyte filamentous fungi. 1st ed. CLSI standard M51[M]. Wayne:Clinical and Laboratory Standards Institute,2010.
40. SHI W,WANG T,XIE L,et al. Risk factors,clinical features,and outcomes of recurrent fungal keratitis after corneal transplantation[J]. Ophthalmology,2010,117:890-896.
41. ZHAO G,SUN S,ZHAO J,et al. Genotyping of Acanthamoeba isolates and clinical characteristi cs of patients with Acanthamoeba keratitis in China[J]. J Med Microbiol,2010;59:462-466.
42. 王智群,李然,张琛,等.阿米巴角膜炎刮片细胞学特征[J],中华眼科杂志,2010,46:432-436.
43. MILLER M B,TANG Y W. Basic concepts of microarrays and potential applications in clinical microbiology[J]. Clin Microbiol Rev,2009,22:611-633.
44. Clinical and Laboratory Standards Institute. Method for antifungal susceptibility testing of yeasts. 2nd ed. CLSI standard M44[M]. Wayne:Clinical and Laboratory Standards Institute,2009.
45. XIE L,HU J,SHI W. Treatment failure after lamellar keratoplasty for fungal keratitis[J]. Ophthalmology,2008,115:33-36.
46. QVARNSTROM Y,VISVESVARA G S,SRIRAM R,et al. Multiplex real-time PCR assay for simultaneo us detection of acanthamoeba spp. balamuthia mandrillaris,and naegleria fowleri[J]. Journal of Clinical Microbiology,2006,44:3589-3595.

47. 叶应妩,王毓三,申子瑜,等. 全国临床检验操作规程[M]. 3 版. 南京:东南大学出版社,2006:738-743,749-752.
48. 刘祖国. 眼科学基础[M]. 2 版. 北京:人民卫生出版社,2004:84-89.
49. NIEDERKORN J Y, ALIZADEH H, LEHER H, et al. The pathogenesis of Acanthamoeba keratitis [J]. Microbes and Infection, 1999, 1:437-443.
50. 王辉,谢秀丽,张小江,等. 药敏试验 E-test 法与琼脂扩散法的方法学比较[J]. 中华微生物学和免疫学杂志,1997,17:172-175.

第三章 遗传相关角膜病的检查和基因治疗

第一节 遗传相关角膜病的概述

遗传性眼病(Inherited ocular disease)是指因遗传因素而导致的眼部异常,包括眼部基因缺陷疾病以及导致眼部异常的多系统遗传病。临床常见的眼遗传病包括视网膜变性、先天性角膜混浊、角膜营养不良、先天性青光眼、先天性白内障、遗传性视神经病变、先天性眼外肌异常等。眼遗传病经常表现出遗传异质性和临床异质性。遗传异质性指临床表现相似但基因型不同的现象,例如不同遗传因素导致的先天性角膜混浊,常常表现出类似的临床表型。临床异质性指的是具有相同突变的不同个体表现出不同的症状,例如携带视网膜色素变性 RP1 R677X 基因突变的同一家系成员,发病严重程度有轻有重。不同地域和民族之间的基因变异和表型也存在较大差异,这些都为眼遗传病的诊断和治疗带来了困难。基于眼遗传病的复杂性,随着人类基因组参考序列的完善和测序手段的发展,基因诊断(gene diagnosis)和基因治疗(gene therapy)在临床方面的应用日渐普遍。

遗传性角膜病是遗传性眼病的重要组成部分,最常见的遗传性角膜病为角膜营养不良。角膜营养不良是一类具有病理学和组织学特征的遗传性角膜病,通常为双眼进行性发病。传统诊断是根据受累角膜部位进行分类,而遗传学信息则推动了对角膜营养不良的更详细全面的分类。角膜营养不良大多遵循孟德尔单基因遗传模式,目前已明确多种与角膜营养不良有关的基因。遗传性角膜疾病虽然不会引起致命性损伤,但是进行性视力下降会严重影响患者生活质量。因此,通过基因诊断积极预防遗传性角膜疾病是当下亟待解决的问题,遗传咨询和基因治疗的发展为精准医疗提供了可能。

(张碧凝)

第二节 基因诊断的途径和手段

基因诊断是利用遗传学的方法,如基因检测、家系分析等对眼部疾病进行诊断。基因检测基于基因测序技术,其基本原理是检测 DNA 的序列和结构变化,以确定受检者是否存在基因异常,以此作为疾病诊断的依据。基因测序技术的出现,对临床角膜遗传病的诊断具有重大的推动意义。通过基因检测,结合临床诊断以及遗传咨询,可以更加精准地诊断角膜遗传病,并为产前筛查、手术方式等提供重要的支持。基因测序技术飞速发展经历了第一代测序技术双脱氧核苷酸链终止法(Sanger 测序)、高通量二代测序(next-generation sequencing,NGS),以及近年发展起来的为单分子测序技术。目前,基因检测主要使用的技术为第二代测序技术,辅以一代 Sanger 测序。临床上最常用的检测手段是 panel 检测,即靶向基因检测;其次为全外显子测序,旨在对不明确的基因突变进行致病基因筛选;对于处于非外显子区域的特殊突变位点,常需采用全基因组测序。

一、全基因组测序

全基因组测序（whole genome sequencing，WGS）是对受检者的全部DNA进行测序，并基于人基因组参考序列对受检者进行全基因组范围的遗传信息解读。WGS包含检测编码蛋白质的外显子区域，非编码区的内含子区域、启动子区域等，还可以检测由于基因拼接或者染色体复制引起的突变，以及线粒体突变等。

大部分遗传性角膜病是由外显子突变引起的，如斑块状角膜营养不良由*CHST6*基因的外显子突变引起，颗粒状角膜营养不良由*TGFBI*的外显子突变引起。但仍有一些疾病的突变位点处于内含子区域或者非编码区，例如在欧美地区占比70%的Fuchs角膜内皮营养不良（Fuchs endothelial corneal dystrophy，FECD）由*TCF4*基因内含子区域的三核苷酸重复序列（CTG repeats）所导致。因此，若患者疑似患有FECD，则需进行全基因组测序以确认患者*TCF4*内含子区域是否携带已知突变，以辅助更准确的临床诊断。除了FECD，常染色体显性遗传的角膜内皮营养不良如Ⅰ型先天性遗传性内皮营养不良（congenital hereditary endothelial dystrophy 1，CHED1）和Ⅰ型后部多形性角膜营养不良（posterior polymorphous corneal dystrophy 1，PPCD1）也在内含子区域发现了突变位点。Davidson等利用WGS测序分析，发现了多个在*OVOL2*基因近端启动子序列的保守区域中的致病变异。

基因组关联分析（genome-wide association studies，GWAS）是通过检测大规模样本的基因组中大量遗传位点，分析遗传位点与复杂疾病的关联性，寻找性状与基因型之间的关系。GWAS主要应用于多基因遗传以及环境与遗传互相作用的复杂性疾病，例如眼表疾病中的圆锥角膜、屈光不正等。GWAS可用于检测分析基因组中的拷贝数变异（copy-number variants），序列变异（sequence variations），单核苷酸多态性（single-nucleotide polymorphisms，SNP）等。Chen等对来自中国2个家庭的10名散发的滴状角膜（corneal guttata）和前极性白内障（anterior polar cataract）患者进行了GWAS分析，发现跨膜和卷曲螺旋结构域3基因*TMCO3*与疾病发生有关联并进行了实验验证。Lu等对超过20 000名欧洲和亚洲人进行了GWAS分析，发现了16个与中央角膜厚度相关的新突变位点，进一步的功能富集分析显示胶原蛋白和细胞外基质通路参与了中央角膜厚度的调节。Hysi等对542 934名欧洲人进行了GWAS分析，共发现了336个与屈光不正相关的新基因关联位点。该研究还发现屈光不正具有遗传异质性，由眼部各个部位的发育相关基因共同驱动；另外，控制昼夜节律和色素沉着的基因也参与了近视和屈光不正的发展。

WGS也应用于微生物研究中。Biswas等利用WGS测序，检测鉴定出了光滑念珠菌对抗真菌药物产生耐药性的基因，包括*FKS1*、*FKS2*和*CgPDR1*等。Glenn等通过收集微生物感染性角膜炎患者病原样本，使用WGS对收集培养后的病原样本进行测序分析，鉴定推断出抗生素耐药性和病原体毒性的关键基因。而对于病原微生物的诊断，基于高通量测序的宏基因组测序在感染性角膜疾病的临床诊断方面有着广泛应用。

二、全外显子测序

外显子（exon）是基因编码区（coding region）中编码蛋白质的序列，仅占整个人类基因组长度的1%左右，却包含了约85%与疾病相关的突变。全外显子测序（whole exome sequencing，WES）通过对基因组DNA中的外显子进行捕获富集和高通量测序，检测外显子中的遗传信息改变，包括错义突变、无义突变、剪接位点改变、小片段缺失或插入突变等。WES广泛应用于角膜遗传疾病的检测与诊断中，主要适用于没有明确候选基因的疾病、罕见病、系统性疾病等。

白内障-小角膜综合征（cataract-microcornea syndrome，CCMC）是以先天性白内障和小角膜为主要特征的常染色体显性遗传疾病，通常不伴随其他系统性异常或畸形。CCMC的防治手段有限，致病机制尚不明确，目前仍有60%的CCMC患者致病基因或位点待确定。Chen等对2个CCMC家系、26名散发患者及其父母进行了WGS测序，发现ATP结合盒蛋白A3基因*ABCA3*的多个点突变位点可致病。

与WGS相比，WES具有数据量小、测序深度深、测序精度高、快速、成本低的优势。但其在测序技术方面仍有局限性：第一，全外显子测序的外显子捕获技术并不能捕获完整的外显子序列；第二，对多碱基重复突变的鉴定不适用；第三，对拷贝数变异等结构变异很难鉴定。

三、Panel 检测

基因 panel 检测，即利用 NGS 高通量测序技术，对同一类疾病的多个候选基因进行一批次检测的技术。panel 检测的实质跟 WES 一样，都是针对外显子基因进行捕获并测序，但 panel 检测的不同点在于只能针对已经明确报道的致病基因在不同样本中进行验证，而不是主动筛选，无法发现新的致病基因。

panel 检测适用于基因与症状有明确关联的遗传病，尤其是临床常见的表型相似但不易获得精确诊断的遗传病。例如，目前临床使用的角膜疾病检测 panel 包括 *TACSTD2*、*CHST6*、*TGFBI*、*KRT12* 等 100 余个与角膜营养不良、角膜混浊、眼前节发育异常相关的致病基因；视网膜疾病的 panel 包含 *BEST1*、*PDE6C*、*FZD4*、*RS1*、*PAX2* 等超过 500 个视网膜相关疾病和细胞异常的致病基因。panel 检测通过使用引物或探针去捕获目的基因，并不需要捕获整个外显子区域，因此成本较低，使得 panel 检测成为临床最常见的商业基因检测方式。

panel 检测虽然在临床诊断方面应用广泛，在科研方面仍具有局限性。实际操作中主要依赖于临床诊断来选择合适的 panel 进行测序，但由于覆盖基因范围较小容易得到阴性结果，且不适用于检测未知突变位点。对于常见遗传病，panel 检测则可以提供较高的科研参考价值。Li 等利用包含 111 个角膜疾病致病基因的 panel 检测，对一例斑块状角膜营养不良的患者及其家系进行了测序，首次报道了位于 *CHST6* 基因第三外显子的致病突变 c.520A>C（p.K174Q）。Wei Li 等利用眼部遗传病相关的基因 panel 芯片，对汉族角膜营养不良患者的基因图谱以及突变谱进行了绘制，首次系统描述了 22 个角膜营养不良相关基因的变异谱，并评估了眼部遗传病患者队列中所有 2 334 个不同的高质量变异的频率和致病性。总体看来，panel 检测由于其诊断目的明确、成本相对较低，可以为有明确眼部表型的患者提供更多的参考价值。

四、基因诊断的应用

基因测序技术的不断完善提高了基因诊断的准确性，准确的基因诊断不仅可以判断遗传性角膜疾病的分型，还为后续遗传咨询、产前诊断和基因治疗的开展提供了理论支持。进行眼遗传病的诊断不仅需要掌握眼科的临床知识，还需要掌握一定的遗传学知识。由于眼遗传病常伴随家族聚集现象，因此病史的采集至关重要，对于系统性疾病导致的眼部表型，还要注意对其他部位症状和体征的调查。基因诊断具有特异性强、灵敏度高、所需人体组织少等特点，直接瞄准遗传性眼病的致病基因，有助于临床精确诊断，指导临床治疗，并可以更好地了解疾病的发病过程和机制。

（一）基因诊断在角膜营养不良中的应用

角膜营养不良是最常见的遗传性角膜病。基因 *TGFBI* 的突变与多种角膜营养不良相关，且不同角膜营养不良常常涉及同一个 *TGFBI* 突变位点，例如颗粒状角膜营养不良Ⅰ型和 Thiel-Behnke 角膜营养不良均涉及 TGFBI R555 氨基酸突变；而格子状营养不良Ⅰ型、颗粒状角膜营养不良Ⅰ型和Ⅱ型、Reis-Bücklers 营养不良，均涉及 TGFBI R124 氨基酸突变。这几种角膜营养不良治疗手段和预后均有差异，正确的诊断对于后期的治疗判断至关重要，基因诊断在这些疾病的确诊中起到了关键作用。虽然角膜营养不良的致病基因大部分已发现和报道，但是由于遗传性疾病的遗传异质型和临床异质性，系统全面的基因型与表型的对应关系仍需完善。目前，仍存在部分角膜营养不良家系，经上述基因检索仍未能检出突变基因，尤其是内皮型的角膜营养不良的基因变异的检出率不理想，高度提示尚存在其他致病基因的可能性。

（二）基因诊断在复杂性遗传角膜病中的应用

圆锥角膜被认为与遗传因素和环境因素相关。圆锥角膜多发于青春期，是以角膜扩张变薄并呈锥状突起为特征的致盲性眼病，但其病因仍不明确。多项研究表明圆锥角膜的发生与多个基因位点存在关联，且发现亲代角膜地形图参数如平均曲率、最陡峭曲率、最平坦曲率、最佳拟合球面等与子代圆锥角膜发展具有潜在联系。基因连锁分析（linkage analysis）发现赖氨酸氧化酶 *LOX* 基因中的 rs2956540 与汉族人发病相关；多肽 N-乙酰基半乳糖胺基转移酶 14 基因 *GALNT14* c.60delC，基质重塑相关基因 *COL4A3* rs55703767，*COL5A1* rs1536482 和 rs7044529，基质金属蛋白酶 *MMP-9* rs17576，*TIMP-1* rs6609533 等均与圆锥角膜发生具有关联。Hao XD 等通过在双胞胎圆锥角膜家系中进行全外显子测序，首次报道了 α 微管蛋白 *TUBA3D* 基因突变（c.31C>T，p.Gln11stop）会引起角膜基质变薄。该团队通过多组学联合分析发现细胞外基质的变化在圆锥角膜发病机制中起关键作用，*WNT16*、*CD248*、*COL6A2*、*COL4A3* 和 *ADAMTS3* 等可能影响相关胶原蛋白和细胞外基质蛋白的表达而导致圆锥角膜。由于圆锥角膜的发生并不仅限于遗传因素，因此对于该类患者，可以通过基因测序检测手段来进行辅助诊断和早期筛查，对风险预判和早期预防具有重要意义。

（三）基因诊断的临床意义

产前诊断和遗传咨询是预防医学的重要分支，以预防疾病、增进健康、延长寿命、提高人群生活质量为根本目的。基因检测广泛应用前，临床上对遗传性角膜疾病的诊断和分型主要依赖于眼科医生的临床诊疗经验，以裂隙灯检查为主，前节 AS-OCT、激光共聚焦显微镜、非接触型角膜内皮显微镜等检测方式为辅。由于患者个体间差异和就诊时疾病所处发展阶段不同，通常很难对疾病进行准确分型，而明确的诊断和精准的分型是制订有效诊疗计划的关键。随着基因检测的大规模开展，不同基因突变位点与遗传性眼病的诊断和分型的关系也日渐清晰，极大弥补了临床经验性诊断的不足。遗传咨询是基于基因测序结果和患者临床表型，对患者的临床干预手段、家庭生育计划、亲属患病风险等进行建议，旨在制订更合理的治疗方案及降低子女患遗传性角膜疾病的风险。

综上所述，遗传性角膜病的基因诊断可以用于不典型病例确诊及早期预防诊断，防止误诊对患者眼表造成损害。通过采集角膜遗传病患者的病史，以及家族中其他患者和正常成员进行系谱分析，如患病情况、婚姻情况、生育情况、是否隔代遗传等，再结合相应的基因检测诊断结果，为患者提供专业的遗传学咨询，并减轻家系中非患病成员的心理负担。对于严重先天性病患家庭，基因诊断可以指导优生优育，降低发病率，具有十分重要的现实意义。

（张碧凝）

第三节 基因治疗

一、基因治疗的概述

基因治疗是应用特殊方法（基因枪、电穿孔、离子导入等）或载体（质粒、病毒、纳米颗粒等）将 DNA 或 RNA 等遗传物质转移到靶细胞，从而调节细胞内靶基因表达，是遗传性角膜疾病的对因治疗方案，也是部分获得性角膜疾病的创新治疗方案。与传统治疗方案相比，基因治疗能够从根源阻止甚至逆转眼表损伤的发生、发展，有广阔应用前景。基因治疗策略主要包括基因替换、基因沉默、基因添加和基因编辑，精准的基因诊断是基因治疗顺利开展的基础。目前，角膜疾病基因治疗相关研究正处于快速发展阶段，在实验室临床前研究和临床试验中已获得了初步成果。

基因治疗成功的前提是通过最安全的转染方式，将充足的目的基因递送至特定细胞靶点，保证其充分表达并发挥其生物学功能，而不引起患者严重的免疫反应和致病表现，因此，基因转移技术对基因治疗来说是不能缺少的，本节介绍几种转移基因的技术及载体。基因治疗载体包括质粒、病毒载体和非病毒载体。由于质粒载体装载序列短、转染效率低、易被细胞代谢，无法保证长时间稳定表达。病毒载体和非病毒载体是临床治疗和实验室研究较常用的改造和装载手段。不同的载体适用于不同类型疾病的治疗，目的基因表达的方式和时间也不同。

二、转基因技术

（一）病毒载体

病毒载体是经典、高效的载体，可以在引起较轻免疫反应的基础上快速侵入宿主细胞。通过基因编辑技术、CRISPR/Cas9 技术等敲除病毒致病基因并插入目的基因进行重组改造，利用宿主细胞代谢机制复制并表达目的基因。用于治疗角膜疾病的病毒载体主要包括腺相关病毒（adeno-associated Virus，AAV），腺病毒（adenovirus，AV），单纯疱疹病毒（herpes simplex virus，HSV）和慢病毒（lentivirus，LV）等。

1. 腺相关病毒（AAV） AAV 是一种细小病毒科的单链 DNA 病毒，从人类和动物组织已分离出至少 12 种自然血清型和 100 多种变体。AAV 载体表现出广泛的组织趋向性，不同血清型对特定类型细胞有不同的转导效率，可转染分裂和非分裂细胞，仅产生轻微的或根本不产生相关免疫反应，且尚未发现 AAV 与任何已知疾病相关。AAV 载体转染通过特殊衣壳蛋白与靶细胞受体结合，介导网格蛋白包被内吞进入细胞形成双链游离基因，持续表达目的基因蛋白。至 2022 年，共登记 285 项重组 AAV 载体相关临床试验，其中 42 项与眼底疾病相关，尚无角膜疾病相关临床试验开展。

AAV 载体可转染角膜上皮、基质和内皮细胞，参与角膜损伤修复的角膜基质细胞是其主要基因治疗靶点。AAV 载体基因转移效率和目的基因表达持续时间取决于血清型和衣壳结构。Lu 等全面筛选并测试了 14 种 rAAV 血清型对小鼠角膜基质的转染能力，并比较了角膜基质注射和去除角膜上皮后点眼两种转染方式的效果，结果发现 rAAVrh.8，rAAVrh.10，rAAVrh.39 和 rAAVrh.43 载体有较强的转染效率。由于角膜上皮的屏障作用，四种病毒载体单纯点眼都无法转染角膜，而刮除角膜上皮后局部点眼与角膜基质注射转染范围基本一致，目的基因表达均能维持 4 周以上，但目的基因表达程度低于角膜基质注射。目前用于眼部表达的 AAV 载体主要集中于 AAV2、AAV8、AAV9，转染效率根据眼部组织的特点不同，实际应用中需要进行筛选和转染效率优化。AAV 载体的主要缺点是只能装载较小的目的基因（小于 4.7kb），且其高滴度生产工艺复杂，也一定程度上限制了 AAV 的使用。

2. 腺病毒（AV） AV 是腺病毒科的一种双链 DNA 病毒，自然存在 50 种已知血清型，AV2 和 AV5 是较常用的基因治疗载体。AV 载体与细胞表面柯萨奇-AV 受体和 αvβ3 整合素结合，通过网格蛋白包被内吞进入细胞，形成游离基因后进入细胞核持续表达目的基因。AV 载体多用于全身性疾病和肿瘤的治疗，目前眼科仅开展了 1 项与新生血管性 AMD 相关的临床试验。

AV 载体的优势在于可以运输 AAV 无法承载的大片段目的基因（38~39kb），并可持续表达 2 周左右。AV 载体对角膜上皮细胞和内皮细胞转染效率较高，对角膜基质细胞转染效率较低，总体效果较 AAV 载体弱。通过 AV 传递编码白细胞介素、*sFLT-1*、*c-Met* 等其他治疗基因已经在人离体角膜组织和动物模型中提供了角膜新生血管、角膜缘移植排斥反应和伤口愈合等各种条件的治疗，但是转染可能会引起过度的炎症反应对机体造成损伤。随 AAV 载体的广泛应用，AV 载体的使用呈逐渐减少趋势。

3. 单纯疱疹病毒载体（HSV vector） HSV 是疱疹病毒科的含包膜的双链 DNA 病毒，通过包膜与细胞膜融合将目的基因输送至靶细胞内。HSV 载体包装容量达 150kb，可转移 AAV、AV 无法装载的大型目的基因，甚至装载多个目的基因。HSV 虽可致病，但其嗜神经性和主动神经传输能力预示可被改造为优秀基因治疗载体。最新研究发现 HSV 主动神经传输能力与病毒挟持细胞内蛋白引擎沿神经微管快速移动有关，但具体基因位点和操纵机制尚不明确。重组 HSV 载体目前已在营养不良型大疱性表皮松解症和遗传性鱼鳞病开展了相关临床试验，获得了良好治疗效果。重组 HSV 载体在眼部应用可能存在局部毒性反应，并存在激活潜伏 HSV 风险。HSV 载体在啮齿类动物转染过程中炎症反应较轻，但在灵长类动物中表现出高免疫反应和严重的眼内炎症，虽然后期开发的 HSV 载体减轻了炎症反应程度并延长了基因表达时间，但约 90% 的人群携带有 HSV-1 或 HSV-2 抗体的现状也阻止了 HSV 载体向临床应用转化。因此，精准敲除其自我复制和细胞毒性相关基因，装载目的基因且不影响其主动传输功能，是构建重组 HSV 病毒载体的难点。

4. 慢病毒（LV） LV 是逆转录病毒科的含包膜单链 RNA 病毒，通过包膜与宿主细胞受体结合传递基因物质进入细胞质，逆转录整合到靶细胞基因组并表达目的基因。LV 载体已被证明通过多种途径转染角膜上皮细胞、内皮细胞和基质细胞。LV 载体可携带 3~9kb 目的基因，其优势可使目的基因持续表达数年，劣势是随机整合到靶细胞基因组内，存在插入突变风险引起肿瘤风险。LV 载体转染效率较 AAV、AV 差，虽在飞秒激光辅助下能提高转染效率，但经过综合评估该载体没有开展任何眼部疾病相关临床试验，其致癌风险可能是其无法向临床转化的原因。

（二）非病毒载体基因转染技术

1. 非病毒载体　各种物理技术、化学物质和纳米颗粒（nanoparticles，NP）都可用作目的基因导入靶细胞的非病毒载体。NP是近年来较多应用的载体，可通过吞噬作用、大胞饮作用、网格蛋白等途径将目的基因传递至细胞内，与病毒载体相比有更轻的免疫原性、易于生产和广泛的趋向性，但是转染效率较低、目的基因稳定性较差。壳聚糖、去乙酰化几丁质、聚乙烯胺偶联金等NP都在角膜中进行了积极尝试并获得了有效结果，但NP载体目前仅停留在实验筛选阶段而没有用于治疗角膜疾病的临床试验。

脂质体是一种人工膜泡，具有与细胞膜相似的磷脂双脂层，能够与细胞膜融合，可以作为体内、体外物质传送载体。将需转移的DNA或RNA包裹于脂质体内，可以转入宿主细胞。脂质体载体的转染效率虽不如病毒载体，但却有着很高的生物安全性。

2. 理化基因转移技术　DNA介导转移（DNA mediated gene transfer）是把已经纯化的外源DNA引入受体细胞，并使DNA所包含的基因进行表达，也称为基因转化，这种方法可以转移单拷贝基因，并使之表达。由于采用受体细胞的DNA作为运载体，以及用磷酸钙沉积法转化细胞而大大提高了效率。后者可以使细胞形成吞噬的膜局部溶解，便于DNA通过，进入细胞内，可以保护外源性DNA免受体细胞内核酸酶和吞噬体的作用。

3. 显微注射（microinjection）　利用显微注射仪把基因、cDNA或mRNA用机械方法直接注入细胞的细胞质或细胞核，以研究基因的表达及细胞的分化。例如把基因注入小鼠受精卵中，然后植入养母子宫，分析胚胎是否表达该基因的活性。影响微注射整合效率的因素很多，包括DNA的浓度，缓冲液的组成成分，外源DNA的构型及注射部位等。随着所注射的外源DNA浓度的增加，整合效率也随之提高，但大量外源DNA的注射将使成活率降低；细胞质注射效果较差，一般采用核内注射。

4. 基因枪（gene gun）　又称粒子轰击基因转移技术，其基本原理是采用高压电极产生的动力使包被DNA的金颗粒获得高速，能够有效地进入靶器官、组织或者单个细胞。Jauelian等利用基因枪成功地将质粒包含的DNA转染到角膜上皮，证明基因枪可以准确地把目的基因转入确定的眼组织，是一种理想的基因转移工具。

以上载体各有优缺点，可以根据不同的靶组织，选择单独或联合使用。理想的载体应该具有靶向整合的特点，即用正常的基因（DNA片段）代替细胞中异常的DNA，而不是使用基因添加的方法，这种方法也可以避免其他方法可能造成的基因组紊乱，但目前尚无一种非常好的靶向整合载体，这需要进一步的研究。

三、基因治疗在角膜病的应用

（一）基因治疗在角膜移植排斥中的应用

Oral提出理论，在角膜移植之前，先对供体角膜进行基因修饰，可以达到预防和控制免疫排斥的目的。学者们通过转基因技术已经分别将细胞毒性T淋巴细胞相关抗原4（CTLA4-Ig）、肿瘤坏死因子相关凋亡诱导配体（TRAIL）以及*IL-10*等转至角膜组织抑制角膜移植术后的免疫排斥反应，取得了令人满意的效果。笔者应用转基因的方法利用编码有小鼠TRAIL全长cDNA序列的重组腺病毒治疗鼠角膜移植免疫排斥，发现AV-TRAIL组术后发生免疫排斥反应的时间较正常对照组延长，术后早期炎性反应的强度轻，表明TRAIL蛋白参与抑制角膜移植术后的免疫排斥反应，延后免疫排斥反应的发生时间。但随着移植术后时间的延长，AV-TRAIL转染组于角膜移植术后3~4周仍然发生角膜植片免疫排斥反应，其原因可能为本研究采用的腺病毒载体不能将外源基因整合至宿主染色体中，仅行细胞质转染，因此外源基因表达功能蛋白的时间短暂；且角膜移植免疫排斥是一个复杂、多因素、多种途径共同参与的过程，单一因素不能从根本上阻止免疫排斥反应的发生；推测TRAIL蛋白可能是参与角膜移植术后的免疫排斥反应的诸多因素之一，在一定程度上起到抑制或减轻免疫排斥反应的作用，但可能不是最主要的免疫抑制因子。

（二）基因治疗在角膜新生血管中的应用

无血管状态是保持角膜透明的重要条件，在感染、外伤、神经受损等情况下会引起角膜缘血管侵入中央角膜，形成角膜新生血管（CNV）。CNV会破坏正常角膜微环境，是继发角膜混浊和角膜移植术后排斥的重要因素。治疗措施包括局部糖皮质激素、非甾体抗炎药、免疫抑制剂、抗 VEGF 药物、酪氨酸激酶抑制剂等药物治疗和手术治疗。目前，眼表给药效率较低、药物治疗效果有限、成熟期 CNV 疗效较差。因此，基因治疗是有较大发展潜力的 CNV 疗法，基因添加和基因沉默策略较为适合此类疾病。

Lai 分别通过腺病毒和腺相关病毒将血管内皮细胞生长因子可溶性受体-1（sFlt-1）转移至角膜组织，结果角膜新生血管的生长受到了明显的抑制。Su 等在小鼠碱烧伤和缝线刺激 CNV 模型验证了单次角膜基质注射携带抗 VEGF 融合蛋白 KH902 基因的重组 AAV2 和 AAV8，发现重组 AAV8 在小鼠角膜转染效率是重组 AAV2 的 3 倍，并持续 3 个月在角膜基质中检测到目标 mRNA，而单纯基质注射抗 VEGF 药物疗效仅维持 2 周。除针对角膜组织，Nominato 等选择泪腺作为基因治疗靶点，通过重组 AV 向碱烧伤大鼠模型泪腺传递可拮抗 VEGF 的人血管内皮生长因子可溶性受体 sFlt-1，同样观察到 CNV 明显减轻。治疗后 7 天在腺泡中检测到 sFlt-1 表达，并在血液中未检测到 sFlt-1 抗体，说明靶向泪腺有较好的安全性，泪腺包囊可阻止重组 AAV 载体向组织外扩散。除使用病毒载体外，一种特殊水脂两亲性材料 SAINT-18 凝胶也被用作基因过表达载体，将携带 PEDF 基因质粒整合至 SAINT-18 内，在大鼠基质囊袋 CNV 模型通过结膜下注射使角膜和结膜组织中 PEDF 高效稳定表达 3 个月以上。基于 RNA 的基因沉默策略也有一系列实验室相关研究，但由于基因沉默策略对高特异性、高效 RNA 筛选较严格，此类研究尚处于实验室阶段，暂未向临床治疗转化。

（三）基因治疗在糖尿病性角膜病变中的应用

糖尿病性角膜病变的主要发病机制包括角膜神经损伤和角膜缘干细胞功能异常，激发下游细胞因子表达紊乱，从而引起反复角膜上皮缺损、角膜新生血管、角膜基质纤维化，症状持续不缓解会继发角膜基质融解、变薄甚至角膜穿孔。糖尿病还会引起泪腺和睑板腺功能异常，继发干眼并加重眼表损伤。临床上针对糖尿病性角膜病变的局部治疗主要依据 Semeraro 分期，根据病变严重程度采取分阶段药物或手术治疗。但是，上述治疗方案主要是对症治疗而非对因治疗，并无法从根源上切断或改善糖尿病对角膜带来的损伤。创新性的靶向基因治疗方案有望从根本上治疗糖尿病性角膜病变。

针对糖尿病角膜性病变的神经损伤修复，笔者研究团队发现，miRNA-204-5p 的靶基因 *Sirt1* 是糖尿病患者神经保护和创伤愈合的关键基因，抑制 miRNA-204-5p/*Sirt1* 可促进高糖环境下角膜上皮细胞循环，从而促进糖尿病角膜上皮损伤修复。团队后续研究发现，miR-182 是 *Sirt1* 下游的效应因子，导入外源性 miR-182 可促进三叉神经感觉神经元的神经突生长，并通过降低其靶基因 *NOX4* 表达刺激角膜神经再生，降低高血糖对角膜神经的损伤并促进角膜感觉功能恢复。笔者研究团队通过对三叉神经节进行 RNA 测序系统地筛选出糖尿病和正常小鼠三叉神经节组织，发现 68 个 miRNA 和 114 个 mRNA 在糖尿病三叉神经节组织中差异表达，并通过功能分析发现 miR-350-5p/*Mup20*、miR-592-5p/*Angptl7*、miR-351-5p/*Elovl6* 等 miRNA/mRNA 对之间存在密切的相互作用，参与糖尿病性角膜病变的发病过程。针对糖尿病性角膜病变目前大多局限在 miRNA 相关的基因治疗，导入外源性目的基因相关的治疗研究较少。随着针对角膜细胞高效病毒和非病毒载体的持续筛选，基因治疗在糖尿病性角膜病变的应用可能有更广阔的前景。

（四）基因治疗在角膜创伤愈合和纤维化中的应用

外伤、感染、化学伤或角膜屈光手术都可能继发角膜纤维化形成角膜瘢痕，从而影响视力，至今还没有任何一种有效的治疗方法可以减轻或逆转纤维化。基因治疗为角膜纤维化提供了安全、有效的选择。

在准分子激光诱导的兔角膜纤维化模型中，Mohan 等将 *Dcn* 基因封装入 AAV5 载体并通过角膜基质注射进行转染，基因稳定表达后角膜混浊显著减轻，纤维化相关蛋白指标表达降低，且没有引起明显免疫反应和角膜毒性。该团队后续发现 *Smad7* 是另一个抑制角膜纤维化的基因，通过 AAV5 转导该基因也可抑制准分子激光诱导的角膜瘢痕。其团队还尝试了除 AAV 外的纳米颗粒载体，将 *Smad7* 基因与聚乙烯胺偶联金纳米颗粒（PEI2-GNP）整合，通过局部应用转染液点眼，也可以发挥与 AAV 转染相同的效果。PEI2-GNP 携带骨形态发生蛋白 7（*BMP7*）和肝细胞生长因子（*HGF*）双基因也可以明显恢复角膜透明度、减轻肌成纤维细胞过度愈合和选择性凋亡，*BMP7* 通过拮抗 TGF-B 发挥作用，抑制新生肌成纤维细胞的活化，而 *HGF* 则促进已建立的肌成纤维细胞的凋亡。该联合治疗引起的眼部毒性小，但由于观察期仅 3 周，长期效果有待进一步观察。虽然双基因治疗对严重角膜损伤的治疗效果更优，但也存在传递效率低、基因导入后表达不稳定、破坏正常靶细胞基因等风险。

（五）基因治疗在遗传性角膜疾病中的应用

TGFBI 已被发现参与多种角膜营养不良的发病过程。*TGFBI* 与角膜正常生理代谢关系紧密，已知 *TGFBI* 基因潜在突变位点有 70 多处，其中 R124C、R124H、R124L、R555Q、R555W 是较常见的突变位点，主要参与角膜上皮和基质营养不良发病过程，病理表现为上皮下和浅基质淀粉样蛋白堆积，具体作用机制和沉积物性质尚不明确。*TGFBI* 基因突变是上皮-基质营养不良的主要病因，亚洲人群颗粒状角膜营养不良发病率较高，欧美人群格子状角膜营养不良发病率较高。部分患者不仅视力受影响，还合并反复角膜上皮糜烂而伴随严重眼表刺激症状。因此，靶向 *TGFBI* 的基因治疗有较广阔的应用前景。

Ⅱ型颗粒状角膜营养不良（TGFBI R124H 突变）和Ⅰ型格子状角膜营养不良（TGFBI R124C 突变）是临床较常见的常染色体显性遗传疾病，通常伴随反复角膜上皮损伤引起明显刺激症状。部分患者 PTK 激光治疗后极易复发，视力严重受到影响而需行角膜移植手术干预，基因沉默和基因编辑策略是此类显性遗传疾病基因治疗的首选。高特异性小发卡 RNA（shRNA）和小干扰 RNA（siRNA）已在体外培养的细胞系中初步评估了对异常 *TGFBI* 表达的沉默效率。在筛选出特异性好、基因沉默效果强的敲除 RNA 后，可通过病毒或非病毒载体进一步包装，以达到角膜组织中高效递送的作用。显性遗传疾病除基因编辑和基因沉默外，基因添加也是一种治疗策略，其在视网膜色素变性的治疗中已验证有效，但基因添加策略无法抑制异常显性基因表达，能否在角膜显性遗传疾病中发挥作用需进一步验证。

很多遗传性角膜疾病在获得体外基础实验研究成果后没有在体内实验验证，很大程度与缺乏理想动物模型有关。Kitamoto 等利用 CRISPR/Cas9 技术开发了 TGFBI-R124C 格子状角膜营养不良小鼠模型，80% 纯合子小鼠和 9.1% 杂合子小鼠在 40 周龄时出现角膜混浊。虽然没有通过裂隙灯检测观察到角膜内淀粉样蛋白沉积，但透射电镜可在基底膜附近清楚观察到不规则非晶体沉积，可能为此类角膜营养不良疾病治疗提供良好的体内实验动物模型。

FECD 是临床最常见的内皮型营养不良，已发现多个基因突变位点参与疾病过程。研究证明大部分 FECD 和 *TCF4* 基因内含子 CTG 重复扩增序列异常表达有关，基因编辑策略是治疗此类疾病的首选方案。Rong 等提出干扰 CTG 重复序列表达方案，即体外通过脂质体和慢病毒载体将 CRISPR-dCas9 和 TCF4 重复靶向向导 RNA（small guide RNA，sgRNA）质粒传递至 FECD 患者原代角膜内皮细胞，经过处理含异常 RNA 团簇细胞数量减少 10 倍左右，而 *TCF4* 基因正常表达没有受治疗影响。该实验在体外细胞模型证明基因编辑策略可安全减少 CTG 重复序列表达，但并无法证明 CTG 表达减少对 FECD 的确切治疗效果，有待后续体内实验验证。

（六）基因治疗在单纯疱疹病毒性角膜炎中的应用

单纯疱疹病毒（HSV）感染是世界范围内较常见的感染。单纯疱疹病毒性角膜炎（HSK）由 HSV-1 引起，病程迁延反复会继发角膜变薄、新生血管和瘢痕，其致盲率和发病率占感染性角膜病首位。HSV 感染后于三叉神经节潜伏无法根除，临床现有治疗方案多为对症治疗。基因编辑和基因沉默策略为 HSV 治疗提供了新选择。

Yin 等开发了一种靶向 HSV 基因组、基于 CRISPR/Cas9 基因编辑慢病毒载体的 HELP 技术，该技术可同时递送携带 SpCas9 mRNA 和针对病毒基因的 sgRNA。在体外细胞系模型和三种不同小鼠 HSK 模型中验证其对 HSV-1 复制的抑制作用，还可通过角膜逆行至三叉神经节清除潜伏 HSV-1，并在体外培养人角膜组织验证其对 HSV-1 病毒复制的抑制作用。由于基因编辑工具以 mRNA 形式递送，因此，基因编辑酶 Cas9 在体内停留时间短，可明显降低脱靶效应并减少免疫反应，相关临床试验仍在积极开展（NCT04560790）。该团队后续尝试 CRISPR-Cas9 靶向人角膜上皮细胞主要 HSV 受体 NECTIN-1，转染角膜上皮细胞系后成功降低 NECTIN-1 表达，显著降低了 HSV 的感染率。基于 miRNA 的 HSV 基因沉默治疗方案也有尝试，但相关研究尚局限于角膜 HSV 而缺乏靶向三叉神经潜伏 HSV，未开展相关后续研究。

(七) 基因治疗在促进角膜内皮细胞增殖中的应用

角膜内皮细胞不能再生,损伤后可造成内皮功能失代偿,只能行角膜移植术,因此如何使角膜内皮细胞再生甚至永生也成为研究的热点。He 将人乳头状瘤病毒 16(HPV16)转入 FECD 患者的角膜内皮细胞中,结果得到了形态、体外增殖活性与正常角膜内皮细胞相似的细胞。Funaki 则将 *Smad7*,一种 TGF-β_2 的拮抗蛋白编码基因通过腺病毒转移至角膜内皮细胞,结果明显提高了内皮细胞的增殖活性。史伟云等应用转基因的方法最早发表了把外源基因转入角膜内皮细胞的实验研究。

虽然基因治疗有常规治疗不具备的优势,但是基因治疗的大规模开展也面临着很多挑战。基因治疗的长期安全性仍有待进一步观察,外源性目的基因的导入和表达需要更精准的调控,活体使用病毒载体转染角膜内皮细胞的效率和安全性需进一步验证,基因编辑需要提高编辑效率并降低脱靶效应。基因治疗通常需要早期干预,临床上,很多患者就诊时已经伴随严重的症状而错过最佳治疗时机,高昂的基因治疗费用也一定程度上超出了部分患者的承受能力。随着基因技术的不断发展,广阔的医疗需求会不断推进基因治疗更快、更安全地向临床应用转化。

(张碧凝)

参考文献

1. GUREVICH I,AGARWAL P,ZHANG P,et al. In vivo topical gene therapy for recessive dystrophic epidermolysis bullosa: a phase 1 and 2 trial [J]. Nat Med,2022,28:780-788.
2. LI W,QU N,LI J K,et al. Evaluation of the genetic variation spectrum related to corneal dystrophy in a large cohort [J]. Front Cell Dev Biol,2021,9:632946.
3. SU W,SUN S,TIAN B,et al. Efficacious,safe,and stable inhibition of corneal neovascularization by AAV-vectored anti-VEGF therapeutics [J]. Mol Ther Methods Clin Dev,2021,22:107-121.
4. YIN D,LING S,WANG D,et al. Targeting herpes simplex virus with CRISPR-Cas9 cures herpetic stromal keratitis in mice [J]. Nat Biotechnol,2021,39:567-577.
5. FAUTSCH M P,WIEBEN E D,BARATZ K H,et al. TCF4-mediated Fuchs endothelial corneal dystrophy:Insights into a common trinucleotide repeat-associated disease [J]. Prog Retin Eye Res,2021,81:100883.
6. LI D,TIAN L,WANG X,et al. Macular corneal dystrophy related to novel mutations of CHST6 in a Chinese family and clinical observation after penetrating keratoplasty [J]. BMC Med Genomics,2021,14:247.
7. BARAN-RACHWALSKA P,TORABI-POUR N,SUTERA F M,et al. Topical siRNA delivery to the cornea and anterior eye by hybrid silicon-lipid nanoparticles [J]. J Control Release,2020,326:192-202.
8. HAO X D,CHEN X N,ZHANG Y Y,et al. Multi-level consistent changes of the ECM pathway identified in a typical keratoconus twin's family by multi-omics analysis [J]. Orphanet J Rare Dis,2020,15:227.
9. SOH Y Q,KOCABA V,WEISS J S,et al. Corneal dystrophies [J]. Nat Rev Dis Primers,2020,6:46.
10. HYSI P G,CHOQUET H,KHAWAJA A P,et al. Meta-analysis of 542,934 subjects of European ancestry identifies new genes and mechanisms predisposing to refractive error and myopia [J]. Nat Genet,2020,52:401-407.
11. KITAMOTO K,TAKETANI Y,FUJII W,et al. Generation of mouse model of TGFBI-R124C corneal dystrophy using CRISPR/Cas9-mediated homology-directed repair [J]. Sci Rep,2020,10:2000.
12. RONG Z,GONG X,HULLEMAN J D,et al. Trinucleotide repeat-targeting dCas9 as a therapeutic strategy for Fuchs' endothelial corneal dystrophy [J]. Transl Vis Sci Technol,2020,9:47.
13. ZHANG Y,JIANG H,DOU S,et al. Comprehensive analysis of differentially expressed microRNAs and mRNAs involved in diabetic corneal neuropathy [J]. Life Sci,2020,261:118456.
14. SONG L,BOWER J J,LLANGA T,et al. Ocular tolerability and immune response to corneal intrastromal AAV-IDUA gene therapy in New Zealand white rabbits [J]. Mol Ther Methods Clin Dev,2020,18:24-32.
15. GUPTA S,FINK M K,GHOSH A,et al. Novel combination BMP7 and HGF gene therapy instigates selective myofibroblast apoptosis and reduces corneal haze in vivo [J]. Invest Ophthalmol Vis Sci,2018,59:1045-1057.
16. NOMINATO L F,DIAS A C,DIAS L C,et al. Prevention of corneal neovascularization by adenovirus encoding human

vascular endothelial growth factor soluble receptor (s-VEGFR1) in lacrimal gland [J]. Invest Ophthalmol Vis Sci,2018,59:6036-6044.

17. BISWAS C,CHEN S C,HALLIDAY C,et al. Whole genome sequencing of Candida glabrata for detection of markers of antifungal drug resistance [J]. J Vis Exp,2017,28:56714.
18. EGHRARI A O,VAHEDI S,AFSHARI N A,et al. CTG18.1 Expansion in TCF4 among African Americans with Fuchs' corneal dystrophy [J]. Invest Ophthalmol Vis Sci,2017,58:6046-6049.
19. Hao X D,Chen P,Zhang Y Y,et al. De novo mutations of TUBA3D are associated with keratoconus [J]. Sci Rep,2017,7:13570.
20. BYKHOVSKAYA Y,MARGINES B,RABINOWITZ Y S. Genetics in Keratoconus:where are we? [J]. Eye Vis (Lond),2016,3:16.
21. DAVIDSON A E,LISKOVA P,EVANS C J,et al. Autosomal-dominant corneal endothelial dystrophies CHED1 and PPCD1 are allelic disorders caused by non-coding mutations in the promoter of OVOL2 [J]. Am J Hum Genet,2016,98:75-89.
22. CHEN P,HAO X,LI W,et al. Mutations in the TMCO3 gene are associated with cornea guttata and anterior polar cataract [J]. Sci Rep,2016,6:31021.
23. WANG Y,ZHAO X,WU X,et al. MicroRNA-182 mediates Sirt1-induced diabetic corneal nerve regeneration [J]. Diabetes,2016,65:2020-2031.
24. LU Y,AI J,GESSLER D,et al. Efficient transduction of corneal stroma by adeno-associated viral serotype vectors for implications in gene therapy of corneal diseases [J]. Hum Gene Ther,2016,27:598-608.
25. MIYAGAWA Y,MARINO P,VERLENGIA G,et al. Herpes simplex viral-vector design for efficient transduction of nonneuronal cells without cytotoxicity [J]. Proc Natl Acad Sci USA,2015,112:E1632-1641.
26. GAO J,WANG Y,ZHAO X,et al. MicroRNA-204-5p-mediated regulation of SIRT1 contributes to the delay of epithelial cell cycle traversal in diabetic corneas [J]. Invest Ophthalmol Vis Sci,2015,56:1493-1504.
27. XUE Y,ANKALA A,WILCOX W R,et al. Solving the molecular diagnostic testing conundrum for Mendelian disorders in the era of next-generation sequencing:single-gene,gene panel,or exome/genome sequencing [J]. Genet Med,2015,17:444-451.
28. JAIN M,FIDDES I T,MIGA K H,et al. Improved data analysis for the MinION nanopore sequencer [J]. Nat Methods,2015,12:351-6.
29. SUN Y,RUIVENKAMP C A,HOFFER M J,et al. Next-generation diagnostics:gene panel,exome,or whole genome[J]? Hum Mutat,2015,36:648-655.
30. BYKHOVSKAYA Y,CAIADO CANEDO A L,WRIGHT K W,et al. c.57 C>T mutation in mir 184 is responsible for congenital cataracts and corneal abnormalities in a five-generation family from Galicia,Spain [J]. Ophthalmic Genet,2015,36:244-247.
31. WEISS J S,MOLLER H U,ALDAVE A J,et al. IC3D classification of corneal dystrophies-edition 2 [J]. Cornea,2015,34:117-159.
32. CHEN P,DAI Y,WU X,et al. Mutations in the ABCA3 gene are associated with cataract-microcornea syndrome [J]. Invest Ophthalmol Vis Sci,2014,55:8031-8043.
33. LU Y,VITART V,BURDON K P,et al. Genome-wide association analyses identify multiple loci associated with central corneal thickness and keratoconus [J]. Nat Genet,2013,45:155-163.
34. BEHJATI S,TARPEY P S. What is next generation sequencing? [J]. Arch Dis Child Educ Pract Ed,2013,98:236-238.
35. WIEBEN E D,ALEFF R A,TOSAKULWONG N,et al. A common trinucleotide repeat expansion within the transcription factor 4 (TCF4,E2-2) gene predicts Fuchs corneal dystrophy [J]. PLoS One,2012,7:e49083.
36. BASTOLA P,SONG L,GILGER B C,et al. Adeno-associated virus mediated gene therapy for corneal diseases [J]. Pharmaceutics, 2020, 12:767.
37. SINGLETON A B. Exome sequencing:a transformative technology [J]. Lancet Neurol. 2011,10:942-946.
38. EID J,FEHR A,GRAY J,et al. Real-time DNA sequencing from single polymerase molecules [J]. Science,2009,323:133-138.
39. KUO C N,YANG L C,YANG C T,et al. Inhibition of corneal neovascularization with plasmid pigment epithelium-derived factor (p-PEDF) delivered by synthetic amphiphile INTeraction-18 (SA INT18) vector in an experimental model of rat

corneal angiogenesis [J]. Exp Eye Res, 2009, 89:678-685.
40. BEMELMANS A P, ARSENIJEVIC Y, MAJO F. Efficient lentiviral gene transfer into corneal stroma cells using a femtosecond laser [J]. Gene Ther, 2009, 16:933-938.
41. LIU J, SAGHIZADEH M, TULI S S, et al. Different tropism of adenoviruses and adeno-associated viruses to corneal cells: implications for corneal gene therapy [J]. Mol Vis, 2008, 14:2087-2096.
42. MOHAN R R, SHARMA A, NETTO M V, et al. Gene therapy in the cornea [J]. Prog Retin Eye Res, 2005, 24:537-559.
43. 郭萍,谢立信,史伟云,等. 肿瘤坏死因子相关凋亡诱导配体转基因治疗鼠角膜移植免疫排斥的研究[J]. 中华眼科杂志,2003,39:19-23.
44. FUNAKI T, NAKAO A, EBIHARA N, et al. Smad7 suppresses the inhibitory effect of TGF-beta2 on corneal endothelial cell proliferation and accelerates corneal endothelial wound closure in vitro [J]. Cornea, 2003, 22:153-159.
45. 王旭,谢立信,史伟云. 外源基因转入角膜内皮细胞的实验研究[J]. 中华眼科杂志,2002,38:117-118.
46. 郭萍,谢立信. 肿瘤坏死因子相关的凋亡诱导配体及其生物学作用[J]. 中国病理生理杂志,2002,18:1308-1312.
47. LAI C M, BRANKOV M, ZAKNICH T, et al. Inhibition of angiogenesis by adenovirus-mediated sFlt-1 expression in a rat model of corneal neovascularization [J]. Hum Gene Ther, 2001, 12:1299-1310.
48. FEHERVARI Z, RAYNER S A, ORAL H B, et al. Gene transfer to ex vivo stored corneas [J]. Cornea, 1997, 16:459-464.
49. HE Y G, WENG J, LI Q, et al. Fuchs' corneal endothelial cells transduced with the human papilloma virus E6/E7 oncogenes [J]. Exp Eye Res, 1997, 65:135-142.
50. SANGER F, NICKLEN S, COULSON A R. DNA sequencing with chain-terminating inhibitors [J]. Proc Natl Acad Sci USA, 1977, 74:5463-5467.
51. MAXAM A M, GILBERT W. A new method for sequencing DNA [J]. Proc Natl Acad Sci USA, 1977, 74:560-564.

第三篇

角膜疾病

第一章
感染性角膜病

第一节　感染性角膜病概论

一、病因与流行病学

感染性角膜病是因致病性病原微生物侵入角膜引发的角膜炎症性病变，是各种感染性角膜炎症的总称。目前，感染性角膜病是发展中国家的主要致盲性眼病之一，是角膜盲的首位致病原因。

（一）病因与危险因素

可以感染角膜的病原体种类较多，包括细菌、真菌、病毒、衣原体、棘阿米巴等。根据感染病原体的不同，临床常见的感染性角膜病包括：病毒性角膜炎、细菌性角膜炎、真菌性角膜炎、棘阿米巴角膜炎等。

对感染性角膜病致病风险因素的分析表明，角膜外伤特别是农业因素外伤，是发展中国家角膜感染的首要危险因素。而角膜接触镜的配戴则是发达国家感染性角膜病的主要危险因素，也是棘阿米巴角膜炎的首要发病因素，88%~93% 的棘阿米巴角膜炎与配戴角膜接触镜有关。其他的危险因素主要包括：①眼局部因素：眼部基本结构和功能的异常、眼部炎症、各种原因导致的角膜上皮损伤、泪膜异常、病毒性角膜炎、大泡性角膜病变等；②全身系统性疾病：糖尿病、自身免疫病、移植物抗宿主病、免疫缺陷、营养不良或呼吸机依赖、听神经瘤手术等造成的神经损伤、维生素 A 缺乏等。

（二）流行病学

由于自然环境、气候地理状况、社会经济学状态、人群种族等不同，感染性角膜病的流行病学特征在不同国家和地区、不同人群，甚至同一地区不同时间都有差别。病毒性角膜炎是发达国家最主要的致盲感染性角膜病，年发病率为 2.07/10 000~3.15/10 000，而细菌是其非病毒感染性角膜病的主要致病微生物。2018 年美国细菌性角膜炎眼科临床指南（Preferred Practice Pattern，PPP）中指出，美国每年的感染性角膜病（包括细菌、真菌、阿米巴）例数达 71 000 例，并且近年来每年都有增长的趋势。中国、巴西及印度等发展中国家的感染性角膜病则多以真菌感染为主，主要与农业因素外伤相关。人口学分布特征显示，感染性角膜病以男性青壮年、从事农业生产者、居住在经济相对较差的农村或郊区者多发。

我国是世界上最大的发展中国家，也是盲人最多的国家之一，约占世界盲人总数的 18%。1987 年和 2006 年，我国先后两次开展了全国残疾人抽样调查，角膜病分别列视力损害原因的第二位（占 11.44%）和第三位（占 10.3%）。2009—2011 年间，在中国工程院咨询研究课题《中国感染性角膜病社会危害和干预策略研究》资助下，笔者研究团队组织了全国感染性角膜病流行病学调查，通过全国 30 个三级甲等医院眼科参与，334 名眼科专家、教授和医务人员共同努力，历时 2 年完成。该调查覆盖全国具有地理代表性的 10 个省区市，抽取城乡样本人群进行入户访问、信息登记和视力及裂隙灯显微镜检查。10 个省区市共抽样 191 242 人，实际调查到 168 673 人，应答率 88.2%。调查结果显示，角膜盲已占我国致盲性眼病的第二位，仅次于白内障。研究人群中日常生活视力损害的患病率为 3.99%，角膜病患病率为 2.49%，角膜病导致至少一眼盲的患病率为 0.225%，感染性角膜病总患病率为 0.192%。其中，病毒性角膜炎、细菌性角膜炎和真菌性角膜炎患病率分别为 0.11%、0.08% 和 0.01%。感染性角膜病导致至少一眼盲的患病率为

0.082%。按照 2010 年国家统计局公布的我国 13.4 亿人口推算：我国现有日常生活远视力损害者 5 346.6 万人；全国角膜病患者 3 336.6 万人，角膜盲 301.5 万人；感染性角膜病居角膜盲的首位，全国感染性角膜病患者 257.28 万人，感染性角膜盲 109.88 万人。感染性角膜病多发生于城乡经济条件差的人群，角膜盲与女性、老龄、受教育程度低及西部地区明显相关。可能与这些人群的职业、生活环境和卫生条件有关，加之缺乏防护意识和有效的防护措施，使其更易于遭受角膜损害。相应地，由于眼保健意识不强、医疗条件差、经济条件限制等因素，这些人群角膜盲患病率也较高。

二、临床病理过程

感染性角膜病根据其病理过程可分为三期：

1. 炎症浸润期　当致病性病原微生物侵袭角膜时，防御性组织反应首先引起角膜缘血管充血，称为睫状充血；或兼有结膜充血，两者共有时，临床称为混合充血。随之炎症细胞侵入，渗出和水肿引起角膜局限性浸润、混浊，多伴有视力下降。由于神经末梢受到炎症和毒素的刺激，患者往往有明显的疼痛、流泪、畏光、眼睑痉挛等一系列炎症刺激症状。如经治疗病情得到控制，角膜基质和内皮细胞未遭到破坏，则角膜可以完全恢复透明，恢复视力（图 3-1-1-1）。

2. 角膜溃疡期　如病情未得到有效控制而进一步进展，浸润和水肿进一步加重，浸润区角膜组织因炎症损害或营养障碍，发生坏死、脱落，形成角膜溃疡（图 3-1-1-2）。此时，裂隙灯显微镜的光学切面下，角膜表面失去原有的光滑完整曲面，荧光素钠染色时溃疡面着色。随着病情进展，溃疡面可继续扩大，内毒素等渗入前房而引起虹膜炎症反应。当房水中的大量纤维素性渗出和脓细胞沉积时，在前房下方会形成一个黄白色液平面，称为前房积脓（图 3-1-1-3）。既往临床研究证明，前房积脓中并非都含有病原体，也有

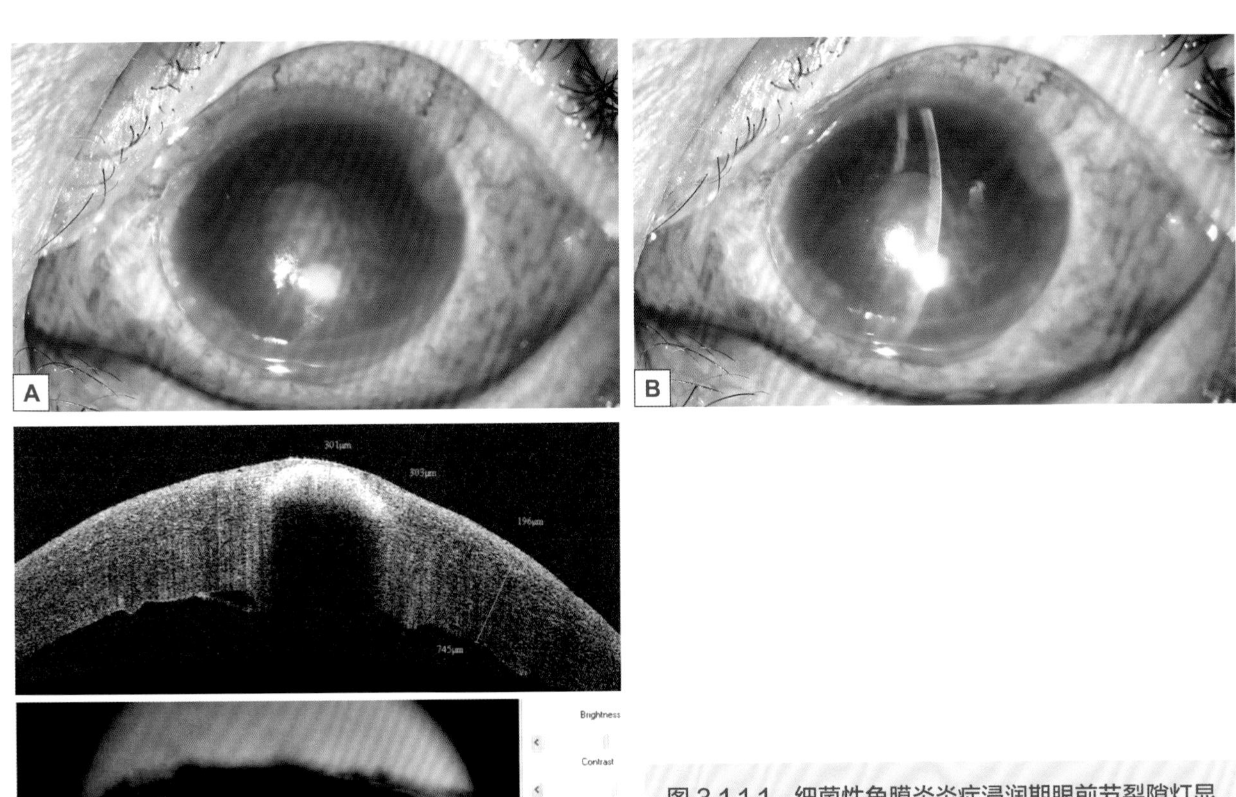

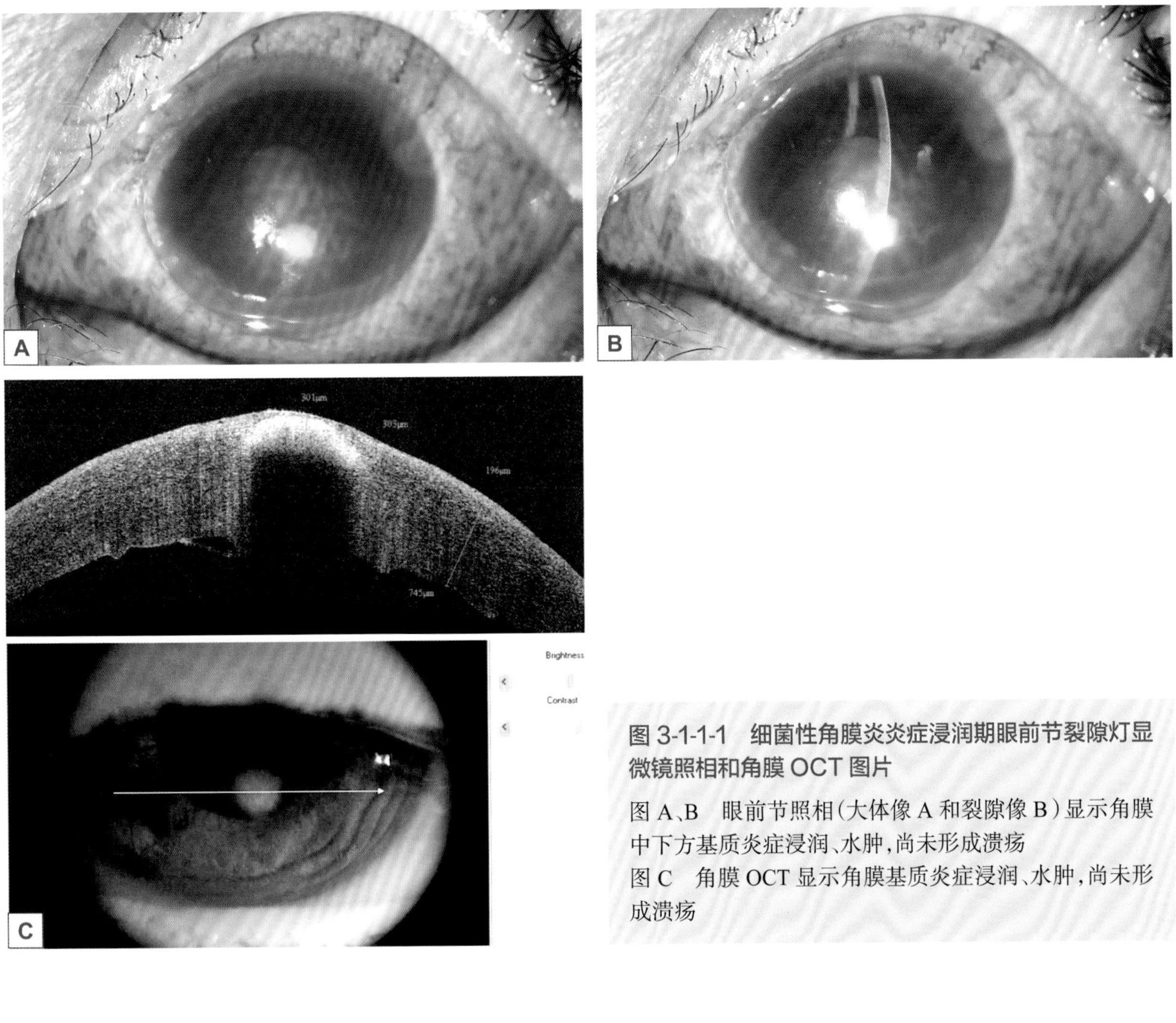

图 3-1-1-1　细菌性角膜炎炎症浸润期眼前节裂隙灯显微镜照相和角膜 OCT 图片

图 A、B　眼前节照相（大体像 A 和裂隙像 B）显示角膜中下方基质炎症浸润、水肿，尚未形成溃疡

图 C　角膜 OCT 显示角膜基质炎症浸润、水肿，尚未形成溃疡

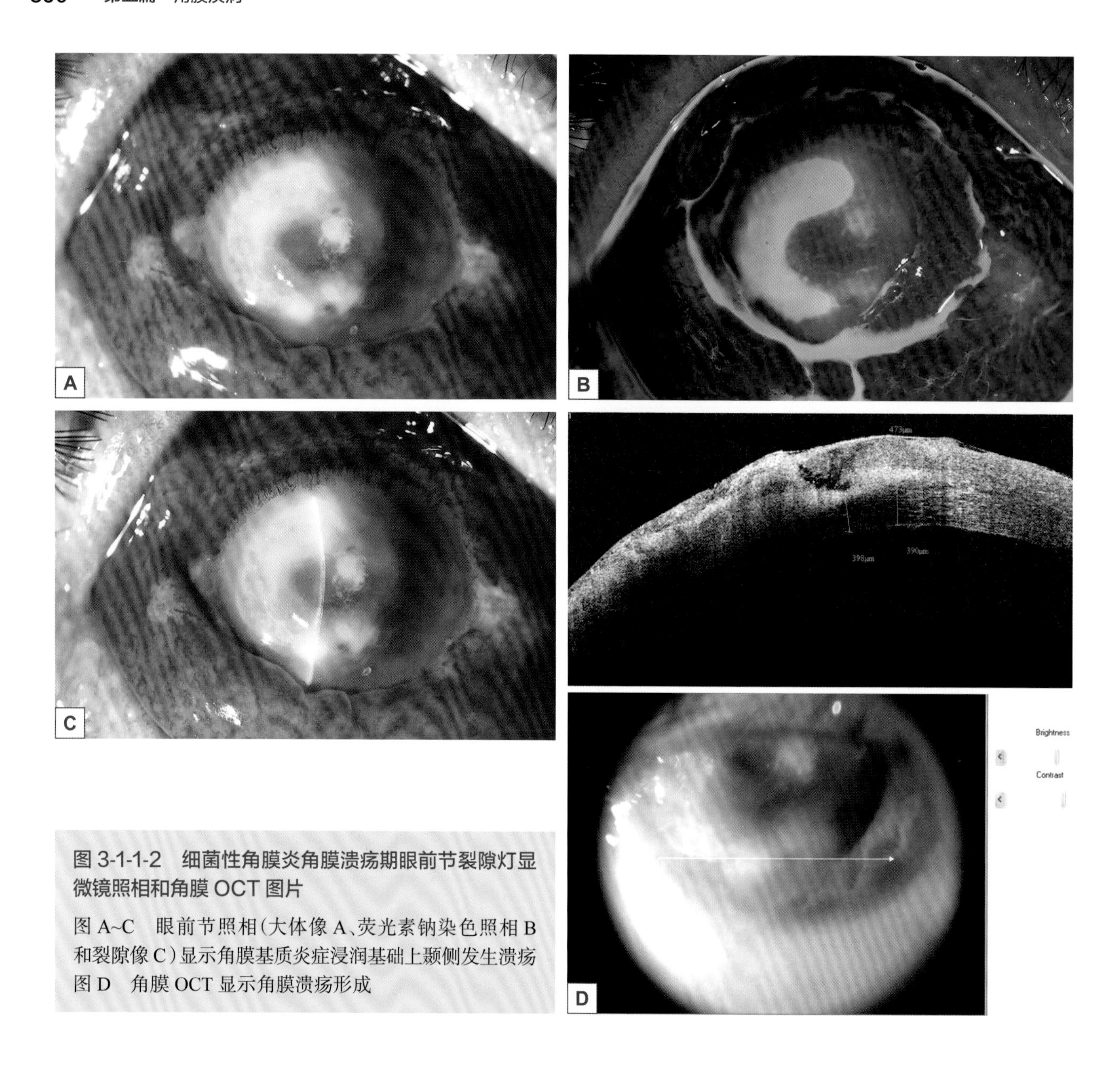

图 3-1-1-2 细菌性角膜炎角膜溃疡期眼前节裂隙灯显微镜照相和角膜 OCT 图片

图 A~C 眼前节照相（大体像 A、荧光素钠染色照相 B 和裂隙像 C）显示角膜基质炎症浸润基础上颞侧发生溃疡

图 D 角膜 OCT 显示角膜溃疡形成

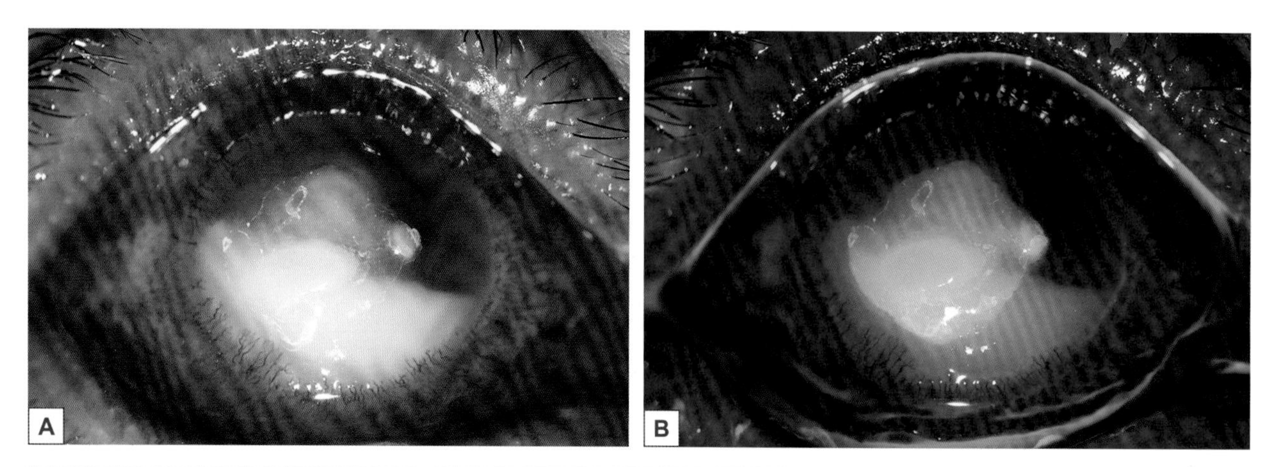

图 3-1-1-3 真菌性角膜炎前房积脓的眼前节裂隙灯显微镜照相图片

图 A 眼前节大体像显示真菌性角膜溃疡前房积脓

图 B 眼前节荧光素钠染色照相显示真菌性角膜溃疡伴有前房积脓

约 50% 的无菌性炎症反应。当溃疡处角膜基质完全坏死、脱落，暴露出有韧性的后弹力层时，在眼压作用下可形成后弹力层膨出。若病变破坏了后弹力层，即发生角膜穿孔（图 3-1-1-4），此时房水涌出，虹膜被冲至穿孔口，如穿孔口径大或在角膜中央部，虹膜不能完全阻塞穿孔口，房水不断流出，致穿孔口不能完全封闭性愈合，则形成角膜瘘。角膜穿孔和角膜瘘的患眼，因眼内外直接交通，眼球又处于低眼压状态，极易导致眼内感染，若眼内感染未得到控制，最终甚至可导致眼球萎缩。

3. 角膜瘢痕期 若角膜炎症得到控制，浸润逐渐减轻消退，溃疡基底部逐渐清洁，周围上皮会逐渐将溃疡覆盖，溃疡凹面为瘢痕结缔组织修复。根据角膜溃疡深浅程度的不同，会留下不同程度的角膜瘢痕，而根据瘢痕的严重程度，临床上将角膜瘢痕由轻到重分别称为：云翳、斑翳和白斑。浅层的瘢痕性混浊薄如云雾状，通过混浊部分仍能看清后面虹膜纹理者称角膜云翳（图 3-1-1-5）；混浊较厚略呈灰白色，但仍隐约可透见虹膜者称角膜斑翳（图 3-1-1-6）；混浊很厚呈瓷白色，不能透见虹膜者称角膜白斑（图 3-1-1-7）。

角膜穿孔后被虹膜组织粘连堵塞，使角膜瘢痕组织与虹膜粘连者，称为粘连性角膜白斑。如虹膜与白斑粘连范围大，致大部分前房角关闭，可造成继发性青光眼。在高眼压的情况下，角膜瘢痕与粘连的虹膜一起向外膨出，形成紫黑色隆起，形如葡萄状，称为角膜葡萄肿（图 3-1-1-8）。

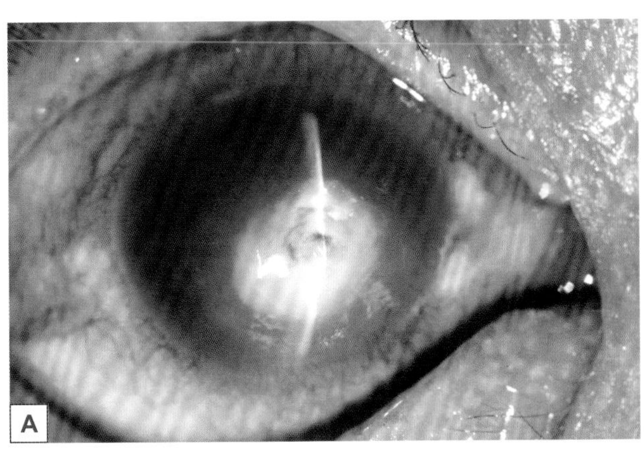

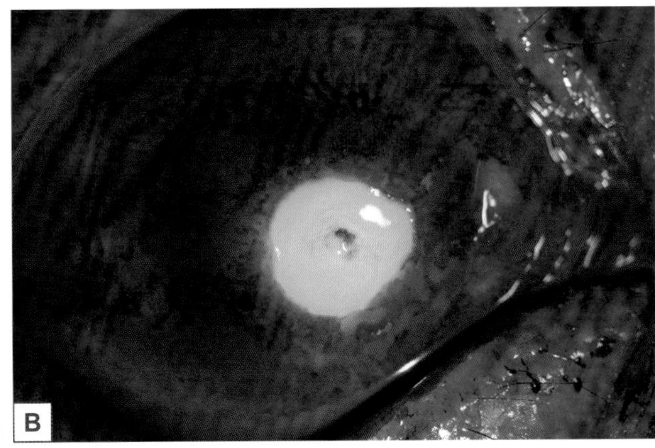

图 3-1-1-4 真菌性角膜炎角膜穿孔的眼前节裂隙灯显微镜照相图片

图 A 眼前节大体照相显示真菌性角膜溃疡角膜中央穿孔，前房消失

图 B 眼前节荧光素钠染色照相显示真菌性角膜溃疡角膜穿孔，溪流试验（+）

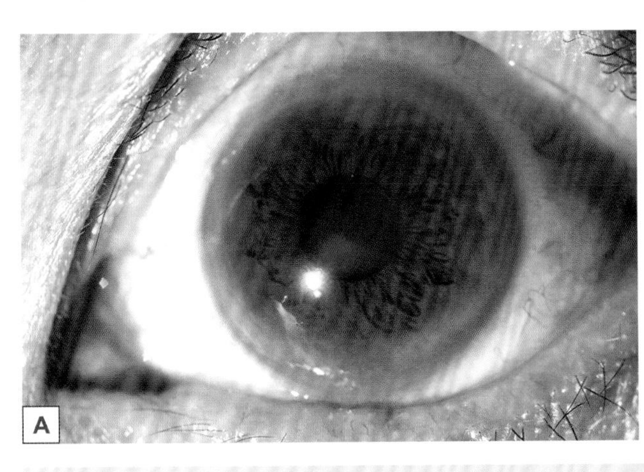

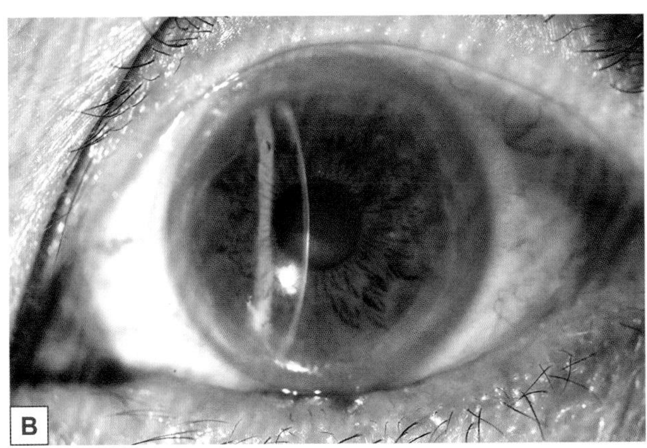

图 3-1-1-5 角膜云翳眼前节裂隙灯显微镜照相图片

图 A 眼前节大体像显示左眼角膜中下方云翳

图 B 眼前节裂隙像显示左眼角膜中下方云翳

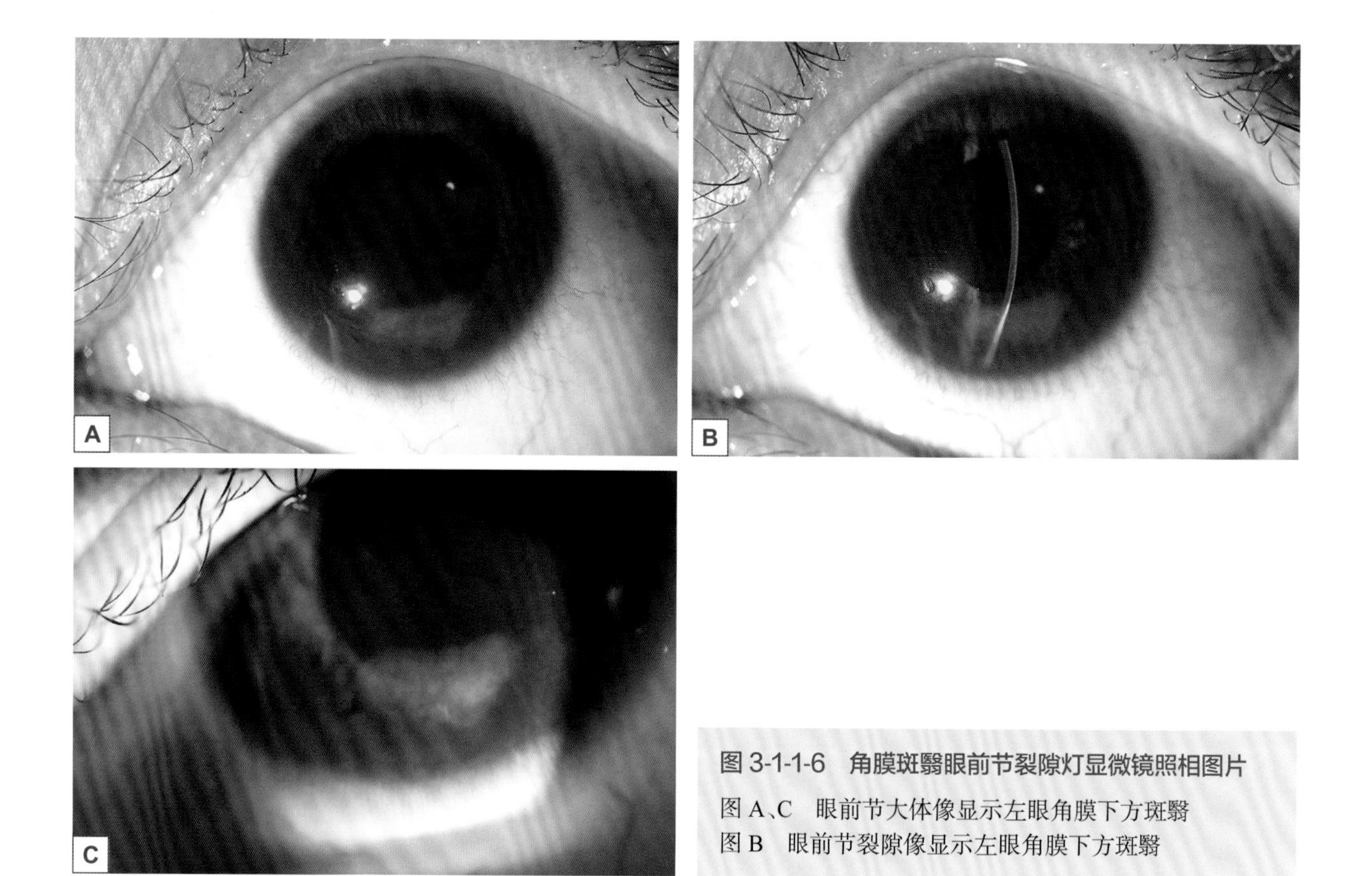

图 3-1-1-6 角膜斑翳眼前节裂隙灯显微镜照相图片

图 A、C 眼前节大体像显示左眼角膜下方斑翳
图 B 眼前节裂隙像显示左眼角膜下方斑翳

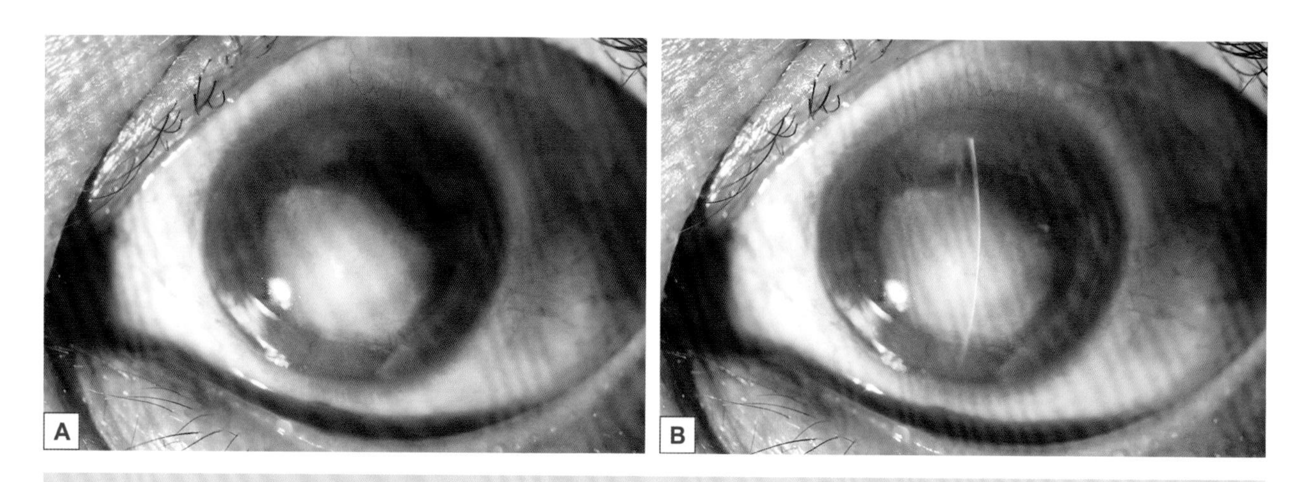

图 3-1-1-7 角膜白斑眼前节裂隙灯显微镜照相图片

图 A 眼前节大体像显示左眼角膜中央白斑
图 B 眼前节裂隙像显示左眼角膜中央白斑

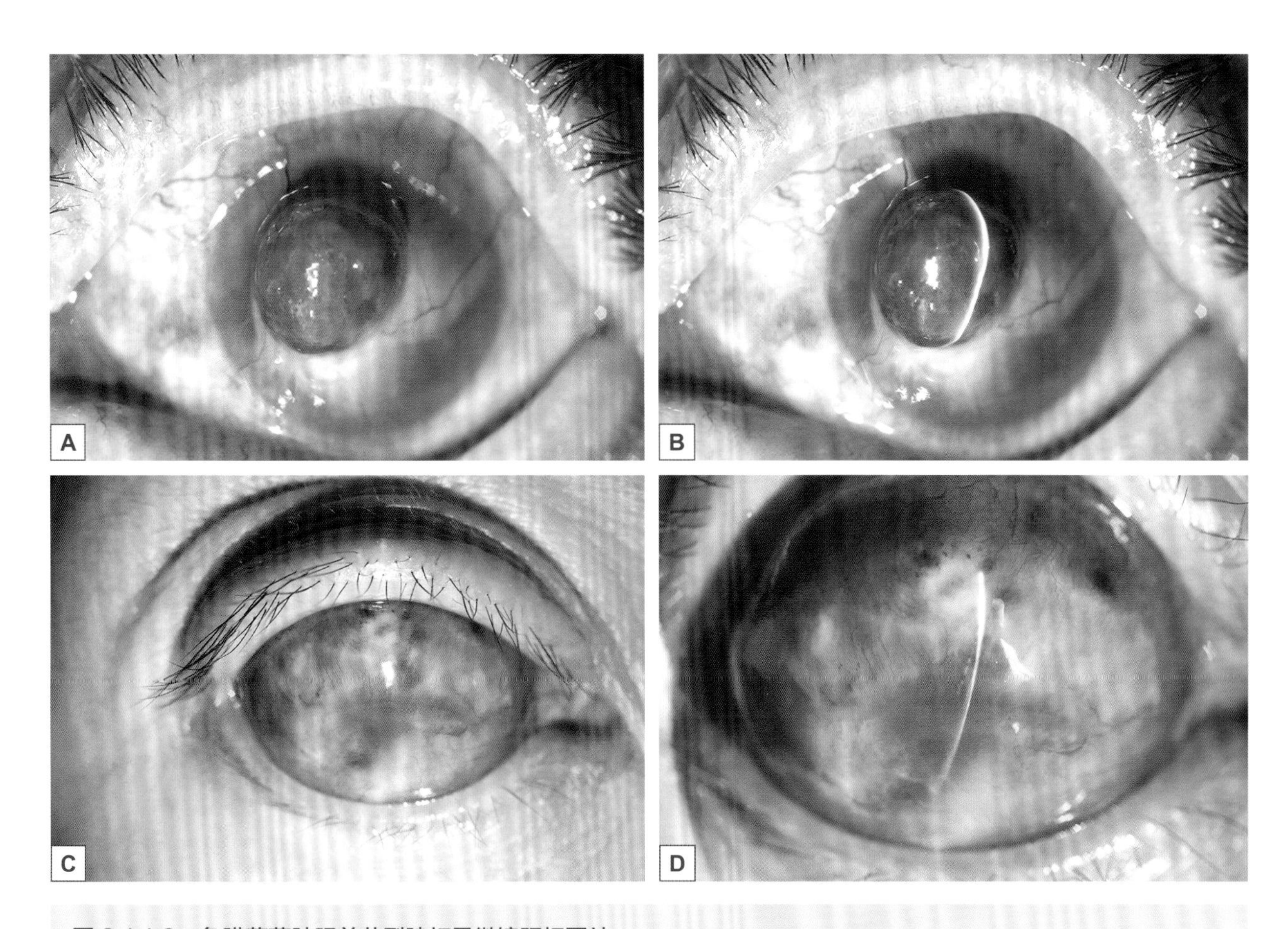

图 3-1-1-8　角膜葡萄肿眼前节裂隙灯显微镜照相图片

图 A、B　眼前节大体像（A）和裂隙像（B）显示左眼角膜中央局部葡萄肿
图 C、D　眼前节大体像（C）和裂隙像（D）显示右眼全角膜葡萄肿

三、诊断

感染性角膜病的诊断重点在于明确病原性质以利于对因治疗，主要的诊断依据包括：翔实的病史、典型的临床症状和体征、有针对性的辅助检查等。

1. 病史　详细询问病史，明确有无如眼部外伤史、感冒发热史、眼部或全身长期用药史及相关的全身性疾病史等，翔实的病史询问有助于寻找可能存在的诱因或病因。

2. 临床表现　根据感染性角膜病普遍的症状如疼痛、畏光、流泪、眼睑痉挛等刺激症状，以及一般的体征如睫状充血、混合充血、角膜混浊浸润、角膜水肿或角膜溃疡等，可初步进行感染性角膜病的诊断；各类感染性角膜病的典型和特有体征，如真菌性角膜炎的菌丝苔被、伪足、卫星灶等，可作为进一步的病因学诊断的辅助依据。对感染性角膜炎的确切病因学诊断仍需依靠实验室检查或共聚焦显微镜检查来明确。

3. 实验室检查　实验室的常用病原学检查方法包括角膜刮片涂片镜检（包括光学显微镜和荧光显微镜下检查）、病原微生物培养及药物敏感试验、角膜组织的病理学检查、分子生物学检测等。具体的检查方法见以下章节各类感染性角膜炎的诊断部分。

4. 共聚焦显微镜检查　是一项基于共聚焦激光显微镜技术的无明显创伤风险的检查方法，能活体观察到角膜中存在的菌丝、孢子、阿米巴包囊、滋养体等，对快速诊断真菌性角膜炎和棘阿米巴角膜炎及评价疗效有重要意义。

（董燕玲）

第二节 细菌性角膜炎

细菌性角膜炎是最常见的化脓性角膜炎，往往发病急、进展迅速，如感染未得到控制，可导致角膜穿孔甚至眼内炎，所以，正确理解细菌性角膜炎的发病过程、提高诊断准确性、掌握规范的治疗方法至关重要。

由于角膜自身具有抵抗感染的能力，正常角膜很少会出现化脓性角膜溃疡。各种角膜外伤、配戴角膜接触镜、角膜手术、眼表炎性疾病、全身性疾病（如糖尿病或自身免疫病等）和免疫缺陷等诱因均可改变眼表防御机制，从而导致细菌侵入角膜造成感染。细菌性角膜炎需要相应的实验室检查来明确病原体，其治疗目标主要是消除感染和炎症，恢复角膜完整性和/或视功能。细菌性角膜炎的主要治疗方法是敏感抗菌药物治疗。临床疗效通常取决于所感染的细菌种类、就诊早晚、就诊时溃疡的严重程度及细菌对所使用抗菌药物的敏感程度。如果药物治疗不能控制感染，或者感染导致的瘢痕对视力产生明显影响，则应考虑手术治疗。

一、病因与流行病学

（一）病因与危险因素

在我国，引发细菌性角膜炎的细菌菌种有几十种，主要是表皮葡萄球菌、铜绿假单胞菌、金黄色葡萄球菌、蜡样芽孢杆菌、肺炎链球菌等。如果以革兰氏染色性质区分，则以革兰氏阳性球菌为主，其次为革兰氏阴性杆菌、革兰氏阳性杆菌、革兰氏阴性球菌。

细菌性角膜炎的发病危险因素主要有以下几个大类：

1. 角膜机械外伤　各种外伤导致角膜上皮损伤、污染物接触伤口，特别是角膜裂伤、角膜上皮剥脱、长期配戴角膜接触镜造成的上皮磨损/镜片护理液污染、复发性角膜上皮糜烂等。

2. 眼睑功能异常　睑内翻、睑外翻、睑缘炎、倒睫、睑裂闭合不全、瞬目异常、眼睑痉挛等。

3. 其他角膜眼表疾病或眼附属器疾病　干眼、大泡性角膜病变、角膜热烫伤、化学伤、病毒感染、角膜暴露、神经麻痹性角膜炎、急慢性泪囊炎、泪小管炎、泪道阻塞等。

4. 眼局部药物刺激及防腐剂毒性　眼药防腐剂、表面麻醉剂、糖皮质激素、抗病毒药物、非甾体抗炎药物、聚维酮碘等。

5. 全身性疾病　糖尿病、类风湿关节炎、干燥综合征、获得性免疫缺陷综合征（AIDS）、Stevens-Johnson 综合征、移植物抗宿主病、血管炎等其他全身免疫性疾病、全身长期使用免疫抑制剂等。

以上因素均可通过破坏角膜的防御屏障或减弱角膜的抵抗力，或促进细菌在角膜上黏附而导致角膜的感染。

（二）流行病学

尽管细菌性角膜炎中最常见的致病菌为葡萄球菌和革兰氏阴性杆菌（假单胞菌种），但对细菌性角膜炎流行病学的研究结果还存在差异。这些差异可能与气候状况、城乡差异、种族，以及患者的个体差异等因素有关。

文献报道，美国和英国等国家细菌性角膜炎最常见的培养阳性致病菌是金黄色葡菌球菌。铜绿假单胞菌是美国最常见的革兰氏阴性菌，而且革兰氏阴性菌在美国南部地区比在美国北部发病率更高。肺炎链球菌是巴西、印度南部细菌性角膜炎主要的致病细菌，加纳则以铜绿假单胞菌为主，印度东部细菌性角膜炎病原体主要是金黄色葡萄球菌。

2009—2011 年笔者研究团队组织的全国感染性角膜病流行病学调查显示，我国细菌性角膜炎的患病率为 0.08%。近年来，我国细菌性角膜炎中革兰氏阳性球菌比例在逐渐上升，革兰氏阴性杆菌比例逐渐下降。在不同的年份和不同的医院，报告的细菌培养阳性率和菌种略有差异，但总体而言，细菌培养的阳性率均较低。

笔者研究团队对 1997—2005 年间 1 102 例疑诊细菌性角膜炎患者进行了分析。细菌培养阳性率为 18.2%，其中革兰氏阳性球菌为 59.7%，革兰氏阴性杆菌为 33.8%，革兰氏阴性球菌为 3.5%，革兰氏阳性杆菌为 3%。按主要致病菌分，表皮葡萄球菌为 33.8%，金黄色葡萄球菌为 13.9%，假单胞杆菌为 12.9%。另外，对 2013—2017 年间 11 530 例疑似微生物感染的眼部标本进行细菌培养，其中有 3 625 株（31.44%）出现细菌生长，分离到菌株 3 690 株（32 属 140 种）。2013—2017 年间，每年细菌培养的阳性率分别为 30.82%、35.26%、25.76%、25.88% 和 36.56%。培养阳性菌株占比由高到低依次为：革兰氏阳性球菌（82.30%）、革兰氏阴性杆菌（11.03%）、革兰氏阳性杆菌（5.99%）、革兰氏阴性球菌（0.68%）。其中，最常见的细菌菌属依次为：葡萄球菌（73.33%）、棒状杆菌（4.36%）、奈瑟菌（0.51%）和假单胞菌（2.47%），其中表皮葡萄球菌（54.39%）、干燥棒状杆菌（4.34%）、黏膜奈瑟菌（0.19%）和铜绿假单胞杆菌（2.09%）分别为主要分离菌株。在 3 625 份阳性标本中，569 份（15.70%）来自角膜，前六位菌种分别为：表皮葡萄球菌（44.99%）、铜绿假单胞菌（6.85%）、金黄色葡萄球菌（5.98%）、干燥棒状杆菌（4.22%）、人葡萄球菌（3.34%）和溶血葡萄球菌（2.81%）。

北京同仁医院孙旭光等对 1989—1998 年间 2 220 份细菌性角膜炎患者的角膜细菌培养标本进行了革兰氏染色及分类。结果表明，培养阳性率为 22.1%。按染色分类，革兰氏阳性球菌占 51%，革兰氏阴性杆菌为 39.4%，革兰氏阳性杆菌为 9.2%，革兰氏阴性球菌为 0.4%。按菌属分类，假单胞菌属检出率最高，为 32.2%，其次为凝固酶阴性葡萄球菌属为 18.6%，第三位为肺炎球菌为 12%。另外，北京同仁眼科中心共收集 2006—2015 年拟诊角膜细菌感染的送检标本 6 220 份，获得培养阳性标本 1 133 份，阳性率为 18.2%。其中革兰氏阳性球菌 741 株，占 62.0%，阴性杆菌 303 株，占 25.2%。表皮葡萄球菌最常见，共 321 株，占细菌总数的 26.9%，铜绿假单胞菌次之，共 131 株，占 11.0%。

综合来看，近年来细菌性角膜炎的致病菌种类逐渐发生一些变化，革兰氏阳性球菌尤其是表皮葡萄球菌感染呈上升趋势，而铜绿假单胞菌等革兰氏阴性杆菌感染有下降趋势。当然，这些变化趋势有可能受细菌培养阳性率和地域差异等方面的影响和限制，尚需要更大样本更系统的设计和统计来进一步证实。

二、发病机制

由于角膜没有血管，其抵抗细菌的天然屏障是由眼睑、泪膜和角膜上皮的完整性构成，正常菌群也是眼表防御屏障的重要组成部分。眼睑相当于一道物理屏障，可以阻止外源微生物入侵。正常的眨眼有助于泪膜分布，可以通过泪道排出系统冲刷掉部分潜在的病原体。同时，泪液中含有大量保护性成分，例如分泌型免疫球蛋白 A、脂质运载蛋白、黏蛋白、表面活性剂和补体成分，以及包括溶菌酶、乳铁蛋白、β 溶菌酶、血清类黏蛋白、分泌型磷脂酶 A2 和血浆铜蓝蛋白在内的多种酶，都具有抗菌作用。角膜上皮的完整性是关键的防御因素，很少有细菌能够穿透完整的角膜上皮，除了淋病奈瑟菌、白喉杆菌、埃及嗜血杆菌和单核细胞增多性李斯特菌等。另外，角膜上皮细胞的吞噬作用和对所吞噬颗粒的胞间运输，为消灭入侵微生物提供了进一步的防御。泪液中的浮游细菌和眼表上黏附的固有细菌共同组成了正常的结膜囊菌群，可以防止外源微生物过度生长。

当眼表的防御屏障受到各种因素的破坏、角膜上皮受损后，活菌很快黏附在受损的角膜上皮细胞边缘、基底膜或伤口处的暴露基质，而受损的上皮细胞的多糖蛋白复合物则特别容易被微生物附着。不同的细菌由于其生长特性不同，其致病过程也不一样。有些细菌可抵抗泪液中酶的破坏，有的如肺炎链球菌细胞壁上的多糖结构可抑制细胞的吞噬作用，而细菌自身的酶有助于细菌对角膜基质的穿透。有些细菌释放不同的毒素，如铜绿假单胞菌可释放 A、B 和 C 毒素，以及蛋白水解酶、胶原酶等。一些革兰氏阴性菌在死亡崩解后可释放内毒素（脂多糖），持续破坏角膜基质。这些内毒素可引起角膜基质内的环形渗出，渗出环主要由多形单核细胞组成，可能是抗原抗体反应所致。

另外，细菌感染可募集多种炎症细胞，如铜绿假单胞菌感染后，分泌化学趋化因子，使大量的单核白细胞从角膜缘血管网渗透到角膜基质内，当白细胞崩解后释放大量的蛋白酶、胶原酶，进一步加重角膜炎症反应，并加剧组织破坏。

疾病进展速度依赖于宿主情况及感染细菌的毒性强度。比如铜绿假单胞菌、肺炎链球菌或淋球菌等高毒力微生物会迅速导致组织破坏，而非结核分枝杆菌和甲型溶血性链球菌等微生物则通常与无痛性角膜炎有关。一些被视为正常结膜囊菌群的细菌，如棒状杆菌属，可能会在眼部受损时成为机会致病菌。

三、临床表现

细菌性角膜炎的临床症状并不具有高度特异性，临床体征与感染的致病菌种类密切相关，感染严重程度和过程与角膜原来的状态、细菌的毒力、感染持续的时间及宿主对感染细菌的反应有关。

（一）临床症状

细菌性角膜炎的发病常在 24~48 小时内，临床症状多表现为：患眼视力下降、畏光、眼红、眼痛、肿胀、分泌物增多等，常在清晨睁眼时见到大量脓性分泌物附着于睫毛和眼睑表面。另有部分特殊细菌（如非结核分枝杆菌）引起的角膜炎具有起病隐匿或无痛性发作的特征。由于很多微生物（如真菌、单纯疱疹病毒或棘阿米巴）引起的角膜炎能够表现出一些与细菌性角膜炎类似的临床症状，故大多数情况下，不能凭借临床症状就轻易识别出病原体。

（二）临床体征

细菌性角膜炎的临床体征表现为：混合充血、脓性分泌物、角膜溃疡、基质浸润、角膜水肿、基质混浊、角膜后沉积物等。随着病情进展，前房反应加重、出现前房积脓，感染达角膜深基质层或严重角膜水肿时，可见后弹力层皱褶。炎症时间超过 1 周，角膜病灶及周边可以逐渐出现新生血管（图 3-1-2-1）。

如果角膜损伤进展迅速、浸润直径大于 6mm、浸润深度大于角膜厚度的 1/3、濒临穿孔或存在明显穿孔或者感染累及巩膜，则认定为严重角膜溃疡。通常，造成这种严重急进性角膜溃疡的微生物包括金黄色葡萄球菌、肺炎链球菌、β 溶血链球菌和铜绿假单胞菌。而严重程度较低或者进展较慢的角膜溃疡往往由凝固酶阴性葡萄球菌、甲型溶血性链球菌、放线菌、诺卡菌属、莫拉克斯氏菌属和沙雷氏菌属等微生物导致。不同的致病菌感染角膜往往会造成不同的角膜病灶特征，区分这些特异性体征有助于临床上对不同致病菌导致角膜炎的早期鉴别和经验性治疗。

另外，有些因素可影响细菌性角膜炎的病程和病变体征，如早期糖皮质激素的不恰当应用，可致短期内出现角膜溃疡扩大并向深部发展，改变并加重细菌感染本身的病理过程。局部抗生素的滥用，一方面可致菌群失调，导致继发其他微生物的感染，另一方面由于没有应用敏感的抗生素，使某些细菌性角膜炎的发展过程表现出一些亚临床特征。

（三）临床常见的细菌性角膜炎

1. 表皮葡萄球菌性角膜炎　往往溃疡较浅、病程较长、病情进展缓慢。常表现为圆形或椭圆形局灶性脓肿，伴有边界明显的灰白色角膜基质浸润和小范围的周边上皮水肿（图 3-1-2-2）。近年来，表皮葡萄

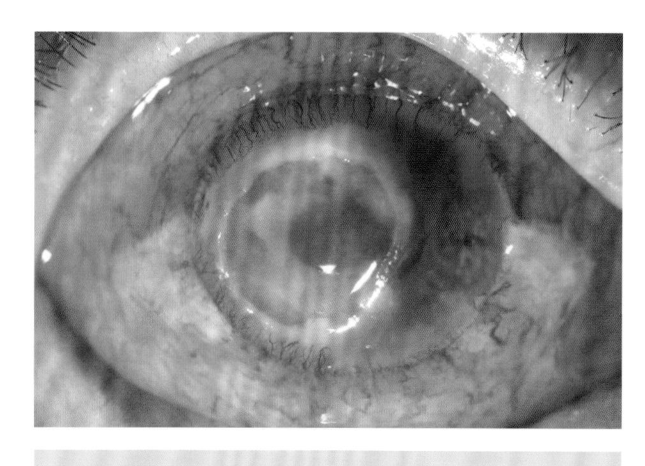

图 3-1-2-1　细菌性角膜溃疡导致角膜缘新生血管的眼前节裂隙灯显微镜照相图片

铜绿假单胞菌性角膜溃疡第 18 天，新生血管长入角膜缘 1~2mm

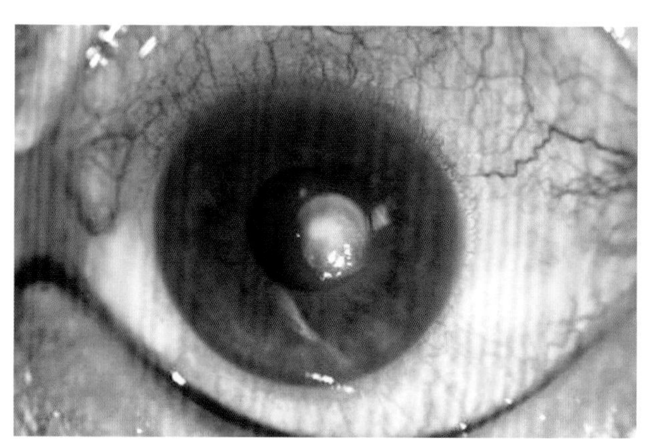

图 3-1-2-2　表皮葡萄球菌性角膜炎眼前节裂隙灯显微镜照相图片

角膜溃疡病灶呈圆形，溃疡表面较为清洁，溃疡周围基质有环形浸润

球菌性角膜炎的发病率在逐渐增加，常与长期眼局部应用糖皮质激素和滥用抗生素有关。

2. 肺炎链球菌、溶血性链球菌性角膜炎　常发生在角膜外伤、泪囊炎或结膜滤过泡感染之后，溃疡表现为急性、化脓性、匐行性角膜溃疡，溃疡基底常有坏死组织覆盖，溃疡边缘向周围呈潜行性扩展，后弹力层有放射状皱褶，严重者有前房积脓及角膜后纤维渗出，可发生角膜穿孔（图 3-1-2-3）。

3. 金黄色葡萄球菌性角膜炎　发病特征与链球菌较相似，但炎症反应往往较链球菌重，通常会导致急性进展的角膜浸润和伴有内皮斑或前房积脓的中度前房反应。角膜病灶通常为圆形或椭圆形，浸润致密，边缘清晰，但是偶尔也会形成边界不清的基质微小脓肿。随着角膜溃疡的发展，前房常伴有积脓，故又称前房积脓性角膜溃疡，也称匍行性角膜溃疡（图 3-1-2-4）。

4. 铜绿假单胞菌性角膜炎　铜绿假单胞菌引发的急性化脓性角膜炎也称为绿脓杆菌性角膜炎。铜绿假单胞菌广泛存在于自然界，也可以寄生于结膜囊内，很容易存活于各种滴眼液中，如污染的荧光素钠、糖皮质激素、阿托品等滴眼液中。铜绿假单胞菌有很强的毒力，并且可以产生蛋白溶解酶，加之溃疡本身可以产生胶原酶，故本病可以迅速使角膜组织融解和坏死，以致早期造成角膜穿孔。发病后 1~2 天，浸润处很快形成溃疡，溃疡迅速扩大，并向深部发展，溃疡呈灰白色黏稠的坏死状，有脓性分泌物，脓性分泌物

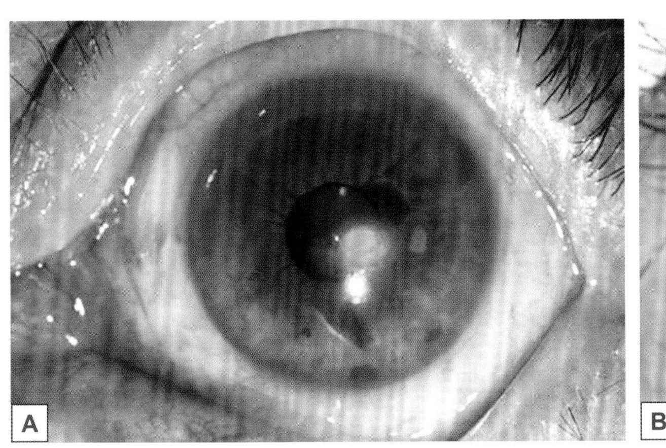

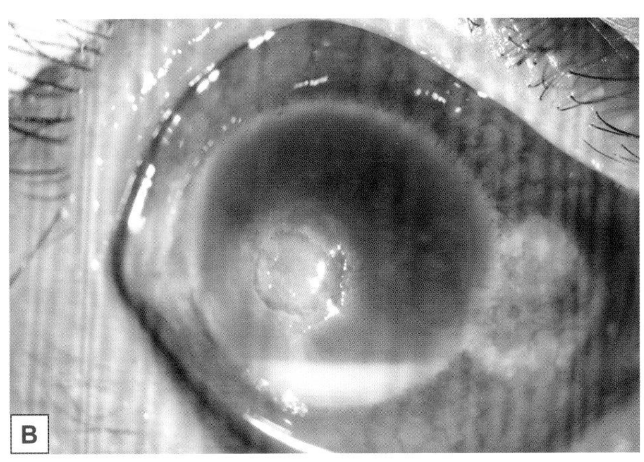

图 3-1-2-3　缓症链球菌性角膜炎和肺炎链球菌性角膜炎眼前节裂隙灯显微镜照相图片

图 A　眼前节大体像显示缓症链球菌性角膜炎

图 B　眼前节大体像显示肺炎链球菌性角膜炎，角膜溃疡基底部坏死组织覆盖，溃疡边缘向周围呈潜行性扩展

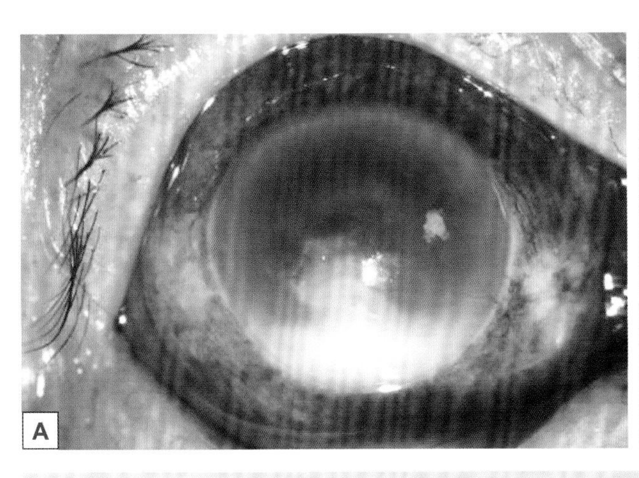

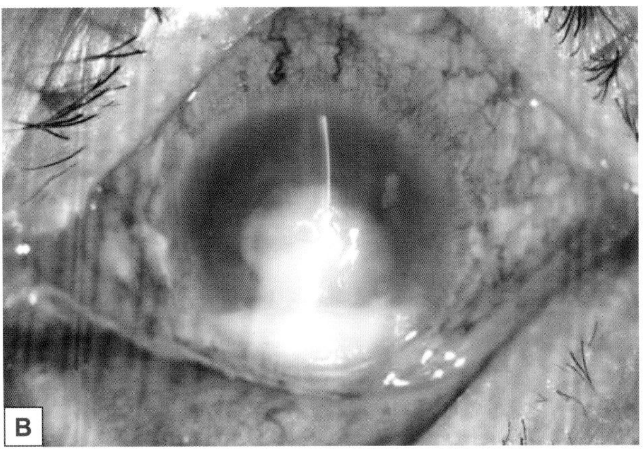

图 3-1-2-4　金黄色葡萄球菌性角膜炎眼前节裂隙灯显微镜照相图片

图 A、B　眼前节照相（大体相 A 和裂隙像 B）显示金黄色葡萄球菌感染导致的角膜溃疡，角膜基质浸润，伴有前房积脓

呈淡绿色；疼痛症状明显，前房有大量黄白色脓液（图 3-1-2-5）。随着溃疡的继续发展和坏死组织的不断脱落，角膜变薄、向前膨出，虹膜可以脱出或前房消失，严重者可以发生眼内炎。

5. 放线菌性角膜炎 放线菌是广泛存在于土壤、水及草木等自然界的一类丝状分支的单细胞原核微生物，其菌丝可缠绕成团，形态与真菌相似，但对抗生素的敏感性又与细菌相同，曾被认为是真菌或是介于两者间的一种微生物，但从分类上仍属于真性细菌。对人致病的放线菌主要是放线菌属和诺卡菌属。放线菌属为革兰氏阳性非抗酸性丝状菌，厌氧或微需氧。放线菌属是口腔、上呼吸道、生殖道等黏膜腔常见的正常菌群，为机会致病菌，较少引起眼部感染；易在外伤、戴用角膜接触镜、眼部手术后及机体抵抗力下降时感染角膜（图 3-1-2-6）。

诺卡菌属是一群需氧性放线菌，多为腐生菌，广泛分布于土壤，对人体致病的主要有三个菌种：星形诺卡菌、巴西诺卡菌和豚鼠诺卡菌。其中星形诺卡菌在我国最常见，致病力最强。诺卡菌性角膜炎在临床上相对少见，通常病情易反复。诺卡菌生长缓慢，在培养基平板上表现为白色小菌落，属于抗酸革兰氏阳性杆菌。角膜轻微创伤后尤其是接触受污染的土壤，可感染该菌出现无痛性角膜溃疡。诺卡菌属能够在中性粒细胞及与生成超氧化物歧化酶有关的巨噬细胞中生存。诺卡菌性角膜炎的特征包括隆起的针尖

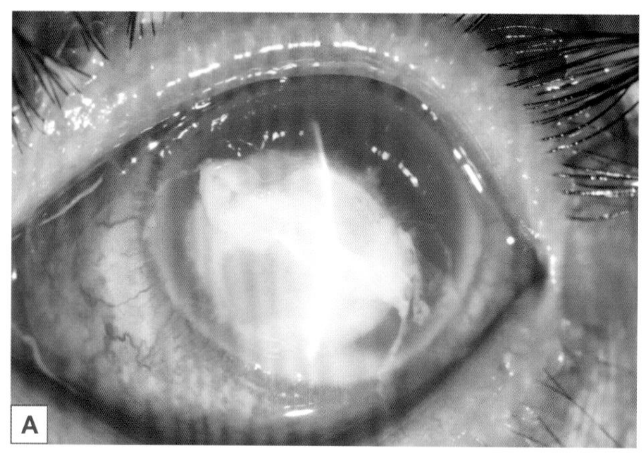

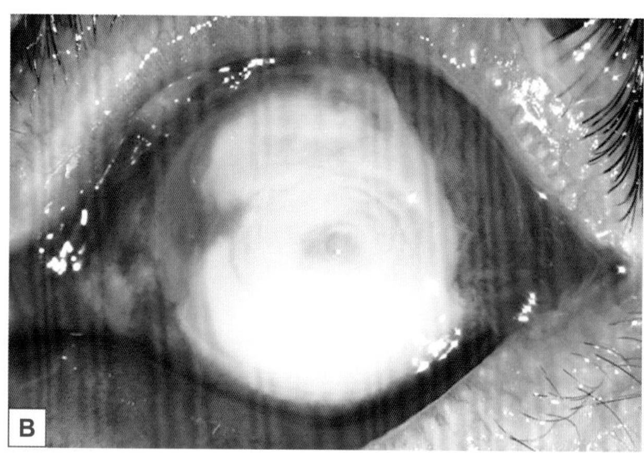

图 3-1-2-5 铜绿假单胞菌性角膜炎眼前节裂隙灯显微镜照相图片

图 A 裂隙像显示角膜溃疡区组织坏死、自融，表面黄绿色分泌物附着，前房积脓约 1.5mm

图 B 大体像显示角膜溃疡中央融解、穿孔

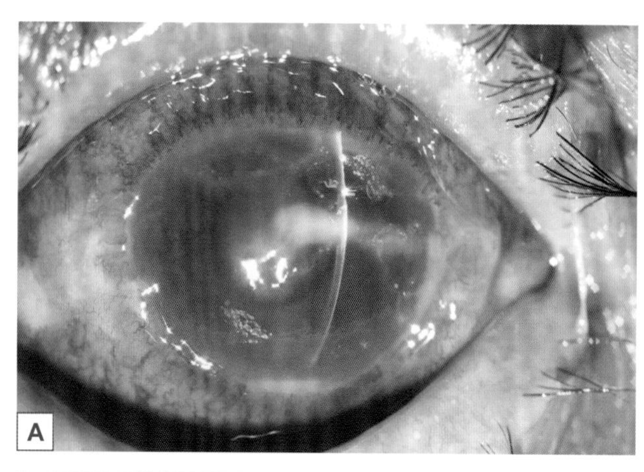

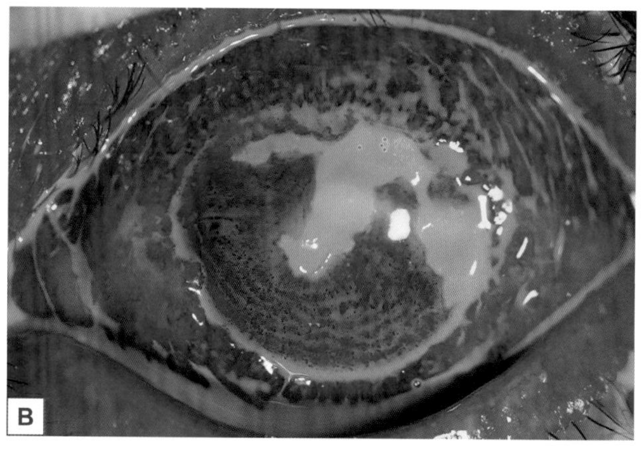

图 3-1-2-6 放线菌性角膜炎眼前节裂隙灯显微镜照相图片

图 A、B 裂隙像（A）和荧光素钠染色照相（B）显示角膜外伤后继发放线菌感染，左眼角膜颞上方不规则溃疡，基质横行片状浸润，伴有前房积脓约 1mm

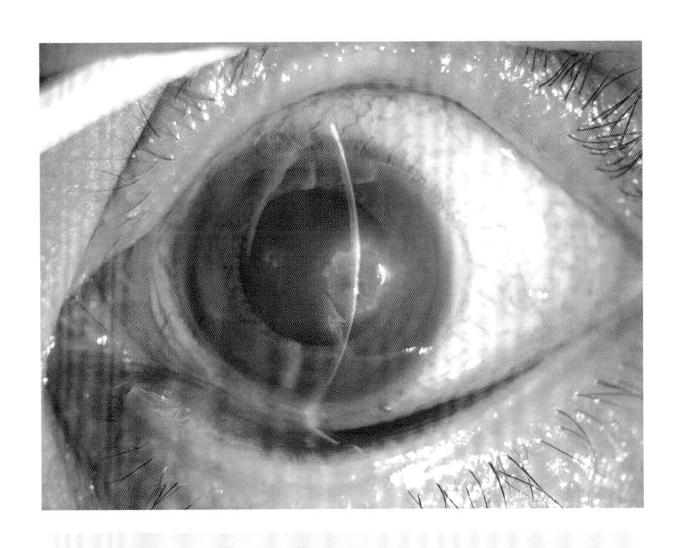
图 3-1-2-7　诺卡菌性角膜炎眼前节裂隙灯显微镜照相图片

裂隙像显示角膜中央偏颞侧溃疡，直径约 3mm，表面浸润呈隆起的针尖样花冠状，浸润边界呈灌丛火焰状

样花冠状表面浸润，灌丛火焰状浸润边界，外观似破碎的挡风玻璃，以及多发卫星灶，类似于真菌感染（图 3-1-2-7）。

6. 非结核分枝杆菌性角膜炎　非结核分枝杆菌曾用名为非典型分枝杆菌，是一类生长迅速的抗酸分枝杆菌。最常见的病原体是偶发分枝杆菌和龟分枝杆菌，常见于土壤和水中。这些微生物往往导致进展缓慢的角膜炎，并且通常发生在角膜异物、角膜外伤或角膜手术之后，尤其是在准分子激光原位角膜磨镶术（LASIK）术后更常见。非结核分枝杆菌形成的角膜炎通常与症状迟发、局部使用糖皮质激素和严重眼部疼痛有关，通常在接触微生物之后的 2~8 周内出现。浸润通常为非化脓性，可以是单发性或者多发性，并且伴有表现不一的前房反应。由于临床过程较长及从培养基中分离出微生物较难，诊断往往较难甚至延误（图 3-1-2-8、图 3-1-2-9）。LASIK 术后患者的相关诊断或许更难，因为容易与弥漫性层间角膜炎（diffuse lamellar keratitis，DLK）发生混淆，可以通过 Löwenstein-Jensen 培养基抗酸染色培养确认诊断。常规抗生素疗法效果不佳通常对这种罕见角膜炎的诊断有提示作用。

7. 淋病奈瑟菌或脑膜炎奈瑟菌性角膜炎　淋病奈瑟菌或脑膜炎奈瑟菌是革兰氏阴性双球菌，其引起的角膜炎通常表现为急进性、超化脓性角结膜炎和球结膜水肿，易导致角膜快速穿孔。对淋病奈瑟菌导致的角膜炎和结膜炎，需要全身应用头孢曲松钠及时进行积极治疗，因为其强破坏能力使该菌能够穿过完整的角膜上皮。

（四）继发性细菌性角膜炎

是指继发于其他原发性角膜病变的细菌感染。常见原发感染为病毒性角膜炎，特别是单纯疱疹病毒性角膜炎（HSK）基质型患者，反复发作，容易继发细菌感染（图 3-1-2-10）。也有些患者原发病为神经营养性角膜炎、暴露性角膜炎以及免疫性角膜炎，由于治疗不当，原发病久治不愈，容易诱发细菌感染。这些患者均有原发病史，在原发病损害的基础上发生化脓性病变，病情突然加剧，伴有前房积脓，应该高度重视继发性细菌感染的可能性。除局部应用有效抗生素滴眼液外，很重要的是要有效控制原发病因，重视全身支持疗法等综合治疗措施。

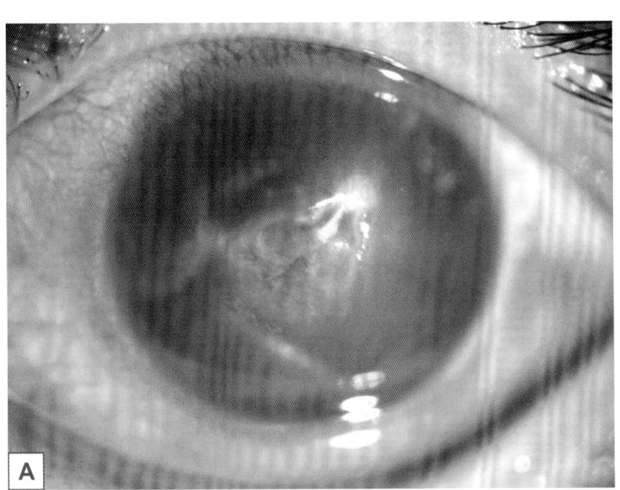

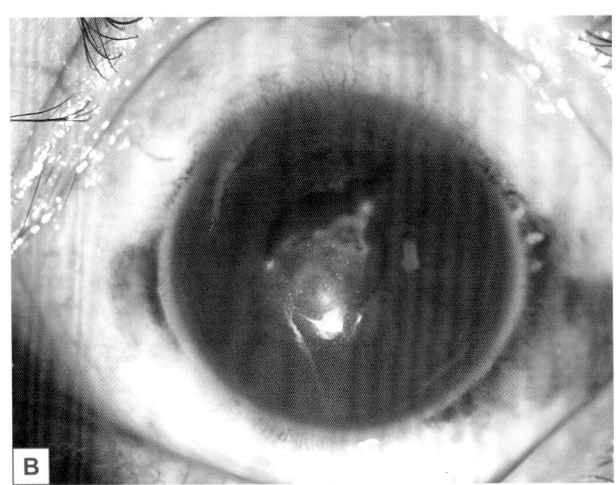

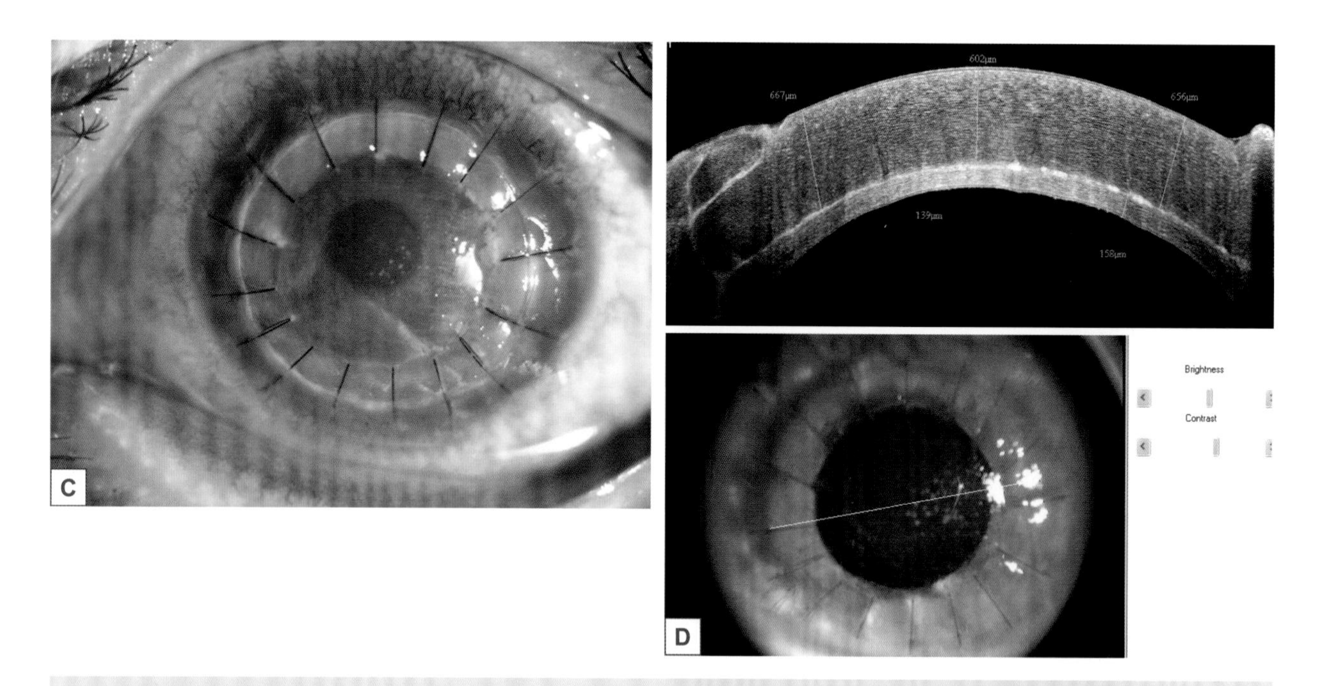

图 3-1-2-8 准分子激光角膜上皮瓣下磨镶术(LASEK)术后非结核分枝杆菌性角膜炎眼前节裂隙灯显微镜照相和OCT图片

图A 眼前节大体像显示角膜中央溃疡,溃疡区基质浸润、变薄,溃疡周边散在点状浸润

图B 该患者抗细菌药物治疗好转行羊膜移植术后,眼前节大体像显示角膜溃疡区上皮基本修复,病灶区边缘仍有数个白色点状浸润

图C 该患者行板层角膜移植术,眼前节大体像显示术后1周,层间出现白色点状菌落样物质

图D 眼前节OCT显示角膜层间点状高反光物质沉积

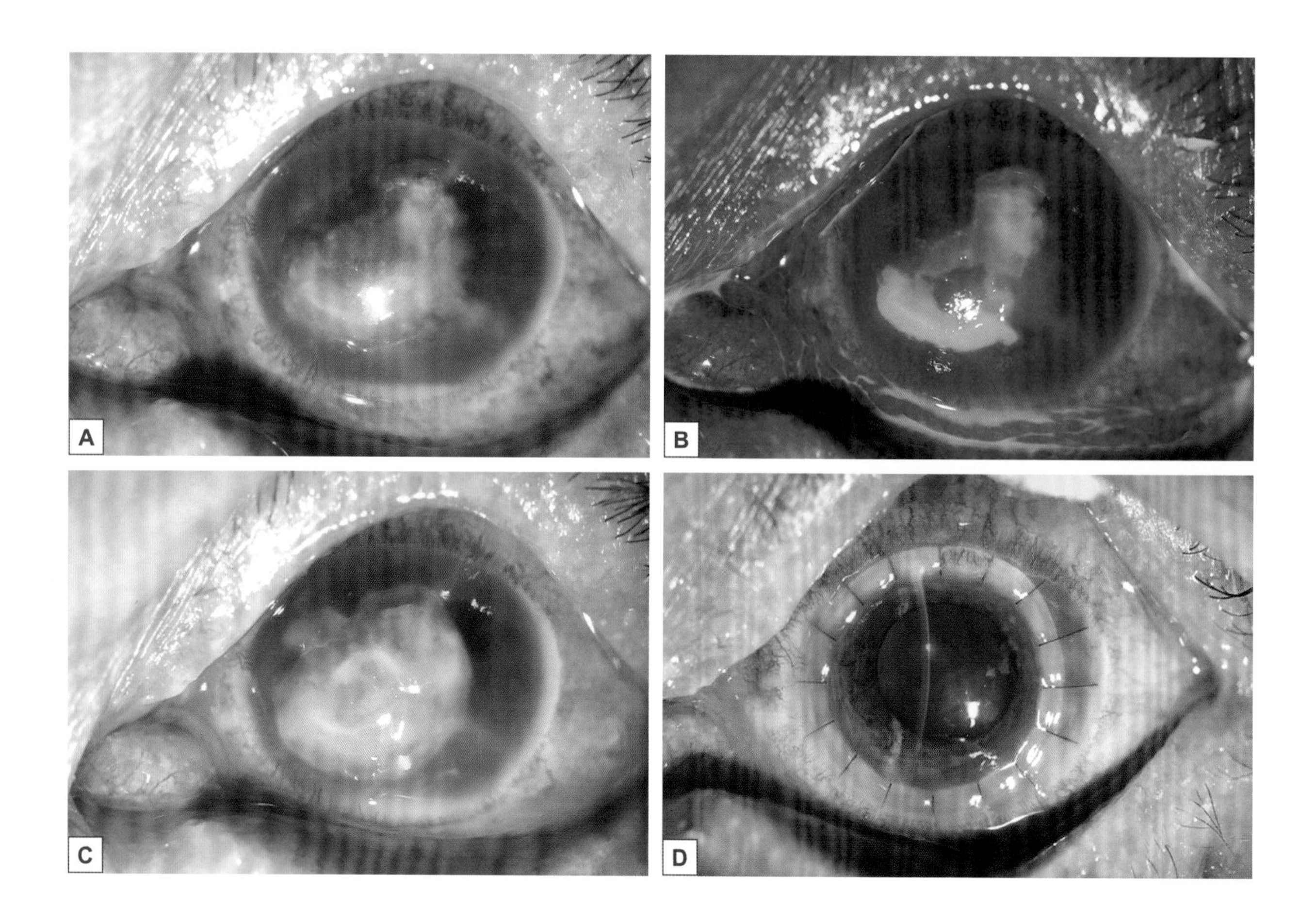

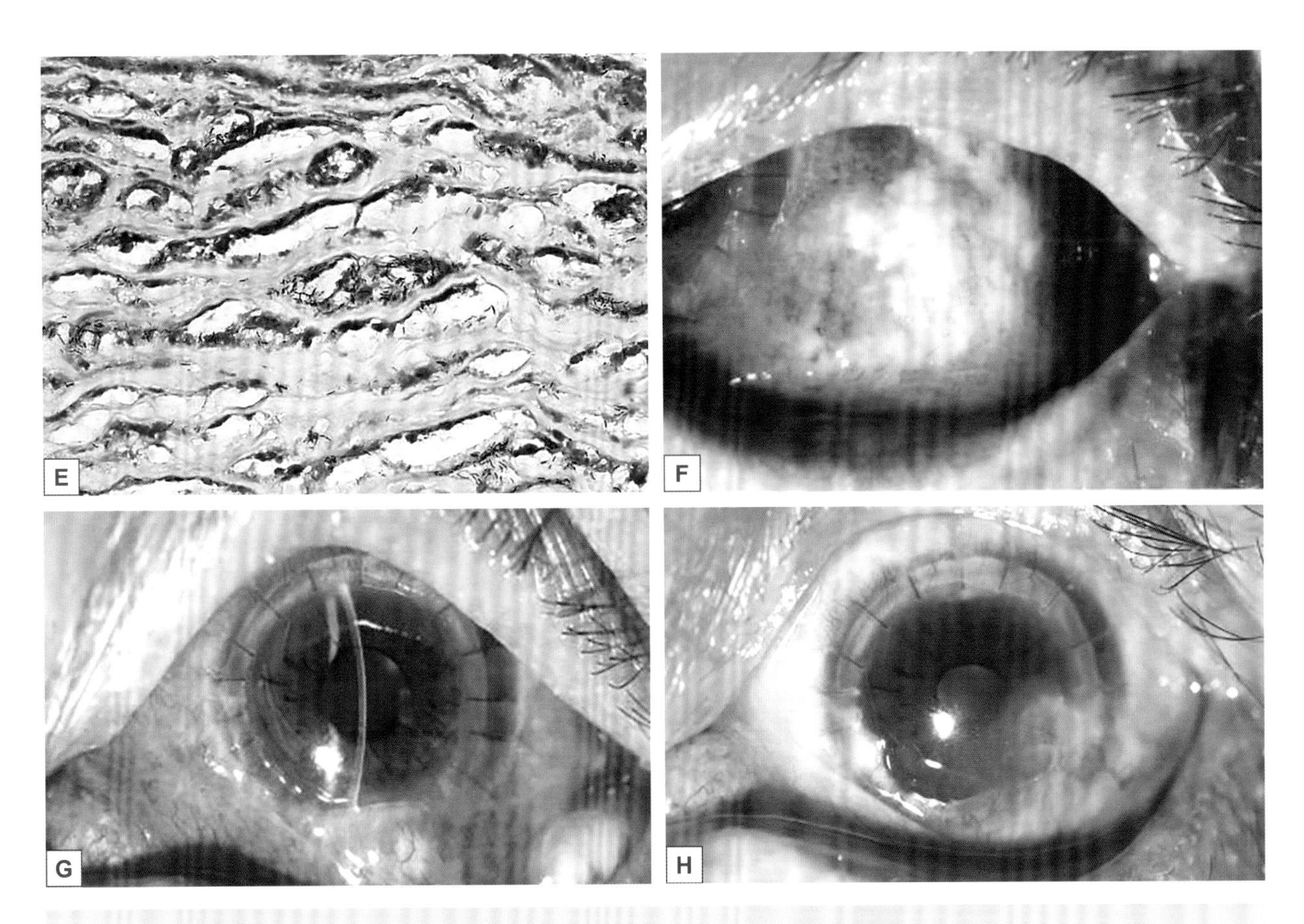

图 3-1-2-9 嗜血分枝杆菌性角膜炎眼前节裂隙灯显微镜照相图片和角膜病理切片

图 A、B 眼前节大体像和荧光素染色像显示角膜中央溃疡，基质白色浸润、变薄，病灶周围放射状浸润，伴有前房积脓

图 C 眼前节大体像显示该患者抗细菌药物治疗 5 天，角膜溃疡加重，前房积脓增多

图 D 眼前节大体像显示穿透性角膜移植术后 1 周，角膜植片透明

图 E 角膜病理切片抗酸染色可见较多红染的杆菌

图 F 穿透性角膜移植术后 3 个月，颞侧巩膜干酪样坏死

图 G 左眼颞侧和下方巩膜坏死、隆起，球结膜水肿、充血

图 H 全身抗分枝杆菌治疗 8 个月，角膜和巩膜病情均得到控制，裸眼视力 0.4

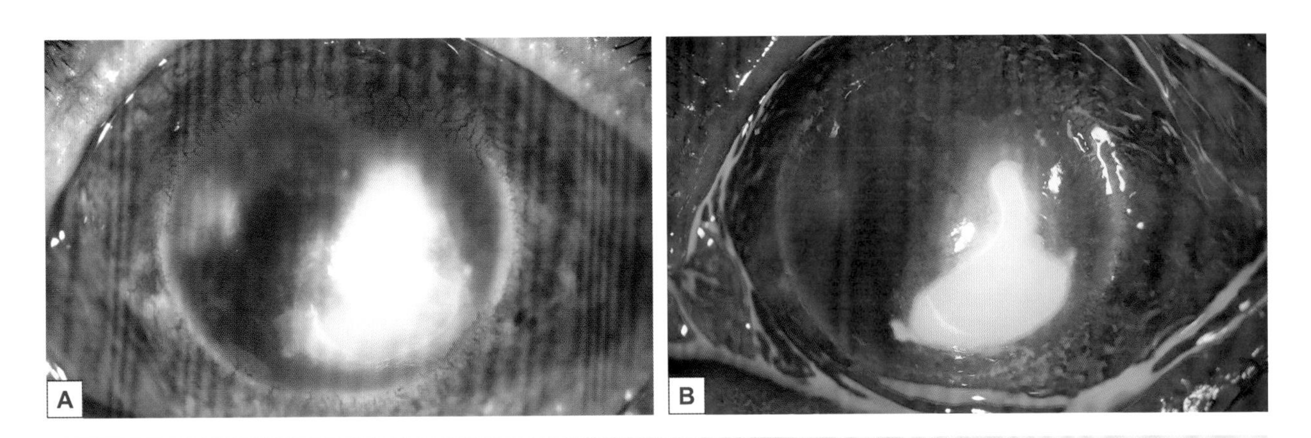

图 3-1-2-10 HSK 基质型继发肺炎链球菌感染眼前节裂隙灯显微镜照相图片

图 A 眼前节大体像显示左眼角膜基质不均匀水肿、混浊、浸润，颞侧基质白色浸润、溃疡，内皮面脓液附着，前房下方积脓约 0.5mm

图 B 眼前节荧光素钠染色照片显示角膜颞下方溃疡

四、诊断与鉴别诊断

（一）诊断

细菌性角膜炎的诊断需要结合患者的病史、症状、体征和病原学检测来共同分析。

1. 病史　角膜是否有外伤史，是否有角膜上皮损伤的危险因素，是否有糖尿病、免疫性疾病等全身性疾病史，是否有眼部及全身长期应用糖皮质激素及广谱抗生素史、是否有角膜接触镜配戴史等。

2. 临床表现　主要是典型的眼部症状和体征。

3. 实验室检查

（1）角膜刮片、涂片检查：角膜刮片、涂片检查是快速诊断细菌感染的有效方法，随病变进展，不同部位重复刮片可提高阳性率。取材时需注意，应先拭去溃疡表面的坏死组织，再行角膜刮片。是否刮取到真正的病变组织是检查阳性率高低的关键。此法快速、简便易行，且患者花费较少，适合基层医院广泛开展使用。革兰氏染色法是最常用的一种细菌染色法，革兰氏阳性菌呈紫色，革兰氏阴性菌呈红色。吉姆萨染色主要用于区分炎症细胞类型和质内包涵体，还可用来区分细菌和真菌。细菌呈现深蓝色，而真菌则呈现紫色或蓝色。可以用吉姆萨染色确定棘阿米巴属和衣原体包涵体。抗酸染色法主要用于检查临床标本中的结核分枝杆菌等抗酸菌。另外，还有鞭毛染色法、阿尔培异染颗粒染色法、负染色法和荧光染料（吖啶橙）染色法等。

（2）角膜刮片或角膜病灶组织细菌培养和鉴定：角膜刮片组织、角膜清创或移植取到的病灶组织需进行细菌培养、鉴定以及药物敏感性分析。如果感染范围内存在原有的缝合线，应取出缝合线并进行培养。对于角膜深部脓肿而表面完整的感染，可以考虑用7-0或8-0的丝线穿过脓肿区进行缝合，病原体可能附着在缝合线的纤维上，然后培养缝合线，这样就可以在不干扰表面完整的角膜上皮和基质的情况下获得培养标本。

常用的细菌培养方法主要有需氧培养法、二氧化碳培养法和厌氧培养法，分别适用于一般需氧菌和兼性厌氧菌、脑膜炎奈瑟菌和淋病奈瑟菌，以及专性厌氧菌和兼性厌氧菌的培养。一般细菌可在有氧条件下，37℃中放18~24小时后生长。厌氧菌则需在无氧环境中放2~3天后生长。个别细菌如结核分枝杆菌要培养1个月之久。细菌培养阳性率通常低于真菌培养。

总体来看，细菌培养的阳性率普遍较低。笔者研究团队对1997—2005年间的细菌性角膜炎的角膜标本培养阳性率为18.2%，2013—2017年间眼部细菌培养阳性率为31.44%。北京同仁医院孙旭光等对1989—1998年间、2006—2015年间、2007—2013年间的细菌培养阳性率分别为22.1%、18.2%和29.0%；国外大多报道40%~60%。导致细菌培养阳性率低的原因可能有以下几个方面：①标本量的影响，角膜刮片所获得的标本量极少，再加上取材经验及技术的原因，得到的标本可能只有坏死组织，不含或仅含极少量病原微生物。②在进行病原微生物培养前，多数患者已使用过广谱抗生素，如Marangon等发现56%的感染性角膜病患者在取标本前接受过局部抗生素治疗，Chowdhary等则报道64%的患者进入三级医院前使用过氟喹诺酮类抗生素。抗生素的使用可延迟细菌生长的时间，导致在常规的观察时间内，细菌培养的阳性率低。因此，有医生建议对已使用抗生素治疗的患者，可停药12~24小时，再行刮片培养，并延长观察时间以减少漏检。③有些致病菌需特殊的培养条件，常规方法难以培养成功。

（3）组织病理学检查：角膜移植手术取下的组织片固定、包埋、切片，进行HE染色、PAS染色，明确病变是否切除彻底，同时可观察细菌浸润角膜的深度，常用于角膜移植术后的确诊和作为预后的参考。

另外，如果病例对治疗的反应不佳或重复培养均为阴性且临床表现提示感染继续进展，则可考虑取角膜病灶组织活检。既往研究显示，42%取活检组织的病例通过培养发现了病原，40%的病例通过组织病理学检查发现了病原。如果浸润或脓肿位于基质中层或深层，也可考虑制作层状瓣，在瓣下进行角膜活检，同时获取涂片和培养的标本。角膜活检标本的获取可用小环钻（例如直径2~3mm）或刀片切取一小块浸润或溃疡边缘的病变基质组织，尽可能远离角膜中心，大小要足够平分为两份，一份用于培养，另一个份用于组织病理学检查。从浸润或溃疡的边缘进行取材，有利于获得更多的病原体，而从浸润的中心进行取材，可能只获取到没有活性的病原体或其碎片。

（4）分子生物学检测：对于细菌的检测与鉴定，分子生物学技术是一种更加快速和敏感的方法。常用的分子生物学技术包括：核酸杂交、聚合酶链反应（PCR）、生物芯片等。由于技术平台要求高和费用相对较高等原因，分子生物学检测尚未在基层医院得到推广。但对难以明确病原的感染性角膜病，分子生物学检测可为临床提供重要的诊断依据。同时，分子生物学检测还可以检测细菌的耐药性基因，为临床治疗提供一定的参考依据。

4. 共聚焦显微镜检查　共聚焦显微镜检查是一种快速、有效、无创伤的活体检查手段，能动态观察角膜组织中有无真菌菌丝、孢子或棘阿米巴包囊、滋养体。有利于细菌性角膜炎与其他种类感染性角膜病（如真菌性角膜炎、棘阿米巴角膜炎）的鉴别诊断。

（二）鉴别诊断

由于病灶组织涂片和细菌培养的阳性率不高，且患者往往就诊前已自行应用或在基层医院开具抗细菌的药物，细菌性角膜炎的病原学诊断往往比较困难。鉴于此，与其他感染性角膜炎的鉴别诊断对于细菌性角膜炎的确诊非常重要，有利于在病原学不明的情况下作出正确的临床诊断。易与细菌性角膜炎相混淆的角膜疾病主要包括以下几种：

1. 真菌性角膜炎　真菌性角膜炎是我国常见的感染性角膜病，鉴别点在于该病与植物和泥土外伤密切相关，且角膜病灶具有特征性的形态特征，如菌丝苔被、伪足、卫星灶、免疫环等。病原学检查仍是重要的鉴别依据，真菌涂片和共聚焦显微镜检查阳性率均较高，有助于其与细菌性角膜炎的鉴别。

2. 单纯疱疹病毒性角膜炎（HSK）　HSK 在临床诊断中有明确的分型和分期，其中 HSK 基质坏死型伴有角膜溃疡形成者需与细菌性角膜炎相鉴别。HSK 反复发作的病史是其与细菌性角膜炎鉴别的要点之一，后者往往进展迅速，伴有脓性分泌物，而前者反复发作，遗留各种形态的瘢痕，且往往因其嗜神经性而伴有角膜知觉减退。细菌涂片和培养等病原学检查和 HSV-1 基因检测有助于两者的进一步鉴别。需要注意的是，有些 HSK 上皮损伤后易继发细菌感染而形成 HSK 合并细菌感染，需要同时进行抗病毒和抗细菌的治疗。

3. 棘阿米巴角膜炎　棘阿米巴角膜炎的发病多与配戴角膜接触镜或泥土、污水接触史相关，眼部剧烈疼痛的症状和角膜炎症沿神经走行、典型的环状基质浸润体征有助于其与细菌性角膜炎的鉴别诊断。共聚焦显微镜和阿米巴涂片、培养查见阿米巴包囊或滋养体是该病确诊及与其他类型角膜炎鉴别的“金标准”。由于受到阿米巴实验室检查阳性率的限制，尤其需要注意其与难以明确病原的特殊类型细菌感染（如非结核分枝杆菌）的鉴别，必要时，可采用病灶组织的基因检测来帮助诊断和鉴别。

4. 睑缘炎相关性角结膜病变（BKC）　BKC 常表现为角膜下方周边的基质浸润、角膜缘新生血管和新生血管头端的小溃疡，伴有睑缘炎症是其与细菌性角膜炎的鉴别要点，也是临床查体上最容易忽视的问题。如伴有角膜上皮缺损而继发细菌感染，则需同时进行抗细菌治疗。

5. 蚕食性角膜溃疡　蚕食性角膜溃疡表现为角膜边缘的潜掘状溃疡，需与角膜边缘细菌感染或金黄色葡萄球菌毒素造成的周边溃疡性角膜炎相鉴别。蚕食性角膜溃疡潜掘状溃疡的形态、沿角膜缘进展的方式，以及溃疡表面相对清洁、眼部疼痛剧烈等特点，有助于其与后两者的鉴别，同样应注意合并细菌感染的问题。

五、治疗

细菌性角膜炎的治疗目标是：控制感染和炎症、恢复角膜完整性、减少并发症和尽可能恢复视觉功能。规范的细菌性角膜炎治疗首先应去除病因和危险因素；局部抗生素滴眼液能够达到较高的组织浓度，在大多数情况下是首选的治疗方法；对即将发生或已发生角膜穿孔、进展性或无反应性感染及眼内炎，有必要联合采用其他治疗方案，包括羊膜移植术、结膜瓣遮盖术、角膜移植术、角膜胶原交联术等。

（一）去除病因和危险因素

细菌性角膜炎的治疗首先应去除病因和与疾病相关的危险因素，如治疗慢性泪囊炎、处理睑内翻倒睫、剔除角膜异物、全身病治疗等。

（二）药物治疗

1. 局部抗菌药物的选择　在细菌培养和药物敏感试验的结果未报告之前，要根据详细的病史和裂隙灯显微镜检查，结合医师的临床经验，选择高效、广谱的抗生素。对起病急、病情进展较快、疑诊革兰氏阴性杆菌者，首选氨基糖苷类或氟喹诺酮类滴眼液，如 0.3% 妥布霉素滴眼液滴眼和/或 0.3% 加替沙星滴眼液，对疗效不佳的，可以加用 5% 头孢他啶滴眼液交替滴眼；对疑诊为葡萄球菌感染或者临床不能判断的，可选用氟喹诺酮类滴眼液，如第四代加替沙星或莫西沙星滴眼液等，对疗效不佳的，可以加用夫西地酸滴眼液交替滴眼。一般来说，如果初始治疗 48 小时后没有好转，需要酌情调整初始治疗方案。了解各类抗菌药物的抗菌谱和耐药性有助于在临床治疗中选择适当的抗感染药物。

（1）氟喹诺酮类药物：是一种治疗眼部感染的常见外用抗菌剂，外用氟喹诺酮的副作用最小。第二代和第三代氟喹诺酮，如环丙沙星、氧氟沙星和左氧氟沙星，为常见市售眼科用药，且抗菌谱类似，包括大多数革兰氏阴性和一些革兰氏阳性菌。氟喹诺酮类单药疗法的广泛使用已经导致耐药菌株的出现，如铜绿假单胞菌、金黄色葡萄球菌和链球菌类对第一代和第三代氟喹诺酮的耐药性正在增加。新出现的第四代氟喹诺酮，如加替沙星和莫西沙星，其抗细菌谱更广，对上述耐药性菌株有效。在体外，第四代氟喹诺酮的抗菌谱比前几代氟喹诺酮更广地覆盖了革兰氏阳性菌。

（2）氨基糖苷类药物：对需氧和兼性需氧革兰氏阴性杆菌具备杀菌效果。对严重的铜绿假单胞菌性角膜炎，可联合使用氨基糖苷类和抗假单胞菌头孢菌素。另外有报道称阿米卡星（丁胺卡那霉素）可有效治疗诺卡菌性角膜炎。

（3）头孢菌素：和青霉素一样，头孢菌素含有杀菌活性所必需的 β-内酰胺环。头孢唑林不仅对革兰氏阳性病原体具备很强的活性，而且在局部给药之后产生的毒性最低，是治疗细菌性角膜炎最常用的第一代头孢菌素。另外，其最常与其他制剂相结合用于治疗革兰氏阴性细菌，因此具有广泛抗菌谱。但是，目前没有市售的局部用 β-内酰胺类抗生素，因为其在溶液中不太稳定，容易在几天或几星期之内分解，故每隔 4~5 天就需要制备新制剂。头孢他啶是第三代头孢菌素，具备抗假单胞菌活性，被用于治疗氨基糖苷类或氟喹诺酮耐药的铜绿假单胞菌性角膜炎。

（4）万古霉素：是一种糖肽类抗生素，对青霉素耐药性金黄色葡萄球菌具有活性。其主要对革兰氏阳性细菌有活性，并且是抵御耐甲氧西林金黄色葡萄耐药（MRSA）和凝固酶阴性葡萄球菌的最有效抗生素之一。

（5）新一代大环内酯类药物：包括阿奇霉素、克拉霉素和罗红霉素等，组织内渗透性都较高，更适于治疗细胞内病原体，如沙眼衣原体和非结核性分枝杆菌。克拉霉素滴眼液和阿奇霉素滴眼液已经被用于治疗非结核分枝杆菌感染。由于其溶解度较低且角膜渗透性不足，这些新一代大环内酯类外用制剂在治疗细菌性角膜炎方面能够发挥的作用有限。

（6）磺胺类药物：虽然并非治疗大多数细菌性角膜炎的一线用药，但是甲氧苄啶与磺胺甲噁唑（复方新诺明）联合使用可以有效治疗诺卡菌。

2. 敏感药物的应用　对已有细菌培养结果的，按药敏结果调整抗菌药物。需要注意的是，实验室的结果不是绝对的，体内药敏和体外药敏并非完全一致，在治疗中仍然需要观察临床效果以便及时调整用药。细菌的药敏和耐药问题在我国也是动态变化的，河南省眼科研究所、北京同仁医院和笔者研究团队等单位的临床研究报道证明了这一点，所以应随时根据耐药性变化调整临床用药。

3. 广谱抗生素的应用　对位于角膜中央、进展迅速或严重的细菌性角膜炎，要及时局部和全身应用广谱抗生素，局部先用冲击剂量（第 1~3 小时内加大用药量，每 5~15 分钟滴药 1 次，以后每 30 分钟~1 小时滴药 1 次），病情好转后，应该适当地减少用药频率；全身及时应用广谱抗生素静脉滴注，如头孢类或氟喹诺酮类抗生素。对淋病奈瑟菌性角膜炎，需使用青霉素全身治疗。

4. 疗效评估　细菌性角膜炎对临床治疗的反应受多种因素影响，疗效评估的最佳时间是治疗 48 小时后，因为过早评估往往不能准确反映治疗效果。即使在治疗措施恰当的情况下，假单胞菌和其他革兰氏阴性菌导致的角膜炎也会在前 24~48 小时内呈现出加重的倾向。如果 48 小时后眼部症状仍未改善或稳定，则应改变初始治疗方案。对抗生素治疗有效的临床特征包括：疼痛症状减轻、分泌物量减少、眼睑水肿和结膜充血得到缓解、基质浸润边界不再扩展并更加清晰、基质浸润密度降低、基质水肿和内皮炎性斑块减轻、前房炎症反应减轻和角膜上皮从边缘开始修复。对于治疗无反应的病例，可以考虑停用抗生素至少12~24小时再次进行角膜刮片，以增加所获取的培养标本的载菌量。如果存在特殊细菌感染或者眼部免疫功能受损的情况，建议延长疗程观察。

5. 糖皮质激素的应用　溃疡的急性期，糖皮质激素在局部是禁止应用的，因为其可以激活胶原酶，使组织融解加速，导致病情加剧和角膜穿孔。当病情稳定、感染控制后，在组织的修复和瘢痕期，适当应用较低浓度的糖皮质激素滴眼液或糖皮质激素眼膏是安全的，能够促进炎症消退和减少瘢痕形成。当感染的细菌为诺卡菌属或分枝杆菌等较为特殊的细菌时，应慎重应用或避免应用激素。

6. 睫状肌麻痹剂的应用　可使用睫状肌麻痹剂减轻炎症、减少虹膜前后粘连的形成，缓解睫状肌痉挛带来的疼痛。

7. 促修复药物的应用　在细菌性角膜炎感染控制后的恢复期，可适当应用促进上皮修复的药物，如生长因子类滴眼液。

8. 关于结膜下注射用药的问题　当感染扩散到巩膜或者在治疗依从性不可靠的情况下，结膜下注射抗菌药物或许会有所帮助。但研究表明，应用结膜囊滴药的给药途径，角膜内的药物浓度明显高于结膜下注射和全身用药的给药途径，并且结膜下注射给药还有其他并发症，故应慎重使用。

（三）手术治疗

对于进展性或无反应性感染，以及眼内炎、即将发生或已发生角膜穿孔者，应联合采用手术治疗方案，包括羊膜移植术、结膜瓣遮盖术、角膜移植术、角膜胶原交联术等。

1. 羊膜移植术　羊膜移植术在细菌性角膜溃疡的急性期应视为禁忌。在药物治疗有效、细菌培养转阴后的恢复期，为减少瘢痕形成和上皮修复才考虑应用。在羊膜移植手术中，可以根据角膜溃疡面的溃烂程度和规整程度进行病灶局部清创，或用角巩膜剪/板层刀进行病灶板层切除。为了减轻缝线带来的眼部刺激症状、促进羊膜的良好贴附，术后可以配戴高透氧软性角膜接触镜（图3-1-2-11）。

2. 结膜瓣遮盖术　结膜瓣遮盖术一直被用于治疗顽固的微生物感染性角膜炎。对角膜偏中心，特别是靠近角膜边缘的溃疡或者难治性细菌溃疡，结膜瓣遮盖术是一种有效的方法（图3-1-2-12）。其能够为角膜感染部位提供结构性支持，并利用血液成分的作用帮助控制感染和炎症、加速组织愈合。特别是对老年体弱的患者或在基层医院无法开展角膜移植手术的情况下，该手术仍是便捷、经济和有效的治疗方法。

3. 角膜移植术　老龄、转诊不及时、糖皮质激素使用不当、既往眼部手术史和角膜大面积/中央部溃疡是细菌性角膜溃疡需行角膜移植手术的主要风险因素。药物治疗无效、病变迅速进展，特别是对铜绿假单胞菌性角膜炎患者，早期行板层角膜移植术，可迅速控制炎症的发展（图3-1-2-13）；在急性细菌感染得到控制，溃疡累及角膜中央深基质、上皮修复困难时，可以行板层角膜移植术改善视力、促进修复；如病变累及角膜内皮层、角膜穿孔或全层瘢痕形成并严重影响视力时，可考虑行穿透性角膜移植术（图3-1-2-14）。需要注意的是，与溃疡消退后的角膜移植相比，在细菌性角膜炎急性进展期进行治疗性穿透或板层角膜移植手术并发症发生率更高，植片存活率更低。

4. 角膜胶原交联术　角膜胶原交联（collagen cross-linking，CXL）是用于治疗进展型圆锥角膜或屈光手术后出现角膜扩张的光化学疗法，也可用于感染性角膜炎的治疗。CXL具体的抗微生物机制和不良事件发生率尚不明确。长波紫外线（UVA）照射核黄素产生光敏作用有助于恢复角膜结构的完整性，而且还能够缓解胶原酶分解、诱发氧化应激反应破坏微生物核酸。体外研究表明，其对多种细菌具有抗菌活性，包括表皮葡萄球菌、MRSA、铜绿假单胞菌和耐药肺炎链球菌。研究显示CXL可以降低细菌性角膜炎的复发率和角膜穿孔率，但不能让病变提早消退。

（四）其他治疗方法

如治疗性软性角膜接触镜。在消除致病细菌、感染得到控制后，可使用治疗性角膜接触镜促进上皮修复。在配戴治疗性角膜接触镜期间，应持续给予抗生素滴眼液，以防止原感染复发或发生新的感染。

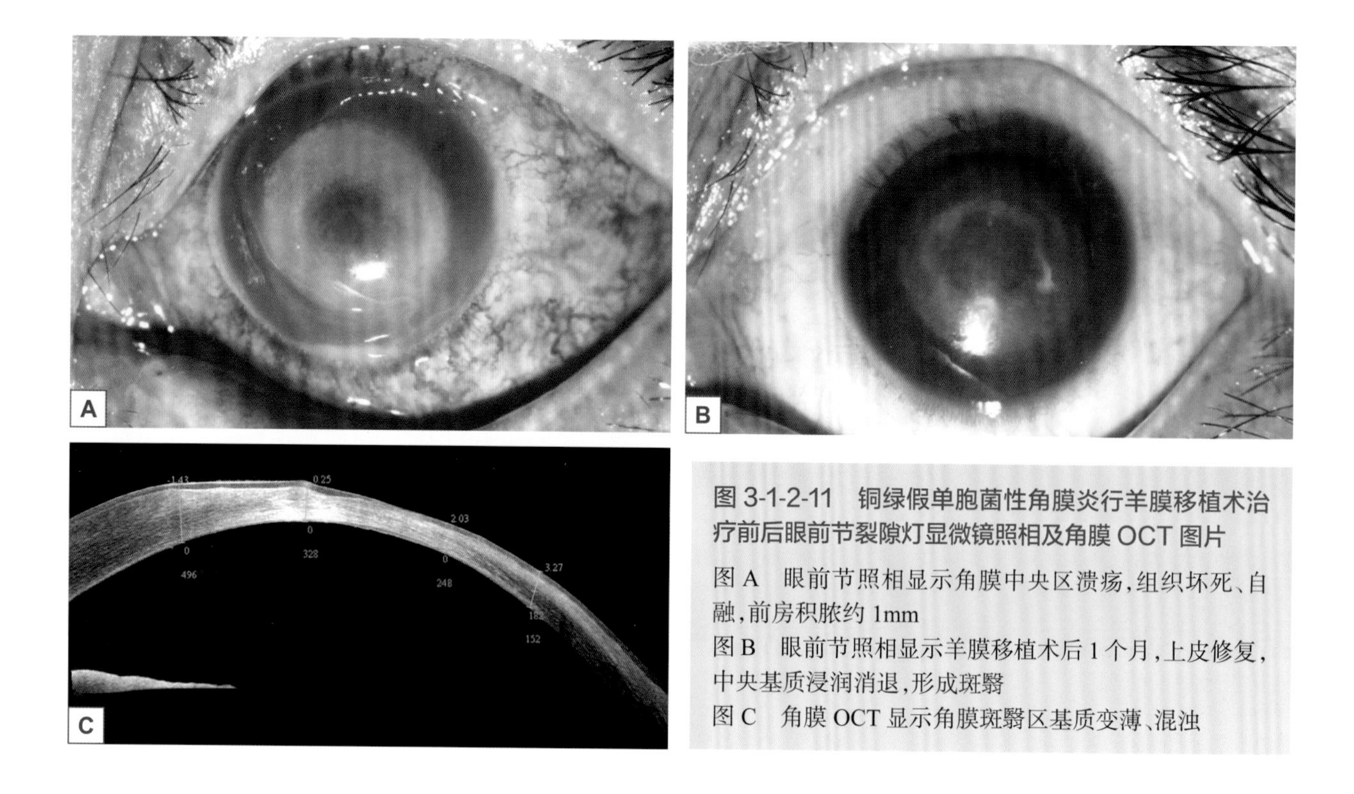

图 3-1-2-11　铜绿假单胞菌性角膜炎行羊膜移植术治疗前后眼前节裂隙灯显微镜照相及角膜 OCT 图片

图 A　眼前节照相显示角膜中央区溃疡，组织坏死、自融，前房积脓约 1mm

图 B　眼前节照相显示羊膜移植术后 1 个月，上皮修复，中央基质浸润消退，形成斑翳

图 C　角膜 OCT 显示角膜斑翳区基质变薄、混浊

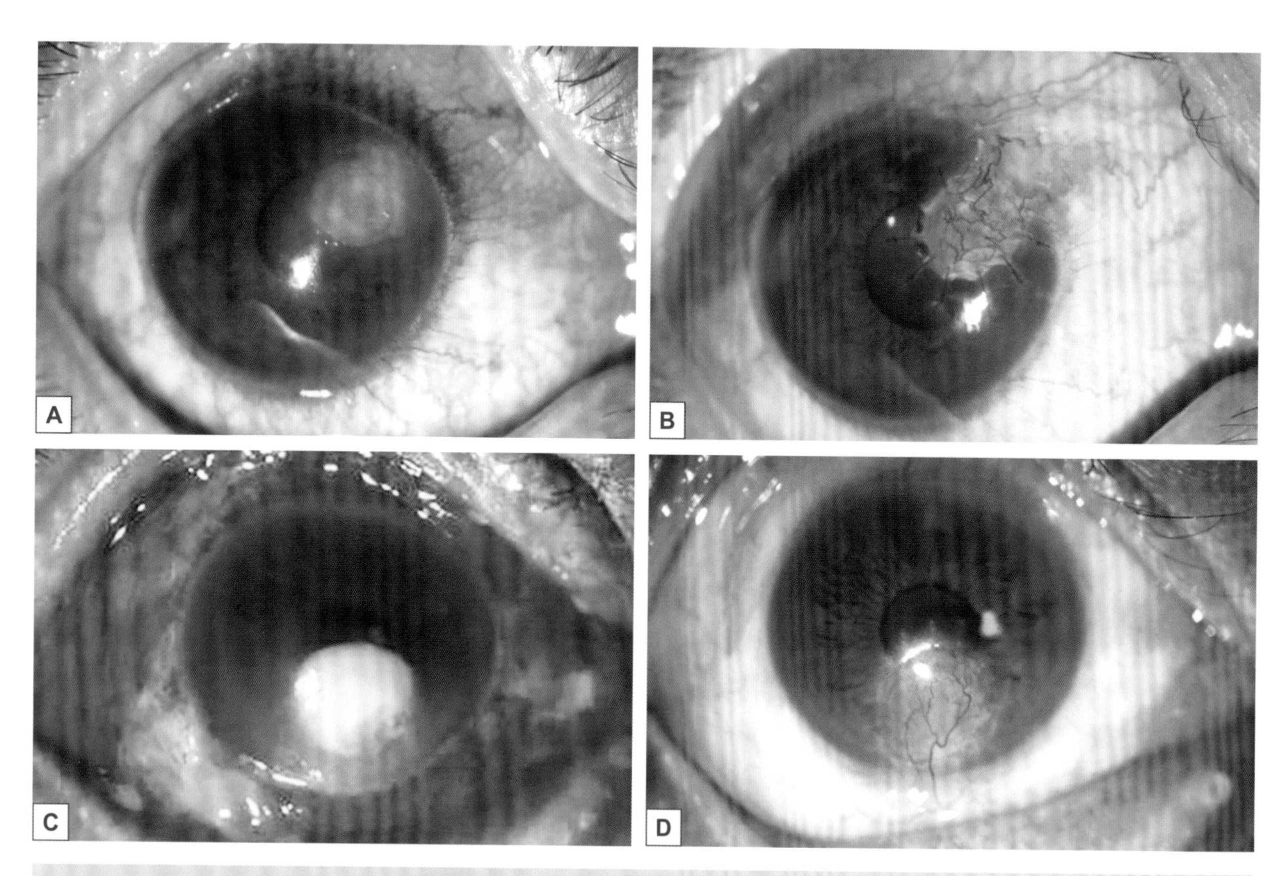

图 3-1-2-12　细菌性角膜炎行结膜瓣遮盖术治疗前后眼前节裂隙灯显微镜照相

图 A、C　显示角膜溃疡累及较深基质

图 B、D　显示结膜瓣遮盖术后，溃疡区结膜瓣遮盖，血运丰富，上皮完整，基质浸润消退

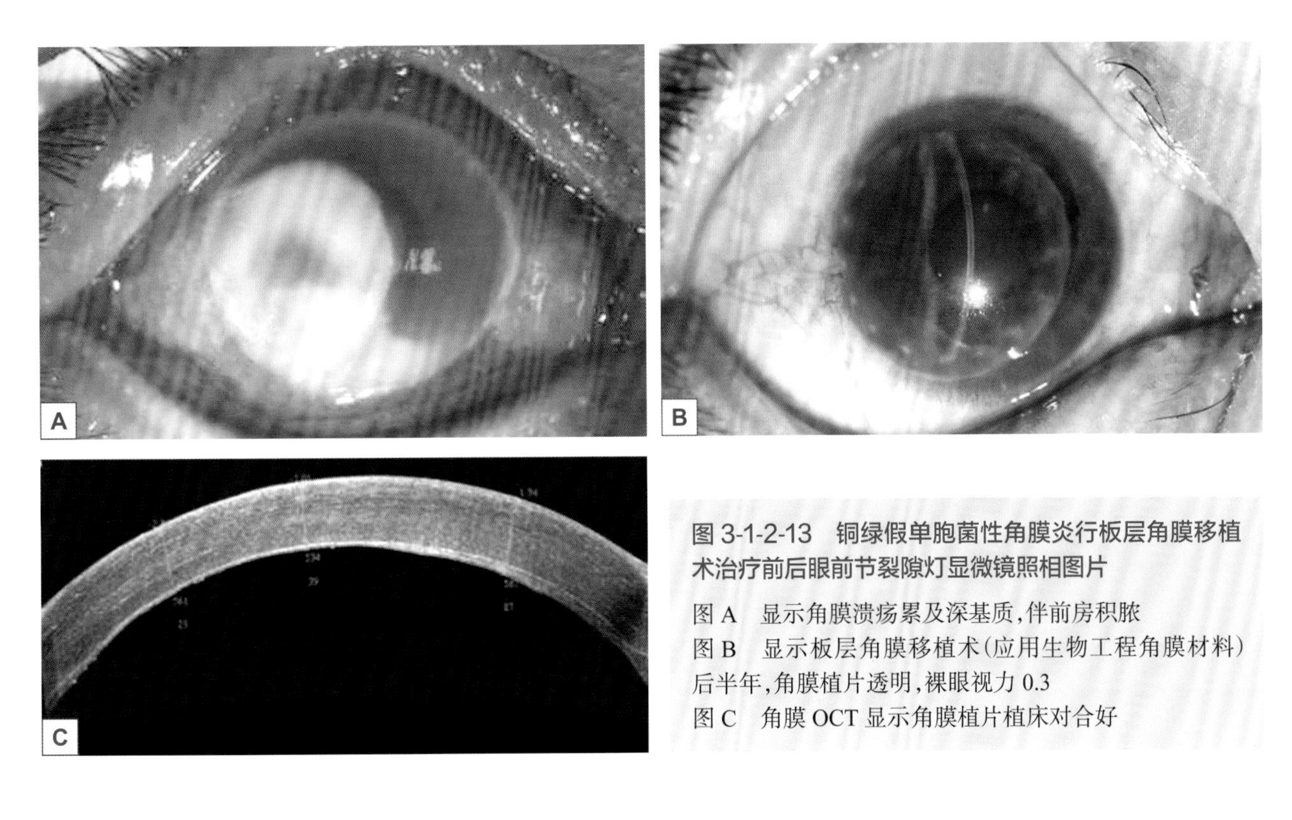

图 3-1-2-13 铜绿假单胞菌性角膜炎行板层角膜移植术治疗前后眼前节裂隙灯显微镜照相图片

图 A 显示角膜溃疡累及深基质，伴前房积脓

图 B 显示板层角膜移植术（应用生物工程角膜材料）后半年，角膜植片透明，裸眼视力 0.3

图 C 角膜 OCT 显示角膜植片植床对合好

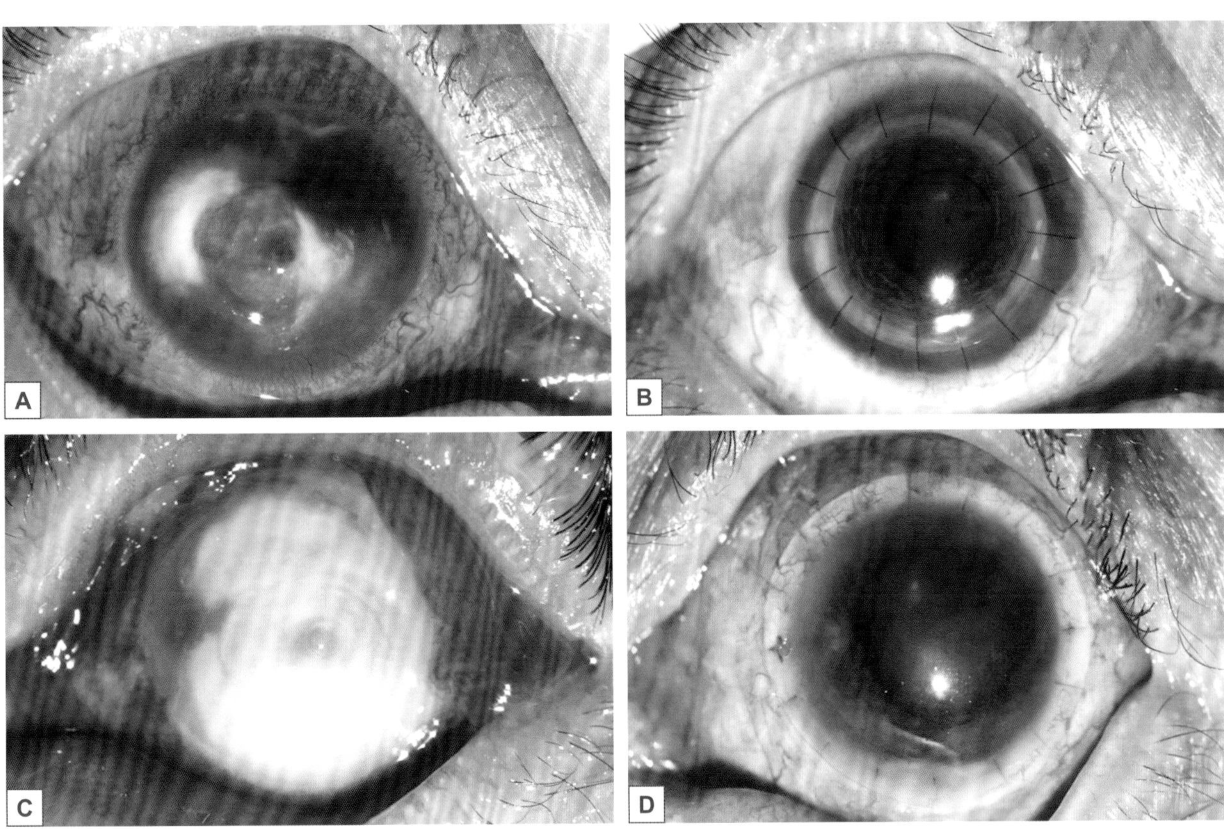

图 3-1-2-14 细菌性角膜炎行穿透性角膜移植术治疗前后眼前节裂隙灯显微镜照相图片

图 A（HSK 合并细菌感染）、C（铜绿假单胞菌） 显示术前角膜溃疡，伴有角膜穿孔

图 B、D 穿透性角膜移植术后，角膜植片透明，感染得到控制

（董燕玲）

第三节 真菌性角膜炎

真菌性角膜炎是一种由致病真菌直接感染引起的严重的致盲性眼病，常见于以农业人口为主的发展中国家，主要感染青壮年劳动人群，能造成严重的视力损害，甚至危害眼球。20 世纪 80 年代，我国感染性角膜病中单纯疱疹病毒性角膜炎（HSK）占首位，但目前在一些地区真菌性角膜炎的发病率已高居首位，因此，提高我们的认识及临床诊疗水平具有重要意义。

一、病因与流行病学

1879 年，Leber 首次报道镰刀菌感染角膜，此后至 20 世纪 50 年代，国内外文献报道较少。近数十年来，角膜真菌感染的发病率呈上升趋势，病原菌的分布和感染频率随着地理位置、气候、职业和医疗条件而不同。在美国，真菌感染在角膜溃疡中所占比例从北部的 6% 至南部的 20% 而不同；亚洲国家的研究表明，这一数字在印度南部高达 50%，这与加纳（37%）、尼泊尔（17%）、巴西（8%）有较大的差异。引起角膜感染的主要真菌菌种在不同地区差别较大，在发达国家及气候较寒冷地区（如美国北部和英国），文献报道最常见的致病菌种为白念珠菌（31.6%~48.4%）；在中国、印度等发展中国家，以镰刀菌和曲霉菌为主（曲霉菌 12%~47%，镰刀菌 16%~62%）。我国广东、河南、河北及山东地区调查显示，真菌性角膜炎致病菌种以镰刀菌和曲霉菌为主。其中大部分地区镰刀菌为首位致病菌，占 28%~65%；其次为曲霉菌，占 11%~49%；第三、四位为青霉属（3.6%~11.6%）或弯孢霉属（1.2%~13.1%）。

在我国，真菌性角膜炎的首位病因是外伤尤其是植物或泥土性外伤（59.8%），其次为滥用糖皮质激素和抗生素。值得注意的是，局部使用糖皮质激素眼液与真菌性角膜炎的发展和恶化相关，糖皮质激素能激活并增强真菌的毒力。局部麻醉药的滥用也是真菌性角膜炎的一个危险因素，另外，长期使用广谱抗生素能破坏眼表正常菌群的平衡，从而增加念珠菌感染的风险。在美国等发达国家，配戴角膜接触镜是主要的危险因素之一。一项多中心研究表明，丝状真菌感染发病前多有植物性眼外伤史，或配戴角膜接触镜和既往眼部手术史；酵母菌感染多与机体免疫功能失调有关，如全身长期应用免疫抑制剂或单纯疱疹病毒性角膜炎、干燥性角结膜炎、暴露性角膜炎等慢性眼表疾病长期局部使用糖皮质激素或抗生素。

二、发病机制

（一）真菌感染的发生取决于真菌毒力和宿主防御因素之间的相互作用

真菌毒力因素包括黏附力、侵袭力、形态改变、真菌毒素和水解酶等，宿主防御因素包括解剖屏障和免疫防御机制。不同真菌感染角膜后，角膜中基质金属蛋白酶（matrix metalloproteinases，MMP）的表达量存在明显差异，且与病理改变严重程度成正相关，说明蛋白水解酶在真菌入侵角膜的过程中发挥了重要作用。真菌感染的角膜组织中可检测到少许伏马菌素（FB1）和呕吐毒素（DON）。组织病理学研究表明，真菌主要以菌丝形态向角膜内入侵，周围出现大量的吞噬细胞和炎症细胞。一旦进入角膜基质，真菌病原体能通过产生多种蛋白酶和真菌毒素而增殖，并导致严重的组织坏死。此外，病原体能够通过完整的后弹力层进入前房和眼内，能够通过角膜扩散到巩膜，播散到前房或巩膜往往意味着病程迁延和预后不良。

（二）真菌性角膜炎是一种化脓性炎症反应，遵循化脓性炎症反应产生的一般规律

病原体侵入机体后，病原体本身和/或组织内的细胞分泌趋化因子和细胞因子，两者作为信号诱导、激活并吸引炎症细胞向感染部位游走和聚积。一方面，炎症细胞杀灭和清除病原体；另一方面，吞噬细胞产生和释放的物质对组织产生融解、破坏作用，导致化脓性炎症反应。因此，结合发生机制的研究现状，我们推测真菌性角膜炎的发生过程可能为：角膜上皮损伤后，胶原、层粘连蛋白（LN）和纤连蛋白（FN）等成分暴露，真菌孢子通过黏附素黏附于角膜中的这些成分。然后，真菌孢子生芽形成菌丝入侵角膜，并且产生

毒素和水解酶等物质，使角膜组织发生融解和破坏。同时，致病真菌本身和/或诱导宿主细胞分泌趋化因子和细胞因子，吸引炎症细胞向感染部位游走和聚积。炎症细胞在杀伤和清除真菌的同时，又会产生毒性产物加重角膜损伤。另外，真菌成分可被宿主的甘露聚糖结合凝集素（MBL）和Toll样受体（TLR）等识别，通过一系列信号转导途径，启动先天和后天性免疫过程，并诱导炎症反应的发生。

三、机体的损伤防御机制

各种致病性真菌中，只有少数在一定条件下可使正常人致病。多数发病则与全身或局部的防御功能障碍有关。机体对真菌的防御功能包括非特异性和特异性两方面。

（一）对真菌的非特异性防御功能

人类对真菌的非特异性防御功能包括屏障因素、体液因素、细胞和细胞因子。

1. 屏障因素　屏障因素指角膜上皮的防御功能。完整的正常角膜上皮能防止真菌侵入。有报道称正常人结膜囊内培养真菌的阳化率为10%~60%不等，但这些人并没有发生真菌性角膜炎，只有角膜上皮损伤后才容易招致真菌感染。

2. 体液因素　具有非特异防御功能的体液因素指血液、淋巴液、细胞间液、泪液中所含的各种抗微生物的分子，包括体液中的补体系统、溶菌酶、干扰素、各种细胞因子等，如补体激活的旁路途径可能被真菌多糖所激活而产生C3b、C3a、C5a等。

3. 细胞因素　人体非特异性免疫细胞包括：粒细胞、巨噬细胞、自然杀伤细胞和肥大细胞等。角膜感染真菌后，首先启动非特异性免疫反应，可在角膜缘和病灶角膜中见到大量的巨噬细胞、中性粒细胞聚积和明显的炎症反应。中性粒细胞因真菌本身释放的趋化因子而聚积于真菌侵入处，并通过髓过氧化酶（MPO）依赖性氧化系统而杀死真菌；角膜中活化的巨噬细胞也能显著提高吞噬和杀伤真菌的能力。

4. 细胞因子　有多种炎性细胞因子参与了真菌性角膜炎的发生发展，如出现IL-1β、IL-6、TNF-α等因子表达明显升高，其升高水平与角膜感染的严重性成正相关；感染早期即出现了MPO、促黑激素释放抑制因子（MIF）和诱导型一氧化氮合酶（iNOS）的高表达，且与角膜中炎性细胞的浸润水平一致。

（二）对真菌的特异性防御功能

特异性防御功能，即特异性免疫，指抗原进入机体后引起的一系列特异性反应，包括体液免疫和细胞免疫。

1. 体液免疫　多数真菌侵入人体后能产生特异性抗体。实际上，关于抗体能否在防止或遏制真菌感染中起重要作用，目前研究较少。

2. 细胞免疫　对真菌的防御和真菌病的发生，细胞免疫起到主要作用。

当真菌或其产物中的抗原初次进入机体时，抗原提呈细胞（antigen presenting cell，APC）摄取和加工抗原后，在淋巴系统内增殖。已致敏的特异性T细胞再循环到真菌侵入部位时，再次受到抗原提呈细胞表面的特异性真菌抗原的刺激，进行克隆增殖，释放各种淋巴因子，并招致各种淋巴因子聚积于局部，造成病理改变。这种病理改变可能因消灭真菌而自愈，也可能因未能消灭真菌而长期存在，甚至累及全身其他部位。

角膜缘中存在大量的树突状细胞（dendritic cells，DC），即朗格汉斯细胞，能够识别、吞噬和提呈侵入角膜上皮和基质特定的抗原，同时和T淋巴细胞一起形成更强的细胞免疫防线。在炎症过程中，DC可向角膜中央迁徙，并分泌和释放炎性调节物质。

3. Toll样受体的作用　Toll样受体在角膜上皮、基质和内皮细胞中表达，能识别入侵的真菌，传导炎症信号，进而诱导宿主细胞表达炎性细胞因子和干扰素调控因子，趋化炎性细胞浸润，介导多种生物学效应，是联系非特异性免疫和特异性免疫的桥梁，在机体抗真菌免疫中发挥重要作用。

4. 细胞自噬　细胞自噬介导着免疫反应的平衡，在角膜的抗真菌免疫反应中起着重要的作用；在真菌性角膜炎中，角膜细胞的自噬活性受到抑制，保护性炎症反应减弱，损害性炎症反应增强，真菌逃避机体的免疫清除，持续存在，感染加重；激活自噬后，角膜基质细胞活力增强，真菌的清除速度加快，促进角膜炎愈合。

四、临床病理学特点与临床表现的关系

（一）一般病理改变

角膜组织为广泛化脓性炎症，大量中性粒细胞浸润，炎症明显处角膜基质纤维轻者肿胀，排列紊乱，重者基质细胞崩解，失去组织结构，呈凝固性坏死样改变。病灶周围见分离的小脓肿形成，病程长的慢性基质炎可见多核的细胞环绕真菌形成肉芽肿样改变。

（二）真菌在角膜内的生长方式

1. 判定标准 在常规的病理切片上，大部分菌丝的生长方向与角膜基质的板层纤维间的角度 <45°，可以判定为平行生长。反之，大部分菌丝与板层纤维间夹角 >45° 时，被判定为垂直生长（图 3-1-3-1）。

2. 分型 根据真菌性角膜炎的临床表现结合相应的病理学改变，可以把真菌性角膜炎大体分为：

（1）水平生长型：真菌为表层地毯式生长，对抗真菌药物治疗效果好，角膜刮片阳性率高，是板层角膜移植术的适应证。

（2）垂直和斜行生长型：为临床严重的真菌感染，有特异的真菌感染伪足、卫星灶等，抗真菌药物疗效往往欠佳。在菌丝还没穿透全层角膜时，可以尝试板层角膜移植术，但穿透性角膜移植可能更为安全。

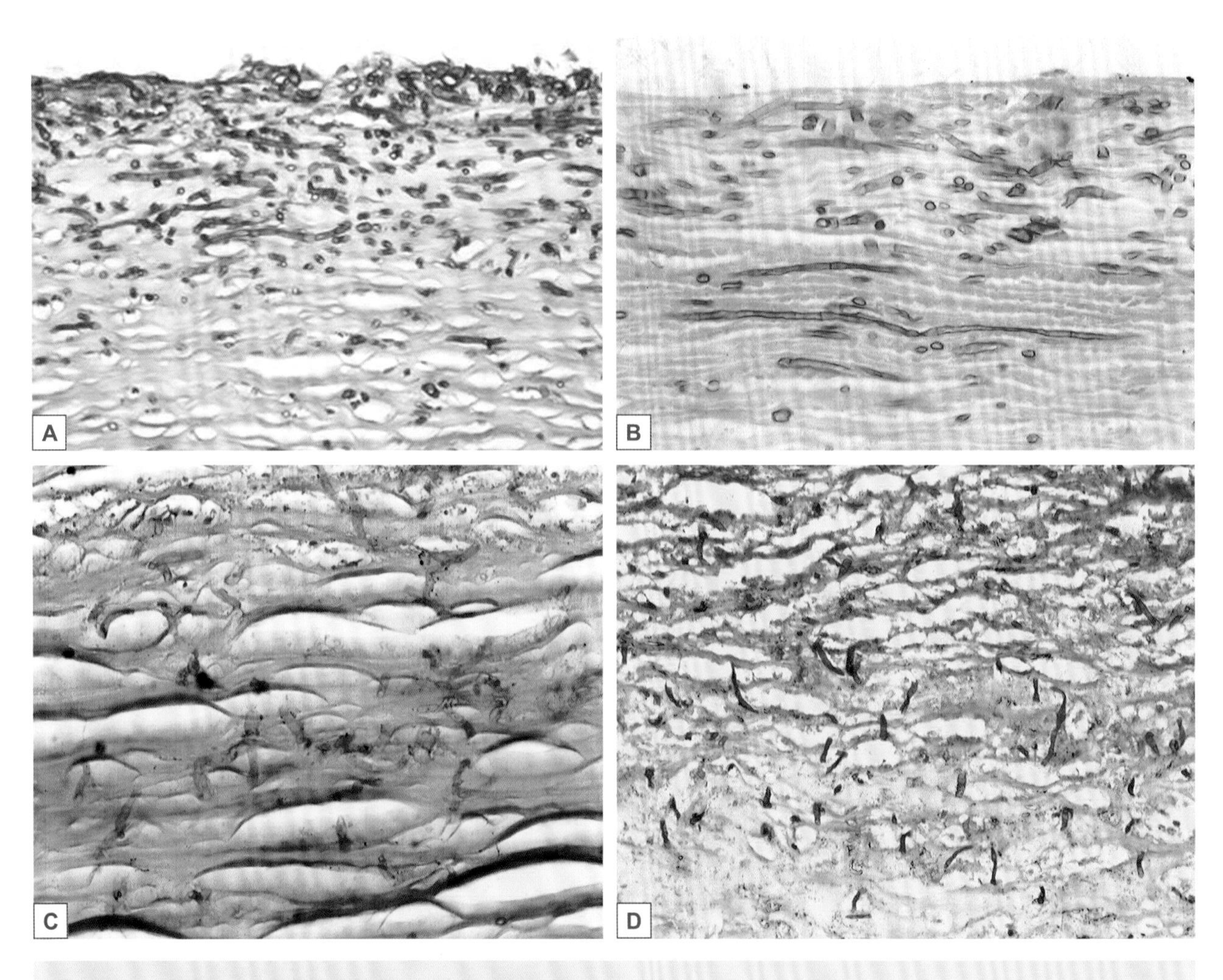

图 3-1-3-1 真菌性角膜炎角膜病理切片中菌丝的生长方式

图 A 水平生长的真菌菌丝（×400）
图 B PAS 染色显示水平生长的茄病镰刀菌菌丝（×400）
图 C 垂直生长的真菌菌丝（×400）
图 D PAS 染色显示垂直生长的烟曲霉菌菌丝（×400）

3. 真菌的生长方式与临床特征的关系 角膜中菌丝的不同生长方式与炎症的临床表现密切相关。

(1)角膜病变表现为表层感染:为菌丝苔被呈地毯样覆盖在角膜的表层,中间为炎症坏死组织,并无真菌菌丝长入,内层为完全正常的角膜组织。这些患者在临床上表现为角膜表层的病灶,面积较大,病程缓慢,角膜基质水肿轻,一般没有卫星灶和免疫环,前房反应轻,角膜刮片易找到菌丝。

(2)病变角膜组织主要在基质层:显示真菌为灶性板层生长,菌丝只在病灶处垂直或水平扩散,病灶周围组织见大量炎症细胞浸润,离病灶越远,角膜组织越接近正常。临床上为单个溃疡,常达角膜基质深层,表面常为脂样脓液覆盖,周围卫星灶明显,一般没有伪足,穿透性角膜移植术易切除病灶,角膜刮片阳性率较低,采用角膜活检阳性率明显提高。

(3)病变角膜组织为全层:可见真菌菌丝垂直嵌在组织间,有的已伸入后弹力层,炎症严重处为凝固性坏死,炎症反应轻处为炎症组织与正常组织相间。临床上患者表现为炎症反应明显,病灶范围广,常为全角膜炎症反应,溃疡周围有明显卫星灶、伪足,病程短而猛,均伴有前房积脓。

五、临床表现

相对细菌性角膜炎,真菌性角膜炎发病和进展相对缓慢。但目前临床上滥用抗生素、抗病毒及糖皮质激素类药物后,典型病程的真菌性角膜炎已少见,而临床常见的真菌性角膜炎的浸润、溃疡发展较快,有的1周内可感染到全角膜,所以不能以病程快慢作为主要临床指标来判断是否为真菌感染。

真菌性角膜炎典型的角膜病变有:

1. 菌丝苔被 表现为角膜感染处有灰白色轻度隆起,外观干燥,无光泽,有的为羊脂状,与下方炎症组织粘连紧密(图 3-1-3-2)。

2. 伪足 在感染角膜病灶周围像树枝状浸润(图 3-1-3-3)。

3. 卫星灶 为角膜大感染灶周围,与病灶之间没有联系的小的圆形感染灶(图 3-1-3-4)。

4. 免疫环 常表现为感染灶周围,有一混浊环形浸润,此环与感染灶之间有一模糊的透明带,被认为是真菌抗原与宿主之间的免疫反应(图 3-1-3-5)。

5. 内皮斑 角膜内皮面有圆形块状斑,有的突向前房,比角膜后沉着物(KP)大,常见于病灶下方或周围(图 3-1-3-6)。

6. 前房积脓 是判断角膜感染深度的一个重要指标,有前房积脓时说明感染已达角膜基质层,有的甚至为部分菌丝已穿透后弹力层。前房的脓液在角膜穿孔前,只有 15%~30% 脓中有菌丝,大部分为反应性积脓,当出现角膜穿孔,前房脓液中高达 90% 有真菌菌丝存在(图 3-1-3-7)。

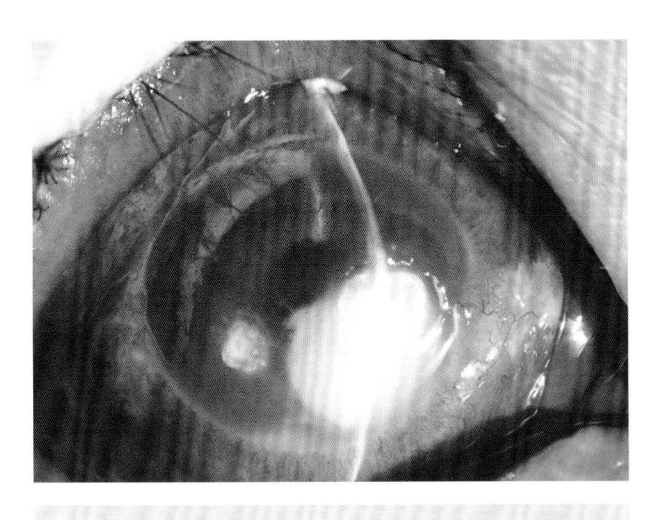

图 3-1-3-2 各种不同表现的菌丝苔被,其共同的表现为外观较干燥、表面无光泽,与下方炎症组织粘连较紧密,微高出角膜感染灶

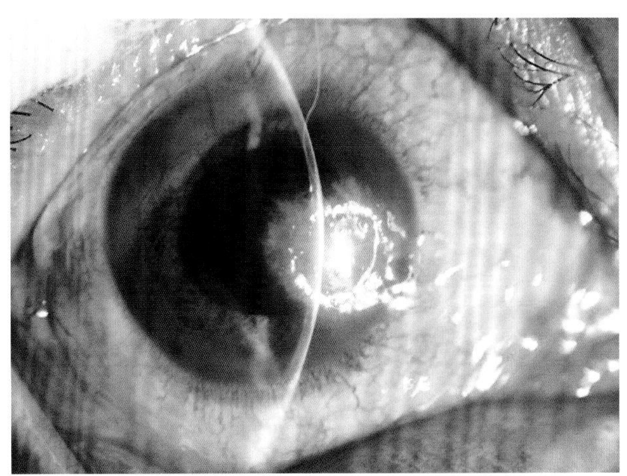

图 3-1-3-3 不同菌种的真菌感染可能表现不同的伪足,但其共同的特征为伪足均从病灶如树枝状伸出,其末端为足板状

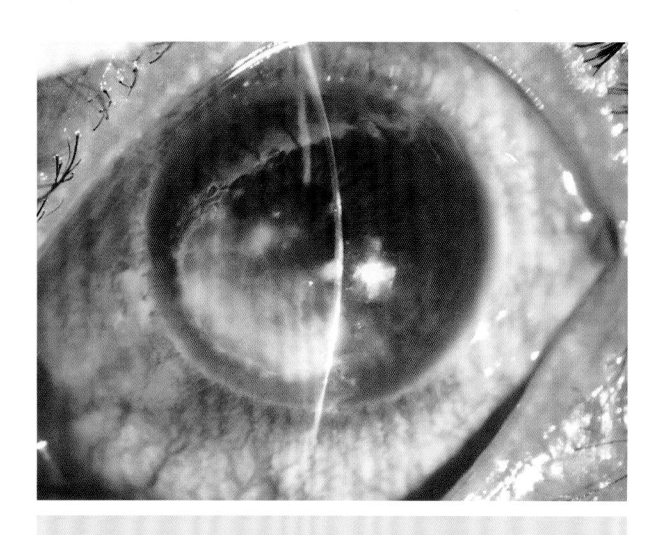

图 3-1-3-4 真菌性角膜炎的卫星灶是一些与主要感染灶不相连的小感染灶，往往围在大的感染灶周围

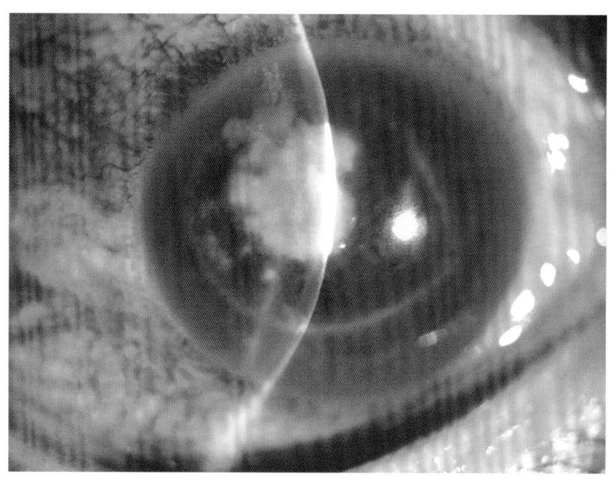

图 3-1-3-5 免疫环并不是所有真菌性角膜炎特有的表现，其特征是在主要感染灶的外面有一环形或半环形浸润灶

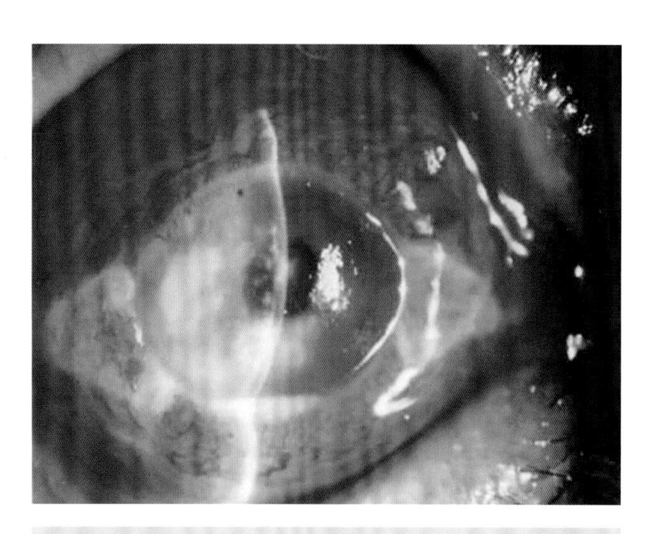

图 3-1-3-6 真菌性角膜炎内皮斑为角膜内皮面上小的病灶，图中显示裂隙切面部有多个内皮斑

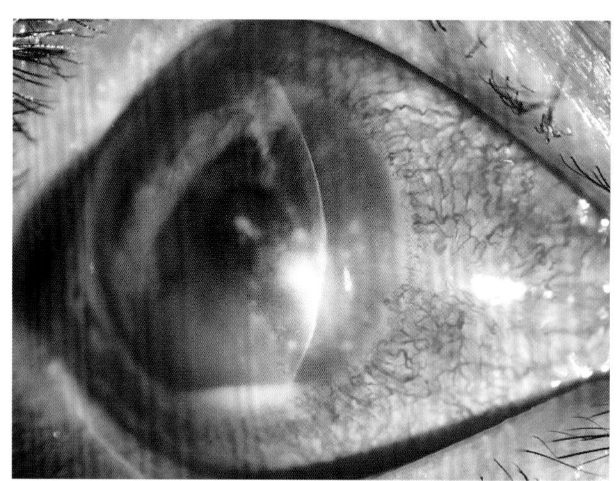

图 3-1-3-7 真菌性角膜炎感染的病灶大小、深度及感染的真菌菌种与前房积脓的多少有直接关系

六、诊断与鉴别诊断

临床诊断基于患者病史、危险因素、症状及体征的分析而得出。真菌性角膜炎患者的症状和体征与细菌性角膜炎表现相似，可能以异物感伴有逐渐加重的眼痛为初始症状，伴有少量分泌物。但是临床上滥用抗生素和抗病毒治疗，更严重的是糖皮质激素类药物的误用，使其体征和病程往往不典型，给诊断增加了难度。

（一）病史

角膜是否有植物性、泥土等外伤史，是否有眼部及全身长期应用糖皮质激素及广谱抗生素史。

（二）临床表现

主要是典型的眼部体征。

（三）实验室检查

1. 角膜刮片、涂片检查　角膜刮片、涂片检查是早期快速诊断真菌感染的有效方法，随着病变进展至不同部位，重复刮片可提高阳性率。检查分为光学显微镜检查和荧光显微镜检查两类，其中，光学显微镜应用较为普遍，而荧光显微镜检查因仪器和试剂所限难以普及。

（1）光镜检查常用染色法

1）10% 氢氧化钾（KOH）湿片法：10% 氢氧化钾可溶解非真菌杂质而显示真菌菌丝。刮取病变明显处角膜组织，放在清洁的载玻片上，滴 10% 氢氧化钾 1 滴于标本上，覆以盖玻片，光镜下观察。先用低倍镜找到标本位置，再用高倍镜观察菌丝和孢子（图 3-1-3-8）。如标本过厚或密度过大，可在弱火焰上微微加温，使杂质溶化后再检。阳性率可达 97.5%。此法快速、简便易行，且患者花费较少，适合基层医院广泛开展使用。但要注意，取材时，应先擦去溃疡表面的坏死组织，再行角膜刮片，是否刮取到真正的病变组织是检查阳性率高低的关键。

2）革兰氏染色和吉姆萨染色：刮片方法同上，固定后加用革兰氏染色和吉姆萨染色液，可非特异性地着染丝状菌胞质。革兰氏染色阳性率为 33%~55%，吉姆萨染色阳性率为 27%~66%，两者准确性无显著性差异。

3）Gomori 六胺银（GMS）染色和过碘酸-希夫（PAS）染色：刮片固定后，加用 GMS 和 PAS 染色，能特异性着染真菌胞壁。GMS 染色特异性最高，铬酸可将真菌胞壁中的多糖氧化为醛，后者使六胺银还原为银，从而在绿色背景下显示出黑色的真菌细胞壁及横隔，全过程需 2~3 小时。PAS 染色时，过碘酸将真菌胞壁多糖氧化为醛，后者与希夫（Schiff）试剂反应呈红色。此两种染色方法虽可通过染色使光镜下菌丝和孢子更清晰，但临床实践证明其阳性率并不高于 10% 氢氧化钾湿片法，且需固定染色，步骤较复杂，

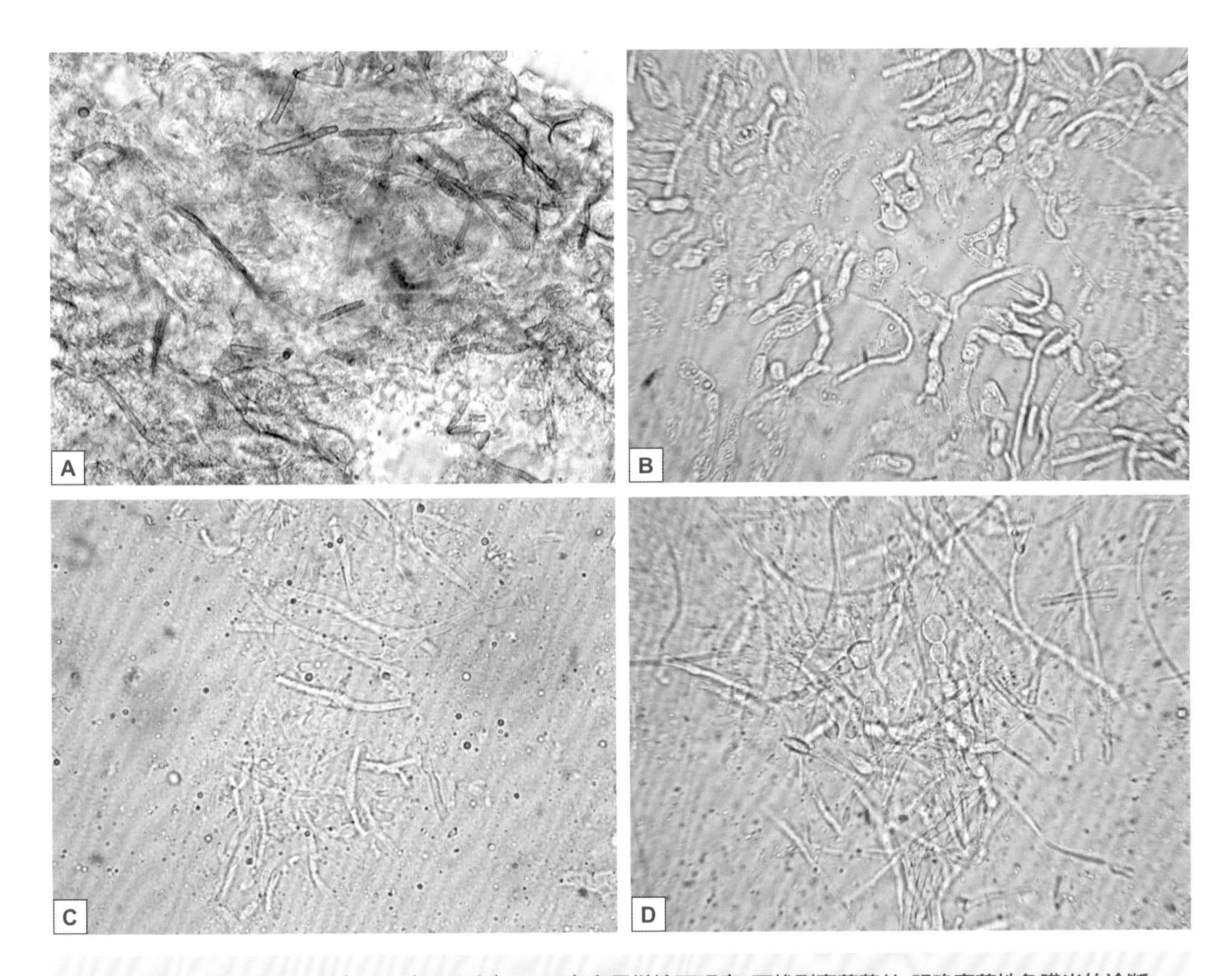

图 3-1-3-8　10% 氢氧化钾（KOH）湿片法（×400），在显微镜下观察，可找到真菌菌丝，明确真菌性角膜炎的诊断

费时费力，有一定技术要求，故临床上一般不采用，也不适合基层医院使用。

（2）荧光显微镜常用染色法

1）吖啶橙染色法：吖啶橙染料与真菌 DNA 结合，在黑色背景下可显示出橙绿色真菌，能快速检测出真菌。

2）二苯乙烯荧光增白剂（CFW）染色：CFW 可与真菌胞壁的几丁质和纤维素紧密结合，使真菌显现为强烈发亮的淡绿色，如加入 0.1% 伊文思蓝，则可在橘红色背景上更清楚地识别发亮的淡绿色真菌。

2. 组织病理学检查　角膜移植取下的组织片固定、包埋、切片，行 HE 染色、PAS 染色，明确病变是否切除彻底，常用于角膜移植术后的确诊和作为预后的参考，同时可观察菌丝浸润角膜的深度及在角膜中的生长方式，用于对真菌性角膜炎的病理研究。

3. 真菌培养和鉴定　角膜刮片或病变角膜培养阳性是诊断真菌感染的最可靠依据，同时可鉴定真菌的菌属、菌种。大多数感染角膜的真菌 3 天内即能生长，部分需要 5~7 天，约 1/4 真菌需 2 周以上时间方能生长，因此，真菌培养基应保存 3 周时间。常用的培养基有 Sabouraud 培养基、血琼脂培养基和巧克力培养基。在室温下，加入庆大霉素、不含放线菌酮的 Sabouraud 培养基是最敏感的眼部真菌分离培养基，阳性率为 52%~79%。对已经穿透后弹力层的病例行真菌病原体分离时，前房穿刺是一种有效的方法，可以抽出房水、前房积脓或内皮斑送实验室检查。

4. 共聚焦显微镜检查　共聚焦显微镜检查是一种快速、有效、无创伤的活体检查手段，能动态观察真菌感染在不同时相角膜组织中的菌丝和孢子的情况，并用于动态观察治疗效果，阳性率达 96.9%（图 3-1-3-9）。真菌菌丝主要表现为高折光性的丝状或线状物，有分支，呈竹节样或树枝样，长度 50~250μm，如周围坏死组织较多，背景多为高反光，但背景反光度一般低于菌丝的反光度。在病变组织中可见真菌孢子，孢子多呈卵圆形，直径 10~15μm，孢子的检出率低于真菌菌丝的检出率。但是，由于共聚焦显微镜进行的是活体检查，不能像病理切片一样进行染色，因此，共聚焦显微镜检查尚不能用于真菌菌属、菌种的鉴别。

此外，引起真菌性角膜炎的致病菌种种类繁多、临床表现复杂，给临床的诊断和用药带来了困难；而且，由于没有合适的检测手段来判定抗真菌药物的疗效，抗真菌药物治疗的时间往往被延长。目前的抗真菌药物价格昂贵，且都有明显的毒副作用，不适于长期用药，如过早停药又可能会因为治疗不彻底而导致真菌性角膜炎复发。因此，如何正确地判断真菌性角膜炎药物治疗过程中的疗效和停药时机是临床医师面临的一个棘手的问题。至今仍然没有一种很好的判断抗真菌药物疗效的方法。

以往的研究方法及手段单从病灶中菌丝的有无来判断是否为真菌感染，标准过于单一，而且从我们的临床实践中也发现即使共聚焦显微镜未发现菌丝也不能完全排除真菌感染，因此，我们从病灶中央及周边浸润区菌丝密度（图 3-1-3-10）的变化、炎症细胞（图 3-1-3-11）的变化及角膜基质细胞的变化等三个主要因素来进行综合考虑。

未治疗的真菌性角膜炎患者，其角膜病灶中央多为坏死组织，其间有大量菌丝，但在共聚焦显微镜中只能见到坏死组织的强烈反光，治疗后随着病情的好转，坏死组织脱落、吸收，反光逐渐减弱，可以看出真菌菌丝和炎症细胞的存在并呈减少趋势（图 3-1-3-12）；而周边浸润区的变化则充分反映了病情随治疗而好转的过程：菌丝密度下降、炎症细胞密度下降、正常角膜基质细胞的出现（图 3-1-3-13）等。真菌性角膜炎病灶中的炎症细胞以中性粒细胞为主，也存在着部分浆细胞、单核细胞等直径较大的细胞，因此，其分布形态呈现大小不均的特点，在治疗一段时间以后，可能由于浆细胞、单核细胞先消失，只余中性粒细胞，所以炎症细胞的大小变得比较均匀。因此，炎症细胞形态上的改变也反映了药物治疗过程中的病情变化。

真菌性角膜炎患者经过一段时间治疗后，其角膜上皮已经完全愈合，这时就必须对患者病情作出准确的判断，根据病灶中是否残留菌丝及活动性炎症来决定是继续维持治疗还是减少用药量甚至停药。单凭临床观察而没有客观证据就盲目减药或者无谓地延长治疗时间都是不可取的，因此，必须再次检查。此时，如果行角膜刮片或真菌培养就会使已愈合的角膜上皮重新被破坏，以至于病情反复，延迟愈合时间，而且由于角膜的炎症已消退或接近消退，即使反复刮片也难以得出准确的判断，可能造成漏诊。因此，唯一的办法是共聚焦显微镜检查。

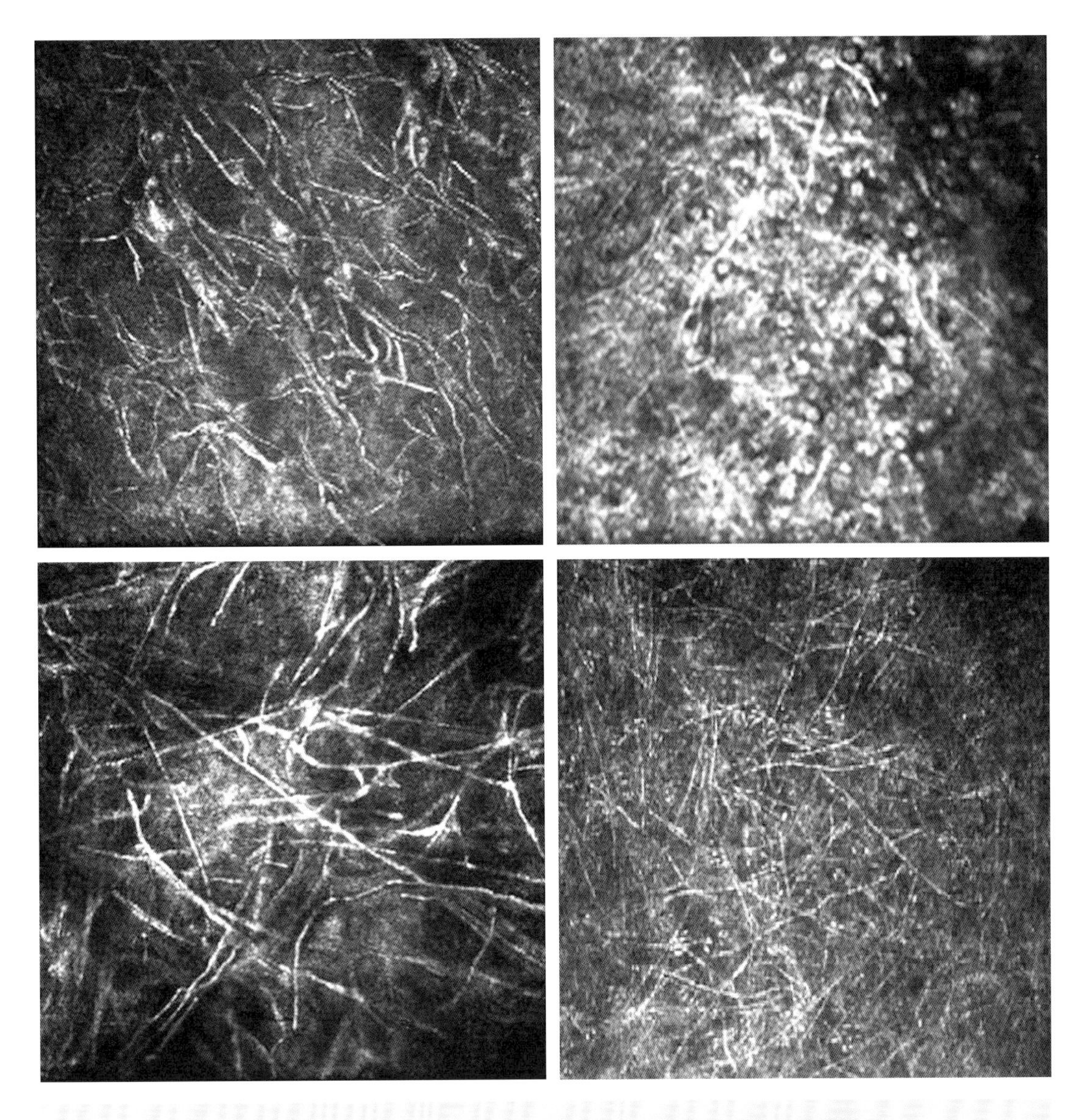

图 3-1-3-9 在共聚焦显微镜下不同的真菌可表现不同的镜下形态，有的还可见到孢子

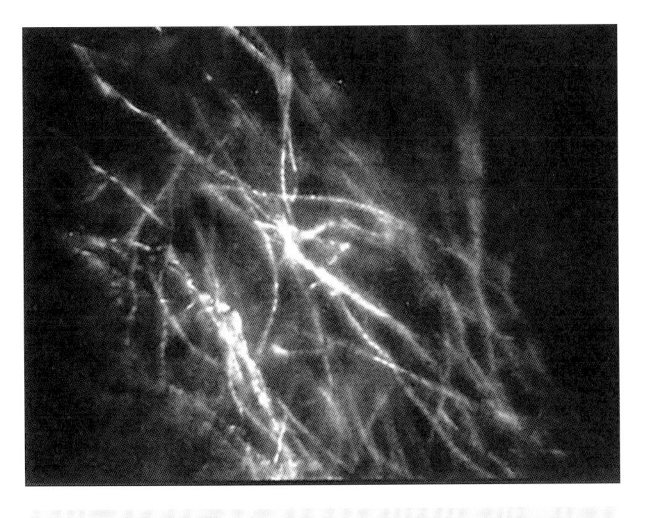

图 3-1-3-10 真菌性角膜炎治疗前感染灶中央部可见大量的真菌菌丝

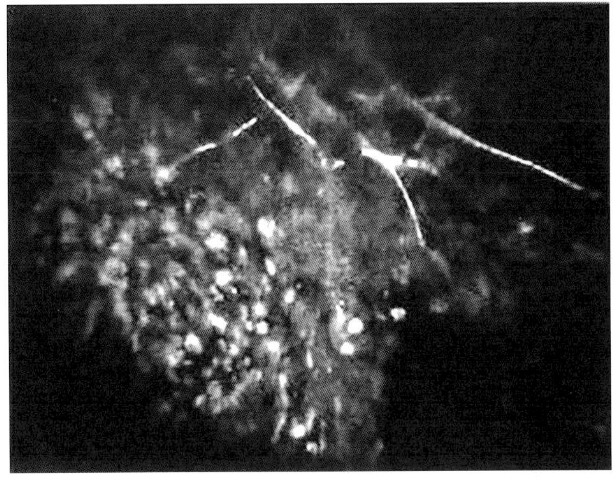

图 3-1-3-11 同一患者的病灶周边部除见菌丝外，还可见大量的炎症细胞

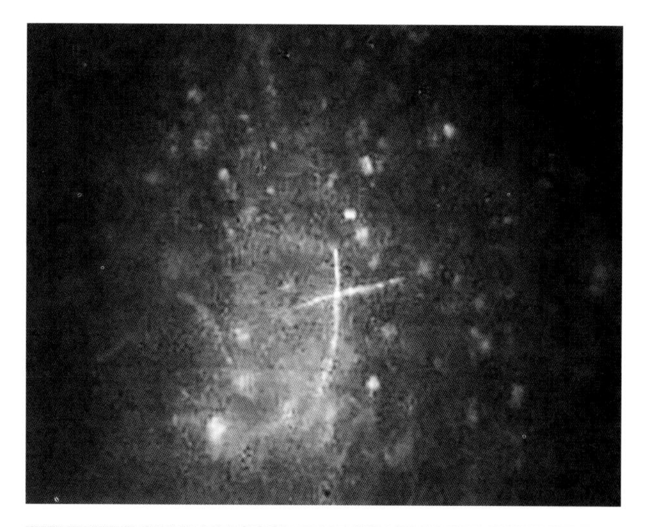

图 3-1-3-12 同一患者抗真菌药物治疗 28 天后病灶中央偶见菌丝，炎症细胞大大减少

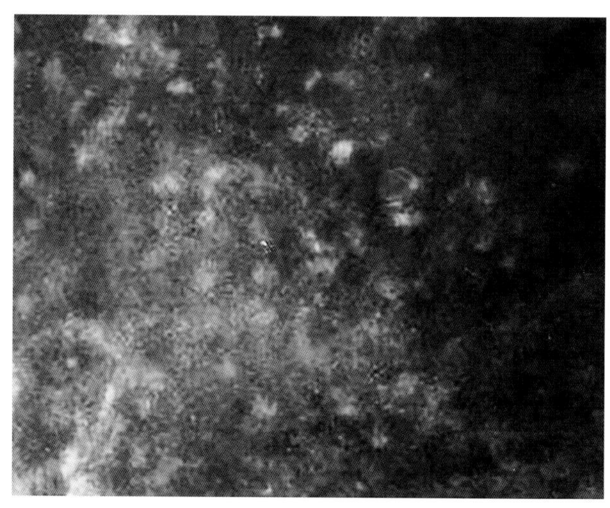

图 3-1-3-13 同一患者病灶周边已无菌丝，可见部分角膜基质细胞

通过共聚焦显微镜观察，会发现在角膜上皮愈合后仍有近一半的患者角膜浅基质中存在着少量菌丝或炎症细胞，更重要的是多数患者只能发现极少量的菌丝，甚至一个视野只能找到一根，这就意味着其角膜的病变并没有完全恢复，必须继续用药，这是其他检查难以做到的；而部分患者经过反复的检查仍没有找到菌丝和炎症细胞，且已可看到正常的角膜基质细胞，提示角膜的病情已完全恢复，所需的只是巩固治疗而已，因此，嘱患者减少药量直至完全停药。

真菌性角膜炎患者在用药后，角膜溃疡灶的完全愈合并不意味着真菌感染的完全控制，必须通过有效的手段进行准确的判断，而目前只有通过共聚焦显微镜检查从菌丝、炎症细胞及角膜基质细胞等综合因素的观察和分析从而正确判断药物治疗真菌性角膜炎的转归并为临床用药提供客观依据。

5. 分子生物学检测 对于真菌检测与鉴定，分子生物学技术是一种更加快速和敏感的方法。有学者对核糖体 RNA 内转录间隔区的分子序列进行分析评估，以检测和鉴别镰刀菌属，在 58 份眼部标本中鉴定出 15 份镰刀菌病原体，其中 75% 是茄病镰刀菌，16% 是尖孢镰刀菌。此外，研究者指出，分子序列分析比形态学检测在鉴别亚菌种上准确率更高。也有报道应用 PCR 和其他分子生物学技术行眼组织标本检测和真菌病原体鉴定。

6. 相干光断层成像技术（optical coherence tomography，OCT） OCT 是一种新型医学影像诊断技术，是利用光波对眼内组织进行断层扫描，具有快速、高效、非侵入性、非接触性的特点。可观察活体眼前节及眼后节细微的形态结构，为我们提供类似低倍光学显微镜下组织病理切片的二维横切面图像或者三维立体图像。由于许多角膜疾病都伴有上皮的病变，因而非接触的方法有其优越性。OCT 分辨率高，又无须与角膜直接接触，近年来已应用于角膜疾病的临床诊断。眼前节 OCT 主要用于观察角膜局部病变的深度、范围大小，以及疗效评估等，如角膜浅层病变可以行准分子激光治疗性角膜切削术（PTK）治疗，深层病变可以考虑行板层角膜移植术，全层病变可以行穿透性角膜移植术等。因此，角膜 OCT 检查是判断角膜感染深度及选择手术方式的重要指标。

（四）真菌性角膜炎的诊断中几个值得注意的问题

1. 误诊和漏诊的情况仍较严重 主要是首诊医生对感染性角膜病的认识不足，还有一些医院因设备条件的限制，对感染性角膜病往往先考虑细菌感染，先应用抗生素药物治疗，在治疗无效或病变加重甚至已出现角膜感染灶穿孔时，才选择进行病原学检查或建议转上级医院治疗。但这些患者已失去最佳的药物治疗时机，被迫需要行角膜移植来控制感染，这不仅增加了患者的经济负担，且治疗效果差。

2. 重视正确诊断的意识不够 对真菌性角膜炎的诊断要注意以下几个方面的问题：

（1）重视病史的采集：真菌性角膜炎患者多有眼部植物或泥土外伤、取角膜异物、长期局部或全身应用糖皮质激素或抗生素等病史。

（2）重视典型的临床体征：真菌性角膜炎因不同致病菌种可有不同的病理特征，但很难从临床表现来鉴别。总体来讲，真菌性角膜炎的感染灶有五个典型临床特征：①菌丝苔被（约 20% 患者）；②伪足（约 68% 患者）；③卫星灶（约 27% 患者）；④免疫环（约 9% 患者）；⑤内皮斑（约 11% 患者）。以上五项体征不一定在一个患者感染的角膜上全部出现，但只要出现一项，就可高度怀疑为真菌性角膜炎，其中伪足是最常见的临床体征，因此，首诊医生在裂隙灯显微镜下认真观察角膜感染灶的特点，可掌握作出正确诊断的第一手有用的信息。

（3）应该充分利用医院最基本的条件行病原学检测：目前，绝大多数的医院已有显微镜可进行简单的角膜刮片涂片检查，此方法是快速诊断真菌感染的有效手段，其中 10% 氢氧化钾湿片法的阳性率高。如何提高检查的阳性率，有两点是非常重要的：一是要注意取材的方法和部位，要求医生自己取材是关键，因医生知道如何取得真正的病变组织，其方法为应先擦除溃疡表面的坏死组织，再行角膜刮片；二是强调医生要学会自己观察寻找真菌菌丝，特别是在检验师报告为真菌阴性而临床体征高度怀疑真菌感染时，医生自己看片就十分重要。对可疑或看不清的菌丝，还可利用革兰染色和吉姆萨染色，提高发现菌丝的概率。县级及以上的医院基本都可行病原学检测，故在行角膜刮片检查的同时应行真菌培养，其是明确诊断真菌性角膜炎的最可靠依据，同时可鉴定真菌的菌属、菌种，并行真菌药敏检测。

（五）鉴别诊断

临床上，病原学检查是重要的鉴别诊断依据，在作出病原学诊断之前，真菌性角膜炎要注意与细菌性角膜炎、单纯疱疹病毒性角膜炎、棘阿米巴角膜炎等几种常见角膜炎进行鉴别，鉴别的要点主要有：

1. 病史　细菌性角膜炎的发生大多与角膜上皮外伤有关；HSK 有反复发作的病史；棘阿米巴角膜炎的发病多与配戴角膜接触镜或泥土、污水接触史相关。

2. 临床表现　HSK 有角膜知觉减退和特征性上皮型、基质型、内皮型临床表现等；棘阿米巴角膜炎眼部剧烈疼痛的症状和典型的环状基质浸润体征有助于鉴别；蚕食性角膜溃疡的特征表现为角膜边缘的潜掘状溃疡。

七、治疗

大部分真菌性角膜炎患者是从事农业生产的劳动人民，经济条件差，不能得到及时有效的治疗，且其首先就诊的基层医院往往诊断经验及检查设备欠缺，常被误诊为细菌性角膜溃疡或病毒性角膜炎而延误病情，甚至用药不当导致病情进展。

我们强调多元化治疗，即早期依靠抗真菌药物治疗；当病变累及角膜浅基质层时，可以在手术显微镜下清创，刮除病变组织后再用抗真菌药物，或联合结膜瓣遮盖术；当病变累及深基质层且药物疗效欠佳时，要及早采取深板层或穿透性角膜移植术治疗。

（一）药物治疗

目前，关于抗真菌药物的选择和应用没有标准的指导方针，药物治疗效果受到真菌的多样性、地理区域、药物种类、病程长短及个体差异等多因素影响。局部抗真菌药物治疗是主要的治疗方法，用药方法通常是一种或多种局部抗真菌滴眼液联合全身口服抗真菌药。常用抗真菌药物包括多烯类、唑类和嘧啶类等。

1. 抗真菌药物　常用的抗真菌药物主要有：

（1）多烯类：体外实验证实，多烯类是目前抗真菌（丝状菌、酵母菌）活性最高的药物。根据其结构中双链的多少分为大多烯类（两性霉素 B、制霉菌素）和小多烯类（那他霉素）。多烯类药物与真菌细胞膜中的麦角固醇结合，使细胞膜通透性和电解质平衡发生改变。大多烯类药物能在细胞膜上形成微孔，引起可逆性电解质平衡紊乱；小多烯类药物能聚积在细胞膜上，引起细胞膜不可逆性破坏。由于哺乳动物细胞（如红细胞、肾小管上皮细胞等）的细胞膜含固醇，故全身应用时可导致肾脏和溶血等毒性反应。

两性霉素 B（amphotericin B）对曲霉菌、念珠菌和新型隐球菌抗菌活性强，部分镰刀菌（35%）对其敏感，很少有菌种对其产生耐药。有报道其他药物（包括匹马霉素）治疗无效的真菌性角膜炎合并前房积脓

(曲霉菌 4 例,茄病镰刀菌 1 例),局部或联合全身应用两性霉素后治愈。其缺点是难溶于水,角膜内穿透性差,且局部刺激性大,需避光保存。目前常用 0.25% 眼药水和 1% 眼膏,在开始 48 小时内 1 小时点眼 1 次,其后可逐渐减少点药次数。全身应用因其不能通过血-眼屏障且全身毒副作用大,一般不提倡使用。

那他霉素(natamycin)是一种多烯大环内酯类抗真菌剂,具有广谱、双效的抗真菌作用。它既可以抑制各种霉菌、酵母菌的生长,又能抑制真菌毒素的产生。分子结构上的多烯大环内酯环与真菌细胞壁上的麦角固醇结合,导致细胞壁破裂使细胞质渗漏而死亡,被认为是近年来治疗真菌性角膜炎很有效的药物。报道其对镰刀菌有效率为 81%~85%,对暗色孢科真菌有效率为 90%,对酵母菌有效率为 75%。对于念珠菌感染,两性霉素 B 效果优于那他霉素,而对镰刀菌感染则那他霉素效果优于两性霉素 B。由于其混悬液角膜穿透性差,对角膜深部感染尤其合并前房积脓者效果不佳,长时间应用存在耐药性问题。一般开始应用时每半小时点眼 1 次,3~4 天后可逐渐减少用药次数。

(2)唑类:伏立康唑(voriconazolc)作为一种新型的唑类抗真菌药物,抗菌谱广,已被美国食品药品管理局(FDA)批准用于严重的曲霉菌、足放线菌和镰刀菌感染的治疗。其口服生物利用度高,穿透性强,在血浆、房水和玻璃体均能达到大部分眼部分离真菌的体外有效抗菌浓度。前瞻性的临床研究表明:1% 伏立康唑滴眼液局部应用显示出强大的组织穿透力和高生物利用度,在房水和玻璃体中均能达到较高的药物浓度,然而目前还没有眼用制剂。临床上可以通过局部 1% 伏立康唑滴眼、角膜基质内注射、前房内注射、玻璃体注射、口服及静脉滴注等多种途径给药,对常规治疗无效的真菌性角膜炎和真菌性眼内炎显示出较好的治疗效果和安全性。

动物实验和临床试验证实,口服氟康唑(fluconazole)对念珠菌、隐球菌、曲霉菌及球孢子菌感染有效,眼局部应用对白念珠菌性角膜炎效果好,其他念珠菌和镰刀菌等对其不敏感。优点是全身毒副作用低,口服及静脉应用吸收良好,能自由穿透进入眼内,眼部有炎症时穿透力增强。一般应用 0.2%~1% 滴眼液,1~2 小时 1 次;1% 眼膏,每日 1 次;还可行结膜下注射,局部耐受性良好;口服或静脉注射每天 100mg,疗程 6~8 周。

伊曲康唑(itraconazole)是一种广谱唑类抗真菌药,能强有力地抑制大多数致病真菌如曲霉菌、念珠菌、隐球菌和组织胞质菌等,尤其对咪唑类效果较差的曲霉菌抑菌效果好(80%)。口服易吸收,200mg 每日 1 次,一般不超过 3 周,全身毒副作用低。

(3)嘧啶类:5-氟胞嘧啶(5-flucytosine)作用机制为药物进入真菌细胞后形成抗代谢物——5-氟尿嘧啶,干扰真菌细胞内蛋白的合成。抗真菌谱较窄,仅对念珠菌、隐球菌和曲霉菌、青霉菌的少数菌株有效,对镰刀菌无效。易产生耐药性。可用 1% 溶液点眼或口服,100~150mg/(kg·d),分 4 次服用。

(4)免疫抑制剂:研究发现许多真菌的天然代谢产物对其他真菌具有毒性作用,从而抑制共生真菌的竞争生长。环孢霉素 A(cyclosporine A,CsA),他克莫司(FK506)和雷帕霉素(rapamycin,西罗莫司),除可作为免疫抑制剂抑制 T 细胞激活的信号转导途径,还能作为毒素抑制与其竞争的真菌的生长。

(5)其他:洗必泰(氯己定)葡萄糖酸盐已广泛应用于临床近 40 年,对许多革兰氏阳性、阴性细菌、阿米巴原虫、沙眼衣原体具有抑制作用。临床随机对照观察显示,0.2% 洗必泰溶液治疗轻中度真菌性角膜炎效果优于 0.25% 和 0.5% 那他霉素滴眼液,尤其对镰刀菌感染有效,对曲霉菌感染效果较差,眼局部耐受性良好,未见组织毒副作用,而且价格低廉易得。尤其对病原菌尚不明确或可疑混合感染的患者,可将洗必泰溶液作为一线药物选择。

此外,前房炎症反应重合并虹膜后粘连者,可给予 1% 硫酸阿托品眼膏松弛睫状肌,减轻前房炎症,可联合应用非甾体类滴眼液。

2. 联合用药 临床上我们建议联合应用 2 种或 2 种以上抗真菌药物治疗。

(1)局部抗真菌滴眼液的联合应用:抗真菌滴眼液主要有 1% 氟康唑滴眼液、1% 伏立康唑滴眼液、0.25% 两性霉素 B 滴眼液和 5% 那他霉素滴眼液。确诊真菌性角膜炎后,建议联合应用 2 种抗真菌滴眼液,早期治疗要高频率用药,每 1~2 小时滴眼 1 次。组合常为:1% 氟康唑滴眼液联合 0.25% 两性霉素 B 滴眼液;或 1% 氟康唑滴眼液或 1% 伏立康唑滴眼液联合 5% 那他霉素滴眼液。感染控制后改为 4 次/d,原则上维持到角膜感染完全控制，角膜上皮愈合，最好是共聚焦显微镜检查原病灶区真菌菌丝为阴性，才能停用局部抗真菌滴眼液。

（2）可加用结膜下注射：特别是对滴眼不能配合的儿童，可给予0.2%氟康唑注射液0.5~1mL结膜下注射，一般连续注射3~5次。

（3）全身用药：严重者在局部应用抗真菌滴眼液时联合全身应用抗真菌药，如口服伏立康唑或伊曲康唑，或静脉滴注氟康唑、伏立康唑等。

3. 糖皮质激素的应用　目前公认眼部滥用糖皮质激素与真菌性角膜炎有密切的关系，激素类药物可抑制组织的抗感染能力，促进真菌的繁殖。研究表明，糖皮质激素可通过增加真菌繁殖力和侵蚀力，延长组织修复周期，从而加重病情。而且长期应用糖皮质激素滴眼液也可能导致真菌性眼内炎。因此，对真菌性角膜炎，糖皮质激素局部或全身应用均可促使真菌感染扩散或复发，必须禁用。特别强调，感染性角膜炎在没有明确诊断前，一定要慎用糖皮质激素，因糖皮质激素会强化病原菌的毒性或促使非致病菌转变为致病菌的结果，也能使原本在角膜内水平生长的部分真菌菌丝变为垂直生长，从而导致真菌性角膜炎急剧加重，短期发生穿孔的病例增多。

目前，我国抗真菌药物缺乏，用于眼部的包括多烯类（5%那他霉素滴眼液）、咪唑类（氟康唑滴眼液），并且为抑菌剂，在角膜组织中的渗透能力差。注射用伏立康唑是一种广谱的咪唑类抗真菌药物，对曲霉菌属、念珠菌属，以及现有抗真菌药物敏感性较低的镰刀菌属等均有杀菌作用，对眼部真菌感染有效。然而伏立康唑在市面上缺乏成品滴眼液，临床上虽能够配制成滴眼液，但不便于保存及使用。因而真菌感染药物治疗时间长，单纯药物治疗往往几周至数月，一旦角膜上皮愈合，药物的穿透力减弱，加之患者症状改善，容易放弃治疗，导致病灶迁延不愈或者真菌复发。

（二）手术治疗

目前主张对所有真菌性角膜溃疡，除非合并穿孔或有穿孔趋势，均应先局部和全身应用抗真菌药物控制感染，然后根据治疗的转归、病灶的大小、部位、深度及视力等因素决定是否选择手术治疗。对正规局部和全身应用广谱、强有力的抗真菌药物治疗5~7天，未见明显好转或加重者，要及时选择和把握手术时机及适应证，这是十分重要的。主要手术方式有：病灶清除术，结膜瓣遮盖术，羊膜移植术，板层角膜移植术（lamellar keratoplasty，LKP），穿透性角膜移植术（penetrating keratoplasty，PKP）和角膜基质注药术等。

1. 病灶清除术　是简单和有效的手术方式，适用于周边的较小的浅中层感染，行角膜感染灶切除后，再继续局部和全身应用抗真菌药物治疗。由于清除了感染组织，同时增加了局部抗真菌药物的通透性，能使角膜感染快速得到控制。

2. 结膜瓣遮盖术　适用于周边的较小的中深层感染，行角膜感染灶切除后，留下的角膜创面大且深，需要结膜瓣遮盖，利于角膜感染控制和创面的修复，多能取得良好的术后效果。

3. 羊膜移植术　适用于周边的较小的中深层感染，行角膜感染灶切除后，留下的溃疡面行羊膜覆盖术。但此手术的最关键的点是必须彻底清除感染的角膜组织，如有感染组织遗留会使感染加重，这与结膜瓣遮盖术是不同的，因结膜瓣有血运，对真菌的抵抗力远比羊膜强。

4. 板层角膜移植术（LKP）　LKP的适应证有：①联合抗真菌药物治疗≥7天，角膜炎性反应未能控制而病灶继续扩大者；②上述联合抗真菌药物治疗效果不佳，病灶无扩大或缩小，病程迁延不愈者；③药物治疗有效，但病灶位于视轴区的中、浅基质层，且视力严重下降至0.1以下者；④适用于角膜溃疡直径较大或偏中心的中、浅层溃疡者。

既往认为，真菌菌丝垂直于角膜生长，且可穿透后弹力层进入前房，故不宜行板层角膜移植术。笔者研究团队发现不同菌种在角膜中呈水平和垂直两种方式生长，如镰刀菌属多呈水平方式生长，烟曲霉菌多呈垂直方式生长，为板层角膜移植治疗真菌性角膜炎提供了理论支持。我们认为：水平生长型，可选择LKP；斜行或垂直生长型，可根据病灶的深浅选择LKP或PKP。对中浅层的真菌性角膜溃疡，LKP是一种有效的手术方式；对深达后弹力层或已有内皮斑者应行PKP。有条件者应行角膜OCT和共聚焦显微镜检查，协助判断感染是否侵犯角膜全层，对溃疡直径较大或偏中心的角膜溃疡尤为适用；合并前房积脓不是板层角膜移植治疗真菌性角膜溃疡的禁忌证。手术操作详见本书第五篇。

虽然通过真菌培养及菌属分型诊断对选择 LKP 或 PKP 有一定的临床参考价值，但是根据菌种来选择术式仍有局限性。菌属鉴定需经过体外培养，不仅时间长，且同一菌属的不同菌种也可能表现为不同的生长方式。从既往的研究结果来看，曲霉菌属感染为 LKP 的禁忌证，但要真正从菌属分型上选择正确术式，尚有待进一步研究。研究发现 LKP 治疗失败率与真菌种类、糖皮质激素或免疫抑制剂治疗、术前存在内皮细胞功能减退或内皮斑块、手术技能和术后持续合理的药物治疗等有关。因此，应根据术前病灶情况，结合菌属的分型等选择术式。

LKP 术后真菌复发可认为是病灶未完全清除干净，残余菌丝或孢子在原位置上继续生长，术后复发率与术前危险因素分析、手术适应证判断、术中手术技巧应用及术后继续合理用药等密切相关。复发主要发生在术后第 1 周（88%），平均为 4.5 天。LKP 术后若出现术眼疼痛加重等刺激症状、植床中央或边缘出现灰白色浸润灶、局部炎性反应加重等，应考虑为真菌复发。此时，应加大局部与全身抗真菌药物治疗力度，治疗 3 天无效者果断行 PKP 治疗，术中彻底清除感染病灶与前房积脓，更换新鲜角膜植片。

5. 穿透性角膜移植术（PKP） PKP 的适应证包括：①局部和全身联合应用抗真菌药物治疗 3~5 天无明显疗效；②角膜溃疡直径 >6mm，病变深度到达深基质层，局部药物治疗效果不明显或前房积脓不断增加，以致溃疡面有扩大趋势者；③角膜溃疡到达后弹力层或已穿孔者。

因在炎症期间行 PKP，术后易发生免疫排斥，是典型的高危移植，术后需要密切观察排斥迹象，及时行抗排斥治疗。手术操作详见本书第五篇。

6. 角膜基质注药术 由于我国可用于眼部的抗真菌药物种类很少，局部滴眼液只有氟康唑、两性霉素 B、伏立康唑和那他霉素等。这些抗真菌滴眼液穿透角膜组织性的能力较差，对角膜深基质的感染治疗效果欠佳。另外，真菌性角膜炎药物治疗的周期长，单纯用药往往需要 2~3 个月才能治愈，如果中途停药，可能会导致真菌感染迁延不愈，病情反复甚至加重，最终不得不选择角膜移植手术治疗。角膜移植手术不但增加了患者经济负担和复诊次数，而且存在免疫排斥等风险。因此，角膜基质内注射敏感抗真菌药物用于顽固的真菌性角膜炎治疗，有着广泛的应用前景。但作为一种有创操作，可能会并发角膜穿孔、前房消失、眼内炎等并发症，操作者应小心谨慎，注意无菌操作，并在手术显微镜下进行。

对于面积较小，位于角膜旁中央或周边部的真菌感染，当药物治疗效果不理想时，可尽早选择角膜病灶切除的方法，彻底清除感染的角膜组织，并联合角膜基质注射伏立康唑，增加局部药物浓度，可使感染得到迅速地控制，缩短药物治疗的病程。

手术指征：①浸润最大直径 <5mm、位于角膜旁中央或者周边部、未完全遮挡瞳孔区的角膜溃疡；②药物治疗 5~7 天后，如溃疡无愈合迹象，浸润明显或有发展趋势；③经眼前节 OCT 及裂隙灯显微镜检查，浸润深度不超过 1/2 角膜厚度的患者。

手术方法：行球周阻滞麻醉，应用板层刀或 45° 刀沿角膜溃疡边缘做切痕，直径略大于溃疡（包括伪足）边缘 0.5mm，0.12mm 显微有齿镊轻轻提拉切口边缘，沿角膜基质纤维水平方向剥切病灶，深度以完全切除浸润角膜为准。如仍留有基质浸润，可再次进行剥切，直至角膜透明无浸润为止。角巩膜剪修剪溃疡边缘，使之与周围角膜组织平缓过渡，以便于术后角膜上皮的愈合。配制 10mg/mL 伏立康唑注射液，以与角膜表面近水平的角度，透明角膜进针达病灶边缘，分 4~6 个注射点注入角膜基质，药液浸润的面积略大于切除的溃疡面积，术后涂氧氟沙星眼膏包眼（图 3-1-3-14）。

术后治疗：术后继续抗真菌药物滴眼，频率不超过每小时 1 次。术后每日裂隙灯显微镜观察角膜溃疡处上皮的愈合情况，溃疡面是否再次出现浸润，记录愈合的时间；术后 1 周、2 周、1 个月共聚焦显微镜复查有无真菌菌丝，对术后仍有角膜浸润的患者，可再次进行角膜基质内或结膜下注射伏立康唑注射液。对溃疡不愈合或感染加重的患者，可采取结膜瓣遮盖或角膜移植手术治疗。

角膜病灶切除联合基质注射伏立康唑操作技术简单，便于基层医院及时有效地控制角膜真菌感染，并且术后溃疡愈合时间短，视力恢复快，并发症较少，不需要角膜供体等特殊材料，是一种治疗早期浅层真菌性角膜溃疡的理想方法。

7. 术前评估及术式的选择 术前正确评估角膜溃疡面积和深度，选择合适的手术方式，可能直接影响治疗效果。

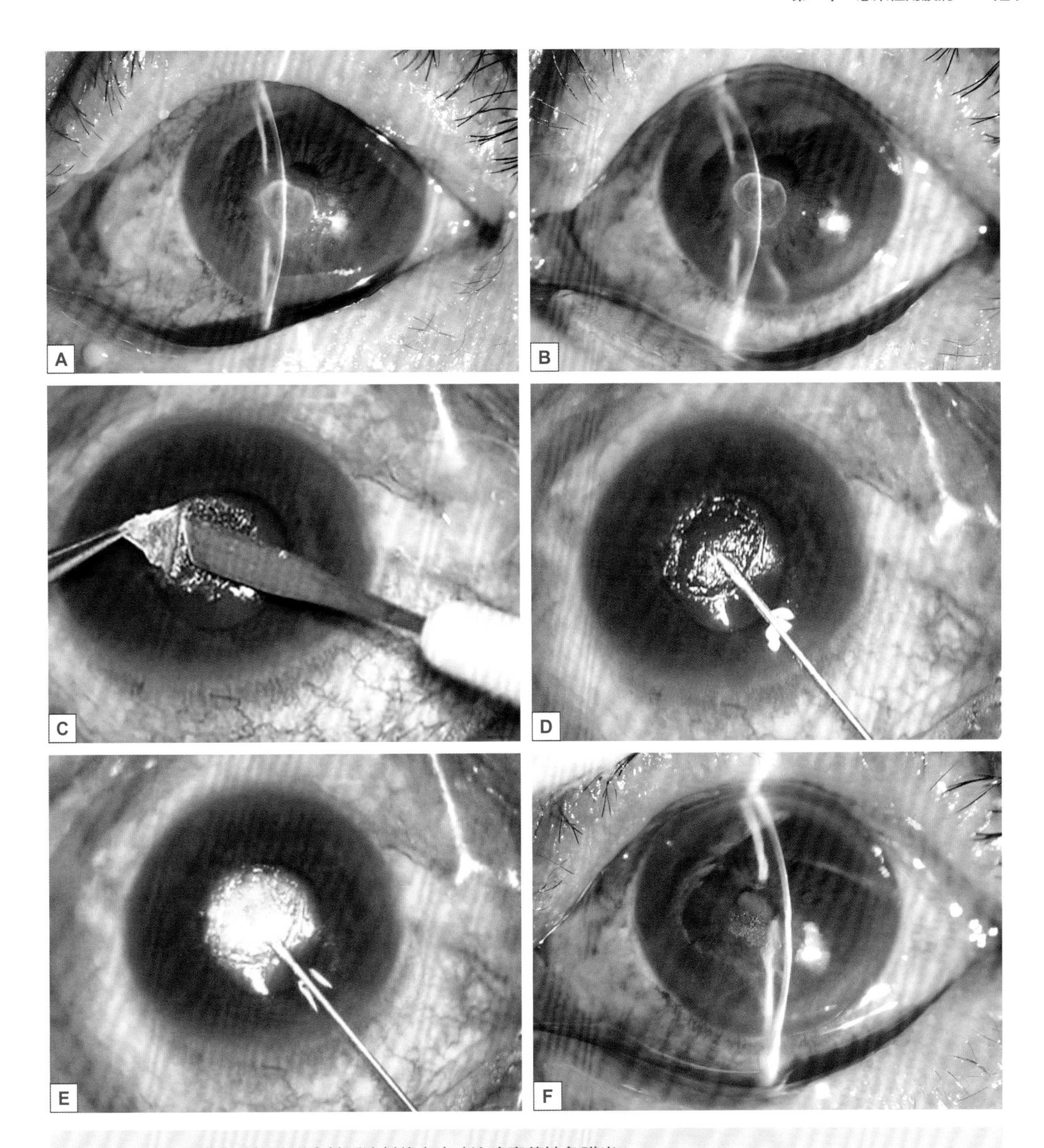

图 3-1-3-14 角膜病灶切除联合基质注射伏立康唑治疗真菌性角膜炎

图 A 真菌性角膜溃疡位于瞳孔旁中央
图 B 局部和全身抗真菌药物治疗 1 周后，角膜溃疡没有明显变化，仅浸润稍减轻
图 C 应用 45°刀行角膜病灶切除术，以完全切除浸润角膜为准
图 D 应用 30 号针头从切除病灶的边缘刺入切除的角膜中央
图 E 向基质内缓慢注射伏立康唑，药液的白色浸润的面积略大于切除的溃疡面积
图 F 术后 3 天，除少许角膜上皮未愈合外，角膜透明，未见感染复发

（1）术前评估：除了通过裂隙灯显微镜观察患者病灶面积及深度，眼前节OCT（AS-OCT）的运用可增加术前评估的准确性，AS-OCT可检测浸润累及角膜的深度，对于小于1/2角膜厚度、病灶位于周边、术后剩余角膜厚度可在250μm以上者，可选择病灶切除治疗。可以通过共聚焦显微镜直接扫描角膜病灶区菌丝浸润深度及形态，观察治疗前后病情变化，为进一步诊治提供较为可靠的依据，并指导用药。对于术后超过1周仍可见菌丝的患者，可增加抗真菌药物使用频次或给予其他给药方式，并动态观察病情变化。

（2）术式的选择：目前，治疗真菌性角膜溃疡的手术方式主要包括角膜病灶切除术、结膜瓣遮盖术、板层角膜移植术和穿透性角膜移植术。结膜瓣遮盖术是角膜周边部溃疡的一种理想手术方法，当感染累及视轴区时，行结膜瓣遮盖术会严重影响患者视力。板层及穿透性角膜移植适用于严重感染的患者，一般病灶深度大于1/2角膜厚度，直径大于6mm，而且角膜移植术受角膜供体和医生手术经验的制约，无法在基层医院推广，同时费用较高，术后存在某些并发症，如感染复发、免疫排斥反应、植片哆开等，这些因素限制了该类手术的广泛开展。

对于面积不大、位于周边部的角膜溃疡，如果浸润深度不超过1/2角膜厚度，可选择角膜病灶切除的方法，切除含真菌菌丝和坏死物质的病灶，暴露健康的角膜基质，将控制感染的过程转变为角膜上皮修复的过程，可以减少抗真菌药物的使用频率和时间，加速角膜溃疡愈合。有研究表明，角膜基质内注射抗真菌药物同样可达到加速溃疡愈合的效果，同时减少全身用抗真菌药物的器质损害，但单纯使用基质内注射伏立康唑的方法，真菌复发率高，恢复时间长，甚至需要多次注射才能控制感染。

镰刀菌属和链格孢菌属大多在角膜基质中呈水平生长，可形成角膜浅层溃疡，大部分可行角膜病灶切除术治愈。曲霉菌属一般以垂直方向生长为主，但不同菌种甚至同一菌种在不同个体中生长的方式都有很大变化，这可能导致该类真菌感染后病情进展快，病灶浸润较深，无法行角膜病灶切除术治疗。部分行病灶切除术的病例，术后仍有感染控制情况欠佳的现象，需再次行手术治疗。

8. 角膜移植术后糖皮质激素的应用　角膜移植术后，眼前节炎症反应仍明显、患者眼部充血明显、前房反应重、植片出现水肿或新生血管伸入植片，这些因素若不及时控制和治疗，极易诱发早期的免疫排斥反应造成植片永久混浊等。减轻和消除眼前节炎症，有效的药物治疗为糖皮质激素的早期足量应用。角膜真菌感染时，应用激素可加重真菌感染和造成术后真菌复发，所以角膜移植术后糖皮质激素的应用一方面可以减轻手术后炎症和防止免疫排斥的发生，同时有可能增加真菌复发的风险，是一组非常明显的治疗矛盾。

术后糖皮质激素的应用时机：①一般为术后1周及以上无复发者；②眼部畏光、流泪等刺激症状逐渐加重；③眼部充血逐渐加重，部分缝线处出现白色浸润点；④植片水肿加重，内皮皱褶，有发生免疫排斥的征兆；⑤常规应用共聚焦显微镜对可疑复发的区域进行检查，确定无菌丝者。

用药原则：开始试用局部糖皮质激素滴眼液，可用0.02%氟米龙滴眼液2次/d，严密观察眼部充血及前房炎症改变，特别注意是否有复发征象，如无复发且畏光和眼部充血减轻，2~3天后0.02%氟米龙滴眼液增加为4次/d，仍未见复发，增加妥布霉素地塞米松眼膏每晚1次。局部用药确定无复发后，增加口服泼尼松，一般为40mg/d，或按常规穿透性角膜移植预防排斥治疗的药量。对应用糖皮质激素后出现真菌复发感染的情况，应当立刻停用糖皮质激素，在复发灶的结膜下注射氟康唑或伏立康唑，局部滴用抗真菌滴眼液并全身加用抗真菌药物静脉滴注。

9. 关于角膜移植术后真菌复发　角膜移植术后真菌复发是导致治疗失败的重要原因，以往报道复发率在5%~14%，如何避免角膜移植术后真菌复发是眼科医生面临的巨大挑战。

（1）真菌复发的危险因素：具有特定相关危险因素的患者术后容易出现真菌复发。主要有：

1）由于诊断不明确，来院前应用糖皮质激素：研究显示，这些患者的复发率要高于术前没有应用糖皮质激素或者免疫抑制剂的患者，与以往报道糖皮质激素的应用会增加感染性疾病的严重程度是一致的。

2）存在前房积脓：这类患者的术后复发率是没有前房积脓患者的5倍。术前角膜穿孔也是术后复发的另一个危险因素，菌丝很容易植入眼内组织，这些组织的复发率要大于没有角膜穿孔的区域。在降低复发率方面，手术中应用氟康唑注射液小心冲洗虹膜表面和前房角是有效的。

3）真菌累及角膜缘：其复发率是角膜缘未受累及患者的4.3倍。这个高复发率与在显微镜下不易发现灰白色角膜缘是否受累及有关。因此，为了避免复发，术中应该尽可能地切除怀疑感染的区域。

4）晶状体受累及联合行晶状体摘除手术：其复发率为 50%。所有累及晶状体的复发患者都出现了眼后节复发。晶状体是眼前节和后节的屏障，如果屏障功能受损，眼内炎就很容易发生。确保晶状体的完整性对于减少眼内复发是非常重要的。因此，如果晶状体只是混浊而非受累破裂，应尽量予以保留，二期手术是更好的选择。

5）感染区域的边缘欠清晰：真菌感染的范围和深度与复发没有直接的相关，相反，感染区域边缘的清晰程度是非常重要的。边界清晰程度直接影响了术者在角膜移植术中能否彻底地切除感染角膜组织。如果感染的区域累及角膜缘，即使感染的区域相对较小，仍具有较高复发危险。因此，无论溃疡直径的大小，如果浸润的区域可以在显微镜下清晰判断，术者就可以彻底地切除感染组织，不易出现复发。如果感染的区域靠近角膜缘，很难通过显微镜判断浸润边缘，感染组织就不易被完整地切除，导致了高复发率。尽管裂隙灯显微镜和共聚焦显微镜检查可以在手术之前辅助判断感染是否穿透了角膜全层，但是这些检查并不能完全判定所有患者感染的深度，许多患者（接近 20%）感染的严重程度只有在术中才可以判定。

曲霉菌属患者的高复发率可能与菌丝的垂直生长有关，这一生长特性可以使感染在短时间内穿透深部的角膜组织或者进入前房。对这种类型的真菌感染，需要在 PKP 或 LKP 术中彻底切除感染组织才能防止复发。

真菌性角膜炎行角膜移植术后，常规应该局部或全身应用抗真菌药物治疗 2 周。然而，对合并相关危险因素的患者，应该适当延长局部或全身抗真菌药物治疗的周期，对所有的患者都应该仔细地随访有无复发。

（2）复发的特征：真菌性角膜炎一般在术后 1~60 天内复发，大部分患者术后 7 天内复发。研究发现复发主要有三个位置：植床（70.18%）、眼前房（7.02%）、眼后节（22.8%）。不同部位真菌复发的主要临床特征如下：①植床复发，复发浸润首先出现在植床，一旦感染侵及植片，炎症发展迅速，会很快出现植片浸润及前房积脓和内皮斑；LKP 术后植床中央复发者显示浸润及层间积脓；②前房复发，可以在虹膜根部的表面或前房角观察到白色的蘑菇状脓团；③眼后节复发：后房积脓通过瞳孔进入前房，并形成膜状物覆盖在瞳孔的表面，此时，通过 B 超可以检测到玻璃体严重混浊（图 3-1-3-15）。

LKP 术后大部分复发的部位在植片下方的植床。由于抗真菌的药物很难到达复发区域，药物治疗无效的患者必须进行手术治疗。这种类型的复发的原因之一是因为手术经验不足，没有将感染的角膜组织完全剥除；另外，一些垂直生长的菌丝可能已经穿透角膜全层，但在手术中并不能判定。

（3）复发的治疗：基于不同的临床特征，我们可以选择相应合适的治疗方法，及时合理的治疗可以控制大部分的复发病例。抗真菌的药物需要在复发后及时应用 5~7 天，如果应用抗真菌药物无效，则应当立即实施手术治疗。治疗成功的关键是彻底清除复发的组织。对 PKP 术后的植片溃疡，当药物治疗无效时，对部分患者进行结膜瓣遮盖术是有效的。对 PKP 术后植床复发者（复发于浅层并且直径 <2mm），病灶切除联合结膜瓣遮盖术是有效的。对浸润直径 >2mm 或者位于深层，应该选择应用大直径环钻的 PKP 术。由于药物穿透植片到达下方植床很困难，因此，LKP 术后位于植片下方植床的复发很难通过药物控制。以往的报道称，前房抗真菌药物注射是有效的辅助治疗方法。在笔者研究中，对部分前房复发的患者，前房注射氟康唑注射液是有效的。眼后节复发的患者的治愈率很低，应尽早选择玻璃体腔注射氟康唑或伏立康唑联合玻璃体切除。

八、特殊类型的真菌性角膜炎

除了常见的致病菌，还发现根霉菌、帚枝霉菌、谲诈腐霉菌、层生镰刀菌、轮枝镰刀菌、双孢镰刀菌、新月弯孢霉菌、明脐霉菌等少见真菌菌属也会导致真菌性角膜炎。其中值得注意的是腐霉菌，它最早于 1985 年在泰国被报道。腐霉菌是一种丝状寄生菌，属于藻物界，卵菌门，卵菌纲，腐霉目，腐霉科。严格意义上讲，腐霉菌不属于真菌，其无性繁殖的方式为孢子囊，含有双鞭毛游动孢子。谲诈腐霉菌是腐霉菌属中唯一可对人类致病的菌属。笔者研究团队 2 年内明确诊断了 6 例腐霉菌性角膜炎的患者，占同期真菌培养阳性的比例为 1.15%（6/520）。国内的检出率低可能与对其关注度不够，非所有标本均进行 DNA 测

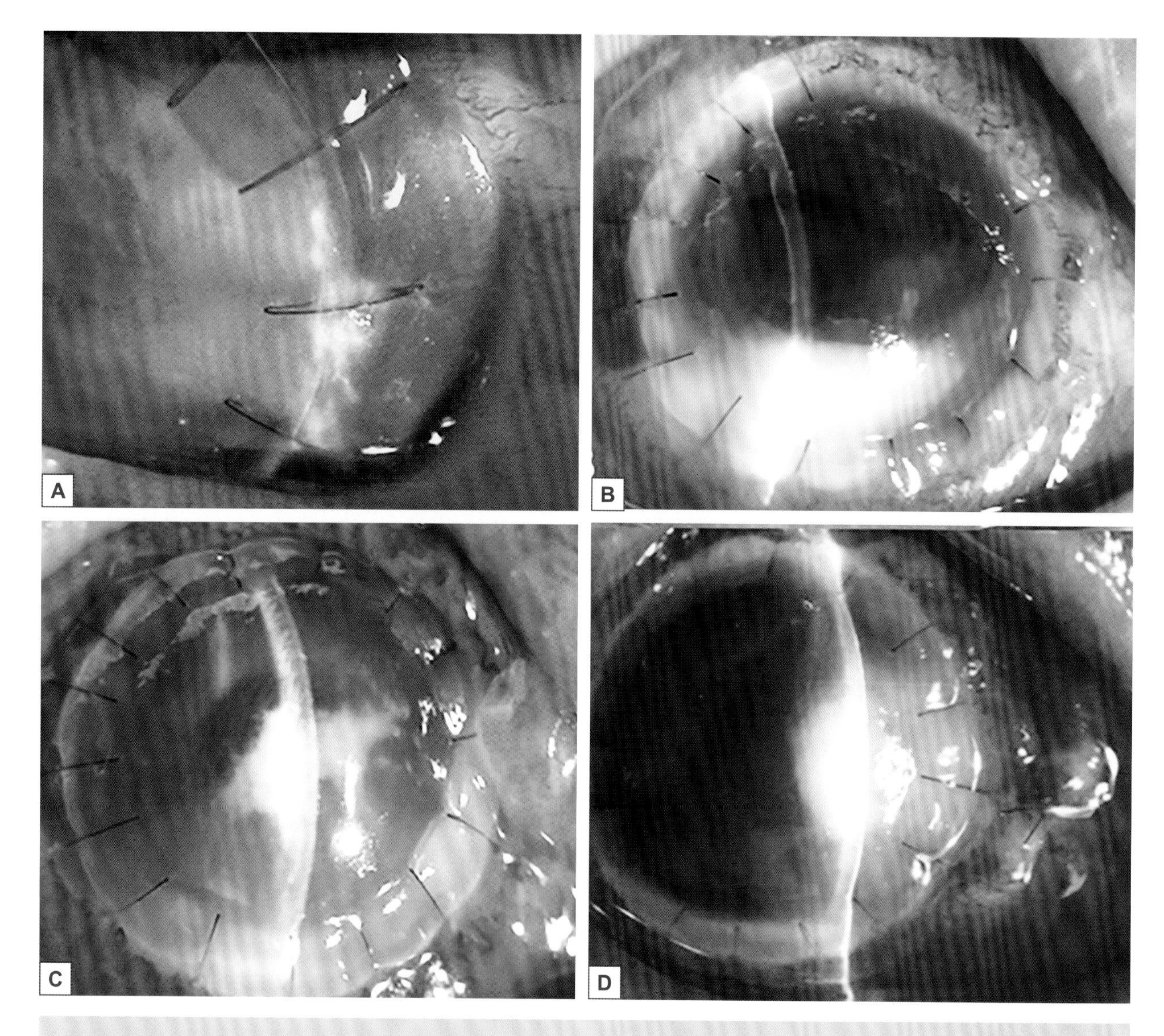

图 3-1-3-15 真菌性角膜炎行角膜移植术后真菌复发

图 A 穿透性角膜移植术后植床上有灰色浸润
图 B 植床上有灰色浸润和炎性前房积脓
图 C 板层角膜移植术后中央植床复发
图 D 板层角膜移植术后植片和植床层间积脓

序有关。角膜刮片检查所见的菌丝结构与丝状真菌稍有不同，腐霉菌的菌丝中存在稀疏分隔，且菌丝中有很多囊泡，但真菌培养仅显示无孢子群，无法鉴定到属，确诊依赖于 DNA 测序。谲诈腐霉菌只有在液体培养基中才产孢子，孢子有鞭毛，可以游动，文献认为观察到游动孢子也可确诊腐霉菌（图 3-1-3-16）。

角膜组织培养发现谲诈腐霉菌的细胞壁不含麦角固醇，因此，对于常规抗真菌治疗效果不佳。有研究报道联合使用可抑制蛋白质合成的抗生素治疗腐霉菌感染可能有效，包括阿奇霉素、替加霉素、利奈唑胺、盐酸米诺环素、四环素等。

腐霉菌的毒力较强，尽管角膜移植术是治疗严重腐霉菌性角膜炎的唯一手段，但预后较差，复发风险高。如果感染已侵及角膜缘，除非出现活动性坏死病灶，否则很难辨别腐霉菌在角膜缘和附近巩膜中的实际扩散程度。部分病例经多次角膜移植手术仍无法控制感染，最终行眶内容剜除术。腐霉菌感染导致的角膜炎较为罕见，很难在临床、微生物学及组织病理学上与培养缓慢的真菌性角膜炎区别开来，需要进行 DNA 测序或观察游动孢子形成才能鉴别。因此，如临床上角膜刮片及共聚焦显微镜的病原学检查结果均

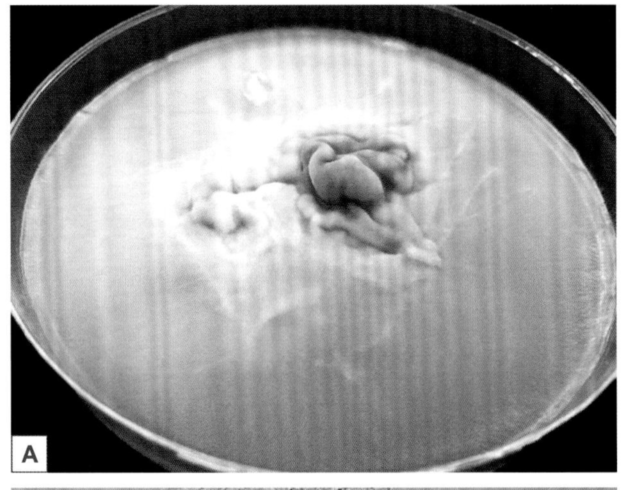

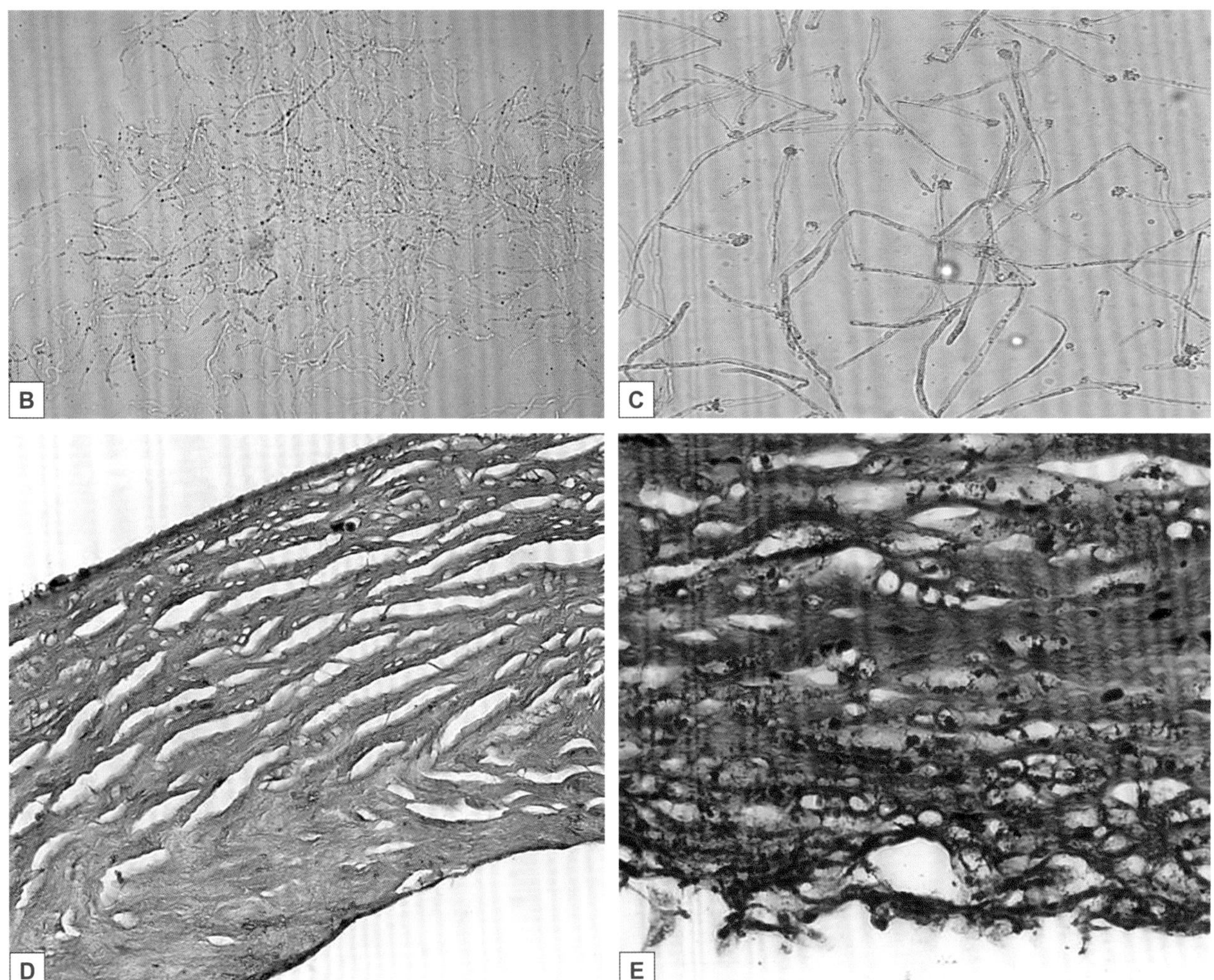

图 3-1-3-16 腐霉菌性角膜炎

图 A~C 真菌培养证实为谲诈腐霉菌

图 D、E 组织病理见角膜内大量菌丝切面的空泡

支持真菌性角膜炎，但病情进展快，且对常规抗真菌治疗无效，应考虑到腐霉菌感染的可能性，并尽早行 DNA 测序或转诊至上级医院，争取早期确诊、早期治疗。

此外，临床上较少见的还有内源性真菌性角膜炎，患者无角膜外伤史，真菌感染主要在角膜内皮层和深基质部位，往往是血源性真菌感染，主要与全身抵抗力低有关，或由肺部真菌感染所导致。临床表现为角膜后基质混浊、浸润，前房积脓，但角膜上皮及前基质正常。诊断最主要的依据是共聚焦显微镜检查，能找出典型的菌丝。

（胡建章 唐涵锋）

第四节 单纯疱疹病毒性角膜炎

单纯疱疹病毒性角膜炎（herpes simplex keratitis，HSK）是由单纯疱疹病毒（herpes simplex virus，HSV）引起的一种严重的感染性角膜疾病。由于HSK病程漫长、发病机制复杂及反复发作等特点，因此成为临床医生最具挑战性的眼病之一。古希腊医师希波克拉底（Hippocrates，公元前460年—前370年）最早用“疱疹（herpes）”命名蔓延于患者皮肤上的病灶，同时描述了并发的可造成视力损害的眼部病变。而关于这种古老疾病所导致的确切角膜表现直到19世纪中后叶才由两位瑞士眼科医师Horner与Emmert进行了总结，他们分别将其描绘为疱疹性角膜热（herpes corneal febrilis，1871年）和树枝状角膜炎（dendritic keratitis，1885年）。德国学者Löwenstein于1919年首次在实验性疱疹性角膜炎家兔模型中成功分离出HSV，该结果随后被Grüter（1920年）和Lipschütz（1921年）验证，这些开创性工作奠定了今天HSK的病因学基础。

一、病因与流行病学

（一）病因

1. 结构与分型　HSV是双链DNA病毒，属于疱疹病毒科α亚科，是最常见的人类疱疹病毒（human herpes virus，HHV）。按血清型分为HSV-1型（HSV-1，又称HHV-1）和HSV-2型（HSV-2，又称HHV-2）。HSV-1和HSV-2均能导致眼部感染，包括角膜炎、结膜炎和/或睑缘炎，以及罕见的急性视网膜坏死。虽然绝大多数HSK由HSV-1引起，但仍有少数HSK的发生与HSV-2有关。HSV-2主要累及生殖器。

2. 宿主范围　HSV具有较宽的宿主范围，既可在人胚肺、人胚肾和乳兔肾等原代细胞中增殖，又能在地鼠肾、Hela、Vero和Hep-2等传代细胞中增殖，复制速度快（8~16小时/周期）。尽管小鼠、豚鼠和家兔常被用于构建HSK实验动物模型，然而人类目前仍是HSK唯一的自然宿主。

（二）流行病学

HSK位列发达国家角膜盲疾病谱首位。人群中HSV眼部感染患病率为149/10万，其中新发（原发）感染的年发病率为8.4/10万，而原发与复发感染的年发病率为20.7/10万。在HSK上皮型中，原发病例年发病率为5.6/10万，原发与复发病例年发病率为15.6%。在HSK基质型中，原发病例年发病率为0.6/10万，原发与复发病例年发病率为2.6%。发病率与季节无明显相关性。HSK以单眼发病为主；双眼发病者仅占10%~12%，且往往伴有免疫功能不全。2010年，由笔者研究团队牵头的10省区全年龄段人群横断面研究显示，我国感染性角膜炎患病率（0.19%）位列前三位的依次是病毒性角膜炎（0.11%）、细菌性角膜炎（0.075%）和真菌性角膜炎（0.007%）。

原发性HSV眼部感染研究显示，HSV感染的平均首次发病年龄为25岁，其中15岁以上年龄段占64%，5岁以下年龄段占7%。伴有中重度结膜炎者占84%，伴有中重度睑缘炎者占38%。成年人HSK上皮型复发感染研究显示：男性占64.5%，女性占35.5%；5年HSK复发率为40%，其中复发2次及以上病例占21%；有25%病例发展为HSK基质型，其中盘状角膜炎占63%。

在发展中国家，49.5%的儿童性角膜炎由HSV造成。在我国，HSK已成为角膜穿孔的第二位疾病，仅次于眼外伤，且为穿透性角膜移植的主要适应证。

婴幼儿从母体获得的HSV-1抗体在出生6个月时开始下降。随着抗体的损失殆尽，在6个月~5岁的儿童感染者中会有约60%出现HSV-1潜伏感染。在新生儿疱疹性角膜炎中，HSV-2感染占到75%。

二、发病机制

人群对HSV普遍易感，正常成人HSV血清阳性率为90%，几乎100%三叉神经节内有HSV潜伏。

（一）传播途径

1. 水平传播　HSV主要通过个体间亲密接触（如亲吻和性行为等）进行传播，可以发生于任何年龄段个体间，但很少导致传染流行。HSV-1 和少数 HSV-2 通过本途径感染。

2. 垂直传播　分娩时，产道所携带的 HSV-2 被传染给新生儿，导致角膜感染。

（二）HSV 显性与隐性感染

HSK 具有特征性和非特征性的临床表现，为显性感染。但很多 HSV 感染者并不出现明显的症状和体征，尤其是初次（原发）感染者，为隐性感染。

（三）感染类型

与腺病毒潜伏期短、起病快的急性感染不同，HSV 是一种慢性持续性感染，包括原发感染、潜伏感染与复发感染。

1. 原发感染　HSV 通过直接接触方式感染人体。病毒从原发感染部位组织内的神经末梢经神经纤维轴浆流逆行到达神经元细胞。原发感染后，机体可在 2 周内产生 HSV 血清中和抗体，并于 3~4 周达到滴度高峰，由此形成的免疫力可有效清除外周组织细胞内和组织间游离存在的增殖性病毒，从而实现感染的阶段性治愈。尽管该抗体可以在机体内存在多年，阻止 HSV 向其他部位扩散，但其无法彻底杀灭潜伏于神经节中的病毒。

2. 潜伏感染　原发感染后的 HSV 终身潜伏于体内伺机再发。HSV-1 可长期潜伏于三叉神经节与颈上神经节，而 HSV-2 则潜伏于骶神经节。因潜伏的 HSV 无完整病毒复制，故患者或健康病毒携带者无临床表现，是为潜伏感染。Goodpasture 在 1929 年首次提出 HSV-1 在原发感染角膜后能在三叉神经节（trigeminal ganglion，TG）内继续潜伏感染。之后 TG 长期被视为 HSV-1 的唯一潜伏地。笔者团队在随访后发现，216 例复发性 HSK 患者行穿透性角膜移植术后 6.5 年的复发率为 4.2%，推断除 TG 外，角膜也是 HSV-1 潜伏感染和复发的源地之一。

3. 复发感染　在一定诱因作用下，潜伏感染的病毒被激活并开始复制，通过神经纤维轴浆流顺行到达所支配区域及附近组织并继续大量复制、增殖和释放，导致炎症发生。复发感染的诱因包括：

（1）全身性诱因：①精神心理压力与情感创伤；②长期过度劳累；③全身应用糖皮质激素和/或免疫抑制剂治疗，以及免疫缺陷病；④罹患糖尿病等代谢性疾病；⑤全身感染性疾病；⑥发热；⑦外科手术。

（2）局部诱因：①眼部应用糖皮质激素；②长期应用前列腺素衍生物类滴眼液；③白内障、近视等眼科治疗手术。

（3）环境诱因：长时间经历日照暴晒、寒冷，以及高温、高湿环境。

潜伏的 HSV 被激活后往往转为与复发感染同一部位的增殖性感染。需要警惕的是，一旦发生播散性的疱疹感染（如疱疹性脑炎等），患者病死率可达 80% 以上。复发感染还会唤醒血清中的中和抗体，使其迅速回升从而发挥中和游离病毒、阻止病毒扩散的作用，因此，大多数免疫功能正常的患者 4~7 天可自愈，但由于潜伏病毒持续存在，当出现上述诱因时会再次复发。由此可见，防止复发的关键是及时处置和/或祛除上述诱因，改善或恢复患者正常免疫功能。

（四）病毒毒力与免疫防御

HSK 的病理损害机制主要包括两方面：一是病毒毒力即 HSV 对角膜细胞产生的直接损害；二是免疫防御即病毒作为外来抗原，引起机体自身的免疫反应（细胞免疫）对角膜组织所造成的损害。多数临床上发生的 HSV-1 原发性角膜感染仅局限于上皮病变，但 HSV-1 能沿三叉神经末梢的轴浆流逆行到三叉神经节形成潜伏感染。而角膜的原发上皮损害常很快消退，使角膜基质和内皮细胞免受损害。复发感染中，HSV-1 首先感染角膜上皮细胞，形成上皮型损害，表现为点状、树枝状和地图状的典型病损。随着病变的不断恶化，角膜基质细胞可能受到累及，形成临床上更为常见的迁延性基质型角膜病损。而内皮型病变通常是由 HSV-1 直接侵犯角膜内皮细胞所引起，并非由上皮型或基质型病变进展而来。

三、临床表现

（一）原发感染

HSK 原发感染常见于幼儿，但大多为隐性感染。患儿可同时存在唇部和头面部皮肤疱疹，并伴有全身发热和耳前淋巴结肿痛，此期病变具有自限性。眼部表现为急性滤泡性结膜炎、（假）膜性结膜炎、眼睑皮肤疱疹等，大约2/3患者会出现轻中度上皮型角膜炎（点状或树枝状）。树枝状角膜炎的体征不典型，表现为树枝短、出现迟和修复快等临床特点。原发感染很少累及角膜基质。

（二）复发感染

根据HSK病变形态、累及角膜深度和病程，将其分为四种临床类型，即上皮型（点状、树枝状、地图状），基质型（浅-中基质型、深基质型），内皮型和神经营养性角膜病变。而根据患者病情发展变化，又可将HSK分为活动期、稳定期和晚变期。活动期既可发生于原发感染，也可发生于复发感染，并具有上述HSK分型的临床表现（图3-1-4-1）。稳定期指结膜充血消退，角膜病损结瘢稳定，由于该期发生在两次发作之间，此时病情趋于缓和乃至静止，因此又称为间歇期（图3-1-4-2）。晚变期指HSK反复发作的基质与内皮病损晚期，可伴有大泡性角膜病变及顽固性上皮缺损。此期可有角膜水肿、浸润和瘢痕共存，并有大量新生血管伸入基质（图3-1-4-3）。

1. 上皮型　是最常见的HSK临床类型。根据病变的形态特点进一步分为点状、树枝状、地图状角膜炎。

（1）点状角膜炎：感染最早期角膜上皮会出现针尖大小半透明的疱疹病灶，呈凸点状，或排列成行，或聚积成簇，此时虎红染色阳性（证明细胞已失活）但荧光素染色阴性，仅存续数小时，故临床首诊时极为罕见，即使患者因异物感就医也易发生漏诊。随后，角膜上皮出现混浊斑点，被病毒直接感染破坏的上皮细胞发生崩解、脱落，形成点状角膜炎，荧光素染色弱阳性或阳性，此时因病变部位组织免疫性炎症不明显，故患者可有轻度的异物感、畏光、流泪等眼部刺激症状或无明显症状（图3-1-4-4）。

（2）树枝状角膜炎：如未及时治疗，坏死崩解的上皮细胞释放病毒颗粒进一步感染周围细胞发生连锁性溶解、脱落，点状病灶扩大融合呈星芒状，进而形成典型的树枝状上皮缺损，荧光素钠染

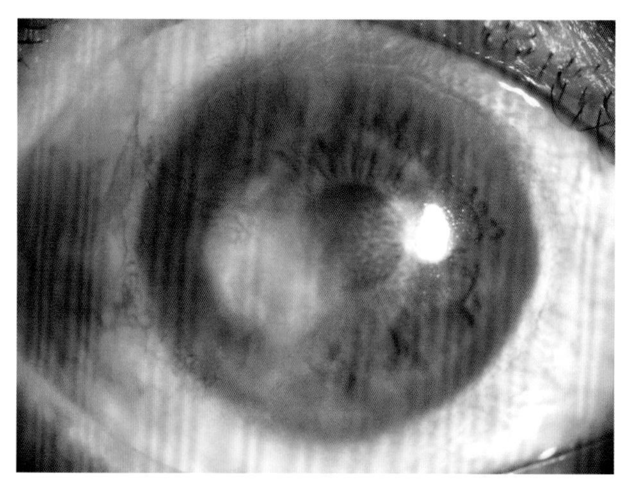

图3-1-4-1　HSK活动期，有复发病史，表现为睫状充血，角膜基质有炎性浸润和组织水肿，基质深层有新生血管长入

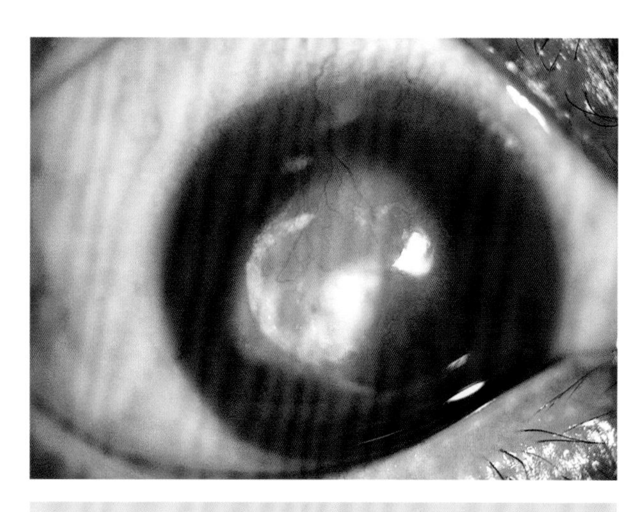

图3-1-4-2　HSK稳定期，结膜无充血，角膜瘢痕边界较清晰，角膜基质有少量新生血管长入

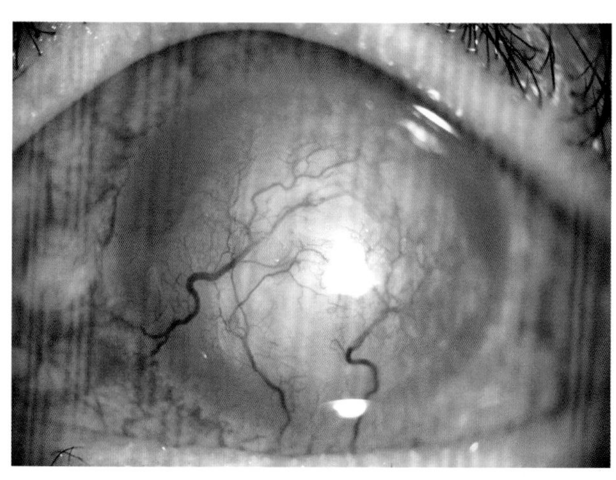

图3-1-4-3　HSK晚变期，有反复发作病史，结膜充血，角膜基质内有明显的活动性病变，大量新生血管长入角膜基质内，新生血管迂曲扩张，全角膜炎性浸润、水肿和混浊，仅角膜缘处角膜尚可透见虹膜

色呈阳性。通常树枝状缺损发生时，病变浸润深度已超过上皮基底膜，形成树枝状溃疡，其形态特点为树枝状分叉和末端结节状膨大，此时，荧光素钠染色溃疡深处呈亮绿色，而溃疡边缘则呈淡绿色（图 3-1-4-5、图 3-1-4-6）。

（3）地图状角膜炎：如病情未及时控制，病变继续发展，大量 HSV 被活化释放，树枝状上皮缺损或溃疡发生融合，浸润深度加深，进展为地图状或不规则状角膜炎，角膜基质开始出现轻度水肿，形成地图状溃疡（图 3-1-4-7）。

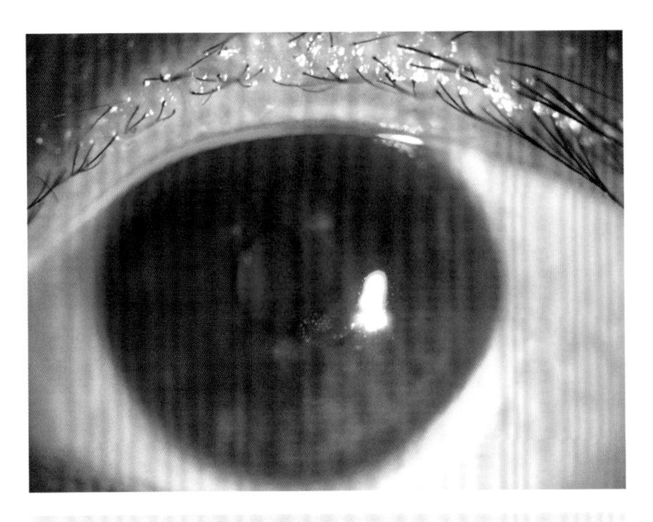

图 3-1-4-4　HSK 上皮型，荧光素钠染色可见瞳孔下缘所对应的角膜表面成簇的上皮点状损害，患者有轻微的异物感

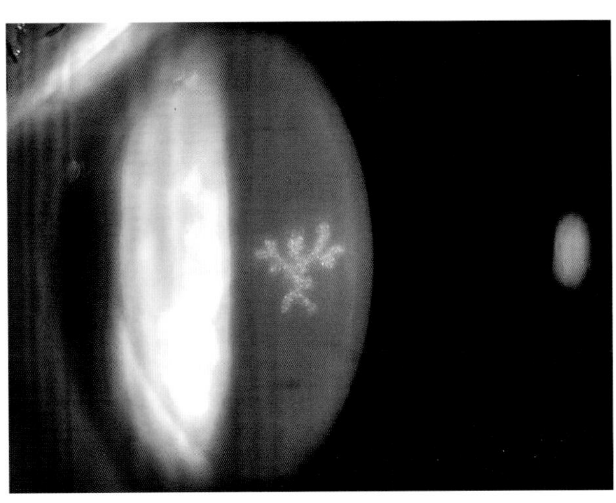

图 3-1-4-5　HSK 上皮型，当病情进一步进展，点状角膜上皮损害可沿三叉神经末梢在上皮内分布的形状蔓延走行，呈树枝状浸润

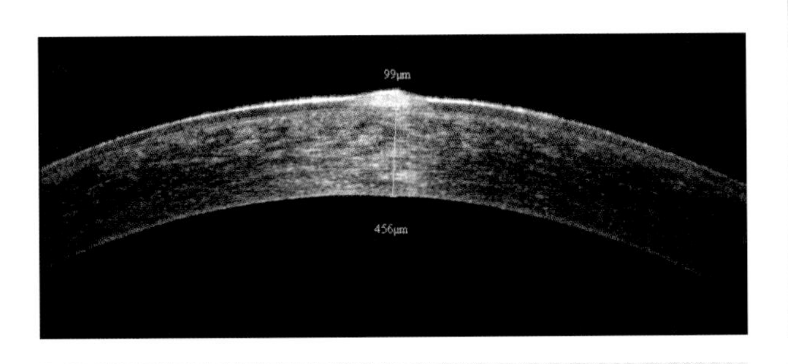

图 3-1-4-6　HSK 上皮型，OCT 图像显示角膜上皮点状浸润和上皮下炎性浸润

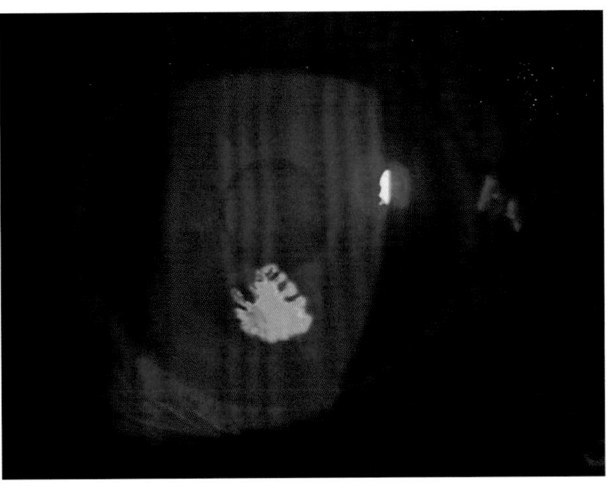

图 3-1-4-7　HSK 上皮型，当病变继续发展，相邻的树枝状损害可以彼此融合，形成典型的 HSK 地图状浸润

树枝状或地图状角膜炎常伴有睫状充血，病变区角膜知觉减退，但由于病变区周围组织敏感性相对增强，患者仍会有眼痛、畏光和流泪等症状。大多数 HSK 上皮型在 3 周内自行消退（抗病毒治疗会缩短病程），多不留下瘢痕，不影响视力（图 3-1-4-8）。但是当 HSK 上皮型反复发作或久治不愈，尤其是不适当地应用糖皮质激素后，病变可向周围及基质层发展。

2. 基质型　根据病变浸润的深度可将其分为浅-中基质型和深基质型角膜炎。

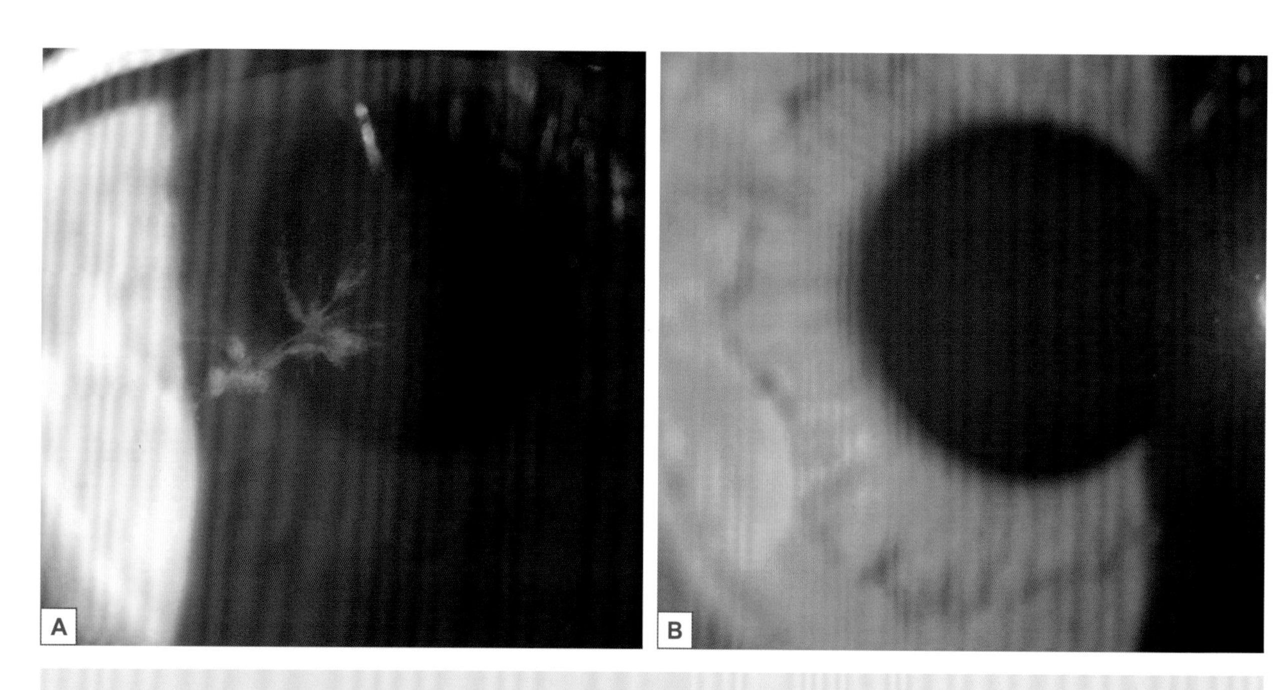

图 3-1-4-8 HSK 上皮型，树枝状角膜炎经过 1 周的抗病毒药物治疗角膜浸润已消退
图 A 治疗前的树枝状角膜炎
图 B 治愈后的透明角膜，未留下任何树枝状角膜上皮损害痕迹

（1）浅-中基质型：常为原发感染或继发于 HSK 上皮型。病变累及角膜的前 1/2~2/3 基质，历时数周或数月，当炎症控制后，常遗留角膜云翳或斑翳。如病情反复发作，病灶常有新生血管长入。一般认为此型由病毒的直接损害所致（图 3-1-4-9、图 3-1-4-10）。

（2）深基质型：包括基质坏死型和盘状角膜炎，病变累及角膜前 1/2 以上乃至全基质层。

1）基质坏死型（图 3-1-4-11）：病变位于角膜的深基质，单个或多个，呈黄白色浸润，坏死灶周围有大量深层新生血管长入。活动期还会发生角膜后沉着物（KP）、虹膜睫状体炎和眼压升高。少数患者病情进展迅速，会发生角膜变薄甚至穿孔（图 3-1-4-12）。晚期常导致角膜瘢痕。此型的病因除病毒直接损害外，还与病毒抗原引起的抗原-抗体-补体介导的细胞免疫反应有关。临床上在治疗 HSK 上皮型时滥用糖皮

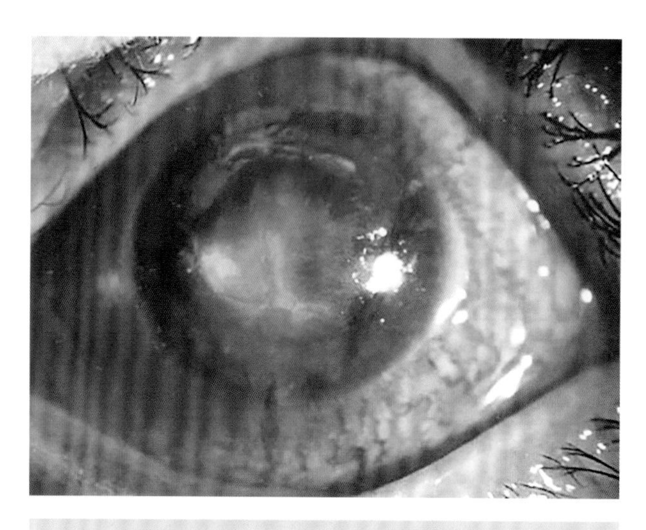

图 3-1-4-9 HSK 浅-中基质型（活动期），表现为角膜浅-中基质层水肿、混浊，下方伴有新生血管长入

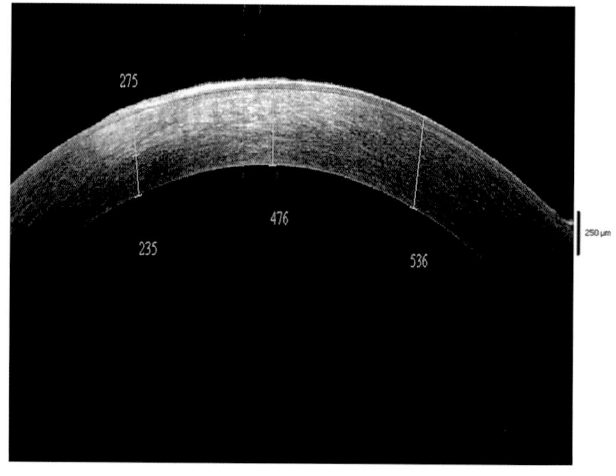

图 3-1-4-10 HSK 浅-中基质型（稳定期），OCT 图像显示角膜病变的深度局限于角膜浅-中基质层

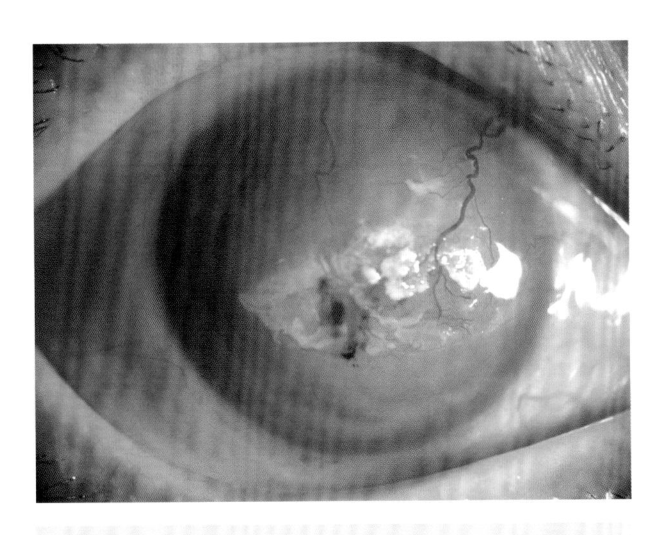

图 3-1-4-11　HSK 基质坏死型，角膜基质有结瘢和炎性浸润共存，粗细不均的新生血管长入，角膜上皮下有类脂质样物质沉积

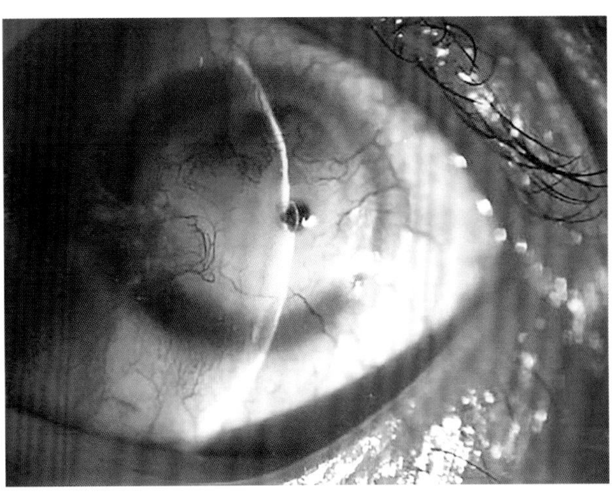

图 3-1-4-12　HSK 基质坏死型，由于治疗不当而造成角膜穿孔，角膜新生血管化

质激素也可诱发此型的发生。

2）盘状角膜炎：为一种特殊盘状角膜基质炎，表现为角膜基质的盘状水肿，但基质内炎症细胞浸润少，早期不伴新生血管长入，伴或不伴后弹力层皱褶（图 3-1-4-13）。当并发前葡萄膜炎时，水肿区域对应的角膜内皮面常有 KP。如反复发作或慢性持续发作可造成角膜内皮细胞功能失代偿和大泡性角膜病变。此型的发生与病毒抗原引起的迟发型超敏反应有关。炎症反复发作的晚期角膜病变（晚变期）包括不同混浊程度的角膜瘢痕、角膜变薄、新生血管化和/或脂质沉积。

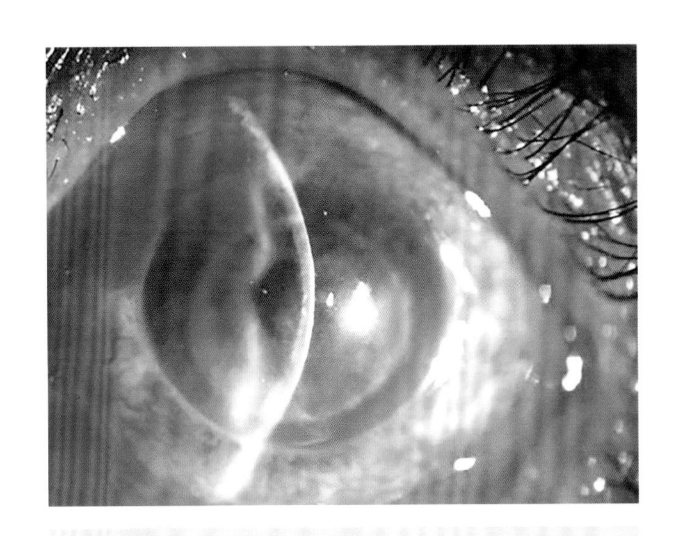

图 3-1-4-13　盘状角膜炎，表现为典型的中央角膜基质盘状水肿，内皮有少许皱褶

3. 内皮型　此型的发生与病毒对内皮细胞的直接侵袭及内皮对病毒抗原的迟发型超敏反应相关。往往并非由上皮型或基质型病变进展而来，多数患者一开始即可表现为内皮型 HSK，有明显的睫状充血、角膜水肿增厚、后弹力层皱褶，可见到 KP 和房水闪辉，常伴有轻度虹膜睫状体炎（图 3-1-4-14）。还有些患者在炎症期常伴有眼压升高，要注意与青睫综合征相鉴别。按形态和累及范围，分为盘状、弥漫状和线状三型。反复发作可导致角膜内皮细胞功能严重损害，出现大泡性角膜病变（图 3-1-4-15）。如治疗得当，本病炎症会在数月后消退，内皮功能也在一定程度上得以恢复，因此，在治疗过程中，医者不仅需有信心，更要有耐心。

4. 神经营养性角膜病变　反复发作易出现三叉神经功能受损，导致角膜知觉缺失，引起神经营养性角膜病变。此型的发生与角膜知觉减退密切相关。患者早期体征与干眼相似，表现反射性流泪和眨眼频率减少、泪膜破裂时间缩短、泪液黏性增加、角膜上皮点状荧光素着染。随着病情的进展，出现急性角膜上皮损伤，缺损面多呈椭圆形或圆形，边缘见疏松的上皮环绕，角膜基质水肿，有时可见后弹力层皱褶、房水细胞和闪辉。病情严重者将出现持续性的角膜溃疡，如未及时治疗或继发其他病原体感染，甚至可发生角膜基质融解、角膜穿孔（图 3-1-4-16）。

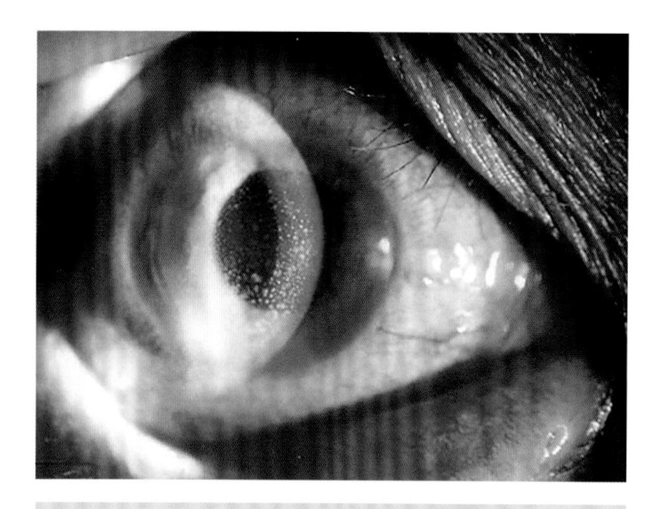

图 3-1-4-14 HSK 内皮型，可见大量大小不等的羊脂状 KP 沉积在角膜内皮面，角膜基质水肿

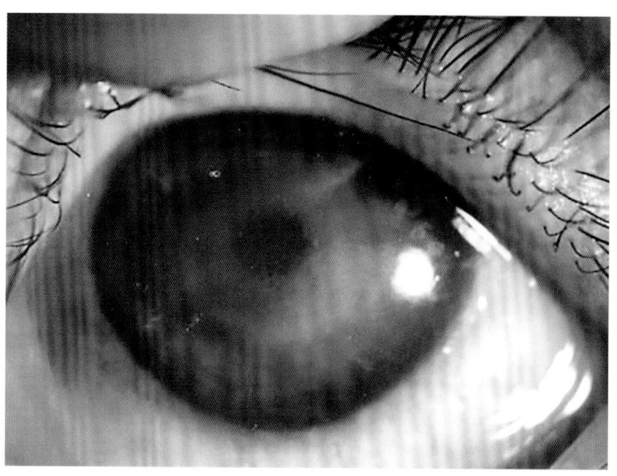

图 3-1-4-15 HSK 内皮型，有反复发作病史，角膜中央区可见因内皮细胞功能失代偿所导致的大泡性角膜病变

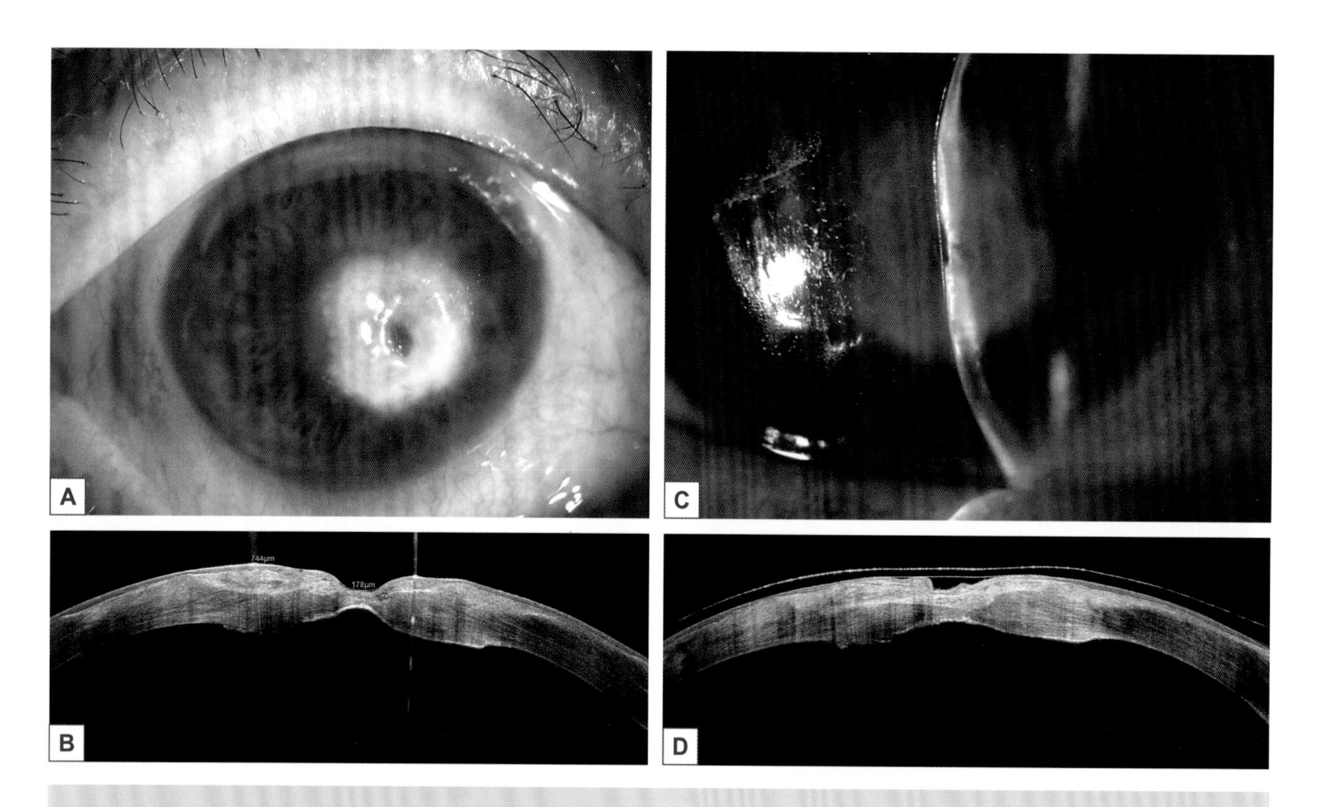

图 3-1-4-16 神经营养性角膜溃疡并且迁延不愈

图 A 和图 B 患者持续性角膜溃疡已有 1 年，溃疡缺损面呈椭圆形，边缘见疏松上皮环绕，角膜基质水肿，溃疡最深处角膜厚度 178μm

图 C 和图 D 经过营养角膜药物治疗联合配戴角膜绷带镜治疗 64 日后，角膜溃疡缓解并有所修复，溃疡最深处角膜厚度恢复到 273μm

（三）儿童 HSK 的临床特点

目前临床研究几乎均基于成年人 HSK，而聚焦儿童 HSK 的研究甚少。虽然儿童发生 HSK 的高危因素与成年人相似，即免疫系统防御力的降低，但又有其自身的临床特点。

1. 误诊率高　儿童 HSK 的临床表现无特异性，表现为反复眼红、流泪和畏光，常误诊为流行性角结膜炎等其他病毒性结膜炎。如果患儿出现单侧复发性角结膜炎伴角膜新生血管形成和角膜知觉减退，应高度怀疑 HSK。

2. 易播散　儿童 HSV 感染更易向全身播散，如出现单纯疱疹病毒性肺炎。

3. 基质型多见　基质型角膜炎在儿童 HSK 占比为 35%~50%，治疗也比成年人最常见的上皮型角膜炎更加困难。

4. 双眼受累较成年人多见　双眼受累的发病率为 26%，较单眼 HSK 预后更差并更易复发。

5. 易复发　48% 的 HSK 患儿会在首次感染后 12 个月复发，复发与年龄、性别和角膜炎类型无关。

6. 预后不佳　与成人相比，儿童 HSK 并发症更多、更重，预后更差。并发症主要包括散光（最常见）、葡萄膜炎、高眼压、角膜血管化及角膜穿孔，而散光和基质瘢痕的形成又使弱视风险加大。

四、诊断与鉴别诊断

虽然实验室检查和辅助检查可以帮助诊断，但反复发作病史和典型临床表现仍是绝大多数基层医生的主要诊断依据。

（一）诊断

1. 病史　反复发作的病史对本病的诊断非常重要。

2. 典型临床表现　有经验的眼科医生根据角膜上皮树枝状病变、地图状溃疡和基质盘状水肿等典型临床表现不难作出诊断。

3. 实验室检查　对病史不明确、临床表现不十分典型的患者，可进行实验室检查。检查方法的选择除了要关注其准确性和重复性，还应该考虑其敏感性、特异性和实用性。

（1）病毒分离：实验室常用的方法有：①角膜上皮刮片涂片法：通常在病变角膜与正常角膜交界处采取角膜上皮病变组织标本，进行吉姆萨染色或 Papanicolaou 染色，可见多核巨细胞和/或细胞核内包涵体。本法操作简便但敏感性和特异性不高，不适于临床大规模检测。②电镜法和免疫荧光电镜法：电镜法是通过电镜直接对标本中病毒颗粒进行形态学观察；免疫荧光电镜则是将标本通过和特异性抗血清混合使病毒颗粒凝聚，以提高检出率。电镜技术对病毒颗粒浓度和检测者经验要求高，且因设备昂贵，故不适应用于临床。③细胞培养并观察致细胞病变效应（cytopathic effect，CPE）：HSV 具有严格的细胞内寄生性，可在人胚肾等原代细胞和 Hela 等传代细胞中进行培养，增殖后可导致典型的 CPE。CPE 一般在标本接种 1~2 天后即可发生并被观察到。此法仅适用于在有条件的研究型医院或实验室开展。

（2）免疫法：①单克隆抗体技术：此技术敏感性和特异性都较高，但价格较贵，临床尚未推广；②酶联免疫吸附试验（enzyme linked immunosorbent assay，ELISA）：该法特异性和敏感性都较高，价格较为便宜，已有试剂盒在临床应用。

（3）核酸检测：应用聚合酶链反应（polymerase chain reaction，PCR）或原位杂交技术检测标本中的 HSV-DNA，这两种方法检测更敏感、更迅速。

（4）血清学病毒抗体滴度测定：敏感性较低，临床一般不开展。

（5）印迹细胞学检查：具体方法可参考第二篇第一章第十四节。

4. 角膜知觉检测　HSK 患者常出现角膜知觉减退，因此，角膜知觉检测可作为 HSK 诊断的辅助检查。临床上最简单快速的检查方法是使用清洁柔软的细棉丝从颞侧轻触角膜，观察眨眼反射，粗略评估角膜知觉是否减退。Cochet-Bonnet 触觉计可用于角膜知觉的定量检查，知觉正常的角膜在尼龙丝长度 6cm 时就有明显的眨眼反射；若尼龙丝长度 <2cm，同时出现角膜上皮损伤及基质溃疡，应考虑神经营养性角膜病变。

5. 共聚焦显微镜检查　共聚焦显微镜不仅能够很好地发现 HSK 不同时期患者角膜形态学异常改变，

并能动态观察角膜病情发展与恢复情况，而且能够对角膜各层组织内炎性细胞和树突状细胞数量进行客观评价，此外还能观察到与角膜知觉减退相对应的角膜下神经丛密度降低，但对 HSK 的诊断却无特异性，因此，临床上仅作为辅助检查。

6. HSK 病原学诊断中存在的问题

（1）仍缺乏理想的病原学诊断方法：虽然有免疫学方法、病毒分离培养及分子生物学等方法可以检测病毒感染，但灵敏度及特异性均不理想。因此，单纯疱疹病毒性角膜炎的诊断还是依靠反复发作的病史和典型临床表现。大量单纯疱疹病毒性角膜炎患者被误诊为其他感染性角膜病，同时又有很多非病毒感染病例被误用大量抗病毒药物，这些问题的解决都有待于科学诊断技术的创新。

（2）病原学诊断对流行病学调查研究的意义：现有HSK流调中的疾病诊断多依据患者临床表现作出，在严谨性和准确性上存在欠缺。区域性眼科中心可以对其所在地区一定时期内包括 HSK 在内的病毒性角膜炎患者进行病毒学实验室检查，由此获得的研究结果将对我们进行科学研究、流行病学调查和政府制定防治政策具有重要意义。

（二）鉴别诊断

1. 非 HSV 引起的病毒性角膜炎　需鉴别的主要有：

（1）带状疱疹病毒性角膜炎：正在或曾经罹患带状疱疹的患者出现角膜炎，具体表现为点状、树枝状角膜上皮病变或伴发角膜基质炎和内皮炎者。树枝末端无膨大。常伴有皮疹。

（2）腺病毒性角结膜炎：典型临床特征为散在分布在角膜任何部位的上皮下点状浸润，常伴有耳前淋巴结肿大和压痛。

2. 药物源性角膜病变　患者常有不合理或“所谓合理”的长期应用药物史。本病因药物种类不同而有不同表现，其典型表现有二：一是漩涡状角膜病变（vortex keratopathy，图 3-1-4-17）；二是弥漫性浅层点状角膜病变（superficial punctate keratopathy，SPK）。药物包括胺碘酮、氯丙嗪、抗疟药和舒拉明等药物。值得一提的是，抗病毒药物阿糖胞苷也可引起本病。

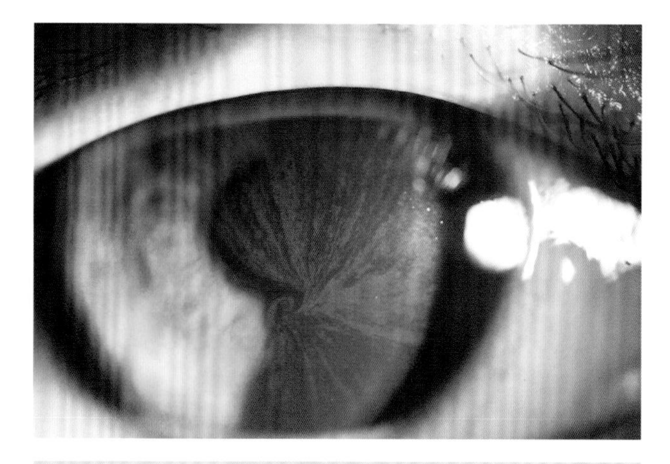

图 3-1-4-17　胺碘酮所引起的漩涡状角膜病变（vortex keratopathy）

3. 睑缘炎及其相关角结膜病变　患者罹患睑缘炎，多双眼发病，表现为周边部角膜点状糜烂、浸润和/或溃疡形成。随着睑缘炎治疗好转，角结膜病变也迅速减轻消退。

4. 细菌、真菌和阿米巴等其他感染性角膜炎　通过角膜刮片涂片、培养及共聚焦显微镜检查可排除。

5. Cogan 综合征　典型表现为非梅毒性角膜基质炎，多双眼反复发作，但往往还伴有眩晕等前庭神经症状和严重双侧神经性耳聋。

6. 梅毒性角膜基质炎　先天性梅毒角膜基质深层出现新生血管，呈红色毛刷样，患者常合并 Hutchinson 齿、马鞍鼻等特征。发病初期为单侧，数周或数月后常累及双眼；后天性梅毒角膜基质炎少见，多单眼受累，炎症反应较先天性梅毒患者轻。

7. HSK 基质型和 HSK 内皮型引起的基质炎的鉴别　HSK 基质型引起的盘状角膜(基质)炎的实质是 HSV 引起的基质感染，感染导致基质盘状炎性渗出和混浊水肿，并能诱发血管内皮生长因子（VEGF）升高从而有大量新生血管长入基质；往往由上皮型炎症迁延发展而来；反复多次炎症后会发生基质混浊；一般不出现前房反应。HSK 内皮型引起的基质炎症是由内皮细胞功能受损所致，基质水肿一般没有渗出和新生血管；与上皮炎症无关；内皮炎及时控制后基质可恢复透明，不留瘢痕；常伴有虹膜炎和前房反应。

五、治疗

由于 HSV 在三叉神经节及角膜内终身潜伏，HSK 不可能完全根治，临床药物治疗的目的主要是控制病情发展和缓解症状。在 HSK 稳定期，抗病毒药物的局部治疗已不是主要矛盾，因为任何有刺激性的化学药物都可能导致 HSV 在角膜中的重新活化或从三叉神经节再释放而引起 HSK 复发。反之，在 HSK 活动期，应当使用有效的抗 HSV-1 药物，并适当辅助应用糖皮质激素药物，可以缓解因 HSV-1 存在而可能导致的过强自身免疫反应，以减轻临床症状和组织损害。

（一）治疗原则

1. 上皮型　本型发病特点是病毒在上皮细胞内大量复制增殖并造成上皮细胞破坏和脱落，所以早期应用抗病毒药物而有效抑制病毒复制是控制病情的关键。禁用糖皮质激素，以防病变扩散。

2. 基质型及内皮型　这两型发病的共同特点是以组织免疫性炎症为主，因此，在抗病毒治疗的同时，适当、适时和适量地应用糖皮质激素抗炎治疗则尤为重要。抗病毒药物和激素的联合应用既能有效抑制病毒复制，又能减轻病毒抗原诱发的免疫反应，将有利于病变愈合和缩短病程，并能减少并发症（虹睫炎、继发性青光眼等）的发生。由于糖皮质激素有诸多副作用，对有免疫因素参与的 HSK 基质型，还可考虑应用环孢素滴眼液。

3. 神经营养性角膜病变　本型的发病原因是病毒侵犯三叉神经导致的角膜知觉减退，因此，治疗的关键是抑制病毒复制，改善角膜三叉神经的功能。在抗病毒治疗的同时，促进角膜上皮再生，抑制角膜基质融解，预防继发感染。应慎用糖皮质激素，避免出现角膜融解和穿孔。

（二）常用的抗病毒药物

1. 常用选择性抗疱疹病毒药物及其治疗

（1）阿昔洛韦（acyclovir，ACV）：又称无环鸟苷，是目前治疗 HSK 的首选药物，对于浅、深层 HSK 均有较好疗效，常用的为 0.1% 阿昔洛韦滴眼液、3% 阿昔洛韦眼膏和片剂（100mg/片，200mg/片）。ACV 在水中极微溶解。其进入被 HSV 感染的细胞后，可被病毒诱导的胸腺嘧啶核苷激酶（thymidine kinase，TK）磷酸化，进而转化为三磷酸化物（acyclovir triphosphate，ACV-TP）。ACV-TP 可与病毒 DNA 聚合酶结合而阻止脱氧尿苷三磷酸（deoxyguanosine，dGTP）掺入病毒 DNA，从而竞争性抑制病毒 DNA 的合成，阻碍病毒的复制。而 ACV-TP 对正常细胞 DNA 聚合酶无影响，故不影响正常细胞的功能。ACV 与病毒 DNA 聚合酶的结合力是其与正常细胞 DNA 聚合酶结合力的 10~30 倍，故是一种选择性抑制病毒 DNA 合成而毒性又小的抗病毒药物。抗疱疹病毒活性比阿糖腺苷强 160 倍。

（2）伐昔洛韦（valacyclovir，VCV）：VCV 是 ACV 的前体药物，水溶性是 ACV 的 150 倍，口服后迅速被吸收并水解为 ACV 和 L-缬氨酸。作用机制类同于 ACV。

（3）更昔洛韦（ganciclovir，GCV）：又称丙氧鸟苷，是新型核苷类抗病毒药，抗 HSV 作用比 ACV 强。其水溶性较好，水溶液性质稳定。常用的是 0.15% 更昔洛韦眼用凝胶。GCV 是一种 2′-脱氧鸟苷的核苷类似物，与阿昔洛韦不同之处在于其侧链上另有一个羟甲基，通过竞争性抑制病毒 DNA 聚合酶，并与病毒核酸相结合成为病毒 DNA 的终止码来抑制其合成。GCV 对 VZV 的抑制作用与 ACV 相当，而对 CMV 和 EBV 的抑制作用则明显高于 ACV。全身用药的主要副作用是骨髓抑制，尤其是中性粒细胞减少。

（4）泛昔洛韦（famciclovir，FCV）：FCV 是喷昔洛韦（PCV）的前体药物，在体内可迅速转化为具有抗病毒活性的 PCV，抑制病毒 DNA 合成。常见不良反应是头痛和恶心。

2. 常用非选择性抗疱疹病毒药物及其治疗　本类药物选择性差，在抑制病毒的同时对正常细胞尤其是对生长代谢旺盛细胞的 DNA 合成有明显抑制作用。

（1）环胞苷（cyclocytidine，CC）：又称安西他滨。是阿糖胞苷的环状衍生物，为细胞周期特异性药物，主要作用于S期。在体内转变为阿糖胞苷，其作用与阿糖胞苷相似。CC最低抑菌浓度较阿糖胞苷小10倍，而细胞毒性较阿糖胞苷小 50 倍，因此，CC 治疗指数高于阿糖胞苷。CC 角膜通透性强于碘苷，因此，在治疗 HSK 上皮型时，两者治愈率无明显差异，但治疗深层 HSK 时前者治愈率明显优于后者。与无环鸟苷联合应用,可延缓 HSK 治疗期间对 ACV 的耐药性,常用 0.05% 环胞苷滴眼剂和 0.1% 环胞苷眼膏。

（2）碘苷（idoxuridine,IDU）:又称疱疹净。通过竞争性结合 DNA 聚合酶从而不可逆地抑制病毒 DNA 中胸腺嘧啶核苷的合成,或代替胸腺嘧啶核苷掺入病毒 DNA 中,使病毒产生有功能缺陷的 DNA,从而破坏病毒增殖或活性受到抑制。因为碘苷眼内通透性弱,所以仅适用于浅层 HSK。此药对病毒和宿主细胞都有作用,而且对宿主细胞有很大的毒性。由于其全身应用的毒性作用很强,仅限用于单纯疱疹性眼角膜结膜炎的局部治疗。常用的是 0.1% 疱疹净滴眼液和 0.5% 疱疹净眼膏。

（3）三氟胸苷（trifluridine）:又称为曲氟尿苷、三氟胸腺嘧啶脱氧核苷,是一种胸苷类似物,主要干扰 DNA 的合成,常用 0.5%~1% 三氟胸苷滴眼液和眼膏。对单纯疱疹病毒Ⅰ型和Ⅱ型引起的原发性角膜结膜炎和复发性角膜炎有效。局部用药的副作用包括眼中灼热、刺痛和眼睑水肿;少见的副作用有点状角膜病变和过敏反应。

（4）阿糖腺苷（vidarabine,Ara-A）:又称为腺嘌呤阿糖胞苷,干扰病毒 DNA 的合成,治疗单纯疱疹病毒感染有效。目前常用 3% 阿糖腺苷眼膏进行治疗。对 IDU 耐药的病毒株常对阿糖腺苷有应答。阿糖腺苷眼科制剂对疱疹病毒Ⅰ型和Ⅱ型引起的急性角膜结膜炎和复发性表浅角膜炎有效。

3. 广谱抗病毒药物及其治疗　主要有三氮唑核苷（virazole ribavirin）,又称为病毒唑、利巴韦林,为一种作用力强的单磷酸次黄嘌呤核苷（IMP）脱氢酶抑制剂,抑制 IMP,从而阻碍病毒核酸的合成。常用 0.1% 病毒唑滴眼液和 0.5% 病毒唑眼膏。

（三）糖皮质激素治疗

能否合理并充分地使用糖皮质激素是检验临床医生对本病认识和掌握程度的一项标准,主要体现在给药时机和药量调整两方面。

糖皮质激素治疗 HSK 的理论基础:①通过抑制组织胺等炎性因子释放,减轻炎症反应及其对组织损害,从而减少角膜新生血管和瘢痕的形成;②通过抑制抗原-抗体反应,减轻基质水肿和炎症浸润,缩短炎症过程时间。

过量或不当使用糖皮质激素治疗 HSK 可能出现的不良作用:①通过抑制淋巴细胞对抗体的合成,降低机体对细胞内外病毒攻击的免疫防御力,使 HSV 得以更加容易增殖和扩散,并可能引发细菌和/或真菌感染;②眼部滴用糖皮质激素会使角膜胶原酶活性增强,加速基质融解,促使溃疡向纵深发展;③抑制胶原纤维和黏多糖的合成,阻碍溃疡修复;④长期使用可引起白内障或激素性青光眼。

目前,糖皮质激素治疗 HSK 尚无统一的标准治疗方案。治疗者应始终秉持辨证施治和因人施治的治疗原则,随时根据病情调整治疗方案。

（四）儿童 HSK 的药物治疗策略

局部应用抗病毒药物滴眼液和眼膏往往因患儿啼哭、拒不配合和依从性差而不能按时用药而导致治疗失败,因此,口服抗病毒药物成为治疗婴幼儿和儿童 HSK 的主要用药方式。研究显示年龄 6 周~5 岁的 HSK 上皮型患儿在经全身阿昔洛韦治疗后都得到治愈,并且没有明显的不良反应。有时为了加快上皮型 HSK 治疗速度从而缩短病程,可以适当增加局部用药,但在患儿复诊时,要特别关注局部用药后的治疗效果和药物不良反应,当治疗未达预期而不良反应却开始呈现,应果断调整局部用药。

（五）对长期口服 ACV 患者的保护策略

长期口服 ACV 预防性治疗 HSK 的患者主要包括以下三类:①病程迁延不愈的 HSK 患者:此类患者一旦停药很快复发,因此不得不长期维持口服;②虽然不是短期内频繁复发但 1 年内要发生 2 次或 2 次以上 HSK 患者;③角膜移植术后的 HSK 患者:虽然移植能有效祛除富含病毒的角膜病灶,但为了防止角膜植床和三叉神经节里蓄势待发的 HSV 再度致病,我们建议患者术后长期口服 ACV。具体用法是每次 400mg,每日 2 次口服 ACV。

部分患者因忌惮阿昔洛韦的全身副作用而固执地采用间断性、局部应用抗病毒药物,即一感到“要复发”就局部用药,否则停药,这不仅不会控制病情发展(角膜混浊不断增厚变大),而且还会导致干眼、药物源性角膜病变、慢性结膜炎等并发症。更令患者始料未及的是,这种单纯局部用药并不能够像全身用药一样有效预防和阻止 HSK 上皮型的复发。

对用药超过 1 个月的患者，应该及时检测肝肾功能，再决定是否继续用药，以免严重并发症出现。长期用药一定要在医生指导下进行，患者有任何的不适都应及时地进行检查和检验。

（六）HSK 的手术治疗

当药物治疗已无法有效控制 HSK 病情进展并有发生角膜穿孔等严重并发症风险时，应采取手术治疗。

1. 临时性或永久性睑缘缝合术　应用于迁延不愈的角膜上皮缺损和神经营养性角膜溃疡，根据角膜痊愈情况决定何时恢复正常睑裂。

2. 羊膜移植术　针对基质坏死型角膜炎，笔者采用羊膜移植联合抗病毒和糖皮质激素药物治疗，取得良好效果。

3. 结膜瓣移植术　对常规药物治疗失败的周边部角膜溃疡及无法马上实施角膜移植的中央部严重溃疡，可以采用此术式。

4. 角膜移植术　包括深板层角膜移植术（DLKP）和穿透性角膜移植术（PKP）。

（1）DLKP：DLKP 随着技术的日臻完善，现已成为治疗 HSK 的重要手段之一。笔者采用 DLKP 联合抗病毒药物治疗 HSK 基质坏死型，取得了满意的临床效果（图 3-1-4-18）。由于 PKP 术后易发生免疫排斥和角膜内皮功能失代偿等威胁植片长期存活的因素，故 DLKP 显示出愈来愈好的治疗前景。

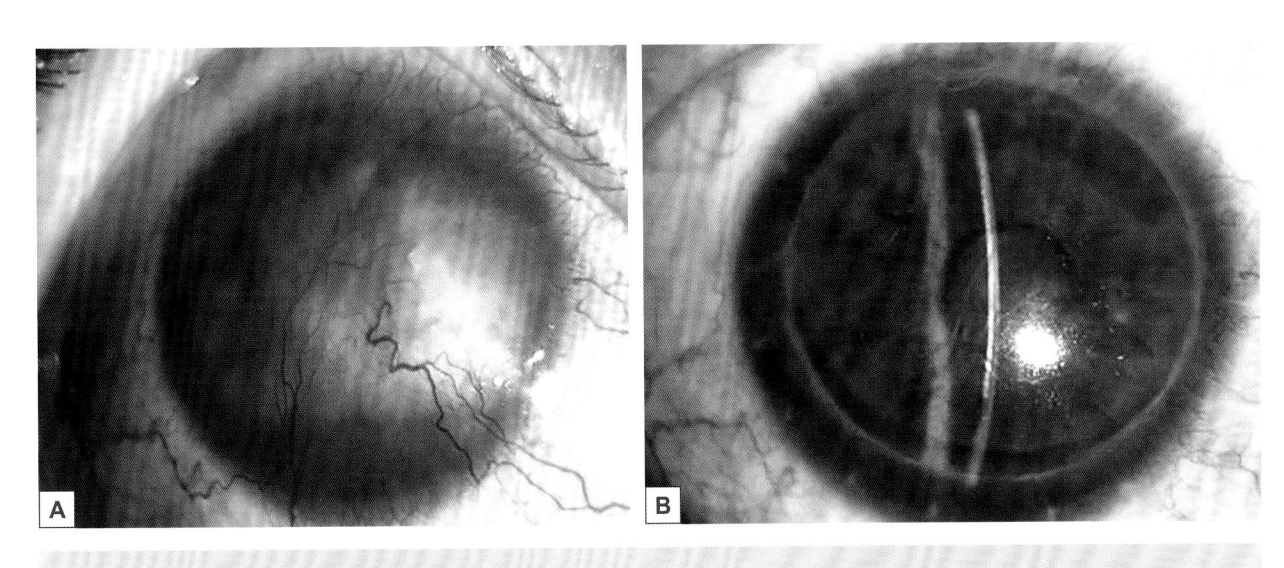

图 3-1-4-18　HSK 基质型（稳定期），行 DLKP

图 A　DLKP 前，病变区角膜有较大范围白斑，伴大量新生血管长入基质，有反复发作病史，视力 0.02

图 B　DLKP 后 2 年，角膜植片透明，无 HSK 复发，裸眼视力 0.3

（2）PKP：对于反复发作不愈、角膜溃疡濒于穿孔或角膜白斑（全层混浊）的患者，穿透性角膜移植术是唯一的治疗手段（图 3-1-4-19）。儿童角膜白斑若无发生弱视的风险，可将移植手术推迟到成年再施行，以避免儿童角膜移植术后诸多并发症。PKP 前对活动性炎症的控制直接决定了植片透明和远期存活率，有炎症和无炎症移植后植片存活率分别为 50% 和 80%。因此，术前尽可能将炎症控制在最低程度是植片长期存活的关键性因素。虽然新生血管不是角膜移植的手术禁忌证，但需要注意的是，位于基质深层的新生血管较表浅新生血管更易导致免疫排斥的发生。

（七）预防 HSK 复发

虽然当前临床应用的抗病毒药物疗效较为肯定，但因其无法清除潜伏的病毒，因此仍无法从根本上控制 HSK 的复发。尽管 HSV 疫苗的研发令人充满期望，然而至今仍停留于临床前阶段，因此，目前尚无特异性免疫疗法可预防 HSK 的发生。

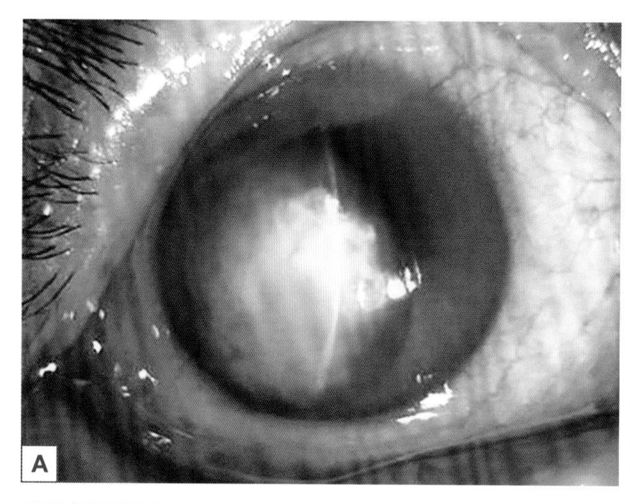

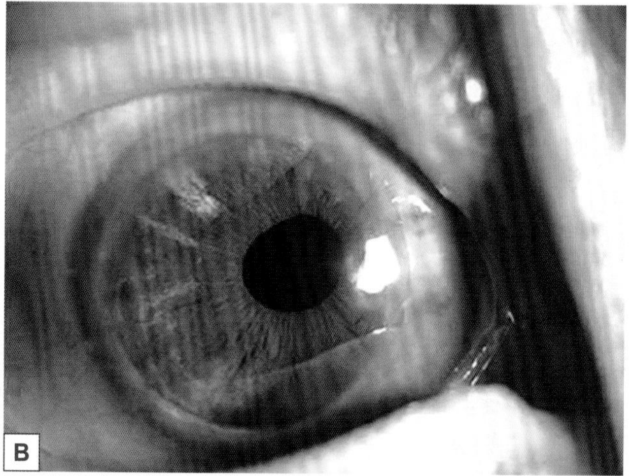

图 3-1-4-19　HSK 基质型稳定期，行 PKP
图 A　PKP 前，中央角膜大范围白斑
图 B　PKP 后 4 年，植片透明，无 HSK 复发

（曲利军）

第五节　带状疱疹病毒性角膜炎

带状疱疹病毒性眼病（herpes zoster ophthalmicus，HZO），简称带状疱疹性眼病，是由水痘-带状疱疹病毒（varicella-zoster virus，VZV）引起的一系列眼部疾病。VZV 几乎可以累及所有的眼部组织，不仅包括我们熟悉的眼睑、结膜、角膜和巩膜，还包括葡萄膜、视网膜（急性视网膜坏死）和视神经，甚至还会累及眼内肌、眼外肌及眼眶组织。带状疱疹病毒性角膜炎（herpes zoster keratitis，HZK），即由 VZV 复发感染所引起的角膜炎。HZK 的命名显然是受单纯疱疹病毒性角膜炎（HSK）影响而沿袭而来，但与 HSK 具有典型的角膜改变不同，HZK 只是 HZO 的表现之一，并且还不一定是最常见、最典型的表现，而单独将 HZK 列出易误将其作为一种孤立的疾病来看待。当临床医生面对 HZK 时，应始终保持 HZO 这个整体概念，只有这样才能更有效地控制患者病情。

一、病因与流行病学

（一）病因

1. 结构与分型　VZV 是双链 DNA 病毒，结构和基本特性与 HSK 相似，同属于疱疹病毒科 α 亚科，均能感染人类上皮细胞。血清型只有一种，即 HHV-3。

2. 宿主范围　人类是 VZV 的唯一自然宿主。VZV 对宿主及宿主细胞选择的苛刻性远高于 HSV，以至于难以成功建立 VZV 动物模型，而这直接影响到 HZO 和 HZK 的相关基础研究进展缓慢。

（二）流行病学

发达国家成年人中，VZV 血清阳性率为 80%~90%，而在中年人中几近 100%。儿童易感 VZV，水痘发病率达 90%。神经痛是带状疱疹最常见的并发症，发病率为 10%~25%，而排在第二位的就是 HZO，发病率为 1.33%。HZO 的发病年龄常在 60~90 岁，一般无易感因素，但以下因素可能是诱因：HIV 感染、长期应用免疫抑制剂、发热、手术外伤等。艾滋病患者的 HZO 往往更加严重，因此，带状疱疹也可以作为 HIV 感染的早期诊断指标之一。当儿童和年轻人发生带状疱疹时，应常规排查免疫缺陷病。我国尚无 HZO 和 HZK 的大样本流行病学资料，因此，了解带状疱疹的流行病学特征对我们有间接指导意义。

二、发病机制

VZV 是引起水痘和带状疱疹的共同病原体，其在儿童期原发感染时引发水痘，病愈后潜伏在脊髓后根神经或脑神经感觉神经节，在一定诱因下激活形成复发感染而引起带状疱疹。换句话说，带状疱疹仅发生于过去患过水痘的人。虽然导致带状疱疹的 VZV 一般是内源性的，但是也不排除外源性感染。

（一）VZV 的传播途径

VZV 传染性极强，水痘患者急性期的上呼吸道分泌物，以及水痘或带状疱疹患者水疱中均含有高滴度的感染性病毒颗粒，通过飞沫或直接接触传播。带状疱疹患者也是儿童水痘的传染源，因此，应避免直接接触儿童。

（二）感染类型

1. 原发感染　主要表现为水痘，好发于 2~6 岁的儿童。病毒感染起始于呼吸道黏膜，在局部淋巴结中增殖后进入血液和淋巴系统，在肝和脾中复制 11~13 天后，引起第二次病毒血症并播散至全身的皮肤，在经过 2~3 周潜伏期后开始出现皮肤斑丘疹和水疱疹，重者发展为脓疱疹。皮疹呈以躯干较为多见的向心性分布，常伴有发热，数天后结痂，无继发感染者待痂脱落时不留痕迹。儿童水痘一般为自限性，症状较轻，而成人水痘一般病情较重，20%~30% 成人水痘患者可并发病死率较高的病毒性肺炎。

2. 复发感染　表现为带状疱疹，多发于成年人、老年人或有免疫功能障碍的患者。原发感染后，VZV 潜伏在脊髓后根神经或脑神经感觉神经节，待成年以后发生细胞免疫功能低下时，潜伏的 VZV 被激活，沿感觉神经轴突到达其所支配皮肤的细胞内增殖引起疱疹。疱疹沿感觉神经支配的皮肤分布并串联成带状疱疹，疼痛剧烈。带状疱疹多见于胸部、腹部和头颈部，10%~15% 发生在三叉神经眼支支配区域。

（三）VZV 的致病方式

1. 直接侵袭　病毒通过直接侵袭导致结膜炎和上皮性角膜炎。

2. 继发性损伤　通过免疫炎症反应和闭塞性血管炎可引起巩膜外层炎、巩膜炎、角膜炎、葡萄膜炎、视神经炎，以及部分脑神经麻痹。眼睑和眼周皮肤受累还可出现瘢痕性并发症。

3. 神经的破坏　病毒再活化可致受累神经节的炎症甚至坏死，从而不仅引起角膜知觉减退或消失，而且还会导致角膜麻痹，发生神经营养性角膜炎。

三、临床表现

（一）全身表现

1. 前驱症状　包括发热、寒战、皮肤潮红，以及皮肤神经分布区疼痛。

2. 神经痛　从仅有麻刺感到极度的持续性疼痛，延续数月甚至数年，令患者痛苦不堪。

3. 皮肤表现　三叉神经分布区域的皮肤瘙痒，随后出现红疹，进而出现串珠样疱疹，侵袭额部、上睑和鼻部的皮肤，但始终不超过中线，呈单侧分布，病程约 3 周，少数可长达数月之久。VZV 侵及真皮，故水疱治愈后仍留有永久性瘢痕和/或茶褐色色素沉着（图 3-1-5-1）。

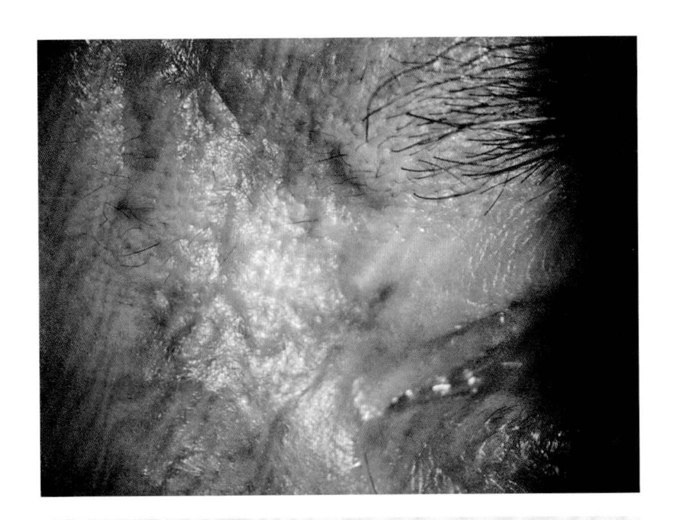

图 3-1-5-1　带状疱疹病毒性角膜炎，患者 50 天前面部出现带状疱疹。皮肤疱疹愈合并遗留皮肤瘢痕

（二）眼部表现

1. 角膜　角膜的表现形式为多种多样。

（1）点状角膜炎：是 HZK 最早期角膜病变，皮疹出现数日后发生。角膜表面出现高于角膜表面的较粗大的混浊点（图 3-1-5-2），荧光素钠不易着染，但虎红染色阳性。混浊点由上皮细胞堆积而成，细胞核内可查到病毒包涵体。

（2）钱币状角膜炎（nummular keratitis）：随着病情进展，隆起的混浊点逐渐在几日内消退，部分混浊点彼此融合形成上皮下浸润，形成钱币状角膜炎。钱币状角膜炎是 HZK 的典型表现，但不具有特异性，这是因为其他病毒（EB 病毒或 HSV）角膜感染或免疫性角膜炎症也可发生。

（3）树枝状角膜炎：混浊点不消失并相互连接所形成的略高于角膜表面的树枝状病变（图 3-1-5-3），虽然和 HSK 的树枝状角膜炎形态相似，但并不形成后者树枝的沟状凹陷，荧光素着染不明显，而且末端无球形膨大，故又被称为假树枝状角膜炎。

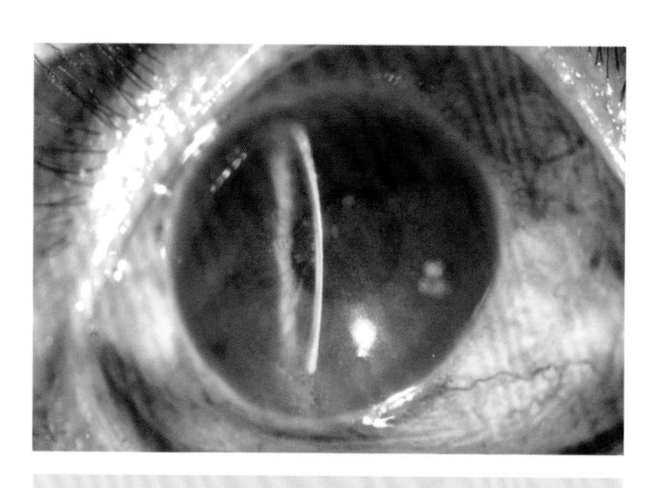

图 3-1-5-2 带状疱疹病毒性角膜炎，患者 4 个月前面部带状疱疹，视物不清 1 个月，可见角膜弥漫性白色混浊和水肿，角膜知觉减退，眼压 35mmHg

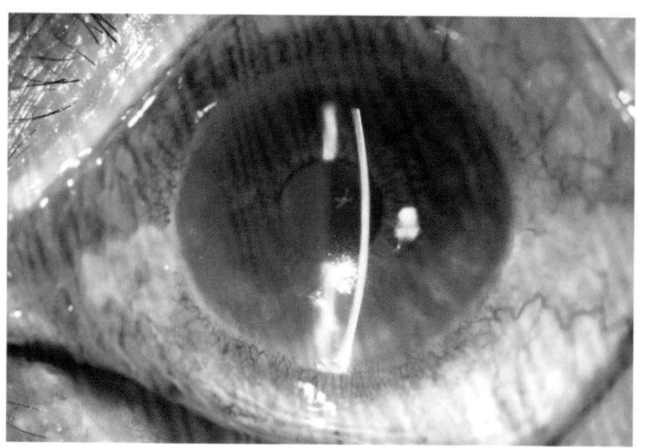

图 3-1-5-3 带状疱疹病毒性角膜炎，患者 2 个月前头部带状疱疹，1 月前视力下降，裂隙灯显微镜检查可见结膜充血，角膜上皮水肿，树枝状浸润，角膜知觉减退

（4）神经麻痹性角膜炎：剧烈三叉神经痛发生的同时，角膜知觉明显减退或消失，即使 HZK 治愈后仍难以恢复既往神经密度，约有 50% 患者可发生神经营养性角膜炎，其中严重者可发生神经营养性角膜溃疡，并发细菌感染者还可出现前房积脓。持续的角膜溃疡（包括无菌性溃疡）还可发生角膜穿孔。

（5）角膜基质炎或盘状角膜炎：上皮下浸润发生数月后仍未得到有效控制时会向角膜基质深部发展，形成有大量血管翳的角膜基质炎或盘状角膜炎。炎症浸润区对应的角膜内表面会出现类脂质沉积物，此点可与 HSV 所引起的盘状角膜炎进行鉴别。

（6）其他角膜病变：病情反复不愈将出现角膜脂肪变性、角膜变薄和不规则散光。

2. 其他眼部表现 VZV 会攻击几乎所有眼部组织，眼及附属器均可受累。如发生在眼睑和眼眶部位，可造成眼睑瘢痕及泪点狭窄或闭锁。角膜感染还可伴有巩膜炎、葡萄膜炎（远期还会并发虹膜萎缩）、眼压升高，以及并发性白内障等。此外，还有急性坏死性视网膜炎的报道。

四、诊断与鉴别诊断

（一）诊断

1. 临床诊断 临床诊断包括明确的病史询问和临床表现检查。典型体征包括皮肤与眼部出现的单侧性疱疹、永久性皮肤瘢痕（其中可能掺杂茶褐色沉积物），以及角膜炎特有病变。一般不需要微生物学检查来辅助诊断。

2. 实验室诊断 当患者无法说清自身病史和/或临床表现不显著时，可以进行实验室检查。

（1）角膜和结膜上皮刮片涂片：必要时可取病灶基底部细胞涂片，HE 染色后可查到嗜酸性核内包涵体或多核巨细胞，但不能同 HSK 相鉴别。

（2）病毒分离：必要时取结膜囊内和水疱内液体做病毒分离，若兔角膜接种后不发病可诊断本病，可与 HSK 相鉴别。

（3）特异性荧光抗体染色技术：可检测病毒抗原，用于与 HSK 相鉴别。

（4）血清中和抗体测定：发病后 4 天即可测出，并于 2 周后达到峰值，随后逐渐降低，1 年后难以测出。

（5）PCR 技术：可用来检测 VZV 病毒基因 DNA 片段。

（二）鉴别诊断

有经验的医生通过 VZV 所引起的典型临床表现和明确病史不难对本病与其他病毒性角膜炎作出鉴别诊断。当体征不典型如皮疹较少时，或者当患者不能回忆出既往水痘或带状疱疹病史时，可行实验室检查，以助鉴别诊断。

五、治疗

当同时伴有全身带状疱疹病变的 HZK 患者前来眼科就诊时，眼科医生应在建议其遵皮肤科用药医嘱的同时给予眼部用药。

（一）防治原则

1. 预防原则　VZV 的传染性极强，因此，患者需严格做好隔离措施。对未患过水痘的 1 岁以上儿童及成人，可接种 VZV 减毒活疫苗，有助于防止或限制 VZV 感染与流行；对患水痘或带状疱疹的高危人群（如免疫力低下者等），可注射 VZV 特异性免疫性球蛋白，从而降低感染及并发症的发生率。

2. 治疗原则　在抗病毒药物使用基础上，要及时给予对症治疗（如并发葡萄膜炎要及时散瞳），防止继发感染（给予抗生素治疗），努力避免或减少并发症的发生。

（二）药物治疗

带状疱疹的治疗目前无特效药物。阿昔洛韦的治疗作用很小，特别对感染后出现的神经痛几乎无效。有报道称在皮肤带状疱疹发生的 72 小时内，大剂量阿昔洛韦 800mg 每天 5 次，可能减轻症状，但眼部阿昔洛韦的应用效果不佳。如出现盘状角膜炎、角膜基质炎，可适当应用糖皮质激素减轻症状；角膜溃疡时，应对症处理，防止合并感染。

1. 成年人推荐抗病毒用药　应在发病后早期应用。

（1）阿昔洛韦：800mg 口服，每日 5 次，持续 7~10 日；或静脉滴注阿昔洛韦，10mg/kg，每 8 小时 1 次，持续用药 7 日。

（2）伐昔洛韦：300mg 口服，每日 2 次，持续 10 日。

2. 儿童推荐抗病毒用药　阿昔洛韦，250mg/m^2，每 8 小时静脉滴注 1 次，持续 5 日。

3. 神经营养性药物　如维生素 B_{12}。

（三）手术治疗

1. 暂时性睑缘缝合术　神经营养性角膜炎或溃疡顽固不愈时，可以考虑行暂时性睑缘缝合术。

2. 角膜移植　当患者因病情严重，即使在应用药物治疗病情好转或得到控制后仍留下严重的角膜瘢痕，以至于明显影响患者视觉质量和生活质量时，可以采用角膜移植术。若有角膜穿孔或行将穿孔，可采用穿透性角膜移植；若无穿孔可能，可待病情完全稳定后再实施角膜移植。

（胡建章）

第六节　棘阿米巴角膜炎

棘阿米巴角膜炎是由棘阿米巴原虫感染角膜导致的一种致盲性角膜病，其发病率虽然不高，但患者遍布世界各地。自 1973 年 Jones 报告首例棘阿米巴角膜炎病例以来，陆续有该病的病例报道。在发达国家，棘阿米巴角膜炎的发病主要与配戴角膜接触镜有关；而在发展中国家，发病主要与眼外伤有关。

一、病因与流行病学

棘阿米巴角膜炎被认为是一种临床上比较少见的感染性角膜病。该病一年四季均可发病，夏季棘阿米巴原虫多以活性形式(滋养体)存在,故夏季发病率较高。男、女性均可患病,患病的年龄谱较广,青年至中壮年患者占多数。棘阿米巴角膜炎的发病情况主要与人群工作方式、个人生活及卫生习惯等因素有关,在发达国家和发展中国家之间差别较大。

1995年,Seal等报道,美国棘阿米巴角膜炎的发病率约为1/250 000,此后发病率呈逐年上升的趋势。美国眼科中心的数据显示,1999年发现的棘阿米巴角膜炎病例有22例,到2007年病例数则攀升至170例。在发达国家,对于任何年龄的健康个体来说,配戴角膜接触镜是棘阿米巴角膜炎发生的主要危险因素,90%以上棘阿米巴角膜炎患者的发病均与使用角膜接触镜有关。美国关于棘阿米巴角膜炎的数据显示,每年每100万角膜接触镜配戴者中发生棘阿米巴角膜炎的患者为1.49~2.01例;20世纪90年代,英国每年每3万例角膜接触镜配戴者中至少有1例发生棘阿米巴角膜炎。不良的角膜接触镜护理方式(如消毒不当、不按要求清洗、未定期更换)、接触受污染的水源、戴角膜接触镜游泳、角膜接触镜过度磨损等情况,均增加了感染的风险。近年来,角膜塑形镜再次兴起,其过夜配戴增加了棘阿米巴角膜炎发生的风险。此外,眼部外伤、眼部手术也是棘阿米巴角膜炎发病的重要危险因素。

尽管关于棘阿米巴角膜炎的发生与地理区域的相关性目前仍缺乏确定的结论,但研究显示,家用水源的污染程度与棘阿米巴角膜炎的发生有一定的相关性:受到严重洪水影响的区域发生棘阿米巴角膜炎的风险明显升高。此外,生活用水的硬度和屋顶水箱的使用也被确定为危险因素。美国芝加哥地区非随机病例对照研究结果显示:在改善了该区域的生活用水消毒标准及配水系统后,棘阿米巴角膜炎的发生率有所降低。

在我国,棘阿米巴角膜炎的发病主要与植物、土壤、污水接触史及眼外伤、眼部手术等相关,配戴角膜接触镜并不是首位原因。1991年,我国报道了第一例棘阿米巴角膜炎病例,此后陆续有不少的病例报道。北京同仁眼科中心对1991—2013年的259例棘阿米巴角膜炎进行回顾性分析,其中50.8%患者职业为农民,其次为学生(23.8%);眼外伤是最主要的发病危险因素(53.1%),而有角膜接触镜配戴史的仅占29.8%。此外,我国曾有眼表手术后发生棘阿米巴角膜炎的病例报道。

二、发病机制

棘阿米巴角膜炎的发病过程可能存在多方面因素的参与。

(一) 棘阿米巴对角膜的黏附、侵袭及损伤

棘阿米巴角膜炎的发生、发展主要有两个阶段。第一阶段是病原体黏附于角膜上皮,黏附过程由多种蛋白质介导。其中,甘露糖结合蛋白是最重要的黏附因子,滋养体通过甘露糖结合蛋白与角膜表面的甘露糖受体结合,进而侵入角膜。角膜接触镜可导致角膜表面的甘露糖受体暴露增加,角膜的缺氧状态也使其对外界病原微生物的抵御能力减弱,从而棘阿米巴更容易黏附在角膜表面。第二阶段是病原体对角膜深层的侵入及损伤。棘阿米巴滋养体黏附于角膜表面组织后,通过分泌多种蛋白酶、直接降解细胞、激活细胞凋亡级联途径等方式导致宿主细胞死亡,角膜上皮基底膜及角膜基质层的胶原纤维组织遭到分解破坏,甚至全层角膜组织被破坏,导致角膜穿孔的发生。

(二) 棘阿米巴诱导宿主发生免疫反应

健康人体与棘阿米巴接触时,可触发体液免疫反应,产生特异性抗体,这些抗体可以抑制棘阿米巴滋养体的运动,并中和细胞毒因子,从而阻止棘阿米巴滋养体与宿主组织发生黏附。IgA是泪液中最重要的抗感染相关免疫球蛋白,可作用于棘阿米巴的甘露糖结合蛋白,抑制滋养体与角膜上皮的黏附过程,而棘阿米巴角膜炎患者泪液中的IgA与IgG的水平均低于未感染者,使得机体缺乏对棘阿米巴的有效免疫反应。在角膜炎病程初期,角膜病变部位及其周围组织内主要表现为中性粒细胞数量增加,随后巨噬细胞激活并进入病灶中杀伤病原体。同时,朗格汉斯细胞自角膜周边迁移至中央,参与抗原的提呈,从而延缓角膜炎的病程进展。但在病程晚期阶段,大量中性粒细胞的聚积导致角膜病灶水肿,体液免疫反应促进角膜混浊,甚至引发角膜穿孔。在此过程中,棘阿米巴滋养体可转化为包囊形式,逃避宿主的免疫攻击,使得病原体在角膜中的存活时间及感染病程延长。

(三) 棘阿米巴合并其他病原微生物感染

合并细菌感染是影响棘阿米巴角膜炎发生、发展的一个重要因素。国外的研究报道发现,58%的棘阿

米巴角膜炎患者合并细菌感染，其中干燥棒状杆菌的检出率最高。这些细菌一方面为滋养体的存活提供食物来源，另一方面通过增加滋养体 MIP-133 等蛋白酶活性，加重角膜组织的损伤。既往学者通过动物实验也证实了这一点：把棘阿米巴包囊注射到大鼠角膜基质内，数周后角膜炎症就可得以控制并自愈；但如果合并干燥棒状杆菌感染时，角膜炎症会迅速进展、加重。

三、临床表现

（一）症状

棘阿米巴角膜炎具有与其他原因导致的角膜炎相同的临床症状，如异物感、眼痛、畏光、流泪及视物模糊等。但常有与体征不相符的眼部剧烈刺痛或放射痛，一般止痛药物难以奏效，这是区别于其他感染性角膜炎的一个重要特征。棘阿米巴有嗜神经的特征，大多沿角膜神经发生迁移，由此引发的角膜神经炎可能是导致眼部异常刺痛或放射痛的主要原因。但应指出，不是每一例棘阿米巴角膜炎都会出现剧烈的眼部疼痛，在这一点上不应教条。

（二）体征

棘阿米巴角膜炎多为单眼发病。早期角膜炎的临床表现并无特异性，容易与单纯疱疹病毒性角膜炎、真菌性角膜炎及细菌性角膜炎等相混淆而造成误诊。发病初期，症状比较隐匿，一般病程相对缓慢，可达数周或数月；有些患者病程呈慢性或间歇性进展。但如果合并其他病原微生物感染，如细菌或真菌，则病程会加速进展，有的可在几天内蔓延至整个角膜。

棘阿米巴感染角膜的途径均是从角膜上皮表面进入角膜上皮下，因此，角膜表层上皮最先受到累及，角膜上皮炎是棘阿米巴角膜炎最早的临床表现。棘阿米巴突破角膜上皮进入角膜基质后，开始出现角膜基质的炎症反应。阿米巴沿神经迁移，可由角膜中央或旁中央向周边部进展，最终可累及角膜缘及巩膜组织，后期可导致巩膜炎的发生。

1. 角膜上皮炎　是棘阿米巴角膜炎最早的临床表现，主要表现为角膜上皮细胞的炎症反应，患者可出现轻度异物感、轻到中度眼痛、轻度视力下降。病程早期，角膜上皮可出现点状、树枝状或片状浸润、角膜上皮嵴状隆起、涡漩状改变、弥漫性角膜上皮微囊样改变等，一般不累及周边角膜缘的角膜上皮，这些表现与单纯疱疹病毒性角膜炎的早期表现非常相似，容易导致误诊。角膜上皮浸润灶通常为灰白色，有些轻度隆起于角膜表面，荧光素钠染色可以呈阳性着染或不着色；随着病程进展，角膜上皮可发生脱落，逐渐形成角膜溃疡。

2. 角膜基质炎　以前部基质炎表现为主，其特征为浅层角膜基质出现局限性浸润，合并或不合并角膜上皮缺损，炎症病变大多累及前 1/3 角膜基质。视力与角膜基质炎症反应的严重程度有关，该阶段患者可能出现中度至重度眼痛。病程早期，在感染部位周围的角膜前部基质内可见多个点状、片状浸润灶，之后浸润灶逐渐融合，最后可发展成角膜基质内的环形浸润，有的甚至可出现双层环形浸润、混浊（图 3-1-6-1）。环形浸润（免疫环）的发生与宿主的免疫反应有关，很少出现在病程早期，是棘阿米巴角膜炎中、晚期比较具有特征性的体征，发生率为 19%~93%。环形浸润混浊的发生率差别较大的原因可能与以下因素有关：①不同研究选取的病例处于不同的病程阶段；②是否进行了积极有效的抗棘阿米巴药物治疗；③治疗过程中是否应用了糖皮质激素药物。当感染累及深层角膜基质时，可出现基质坏死、角膜变薄（图 3-1-6-2）甚至角膜穿孔。

3. 角膜神经炎　棘阿米巴有嗜神经的特征，在角膜基质出现浸润灶的病程早期，常可观察到沿角膜神经分布的线状浸润，这是放射状角膜神经炎的表现。有 71% 的患者可以观察到该体征。放射性角膜神经炎与宿主的免疫反应有关，早期角膜基质浸润发生于角膜中央或旁中央的中部或深层基质，由于棘阿米巴可沿神经发生迁移，病变向角膜周边部进展，最终可累及角膜缘甚至巩膜组织。

4. 巩膜炎　在病程后期，42% 的棘阿米巴角膜炎患者可出现巩膜炎，表现为严重的眼痛（不同于早期的放射痛），查体可见巩膜深部血管充血、巩膜结节等，常出现在角膜感染灶附近的巩膜组织；有少数患者在病程晚期还可出现后巩膜炎及视神经炎。巩膜炎的发生一般不是棘阿米巴感染直接导致的。有研究通过对多个因棘阿米巴严重感染而摘除的眼球行组织病理学检查，结果显示在巩膜内并未发现棘阿米巴滋

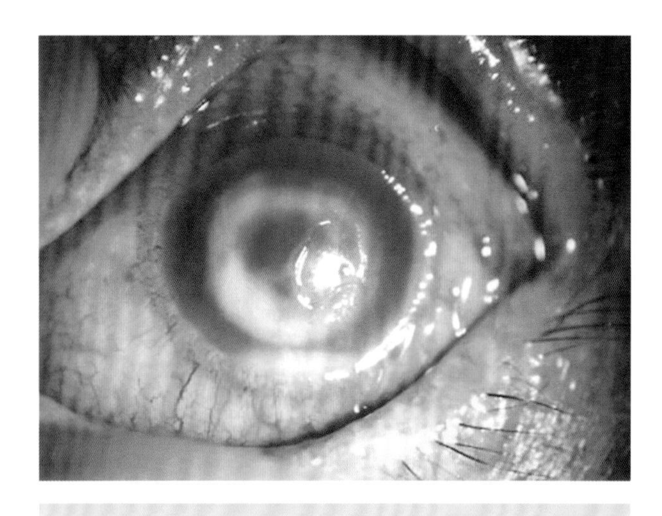

图 3-1-6-1 棘阿米巴角膜炎的环状浸润明显，中央角膜基质水肿、混浊，可伴有前房积脓

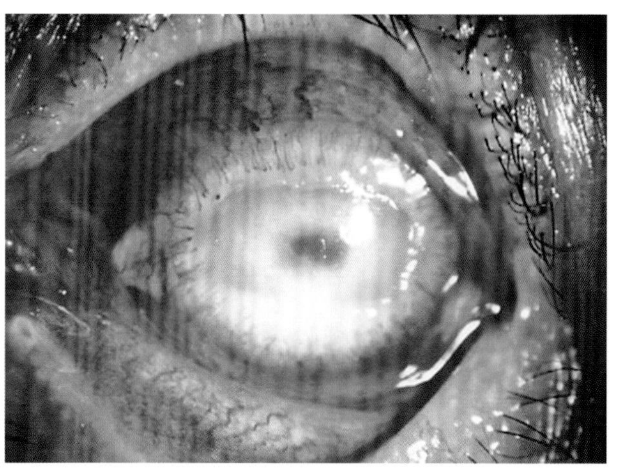

图 3-1-6-2 棘阿米巴角膜炎病程晚期，全角膜浸润、混浊，中央角膜变薄，伴有多量前房积脓，大量新生血管从角膜缘长入角膜周边部

养体或包囊的存在，由此推测棘阿米巴角膜炎继发的巩膜炎可能主要是自身免疫反应所导致的。有些病例即使角膜感染得到了有效控制，巩膜炎仍可继续进展，最终可导致巩膜融解、巩膜葡萄肿的发生。

5. 前房炎症　约一半的患者在病程晚期可出现前房积脓（图 3-1-6-1、图 3-1-6-2）。大量患者在角膜基质出现炎症时，均伴有前葡萄膜炎的表现。随着病程的进展，可出现继发性青光眼及并发性白内障等并发症，严重者可发生眼内炎，既往有在角膜炎症区域并未发现病原体，但在脉络膜或眼内发现棘阿米巴病原体的报道。

四、诊断与鉴别诊断

（一）诊断

1. 病史　如长期配戴角膜接触镜史、污水接触史、植物外伤史、泥土外伤史、角膜异物入眼史、角膜擦伤史等。

2. 症状及体征　除了感染性角膜炎的共同表现，棘阿米巴角膜炎尚有一些具有特征性的症状与体征，例如与体征严重程度不相符的眼部剧烈疼痛或放射痛、感染病灶周围出现环状浸润及混浊等。

3. 实验室诊断　是临床确诊的重要手段，其关键是找到棘阿米巴包囊或滋养体。

（1）角膜刮片：于感染最明显区域的角膜组织取材，注意不是刮取感染灶表面的渗出及坏死组织。行生理盐水或 10% 氢氧化钾溶液涂片，阳性者可观察到包囊及运动的滋养体。滋养体形态多变且不规则，胞质内富含的颗粒物质可随滋养体的变形而运动。成熟的包囊具有内外双层囊壁结构，囊前期双层囊壁尚未形成，胞质内可见活跃颤动的粗大颗粒状物质。抗阿米巴治疗后，可见皱缩状、无内容物的空囊。涂片的同时亦可进行染色，如二苯乙烯荧光增白剂（CFW）染色、革兰氏染色、吉姆萨亚甲基蓝染色、过碘酸-希夫（PAS）染色及荧光抗体染色等，有助于发现包囊。其中，二苯乙烯荧光增白剂（CFW）染色比较容易，且发现包囊的阳性率较高。

（2）棘阿米巴培养：棘阿米巴在血平板培养基和巧克力培养基上均可生长，但最适应其生长的培养基为无营养的大肠杆菌琼脂培养基，原因在于滋养体以大肠杆菌为食。最好在角膜刮片取材后立刻进行接种培养，培养板要用胶带密封，以免培养基干燥影响结果。在培养的早期阶段，可在显微镜下观察到因滋养体在培养基表层运动而形成的波浪形纹路，一般在培养后 1~3 天内就可见到此特征。在培养数天后，棘阿米巴的食物逐渐被消耗完毕，培养基中便可出现棘阿米巴包囊。如果培养后 2 周内仍未见滋养体或包囊，即可报告棘阿米巴阴性。另外，除行角膜刮片对角膜组织标本进行培养外，还可对怀疑污染的角膜接触镜、角膜接触镜护理液、角膜接触镜保存盒进行培养，以帮助确诊。因抗阿米巴药物有限，临床上无须常规开展抗棘阿米巴药物敏感试验。

（3）角膜组织病理学检查：对感染严重、药物治疗难以控制而接受角膜移植术的患者，应对术中取下的角膜组织标本进行组织病理学检查，通过 HE、PAS、GMS、革兰氏及吉姆萨等染色方式查找棘阿米巴包囊，临床上常采用 HE 及 PAS 染色。HE 染色后，包囊呈紫蓝色，囊内容物呈深紫红色；PAS 染色后，包囊呈红色，囊内容物呈浅红色。

（4）共聚焦显微镜检查：可作为一种重要的辅助诊断方法，特异性及敏感性高达 90%。该检查方式的优点是快速、无创，无须从角膜上刮取标本，可对全层角膜进行扫描、查找棘阿米巴滋养体与包囊。共聚焦显微镜下，棘阿米巴包囊呈高反光、圆形或椭圆形结构，直径 15~30μm。笔者研究团队曾对 37 例棘阿米巴角膜炎患者（37 只眼）共聚焦显微镜检查的临床特征及治疗前后的变化进行了回顾分析，观察药物治疗前后角膜中棘阿米巴包囊的形态、分布及密度。结果显示，94.6% 的患者（35/37）可以通过反复的共聚焦显微镜检查在角膜组织中检出棘阿米巴包囊。共聚焦显微镜下可以观察到棘阿米巴包囊具有低反光的囊壁及高反光的核结构，在角膜基质内呈簇状或串状分布（图 3-1-6-3），这一点有助于将棘阿米巴包囊与炎症细胞区分开来。经过药物治疗后，周边角膜基质中棘阿米巴包囊的核可变成中空结构，有些中空结构的包囊可在角膜组织中持续存在 6 个月。23 个患者（62.1%）抗棘阿米巴药物治疗 1~2 周后，角膜中棘阿米巴包囊数量有所增加，其后，对抗棘阿米巴药物治疗敏感的 13 个患者（35.1%）中棘阿米巴包囊数量开始下降。该研究结果提示，共聚焦显微镜检查可以发现棘阿米巴包囊的许多特征，在棘阿米巴角膜炎的诊断、临床评估及治疗方面具有重要的指导价值。

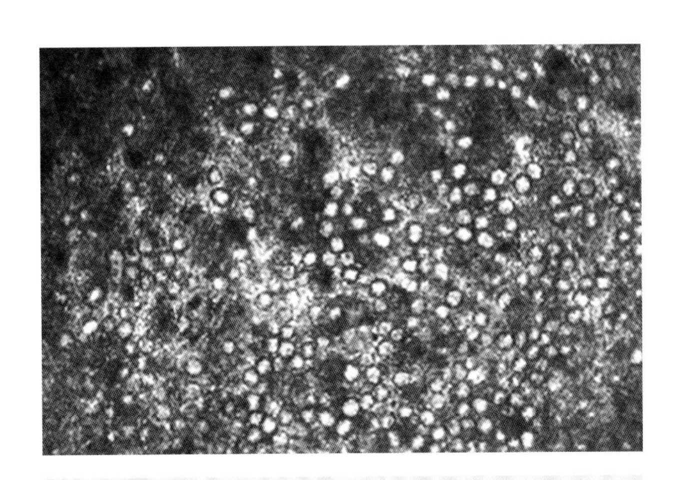

图 3-1-6-3　共聚焦显微镜显示棘阿米巴包囊在活体角膜组织中呈串状或簇状聚积分布

（5）其他实验室检查：如聚合酶链反应（PCR），特异性可达 94%~100%，敏感性可达 80%~84%。该检查通过角膜刮片获得标本，检测病原体 18rRNA 的基因序列，识别棘阿米巴的种类并了解其他基因信息。但该检查无法判断病原体是否具有活性，无法判断感染是否持续存在。笔者研究团队研发了一种环介导的等温扩增方法（loop-mediated isothermal amplification，LAMP）用于棘阿米巴的检测，结果显示 LAMP 在检测棘阿米巴角膜炎的病原体方面简单、快速、敏感且特异性高。随后，研究团队根据 18S rRNA 中的高度可变的 DF3 区域，对 14 例棘阿米巴角膜炎患者的病原体进行基因型的分析。结果发现 14 例患者的棘阿米巴原虫均属于 T4 基因型，共有 9 种不同的 DF3 序列类型，其中 7 种序列是新发现的类型。研究还发现，T4/26 和 T4/27 基因型所致的角膜感染临床表现更为严重，而其他基因型在临床表现方面没有明显的差异。

（二）鉴别诊断

临床上，与棘阿米巴角膜炎最容易混淆、最难鉴别的疾病是单纯疱疹病毒性角膜炎（HSK），两者在以下方面有所差异，有助于鉴别。

1. 角膜上皮感染的形态不同　在病程早期，棘阿米巴角膜炎的临床表现与 HSK 非常相似，给临床诊断带来很大的困难，需仔细观察并进行鉴别。HSK 一般有典型的树枝状浸润、树枝末端膨大、角膜上皮缺损、荧光素钠染色清晰等特征。而棘阿米巴角膜炎早期，角膜上皮可表现为完整、荧光素钠染色阴性，也可以表现为沿神经分布的线状或不典型的树枝状角膜上皮浸润。这些浸润灶可与 HSK 不同，一般为隆起于角膜上皮的水肿，而非角膜上皮缺损。

2. 病程不同　如果药物治疗有效，HSK 角膜上皮常表现为明显的树枝状愈合痕迹。如药物治疗无效，HSK 短期内将发展为地图状角膜溃疡。棘阿米巴角膜炎的病程较为迁延，即使对药物治疗反应不明显，也一般没有从树枝状上皮浸润向地图状角膜溃疡进展的过程。

3. 神经性角膜炎的表现不同　由于棘阿米巴有较强的神经亲和性，棘阿米巴病原体在角膜内多沿神经分布，约一半的棘阿米巴角膜炎患者在感染早期即可出现与体征不符的严重神经痛，此特点可以与HSK相鉴别，而HSK一般表现为角膜知觉减退。

4. 对药物治疗的反应不同　由于病程早期极易与HSK混淆（图3-1-6-4），部分棘阿米巴角膜炎病例早期易被误诊为HSK而接受抗病毒药物治疗。HSK对抗病毒药物治疗较为敏感，经药物治疗，病情大多会呈现明显的好转趋势。对抗病毒药物治疗无效的HSK，应高度警惕棘阿米巴角膜炎的可能性。

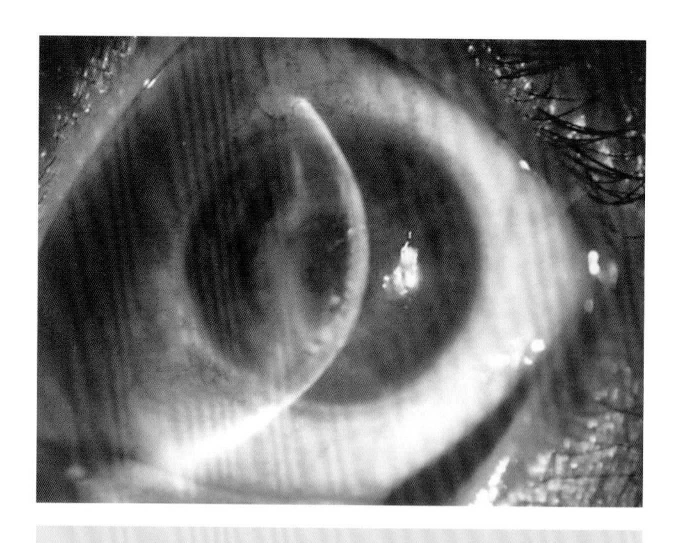

图3-1-6-4　棘阿米巴角膜炎的病程较早期，基质出现浸润，可见内皮面有大量KP，与HSK内皮型较难鉴别

五、治疗

棘阿米巴角膜炎的治疗原则是清除角膜中的病原体、减轻角膜的炎症反应。治疗方案的选择取决于病情的严重程度及感染病程所处的阶段：在感染早期，长期、足量、持续使用多种药物联合治疗，可能得到较为理想的治疗效果；若治疗延误，病原体侵入了深层角膜或感染了全层角膜，药物治疗则需要1年或更长的时间；当药物治疗无效，尤其是治疗长达6个月以上感染仍未得到有效控制时，应考虑联合手术治疗。

（一）抗阿米巴药物治疗

多种药物联合应用是治疗棘阿米巴角膜炎的首选方案，这比选择单纯一种药物更为有效，原因在于任何一种药物都不能作用于所有基因型的棘阿米巴病原体。同时，也没有任何一种药物对于滋养体与包囊都是有效的。滋养体对多种药物敏感，如抗原虫药物、防腐剂、抗生素、抗真菌药物等，但是包囊对药物具有明显的抵抗力，多数药物治疗效果欠佳。因此，包囊可长期存在于角膜组织中。

尽管没有特效药物用于治疗，但有些药物治疗仍然是有效的。药物治疗的有效性与棘阿米巴的类型（基因型）有关，不同类型的棘阿米巴在不同的生长时期对药物的反应均不相同。

目前，抗棘阿米巴的药物品种仍然较少，且特异性不强，包囊和滋养体对抗棘阿米巴药物有不同程度的抵抗能力。虽然体外实验表明有些药物抗棘阿米巴的效果不错，但当用于临床治疗时，这些药物并未显示出特别的有效性。目前普遍认为，只有在感染早期足量、持续且长期使用多种药物联合治疗，方能得到较为理想的效果。而延误诊断、治疗不及时、药物用量不足等往往使病情难以控制，可导致永久性盲或眼内炎的发生，最终大多需要行角膜移植术，严重者甚至不得不摘除眼球或剜除眶内容。

临床上可用于抗棘阿米巴的药物品种较少，主要有以下几种类型：

1. 双胍类药物　双胍类药物可影响棘阿米巴细胞膜的通透性，抑制蛋白合成，导致原虫死亡，对滋养体和包囊均有杀灭作用，主要有0.02%聚六亚甲基双胍（polyhex-amethylene biguanide，PHMB）和0.02%氯己定（洗必泰）。PHMB具有强大的杀灭包囊的作用，可单独使用，但临床上更推荐与其他药物联合使用减少耐药性。洗必泰的杀囊作用略低于PHMB，但它的分子较小，更容易进入角膜基质，可替代PHMB使用。双胍类药物存在引起中毒性角膜病变、眼压升高的风险，用药时需定期监测患者的眼压及角膜情况。

2. 二脒类药物　二脒类药物的作用机制可能是与棘阿米巴的DNA结合，从而抑制其生长。二脒类药物抗棘阿米巴效果较差，且有产生耐药性的报道，需要与其他类药物（如双胍类药物）联合使用。临床上可用的二脒类药物有羟乙基磺酸丙脒、二溴丙脒、己脒。

3. 抗生素 氨基糖苷类药物可以杀灭棘阿米巴的滋养体形式，但杀囊作用较弱，可诱发耐药突变体的形成。因此，这种药物不能单独使用，需要与双胍类药物联合应用。当合并细菌感染时，联合使用抗生素更为必要。新霉素是临床上最常用于治疗棘阿米巴角膜炎的抗生素。此外，甲硝唑的局部及全身使用也具有抗阿米巴的作用，国内常采用0.02%PHMB（或洗必泰）、新霉素、甲硝唑的三联抗棘阿米巴治疗方案。

4. 抗真菌药物 咪唑类（如咪康唑、酮康唑、克霉唑和氟康唑），三唑类（如伏立康唑）是广谱抗真菌药物，也可与双胍类、二脒类联合应用，用于棘阿米巴角膜炎的治疗。有研究表明，不论是局部应用还是全身应用，伏立康唑用于治疗棘阿米巴角膜炎均是有效的。

（二）关于糖皮质激素的应用

关于糖皮质激素是否应用于棘阿米巴角膜炎的治疗，仍存在不少争议。一方面，糖皮质激素可减少新生血管、角膜瘢痕的形成，减轻角巩膜炎症；也可以阻止滋养体转化为包囊，增强抗阿米巴药物治疗的有效性，有助于减少角膜的组织损伤。但另一方面，糖皮质激素促进包囊转化为活性形式滋养体，增加病原体的致病性，使用不当常可导致感染加重。

笔者研究团队对棘阿米巴角膜炎患者PKP后激素的应用与棘阿米巴复发的关系进行了研究，其结果不支持PKP后早期使用糖皮质激素。慎用糖皮质激素对于预防术后的棘阿米巴复发有积极的意义。因为糖皮质激素可以抑制机体的免疫反应，不利于机体的免疫系统清除滋养体和包囊。有研究表明，糖皮质激素可使棘阿米巴滋养体的增殖数量明显增加；地塞米松可使滋养体与包囊的致病性增加，并可促使包囊转化为滋养体。术后早期使用糖皮质激素可促进残留棘阿米巴病原体的增殖，促进包囊向滋养体形式转化，因此，会增加术后棘阿米巴复发的概率。棘阿米巴角膜炎行PKP后复发率与感染角膜组织病理检查见到滋养体的数目成正相关，而与包囊的数量无相关性，说明棘阿米巴滋养体对复发的影响大于包囊。

（三）角膜病灶清创术及结膜瓣遮盖术

在棘阿米巴角膜炎病程早期，对感染区病灶进行清创，有利于病原体的清除及药物的渗透，有助于控制病情进展，促进角膜溃疡的愈合。在病灶清创的基础上对靠近角膜边缘的病灶行结膜瓣遮盖术，有利于控制感染。

（四）角膜移植术

在疾病晚期，药物治疗不佳并伴有瘢痕形成时，则需行角膜移植术。临床上一般选择在炎症控制后、角膜瘢痕形成后行角膜移植术；只有在药物治疗无效、症状持续加重或发生角膜穿孔的情况下，才可考虑在炎症活动期行角膜移植术，且术后要重视抗棘阿米巴药物的继续治疗。棘阿米巴角膜炎的植片直径往往很大，通常行全角膜移植（图3-1-6-5）；当病变范围太大而不能接受常规角膜移植术时，可采用角巩膜移植。另外，在确保操作技术允许，并且能避免病灶残留、病原体进入前房的情况下，可选用深板层角膜移植术降低排斥反应的风险。不论选择哪种角膜移植方式，都存在植片免疫排斥、病原体残留导致感染复发的风险，因此，角膜移植术后仍需抗棘阿米巴治疗，谨慎使用糖皮质激素。笔者研究团队对22例棘阿米巴角膜炎患者PKP后植片存活的影响因素进行了分析，6例患者在PKP后2~3周内出现棘阿米巴角膜炎的复发（图3-1-6-6），其中5例在术后早期使用了糖皮质激素。虽然PKP后应用糖皮质激素可降低免疫排斥的概率，但一定要谨慎使用，以免增加棘阿米巴复发的风险。

（五）角膜胶原交联

角膜胶原交联可作为治疗棘阿米巴角膜炎的辅助手段。利用核黄素和紫外线A照射角膜，稳定角膜胶原纤维，影响角膜组织中病原体的活性及繁殖能力，从而防止角膜组织的进一步损伤。但角膜胶原交联治疗的辐射剂量并不足以杀死角膜组织中的滋养体与包囊。角膜胶原交联治疗的成功率取决于棘阿米巴病原体在角膜中的深度，深度超过300μm时治疗效果往往欠佳。因此，该治疗方法仅适用于尚未感染深层角膜的棘阿米巴角膜炎患者。

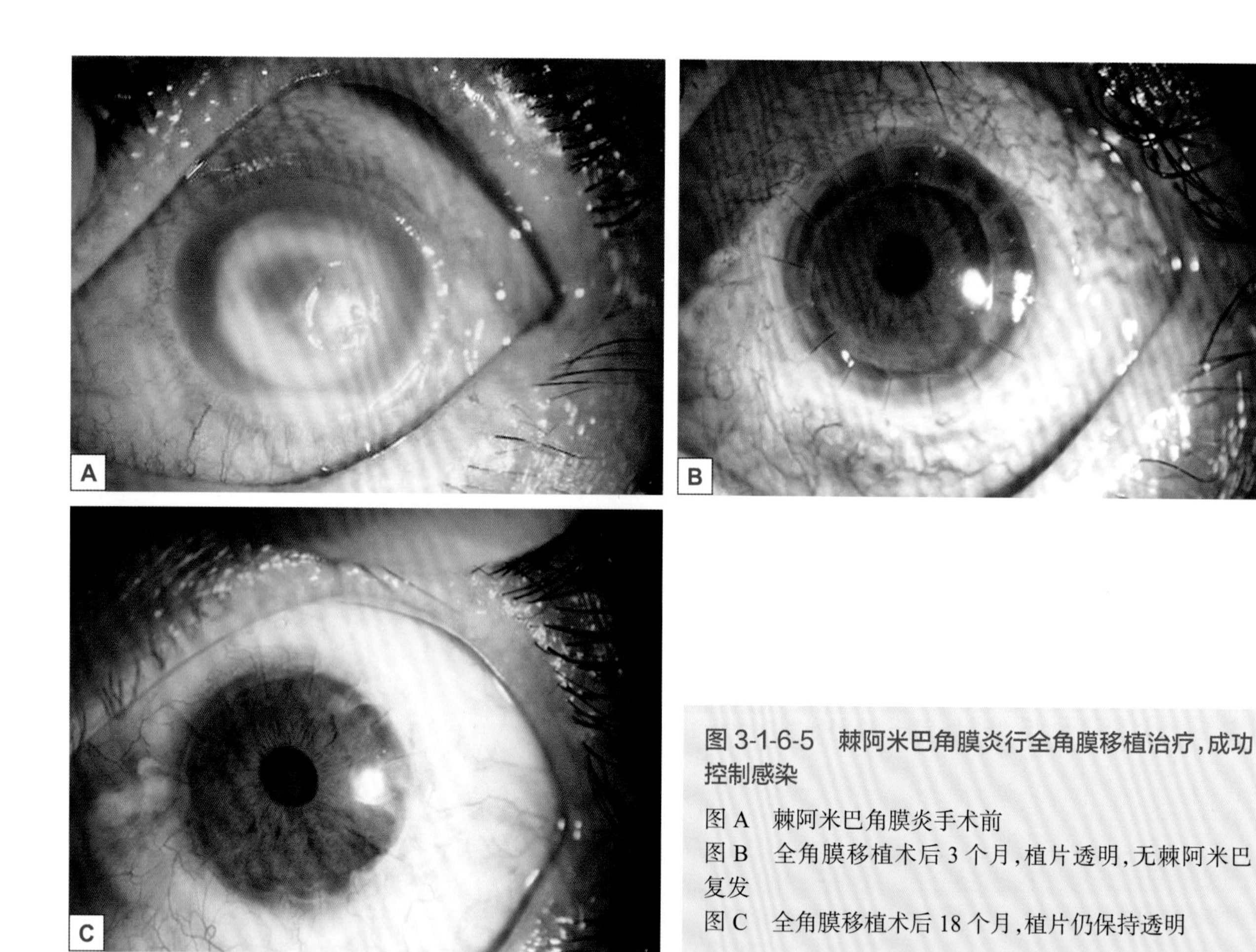

图 3-1-6-5 棘阿米巴角膜炎行全角膜移植治疗，成功控制感染

图 A 棘阿米巴角膜炎手术前

图 B 全角膜移植术后 3 个月，植片透明，无棘阿米巴复发

图 C 全角膜移植术后 18 个月，植片仍保持透明

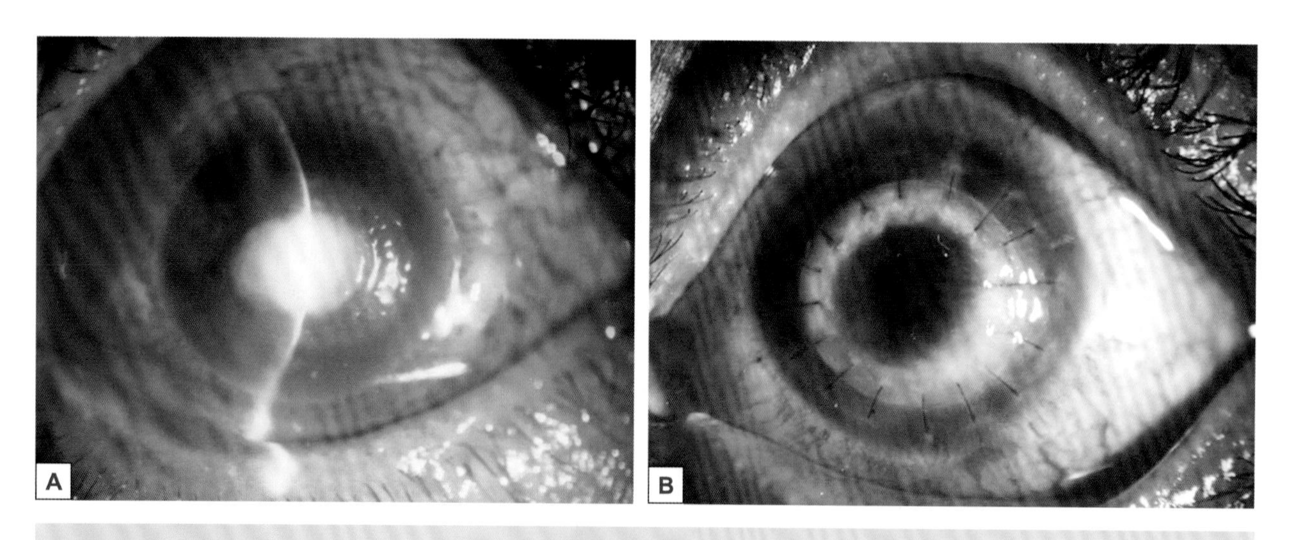

图 3-1-6-6 棘阿米巴角膜炎行 PKP 治疗，术后棘阿米巴复发

图 A 棘阿米巴角膜炎手术前

图 B PKP 后 18 天，角膜植片植床交界部位浸润明显，棘阿米巴复发

（翟华蕾）

参考文献

1. HERBERT R,CADDICK M,SOMERVILLE T,et al. Potential new fluoroquinolone treatments for suspected bacterial keratitis[J]. BMJ Open Ophthalmol,2022,7(1):e001002.
2. PURI L R,BURN H,ROSHAN A,et al. Epidemiology and clinical outcomes of microbial keratitis in south east nepal:A mixed-methods study[J]. BMJ Open Ophthalmol,2022,7(1):e001031.
3. WANG J J,LAI C H,CHEN C Y,et al. Trends in infectious keratitis in Taiwan:An update on predisposing factors, microbiological and antibiotic susceptibility patterns[J]. Diagnostics(Basel),2022,12(9):2095.
4. HAMIDA ABDELKADER S M,RODRIGUEZ CALVO-DE-MORA M,GEGUNDEZ-FERNANDEZ J A,et al. Review of the literature on the currently available evidence for the management of infectious keratitis with PACK-CXL[J]. Arch Soc Esp Oftalmol(Engl Ed),2022,97:464-472.
5. PEARCE J G,ESSEX R W,MADDESS T. The clinical treatment of bacterial keratitis:A review of drop instillation regimes [J]. Cont Lens Anterior Eye,2022,45:101725.
6. ROTH M,GOERKE P,HOLTMANN C,et al. Spectrum and resistance in bacterial infections of the ocular surface in a german tertiary referral center 2009-2019[J]. Graefes Arch Clin Exp Ophthalmol,2022,260:3909-3917.
7. AHMED N H,MISHRA D,RATHOD P,et al. Spectrum of bacterial keratitis in north india:a retrospective analysis of six years at a tertiary care eye center[J]. Indian J Ophthalmol,2022,70:1982-1989.
8. D'ORIA F,BUONAMASSA R,RIZZO T,et al. Bacterial isolates and antimicrobial susceptibility pattern of ocular infection at a tertiary referral hospital in the south of Italy[J]. Eur J Ophthalmol,2022:11206721221106139.
9. CABRERA-AGUAS M,KHOO P,WATSON S L. Infectious keratitis:A review[J]. Clin Exp Ophthalmol,2022,50:543-562.
10. TANG H,LIN Y,HUANG L,et al. Mir-223-3p regulates autophagy and inflammation by targeting atg16l1 in fusarium solani-induced keratitis[J]. Invest Ophthalmol Vis Sci,2022,63:41.
11. DONOVAN C,ARENAS E,AYYALA R S,et al. Fungal keratitis:Mechanisms of infection and management strategies[J]. Surv Ophthalmol,2022,67:758-769.
12. SANYA Y,PATRICK C,REGIS P K,et al. Herpes Simplex Virus 2 Blepharokeratoconjunctivitis [J]. Curr Eye Res,2022, 47:361-364.
13. SAHYOUN J Y,SABETI S,ROBERT M C. Drug-induced corneal deposits:An up-to-date review [J]. BMJ Open Ophthalmol,2022,7:e000943.
14. JIANG K,FENG J,QI X,et al. Antiviral activity of oridonin against herpes simplex virus type 1 [J]. Drug Des Devel Ther, 2022,16:4311-4323.
15. GESSA-SORROCHE M,KANCLERZ P,ALIO J. Evidence in the prevention of the recurrence of herpes simplex and herpes zoster keratitis after eye surgery [J]. Arch Soc Esp Oftalmol(Engl Ed),2022,97:149-160.
16. REN Z,LIU Q,LI W,et al. Profiling of diagnostic information of and latent susceptibility to bacterial keratitis from the perspective of ocular bacterial microbiota[J]. Front Cell Infect Microbiol,2021,11:645907.
17. 孙大鹏,李东芳,孔倩倩,等.活体共聚焦显微镜诊断角膜后部真菌感染与病理诊断的比较研究[J].眼科研究,2021,36:607-614.
18. AHMADIKIA K,AGHAEI GHAREHBOLAGH S,FALLAH B,et al. Distribution,prevalence,and causative agents of fungal keratitis:A systematic review and meta-analysis(1990 to 2020)[J]. Front Cell Infect Microbiol,2021,11:698780.
19. SHARMA N. Microbial keratitis[J]. Nepal J Ophthalmol,2021,13:1-2.
20. LIN Y,ZHANG J,HAN X,et al. A retrospective study of the spectrum of fungal keratitis in Southeastern China[J]. Ann Palliat Med,2021,10:9480-9487.
21. 张晓玉,亓晓琳,鹿秀海,等.腐霉菌性角膜炎临床特征和治疗预后分析[J].中华眼科杂志,2021,57:589-594.
22. GUO Q,LIN Y,HU J. Inhibition of mir-665-3p enhances autophagy and alleviates inflammation in fusarium solani-induced keratitis[J]. Invest Ophthalmol Vis Sci,2021,62:24.
23. LABETOULLE M,BOUTOLLEAU D,BURREL S,et al. Herpes simplex virus,varicella-zoster virus and cytomegalovirus keratitis:Facts for the clinician [J]. Ocul Surf,2021,S1542-0124(21)00073-2.

24. WIJESINGHE V N, FAROUK I A, ZABIDI N Z, et al. Current vaccine approaches and emerging strategies against herpes simplex virus (HSV) [J]. Expert Rev Vaccines, 2021, 20: 1077-1096.
25. FORBES H J, BHASKARAN K, GRINT D, et al. Incidence of acute complications of herpes zoster among immunocompetent adults in England: A matched cohort study using routine health data [J]. Br J Dermatol, 2021, 184: 1077-1084.
26. DE LACERDA A G, LIRA M. Acanthamoeba keratitis: A review of biology, pathophysiology and epidemiology [J]. Ophthalmic Physiol Opt, 2021, 41: 116-135.
27. BONINI S, DI ZAZZO A, VARACALLI G, et al. Acanthamoeba keratitis: Perspectives for patients [J]. Curr Eye Res, 2021, 46: 771-776.
28. DIEHL M L N, PAES J, ROTT M B. Genotype distribution of acanthamoeba in keratitis: A systematic review [J]. Parasitol Res, 2021, 120: 3051-3063.
29. SCANZERA A C, TU E Y, JOSLIN C E. Acanthamoeba keratitis in minors with orthokeratology (ok) lens use: A case series [J]. Eye Contact Lens, 2021, 47: 71-73.
30. SHAH Y S, STROH I G, ZAFAR S, et al. Delayed diagnoses of acanthamoeba keratitis at a tertiary care medical centre [J]. Acta Ophthalmol (Copenh), 2021, 99: 916-921.
31. GAO W, XIA T, CHEN H B, et al. Ocular bacterial infections at a tertiary eye center in china: A 5-year review of pathogen distribution and antibiotic sensitivity [J]. Int J Ophthalmol, 2020, 13: 54-60.
32. 何键，程钧，董燕玲，等. 真菌性角膜炎 1414 例临床分析[J]. 中华眼科杂志，2020，56：286-293.
33. 朱智勇，王敬亭，董燕玲，等. 棘阿米巴性角膜炎 120 例临床特征及治疗转归[J]. 临床眼科杂志，2020，28：228-232.
34. QI X, LIU T, DU M, et al. Endothelial plaques as sign of hyphae infiltration of Descemet's membrane in fungal keratitis [J]. J Ophthalmol, 2020, 2020: 6083854.
35. STAPLETON F. Contact lens-related corneal infection in Australia [J]. Clin Exp Optom. 2020, 103: 408-417.
36. PRAJNA N V, RADHAKRISHNAN N, LALITHA P, et al. Cross-linking-assisted infection reduction: A randomized clinical trial evaluating the effect of adjuvant cross-linking on outcomes in fungal keratitis [J]. Ophthalmology, 2020, 127: 159-166.
37. HU J, LIN Y. Fusarium infection alters the ma-modified transcript landscape in the cornea [J]. Exp Eye Res, 2020, 200: 108216.
38. CHODOSH J, UNG L. Adoption of innovation in herpes simplex virus keratitis [J]. Cornea, 2020, 39 Suppl: 7-18.
39. SIBLEY D, LARKIN D F P. Update on herpes simplex keratitis management [J]. Eye (Lond), 2020, 34: 2219-2226.
40. GROSS G E, EISERT L, DOERR H W, et al. S2k guidelines for the diagnosis and treatment of herpes zoster and postherpetic neuralgia [J]. J Dtsch Dermatol Ges, 2020, 18: 55-78.
41. LI S, BIAN J, WANG Y, et al. Clinical features and serial changes of acanthamoeba keratitis: An in vivo confocal microscopy study [J]. Eye (Lond), 2020, 34: 327-334.
42. LIN A, RHEE M K, AKPEK E K, et al. Bacterial keratitis preferred practice pattern(r) [J]. Ophthalmology, 2019, 126: 1-55.
43. 刘晴，董燕玲，黄钰森. 角膜溃疡患者与正常人结膜囊分离金黄色葡萄球菌差异基因表达分析[J]. 中华实验眼科杂志，2019，37：701-706.
44. DONG X, WANG Y, WANG W, et al. Composition and diversity of bacterial community on the ocular surface of patients with meibomian gland dysfunction [J]. Invest Ophthalmol Vis Sci, 2019, 60: 4774-4783.
45. WAN L, CHENG J, ZHANG J, et al. Risk factors, treatment strategies, and outcomes of endophthalmitis associated with severe fungal keratitis [J]. Retina, 2019, 39: 1076-1082.
46. UNG L, BISPO P J M, SHANBHAG S S, et al. The persistent dilemma of microbial keratitis: Global burden, diagnosis, and antimicrobial resistance [J]. Surv Ophthalmol, 2019, 64: 255-271.
47. 史伟云. 角膜治疗学[M]. 北京：人民卫生出版社，2019.
48. GAO Y, LI C, BU P, et al. Infectious interface keratitis (IIK) following lamellar keratoplasty: A literature review [J]. Ocul Surf, 2019, 17: 635-643.
49. 王敬亭，边江，王欣，等. 糖皮质激素对真菌性角膜炎预后的影响[J]. 中华眼视光学与视觉科学杂志，2019，21：426-432.
50. VALERIO G S, LIN C C. Ocular manifestations of herpes simplex virus [J]. Curr Opin Ophthalmol, 2019, 30: 525-531.
51. KANAMORI K, SHOJI K, KINOSHITA N, et al. Complications of herpes zoster in children [J]. Pediatr Int, 2019, 61: 1216-1220.

52. AKTAŞ H, ERDAL SA, GÜVENÇ U. Herpes Zoster in children: Evaluation of the sixty cases [J]. Dermatol Ther, 2019, 32: e13087.
53. KHAN N A, ANWAR A, SIDDIQUI R. Acanthamoeba keratitis: Current status and urgent research priorities [J]. Curr Med Chem, 2019, 26: 5711-5726.
54. MANNIS M J, HOLLAND E J. 角膜(第4版) [M]. 史伟云, 译. 北京: 人民卫生出版社, 2018.
55. WAN S, CHENG J, DONG Y, et al. Epithelial defects after penetrating keratoplasty in infectious keratitis: An analysis of characteristics and risk factors [J]. PLoS One, 2018, 13: e0208163.
56. WANG J Y, WANG D Q, QI X L, et al. Modified ulcer debridement in the treatment of the superficial fungal infection of the cornea [J]. Int J Ophthalmol, 2018, 11: 223-229.
57. DAN J, ZHOU Q, ZHAI H, et al. Clinical analysis of fungal keratitis in patients with and without diabetes [J]. PLoS One, 2018, 13: e0196741.
58. WANG Z, TAN X J, ZHAI H L, et al. Etiology and failure analysis of anterior lamellar keratoplasty [J]. Int J Ophthalmol, 2018, 11: 786-790.
59. 李凡, 徐志凯. 医学微生物学 [M]. 北京: 人民卫生出版社, 2018: 287.
60. TIAN X, WANG T, ZHANG S, et al. PEDF reduces the severity of herpetic simplex keratitis in mice [J]. Invest Ophthalmol Vis Sci, 2018, 59: 2923-2931.
61. LU L, SUO L, LI J, PANG X. A retrospective survey on herpes zoster disease burden and characteristics in Beijing, China [J]. Hum Vaccin Immunother, 2018, 14: 2632-2635.
62. KENNEDY P G E, GERSHON A A. Clinical features of varicella-zoster virus infection [J]. Viruses, 2018, 10: 609.
63. LI W, SUN X, WANG Z, et al. A survey of contact lens-related complications in a tertiary hospital in China [J]. Cont Lens Anterior Eye, 2018, 41: 201-204.
64. LAKHUNDI S, SIDDIQUI R, KHAN N A. Pathogenesis of microbial keratitis [J]. Microb Pathog, 2017, 104: 97-109.
65. 张阳, 王智群, 孙旭光. 2006至2015年我国北方地区细菌性角膜炎病原学及药物敏感性分析 [J]. 中华眼科杂志, 2017, 53: 662-667.
66. AUSTIN A, LIETMAN T, ROSE-NUSSBAUMER J. Update on the management of infectious keratitis [J]. Ophthalmology, 2017, 124: 1678-1689.
67. JENG B H. Challenges in the management of fungal keratitis [J]. JAMA Ophthalmol, 2017, 135: 525-526.
68. YIN D, LING S, WANG D, et al. Targeting herpes simplex virus with CRISPR-Cas9 cures herpetic stromal keratitis in mice [J]. Nat Biotechnol, 2021, 39: 567-577.
69. 谢立信, 角膜病图谱 [M]. 2版. 北京: 人民卫生出版社, 2017.
70. ZHONG J, LI X, DENG Y, et al. Associated factors, diagnosis and management of acanthamoeba keratitis in a referral center in Southern China [J]. BMC Ophthalmol, 2017, 17: 175.
71. NEELAM S, NIEDERKORN J Y. Pathobiology and immunobiology of acanthamoeba keratitis: Insights from animal models [J]. Yale J Biol Med, 2017, 90: 261-268.
72. HU J, ZHANG J, LI Y, et al. A combination of intrastromal and intracameral injections of amphotericin b in the treatment of severe fungal keratitis [J]. J Ophthalmol, 2016, 2016: 3436415.
73. GAO Y, CHEN N, DONG X G, et al. Surgical management of fungal endophthalmitis resulting from fungal keratitis [J]. Int J Ophthalmol, 2016, 9: 848-853.
74. 中华医学会眼科学分会角膜病学组. 我国糖皮质激素眼用制剂在角膜和眼表疾病治疗中应用的专家共识(2016年) [J]. 中华眼科杂志, 2016, 52: 894-897.
75. WANG T, LI S, GAO H, et al. Therapeutic dilemma in fungal keratitis: Administration of steroids for immune rejection early after keratoplasty [J]. Graefes Arch Clin Exp Ophthalmol, 2016, 254: 1585-1589.
76. MAYCOCK N J, JAYASWAL R. Update on acanthamoeba keratitis: Diagnosis, treatment, and outcomes [J]. Cornea, 2016, 35: 713-720.
77. CARNT N, STAPLETON F. Strategies for the prevention of contact lens-related acanthamoeba keratitis: A review [J]. Ophthalmic Physiol Opt, 2016, 36: 77-92.
78. 王智群, 张阳, 孙旭光. 2007-2013年眼部细菌培养阳性菌株的分布及其耐药性分析 [J]. 眼科, 2015, 24: 262-267.
79. CHAN T C, JHANJI V. Amiodarone-induced vortex keratopathy [J]. N Engl J Med, 2015, 372: 1656.

80. GAO H, JIA Y, LI S, et al. Conjunctival flap covering combined with antiviral and steroid therapy for severe herpes simplex virus necrotizing stromal keratitis [J]. Scientific world journal, 2015, 2015: 565964.
81. 谢立信. 临床角膜病学[M]. 北京: 人民卫生出版社, 2014.
82. 宋秀胜, 田乐, 谢立信. 中国感染性角膜炎 20 年文献分析[J]. 中华医学杂志, 2011, 91: 1104-1107.
83. SONG X, XIE L, TAN X, et al. A multi-center, cross-sectional study on the burden of infectious keratitis in china [J]. PLoS One, 2014, 9: e113843.
84. HU J, HU Y, CHEN S, et al. Role of activated macrophages in experimental fusarium solani keratitis [J]. Exp Eye Res, 2014, 129: 57-65.
85. WANG Y, FENG X, JIANG L. Current advances in diagnostic methods of acanthamoeba keratitis [J]. Chin Med J (Engl), 2014, 127: 3165-3170.
86. CHU H S, HU F R. Non-tuberculous mycobacterial keratitis [J]. Clin Microbiol Infect, 2013, 19: 221-226.
87. GE Z, QING Y, ZICHENG S, et al. Rapid and sensitive diagnosis of acanthamoeba keratitis by loop-mediated isothermal amplification [J]. Clin Microbiol Infect, 2013, 19: 1042-1048.
88. GRAFFI S, PERETZ A, JABALY H, et al. Acanthamoeba keratitis [J]. Isr Med Assoc J, 2013, 15: 182-185.
89. 孙声桃, 王丽娅, 张月琴, 等. 近六年眼部分离细菌及体外药物敏感性的变迁[J]. 中华眼科杂志, 2012, 48: 542-547.
90. SONG X, XU L, SUN S, et al. Pediatric microbial keratitis: A tertiary hospital study [J]. Eur J Ophthalmol, 2012, 22: 136-141.
91. 中华医学会眼科学分会角膜病学组. 感染性角膜病临床诊疗专家共识(2011 年)[J]. 中华眼科杂志, 2012, 48: 72-75.
92. FAROOQ A V, SHUKLA D. Herpes simplex epithelial and stromal keratitis: an epidemiologic update [J]. Surv Ophthalmol, 2012, 57: 448-462.
93. LIU S, PAVAN-LANGSTON D, COLBY K A. Pediatric herpes simplex of the anterior segment: Characteristics, treatment, and outcomes [J]. Ophthalmology, 2012, 119: 2003-2008.
94. WANG J, ZHAO G, XIE L, et al. Therapeutic effect of deep anterior lamellar keratoplasty for active or quiescent herpetic stromal keratitis [J]. Graefes Arch Clin Exp Ophthalmol, 2012, 250: 1187-1194.
95. KOKOT J, DOBROWOLSKI D, LYSSEK-BORON A, et al. New approach to diagnosis and treatment of acanthamoeba keratitis--systematic review of literature [J]. Klin Oczna, 2012, 114: 311-316.
96. TUFT S, SOMERVILLE T F, LI J O, et al. Bacterial keratitis: Identifying the areas of clinical uncertainty [J]. Prog Retin Eye Res, 2022, 89: 101031.
97. WANG J Y, XIE L X, SONG X S, et al. Trends in the indications for penetrating keratoplasty in Shandong, 2005-2010 [J]. Int J Ophthalmol, 2011, 4: 492-497.
98. SHI W, WANG T, XIE L, et al. Risk factors, clinical features, and outcomes of recurrent fungal keratitis after corneal transplantation [J]. Ophthalmology, 2010, 117: 890-896.
99. QU L, XIE L. Changing indications for lamellar keratoplasty in Shandong, 1993-2008 [J]. Chin Med J (Engl), 2010, 123: 3268-3271.
100. 谢立信. 感染性角膜病病原学诊断中存在的问题及对策[J]. 眼科. 2010; 19(3): 145-147.
101. ZHAO G, SUN S, ZHAO J, et al. Genotyping of acanthamoeba isolates and clinical characteristics of patients with acanthamoeba keratitis in China [J]. J Med Microbiol, 2010, 59: 462-466.
102. HU J, WANG Y, XIE L. Potential role of macrophages in experimental keratomycosis [J]. Invest Ophthalmol Vis Sci, 2009, 50: 2087-2094.
103. ZHONG W, YIN H, XIE L. Expression and potential role of major inflammatory cytokines in experimental keratomycosis [J]. Mol Vis, 2009, 15: 1303-1311.
104. HSIAO C H, YEUNG L, YEH L K, et al. Pediatric herpes simplex virus keratitis [J]. Cornea, 2009, 28: 249-253.
105. SHI W, LIU M, GAO H, et al. Perioperative treatment and prognostic factors for penetrating keratoplasty in acanthamoeba keratitis unresponsive to medical treatment [J]. Graefes Arch Clin Exp Ophthalmol, 2009, 247: 1383-1388.
106. DART J K, SAW V P, KILVINGTON S. Acanthamoeba keratitis: Diagnosis and treatment update 2009 [J]. Am J Ophthalmol, 2009, 148: 487-499.
107. 胡建章, 谢立信. 真菌性角膜炎板层角膜移植术后复发的临床研究[J]. 中华眼科杂志, 2008, 44: 111-115.
108. XIE L, HU J, SHI W. Treatment failure after lamellar keratoplasty for fungal keratitis [J]. Ophthalmology, 2008, 115: 33-36.

109. XIE L, ZHAI H, DONG X, et al. Primary diseases of corneal perforation in Shandong province, China: A 10-year retrospective study [J]. Am J Ophthalmol, 2008, 145: 662-666.
110. XIE L, ZHAI H, SHI W, et al. Hyphal growth patterns and recurrence of fungal keratitis after lamellar keratoplasty [J]. Ophthalmology, 2008, 115: 983-987.
111. XIE L, ZHAI H, ZHAO J, et al. Antifungal susceptibility for common pathogens of fungal keratitis in Shandong province, China [J]. Am J Ophthalmol, 2008, 146: 260-265.
112. ASHAYE A, AIMOLA A. Keratitis in children as seen in a tertiary hospital in Africa [J]. J Natl Med Assoc, 2008, 100: 386-390.
113. 谢立信, 史伟云. 角膜病学[M]. 北京: 人民卫生出版社, 2007.
114. XIE L, ZHAI H, SHI W. Penetrating keratoplasty for corneal perforations in fungal keratitis [J]. Cornea, 2007, 26: 158-162.
115. SHI W, CHEN M, XIE L. Amniotic membrane transplantation combined with antiviral and steroid therapy for herpes necrotizing stromal keratitis [J]. Ophthalmology, 2007, 114: 1476-1481.
116. 葛坚. 眼科学[M]. 北京: 人民卫生出版社, 2006.
117. XIE L, ZHONG W, SHI W, et al. Spectrum of fungal keratitis in North China [J]. Ophthalmology, 2006, 113: 1943-1948.
118. 孙士营, 翟华蕾, 谢立信. 白内障术前结膜囊细菌培养结果及药敏变化[J]. 中华实用眼科杂志, 2005, 23: 509-513.
119. 李凤鸣. 中华眼科学[M]. 北京: 人民卫生出版社, 2005.
120. DONG X, SHI W, ZENG Q, et al. Roles of adherence and matrix metalloproteinases in growth patterns of fungal pathogens in cornea [J]. Curr Eye Res, 2005, 30: 613-620.
121. CHONG E M, WILHELMUS K R, MATOBA A Y, et al. Herpes simplex virus keratitis in children [J]. Am J Ophthalmol, 2004, 138: 474-475.
122. 张文华, 潘志强, 王智群, 等. 化脓性角膜溃疡常见致病菌的变迁[J]. 中华眼科杂志, 2002, 38: 8-12.
123. XIE L, SHI W, LIU Z, et al. Lamellar keratoplasty for the treatment of fungal keratitis [J]. Cornea, 2002, 21: 33-37.
124. 孙旭光, 王智群, 罗时运, 等. 细菌性角膜炎病原学分析[J]. 中华眼科杂志, 2002, 38: 392.
125. 陈祖基. 眼科临床药理学[M]. 第2版. 北京: 化学工业出版社, 2002: 155-175.
126. XIE L, DONG X, SHI W. Treatment of fungal keratitis by penetrating keratoplasty [J]. Br J Ophthalmol, 2001, 85: 1070-1074.
127. LIESEGANG T J. Herpes simplex virus epidemiology and ocular importance [J]. Cornea, 2001, 20: 1-13.
128. 谢立信, 史伟云, 刘敬, 等. 改良角膜活检法对真菌性角膜溃疡的临床诊断[J]. 眼科新进展, 1999, 19: 89-91.
129. 谢立信, 董晓光. 单纯疱疹病毒I型在角膜内潜伏感染的研究. 中华眼科杂志. 1993.29: 108-110.
130. 谢立信, 董晓光, 张德如. 人角膜细胞对单纯疱疹病毒I型感染敏感性的研究[J]. 中华眼科杂志, 1991, 27: 235-237.
131. EDGERTON A E. Herpes Zoster Ophthalmicus: Report of cases and a review of the literature [J]. Trans Am Ophthalmol Soc, 1942, 40: 390-439.

第二章 免疫相关性角膜病

第一节　免疫相关性角膜病概述

免疫系统由免疫器官、免疫细胞和免疫分子组成，是抵御病原体和宿主组织损伤的第一道防线。免疫细胞，如树突状细胞、巨噬细胞、中性粒细胞等，是人类免疫系统的重要组成部分。免疫细胞通过细胞表面表达的模式识别受体、识别多种病原体相关分子模式或损伤相关分子模式，导致对外部刺激的免疫应答。自身免疫应答/反应是机体对其自身组织或已改变了抗原性的自身组织产生的一种免疫应答。正常情况下机体对其自身抗原具有自我识别的功能，一般不会产生免疫应答，或只产生极微弱的免疫应答，这种状态称为自身耐受（self tolerance）。当自身耐受因某些原因遭到破坏，免疫系统对其自身成分抗原或自身抗原产生免疫应答，在体内产生自身抗体或自身反应性免疫活性细胞。但机体在某些因素作用下，这种自身异常的免疫应答导致组织和器官的损害，称为自身免疫性疾病。

一、自身免疫性疾病发生的一般概念

自身耐受性是指机体的免疫系统对自身抗原不起反应，这种功能是机体内环境自我稳定的一种表现，是机体在个体发育过程中逐步建立起来的，只有身体内自身耐受性遭到破坏时，才会出现自身免疫性疾病。

（一）自身耐受性的形成和维持

机体对抗原的刺激随着个体发育阶段不同，而有不同的反应方式（表 3-2-1-1）。

表 3-2-1-1　机体对抗原刺激的三级反应

反应级别	出现时间	反应方式	反应结果
0 级	胚胎期 初生期	自身反应细胞分化 免疫细胞部分被破坏	自我识别 自身耐受形成
Ⅰ级	出生后（较早）	淋巴细胞转化增生	细胞免疫
Ⅱ级	出生后（较晚）	抗体形成	体液免疫

在正常人的血液循环中存有少量可溶性自身抗原，如由细胞膜脱落下来的糖蛋白或激素蛋白等，它们的含量足够使自身产生反应性 T 细胞而形成免疫耐受性；但对 B 细胞则不能，自身反应性 B 细胞需在有适量的辅助型 T 细胞下才能产生免疫应答，形成自身抗体。如体内的自身耐受性因多种原因而遭到破坏，则会造成体内自我稳定机制发生紊乱。

随着年龄的增长，保护性免疫力逐渐退化，炎症性疾病的发病率增加，感染和癌症的易感性增加，进而导致异常免疫反应，出现免疫衰老，产生大量促炎细胞因子和细胞毒性分子，对老年人的健康和生存产生根本影响。

（二）自身免疫性疾病的原因

1. 自身抗原分子的改变 如某些支原体感染时会产生抗红细胞抗体。

2. 交叉反应 如不同的细菌与机体组织抗原之间存在分子模拟，当受到此类细菌感染后，机体内产生的抗感染抗体与自身抗原发生交叉反应。

3. 病毒感染 病毒感染后常产生对宿主组织抗原的自身抗体。

4. 佐剂的作用 如将组织抗原和弗氏完全佐剂混合后注射给动物，可产生自身抗体。

5. 同种异体细胞的作用 如移入同种异体的T细胞时，因供受体MHC的差异，可激发受体T细胞的增殖。

6. 免疫衰老 T细胞衰老导致慢性炎症状态，如类风湿性关节炎。

二、临床自身免疫性疾病

（一）病因

常与遗传因素、某些病毒的感染和自身免疫调节功能异常有关，环境和生物因素也有一定的影响。男性和女性自身免疫性疾病的流行病学存在巨大差异，发病率、发病年龄、表型、疾病严重程度和治疗反应存在差异。与男性相比，女性具有更强的先天性和适应性免疫反应，这为感染性疾病提供了防御优势，但增加了自身免疫性疾病的可能性。

（二）发病机制

自身免疫病的确切机制并不十分清楚，有以下理论：

1. 隐蔽抗原的释放 隐蔽抗原是指体内某些与免疫系统在解剖位置上处于隔离部位的抗原，如精子、眼晶状体蛋白等，这些抗原被释放进入血液循环和免疫系统中，导致自身免疫应答，进而发生自身免疫性疾病，如晶状体过敏性葡萄膜炎。

2. 隐蔽自身 某些蛋白存在隐蔽的自身决定簇。病毒可促进隐蔽决定簇与潜在性自身反应性T细胞的相互作用，以达到逃避身体免疫系统的识别的目的。此外还与自身反应、抗原自身修饰等因素有关。

三、自身和非自身免疫性角膜炎

（一）病因

眼球由不同的组织层组成，有一个独立的免疫环境。多种机制有助于局部免疫耐受，包括角膜和前房中没有血管、免疫抑制因子和前房的炎症调节。眼后节也是一种独特的结构，包含感光细胞和视网膜色素上皮，这就形成了一个物理屏障，将系统免疫系统与视网膜空间分隔开来。然而，自身免疫病可影响眼球多层结构，并对眼部微环境产生破坏性影响。因此，自身免疫性眼部疾病是一组影响眼部不同解剖组织的异质性炎症，包括巩膜炎、角膜炎、前葡萄膜炎、后葡萄膜炎和视网膜血管炎；这些炎症孤立发生或发生在系统性自身免疫性疾病的背景下。眼部受累的系统性自身免疫性疾病是一组不同的疾病，包括类风湿关节炎、幼年特发性关节炎、系统性血管炎、系统性红斑狼疮、白塞综合征和复发性多软骨炎。而免疫相关角膜病是一种由系统性或眼部免疫紊乱引起的角膜疾病，对正常或退化的角膜组织产生异常免疫反应，导致眼部结构和功能受损，视力受损。

（二）发病机制

典型的角膜自身因素造成的免疫性角膜炎还未见报道。非角膜自身因素与免疫系统间造成的疾病也并不多见，与临床上常见的四型变态反应之间存在一定的关系。变态反应（allergy）又称超敏反应（hypersensitivity），是机体受同一抗原再次刺激后发生的一种表现为组织损伤或生理功能紊乱的特异性免疫反应。引起变态反应的抗原物质称变应原（allergen）或过敏原（anaphylactogen）。根据机体反应出现的速度、抗体的有无，分为速发型和迟发型两种。又根据角膜病变发生的免疫病理学机制，将前者分为Ⅰ、Ⅱ、Ⅲ型，后者称为Ⅳ型变态反应。

1. Ⅰ型变态反应 发生机制为抗原与附着于肥大细胞或嗜碱性细胞表面的IgE结合后，细胞释放一系列中间介质，如组织胺、缓慢反应物质等，引起机体急性过敏性反应。眼睑和结膜是Ⅰ型变态反应的好发部位，常累及角膜上皮。由于角膜自身缺乏肥大细胞，血液中的嗜碱性粒细胞又不易进入，故角膜自身很少发生Ⅰ型变态反应。春季卡他性结膜炎并发的角膜上皮糜烂和剥脱即属此型。

2. Ⅱ型变态反应 角膜是否会发生此型变态反应，迄今尚无定论。例如，边缘性角膜溃疡可能属于此型。

3. Ⅲ型变态反应 又称免疫复合物变态反应（immune complex hyper sensitivity），参与该型反应的抗体主要为IgG，也有IgM和IgA。表现为两种形式：①Arthus反应，是一种急性Ⅲ型反应，多见于角膜炎和晶状体过敏性葡萄膜炎；②炎症呈反复发作的慢性过程，这种形式在临床上多见，如蚕食性角膜溃疡、巩膜炎、硬化性角膜炎，以及某些葡萄膜炎等。眼部的Ⅲ型变态反应疾病往往为角膜的自身免疫性疾病。

4. Ⅳ型变态反应 又称迟发型变态反应（delayed hypersensitivity），是由致敏T淋巴细胞与相应抗原结合引起，反应发生较迟缓，一般需要经过24~72小时。发生机制为T淋巴细胞直接破坏靶细胞或通过释放淋巴因子而导致变态反应性炎症。比如角膜移植的排斥反应，抗原抗体反应先导或参与一定的病理活动；细胞免疫型的葡萄膜炎也有抗原抗体反应参加，表现为混合型。

（贾艳妮）

第二节 浅层点状角膜炎

Thygeson浅层点状角膜炎（superficial punctate keratitis of Thygeson，SPKT）是一种原因不明、反复发作、以上皮内粗点状病变为特征的角膜上皮慢性疾病。

一、病因与流行病学

1950年，Phillips Thygeson首先报道了26例SPKT患者。他随访了其中一些患者，最长者达24年，并描述了这种角膜上皮内的特殊的可消退的混浊，混浊位置可以随时间改变，每一个混浊点由一组很细小的上皮细胞内混浊组成，局部有些水肿，但无细胞浸润，可伴发轻度的结膜炎症，上眼睑结膜面有轻度乳头增生。虽然Thygeson对SPKT进行了详细的描述，但“浅层点状角膜炎”这个名称一直都被错误地用于描述各种不同类型的浅层角膜炎。

1961年，Thygeson又报告了另外29例患者，提出了SPKT区别于其他角膜上皮炎的五个诊断特点：①一种慢性、双眼的点状角膜上皮炎；②病程较长，病情加重和缓解交替发生；③最终治愈后无瘢痕形成；④全身或局部应用抗生素及刮除角膜上皮治疗均无效；⑤局部激素治疗能显著缓解症状。

1963年，为了表彰Thygeson博士的贡献，这种疾病被正式命名为Thygeson浅层点状角膜炎（SPKT）。同时，Jones又描述了另外一个临床体征，即混浊的角膜上皮下可有轻度的浅层基质混浊，他认为这种角膜基质的灰白改变是由水肿引起板层分离所致，而不是细胞浸润所引起的粗点状表现。

1968年，Quere等描述了SPKT的三个阶段：①初发期：持续1~2周，以急性卡他性炎症、畏光、流泪为特征；②进展期：可持续8个月，结膜炎症消失，仅存角膜上皮病变；③消退期：数月至3年，病变逐渐变小、数量减少，最终消失。Quere等认为，这是一种慢性疾病，这些患者的病程持续4个月~30年，平均7.5年。患病数量上女性略多。大多数患者在20~30岁发病。

二、发病机制

其发病机制目前尚不清楚，抗生素及抗病毒药物治疗无效，糖皮质激素及免疫抑制剂被广泛认为是治疗SPKT的有效方法，与组织相容性抗原相关的免疫反应可能是角膜病变的原因。

三、临床表现

（一）症状

1. 长期反复发作和缓解的异物感。

2. 畏光、烧灼感、流泪和视物模糊。

3. 眼红或正常。

（二）体征

典型的临床体征包括椭圆或圆形、成团的上皮内点状沉积物，由许多孤立、细小颗粒状、白色偏灰色的点状混浊组成。这些三维立体的混浊通常有一个隆起的中心，可以穿破表面上皮，部分可形成头发般细的丝状物，但这些不是真正的丝状物，基本上都是黏液。角膜病变可能会有粗糙的边缘或星状外观，有时可被误诊为单纯疱疹病毒性角膜炎。偶尔可见到与混浊相连的轻度上皮和上皮下水肿，没有浸润，这种水肿是短暂、游走性的，但好发于角膜中央和视轴区。角膜病变的数量平均为 15~20 个，范围可达 1~50 个（图 3-2-2-1）。

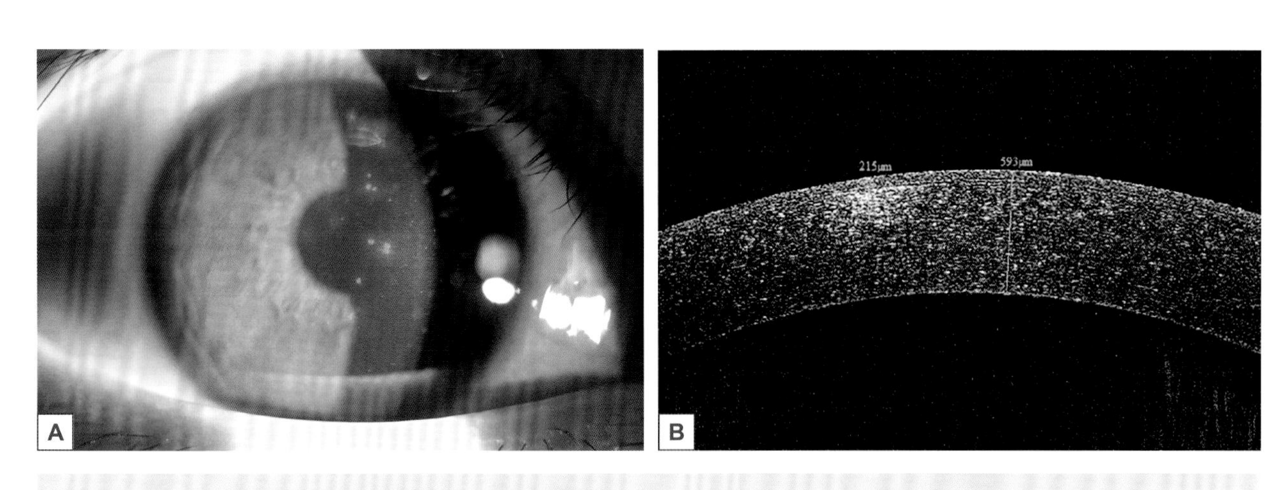

图 3-2-2-1 Thygeson 浅层点状角膜炎典型临床表现

图 A 裂隙灯显微镜检查显示角膜上皮内弥漫性点状沉积物

图 B 角膜 OCT 检查显示混浊累及上皮下浅基质层

未经治疗的患者通常症状持续 1~2 个月，然后消失，6~8 周后复发，但时间长短均不同。发作期时，这些局部混浊隆起于浅层上皮，荧光素和孟加拉玫瑰红染色阳性（图 3-2-2-2）；缓解期时，病变可完全消失，除了有上皮瘢痕形成留下“足迹”，非活动性病变表现为上皮内的扁平状灰白色点状混浊，荧光素和玫瑰红染色不着染（图 3-2-2-3）。有人可持续数月至数年，没有明显病变也没有症状，角膜感觉一般不受影响，偶尔有人角膜知觉轻度减退。SPKT 几乎是双眼发病，仅 1/20 患者单眼发病。

（三）辅助检查

Watson 等人用共聚焦显微镜观察 SPKT 患者发现不仅角膜上皮发生改变，上皮层的翼状细胞结构紊乱，并可见不规则神经纤维，以及上皮下神经丛中可见雾状混浊（haze）。前弹力层和前基质可见微粒和高反光结构，角膜前基质也可见雾状混浊，角膜基质细胞可见高反光核，且角膜基质细胞大小和形状呈现不规则。结果显示角膜前基质发生创伤愈合和细胞死亡。这些表现与 SPKT 的持续时间有关。对侧正常眼无异常表现，无病变的区域也是弥散性出现上述表现。

四、诊断与鉴别诊断

（一）诊断

临床症状和体征是 SPKT 的诊断依据。到目前为止，还没有提出明确的诊断标准。根据 Thygeson 的总结，SPKT 的诊断特征如下：

1. 上皮性角膜炎，常为双侧点状。

2. 病程缓慢，无论是恶化还是缓解的过程。

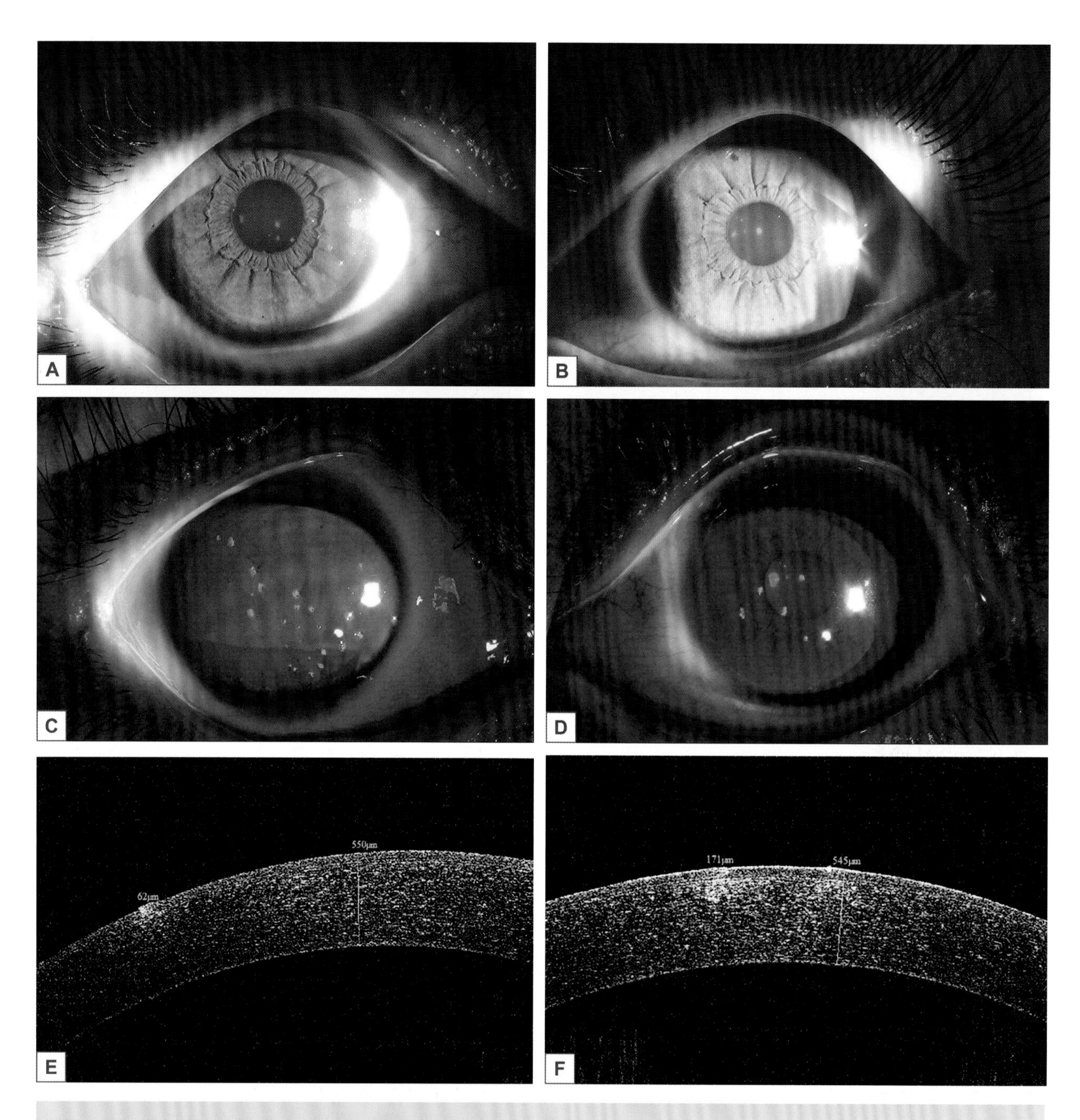

图 3-2-2-2　双眼 Thygeson 浅层点状角膜炎典型临床表现

图 A　患者右眼角膜上皮内弥漫性点状沉积物
图 B　患者左眼角膜上皮内弥漫性点状沉积物
图 C　患者右眼角膜上皮内弥漫性点状沉积物荧光素钠染色
图 D　患者左眼角膜上皮内弥漫性点状沉积物荧光素钠染色
图 E　角膜 OCT 检查显示右眼上皮下混浊
图 F　角膜 OCT 检查显示左眼混浊累及上皮下浅基质层

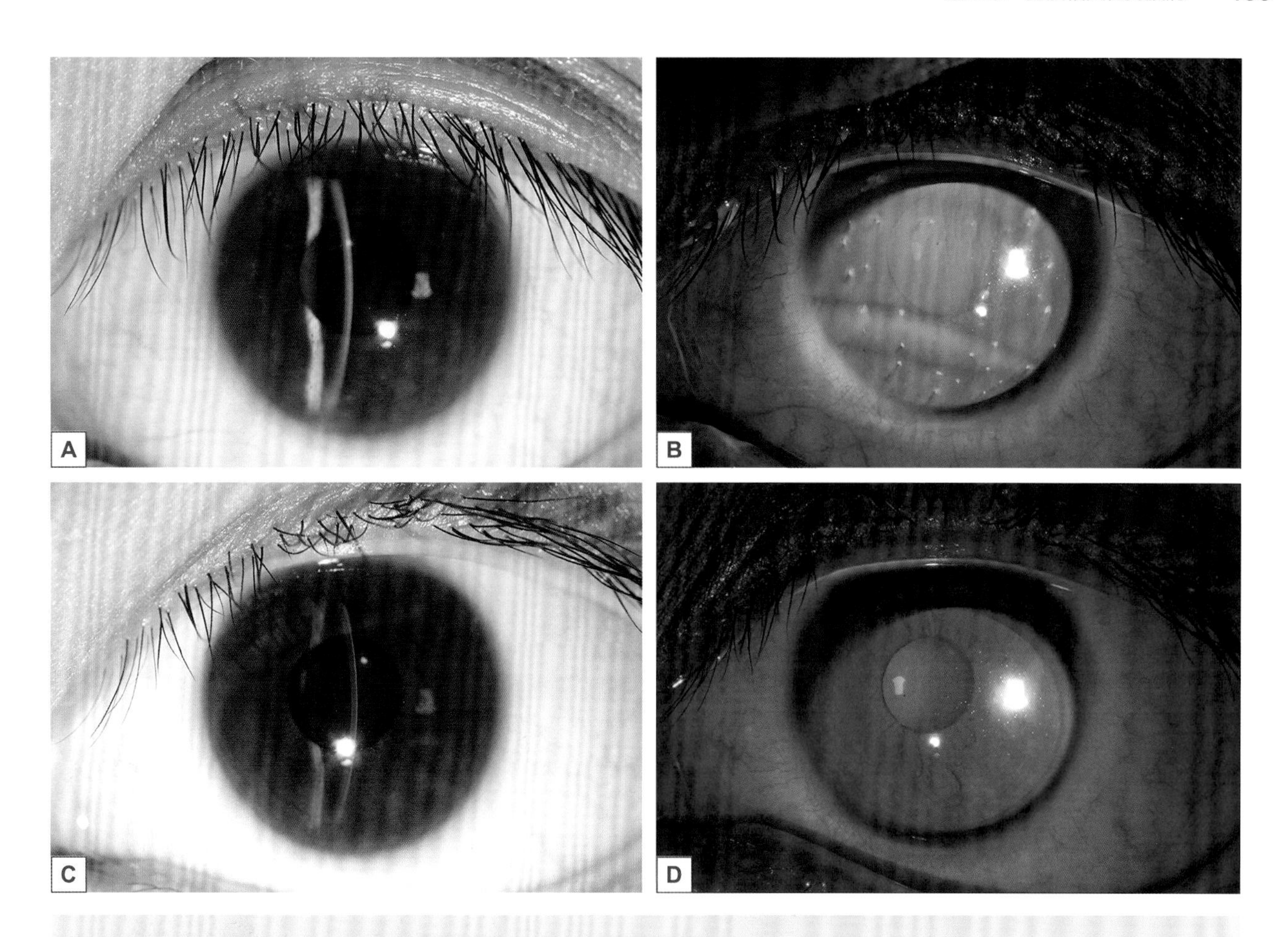

图 3-2-2-3　Thygeson 浅层点状角膜炎典型临床表现及治疗效果

图 A　初诊时角膜上皮内弥漫性点状沉积物
图 B　初诊时荧光素钠染色可见广泛点状着色
图 C　药物治疗 2 周后点状浸润消退
图 D　药物治疗 2 周后荧光素钠染色无明显着色

3. 角膜不会形成瘢痕。

4. 诊断性治疗　对抗生素无反应；局部使用糖皮质激素的显著治疗效果。

（二）鉴别诊断

SPKT 的鉴别诊断包括葡萄球菌性睑缘炎引起的角膜上皮炎、肺炎球菌性结膜炎、脂溢性睑缘炎、干燥性角结膜炎、神经营养性或暴露性角膜病变、春季卡他性角膜炎、单纯疱疹病毒性角膜炎、药物性角膜炎、点状上皮糜烂、浅表点状上皮性角膜炎、上皮和上皮下点状角膜炎、丝状角膜炎等。

1. 点状上皮糜烂性角膜炎　角膜为轻微凹陷的病变，荧光素和孟加拉玫瑰染色呈阳性。

2. 浅表点状上皮性角膜炎　角膜上一种小的灰白色阴影，即使没有染色也可见。形态表现为细小或粗糙的伴或不伴有周围的炎性浸润。

3. 丝状角膜炎　常见于干眼、外伤或异物、上方边缘性角结膜炎的上皮性病变。细丝通常有一个黏液核心，周围有长度可变的上皮，一端附着在角膜表面。

4. 上皮和上皮下点状角膜炎　上皮性角膜病变和潜在的上皮下浸润可能并存。病变可以在不同的时间段内消长。病变可能是单侧或双侧的，典型的上皮下浸润出现在上皮性角膜炎发生后 10~15 天。虽然病损对局部皮质类固醇有反应，但可能在停用糖皮质激素后复发。

5. 单纯疱疹病毒性角膜炎（上皮型）　其临床过程早期可表现为粗糙的点状上皮下浸润。当上皮细胞充满复制病毒时，细胞会逐渐膨胀和溶解，导致病变发展为树枝状浸润。

6. 药物性角结膜炎 有长期频繁滴用局部药物病史，药物本身、溶剂或防腐剂如苯扎氯铵可能是角膜毒性改变的原因。这些药物包括抗青光眼药物、抗病毒药物和表面麻醉药等。典型表现有点状角膜上皮粗糙、上皮缺损和上皮下浸润。

7. 干燥性角结膜炎 常表现为眼表弥漫性点状病变，伴有上皮糜烂。可能伴有细丝或黏液链，也可有角膜瘢痕，角膜周边血管化变薄。角膜荧光素钠染色可见弥漫性着色。干眼检查相关指标低于正常值。

五、治疗

1. 糖皮质激素 一般用于SPKT急性发作期的治疗，对于疼痛、畏光或视力下降显著的患者，糖皮质激素的使用是必要的。因为需要长期治疗，所以应该考虑糖皮质激素的眼部副作用。另外，糖皮质激素可能会延长疾病的自然病程；通常要采用低浓度的剂量。

2. 免疫抑制剂 环孢素A和他克莫司已成功用于SPKT病例，研究发现效果显著，可改善患者的视力、症状和体征，无明显副作用。但是停用这些免疫抑制剂可能导致疾病复发。在这种情况下，长期低剂量治疗是必要的。

3. 人工泪液 考虑到疾病的慢性病程和类固醇使用的长期副作用，SPKT患者需要人工泪液联合治疗或单一治疗。症状轻微的患者可采用人工泪液治疗，主要用于缓解症状。

4. 角膜绷带镜 配戴治疗性绷带镜是急性发作时可选择的一种治疗方式，它能立即缓解症状，尽快修复上皮损伤，但角膜绷带镜无法治愈这种疾病，一旦镜片停止使用，症状会再次出现。此外，微生物感染和机械损伤可能是潜在的并发症，如细菌性角膜炎等。

5. 手术治疗 上皮刮除术对该病治疗无效，用化学方法烧灼（过去曾用碘酊）急性期病变并不能改善症状，而且会产生瘢痕和溃疡。有报道称SPKT患者经准分子激光屈光性角膜切削术（PRK）治疗后视力恢复，但部分患者PRK后SPKT患者消融区以外的病变复发。激光原位角膜磨镶术后也有SPKT复发的报道。

（贾艳妮）

第三节 丝状角膜炎

角膜表面的卷丝，一端游离状态，另一端附着在角膜表面，似树根与角膜上皮相连，称为丝状角膜炎（filamentary keratopathy）。

一、病因与流行病学

丝状角膜炎虽然不是一种常见的疾病，但其通常和其他眼部和全身性疾病有关。其主要原因分为两大类：一类，机械性损伤；二类，泪膜异常。机械性损伤可能导致角膜上皮层、前弹力层、基质层甚至全层的损伤，局部前弹力层或基质病理性增生；泪膜的异常会影响眼表的生理功能，导致角膜上皮缺损，局部炎症诱发前弹力层病理性增生，这两种原因均可伴随炎症反应。已知的高危人群包括干眼、自身免疫性疾病、暴露性角膜病、眼部手术或损伤、长时间眼睑闭合和脑干病变患者。

导致丝状角膜炎的眼部疾病最常见的是干眼患者和手术后患者，其他包括病毒感染（腺病毒、单纯疱疹病毒等），神经营养性角膜炎，瘢痕性角膜结膜炎（沙眼、天疱疮等），还可见用眼时间过久或内眼手术后包扎或闭眼时间过久（如角膜移植术后和视网膜脱离修复术后）引起该病变。全身性疾病中最常见的是自身免疫性疾病，包括干燥综合征、类风湿性关节炎、系统性红斑狼疮等，也有眼部移植物抗宿主病、Stevens-Johnson综合征、特应性皮炎等发生丝状角膜病变的患者，这些眼部表现可能与眼部伴发的干眼有关。其他还包括颅脑损伤。

二、发病机制

(一) 危险因素

这些丝状物主要由上皮、黏液和细胞碎片组成，但其发病机制仍有争议，可能与下列因素有关：

1. 基底膜与前弹力层接合异常　部分角膜卷成一上皮卷状，成为黏液过度黏附的受体位点，而松脱的上皮部分很快被新的上皮修复。

2. 上皮基底膜节段性损伤　炎症细胞和成纤维细胞破坏了前弹力层和上皮基底膜之间的界面，导致基底膜局部剥离脱落成为上皮、黏液和细胞碎片的受体位点。

3. 眼睑微损伤　其机械力导致角膜表面不规则和基底上皮炎症，将上皮从基底膜撕裂，暴露并破坏基底膜或后弹力层。

4. 黏蛋白异常　泪水分泌的减少会导致泪液黏蛋白相对增加，黏度增加，黏液清除不良，导致上皮细胞进一步脱落，其组织学特征为上皮形态改变和黏蛋白性质改变。

(二) 形成机制

可能的形成机制为任何原发病只要能导致角膜上皮层损伤和上皮下基底膜的炎症反应，均可以诱发角膜丝状物的形成。首先是病变区上皮细胞脱落，刺激前弹力层局部纤维组织核心增生、突起，随着瞬目的牵拉，核心不断扭曲成螺旋状，黏液组织、脱落的上皮细胞、炎性细胞则被卷入条状核心中，共同构成丝状物核心，条状核心以外存在黏液、上皮细胞及炎性细胞包裹(图 3-2-3-1)。

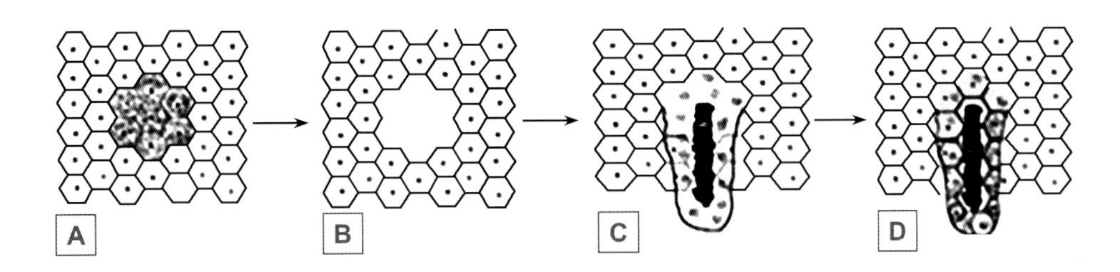

图 3-2-3-1　丝状物可能的形成机制模式图

图 A　角膜上皮或上皮基底膜由某种诱因导致损伤
图 B　角膜上皮或上皮基底膜缺失，引起此处前弹力层损伤
图 C　前弹力层损伤处部分增生凸起，高出上皮缺损区，产生此处的黏液的堆积，呈条状
图 D　上皮细胞沿黏液条生长并将其包裹，最终形成丝状物

三、临床表现

(一) 症状

1. 主观症状有异物感(与角膜表面丝状物有关)、眼痛。

2. 其他常见症状包括畏光、流泪、眼睑痉挛和眨眼频率增加等，眨眼时症状更严重，闭眼后症状减轻。

(二) 体征

1. 裂隙灯显微镜检查角膜表面有 1 至 10 余个长 1~10mm 的细丝上皮，有的为上皮的螺旋状索条，有大量的黏液附着，使丝状角膜条索变成小纺锤状挂在眼表面(图 3-2-3-2)。严重者整个角膜表面均挂满丝状分泌物。条索一端固定，一端游离于角膜上皮表面。

2. 干眼所致的丝状角膜炎，虎红染色下丝状物均被染成红色。结膜可伴有充血和黏液分泌物。

3. 任何部位均能发生，但干眼患者的丝状物一般位于角膜的下半部至下 1/3 处，角结膜炎患者的丝状物一般位于角膜的上 1/3 处，合并免疫系统疾病患者的丝状物多位于角膜缘附近，角膜手术或损伤后的丝状物常见于角膜损伤或缝合处(图 3-2-3-3)。

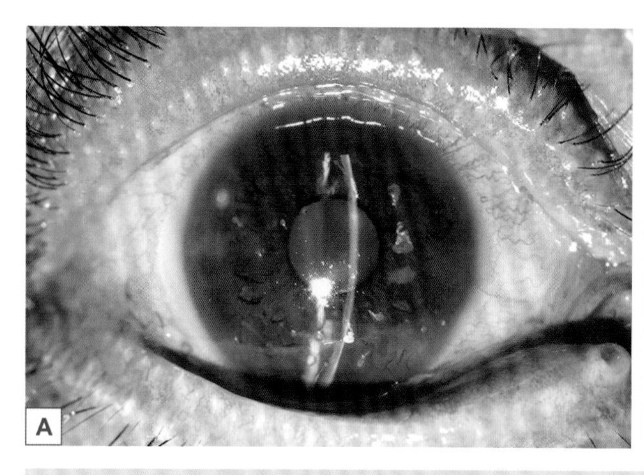

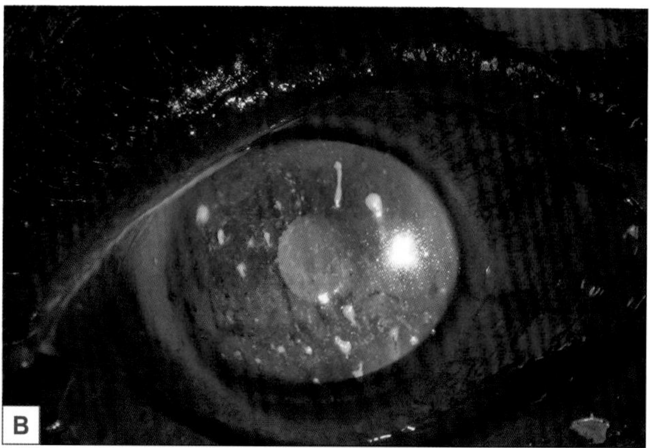

图 3-2-3-2 丝状角膜炎患者典型临床表现

图 A 干眼患者角膜布满丝状物

图 B 角膜荧光素钠染色表面的丝状物着色

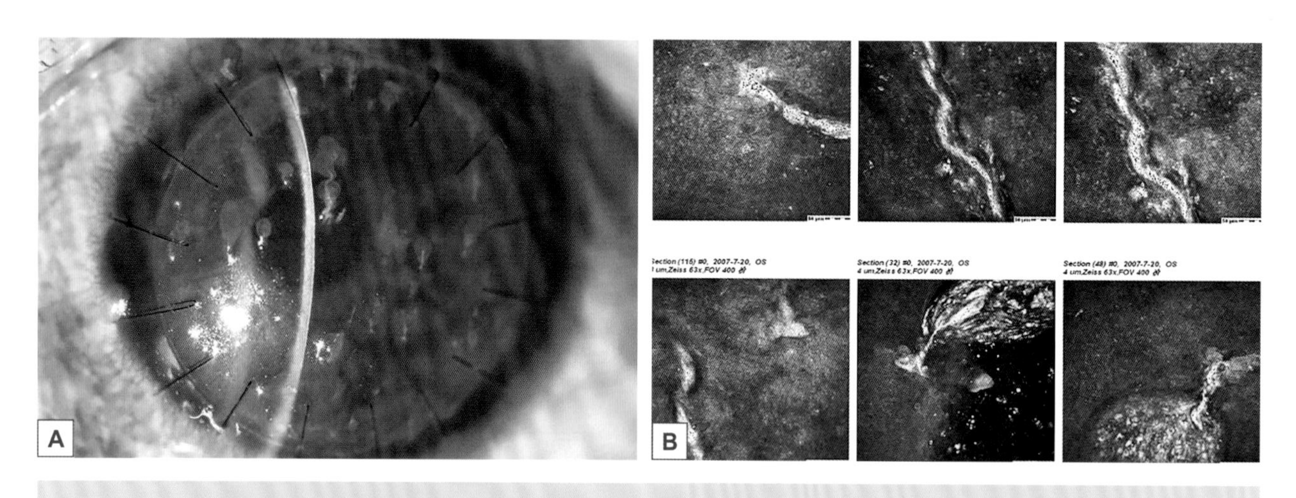

图 3-2-3-3 角膜移植术后丝状角膜炎患者临床表现

图 A 角膜移植术后植片上皮部分缺损，包眼治疗 1 周，出现眼红，植片上布满丝状物

图 B 共聚焦显微镜检查可见丝状物中央核的纤维索的根部与前弹力层相连，丝状物纤维索周围的黏液中有大量的炎性细胞

（三）辅助检查

1. 共聚焦显微镜检查显示丝状物附着于角膜表面，累及前弹力层，丝状物的根部固定于角膜上皮层和浅层基质之间。丝状物的致密条状核心根部形态为螺旋的条索状，不同患者的丝状物因病因不同或者相同疾病严重程度不同可以造成丝状物核心的长短或者宽度不同，炎症细胞的数量差异明显。手术后出现的丝状物中炎性细胞较少，急性结膜炎患者丝状物中炎性细胞相对较多。

2. 丝状物标本铺片染色检查显示丝状物是由角膜上皮细胞、炎性细胞、黏液包裹形成的条状致密核心组成，核心中含有上皮细胞、炎性细胞及纤维状组织（图 3-2-3-4）。

四、诊断与鉴别诊断

丝状角膜炎的诊断主要根据临床表现，最常见的症状是轻度至重度异物感和眼部疼痛，角膜上表现为凝胶状突起或线状突起。对丝状角膜炎相关疾病的适当检测可有助于区分病因。鉴于丝状角膜炎患者中干眼的高患病率，应考虑对干眼进行常规检测，如进行角膜和结膜染色，测量泪膜破裂时间和泪液分泌试

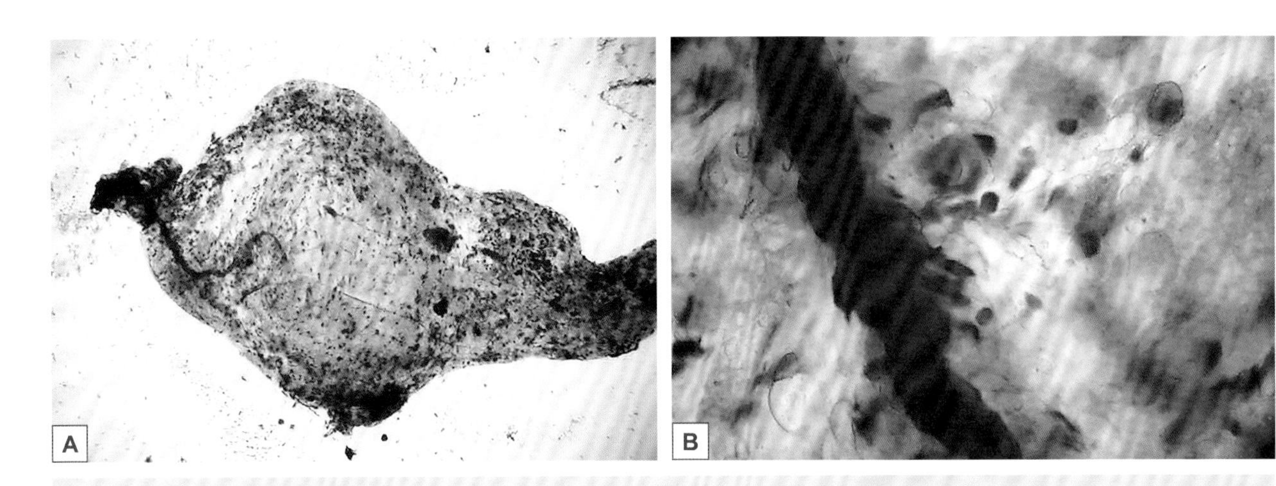

图 3-2-3-4 丝状物铺片染色
图 A 吉姆萨染色可见丝状物内含有角膜上皮细胞，炎细胞组成及大量黏液
图 B 丝状物中央可见一条深蓝色纤维条索

验。其他相关体征和症状的存在决定了诊断潜在疾病所需的进一步诊断工作。

五、治疗

丝状角膜炎的治疗应针对原发病进行治疗，以解决急性或慢性潜在病因、缓解症状、恢复眼表为原则，祛除致病原因，解决丝状角膜炎的潜在风险因素。详细询问病史，明确有无机械损伤，行干眼相关检查以进一步明确病因。

取丝状物涂片检查可以直观发现其组成成分，从而有助于进行个体化的治疗。在治疗病因的同时结合涂片结果进行治疗，如炎性细胞较多应加用抗炎药物；弹力层纤维组织核心较粗大可将其从根部祛除，加用软性角膜绷带镜，黏液成分较多可加用乙酰半光氨酸，非感染性丝状角膜炎上皮细胞较多，可加用抑制其增生的药物等。

（一）局部药物治疗

1. 干眼治疗药物 无论是否伴随干燥综合征，干眼都是发生丝状角膜炎的最常见疾病，需要积极治疗干眼，局部滴用角膜滑润剂（人工泪液、凝胶及眼膏），黏液溶解剂（乙酰半胱氨酸）及自体血清治疗，应首选不含防腐剂的人工泪液，这样可以避免防腐剂对角膜上皮的毒性。

2. 抗炎药物 如糖皮质激素滴眼液、非甾体类滴眼液减轻炎症。

3. 免疫抑制剂 免疫抑制剂环孢素滴眼液及他克莫司滴眼液进行局部抗炎抗免疫治疗。

4. 治疗相关疾病药物 需要同时治疗上方边缘性角结膜炎、单纯疱疹病毒性角膜炎、神经营养性角膜病等相关的眼部疾病。

（二）全身辅助治疗

1. 祛除风险因素 停用可能导致或者加重干眼的药物，如抗胆碱能药物和抗组胺类药物。如果病情需要，可用其他治疗方法替代。

2. 全身营养支持 饮食调整及加强营养等方法。

3. 全身病的治疗 全身性疾病需要与相关科室协商治疗。

（三）手术和其他治疗

1. 机械性清除治疗 在裂隙灯显微镜下行表面麻醉后用棉签蘸生理盐水清除丝状物并联合应用上述治疗（图 3-2-3-5）。机械性清除卷丝是有效的方法，但只是权宜之计，也可以用显微镊或者线状镊将卷丝清除，操作过程需要十分小心，不要扰动角膜上皮。

2. 泪点栓塞治疗 对水液缺乏型干眼患者，可行泪点栓塞，一般行下泪点栓塞。

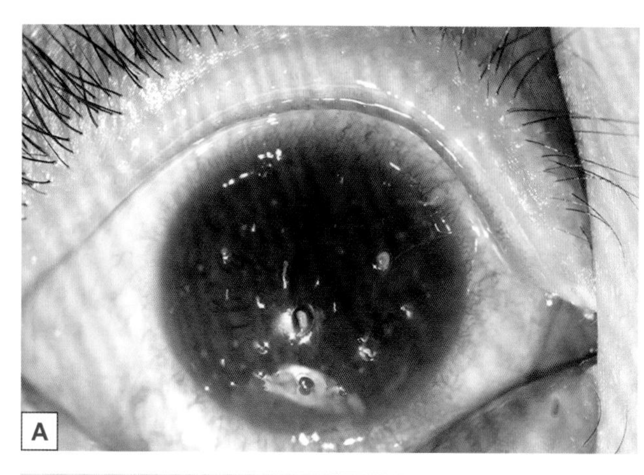
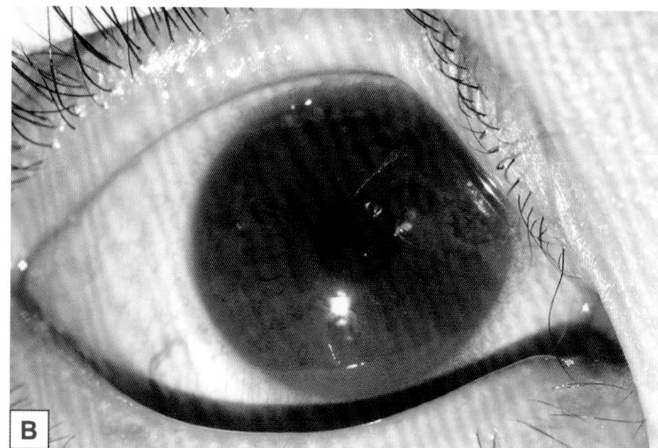

图 3-2-3-5 丝状角膜炎患者临床治疗效果

图 A 丝状角膜炎患者角膜布满丝状物

图 B 治疗 3 周后，角膜表面丝状物明显减少

3. 角膜绷带镜治疗 使用治疗性角膜绷带镜机械保护。

4. 手术治疗 对上睑下垂或眼睑痉挛相关的丝状角膜炎，上睑下垂手术或者肉毒毒素注射可对丝状角膜炎的治疗具有一定的帮助。

（贾艳妮）

第四节 泡性角膜炎

泡性角膜炎（phlyctenulosis，PKC）又称束状角膜炎，是一种结膜、角膜缘及角膜同时发生结节样病变或者周边角膜浸润炎症的眼病。

一、病因与流行病学

目前泡性角膜炎被认为是眼部的非感染性炎症，是眼表组织受外来微生物抗原诱发的自身免疫性疾病，与细胞介导的Ⅳ型超敏反应有关。通常认为泡性角膜炎是一种对特异抗原产生的超敏反应，主要包括角膜或结膜对微生物抗原过敏及微生物抗原再次暴露。目前认为某些细菌（如金黄色葡萄球菌、结核分枝杆菌）是常见的病原体。一些临床表现支持结核菌抗原内源性理论。在结核病比较常见的国家，结核分枝杆菌是 PKC 的主要原因。在美国及其他发达国家，结核病的发病率较低，该病最主要的病原体是葡萄球菌。在葡萄球菌引起的 PKC 中，眼部致敏可经多种途径所致，因为葡萄球菌在皮肤和黏膜均常见。

通常双眼均可发病，地方结核病的早期研究中认为，PKC 在 20 岁前发病多见，中年发病最高，5 岁前少见。女性发病较多，春夏多发。美国的近期研究表明，儿童和青少年发病多见，女性多见。

二、发病机制

PKC 的免疫机制主要是对微生物抗原产生的细胞介导的Ⅳ型超敏反应。对泡样隆起进行组织学检查，发现主要是大量单核细胞源性细胞（巨噬细胞和树枝状朗格汉斯细胞）和部分 T 淋巴细胞，与人类皮肤结核菌反应相似，都是经典的迟发型超敏反应。炎症反应主要集中于上皮下，有时病变处发生组织坏死可有中性粒细胞浸润。泡样物的上皮基底层表达异常的 HLA-DR4 抗原，同样在结核病的角化细胞中也可见到相似的异常表达。在泡样物标本中，未检测到微生物。其他涉及的抗原还包括衣原体、球孢菌属、念珠菌属、单纯疱疹病毒和寄生虫(肠道蠕虫感染)。有实验研究用链球菌的分毒素作为抗原,可诱发过敏反应,建立泡性角膜炎的动物模型。

三、临床表现

(一) 症状

1. 其临床表现在不同的时期各异,早期可发生眼红、畏光、异物感,当累及角膜时,常有视力下降的表现。

2. 症状的严重性主要取决于泡样病变的位置。结膜病变时,症状较轻。流泪、异物感、眼痒是常见的症状。角膜病变也能引起类似的症状,但症状更明显,并有明显的畏光。葡萄球菌相关性泡性病变比结核性的泡性病变畏光少。

(二) 体征

1. 结膜的泡样病变常发生于角膜缘附近,也可见于球结膜的任何部位。典型的泡样结膜炎发生于角膜缘,肉粉色结节样隆起,周围结膜充血。直径通常为 1~2mm,但大小从点状到数毫米大小均可见到。最初有些病例在角膜缘处形成粉红色结节,有的角膜上出现结节样水泡。

2. 泡性角膜炎最主要的特征是炎症从结膜、角膜缘进入角膜基质内的发病过程。角膜病灶的特征为一根血管从角膜缘伸入角膜基质内,血管进入角膜后成树根样囊状,以入侵的新生血管为中心,周围角膜基质呈舌状或盘状的水肿、混浊,长期反复发作,可造成角膜圆形瘢痕,角膜病灶中央的新生血管一直存在(图 3-2-4-1)。此病可出现反复发作,随着疾病复发而向中央角膜扩大和加深。有些泡样病变在溃疡形成之前可愈合,愈合后不会形成结膜瘢痕。

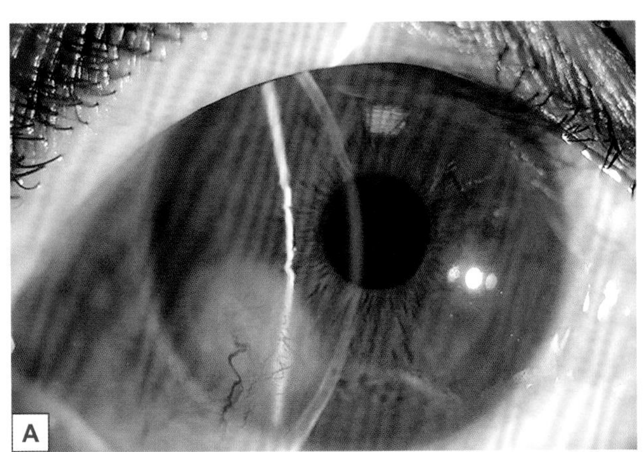

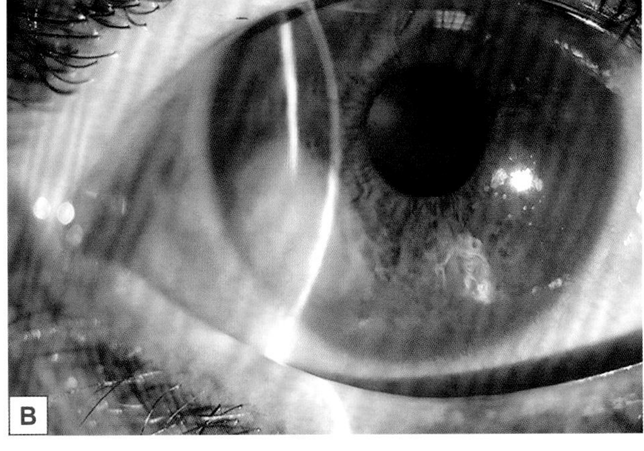

图 3-2-4-1 泡性角膜炎典型临床表现

图 A 泡性角膜炎,颞下方角膜病灶边缘一根新生血管进入角膜后即分成树根样囊状分支,以入侵的新生血管为中心,周围角膜基质圆形的浸润和混浊病灶

图 B 药物治疗 1 周后,角膜浸润和混浊减轻,新生血管明显变细,角膜病灶中央的新生血管一直存在

3. 角膜的泡样病变主要表现为位于角膜缘的小的白色结节,邻近结膜充血。这些泡样病变经常发生坏死,形成溃疡。溃疡愈合后,形成浅基质瘢痕,通常为三角形,底部于角膜缘。表层可见新生血管(血管翳)形成。血管翳可成束状或片状,与沙眼类似,但不同于沙眼,PKC 的血管翳主要位于下方,边界不规则。角膜的泡样病变可反复发生,可发生于血管翳的中央边缘。多次发作后,泡样病变看起来在角膜“游走”。最初在角膜缘处形成粉红色结节(图 3-2-4-2),可分针头大小,也可有很大的结节,随后粉红色结节变为灰白色,崩裂,出现溃疡,完全治愈在 2 周左右。出现角膜溃疡后,常留下角膜瘢痕和基质新生血管。

四、诊断与鉴别诊断

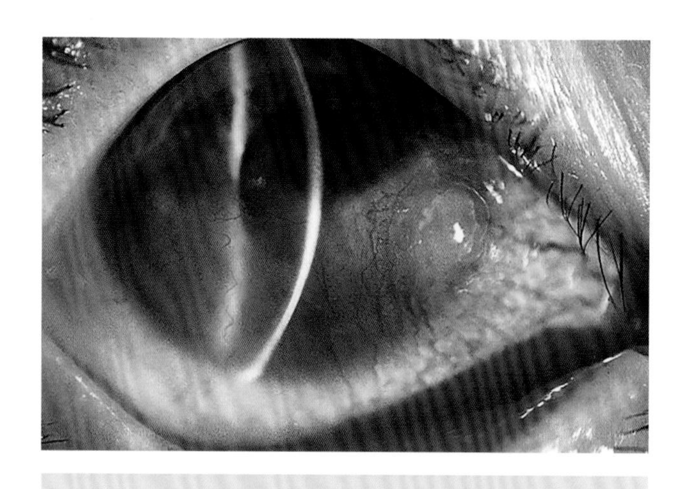

图 3-2-4-2 角膜泡样病变在角膜缘处形成粉红色肉样结节，周围新生血管怒张

（一）诊断

1. 年龄 好发于儿童和青少年，女性多见。

2. 症状 有眼部刺激症状，早期可发生眼红、畏光、异物感，当累及角膜时，常有视力下降的表现。结膜病变时症状较轻，累及角膜时症状较重。

3. 体征 典型的角膜缘或球结膜处结节样小泡，周围充血明显。单根血管从角膜缘伸入病灶中央，以入侵的新生血管为中心，周围角膜基质呈舌状或盘状的水肿、混浊。

4. 辅助检查 详细询问病史及检查，排除PKC可能存在的病原体。如果怀疑过去或当前有微生物感染，需要做实验室检查。如果患者去过结核流行病地区，或者有不能解释的肺部症状，需要进行结核菌素试验和胸部X线检查。如果检查结果阳性，家属也需要进行结核检查。年轻患者如果有冶游史或有其他可疑检查结果，需要进行衣原体检查。如果怀疑有感染性溃疡，需要进行角膜刮片和培养。

（二）鉴别诊断

1. 结节期 泡样病变应与Salzmann角膜结节、春季角结膜炎的角膜缘隆起、睑裂斑炎，以及结节性巩膜外层炎相鉴别。Salzmann角膜结节一般进展缓慢，无炎症反应。春季角结膜炎多表现为双侧，典型临床表现为眼痒、睑结膜面铺路石样扁平巨大的乳头。炎症性的睑裂斑通常不形成角膜溃疡，主要位于3点或者9点位球结膜，不进展至角膜。结节性巩膜炎一般位置固定，不发生溃疡。

2. 溃疡期 角膜泡样病变需与感染性角膜溃疡、单纯疱疹病毒性角膜炎、胶原血管疾病相关的边缘性角膜炎和溃疡相鉴别。病原微生物实验室检查及共聚焦显微镜检查可排除感染性角膜溃疡。泡样病变溃疡在只给予糖皮质激素时可以迅速好转，但感染性角膜疾病局部给予激素可加重病情。单纯疱疹病毒性角膜炎基质坏死型可能与之混淆，但单纯疱疹病毒性角膜炎基质坏死型一般有反复发作的病史，根据典型临床表现可鉴别。边缘性角膜炎引起的溃疡在病变区和角膜缘有透明未侵犯的角膜带。

3. 愈合期 泡样病变应与沙眼、梅毒性角膜炎和痤疮性角膜炎相鉴别。沙眼的特征性表现主要有Herbert小凹、睑结膜瘢痕（Arlt线）和角膜血管翳，一般边界整齐。PKC的血管翳较宽，并且通常位于下方，边界不规则。梅毒性角膜炎累及角膜基质较深，伴幻影血管，可有陈旧性虹膜炎（如虹膜后粘连）。PKC与痤疮性角膜炎鉴别较困难，痤疮性角膜炎患者的下方角膜见弥漫性表层新生血管形成，伴有角膜上皮糜烂或者浸润。但痤疮主要累及成年人（30~40岁），不口服抗生素可延长病程，与PKC不同。

五、治疗

（一）减轻炎症反应

1. 糖皮质激素 根据病情的严重程度，可选用低、中、高浓度激素来进行抗炎治疗。如1%醋酸泼尼松龙滴眼液起始剂量每天4~6次，第1周内可根据临床反应开始递减。非结核相关的泡性角结膜炎对糖皮质激素反应较差，病程较长。

2. 免疫抑制剂 对儿童或者需要长期治疗的患者，局部免疫抑制剂1%环孢素A滴眼液及0.1%他克莫司滴眼液被认为是有效的替代激素的药物或联合应用药物。

（二）减少抗原刺激，减少复发

1. 对结核相关PKC，原发感染需要治疗。

2. 对葡萄球菌抗原相关PKC，应联合局部物理治疗，如清洁睑缘、局部使用抗生素眼膏等。

3. 对难治性PKC，口服阿奇霉素可缓解症状，不仅能治疗炎症而且能防止复发。

（三）手术治疗

对瞳孔区有明显角膜瘢痕的患者，如已影响视力，可酌情考虑部分板层角膜移植术或穿透性角膜移植术。

（贾艳妮）

第五节 边缘性角膜溃疡

边缘性角膜溃疡也称为周边部角膜溃疡（peripheral corneal ulcer）。临床上常见在角膜缘血管止端以内1~2mm处的角膜上皮及浅基质层发生病变。

一、病因与流行病学

本病临床并不少见，多发于成年人，可能与金黄色葡萄球菌感染角膜使其对菌体膜抗原的体液免疫反应有关，是一种继发于长期葡萄球菌性眼睑结膜炎的免疫介导的角膜疾病。表现为以角膜炎症浸润、溃疡形成为特征的周边角膜病变，与其他周边角膜病变类似。Thygeson于1946年首次报道了葡萄球菌相关慢性结膜炎引起的反复出现的角膜浸润。这些周边溃疡和中央区溃疡不同，病情较轻，角膜刮片无细菌检出。

二、发病机制

与泡性角膜炎类似，眼睑存在的葡萄球菌抗原激发了角膜的免疫反应。主要是Ⅲ型超敏反应，免疫复合物沉积于周边角膜。这些复合物激活补体途径，诱导中性粒细胞到达形成混浊、浸润。免疫球蛋白和补体C3在边缘浸润区可检测到。此外，角膜刮片革兰氏染色和吉姆萨染色只发现中性粒细胞而并无病原体。

典型的浸润主要位于距角膜缘1~2mm，病变与角膜缘形成一条“透明带”。推测在距角膜缘1~2mm的角膜环形区域，抗原和抗体的合适比例能引起更严重的免疫复合物沉积。一些严重的病例，角膜浸润与葡萄球菌性眼睑结膜炎相关。金黄色葡萄球菌在正常人群眼睑培养的阳性率可高达90%。这些病变被认为是对毒素的免疫反应而不是细菌的直接侵犯。

三、临床表现

（一）症状

患者自觉疼痛、流泪、畏光及异物感。

（二）体征

1. 原发性感染 常见于葡萄球菌性睑缘炎患者。

（1）溃疡常位于角膜的周边部，且在与角膜缘之间1~2mm透明区间隔处有1~2个小圆形或椭圆形或新月形浸润（图3-2-5-1），病情进展则出现浅层溃疡，还可连接成新月状的浅层溃疡，这与泡性角膜炎的泡样结节与角膜缘完全相连不同，好发的方位是2、4、8及10点钟处，可融合为半环形。也可见角膜缘全周粟粒状黄色浸润点（图3-2-5-2）。炎症时间较长的病变，覆盖基质浸润区的角膜上皮可以缺损，形成溃疡。一旦坏死发生，可见血管长入。

（2）睑缘可见质硬、易碎、纤维样碎屑（鳞屑型）和无光泽的结痂，结痂脱落后可形成溃疡（溃疡型）。其他还可见睑缘扩张的血管、白色睫毛、睫毛脱落、倒睫和“红眼圈”，睑板腺可出现缺失或缩短。

（3）溃疡持续2~4周，有自愈性倾向。有血管自角膜缘伸向溃疡，愈合后留有血管性薄翳。溃疡易复发，尤其当合并睑缘炎未治愈时，反复发作可融合为半环形。

2. 继发性感染 如白内障术后切口感染，准分子手术后角膜瓣边缘感染。术后感染一般开始于切口处，逐渐沿周边角膜进展。准分子术后感染患者病情进展迅速（图3-2-5-3）。

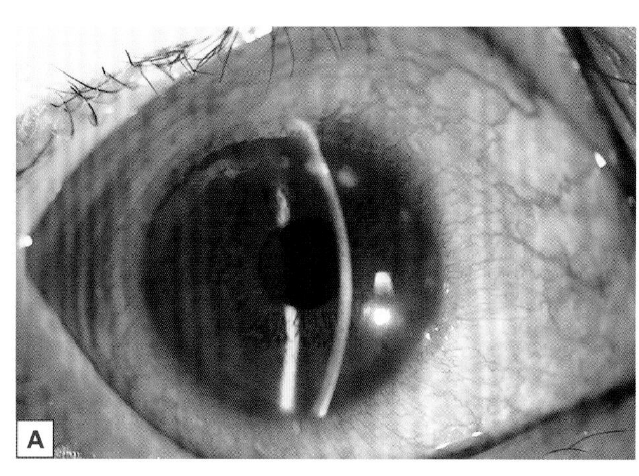

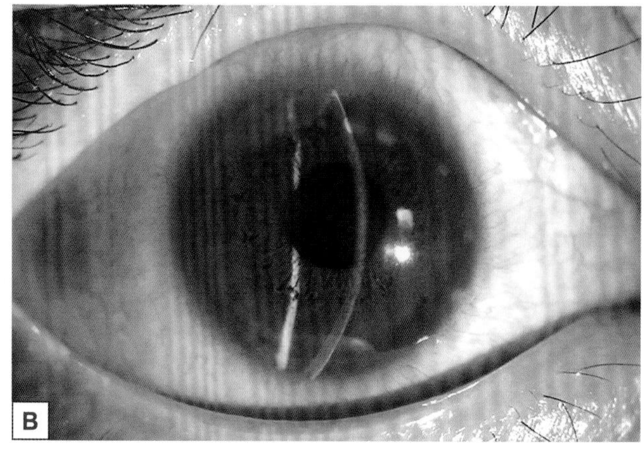

图 3-2-5-1　边缘性角膜溃疡典型临床表现及治疗效果

图 A　患者眼红、疼痛、流泪、畏光及异物感 5 天，10 点~2 点位角膜与角膜缘之间透明区内有 4~5 个小圆形或椭圆形浸润

图 B　药物治疗 3 天，炎症得到控制，角膜溃疡迅速愈合，角膜浸润范围缩小

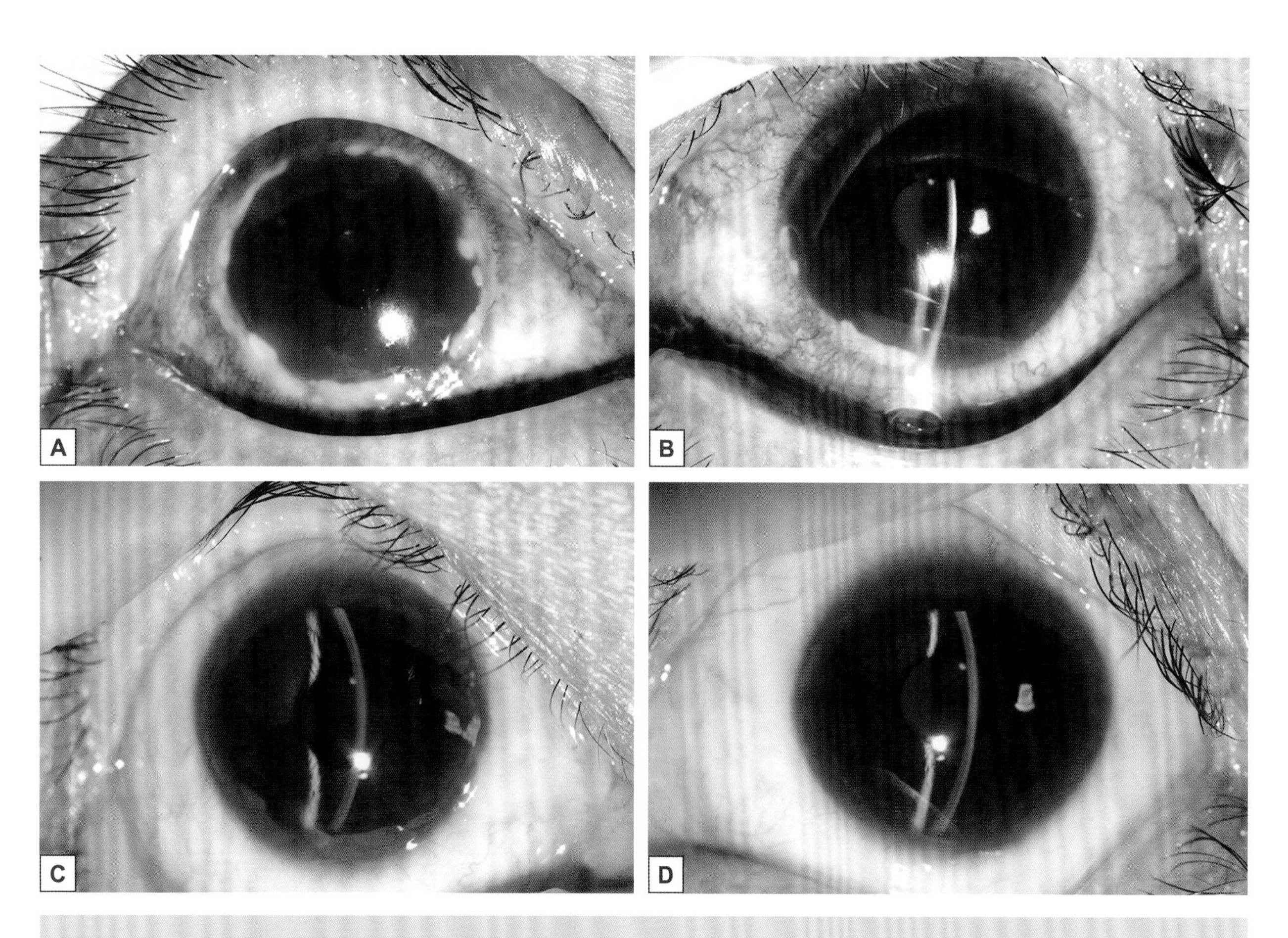

图 3-2-5-2　边缘性角膜溃疡典型临床表现及治疗效果

图 A、B　患者双眼眼磨、流泪 7 天，右眼全周近角膜缘处可见灰白色浸润，左眼 6 点~9 点位近角膜缘处可见灰白色浸润

图 C、D　药物治疗 1 个月后，角膜缘灰白色浸润完全消退

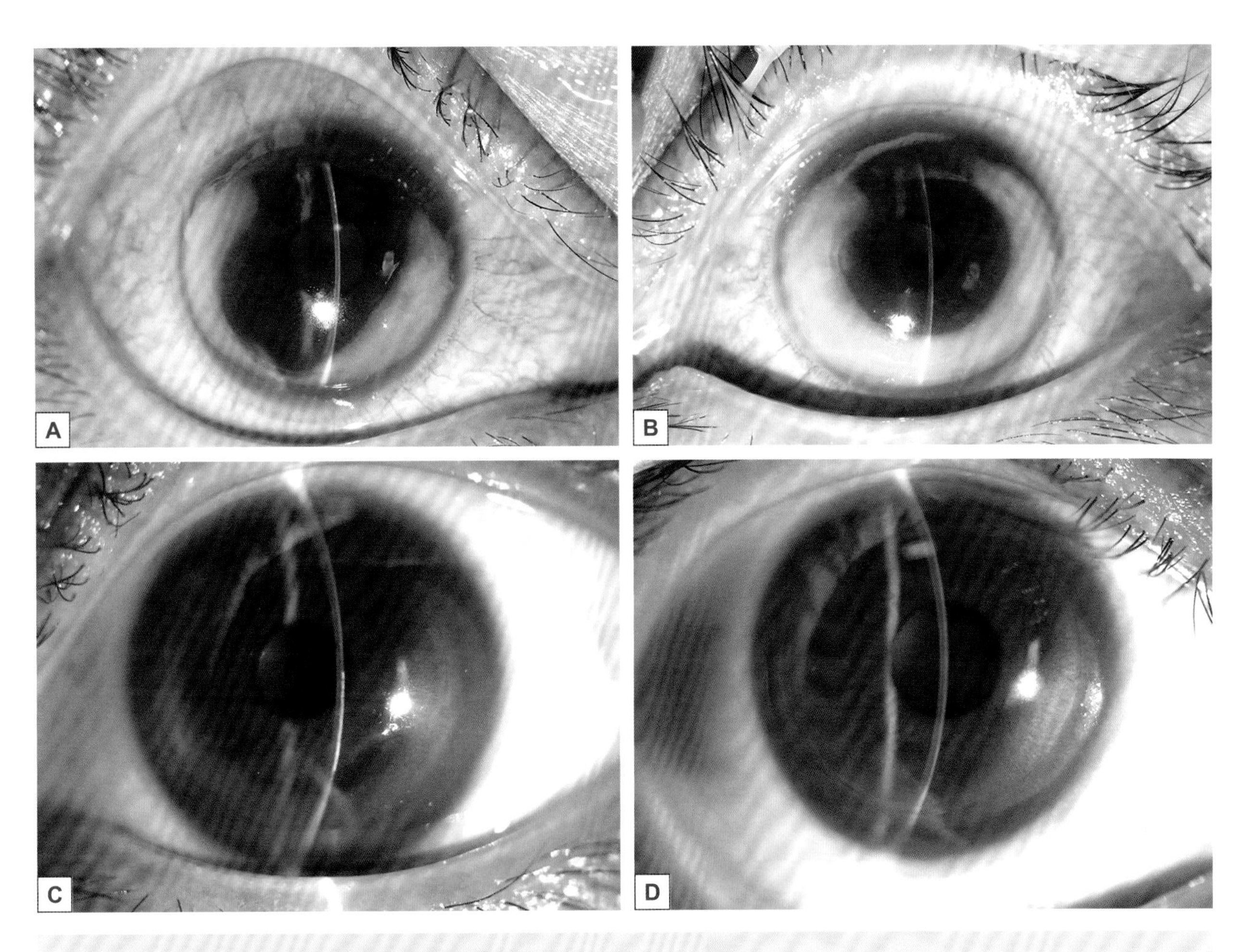

图 3-2-5-3 准分子术后角膜瓣边缘溃疡及治疗效果

图 A、B 双眼 LASIK 术后 4 天，见右眼 2 点~11 点位和左眼 1 点~11 点位角膜瓣边缘白色浸润

图 C、D 全身给予两种抗生素静脉滴注，局部联合两种抗生素每 5~10 分钟点眼，感染控制，治疗 4 周，白色浸润基本消退

四、诊断与鉴别诊断

（一）诊断

1. 好发于成年人，儿童罹患此病少见。
2. 有眼部刺激症状，但较细菌或真菌性角膜溃疡为轻。
3. 有较典型的角膜浸润和溃疡，与角膜缘之间有 1~2mm 透明带。
4. 常伴有溃疡型睑缘炎，睑缘细菌培养为凝固酶阳性的金黄色葡萄球菌。
5. 继发感染患者有角膜屈光手术或白内障手术史。

（二）鉴别诊断

本病应与角膜周边部的各种溃疡进行鉴别。

1. 葡萄球菌边缘性角膜炎溃疡期的患者，需要与感染性角膜溃疡相鉴别 感染性角膜溃疡通常疼痛更加明显，多位于角膜中央区，前房反应明显。临床诊断不确定时，应进行角膜刮片和培养或共聚焦显微镜检查，尤其对合并角膜上皮缺损和前房反应的患者。如果治疗过程中疗效不佳或者浸润进展，也需进行微生物学检查。

2. 单纯疱疹病毒性角膜炎 常在上皮缺损基础上才形成溃疡，偏角膜中央居多，常伴有角膜知觉减退。

3. 泡性角膜炎 与角膜缘之间无透明角膜间隔，病灶和血管与角膜缘直接相连。

4. 葡萄球菌边缘性角膜溃疡与由胶原血管病（如类风湿性关节炎）引起的周边角膜溃疡鉴别较难 如果怀疑后者，病程的自然进展或者对治疗的反应最后可区别两者。葡萄球菌边缘性角膜溃疡愈合较好，而胶原血管病相关的角膜溃疡病情更重，呈进展性。给予治疗后，葡萄球菌边缘性角膜溃疡对局部激素治疗反应较快，而胶原血管病相关的周边角膜溃疡需要全身免疫抑制剂来控制炎症，局部激素治疗效果较差。

五、治疗

葡萄球菌边缘性角膜溃疡的治疗原则主要是抑制急性免疫反应，减少复发（细菌抗原）。

1. 抗感染治疗 首先应治疗眼表及睑缘金黄色葡萄球菌感染，全身和局部应用抗生素滴眼液及眼膏。

2. 抗炎治疗 角膜溃疡时，可首选非甾体类滴眼液，并可选用低浓度糖皮质激素滴眼液，炎症往往能得到控制，角膜溃疡迅速愈合后，角膜仍有浸润，可选用高浓度糖皮质激素滴眼液和眼膏以促进炎症反应的迅速消退。

3. 免疫抑制治疗 1% 环孢素 A 滴眼液或 0.1% 他克莫司滴眼液有利于免疫反应的控制。

4. 其他辅助治疗 清洁眼睑，清除睫毛和睑缘的细菌，局部涂用抗生素凝胶可以有效杀灭细菌。当有明显的睑板腺功能障碍病情反复发作时，全身可口服抗生素，如多西环素、阿奇霉素等。全身适当辅以钙剂及维生素类药物。

（贾艳妮）

第六节 蚕食性角膜溃疡

蚕食性角膜溃疡是一种慢性、进行性、疼痛性角膜溃疡，初发于角膜周边部，沿角膜周边部延伸，再向角膜中央匍行发展，最终累及全角膜。Bowman 于 1849 年首次描述了该病，后来 Mooren 于 1867 年详细描述了该病特征，并建立了临床诊断标准，故该病又被称为 Mooren 溃疡。20 世纪 60 年代，随着许多来自发展中国家的报告，人们对这种疾病重新产生了兴趣。

一、病因与流行病学

蚕食性角膜溃疡在世界范围内均属于少见疾病，该病在北半球发病率很低，在非洲南部、印度及远东地区较为多见。蚕食性角膜溃疡多见于成年人，男性多于女性，但是也有发生于儿童的报告。

Wood 和 Kaufman 在 1971 年描述了蚕食性角膜溃疡的两种临床类型：Ⅰ型为良性型，多为单眼发病，年龄 35 岁以上，病情发展缓慢，药物和手术治疗效果好；Ⅱ型为恶性型，常为双眼发病，年龄 35 岁以下，病情重，对治疗的反应差。Schanzlin 报道，良性蚕食性角膜溃疡多见于老年人，25% 为双眼发病，无种族差异；恶性多见于年轻人，75% 为双眼发病，黑人多见。

Lewallen 等分析 287 例蚕食性角膜溃疡，男性是女性患者的 1.6 倍，年轻患者中，33% 为双眼发病，而老年患者中 43% 为双眼发病。国内陈家祺等报道 550 例蚕食性角膜溃疡病例，男性是女性患者的 1.35 倍，青年组（≤35 岁）双眼发病率、角膜溃疡穿孔率及复发率均低于中老年组（>35 岁），而双眼患者中，溃疡的穿孔和复发率均高于单眼患者，认为双眼患者可能为蚕食性角膜溃疡的恶性型。谢立信等 2019 年报道了 125 例（154 只眼）蚕食性角膜溃疡，男性是女性患者的 1.7 倍，好发年龄 >35 岁，28.8% 为双眼发病。因此，蚕食性角膜溃疡患者的种族、年龄分布、眼别、预后等临床流行病学特点尚有待于大样本病例的进一步研究。

该病的确切病因尚不清楚，但已发现多种疾病与该病的发生有关，目前关于本病的发病机制有寄生虫感染学说、病毒感染学说、创伤学说等，众多的学说都归因于局部自身免疫反应。

二、发病机制

研究表明，蚕食性角膜溃疡是一种自身免疫性疾病，既有细胞免疫介导，也有体液免疫参与。免疫遗传学相关证据显示，蚕食性角膜溃疡与人白细胞抗原（HLA）位点存在一定的遗传关联性。已报道的HLA位点主要包括 *HLA-DR17*、*HLA-DQ2* 及 *HLA-DQ5* 等。病变角膜组织的病理学检查可见浆细胞、多形核白细胞、嗜酸性粒细胞、肥大细胞、免疫球蛋白和补体等；病变区角膜、结膜上皮细胞及角膜基质细胞异常表达HLA-DR抗原，辅助性T细胞/抑制性T细胞（TH/TS）比值较正常组织明显增高，溃疡周围的结膜组织胶原酶和蛋白水解酶活性增高。此外，蚕食性角膜溃疡患者体内还存在针对角膜组织的抗体，表明体液免疫可能也是另一关键致病机制。

Scharp 等人在蚕食性角膜溃疡患者的血清中检测出抗角膜上皮与球结膜上皮的循环性抗体；Gottsch 等首次在蚕食性角膜溃疡患者血清中检测出抗人角膜基质的循环抗体，并且可与相对分子质量为7 000的角膜相关抗原（cornea-associated antigen）特异结合。此外，流行病学调查的结果显示，角膜手术、创伤及感染等因素可以通过角膜抗原暴露及交叉反应性抗原等方式促进蚕食性角膜溃疡进展。

尽管系列证据表明蚕食性角膜溃疡是一种自身免疫性疾病，但其病理学特征尚不完全清楚。山东省眼科研究所团队首先从组学层面上总结了蚕食性角膜溃疡蛋白质组学特征。与人正常角膜组织相比，蚕食性角膜溃疡病变组织的差异蛋白在功能上与溶酶体、抗原加工与提呈、吞噬体等生物学功能密切相关；病变组织中免疫球蛋白（Ig）相关组分与B细胞相关关键标志物（MZB1、HSPA5及LAP3等）显著增加；病变组织中中性粒细胞外陷（neutrophil extracellular trap，NET）相关组分，细胞外基质金属蛋白酶等明显增多。此外，经典的NLRP3炎症小体信号通路等也可能在蚕食性角膜溃疡的发病过程中起关键作用。这些研究结果为进一步理解蚕食性角膜溃疡病理机制提供了新的视角。

上述研究表明，蚕食性角膜溃疡的病理机制可能是感染、外伤或其他生物学因素改变了角膜的抗原性，或使隐蔽的角膜抗原释放，激活机体的体液和细胞免疫反应。抗原抗体形成复合物沉积于角膜缘，使局部浆细胞增多，补体活化，趋化中性粒细胞，释放胶原酶引起角膜融解，并使角膜抗原进一步变化暴露，这一恶性循环不断进行，直至整个角膜被融解。

三、临床表现

1. 症状　蚕食性角膜溃疡是一种伴有疼痛较重的角膜慢性溃疡，随着病情的发展，患者由一般的角膜刺激症状发展为不可缓解的痛感，常常难以入睡。临床经验表明双眼发病的患者病情严重，发展速度快而难以治愈。

2. 体征　蚕食性角膜炎溃疡具有典型眼部体征：溃疡总是从角膜缘发生，大多数病例由睑裂处起病，开始表现为角膜缘充血和灰白色浸润，几周内逐渐向纵深发展为局限性溃疡，角膜溃疡呈潜掘状或犁沟状，可在角膜缘的任何位置发生，表现不同的临床症状和体征，逐渐向周围发展且相互融合，角膜融解发展缓慢，疼痛剧烈，往往与体征不相符（图3-2-6-1）。蚕食性角膜溃疡一般不伴有巩膜坏死和全身免疫性疾病。

3. 蚕食性角膜溃疡的不同类型

（1）良性：多见于老年患者，单眼发病，病程进展相对较慢，经某种手术治疗后常可控制病变的进展，预后相对较好。眼部一般表现为溃疡逐渐向角膜中央区至角膜另一侧扩展，溃疡深度可侵蚀1/3~1/2的角膜基质。一般不向更深层角膜侵蚀，角膜溃疡面常有新生上皮覆盖和新生血管长入，很少引起后弹力层膨出或穿孔。

（2）恶性：多见于年轻患者，双眼发病，病变呈顽固持续性进展，主观症状重，溃疡进展快，常累及巩膜，穿孔发生率高，预后差。眼部一般表现为病程进展快，溃疡进展缘有灰白色浸润线，溃疡深达后弹力层易造成穿孔，未被累及的角膜伴随水肿或可以仍保持透明。病变区域常常形成环形损害，也有部分患者局限于角膜缘的一部分（图3-2-6-2）。

（3）特殊表现：病变有时也向巩膜发展，严重病例部分睫状体被新生的上皮和血管膜样组织覆盖，还有些溃疡的发展与假性胬肉及角膜血管膜同时生长，特别是鼻侧部的假性胬肉。如果进行性溃疡有继发

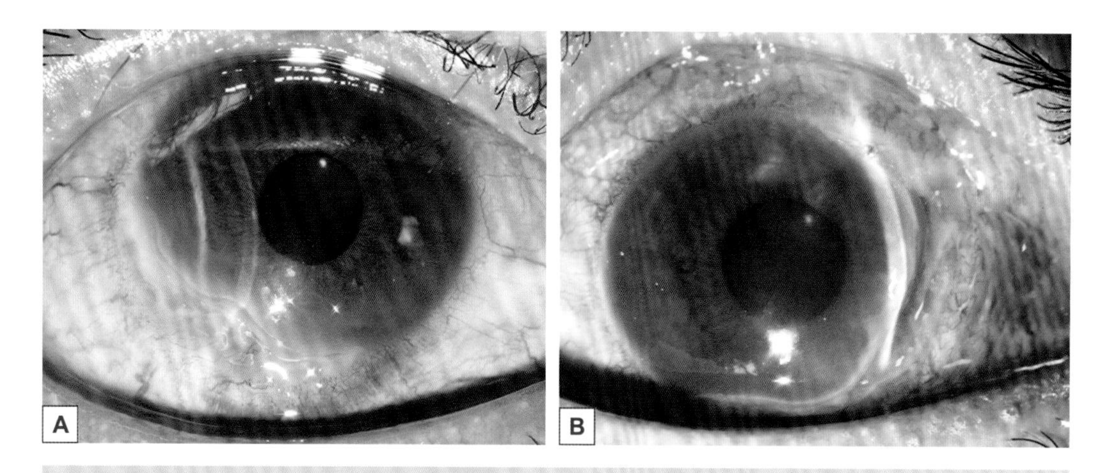

图 3-2-6-1 蚕食性角膜溃疡患者临床表现

图 A 角膜周边溃疡形态似蚕食状，中央角膜透明

图 B 蚕食性角膜溃疡，混合充血，12 点~7 点位呈现典型的潜掘性并向深层发展的溃疡，溃疡接近角膜后弹力层，溃疡周围角膜水肿和浸润明显

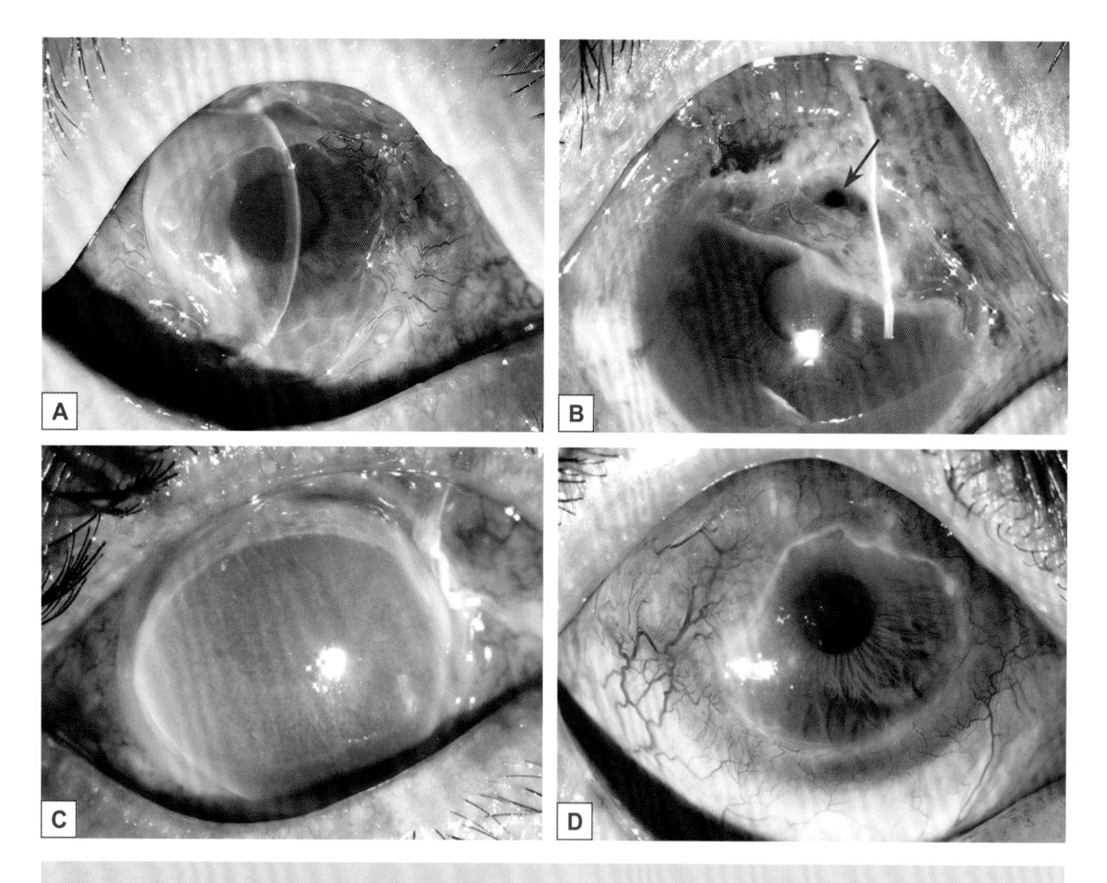

图 3-2-6-2 蚕食性角膜溃疡患者临床表现

图 A 蚕食性角膜溃疡反复发作，致使鼻侧假性胬肉长入角膜。该患者中央角膜透明，同时伴有并发性白内障

图 B 蚕食性角膜溃疡患者眼前节裂隙灯显微镜照片。角膜溃疡最初位于周边部，呈潜掘性，溃疡逐渐向角膜中央进展，最终引起角膜穿孔，虹膜组织嵌顿于穿孔处（红色箭头所示）

图 C 蚕食性角膜溃疡患者，角膜全周潜掘性溃疡，中央角膜水肿明显。该患者对侧眼 5 年前因本病穿孔在当地摘除眼球

图 D 双眼蚕食性角膜溃疡患者，溃疡在逐渐愈合过程中伴随假性胬肉长入

细菌或真菌感染，可以导致前房积脓和穿孔。

4. 辅助检查　尽管蚕食性角膜溃疡临床表现有特征性溃疡体征，根据临床表现可以作出临床诊断，但有条件建议进行如下辅助检查：

（1）激光共聚焦显微镜：由于蚕食性角膜溃疡属于自身免疫性角膜炎，在溃疡发生的同时会伴有炎症细胞及朗格汉斯细胞的浸润（图 3-2-6-3）。因此，通过激光共聚焦显微镜检查可以实时无创地对活体组织进行观察，有助于为临床诊断提供参考。同时，激光共聚焦显微镜检查还可以帮助排除其他感染性角膜炎，如真菌性角膜炎、细菌性角膜炎、棘阿米巴角膜炎和单纯疱疹病毒性角膜炎等。

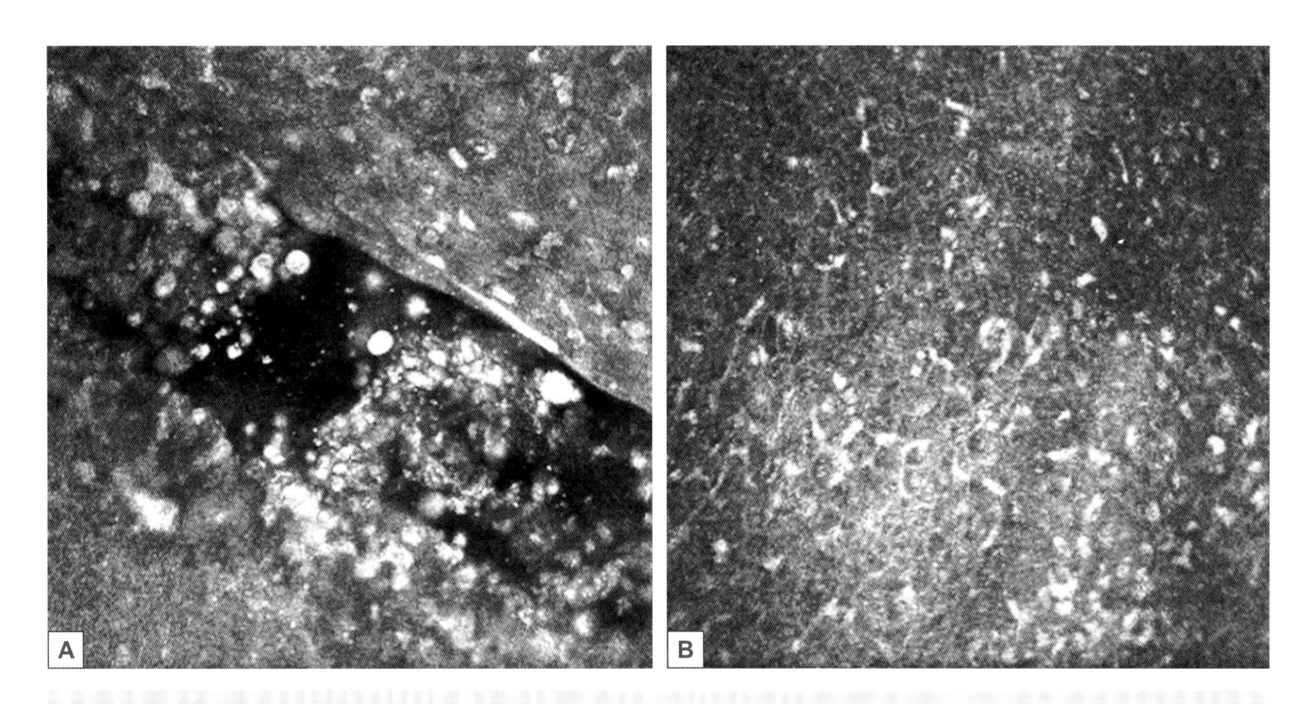

图 3-2-6-3　蚕食性角膜溃疡患者共聚焦显微镜检查的表现

图 A　激光共聚焦显微镜检查可以见到溃疡处无结构区域，坏死组织填充，以及坏死组织周围大量炎症细胞浸润

图 B　溃疡周边部角膜上皮基底膜附近可以见到较多炎症细胞和朗格汉斯细胞浸润，提示免疫损害参与了溃疡的发生和发展

（2）眼前节相干光断层扫描（AS-OCT）：AS-OCT 主要用于判断溃疡的深度、形态，用于辅助诊断以及为手术选择提供参考。由于蚕食性角膜溃疡属于潜掘性溃疡，因此，在 AS-OCT 的检查下，角膜溃疡同样呈现出潜掘状，溃疡边缘锐利，可以达到深基质层或引起穿孔（图 3-2-6-4）。

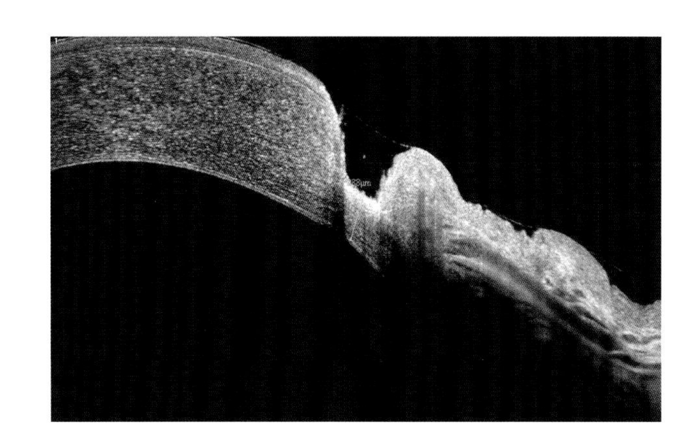

图 3-2-6-4　蚕食性角膜溃疡患者 AS-OCT 的表现。表现为周边部角膜潜掘性或犁沟样溃疡，溃疡深度达到角膜基质深层，溃疡最深处角膜厚度仅有 288μm，周边部溃疡处有角膜上皮长入

四、诊断与鉴别诊断

（一）诊断

1. 角膜和眼表刺激症状明显，伴有较严重的眼部疼痛。

2. 慢性进行性角膜炎症病史，典型的溃疡病变形态。

3. 排除巩膜炎和全身免疫性疾病。

蚕食性角膜溃疡的诊断还要特别重视全身检查，全身检查主要包括血常规检查、血免疫学检查和胸部透视检查等，以排除全身免疫性疾病。

（二）鉴别诊断

1. Wegener 肉芽肿 Wegener 肉芽肿病的主要病变是肉芽肿性损害，可累及全身各组织和器官，易引起副鼻窦炎、动脉炎、肺炎、关节炎、肾和眼的病变，故又名动脉炎肺肾病综合征。此病可发生于任何年龄，但以 20~40 岁多见。主要临床表现：①眼部表现为眼睑水肿、球结膜充血水肿、巩膜外层炎、巩膜炎、角膜缘溃疡，眼的局部表现酷似蚕食性角膜溃疡，但常发生角膜溃疡、穿孔（图 3-2-6-5）；②呼吸道的急性坏死性病变，可引起鼻炎、鼻梁下陷和鞍状鼻、副鼻窦炎、肺炎样病变（图 3-2-6-6）；③全身各组织器官的坏死性血管炎，表现为皮肤红斑及出血斑、关节炎、神经炎、心肌炎等；④肾脏病变主要引起蛋白尿、血尿、弥漫性肾小球肾炎及尿毒症等。

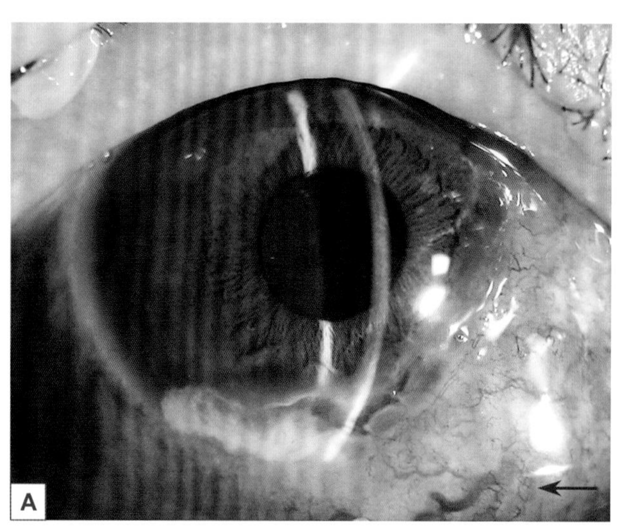

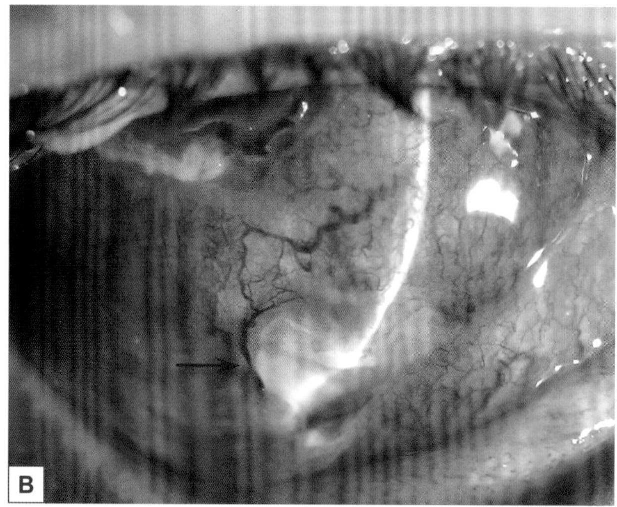

图 3-2-6-5 Wegener 肉芽肿患者的眼部表现

图 A 可以见到角膜缘类似潜掘性溃疡，溃疡周围角膜灰白色浸润。与蚕食性角膜溃疡不同的是该患者下方巩膜亦充血明显（红色箭头所示）

图 B 嘱该患者眼球上转，可以见到本病侵犯巩膜导致下方巩膜坏死融解（红色箭头所示）

2. Terrien 边缘变性 Terrien 边缘变性是一种缓慢进展的非炎症性角膜变薄，可以单侧或双侧发病，通常与周边角膜混浊、新生血管和脂质沉积有关。Terrien 边缘变性往往在发生散光引起视力下降后被诊断。变性常常从角膜上缘开始，周边变薄呈圆周状扩散，很少累及下方角膜。角膜上皮在变薄区域通常是完整的。而轻度的创伤即可导致角膜穿孔，从而使病情复杂化，偶尔也可出现后弹力层破裂而发展为急性角膜水肿。严重的角膜变薄和进行性视力下降的情况下，可以选择板层角膜移植术治疗。

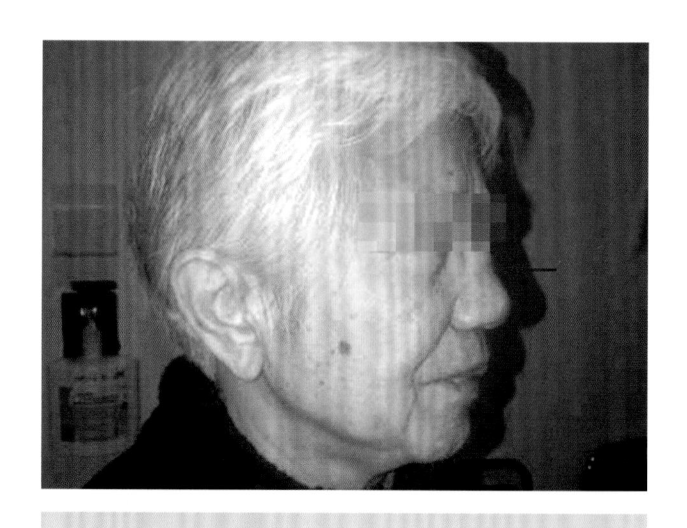

图 3-2-6-6 Wegener 肉芽肿患者由于病变波及鼻软骨，造成马鞍鼻（红色箭头所示）

3. 类风湿性关节炎相关的边缘性角膜炎 此病多见于 35~50 岁的女性，可出现对称性多关节炎、晨僵、手关节受累、类风湿性皮下结节。眼部病变表现为周边部角膜出现上皮缺损，基质炎症细胞浸润，形成新月形溃疡，与角膜缘有透明区相隔。溃疡可在短期内迅速进展为角膜穿孔。4%~10% 的类风湿关节炎患者并发巩膜炎，患者有类风湿性关节炎等免疫性疾病病史且多处于疾病活动期。

4. 边缘性角膜溃疡　此病多为葡萄球菌抗原引起的免疫反应，它可能发生在有症状的睑缘炎患者中，也可能与眼睑的无症状葡萄球菌定植有关，还可继发于其他微生物（如嗜血杆菌、莫拉菌或链球菌）的眼睑感染。细菌抗原通过泪膜分布及其在外周角膜中的存在而诱导 Ⅲ型超敏反应，其中免疫复合物的原位产生和沉积引发角膜融解和基质浸润。临床表现为角膜边缘性溃疡和相邻角膜缘之间存在清晰的区域。不同于全身免疫相关性边缘性溃疡，边缘性角膜溃疡对局部治疗反应效果较好。

五、治疗

蚕食性角膜溃疡目前尚缺乏特效治疗方法，总的原则是对轻症者首先采取积极的药物治疗，对疗效欠佳或重症患者采取手术治疗和药物治疗相结合。本病近年来已取得 90% 的治愈率，但仍有复发的病例出现。故对本病仍需要探讨其发病机制，才能获得完全有效的治疗。

（一）药物治疗

1. 糖皮质激素　对蚕食性角膜溃疡患者几乎均采用糖皮质激素药物，常用泼尼松 1~2mg/kg，口服，每日晨起 1 次。局部可用糖皮质激素和抗生素眼水滴眼，每 2 小时 1 次。糖皮质激素类药物一方面能抑制免疫性炎症细胞浸润，但另一方面它可能激活胶原酶，使组织降解的速度加快，故在应用糖皮质激素滴眼的同时，应加用胶原酶抑制剂。

2. 免疫抑制剂　临床常用的免疫抑制剂包括环孢素 A 和他克莫司，各有其临床特点：

（1）环孢素 A（cyclosporine A，CsA）：可以选择性抑制 T 淋巴细胞亚群的分化增殖。口服环孢素治疗蚕食性角膜溃疡已有成功的报道。1% 环孢素眼液滴眼可以有效减轻炎症反应，与板层角膜移植术联合时有助于减少术后复发。

（2）他克莫司：具有抑制 T 淋巴细胞增殖、IL-2 的产生和其他细胞因子的作用，体外实验发现其效力较环孢素高 10~100 倍。0.1% 他克莫司滴眼液对环孢素滴眼液控制无效或复发性蚕食性角膜溃疡仍有较好疗效（图 3-2-6-7）。

3. 胶原酶抑制剂　常用半胱氨酸滴眼液，每 2 小时 1 次。也可用 2.5% 依地酸二钠溶液滴眼，每 2 小时 1 次。临床上常用的是自体血清滴眼，每 2 小时 1 次。因为血清中含有 α_2 球蛋白，具有抑制胶原酶活性的作用，且可刺激角膜上皮再生和促进组织修复。Mavrakanas 等报道了 1 例对糖皮质激素及环孢素滴眼液无反应患者，给予自体血清滴眼治疗，患者症状和体征得到了明显的改善，角膜上皮逐渐愈合并伴有新生血管长入。推测血清中的表皮生长因子、维生素 A 等能够促进细胞增殖、角膜上皮迁徙和再生及促进组织修复。

4. 抗代谢药物　临床常用的有环磷酰胺，是一种细胞毒性药物，能同时抑制细胞和体液免疫。可以单独应用，也可以和糖皮质激素联合应用。在应用环磷酰胺前和应用过程中应常规检查外周血白细胞总数。白细胞总数在 4 000 个/mm^2 以下时应停药，并应用刺激造血的药物支持疗法。此外，环磷酰胺会影响精子和卵子发育，对生育影响大，对未生育的患者应慎用。

5. 基因工程药物　抗肿瘤坏死因子-α（TNF-α）单克隆抗体是一种新型的生物制剂，通过与膜结合性的 TNF-α 结合从而阻断其在固有免疫和获得性免疫中至关重要的作用。Saw 等报道了 1 例行板层角巩膜移植术后复发的蚕食性角膜溃疡患者，在应用大剂量免疫抑制剂时出现了全身严重毒副作用，停用免疫抑制剂后给予抗肿瘤坏死因子-α 单克隆抗体治疗，眼部炎症反应迅速减退，角膜溃疡也逐渐愈合并稳定的病例。提示新型的生物制剂在蚕食性角膜溃疡未来的治疗中可能有良好的前景。

6. 其他药物　可应用非甾体抗炎药，如吲哚美辛、双氯芬酸钠等。如继发感染，应加用抗生素眼水滴眼，合并葡萄膜炎时，应加用阿托品等松弛睫状肌的药物。

（二）手术治疗

1. 结膜切除术　结膜切除的宽度为 5~10mm，以避免术后因病变组织残留而导致复发。因单纯结膜

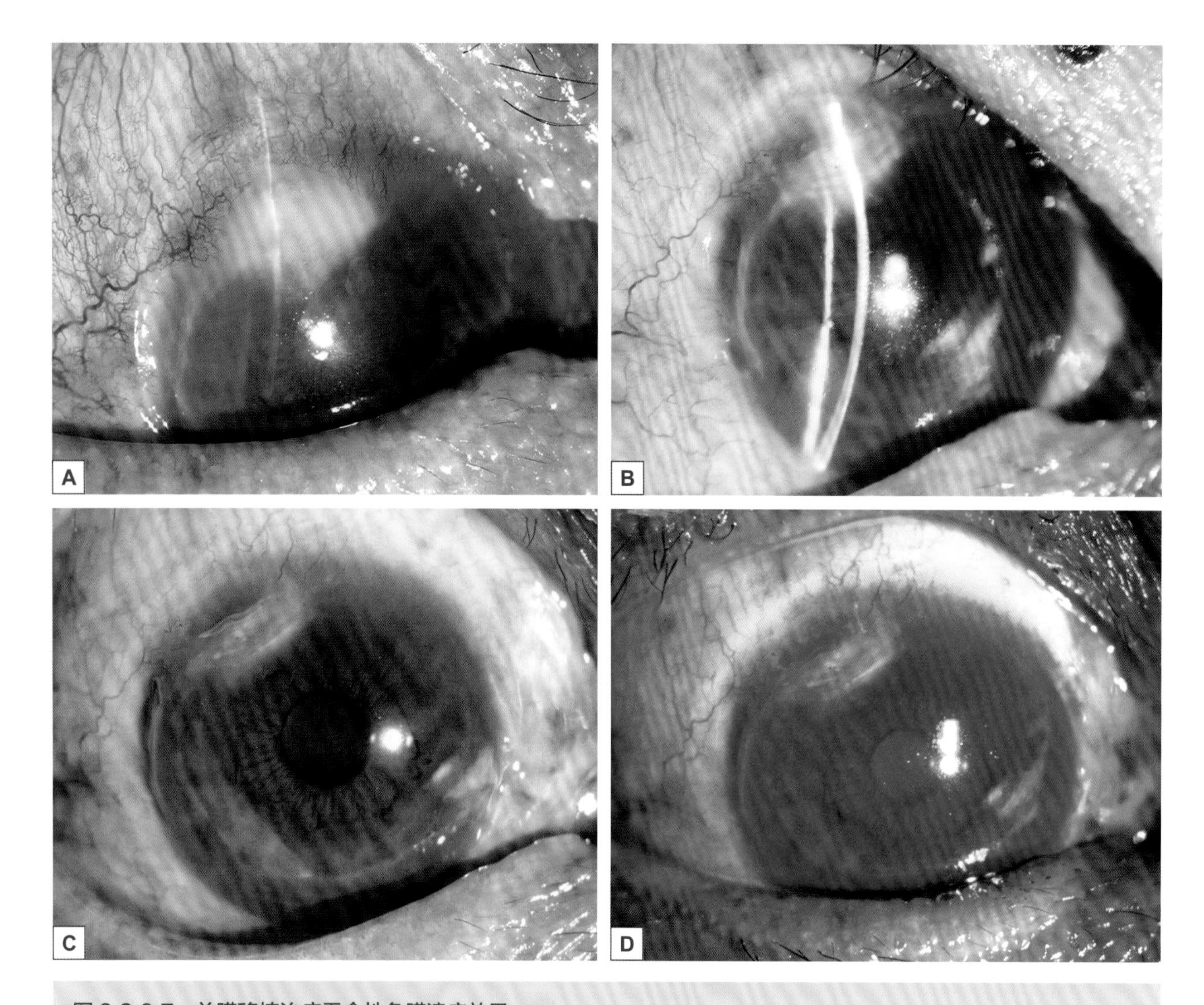

图 3-2-6-7 羊膜移植治疗蚕食性角膜溃疡效果

图 A 蚕食性角膜溃疡患者，可以见到 7 点~11 点位角膜缘潜掘性变薄但上皮愈合，11 点~12 点位角膜缘溃疡，呈现灰白色，最佳矫正视力 0.6

图 B 该患者在接受了双层羊膜移植联合局部糖皮质激素和环孢素滴眼液治疗 2 周，双层羊膜均融解，溃疡未愈合

图 C 对该患者改变治疗方案，停用环孢素滴眼液，改为他克莫司滴眼液每天 4 次应用，其余治疗方案不变，继续治疗 2 周后角膜溃疡愈合

图 D 图 C 的荧光素染色照片，显示角膜上皮愈合

切除术的复发率较高，故术中常在切除球结膜的同时灼烙该区的筋膜囊，以清除复发的病理因素。切除结膜或联合灼烙巩膜组织术后要特别注意结膜和角膜上皮的修复，如果结膜和角膜上皮长时间不修复容易引起巩膜和角膜融解，使原有的溃疡融解症状加重，故现在很少应用。

2. 羊膜移植术 近年来，羊膜移植也用来治疗蚕食性角膜溃疡。羊膜除可以用来填补组织缺损和提供相对健康的基底膜外，同时还可以发挥局部免疫调节作用。羊膜移植用于治疗蚕食性角膜溃疡的机制可能为维持角膜上皮祖细胞的集落生成并延长其生命、诱导炎性细胞凋亡等。Nguyen 等回顾性研究了 18 例蚕食性角膜溃疡患者，其中 7 只眼为复发性溃疡，11 只眼对药物及结膜切除术无反应。对这些患者进行羊膜移植后，患眼角膜上皮缺损很快得到治愈，视力也得到提高。然而，由于蚕食性角膜溃疡为自身免疫性疾病，羊膜移植并不能治愈严重的病例，只能在使用免疫抑制剂的基础上为某些特殊情况（如角膜穿孔或持续的上皮缺损）提供紧急治疗。目前，羊膜移植常联合板层角膜移植手术治疗蚕食性角膜溃疡，手术后局部同样要联合糖皮质激素和免疫抑制剂滴眼液治疗才能起到良好的效果。

3. 部分板层角膜移植术　临床常采用半月形或环状移植，根据溃疡灶切除的范围与形状，确定植片的形状。部分板层移植术后 5%~10% 患者会出现复发。

由于本病大部分患者溃疡早期只累及角膜缘，因此，供体角膜可以采用常规穿透性角膜移植剩余的角膜环进行移植。采用剩余角膜环进行移植有以下几方面的优势：①由于角膜的非球面性，中央区角膜的曲率要明显高于周边区域，周边角膜厚度也明显厚于中央角膜，采用周边角膜对应周边溃疡进行移植和修补，可以最大限度地保障角膜曲率和厚度的匹配，最大限度重建角膜的解剖结构和减少手术后的散光。②可以最大限度地节约供体角膜，使一个角膜可以为两名或者更多的患者带来复明的希望，缓解目前我国角膜供体严重不足的问题。③采用部分板层角膜移植避免了大直径穿透性角膜移植或者偏心性角膜移植术后可能带来的免疫排斥反应，使围手术期的并发症更少，术后远期的预后更佳（图 3-2-6-8）。

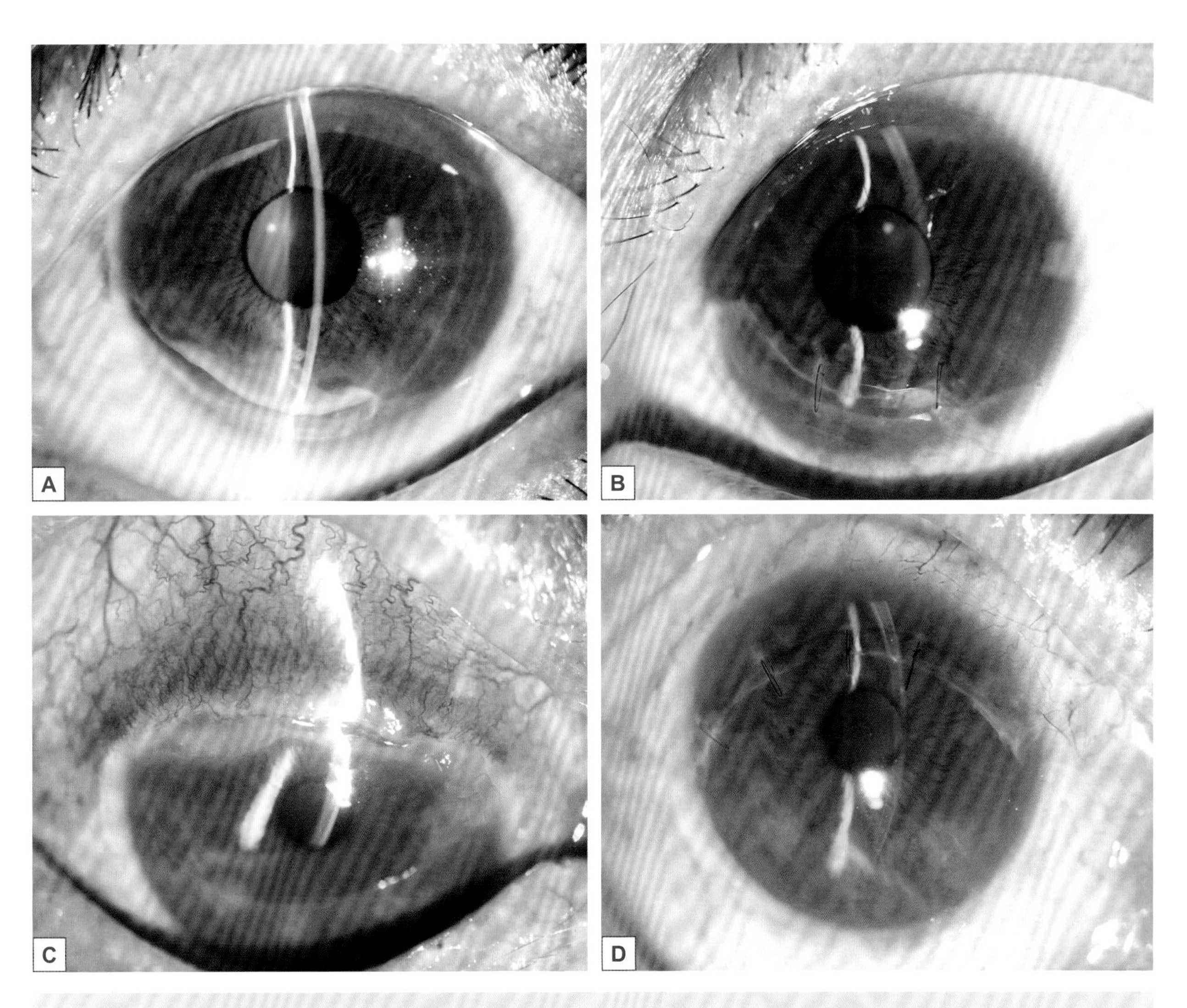

图 3-2-6-8　部分板层角膜移植治疗蚕食性角膜溃疡效果

图 A　患者手术前，5 点~8 点位角膜缘潜掘性溃疡，溃疡最深处角膜剩余厚度仅 112μm，但该患者中央区域角膜透明，病变主要位于周边角膜，最佳矫正视力 0.5

图 B　该患者采用常规穿透性角膜移植手术后剩余的角膜环用于移植修补缺损区，手术后 8 个月，角膜植片透明，与植床和周边角膜吻合良好，未见原发病复发，最佳矫正视力恢复至 0.8

图 C　蚕食性角膜溃疡患者手术前，上方睫状充血，10 点~2 点位角膜缘潜掘性溃疡，周围组织灰白色浸润，中央区域角膜透明，最佳矫正视力 0.2

图 D　该患者采用常规穿透性角膜移植手术后剩余的角膜环用于移植修补缺损区，手术后 12 个月，角膜植片透明，未见原发病复发，最佳矫正视力恢复至 0.8

4. 全板层角膜移植术 对角膜病变范围较广，或病变区已侵犯瞳孔区者，应做全板层角膜移植术。手术过程中应该全周剪开球结膜，将病变的角膜组织彻底清除，去除供体角膜后弹力层和内皮层，将其覆盖于植床，然后将结膜与角膜缘对位缝合（图 3-2-6-9）。手术后全身或局部仍然需要使用免疫抑制剂以防止原发病复发。

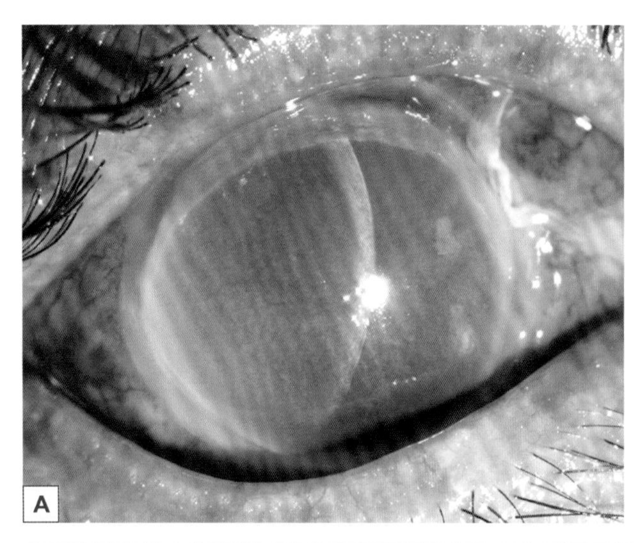

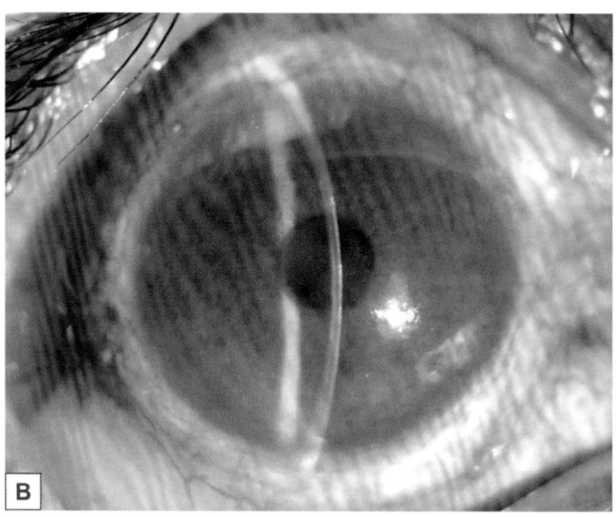

图 3-2-6-9 全板层角膜移植治疗蚕食性角膜溃疡效果

图 A 双眼蚕食性角膜溃疡患者，对侧眼已经因为角膜穿孔行眼内容剜除。右眼病史反复发作半年，本次发作 2 个月。检查可见右眼混合充血，全周角膜缘潜掘性溃疡，溃疡周围角膜灰白色浸润，中央角膜水肿明显。最佳矫正视力为指数/30cm

图 B 该患者接受了全板层角膜移植术后 6 个月，术后给予糖皮质激素滴眼液和他克莫司滴眼液局部用药预防复发，可以见到植片透明，层间愈合良好，未见原发病复发，最佳矫正视力恢复至 0.5

5. 角膜穿孔的处理 对于蚕食性角膜溃疡引起角膜穿孔的患者，一般常规要进行大直径的穿透性角膜移植手术治疗，但是由于大直径穿透性角膜移植手术后发生免疫排斥反应的风险明显增高，远期预后较差，因此针对这部分患者，如果手术者经验丰富，仍然可以进行板层角膜移植手术，手术的主要方法是在进行板层角膜移植手术前先将穿孔修补，然后常规进行部分板层或全板层角膜移植手术（图 3-2-6-10）。

6. 穿透性角膜移植术 病变活动期一般不宜行穿透性角膜移植，但在病变结瘢稳定以后，考虑增视时，可再做穿透性角膜移植术。由于蚕食性角膜溃疡病变区域位于周边，因此，穿透性角膜移植需要采用大直径移植或者偏位移植，这都增加了手术后免疫排斥的风险，远期预后较差。因此，对于蚕食性角膜溃疡的患者尽量不要采用穿透性角膜移植治疗，即使出现穿孔，采用对穿孔进行修补联合板层角膜移植的治疗方法同样可以获得良好的效果。

有研究表明，角膜移植治疗蚕食性角膜溃疡时，新鲜供体比干燥保存的供体术后复发率低，另外，应用干燥保存供体联合羊膜移植治疗蚕食性角膜溃疡也取得良好效果。值得注意的是，手术是治疗蚕食性角膜溃疡的一个措施，术后局部和全身免疫抑制剂的合理应用是保证手术成功的关键。

（三）手术后复发的处理

1. 全身和局部用药 蚕食性角膜溃疡复发可能是内部因素和外部因素共同作用的结果。内部因素首先考虑患者自身局部免疫反应过强，可使用局部糖皮质激素联合免疫抑制剂的方法进行治疗。

他克莫司的免疫抑制作用较强，可作为复发后的首选用药。建议他克莫司滴眼液每日 4 次使用；糖皮质激素可以先选择高浓度激素，如 1% 醋酸泼尼松滴眼液每日 4 次，或者 0.3% 妥布霉素地塞米松滴眼液每日 4 次治疗，根据病情缓解情况逐步减量。

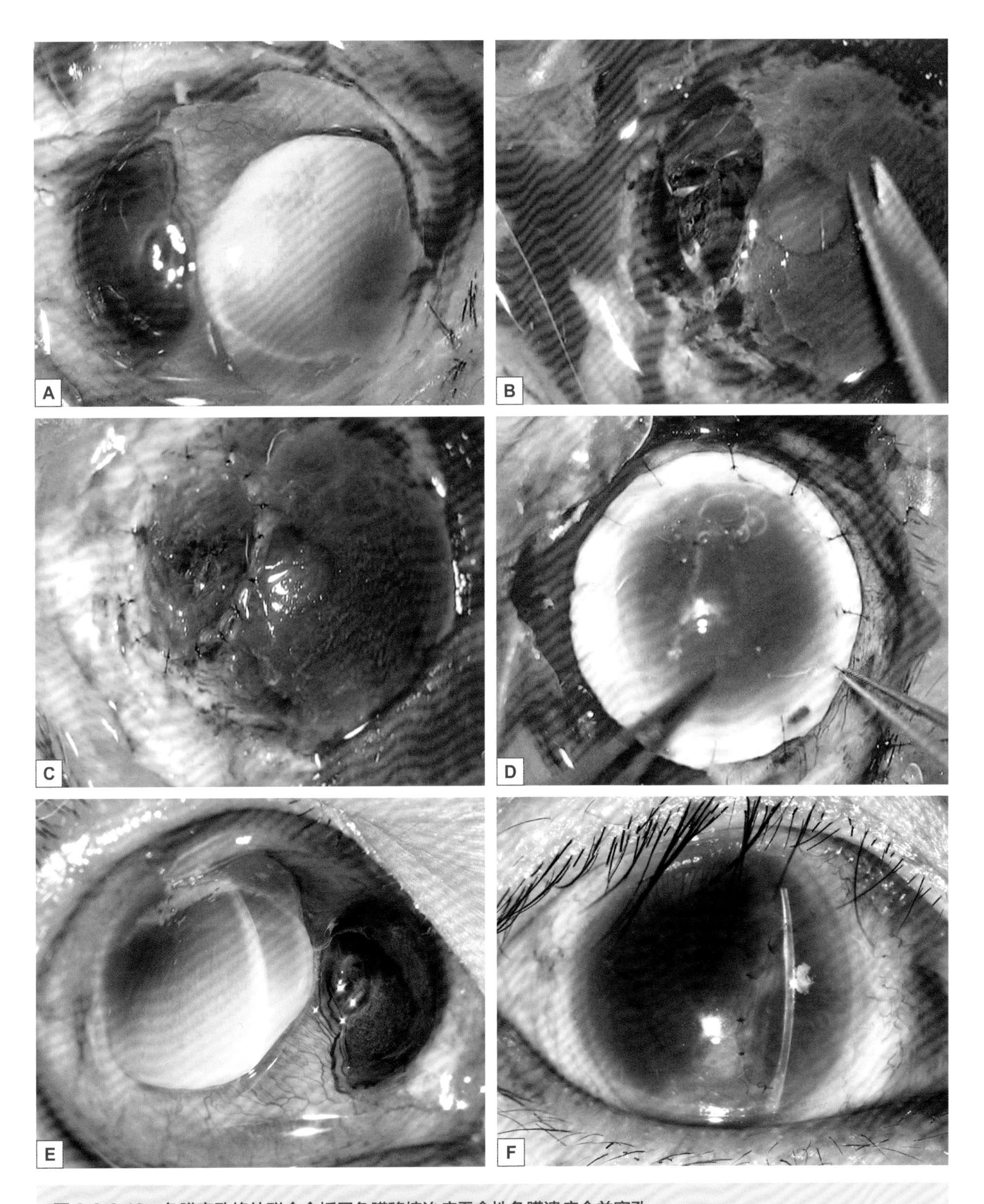

图 3-2-6-10　角膜穿孔修补联合全板层角膜移植治疗蚕食性角膜溃疡合并穿孔

图 A　蚕食性角膜溃疡合并穿孔，虹膜嵌顿

图 B　剖切病变角膜后，暴露 6mm × 5mm 穿孔区

图 C　从供体角膜剖切 100μm 厚的角膜组织，使用角巩膜剪剪成与穿孔区域对应的大小，10-0 尼龙线间断缝合，制作侧切口，分离前粘连的虹膜组织

图 D　将全板层供体角膜放于植床，10-0 尼龙线间断缝合

图 E　同一患者术前，2 点~4 点位角膜缘可见 6mm × 5mm 穿孔区，虹膜嵌顿于穿孔处

图 F　该患者接受了角膜穿孔修补联合全板层角膜移植手术后 1 年，角膜植片透明，未见原发病复发，最佳矫正视力 0.3

对比较严重的复发，可考虑全身免疫抑制剂的使用，如环磷酰胺片 50mg 口服，每日 3 次，也可考虑注射用环磷酰胺冲击疗法治疗。外部因素多见于角膜松线刺激引起溃疡复发，或者植片植床对合处的角膜上皮缺损等炎症诱发。应当及时祛除诱发局部炎症反应的刺激因素，如拆除松线、促进角膜上皮愈合、刮除局部表浅的坏死组织等。

2. 手术治疗 对轻度复发，及时祛除局部诱因和药物治疗可以控制溃疡进展。如局部药物治疗效果欠佳，可再次手术治疗。如果溃疡较为表浅，可选择羊膜移植或者游离结膜瓣覆盖的手术方式；如溃疡较深或面积较大，植片已发生大部分融解，则考虑再次板层角膜移植术治疗。

3. 预防复发的手术技巧 确保角膜植片与植床良好对合，并促进角膜上皮尽快愈合。对累及大部分角膜的蚕食性溃疡，全板层角膜移植术预防复发的效果更好，原因可能与手术将主要的自身抗原组织清除比较彻底有关。此外，术后长期的炎症反应与复发有关，如持续性上皮缺损不愈合和缝线松动引起的局部炎症反应都可能引起复发。因此，角膜植片植床对合处的上皮化很关键。一旦发生角膜上皮缺损，要及时采取包眼、羊膜移植或植片重缝等措施促进上皮愈合；如果发现缝线松动，则要及时拆除松动的缝线。

蚕食性角膜溃疡的预后与临床类型关系密切，多见于老年的良性患者一般单眼发病，病程进展相对较慢，经药物或者某种手术治疗后常可控制病变的进展，预后相对较好。多见于年轻人的恶性患者，一般双眼发病，病变呈顽固持续性进展，主观症状重，溃疡进展快，常累及巩膜，穿孔发生率高，预后差。即使手术治疗术后也容易出现复发现象。因此，对蚕食性角膜溃疡的患者，无论药物治愈或者手术治愈，仍要加强长期随诊，并长期采用局部免疫抑制和抗炎治疗，这样可能对防止原发病复发有一定帮助。

（高华）

第七节 角膜基质炎

角膜基质炎（interstitial keratitis）也称为非溃疡性角膜炎（nonul-cerative keratitis）。意指发生在角膜基质层的非溃疡性和非化脓性炎症，常发生角膜血管化。

一、病因与流行病学

角膜基质炎可能与细菌、病毒、寄生虫感染有关。梅毒螺旋体、麻风杆菌、结核分枝杆菌和单纯疱疹病毒感染是常见的病因，虽然致病微生物可以直接侵犯角膜基质，但大多数角膜病变是由于感染原所致的免疫反应性炎症。

在世界范围内，梅毒仍然是角膜基质炎的主要原因（90% 的基质炎，其中 87% 是先天性的，3% 后天获得）。角膜基质炎的细菌病因包括结核病、莱姆病、麻风病、布鲁氏菌病、钩端螺旋体病和衣原体。病毒感染仍然是美国角膜基质炎最常见的原因，占 40% 以上的病例。33% 的角膜基质炎病例归类为特发性，但很有可能其中一些归属于未确诊的病毒病因。最常见的病毒是单纯疱疹病毒（HSV，71.4%）和水痘-带状疱疹病毒（VZV，8.6%），然后是 EB 病毒（传染性单核细胞增多症）、流感副黏病毒（麻疹）、腮腺炎和人类 T 细胞淋巴瘤病毒（HTLV）1 型。角膜基质炎的其他原因包括：寄生虫感染（利什曼病、盘尾丝虫病、泛虫病、变形虫），全身性疾病（Cogan 综合征、结节病、真菌病蕈类），以及 LASIK 术后角膜炎。

二、发病机制

1. 梅毒螺旋体感染 根据不同的感染途径，分为先天性和后天性两种，先天性梅毒是通过胎盘或分娩时直接传播给新生儿，后天性梅毒来源于活动性下疳的黏膜接触感染。在青霉素使用之前，基质性角膜炎占眼梅毒的 20% 及眼病的 0.5%，在 20 世纪中叶，全球范围内的梅毒性角膜病变患者大约有 100 万之多。青霉素扼制住了梅毒的传播，目前，仅有不到 1% 的基质性角膜炎还归咎于梅毒；同样，仅 1% 的眼梅毒还表现为基质性角膜炎。其实，现在更为广泛的是梅毒性角膜病变，最常见到的是炎症后角膜瘢痕，而不太容易见到先天性梅毒患者的活动性基质性角膜炎。

2. 结核分枝杆菌感染　结核分枝杆菌通过呼吸道传染，主要来源于活动性肺结核的痰液。当人们患肺结核病（TB）后会排出细菌，结核病可以通过空气传播。首先，结核分枝杆菌通过呼吸进入人体，巨噬细胞将细菌传递至淋巴系统，然后进入血流，通过血液到达眼部，可引起葡萄膜炎、脉络膜炎、视网膜血管炎、结膜炎、巩膜炎和角膜炎。原发的眼部 TB 极其罕见，角膜基质炎常常与全身性 TB 有关。

3. 麻风杆菌感染　在美国，麻风病非常罕见，而我国近年来多数省份也已很少见。该病的发病机制被公认为是宿主对感染原的免疫反应，而不是病原活动感染的直接结果，该病属于Ⅳ型（迟发型）变态反应。当机体第一次接触致敏病原后，T 淋巴细胞致敏，当第二次接触病原体时，T 淋巴细胞迅速活化增殖并产生淋巴毒素，使角膜基质层发生炎症浸润。光镜检查显示在水肿的基质层内有局限性或弥漫性的淋巴细胞浸润，并在一些炎症因子及血管生成因子的作用下，角膜基质出现新生血管长入。麻风病的角膜感染初始表现为粟粒状的麻风结节，结节内可见淋巴细胞、巨噬细胞、整个麻风杆菌或其碎片。据报道这些麻风杆菌通过角膜神经进入角膜。角膜神经被团状的麻风杆菌侵害形成浓密的局灶性浸润，再加上周围神经内颗粒状物质，形成一种具有特征性的串珠样的外观。

4. 单纯疱疹病毒感染　单纯疱疹病毒感染可以引起角膜基质炎及多种形式的角膜炎症。单纯疱疹病毒性角膜基质炎的病理学显示其为免疫介导的 T 淋巴细胞和巨噬细胞参与的炎症反应。更多详细信息可参见相应章节（详见本篇第一章第四节）。

5. 带状疱疹病毒感染　角膜基质浸润是带状疱疹的众多眼部症状之一（详见本篇第一章第五节）。

6. Cogan 综合征　该综合征是一种同时伴有眩晕、耳鸣及听力障碍的角膜基质炎，有典型和不典型两种形式。典型的 Cogan 综合征的特点是眼部受累，主要表现为角膜基质炎，可伴或不伴有结膜炎、结膜下出血或虹膜炎。此外，患者可能出现类似梅尼埃病的听觉前庭症状，伴有进行性听力下降，通常在 1~3 个月内出现耳聋。眼部和前庭听觉症状可同时出现或间隔 1~6 个月出现，可能长达 2 年。非典型 Cogan 综合征是指角膜炎伴耳蜗前庭受累而无梅尼埃综合征表现，或出现角膜炎以外的眼部病变，如葡萄膜炎或结膜下出血。有时该疾病始于全身表现，包括体重减轻和发热。

Cogan 综合征的病因尚不明确，但被认为是和内耳及角膜的自身免疫相关。*HLA-B17*、*HLA-A9*、*HLA-Bw35*、*HLA-Cw4* 等也与 Cogan 综合征发病相关。此外，Cogan 综合征也会伴随一些潜在的系统性血管炎，如结节性多动脉炎、肉芽肿性多动脉炎、类风湿性关节炎等。

三、临床表现

（一）一般临床表现

眼部疼痛、流泪及畏光，睫状充血。视力下降程度与角膜炎症的部位及炎症的范围相关。

（二）角膜病变的进展过程

一般说来，上皮完整，但上皮常常处于水肿状态。早期，可有弥漫性或扇形的周边程度较低的基质浸润，角膜基质病灶可多种多样，内皮层伴有或不伴有 KP。以往对角膜基质炎的经典描述是，角膜混浊是从角膜缘或附近巩膜开始，角膜病灶与角膜缘之间没有缝隙。硬化性角膜炎是角膜基质炎的一种类型，一般继发于前部巩膜炎，在角膜缘出现边界欠清的结节性浸润，结节处深度充血，血管扩张呈紫红色（图 3-2-7-1）。患者眼部钝痛、胀痛或剧痛，结节处有明显的压痛。组织病理改变主要是淋巴细胞浸润，炎症稳定后，纤维组织增生形成瘢痕，角膜病变是瓷白色的，所以称为硬化性角膜炎。

角膜基质炎由于发生的病因不同，可见各种各样的临床表现，从临床大量的病例看，角膜基质炎是多种多样的，但有些角膜基质炎的病灶与角膜缘和巩膜并无联系。总之，随着基质层炎症反应的加重，基质层和上皮层变得水肿加剧，常呈毛玻璃样外观。前房反应也可加重，患者的症状加剧，有的还可出现前房积脓，新生血管常侵入基质层内。根据严重程度，整个病变可局限于角膜周边部，也可向中央发展波及整个角膜。在几周甚至数月之后，基质炎的炎症和血管化将达到高峰。在有效治疗、炎症控制后，角膜水肿和混浊可消退，血管逐渐闭塞，严重者常常留有角膜永久性瘢痕。角膜基质炎由于发生的病因不同，可见各种各样的临床表现（图 3-2-7-2、图 3-2-7-3）。

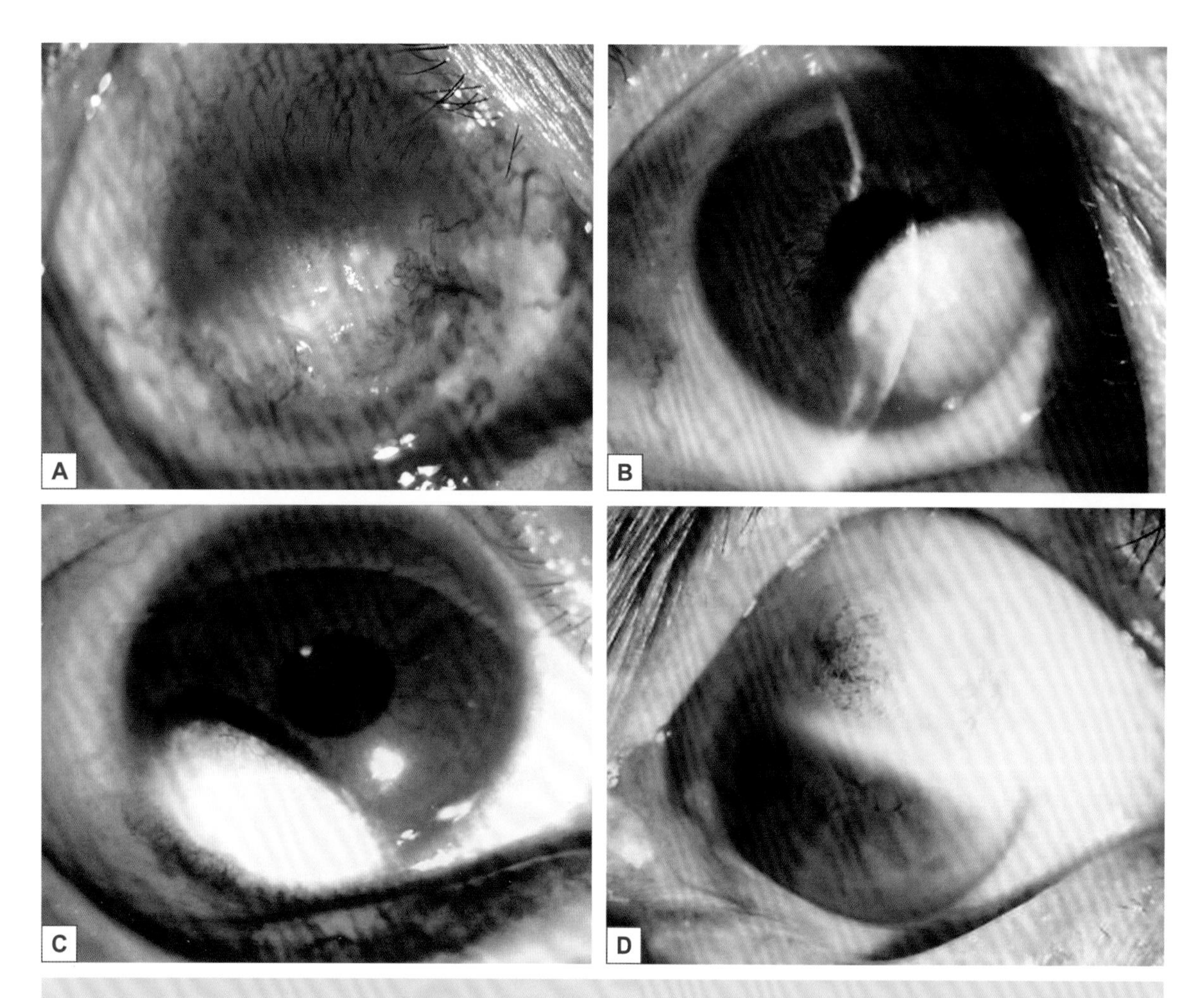

图 3-2-7-1 硬化性角膜炎(经典的角膜基质炎)的临床表现，角膜混浊是从角膜缘或附近巩膜开始，角膜病灶与角膜缘之间没有缝隙

图 A 活动期，角膜基质层炎症反应重，基质浸润混浊，可同时出现病变处角膜上皮缺损，出现角膜浅层溃疡
图 B~D 角膜上皮完整，基质弥漫性或扇形浸润，白色混浊，严重者巩膜化改变，角膜混浊与角膜缘和巩膜无边界，角膜病灶大量新生血管侵入基质层内

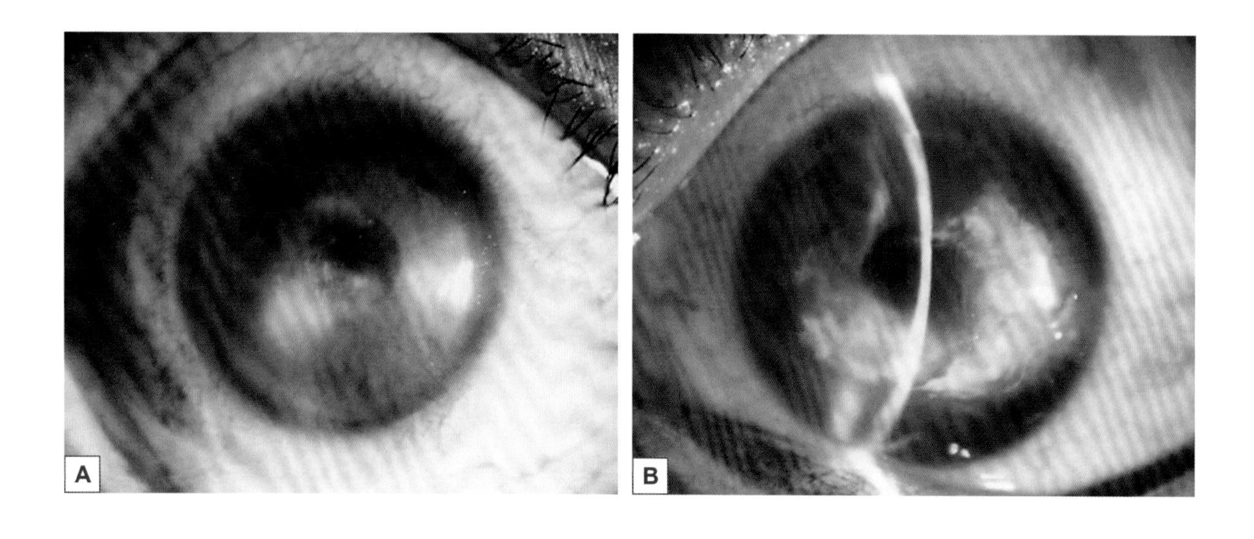

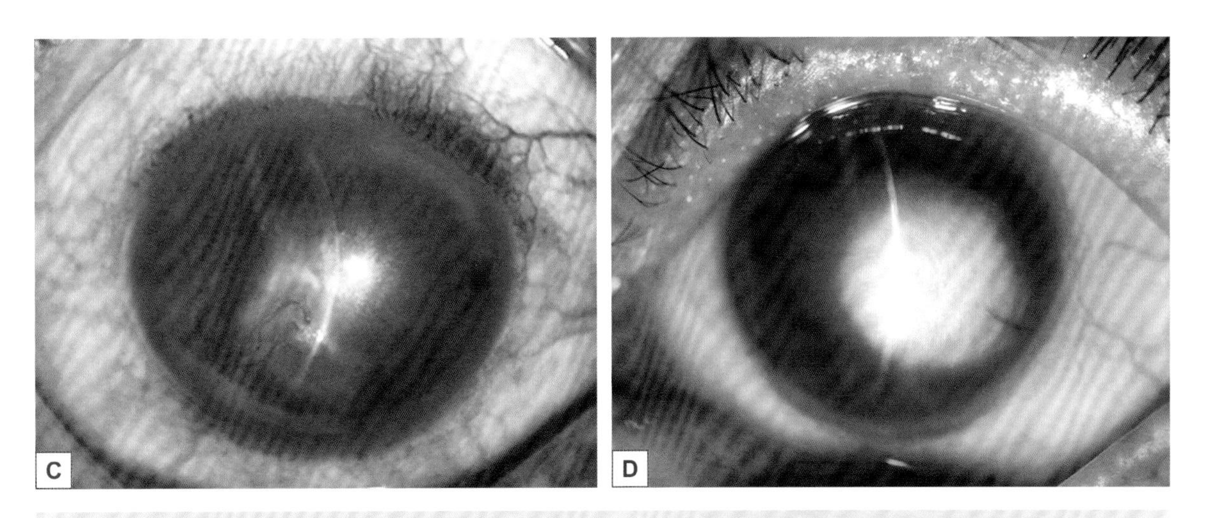

图 3-2-7-2　非经典角膜基质炎的临床表现，角膜混浊不是从角膜缘或附近巩膜开始，角膜病灶与角膜缘之间有透明的缝隙

图 A~D　在活动期都表现为角膜基质层炎症反应重，基质浸润混浊，角膜基质病灶可以是弥漫性的环形、扇形、不规则形和圆形的巩膜化改变的白色混浊，角膜病灶均有大量新生血管侵入基质层内

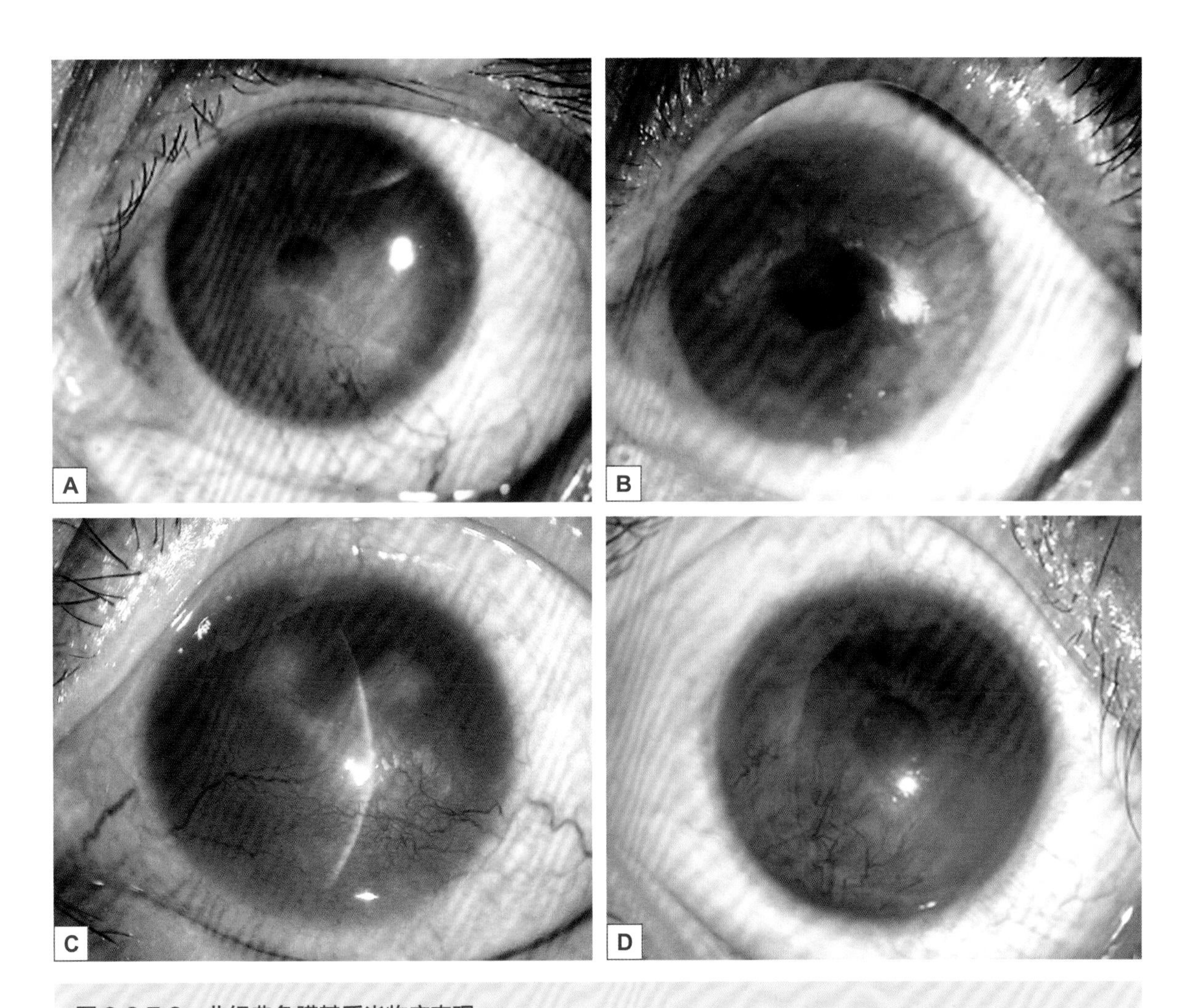

图 3-2-7-3　非经典角膜基质炎临床表现

图 A~D　角膜混浊主要在浅基质，所以混浊程度较轻，但共同的特征是从角膜缘有大量新生血管侵入基质层内，新生血管的头部角膜混浊和浸润明显

(三)特异性表现

1. 梅毒性角膜基质炎 该类型基质炎可分为三期:浸润期、血管新生期、退行期。活动性梅毒性基质炎第一个显著的征象是轻微的基质层水肿,少量的内皮层KP。严重的疼痛、清亮透明的分泌物及畏光等,预示炎症浸润的开始。

梅毒性角膜炎通常影响深部基质,故其曾经也被称为深部角膜炎。典型的间质性基质层炎症常常从周边开始,在上方呈扇形分布。稀疏、灰白色的基质层浸润扩大并融合。在此期,上皮层水肿及小水泡形成。这个过程可能局限在角膜的某一部分或整个角膜变混浊,呈典型的毛玻璃样外观。在新生血管期,浸润变得更加浓密,血管从周边部侵入深基质层。血管内生和炎症可能局限在周边部呈扇形,或在几周甚至几个月后向中央发展侵犯整个角膜,使其呈红色色调,称为Hutchinson橙红斑。

一旦整个角膜血管化,病程可能已达到顶峰,预示进入吸收期。1~2年后,如果不治疗,炎症开始消退,周边部开始变透明。角膜内血管闭塞,瘢痕持续存在导致散光。内皮细胞层和后弹力层可能有持续性的皱褶、角膜后玻璃状的嵴状物,以及可延续进入前房的纤维束。通常这种现象只在病变静止期能看到。但这类角膜基质炎目前在临床上很少能见到。

先天性梅毒性角膜基质炎通常累及双侧角膜,75%以上患者在1年之内第二只眼开始发病。大约9%的患者炎症复发。后天性角膜基质炎通常不太严重,并且常保持扇形。此外,先天梅毒性角膜基质炎常同时有其他先天性梅毒其他典型的特征,即Hutchison齿及重听(或耳聋)连同角膜基质炎,称为Hutchinson三联征。

2. 结核分枝杆菌并发角膜基质炎 这种角膜基质炎趋向于角膜周边部,并且常呈扇形分布及伴有扇形角巩膜炎。与梅毒性角膜炎不同,这种角膜炎的炎症影响前中部基质层,浓密的浸润占主导地位,有时呈现结节状、脓肿样浸润,血管化通常限于前基质层,血管管径较大,且呈弯曲状。病程迁延,残余的角膜瘢痕较厚,原因是严重的炎症反应导致了比较重的角膜细胞坏死。病变过程在急性期,由于局部炎症反应,畏光、流泪、眼红等症状比较常见;在疾病后期,主要特征为角膜瘢痕形成、角膜透明度下降,最终影响最佳矫正视力。

3. 麻风并发角膜基质炎 因脑神经功能失调或眼睑结构的变化导致了角膜暴露。表现包括点状角膜上皮病变、角膜知觉减退、角膜血管翳、角膜神经受累、局灶性缺血性角膜炎和角膜基质炎。麻风病一般累及双眼角膜,表层无血管性的角膜炎是麻风具有特征性的损害,最初,上方角膜深部常常被淋巴细胞、巨噬细胞和麻风分枝杆菌侵犯,通常从颞上象限开始,开始表现为小而分散的上皮下混浊或前基质层混浊,以后融合变成弥散性的前基质层混浊,最后,血管侵入并向角膜混浊区延伸,形成特征性的麻风血管翳,一旦血管翳发生,角膜混浊将永久存在。侵犯角膜神经的并发症预后很差。

四、诊断与鉴别诊断

(一)诊断

角膜基质炎的病因诊断主要取决于病史、角膜炎症表现及全身检查。

1. 急性梅毒性角膜基质炎 先天性梅毒的晚期表现之一,大多数发生于5~20岁,但也可以早自出生时,晚至50岁。父母有既往性病史,母亲有流产及死产史,梅毒血清学检查阳性。眼部征象包括胡椒盐状脉络膜视网膜炎或视神经萎缩,或其他先天性梅毒晚期症状的出现也可提示本病的存在。其他晚期梅毒表现包括Hutchinson牙齿和骨骼的畸形、第Ⅷ对脑神经受累导致耳聋、精神发育迟缓及行为异常等。

性病史、中枢神经系统症状或心血管受累,加上梅素血清学检查阳性,即可确诊后天性梅毒。梅毒血清学检查常用的有补体结合试验(如Wasserman试验)和沉淀试验(如Kahn试验)等。这些试验对于各期梅毒的诊断、治疗效果的判断及发现隐性梅毒均有重要意义。

2. 结核性角膜基质炎 病因诊断取决于眼部所见、梅毒血清学检查结果阴性、结核菌素试验阳性,以及全身性结核感染病史。

3. 麻风性角膜基质炎 通常眼科医师难以作出初诊,需要皮肤科医师的协助。患者面部有典型狮样面容,眼睑皮肤增厚、秃睫、面神经麻痹是常见的晚期征象,可形成兔眼和睑外翻。角膜神经可发生节段性的增粗,形成串珠状。虹膜表面出现小砂石状的乳白色结节、在睑裂区角膜缘的巩膜侧有黄色胶样结节,以及角膜颞侧浅层血管翳等，可帮助确定诊断。

4. 单纯疱疹病毒性角膜基质炎和带状疱疹病毒性角膜基质炎　诊断请参阅相应章节（详见本篇第一章第四节和第五节）。

（二）鉴别诊断

应当排除其他角膜基质受累的原发炎症，如感染性溃疡性角膜炎（细菌、病毒、寄生虫、真菌），免疫性角膜炎，角膜营养不良，外周角膜炎，继发于内皮功能障碍的基质水肿，创伤后角膜炎等。

五、治疗

对能够找到全身病因的角膜基质炎，针对病因的治疗是首选；然而，很多角膜基质炎往往难以找到全身的病因，因此很难实现全身病因治疗。局部糖皮质激素眼药和免疫抑制剂眼药治疗是主要的手段，一般不需要全身用药（图 3-2-7-4~图 3-2-7-6）。

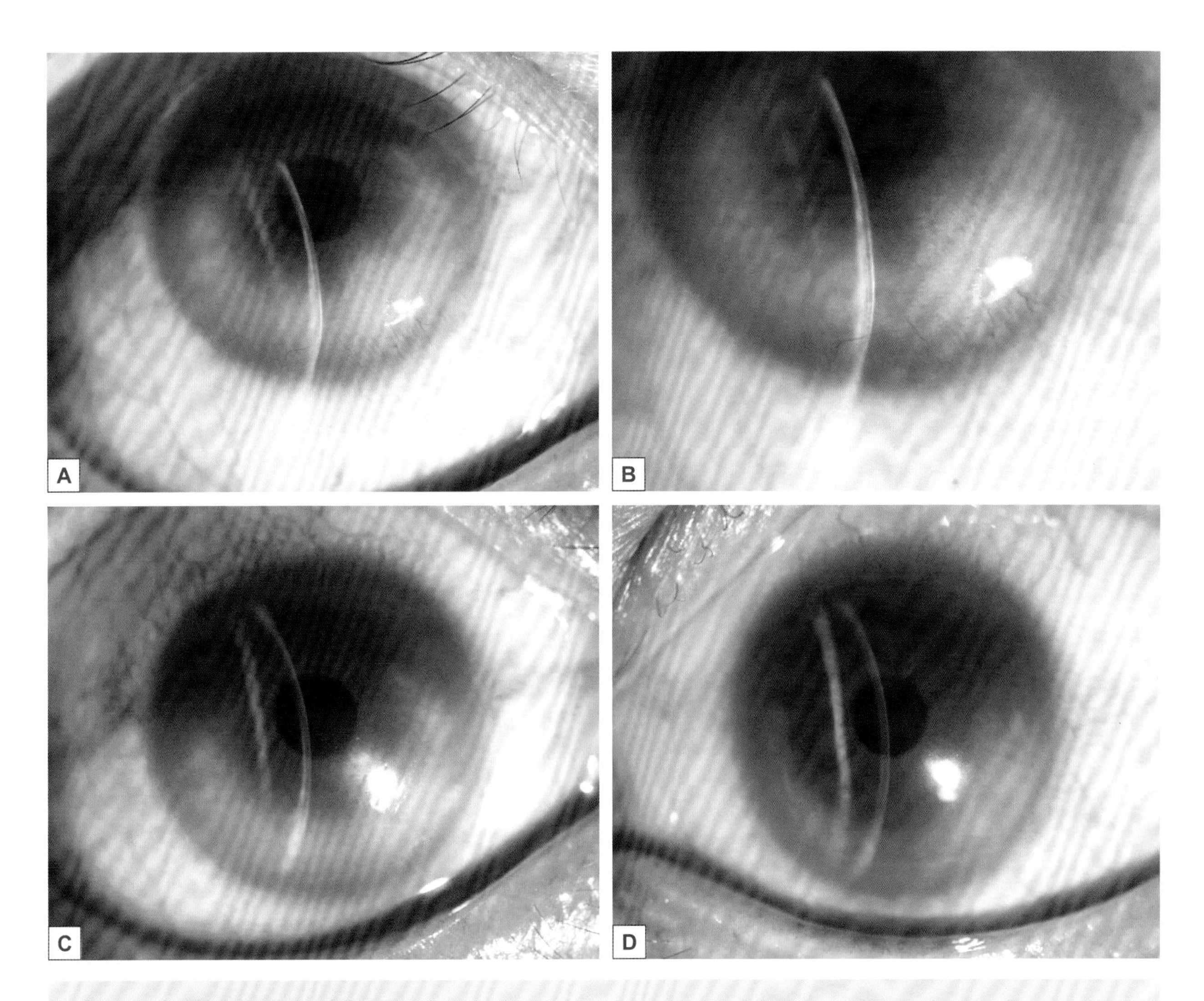

图 3-2-7-4　角膜基质炎治疗经过

图 A、B　右眼反复眼红、黑眼发白逐渐加重 2 年，可见右眼下方 3 点~9 点位角膜周边 3mm 宽度基质混浊水肿，深基质大量细的新生血管长入。给予常规局部糖皮质激素滴眼液和免疫抑制剂滴眼液治疗

图 C　局部糖皮质激素和免疫抑制剂治疗后 1 周，角膜浸润和混浊明显变轻

图 D　按用药原则，逐渐改为低浓度糖皮质激素滴眼液和免疫抑制剂滴眼液治疗后 6 周，角膜炎症已基本控制，角膜混浊变淡，新生血管基本消失。周边基质仍有轻度混浊，仍需继续使用糖皮质激素和免疫抑制剂滴眼液，低浓度少量维持治疗

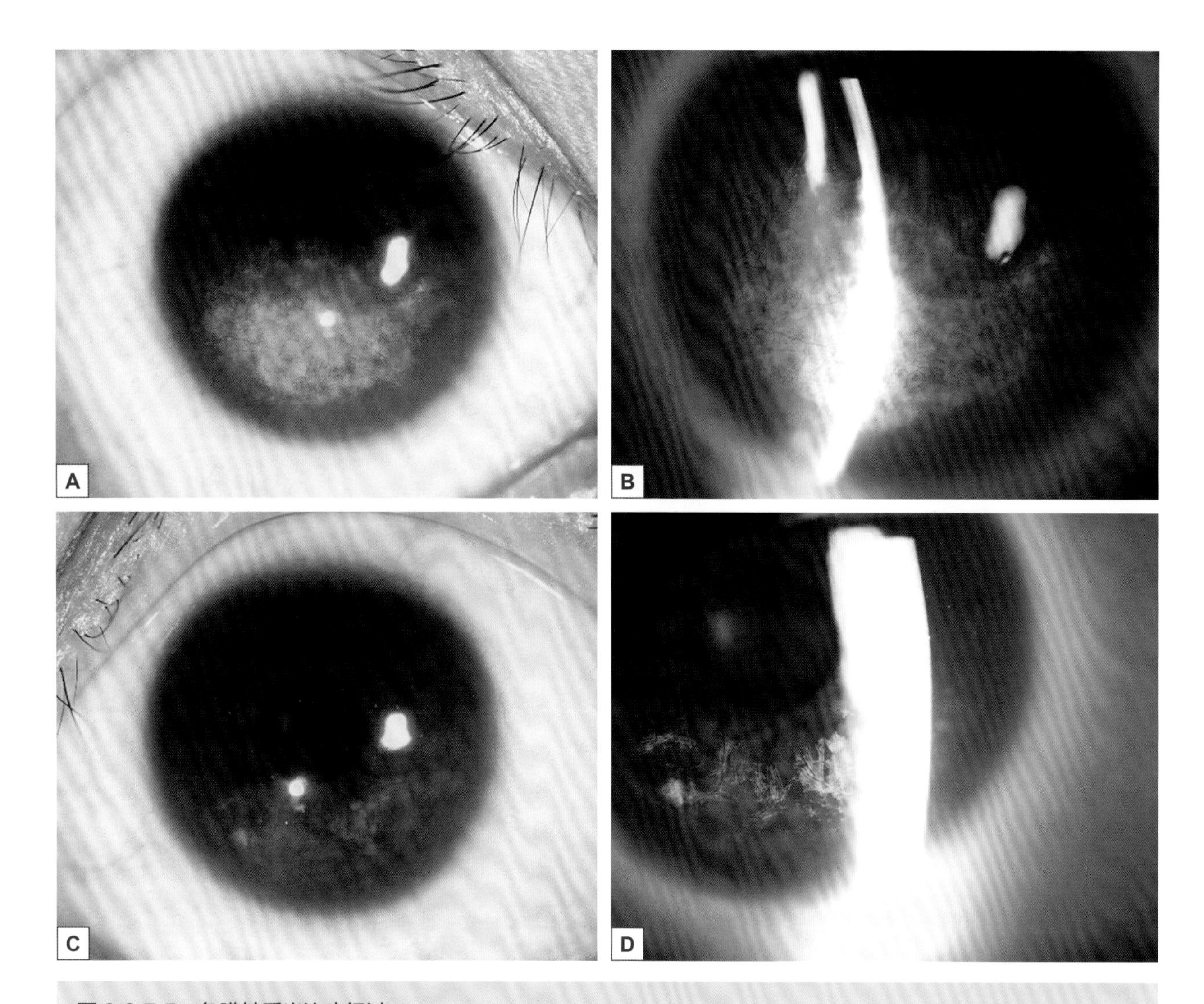

图 3-2-7-5 角膜基质炎治疗经过

图 A、B 右眼红痛、视力下降逐渐加重 1 年，表现为右眼下方 1/2 角膜基质内斑块状混浊浸润，伴有大量纤细的新生血管长入，新生血管周围混浊水肿明显

图 C、D 给予常规局部糖皮质激素眼药和免疫抑制剂眼药治疗后 1 个月和 3 个月，角膜炎症已基本控制，除少许闭塞的新生血管周围角膜混浊外，余角膜恢复透明

1. 糖皮质激素 局部使用糖皮质激素眼用制剂的原则是，开始为高浓度和较高频率使用，角膜炎症控制后，改为低浓度和低频率使用。具体用法是使用 1% 泼尼松龙滴眼液或妥布霉素地塞米松滴眼液每 2 小时 1 次，妥布霉素地塞米松眼膏每晚 1 次，炎症消退后逐渐减量，为防止复发，停用地塞米松滴眼液后改 0.1% 氟米龙滴眼液每日 4 次，炎症进一步减轻后，再改为 0.02% 氟米龙滴眼液每日 4 次，并逐渐减量到每日 1 次维持量，直至炎症完全消失后 1 个月；妥布霉素地塞米松眼膏由每晚 1 次，逐渐减为隔晚 1 次，至每周 1~2 次。

2. 免疫抑制剂 局部免疫抑制剂治疗原则是，与局部糖皮质激素同时应用，但时间要比激素长，常用的有 0.1% 他克莫司滴眼液和 1% 环孢素滴眼液。应用频率可以从每日 4 次逐渐减量到每日 1 次，维持到炎症消失后 1 个月以上，可以有效减少复发。

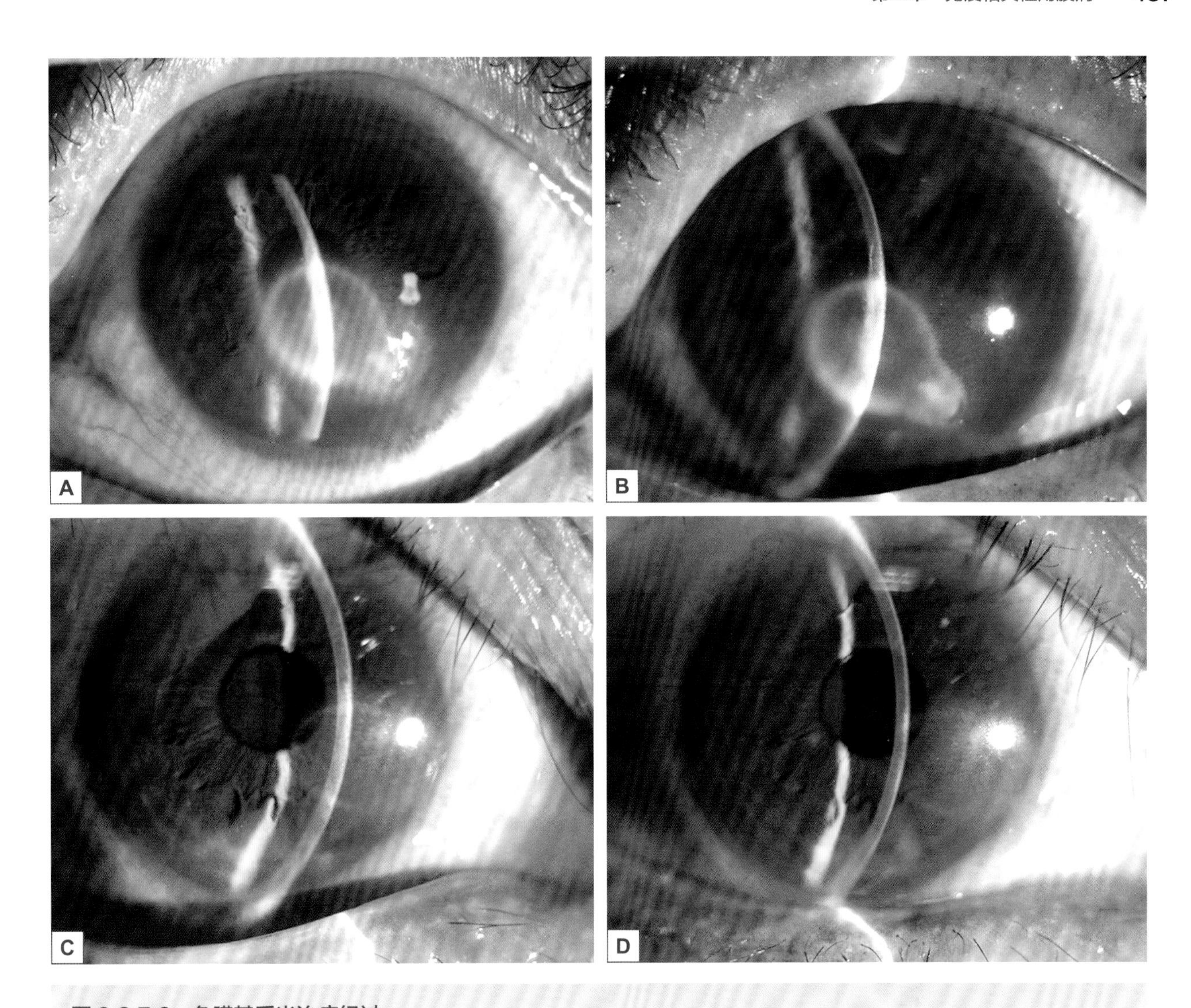

图 3-2-7-6 角膜基质炎治疗经过

图 A 右眼反复红、视力逐渐下降 6 个月，从 4 点角膜缘开始有形似电灯泡样的全层角膜基质水肿、浸润和白色混浊。几乎没有新生血管长入

图 B 局部糖皮质激素和免疫抑制剂治疗 1 周，角膜水肿和混浊减轻

图 C 继续使用局部糖皮质激素和免疫抑制剂，按治疗原则，逐渐减量和维持治疗 6 个月，角膜混浊逐渐减轻

图 D 治疗 12 个月，角膜混浊最终消退

3. 其他药物 如出现了葡萄膜炎，应使用睫状肌松弛剂活动瞳孔，减轻炎症。

4. 针对病因的全身治疗 对于梅毒性角膜基质炎、结核性角膜基质炎及麻风性角膜基质炎等有明确全身性疾病病因的，应当进行相应的全身治疗。

5. 手术治疗 手术原则是对角膜炎症消退后遗留的瘢痕、视力低于 0.1 者，可考虑行板层角膜移植术，这种手术的成功率较高，90% 以上的患者术后有明显的视力改善(图 3-2-7-7)。如果是瞳孔区的全层混浊，可行部分穿透性角膜移植术改善视力。

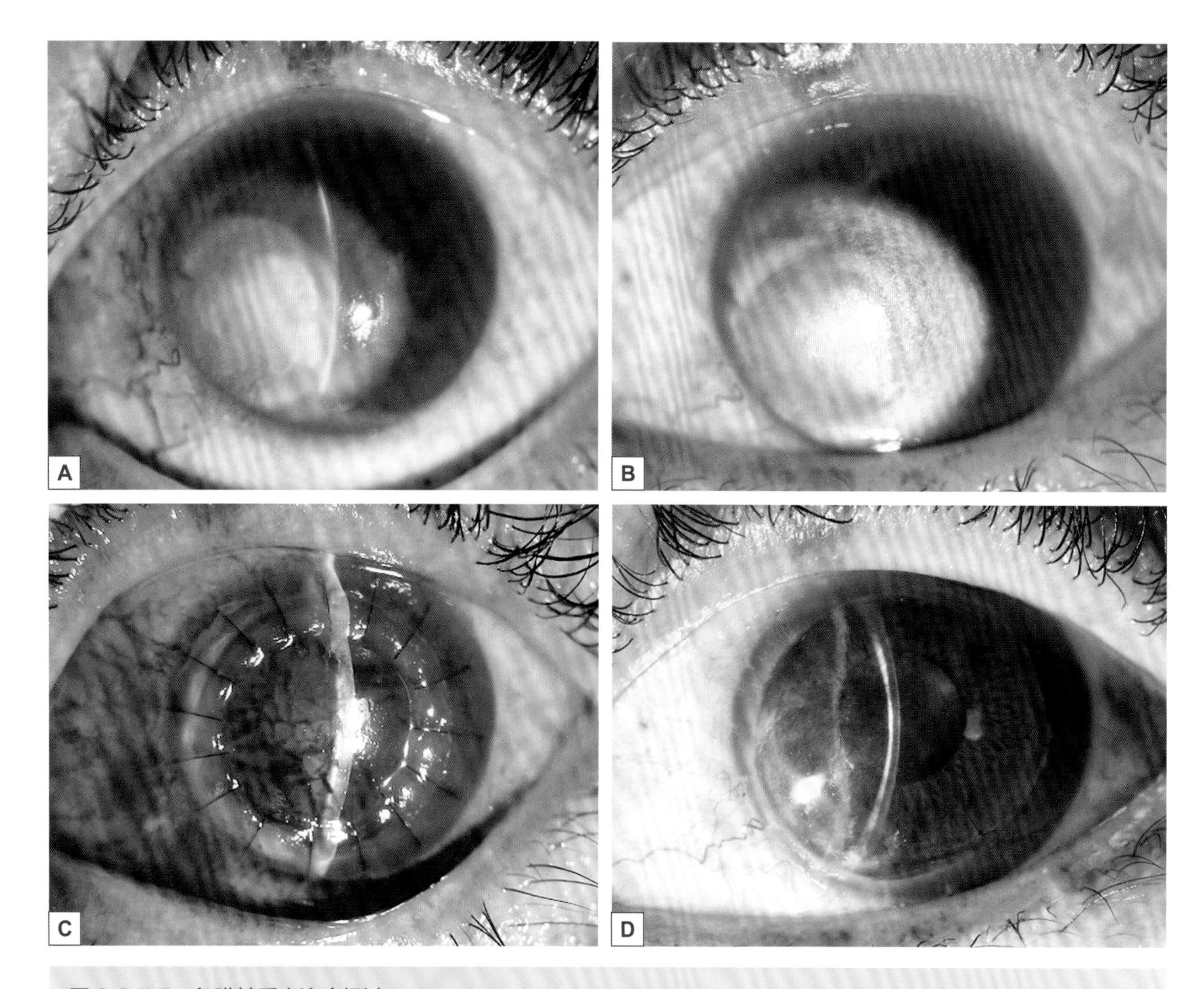

图 3-2-7-7 角膜基质炎治疗经过

图 A 左眼反复红痛 3 年，鼻侧角膜基质混浊逐渐加重，大量新生血管长入，视力指数/眼前

图 B 经局部糖皮质激素和免疫抑制剂治疗 1 年，角膜新生血管明显减少，基质混浊呈瓷白色

图 C 行部分板层角膜移植术后 2 天，角膜植片透明，层间有少量积血，并在逐渐吸收和减少

图 D 术后继续局部糖皮质激素和免疫抑制剂治疗，术后 18 个月，角膜植片透明，植床轻度混浊，无新生血管生长

（李素霞）

第八节 Stevens-Johnson 综合征眼部表现

Stevens-Johnson 综合征（Stevens-Johnson syndrome，SJS）及其更严重的表型中毒性表皮坏死松解症（toxic epidermal necrolysis，TEN），是累及皮肤和黏膜的严重急性疱性疾病。过去认为多形性红斑（erythema multiforme，EM）也是 SJS 或 TEN 的一部分，但现在认为它们是不同的疾病。诊断上，SJS 表皮脱离范围 <10% 体表面积（body surface area，BSA），受累范围 >30% BSA 归为 TEN，SJS/TEN 重叠型受累面积为 10%~30% BSA。

一、病因与流行病学

据报道，50%~88% SJS/TEN 患者会出现严重的眼部并发症（severe ocular complications，SOC），其中

约 35% 患者可发展为慢性期,病变可累及角膜、睑结膜、球结膜和眼睑。常发生在儿童和青年患者,与某些药物及感染有关。国外报道的患病率为(0.6~6)/100 万,我国尚无患病率报道。

SJS/TEN 发病的危险因素包括免疫失调(如伴有 HIV 感染、自身免疫性疾病如系统性红斑狼疮),活动性恶性肿瘤(特别是白血病)和遗传易感性。药物是最常见的病因,最常见的药物包括抗生素(即甲氧苄啶/磺胺甲噁唑和其他磺胺类抗生素、β-内酰胺类抗生素和氟喹诺酮类药物)、抗癫痫药物(包括拉莫三嗪、苯妥英钠和卡马西平)、别嘌呤醇和非甾体抗炎药(NSAID,尤其是 oxicam NSAID)。其他不常见的病因包括病原体,特别是肺炎支原体和疱疹病毒家族(单纯疱疹病毒、EB 病毒、巨细胞病毒、水痘带状疱疹病毒)。在一些病例中,物理因素和某些食物也有涉及。在 SJS/TEN 中引起免疫反应的诱导因素尚不明确。虽然药物在 SJS 的发生中起着重要作用,但其临床特点和实验研究并不支持它是一种速发型超敏反应。感染因素在其发病机制中的作用也尚未确定。

二、发病机制

从基因学角度进行研究,发现本病与患者某个基因增加有关,如 *HLA-B44*,这个基因增多的人常为瘢痕体质。磺胺类药物相关性中毒性表皮坏死溶解患者,*HLA-B12*、*HLA-DR7* 和 *HLA-A29* 的出现率显著上升。HLA 分析表明,遗传易感性在药物诱导的 SJS 可能发挥重要作用,而 SJS 和 SOC 相关的 HLA 类型存在种族差异。例如,在我国汉族患者、高加索人和日本患者中,别嘌呤醇诱导的 SJS 与 *HLA-B*58:01* 密切相关。在泰国患者中,卡马西平诱导的 SJS 与 *HLA-B*15:02* 等位基因有很强的相关性,而日本和欧洲患者中与 *HLA-A*31:01* 等位基因有很强的相关性。由于并非所有卡马西平诱导的 SJS 患者都会发生 SOC,因此别嘌呤醇可以诱导无 SOC 的 SJS。在日本,包括非甾体抗炎药在内的感冒药是主要的致病药物,研究显示 *HLA-A*02:06* 与日本和韩国患者有关,*HLA-B*44:03* 则与日本、印度和欧洲血统的巴西患者有关。另有研究表明,伴有眼部损害的 SJS 与固有免疫反应紊乱有关,*TLR3*、*PTGER3* 和 *IKZF1* 等易感基因可能会导致 SJS 的皮肤黏膜炎症。

急性期,以非特异性炎症细胞浸润为特征,可累及结膜的上皮下层,上皮下的微血管内发现存在循环免疫复合物。同时可发生广泛的小动脉和小静脉坏死,伴有胶原的纤维素样变性。特异性单核细胞在皮肤、黏膜和结膜下浸润,结膜出现新生血管,在新生血管壁上可见辅助 T 细胞增加,在疾病慢性期,角膜、结膜和眼睑的瘢痕化往往比较明显,在皮肤黏膜及黏膜上均会发生瘢痕,包括在泪腺暴露的内皮细胞也会发生瘢痕,结膜的杯状细胞明显减少。另外,在一些严重患者的黏膜及结膜内还可发现循环抗体,结膜细胞增殖程度与疾病的严重程度有一定的关系。SJS 中泪液细胞因子特别是 *CXCL8*/IL-8 和 *CXCL10* 的表达与干眼(DED)和健康患者相比存在差异。

三、临床表现

(一) 全身表现

约 1/2 患者发病的 1~14 天内有全身不适、发热、头痛或上呼吸道感染症状,数日内出现典型的皮肤及黏膜的损害,皮肤为红斑或丘疹、水疱等为对称性散在出现,有些严重病例,水疱内可出血。皮肤损害很少发生在眼睑,一般皮肤损害在数日或数周内自愈,留下皮肤的瘢痕。黏膜的损害包括眼结膜、口腔黏膜、生殖器黏膜,而口腔黏膜是最常见受损害的部位,特征是黏膜因水疱、假膜最终导致瘢痕的形成。疾病常有自限性,典型病程 4~6 周,具体分类详见表 3-2-8-1。

(二) 眼部表现

SJS/TEN 的眼部表现分两期:急性期和慢性期。急性期表现为皮肤和黏膜脱落及初期的愈合,持续 2~6 周。文献报道的眼部初期治疗时机通常是指出现症状的起初 7~10 天。这可能是预防慢性期瘢痕化问题的最有效治疗时期。数周后进入慢性期,且持续终身。

1. 急性期　此期进展迅速,常累及双侧眼,结膜有卡他性炎症,伴脓性分泌物、出血、假膜,多持续 2 周,最终导致结膜瘢痕,约 50% 患者会出现以上症状(图 3-2-8-1、图 3-2-8-2)。最初表现轻微的病例中,有 24% 患者在疾病发作后 3 周内出现急性眼部进展恶化至重度/极重度。急性期眼部严重程度评分与眼

表 3-2-8-1 多形性红斑、Stevens-Johnson 综合征和中毒性表皮坏死松解综合征的分类

分类	脱离范围	分布	典型靶样皮损	非典型靶样皮损形态	疱疹
疱型多形性红斑	<10% BSA	局部(肢体末端)	有	隆起	—
SJS	<10% BSA	广泛	—	扁平	有
SJS/TEN 重叠	10%~30% BSA	广泛	—	扁平	有
疱疹型 TEN	>30% BSA	广泛	—	扁平	有
非疱疹型 TEN	10% BSA	广泛	—	—	—

SJS,Stevens-Johnson 综合征;TEN,中毒性表皮坏死松解症;BSA,体表面积

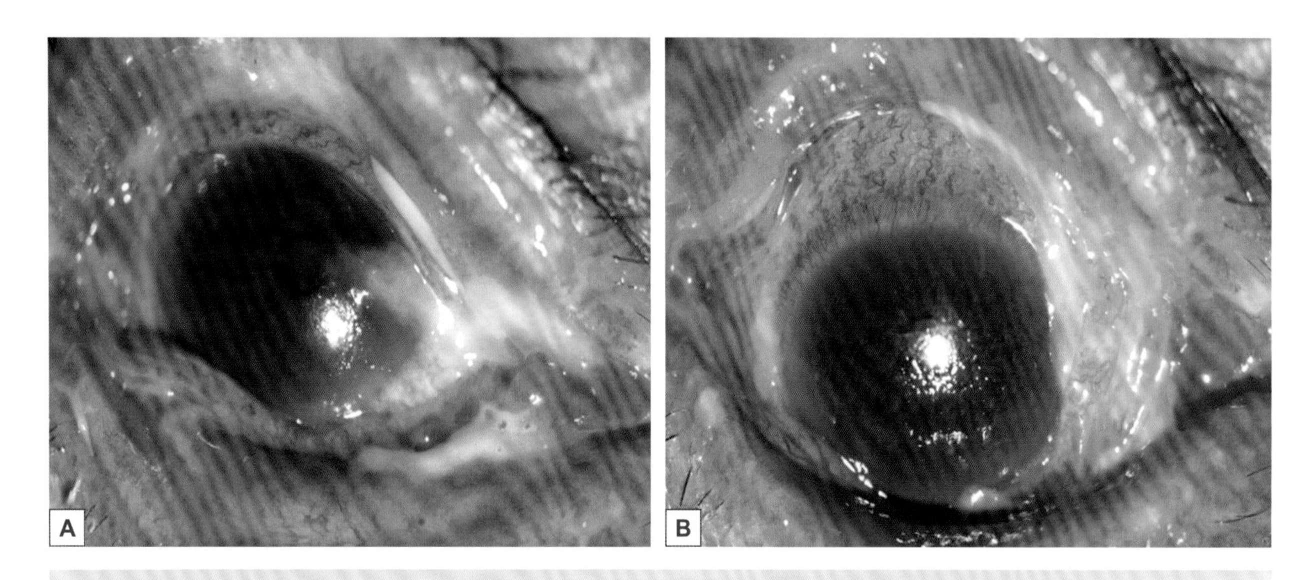

图 3-2-8-1 Stevens-Johnson 综合征急性期,患者双眼受累,结膜充血伴脓性分泌物,假膜形成,角膜上皮缺损

部后遗症显著相关。有研究认为疾病严重程度(体表面积脱离≥10%)和年龄较大(≥60 岁)是预测急性 SOC 的危险因素。S100A8/A9 和颗粒溶素的血清生物标志物水平在 SOC 组中趋于增加。因此,在早期急性期,关注疾病严重程度、患者年龄和血清炎症生物标志物(S100A8/A9 和颗粒溶素)有助于预测和积极、及时行眼部管理以预防 SJS 患者的 SOC 进展。此期病变可分为四级(表 3-2-8-2):

表 3-2-8-2 SJS 急性期眼部病变分级和治疗指南

分级	眼部表现	治疗
轻度	仅结膜充血 无荧光素染色	不含防腐剂的人工泪液 每天密切观察
中度	睑缘荧光素染色长度 <1/3 睑缘 结膜充血 结膜荧光素染色 <1cm 角膜点状染色,但无缺损	不含防腐剂的人工泪液,q1h 广谱抗生素滴眼液,qid 1% 醋酸泼尼松龙滴眼液,qid 考虑羊膜移植以减少炎症
重度	睑缘荧光素染色长度 >1/3 睑缘 结膜黄膜或可剥性假膜 结膜荧光素染色 >1cm 任意大小的角膜上皮缺损	与上述相同 + 羊膜移植覆盖整个眼表,包括眼睑边缘

续表

分级	眼部表现	治疗
极重度	比重度更严重 >1/3 的眼缘受累和 >1 个眼睑受累 结膜多区荧光染色 任意大小的角膜上皮缺损	与上述相同 + 可能需要在 1~2 周内重复羊膜移植

注意：分级前，用平衡盐溶液或 0.9% 生理盐水冲洗眼表以清除黏液。翻转上、下眼睑以检查睑结膜是否有炎症。进行荧光素染色时，用荧光素钠试剂条轻触下眼睑内侧，让患者手动眨眼或开合眼睑

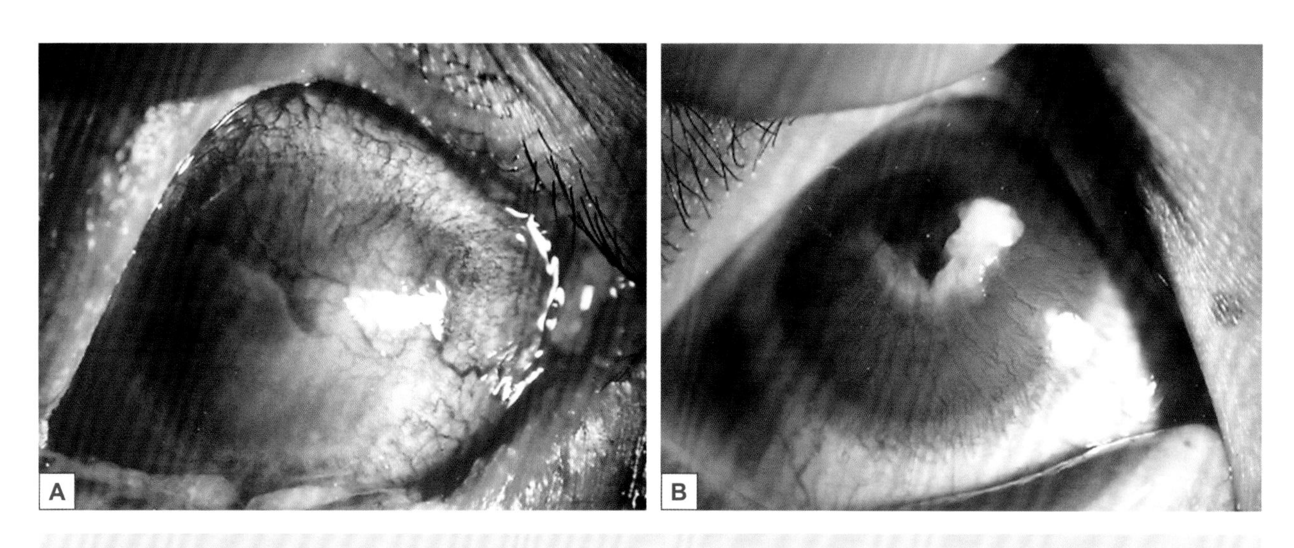

图 3-2-8-2 Stevens-Johnson 综合征急性期

图 A 全角膜表面正被新生血管翳覆盖，角膜浅基质层水肿、混浊，眼前节充血仍明显，表明病变未被控制

图 B 从角膜缘开始向角膜中央覆盖的密布新生血管翳，新生血管的头部为白色假膜

2. 慢性期 此期是眼科医师处理最棘手的时期。眼部病变主要包括：①角膜：泪膜异常、浅表点状角膜病变、上皮缺失、Vogt 栅栏结构丢失、角膜上皮结膜化及角膜新生血管翳（图 3-2-8-3~图 3-2-8-5）、混浊、鳞状上皮化生，角膜扩张为慢性期 SJS 患者一种常见而易被忽略的病变，且多出现在周边；②结膜：充血、结膜瘢痕、眼球粘连；③眼睑：睑缘、睑板腺、泪点受累，以及睑内翻、倒睫等；④泪液量分泌不足：泪液的异常是因为泪腺导管内皮瘢痕形成，致大量泪腺导管阻塞，同时为结膜大量杯状细胞遭到破坏所致。

长期的炎症刺激破坏角膜缘干细胞，促使眼表发生鳞状上皮化生，最终形成瘢痕，造成一系列眼表结构和功能的异常，加重干眼、角膜上皮缺损等慢性期病变，使患者视力严重下降。3%~10% 的 SJS 患者可发展成角膜穿孔甚至全眼球炎，导致失明，最后不得不行眼球摘除。

四、诊断与鉴别诊断

（一）诊断

1. 病史 有药物过敏史，病毒感染发热史。

2. 典型的临床表现。

3. Schirmer 泪液分泌试验 <5mm/5min，甚至为 0mm/5min。

4. 角结膜印记细胞学检查 角膜上皮有杯状细胞，结膜内杯状细胞数下降，严重者可消失。

5. 皮肤红斑或丘疹、水疱等为对称性散在出现，黏膜的损害包括口腔、生殖器黏膜，而口腔黏膜是最常见受损害的部位，特征是黏膜因水疱、假膜最终导致瘢痕的形成。

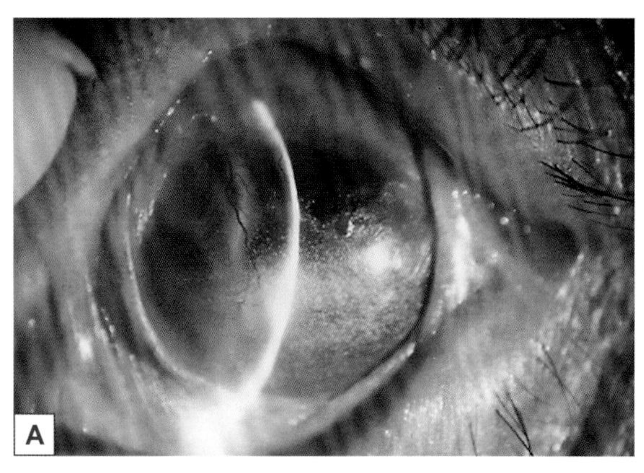

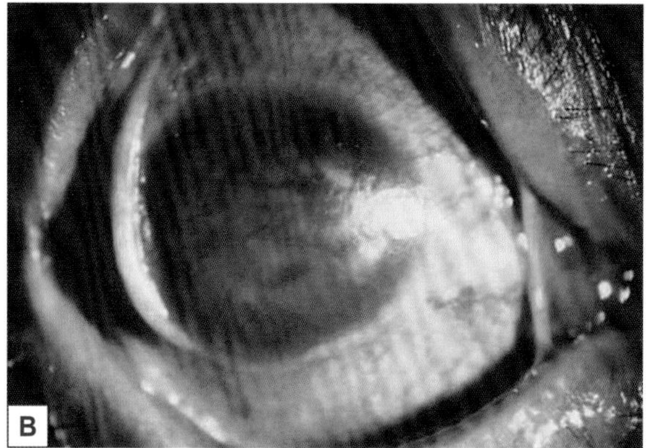

图 3-2-8-3 Stevens-Johnson 综合征慢性期

图 A 角结膜实质性干燥,角膜上皮结膜化,睑球粘连
图 B 为同一患者的对侧眼

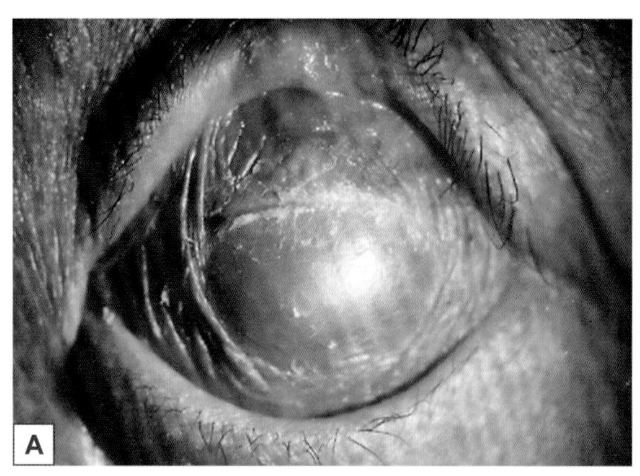

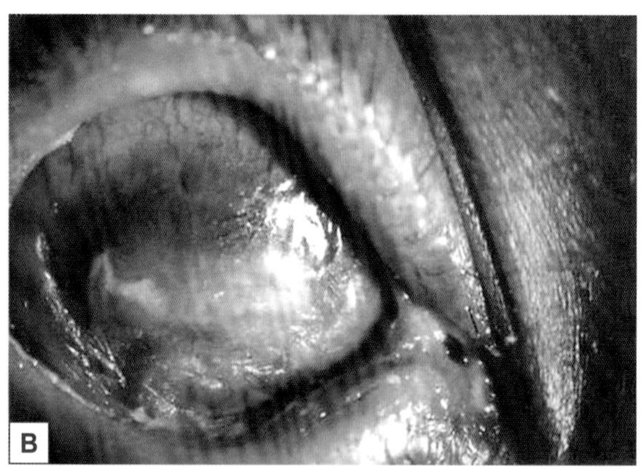

图 3-2-8-4 Stevens-Johnson 综合征慢性期

图 A 角膜上皮角化样改变,结膜似皮肤样改变
图 B 除上述体征外,下穹窿已明显睑球粘连,眼睑不能良好闭合

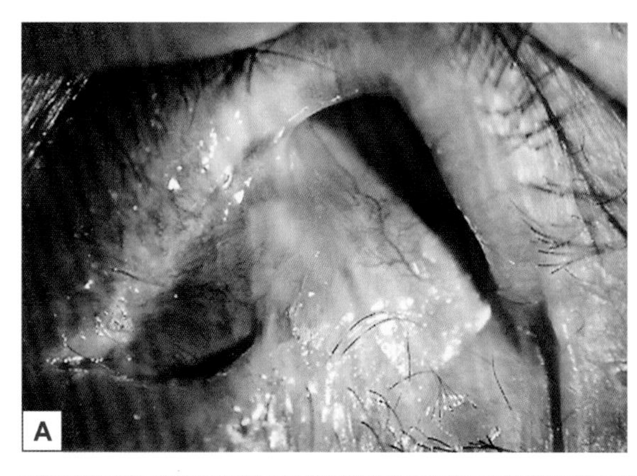

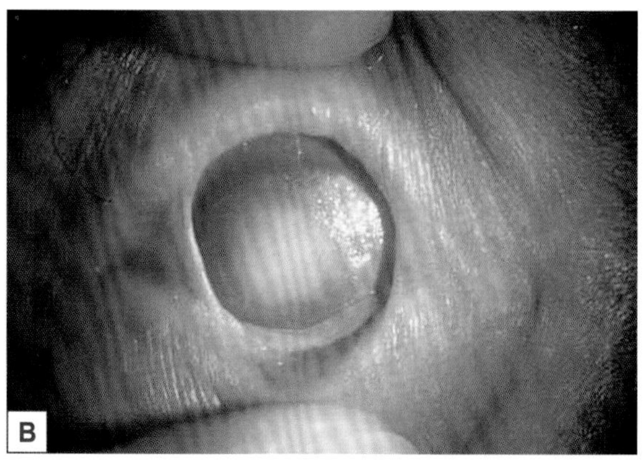

图 3-2-8-5 Stevens-Johnson 综合征晚期

图 A 显示广泛的睑球粘连
图 B 此患者除睑球粘连外,还发生睑裂粘连、变小

（二）鉴别诊断

需要与瘢痕性类天疱疮、化学性烧伤、鳞状细胞癌、硬皮病、感染性或过敏性结膜炎、沙眼、结节病、酒渣鼻、放射性损伤等鉴别。

五、治疗

（一）急性期治疗

在 SJS 急性期，患者表现出多器官受累的危急状态，因此，需要多学科团队的管理支持。急性期眼部治疗包括保持眼部卫生、眼表润滑、清除假膜/粘连、局部预防性抗生素、糖皮质激素、应用治疗性接触镜和羊膜移植等。

1. 眼表清创　所有假膜及粘连应予以机械清除。然而，由于棉签的应用可能会导致机械损伤，因此关于去除假膜或粘连的频率尚未达成共识，应谨慎权衡机械清除粘连的益处与干预可能引起的炎症。

2. 药物治疗　使用不含防腐剂的人工泪液（使用频率不超过每小时 1 次）和眼膏，出现眼表上皮缺损时，应首选含有透明质酸的人工泪液。局部优先选用 1% 醋酸泼尼松龙联合含氟喹诺酮的抗生素滴眼液。0.5%~1.5% 左氧氟沙星或 0.5% 莫西沙星滴眼液每天 3~4 次。根据病情严重程度，每 2~3 小时局部给予 1% 醋酸泼尼松龙。推荐使用具有中等含水量（35%~46%）的高透氧硅水凝胶的角膜接触镜用于覆盖角膜上皮缺损。

3. 手术治疗　羊膜移植（AMT）是治疗严重的急性期眼部并发症的标准化手术。在发病 7~10 天内行 AMT 可显著降低严重慢性眼部并发症和随后的角膜失明的发生率。AMT 的适应证包括：①角膜上皮缺损；②睑缘染色长度 >1/3 睑缘；③结膜染色最大直径 >1cm；④假膜形成。

急性期的分级治疗方案参见表 3-2-8-2。

（二）慢性期治疗

SJS 患者的慢性期会出现复杂的眼部后遗症，如干眼、睑球粘连、眼睑畸形、倒睫、结膜角化、角膜缘干细胞缺乏、角膜血管翳等。慢性期的治疗目标是保持视觉功能，减少炎症和持续的眼部不适，主要包括药物治疗和手术治疗。

1. 药物治疗　通过人工泪液、自体血清、局部或全身糖皮质激素和免疫抑制剂等控制慢性炎症并缓解干眼。自体血清含有多种抗炎因子，可有效减轻眼表炎症。糖皮质激素可以有效抗炎，应注意其副作用，包括青光眼、白内障、感染和伤口愈合延迟等。局部应用他克莫司可在 4 周内减轻表面炎症、减少角膜新生血管和降低眼压。近期报道，0.05%~1% 环孢素 A 滴眼液可缓解睑球粘连、促进泪液分泌及增加杯状细胞的功能。

2. 手术治疗　SJS 发病 3 个月后会出现睑球粘连、眼睑畸形等复杂的眼部后遗症。主要通过手术治疗来恢复眼表的解剖和生理结构，进而重建角膜和结膜上皮。对睑球粘连可以行粘连松解术，对眼睑畸形、倒睫等可行眼睑重建术。睑缘角化是导致 SJS 持续性眼表炎症的重要原因，睑缘角化区域切除联合黏膜置换术可以在一定程度上解决这一问题。口唇黏膜作为非眼部的自体层状非角化黏膜上皮，可以抑制眼表炎症及纤维化，增加杯状细胞密度，成为近年来移植代替物的研究热点，除了直接用于睑缘的修复，口腔黏膜上皮还可用于整个眼表的重建。角膜缘干细胞移植可用于角膜缘干细胞缺乏患者的眼表重建。此外，颌下腺移植、泪点栓塞及睑缘缝合可用于严重干眼。

3. 其他治疗　角膜接触镜，如绷带镜、巩膜接触镜等，可用于慢性期干眼的治疗。

4. 终末期可以行角膜缘干细胞移植及同种异体角膜移植或人工角膜移植进行干预。

Stevens-Johnson 综合征预后一般，非进行性疾病（与瘢痕性类天疱疮相反）复发概率低，但死亡率高达 30%。

（晋秀明　苑克兰）

第九节 干燥综合征眼部表现

干燥综合征（Sjögren syndrome，SS）是一种以泪腺、唾液腺为主的外分泌腺受累的慢性系统性自身免疫性疾病。SS特征性表现为口干、眼干、疲劳、关节疼痛等症状，是导致干眼的主要疾病之一。1933年，瑞典科学家Henrik Sjögren对一组表现为眼干、唾液腺肿大的患者的临床表现和组织学检查结果作了系统描述，以此确立了本病的临床病理基础和现代概念。目前，国际上将SS分为两类，一类是原发性SS（primary Sjögren syndrome，pSS），指没有与其他自身系统性疾病相关的症状，可单独发病，也可以与一些器官特异性疾病并发，如甲状腺炎、原发性胆汁性肝硬化或胆管炎；第二类是继发性SS（secondary Sjögren syndrome，sSS），指继发于自身免疫系统疾病，如类风湿性关节炎（最常见）、系统性红斑狼疮、硬皮病等出现的唾液腺、泪腺功能受损。

一、病因与流行病学

（一）病因

SS的致病因素目前尚不清楚，但目前普遍认为可能与病毒感染、遗传、性激素异常及环境等因素共同作用有关。

1. 病毒感染　研究证实感染特别是病毒感染参与了SS的发病，如EB病毒、巨细胞病毒、丙型肝炎病毒（HCV）、逆转录病毒等。病毒蛋白、吞噬分子或降解的自身结构可能会通过分子模拟引发自身免疫，并增加SS发展的概率。然而，目前尚未发现单一病原体与SS的发展之间存在直接的因果关系。

2. 遗传　有研究表明，在患有SS病史的家庭中观察到自身免疫性疾病的高发病率与该综合征的遗传易感性有关，而与之最显著相关的基因位点是主要组织相容性复合体/人类白细胞抗原（MHC/HLA）区域。不同种族的患者携带不同的HLA易感等位基因，其中*HLA-DR*和*HLA-DQ*与SS的发病相关性最强。对SS患者*HLA-DR*和*HLA-DQ*基因区域多态性的研究表明，由于产生不同类型的自身抗体，对该综合征的易感性不同。但是这并非本病发病的恒定因素。遗传发现不足以解释大多数类风湿性关节炎、系统性红斑狼疮和一般自身免疫性疾病，即使确定了风险等位基因，也不清楚其是疾病的原因还是只是次要因素。

除此之外，与DNA甲基化、组蛋白乙酰化或microRNA表达相关的表观遗传异常也可能在SS发病机制中起着关键的作用。RNA甲基化和许多其他RNA修饰是与正常细胞功能和疾病相关的重要表观遗传生物标志物，研究认为自身免疫性疾病和免疫系统m6A RNA甲基化有关。

3. 性激素异常　由于SS与女性的高患病率有关，因此认为性激素尤其是雌激素会影响体液和细胞介导的免疫反应，从而影响对SS的易感性。雄激素通常被认为可以预防自身免疫。对小鼠模型的研究表明，雌激素缺乏会刺激自身抗原的出现，从而诱发干燥症样症状。

4. 其他　如环境因素、地理位置（欧洲人发病多于亚洲人）、种族、接种疫苗、缺乏维生素D、吸烟、饮酒等因素可能参与SS发病，但似乎也均非SS发病的本质。

（二）流行病学

pSS在我国的患病率为0.33%~0.77%，在日本为0.02%，在希腊为0.09%~0.6%，在土耳其为0.35%~0.6%，然而sSS患病率尚未知。在美国，估计有200万~400万人患有SS，大约有100万人确诊。由于其临床表现的异质性和非特异性，大多数情况下该病仍未确诊。SS具有明显的性别差异，女性多见，男女比例达到1∶9~1∶20。该病的发病年龄多在40~50岁，老年人群患病率为3%~4%，也可见于儿童及青少年，严重影响患者的生活质量。

二、发病机制

在正常泪腺中，上皮细胞、效应淋巴细胞和调节淋巴细胞可以维持局部免疫稳态。而这种免疫稳态可以被 pSS 和 sSS 中的未知触发因素破坏，从而诱导上皮细胞分泌与主要组织相容性复合物（MHC）分子结合的表位，以至于被 T 细胞抗原受体识别，使组织特异性 $CD4^+$ 和 $CD8^+$ T 细胞聚积。泪腺被激活的 T 细胞浸润，可以导致腺泡和导管细胞死亡，从而导致泪液分泌不足。局部释放的炎性细胞因子如 IL-1α、IL-6、IL-8、TNF-α 和 MMP 水平的升高，进一步加重了泪液的分泌不足。目前，导致这种自身免疫损伤的确切诱因尚不清楚，但遗传倾向、环境因素或可能的病毒感染可能会起到一定的触发作用。随着泪液分泌量的减少，会导致泪液高渗性增加，这会进一步刺激炎性细胞因子的产生，进而诱导角膜和结膜上皮以及结膜杯状细胞的凋亡，从而进一步加剧泪膜的不稳定性。由于支持眼表的感觉神经末梢长期受到炎症因子的作用，可导致角膜敏感性降低。此外，SS 还会导致角膜细胞分泌胶原酶、弹性蛋白酶，导致上皮粗糙、缺损，甚至基质融解。

三、临床表现

SS 起病缓慢，初始症状常为关节痛、皮疹、不规则低热，少数患者表现为高热，可达 39 ℃。其中，关节痛为 pSS 较常见的临床首发症状，故临床上常误诊为类风湿性关节炎。此外，28.6%~72.5% 儿童 pSS 首发症状为反复腮腺肿大，应及时行相关实验室检查，避免漏诊。

（一）眼部表现

1. SS 相关干眼

（1）症状：干眼是 SS 最突出的眼部表现。SS 相关干眼的症状包括眼干（发生于超过 95% 的 SS 患者）、眼痒、异物感、眼疲劳、眼睑坠重感、黏液分泌物过多、畏光、泪液减少或眼痛。同时，患者可能主诉出现视觉症状，如视力下降、视觉功能障碍、对比敏感度下降或视物模糊。空调环境、干燥气候、暴露于烟雾环境及使用抗胆碱能作用药物可能会加剧眼部症状。

（2）体征：SS 相关干眼的临床特点为泪液分泌量显著降低，接近于 0，泪河明显变浅，泪液混杂多量固体杂质，睑板腺开口堵塞、角化，睑酯性状差，角膜上皮粗糙、缺损。严重者可见球结膜失去光泽、水肿、充血，甚至角膜上反复出现黏液丝状分泌物、下方角膜的浅层点状角膜炎（图 3-2-9-1），严重者可出现全角膜点状角膜炎和角膜上皮缺损、角膜溃疡和融解。

眼科检查：角结膜染色、泪膜破裂时间检查及 Schirmer 试验往往呈阳性，Schirmer 试验常为双眼小于 5mm/5min 甚至为 0。SS 患者的睑板腺功能障碍（meibomian gland dysfunction，MGD）发生率高于正常人群，并且大多数患者有超过一半的睑板腺组织学破坏。

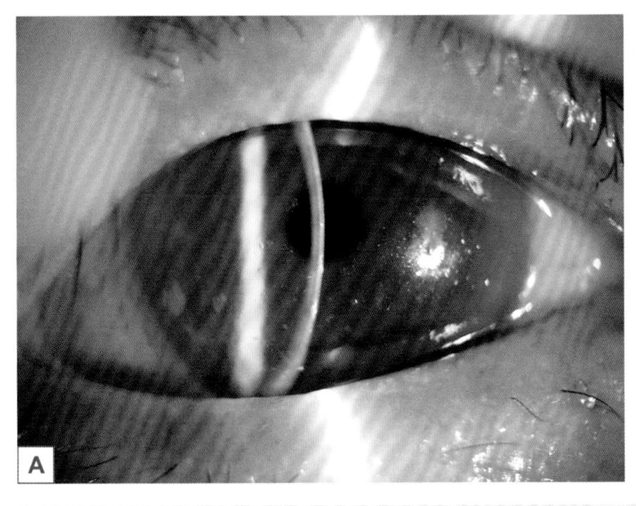

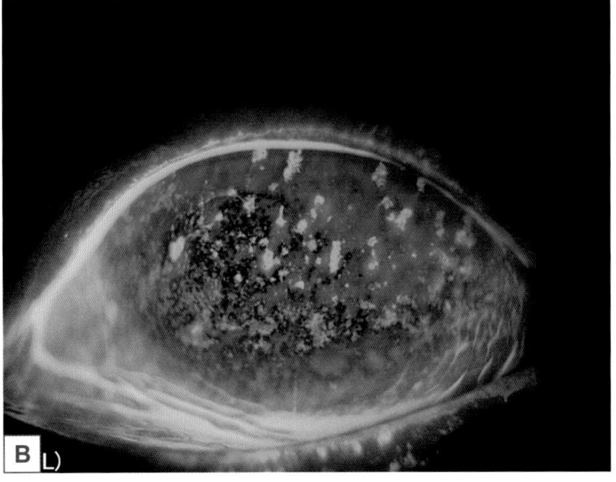

图 3-2-9-1　类风湿相关干眼

图 A　左眼结膜轻度充血，角膜表面干燥，可见多处黏液丝状分泌物，伴角膜上皮损伤
图 B　同一眼角膜荧光素钠染色可见上皮大量点状着染，部分融合，伴黏液丝状分泌物着染

2. SS相关角巩膜病变 在严重病例中，SS患者可表现出角巩膜病变，病变位置多变，且不规则，表现为角膜中周部变薄（图3-2-9-2）、浸润、硬化性角膜炎、沟槽或者潜掘状的角膜溃疡（图3-2-9-3），病情进展者甚至可出现旁中央角膜基质融解、角膜穿孔（图3-2-9-4）。

部分患者可合并虹膜睫状体炎、坏死性、弥散性、结节性巩膜炎、巩膜融解、后葡萄膜炎及脱髓鞘性视神经病变。

（二）口腔表现

唾液腺包括腮腺、颌下腺、舌下腺、唇腺、舌腺等，是pSS常见受累部位之一。唾液腺分泌减少可导致口干、吞咽食物困难，尤其在进硬质或干质固体食物时常需饮水。70%~80% pSS患者有口干症状。在SS的慢性病程中，因唾液缺乏常常导致患牙周炎、龋齿及形成猖獗龋的概率增加。口腔黏膜出现溃疡或继发感染时，还可能伴有口腔霉菌感染。严重者可表现为舌痛，导致舌头萎缩、裂开甚至溃烂。

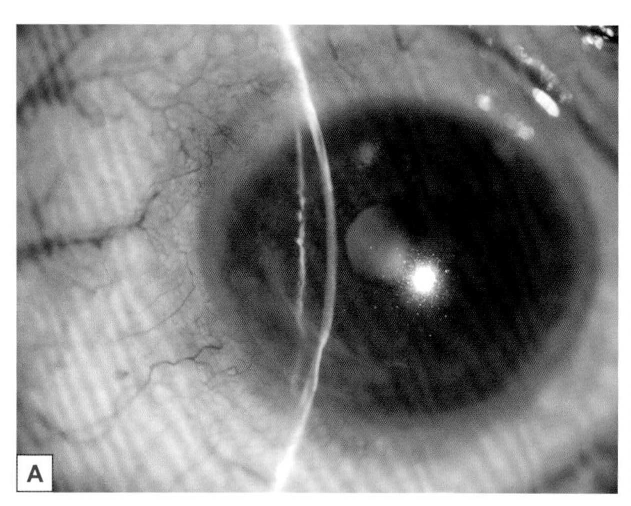

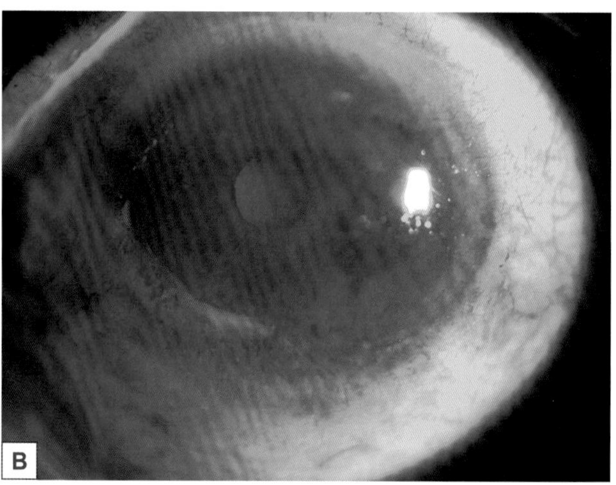

图3-2-9-2 周边角膜变薄

图A 左眼角膜鼻下方6点~9点位周边角膜变薄，呈沟槽状

图B 同一眼角膜荧光素染色显示荧光素在沟槽中积存，染色阴性

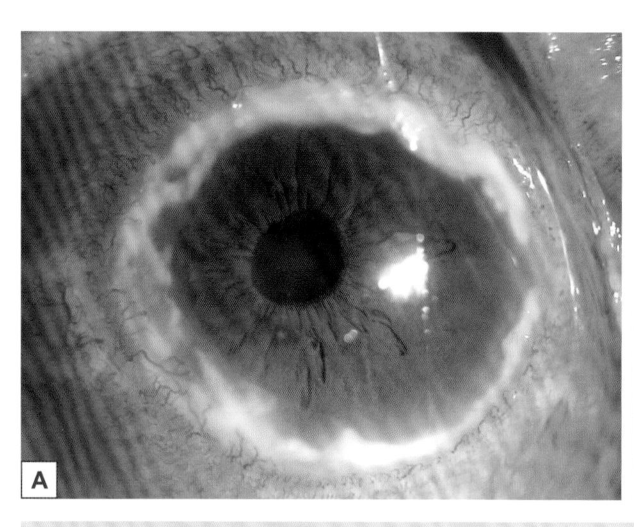

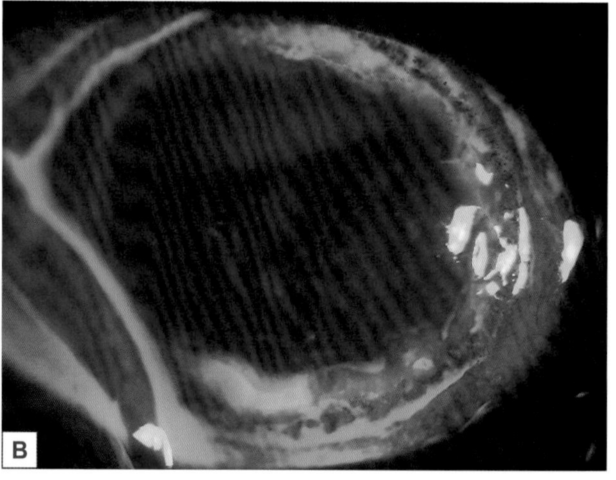

图3-2-9-3 周边角膜浸润溃疡

图A 左眼结膜混合充血，近全周角膜黄白色浸润，部分呈沟槽状改变，伴浅层网状新生血管长入

图B 同一眼角膜荧光素染色示12点~1点及6点~7点位角膜上皮缺损，染色阳性

（三）腺体外系统受累表现

约 10%pSS 有血管炎，主要特征以小血管炎为主，其中危及生命的血管炎主要与冷球蛋白血症相关。30%~40%pSS 有皮肤黏膜损害，表现为皮肤干燥、脱屑、光过敏等。约 80%pSS 可有轻度、一过性关节痛，而影像学检查多为正常。约 50%pSS 可出现关节痛症状，特点为呈慢性、复发性，以累及手关节多见。部分患者呼吸系统受累，以呼吸道症状为首发表现，常见症状为咳嗽、活动后气促、呼吸困难等。约 40%pSS 可发生不同类型的肾脏病变，通常以肾小管间质损害为主，多表现为慢性间质性肾炎、肾小管酸中毒、肾性糖尿病和肾结石等。约 25% 患者有肝功能受损、脾大、谷丙转氨酶水平升高，甚至黄疸等消化系统表现。部分患者可有胃食管反流、萎缩性胃炎等表现。pSS 患者最常见的并发症为 B 细胞淋巴瘤，其患病风险是正常人群的 44 倍，其中以 B 细胞非霍奇金淋巴瘤为主。部分患者可出现血细胞减少，其中以白细胞轻度减少最常见，以血小板减少最顽固，但通常患者无自觉症状。除此之外，pSS 患者也常合并神经系统病变，中枢神经系统和周围神经系统均可累及，但以后者居多，占 10%~20%。主要表现为脱髓鞘病变、神经组织炎症性血管病变引起的认知障碍、偏盲、失语、偏头痛、共济失调等。

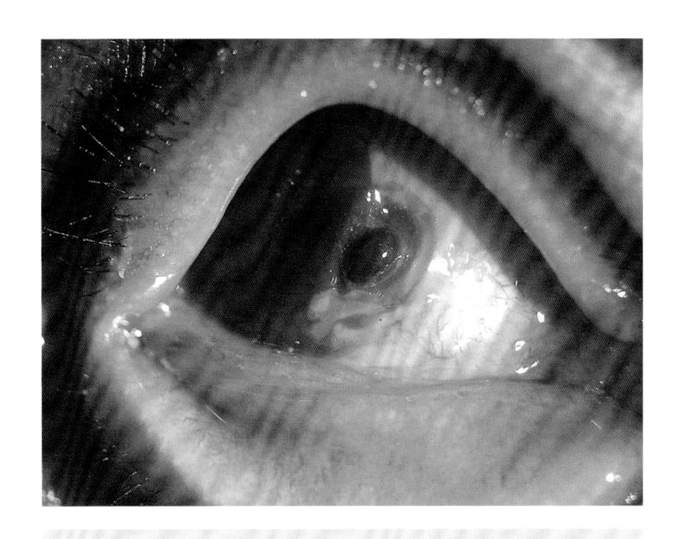

图 3-2-9-4 类风湿相关角膜穿孔 羊膜移植术后

右眼鼻侧角膜可见穿孔，虹膜嵌顿，鼻侧周边角膜可见未吸收羊膜，角膜表面干燥，中下方可见丝状物

四、诊断与鉴别诊断

（一）2002 年 SS 国际分类诊断标准［美国-欧洲共识小组（AECG）标准］

1. 诊断标准 见表 3-2-9-1。

表 3-2-9-1 SS 诊断标准（2002 年 AECG 标准）

Ⅰ口腔症状	每日感口干持续 3 个月以上 成年后腮腺反复肿大或持续肿大 吞咽干性食物需要用水帮助
Ⅱ眼部症状	每日感到不能忍受的眼干持续 3 个月以上 有反复的沙子进眼或磨眼感觉 每日需用人工泪液
Ⅲ眼部特征	Schirmer Ⅰ试验（+）（≤5mm/5min） 角膜染色（+）（van Bijsterveld 计分法≥4）
Ⅳ组织学检查	唇腺病理示淋巴细胞灶≥1（指 4mm^2 组织内至少有 50 个淋巴细胞聚积于唇腺间质者为 1 个灶）
Ⅴ唾液腺受损	唾液流率（+）（≤1.5mL/15min） 腮腺造影（+） 唾液腺放射性核素检查（+）
Ⅵ自身抗体	抗 SSA 抗体/抗 SSB 抗体（+）

2. 排除标准 头颈面部放疗史，丙型肝炎病毒感染，艾滋病，淋巴瘤，结节病，移植物抗宿主病，抗乙酰胆碱药的应用（如阿托品、莨菪碱、溴丙胺太林、颠茄等）。

3. 同时满足排除标准、无任何潜在疾病、符合表中Ⅰ~Ⅵ条中的 4 条或 4 条以上（包括Ⅳ和/或Ⅵ阳性）

或Ⅲ~Ⅵ 4 条中任意 3 条阳性者，可诊断为 pSS。同时满足排除标准、患有潜在的任一结缔组织病、符合Ⅰ、Ⅱ中任意 1 条和Ⅲ、Ⅳ、Ⅴ中任意 2 条者，可诊断为 sSS。

（二）2016 年 pSS 分类诊断标准［由美国风湿病学会（ACR）和欧洲抗风湿病联盟（EULAR）制定，该标准敏感性为 96%，特异性为 95%］

1. 纳入标准患者有眼干和或口干症状，合并下列至少 1 项阳性者：①每日感到不能忍受的眼干，持续 3 个月以上；②眼中反复沙砾感；③每日需用人工泪液 3 次或 3 次以上；④每日感到口干，持续 3 个月以上；⑤吞咽干性食物需频繁饮水帮助。

2. 排除标准患者出现下列疾病应予以排除：①头颈部放疗史；②活动性丙型肝炎病毒感染；③艾滋病；④结节病；⑤淀粉样变性；⑥移植物抗宿主病；⑦IgG4 相关性疾病。

3. 同时满足纳入标准、排除标准及下列 5 项评分总和≥4 分者（表 3-2-9-2），可诊断为 pSS。

表 3-2-9-2 pSS 诊断标准（2016 年 ACR/EULAR 诊断标准）

项目	分值
唇腺灶性淋巴细胞浸润，且灶性指数≥1 个灶/4mm²	3
血清抗 SSA 抗体阳性	3
至少单眼角膜染色计分（OSS）≥5 分或 van Bijsterveld 评分≥4 分	1
至少单眼泪液分泌试验（Schirmer 试验）≤5mm/5min	1
未刺激的全唾液流率≤0.1mL/min（Navazesh 和 Kumar 测定法）	1

常规使用胆碱能药物者应充分停药后再行上述后 3 项检查

（三）疾病活动度评估

临床常用 EULAR 干燥综合征患者报告指数（EULAR Sjögren Syndrome Patient Reported Index，ESSPRI）和 EULAR 干燥综合征患者疾病活动指数（EULAR Sjögren Syndrome Disease Activity Index，ESSDAI）两项指标评估 pSS 疾病活动度。ESSPRI 是一种运用视觉模拟量表方法的患者管理问卷，主要通过口-眼干、关节肌肉疼痛和疲劳程度三个代表性症状来评估疾病活动及其严重程度。ESSDAI 主要从 12 个方面评估该疾病的全身各系统并发症，根据受累器官数目、严重性来计算，在某一时间点判断 pSS 的进展或稳定，可以作为选择治疗药物的依据。

（四）鉴别诊断

1. IgG_4 相关性疾病　主要表现为泪腺和唾液腺肿大、肺结节、间质性肺炎等。男女发病率无明显差别，口干、眼干、关节痛比例较低。血清检查 IgG_4 水平升高可以鉴别。

2. 非自身免疫疾病的干眼　维生素 A 缺乏、睑板腺功能障碍、老年、性激素水平减低均可导致干眼，糖尿病、药物性、老年性外分泌腺体功能下降也可导致口干，需要根据病史及具体各种疾病特点加以鉴别。

五、治疗

目前 SS 尚无根治之法，一般为支持和对症治疗。对于 sSS 患者，应首要对其全身性疾病进行治疗。中医药制剂如白芍总苷、雷公藤等在改善 SS 患者干燥症状、提高免疫力方面也具有独特的优势。

（一）眼部治疗

1. SS 相关干眼　SS 相关干眼尚无针对性治疗方法，临床中使用的治疗方案主要是沿用治疗干眼的方法。SS 相关干眼多为中重度干眼，治疗目标主要为控制病情、缓解症状及减少并发症。

（1）药物治疗

1）基础治疗：SS 相关干眼的一线治疗药物为人工泪液，以不含防腐剂制剂为优。临床上，可根据患者干眼的严重程度、类型、经济条件等进行个性化选择。轻度干眼患者可选用黏度较低的人工泪液，中重度者可选用黏度较高的人工泪液。对经常规药物治疗无效而角膜上皮愈合不佳者，20%~100% 浓度的自体血清有着良好的效果。

2）抗炎治疗：SS 相关干眼的治疗目的在于控制眼表炎症和改善眼表稳态。对眼表炎症较重者，可短期局部使用非甾体药物或糖皮质激素。因糖皮质激素存在诱发白内障、眼压增加和眼表感染的风险，故使用原则为低浓度、短时间，炎症控制后需停止使用，不宜长期使用。对需要长期使用抗炎药物患者，可使用免疫抑制剂如 0.05% 环孢素滴眼液、0.1% 他克莫司滴眼液作为激素的联合用药或替代药物，具有不良反应少、安全性高的特点，相当部分患者需要长期使用局部免疫抑制剂，可逐渐减少用药浓度和频率，以最低剂量维持眼表稳态。

3）促分泌治疗：对局部人工泪液及泪道栓植入效果欠佳者，可使用刺激泪液分泌药物，如 P2Y2 受体激动剂地夸磷索钠滴眼液等。全身口服环戊硫酮（茴三硫）、毛果芸香碱、新斯的明等，也可提高局部泪液分泌。

（2）保存泪液治疗

1）泪道栓：泪道栓主要通过机械性堵塞泪道减少泪液流失、保存泪液，以达到治疗干眼或者减少人工泪液用量的目的。对频繁使用人工泪液、不耐受人工泪液或泪点较大者，在排除泪道疾病、严重眼表炎症等情况下，可以首选泪道栓治疗。

2）湿房镜：湿房镜可以通过形成相对密闭的空间来减缓眼表泪液蒸发，增加眼周湿度和温度，以及保护角膜免受风、灰尘和其他刺激物的伤害。对眼睑闭合不全、易受过敏原刺激、长时间处于干燥等环境中工作的人群，可以考虑配戴湿房镜来改善症状与体征。

3）巩膜镜：巩膜镜由于特殊的曲率设计，不仅可以湿润眼表，还可减轻接触镜对角膜的机械性损伤和矫正不规则散光，对药物疗效不佳的重度干眼或高度角膜不规则的干眼患者，巩膜镜是一个良好选择。

（3）物理治疗

1）睑缘清洁：睑缘深度清洁有助于祛除睑缘菌落、碎屑、堵塞睑板腺开口的分泌物，从而改善睑板腺开口堵塞及有助于睑酯的分泌。目前，睑缘清洁湿巾、清洁液及睑缘清洁仪均有成品化的商品用于临床治疗。

2）热敷：有研究表明，对睑板腺功能障碍者，40℃温度热敷 5 分钟可增加泪膜脂质层厚度 >80%。热敷有助于软化睑酯、皮肤，扩张睑板腺开口，有助于降低睑酯排出阻力，使其顺利排出，从而增加泪膜脂质层厚度。

3）睑板腺按摩：目前，睑板腺手法按摩尚未标准化，但其最终目的为疏通阻塞的睑板腺、促进睑酯流出，从而恢复正常的睑板腺功能。相比传统热敷按摩，睑板腺功能障碍治疗装置——热脉动治疗能更好地改善患者睑板腺分泌情况。此外，睑板腺功能障碍干眼患者还可以通过强脉冲光联合睑板腺按摩治疗来有效地缓解干眼症状。

4）手术治疗：对合并结膜松弛者，可行结膜松弛矫正术来改善泪膜稳定性。对重度干眼引起的角膜上皮缺损或角膜溃疡，羊膜移植术具有良好的疗效。对合并眼睑闭合不全或角膜溃疡经久不愈者，可以考虑行睑缘缝合术。

5）其他：对于轻度、偶发者，可通过改变环境和日常生活活动来控制。避免服用可减少泪液分泌的全身药物，如抗组胺剂、具有抗胆碱能作用的镇静剂，有助于维持充足的泪液分泌。避免吸烟和保持健康饮食，补充 omega-3 必需脂肪酸可以减少干眼的严重程度。最后，控制与降低眨眼频率相关的某些日常活动（如长时间阅读或使用视频终端）可以减轻或有助于控制症状。

2. SS 相关角巩膜病变

（1）药物治疗

1）局部免疫抑制剂：对控制自身免疫反应、减少并发症发生、降低复发率及手术效果的维持有重要意义。常用 0.1% 他克莫司滴眼液或 1% 环孢素滴眼液，每日 2~4 次。

2）局部糖皮质激素：酌情使用妥布霉素地塞米松滴眼液或 0.1% 氟米龙滴眼液，每日 2~4 次，逐渐减量，晚间涂妥布霉素地塞米松眼膏 1 次。注意对有溃疡及角膜明显变薄患者，应谨慎使用局部糖皮质激素滴眼液。

（2）物理治疗：严重眼表干燥、角膜融解变薄患者，在排除感染因素后可配戴绷带镜，戴镜期间需预防性使用 0.5% 左氧氟沙星滴眼液，每日 1~4 次。

（3）手术治疗

1）角膜溃疡药物保守治疗无效者，如溃疡灶位于周边，首选生物胶辅助单层或多层羊膜移植术。

2）对角膜组织破坏严重、基质融解范围大、后弹力层膨出或者穿孔的患者，在彻底清创的基础上，可优先选择生物胶辅助单层/多层羊膜移植术，联合板层角膜移植术（图 9-5）。尽量避免穿透性角膜移植术。

3）对巩膜融解者，药物治疗无效常需行羊膜移植/巩膜移植。

术后需继续使用免疫抑制剂、糖皮质激素及人工泪液等，并密切随访观察眼表状况。

3. 典型病例　患者女，68 岁，因“左眼反复眼红、眼痛 10 年余，伴视力下降 10 天”就诊，类风湿病史 30~40 年。

眼部检查如图 3-2-9-5 所示。

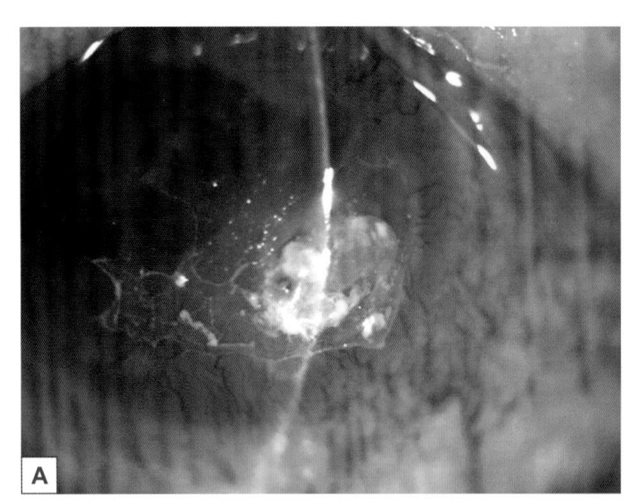

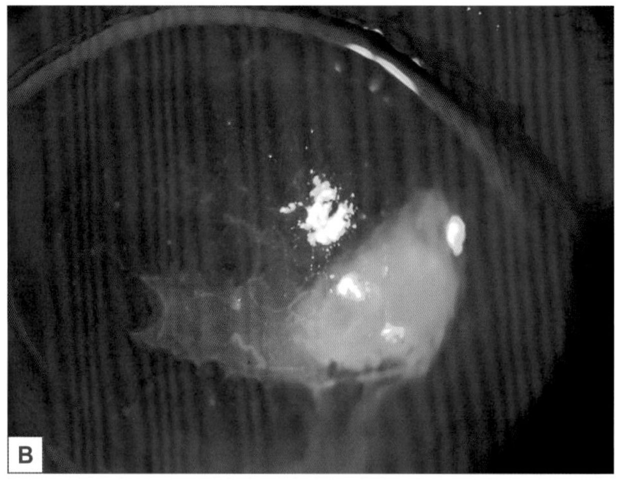

图 3-2-9-5　类风湿相关周边角膜穿孔

图 A　左眼混合充血，颞下方可见角膜融解灶 3mm × 6mm，伴后弹力层膨出、分泌物附着，溃疡灶下方见 0.5mm × 0.5mm 穿孔处棕色色素附着，基质呈现灰白色水肿

图 B　同一眼角膜荧光素钠染色可见浸润穿孔处及下方中周部均着染，余角膜散在点状着染伴丝状物着染

辅助检查见图 3-2-9-6。

诊断：左眼类风湿相关周边角膜穿孔，给予 1% 他克莫司滴眼液、氧氟沙星眼膏、硫酸软骨素滴眼液以及行生物胶辅助板层角膜移植联合羊膜覆盖术。

术后角膜变化如图 3-2-9-7 所示。

（二）全身系统性治疗

1. 口腔　轻度口腔干燥者可使用非药物刺激唾液腺分泌，如木糖醇、无糖口香糖等；中重度者可口服毒蕈碱激动剂，如毛果芸香碱或西维美林；严重者则可使用人工涎液替代治疗。建议患者保持口腔清洁，勤漱口，停止吸烟、饮酒及避免服用引起口干的药物如阿托品等，并且定期进行口腔健康检查和护理，以预防牙周病的发生。

2. 腺体外系统　出现皮肤病变者可局部或全身使用糖皮质激素，必要时可联合硫唑嘌呤、吗替麦考酚酯或甲氨蝶呤等免疫抑制剂使用。出现单纯关节痛者可以使用非甾体药物如布洛芬等镇痛；关节炎、肌炎者可给予羟氯喹 <6.5mg/（kg·d）口服，亦可给予糖皮质激素、甲氨蝶呤等免疫抑制剂口服；效果欠佳者可考虑 B 细胞靶向生物制剂如利妥昔单抗等改善病情。对合并间质性肺病者，轻症密切观察，重症或病情进展快者可局部或全身使用糖皮质激素、免疫抑制剂等治疗。患有肾小管间质性肾炎者可进行肾穿刺，

A

序号	项目	英文简称	结果		提示参考区间	单位
1	超敏C反应蛋白测定	CRP-hs	6.12	↑	<5.0	mg/L
2	抗链球菌溶血素O测定	ASO	44.0		0-116.0	IU/mL
3	类风湿因子测定	RF	109.6	↑	<20	U/mL

B

序号	项目	英文简称	结果		提示参考区间	单位
1	血沉(魏氏法)	ESR	27.0	↑	成年女：0-20	mm/h

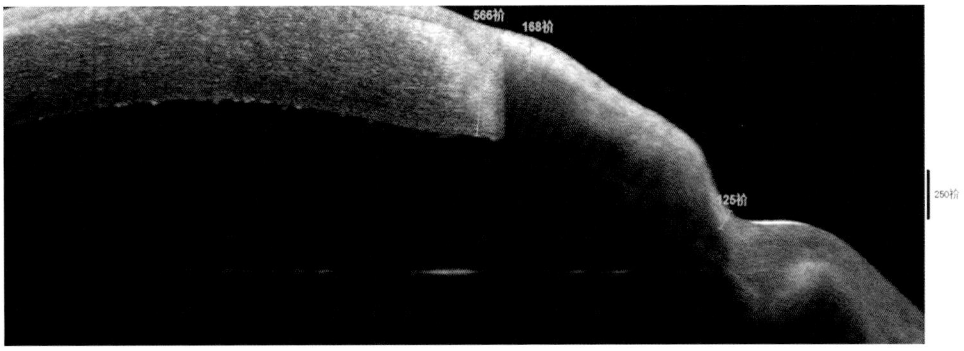

C

图 3-2-9-6　该患者实验室与眼科影像学检查

图 A、B　免疫相关实验室检查提示血沉：27.0mm/h↑，类风湿因子测定：109.6U/mL↑，超敏C反应蛋白测定：6.12mg/L↑

图 C　左眼 OCT 分别示角膜溃疡灶近穿孔处角膜明显变薄，最薄点为约 125μm

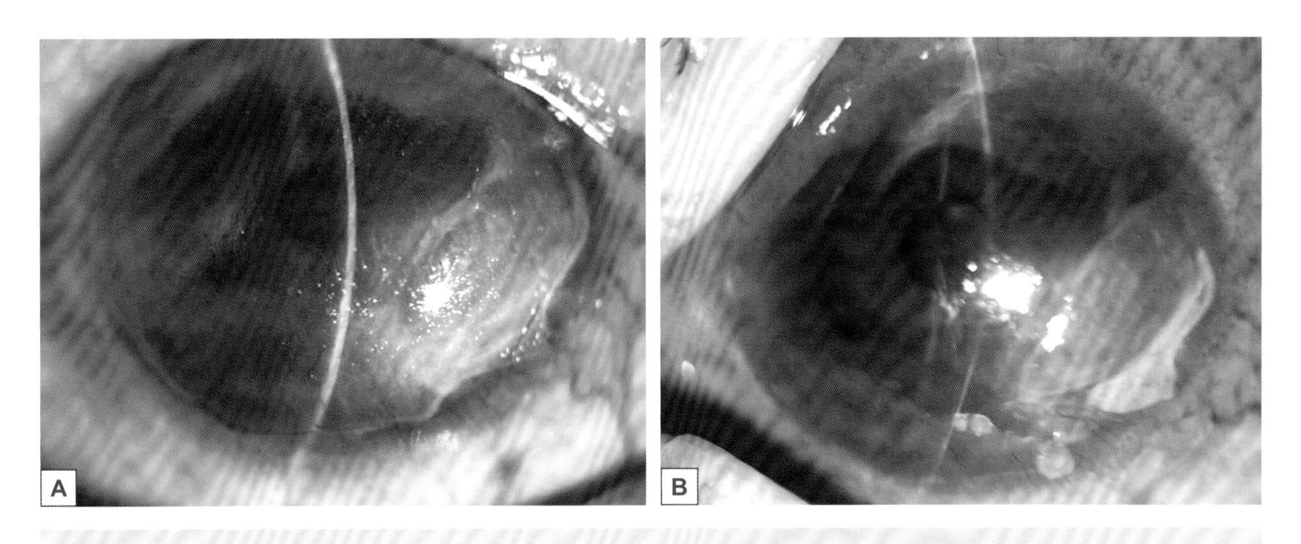

图 3-2-9-7　术后眼部检查

图 A　术后第 4 天，左眼羊膜、角膜植片平附在位，植片、植床基质轻度水肿

图 B　术后第 10 天，拆除羊膜缝线，角膜植片在位，周边见少许未溶解羊膜贴附，角膜上皮光滑

根据病变活动程度予以相应治疗。血小板严重减低、溶血性贫血时可给予糖皮质激素治疗，严重者可联合免疫抑制剂，反复治疗效果欠佳者可使用大剂量免疫球蛋白静脉注射或 B 细胞靶向生物制剂治疗。出现神经系统症状者可根据严重程度选择糖皮质激素、免疫抑制剂、血浆置换、利妥昔单抗等进行针对性治疗。

（三）预后

病变局限于泪腺、唾液腺、皮肤黏膜者预后相对较好，存在内脏损害者经正规治疗后多数可以控制病情。预后不良因素包括出现肺功能不全、中枢神经病变、肾小球肾炎、冷球蛋白血症、合并恶性淋巴瘤和合并血管炎者。

（曾庆延）

第十节 移植物抗宿主病眼部表现

一、病因与流行病学

移植物抗宿主病(graft-versus-host disease,GVHD)是异基因造血干细胞移植(allo-HSCT)术后常见且严重的并发症,是累及多个器官和组织的综合征。2014年,美国国立卫生研究院(NIH)共识会议根据临床表型将GVHD分为急性和慢性两个类别。急性GVHD主要累及皮肤、胃肠道和肝脏,偶尔也发生在口腔黏膜和眼部。急性眼部GVHD(ocular graft-versus-host disease,oGVHD)相对罕见,在造血干细胞移植(HSCT)患者中发病率约为7.2%。慢性GVHD是一种复杂的免疫介导的疾病,以组织炎症和纤维化为特征,可靶向皮肤、肺、肝脏、胃肠道、口腔、生殖器、眼部等多个器官,在接受HSCT的患者中发生率可高达30%~70%,通常发生在HSCT后第一年。据报道,慢性oGVHD的发病率为40%~60%,oGVHD在亚洲发病率较低,约1/3的患者受到影响。高达60%~90%的慢性GVHD患者可表现出oGVHD症状。

oGVHD发病的危险因素包括从女性捐赠者向男性接受者移植、既往急性GVHD病史、糖尿病、EB病毒血清阳性供体、非白种人、缺乏抗胸腺细胞球蛋白预防等。此外,研究发现与接受脐带血干细胞移植的患者相比,接受外周血干细胞移植或骨髓移植的慢性GVHD患者中严重干眼的发生率更高。移植术后发生GVHD需具备三个条件:①供体移植物必须具有免疫活性的可向宿主发起免疫攻击的淋巴细胞;②宿主必须含有移植物中所没有的异己组织相容性抗原;③宿主受到免疫抑制,无力对移植物发动一个有效的免疫攻势。

二、发病机制

急性和慢性GVHD都是免疫介导的疾病,其特征是多种免疫细胞参与,包括巨噬细胞、自然杀伤细胞、B细胞和T细胞。T细胞在GVHD发病机制中起着关键作用,因为急性和慢性GVHD都是由供体$CD4^+$和$CD8^+$T细胞介导的针对宿主抗原的免疫反应驱动的。这种T细胞反应是由宿主和供体抗原表达的差异驱动,包括人类白细胞抗原(HLA)和非HLA多态性的不匹配,HLA不匹配的程度与GVHD的严重程度相关。在HLA匹配的HSCT中,次要组织相容性抗原(miHA)多态性在GVHD诱导中起重要作用。已证明,特异性miHA可以影响急性GVHD的表型和靶器官。

(一) 急性眼部GVHD

急性GVHD眼部受累比较少见,泪腺和结膜活检显示为细胞介导的炎症反应。表现为假膜性结膜炎的患者结膜组织中存在T淋巴细胞、炎症细胞和纤维样物质沉积。急性GVHD发病主要受主要组织相容性复合体的不匹配影响,其中也包含编码组织抗原的基因。

(二) 慢性眼部GVHD

慢性GVHD的发病机制目前认为可能与以下几方面有关:T细胞活化及Treg数量减少,$CD4^+$T细胞阴性选择缺失,B细胞失调,细胞因子失衡。

关于眼部慢性GVHD发病机制研究较少,与其他器官的慢性GVHD一样,慢性oGVHD以T细胞介导的炎症损伤为特征。T细胞浸润泪腺、眼睑、角膜、结膜引发免疫炎症级联反应,包括诱导细胞凋亡、免疫细胞募集、炎性细胞因子和趋化因子的产生。这些变化导致组织损伤及oGVHD特征性症状和体征:干燥性角膜结膜炎、结膜瘢痕、干涩和异物感。

三、临床表现

(一) 急性眼部GVHD

眼痛和流泪是急性oGVHD的主要主诉。急性oGVHD的严重程度与全身性疾病的严重程度相关,疾病早期结膜受累是较高死亡率的预后因素。结膜受累典型表现为假膜性或出血性结膜炎,也可表现为结膜充血或结膜水肿等不太严重的形式(表 3-2-10-1)。尽管结膜炎程度不同,但在存在全身 GVDH 的情况下,轻度结膜充血高度提示 oGVHD。假膜性结膜炎是全身受累的标志,其中 1/3 的患者还伴有角膜上皮脱落。持续性角膜上皮病变是严重干眼的并发症,可导致角膜溃疡(感染性或非感染性)。另外,急性 oGVHD 可能导致严重的干眼,虽然干眼在慢性 oGVHD 中更为常见。

表 3-2-10-1 急性 oGVHD 结膜炎分级

分级	症状	分级	症状
0	无结膜炎症状	3	假膜性结膜炎
1	结膜充血	4	假膜性结膜炎伴角膜上皮脱落
2	结膜充血伴浆液性水肿		

(二)慢性眼部 GVHD

眼部 GVHD 最常表现为慢性,主要是由眼表炎症损伤和纤维化引起,几乎所有的眼表结构,如角膜、结膜、眼睑、泪腺、睑板腺和泪道系统均可受累。

1. 症状 慢性 oGVHD 与其他眼表自身免疫性疾病有一定相似性,没有特异性的临床症状或体征(在某些情况下,与急性 oGVHD 相似),通常临床症状与干眼相似,包括眼干、异物感、眼痒、眼红、眼痛、烧灼感、畏光、流泪、视物模糊等。

2. 体征

(1)角膜:干眼综合征/干燥性角膜结膜炎(keratoconjunctivitis sicca,KCS)是最常见的眼部并发症,发生率为 40%~60%。KCS 引起的角膜体征包括点状角膜炎、上皮糜烂、丝状角膜炎(图 3-2-10-1),并可以进一步恶化引起继发性感染,溃疡不愈合(图 3-2-10-2)、基质变薄和融解、角膜缘干细胞缺乏和新生血管,以及角膜穿孔(图 3-2-10-3)。

(2)结膜:结膜受累发生在约一半患者中,是 GVHD 全身严重受累的标志。较轻的病例表现为结膜充血水肿或累及睑结膜和球结膜的慢性结膜炎。其他较为少见的表现包括伴有穹窿部闭塞的瘢痕性结膜炎、瘢痕性睑内翻、睑球粘连、眼睑强直和眼睑闭合不全等,可进展为结膜角化和泪点闭塞。表 3-2-10-2 为慢性 GVHD 结膜炎分级。40% 的慢性 oGVHD 病例中出现上睑板下纤维化并伴有眼表上皮病变加重,被认为对 oGVHD 具有诊断价值。部分患者还可出现上方边缘性角结膜炎(SLK),其特征为上睑结膜和上

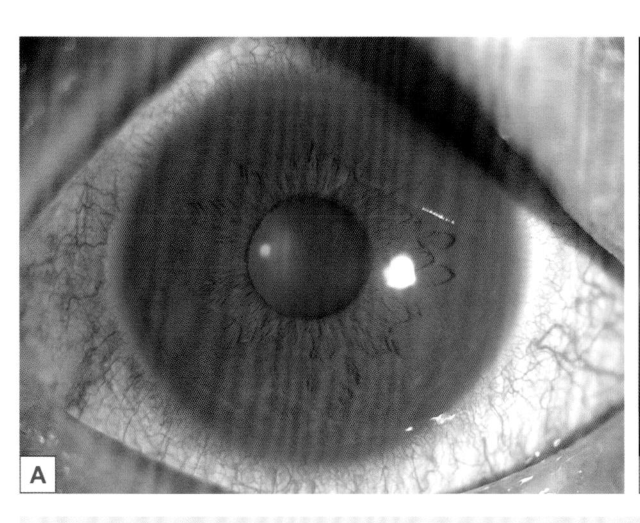

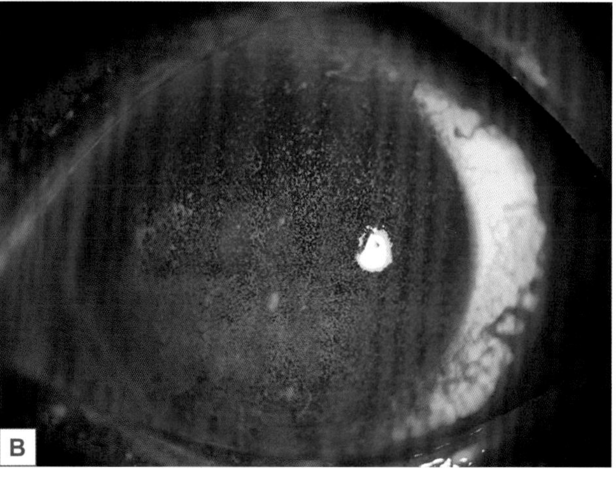

图 3-2-10-1 眼部 GVHD 引起角膜上皮病变

图 A 造血干细胞移植术后 2 年,结膜中重度充血,角膜上皮缺损

图 B 为同一患者的角膜荧光素钠染色

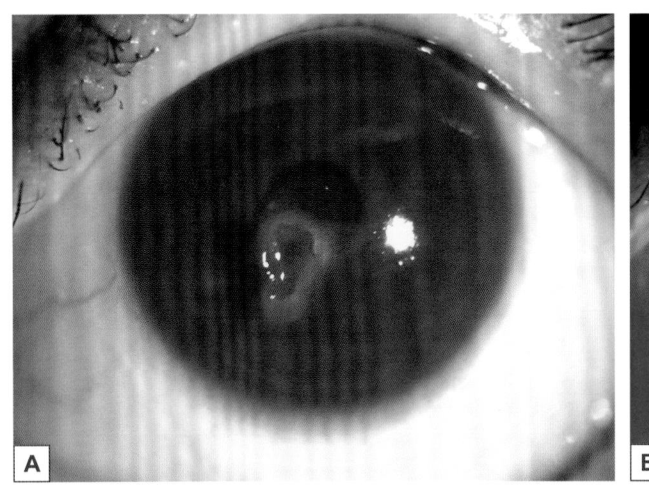

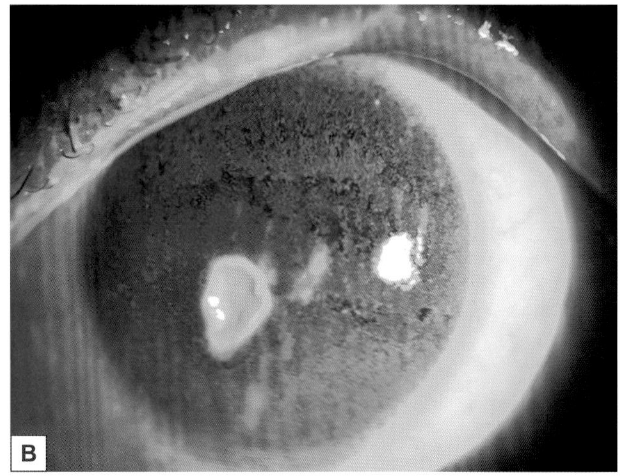

图 3-2-10-2 眼部 GVHD 引起角膜溃疡
图 A 造血干细胞移植术后 1 年,角膜基质溃疡
图 B 同一患者的角膜荧光素钠染色

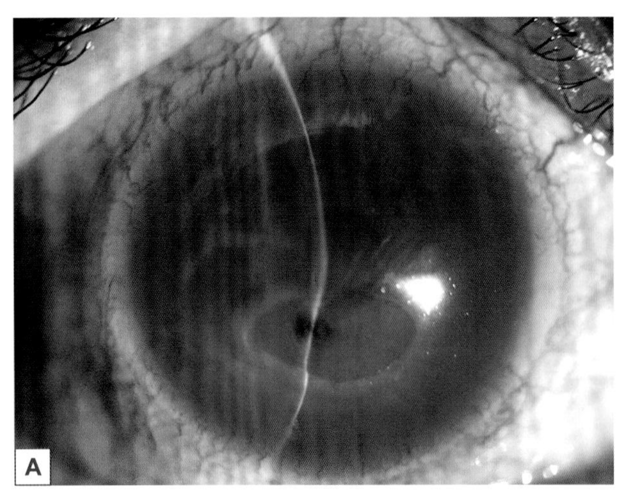

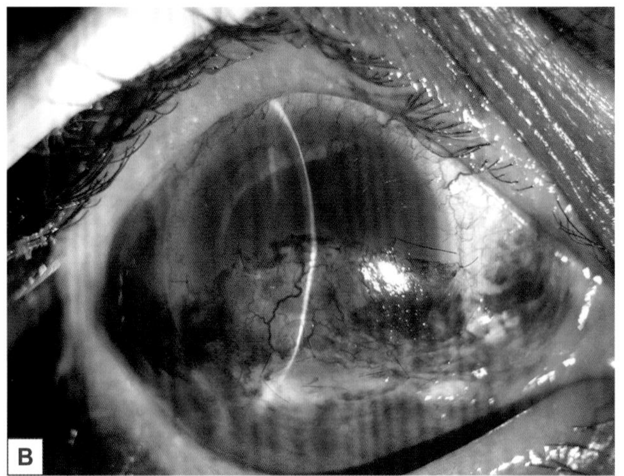

图 3-2-10-3 眼部 GVHD 引起角膜穿孔
图 A 造血干细胞移植术后,出现角膜溃疡穿孔
图 B 为同一患者角膜穿孔修补联合部分 LKP 后

表 3-2-10-2 慢性 oGVHD 结膜炎分级

分级	症状
0	无结膜炎症状
1	结膜充血
2	睑结膜纤维血管化改变,伴或不伴上皮缺损
3	睑结膜纤维血管化改变占总表面积的 25%~75%
4	睑结膜纤维血管化累及 75% 以上,伴或不伴瘢痕性睑内翻

球结膜的炎症和着色，以及上角膜缘上皮病变。据报道，结膜受累预示着总体生存预后较差，因而应关注GVHD中是否存在结膜征象。

（3）睑板腺：随着病程进展，睑板腺受到快速的侵袭和破坏，炎症细胞浸润、腺体萎缩、导管上皮过度角化和上皮下基质纤维化引起睑板腺功能障碍（MGD），导致泪膜不稳定，加重干眼。在oGVHD中，MGD的患病率为47.8%~68.4%。此外，还可存在睑缘不规则、血管充血、腺口堵塞及皮肤黏膜交界区移位。据报道，47%~63%的慢性GVHD患者患有MGD相关性后睑缘炎，与其KCS症状的严重程度显著相关。

（4）泪腺及其他眼表组织：泪腺受累是oGVHD泪液缺乏的主要原因。此外，由于睑结膜慢性炎症、眼睑萎缩性改变、角化和瘢痕改变引起眼睑异常，包括眼睑闭合不全、睑内翻、倒睫及较为少见的睑外翻等（图3-2-10-4）。眼睑皮肤可能出现硬皮病样皮肤损伤、色素沉着、白癜风、皮炎等。

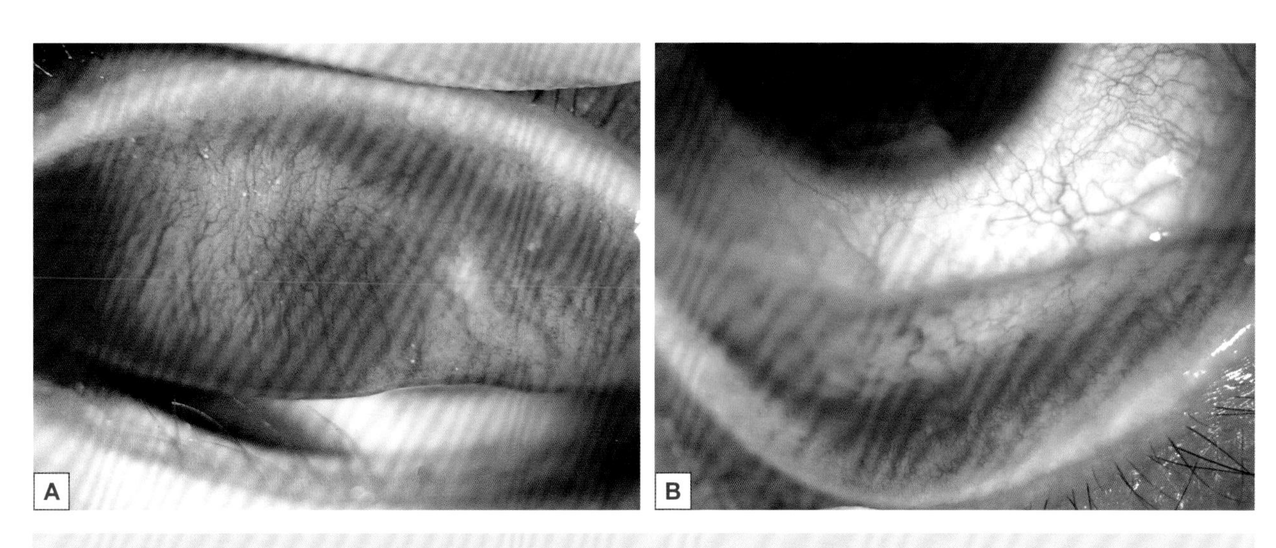

图3-2-10-4　眼部GVHD引起结膜病变

图A、B　示造血干细胞移植术后3年，结膜充血伴瘢痕形成

（5）其他：慢性oGVHD主要累及眼表，其他不常见的症状包括白内障、青光眼、葡萄膜炎、后巩膜炎、视神经水肿、浆液性视网膜脱离、中心浆液性脉络膜视网膜病变、视网膜微血管病变和感染性视网膜炎（巨细胞病毒性视网膜炎）。其中，白内障、青光眼被认为可能与长期使用激素相关。目前尚不清楚眼后节病变是否为oGVHD并发症，还是与免疫抑制药物治疗相关。

四、诊断与鉴别诊断

（一）急性眼部GVHD

可依据骨髓移植病史及移植术后眼部，尤其是眼表的急性临床表现确诊。眼表的急性临床表现中，常见症状有眼红、干涩、磨痛、异物感、畏光、流泪、视力下降、眼睑皮肤色素沉着、分泌物增多等；常见体征有结膜充血、假膜性结膜炎、出血性结膜炎、结膜角膜上皮缺损、角膜溃疡甚至角膜穿孔。

（二）慢性眼部GVHD

眼部慢性GVHD至今还没有明确的诊断标准，国际会议推荐使用Schirmer Ⅰ试验（无表面麻醉）加一个独特表征，分为如下两种情况：①Schirmer Ⅰ试验≤5mm/5min，再加上一或多个器官受累（尤其是涉及结膜和腺体，如结膜囊活组织检查示淋巴细胞浸润、淋巴细胞分泌因子出现、卫星灶、基底膜空泡形成、杯状细胞密度降低、上皮细胞衰减或坏死、鳞状上皮化生等），可诊断为眼部慢性GVHD；②Schirmer Ⅰ试验为6~10mm/5min，再加上新发干眼，可诊断为眼部慢性GVHD。

此外，另外两个广泛认可的oGVHD诊断标准如下。2014年NIH诊断共识：诊断标准基于Schirmer试验和裂隙灯检查（表3-2-10-3），其中oGVHD诊断为allo-HSCT术后新发的干眼、异物感或疼痛，Schirmer试验（无表面麻醉）降低。NIH眼部评分结合Schirmer试验对oGVHD诊断的敏感性和特异性均超过90%。2013年，国际慢性眼部GVHD共识小组诊断标准基于眼表疾病指数（OSDI）量表、无表面麻醉的Schirmer试验、角膜荧光素染色（CFS）、结膜充血和全身性GVHD的存在而制定（表3-2-10-4、表3-2-10-5）。

表3-2-10-3 根据NIH共识（2014年）的眼部GVHD诊断和分级标准

诊断标准	Schirmer试验≤5mm/5min或裂隙灯下显示为新发KCS及Schirmer试验为6~10mm/5min			
分级	0分	1分	2分	3分
症状	经眼科医生确认存在KCS，但无症状，不需要滴眼液，不影响日常生活	轻	中	重
滋润性滴眼液需求		≤3次/d	>3次/d或行泪点栓塞	需配戴特殊眼镜来缓解眼部疼痛
是否影响日常生活		不受影响	部分受影响，无KCS导致的新发视力障碍	严重影响或无法工作，或因KCS导致视力丧失

表3-2-10-4 根据国际慢性眼部GVHD共识的眼部GVHD的严重程度分级

严重程度评分/分	Schirmer试验/mm	角膜荧光素染色（CFS）点/个	OSDI/分	结膜充血
0	>15	0（无）	<13	无
1	11~15	<2（极少染色）	13~22	轻/中
2	6~10	2~3（轻/中）	22~33	重
3	≤5	≥4（重）	≥33	—

oGVHD严重程度分级	无	轻/中度	重度
总分=Schirmer试验分数+CFS分数+OSDI分数+结膜充血分数	0~4分	5~8分	9~11分

表3-2-10-5 根据国际慢性眼部GVHD共识的慢性眼部GVHD的诊断标准

诊断	无	可能为GVHD	确诊GVHD
全身性GVHD（-）	0~5分	6~7分	≥8分
全身性GVHD（+）	0~3分	4~5分	≥6分

注：根据表3-2-10-4中各个参数相加得到的总分结合全身性GVHD的情况即可作出慢性眼部GVHD的诊断

（三）鉴别诊断

根据移植病史及移植术后眼部临床表现予以诊断。需要与自身免疫性及其他免疫性疾病相鉴别，可根据有无移植病史进行鉴别。

五、治疗

除针对全身性GVHD的免疫抑制治疗外，眼表疾病的治疗包含多种策略，包括减轻炎症、眼表润滑、支持治疗、减少泪液引流、减少泪液蒸发和手术干预（表3-2-10-6）。

表 3-2-10-6　眼部 GVHD 治疗策略

减轻炎症	0.05% 或 0.1% 环孢素 A 滴眼液，局部糖皮质激素，局部他克莫司，2.5% anakinra（IL-1 受体拮抗剂）
眼表润滑	不含防腐剂和磷酸盐的人工泪液，黏性眼膏，乙酰半胱氨酸（5Y10%）滴眼液，口服毒蕈碱激动剂，如毛果芸香碱或西维美林
支持治疗	自体血清滴眼液，角膜接触镜
减少泪液蒸发	热敷+抗生素眼膏，口服四环素，口服或外用阿奇霉素，营养补充剂（鱼肝油、亚麻籽油），强脉冲光（IPL），眼睑热脉动系统
减少泪液引流	胶原蛋白或硅胶泪点栓子（暂时），泪点热灼伤（永久）
手术治疗	浅表上皮清创，羊膜移植，睑板修补，睑缘缝合，角膜缘干细胞移植，板层角膜移植，穿透性角膜移植

1. 减轻炎症　局部应用糖皮质激素可用于急性和慢性 oGVHD，但其在前者的应用存在争议。糖皮质激素有助于缓解结膜炎症和瘢痕性改变，但对假膜性结膜炎无效。局部糖皮质激素禁忌证包括角膜上皮缺损、基质变薄，以及浸润性和感染性角膜炎。鉴于其禁忌证和不良反应，局部糖皮质激素的使用应仅限于短期和低频剂量，而炎症的长期控制应通过局部应用环孢素 A 和他克莫司眼用制剂实现。

2. 眼表润滑　在伴有严重缺水性干眼的急性和慢性 oGVHD 中，使用不含防腐剂和磷酸盐的人工泪液仍是一线治疗方法。白天使用人工泪液，睡前使用黏性眼膏，不仅有助于保护眼表，还有助于稀释泪液的炎症介质。口服促分泌剂如毛果芸香碱或西维美林（选择性毒蕈碱激动剂）有助于刺激和增加泪液流动。

3. 支持治疗　为保持角膜的健康和完整，应及时对角膜上皮糜烂、角膜溃疡和穿孔进行处理。自体血清的作用类似不含防腐剂的人工泪液，富含上皮和神经生长因子、细胞因子、维生素 A、转化生长因子 A 等营养物质，有助于眼表润滑，改善角膜敏感性，增强眼表上皮完整性。局部使用富含血小板源性生长因子（PDGF）的自体血小板裂解液滴剂治疗，可促进创面愈合和角膜再上皮化，对于常规治疗无效的 oGVHD 患者是一种安全有效的选择。

角膜接触镜也可用于 oGVHD 的眼表保护，可使用硅水凝胶软性角膜绷带镜和硬性透气性巩膜镜。然而，对急性 oGVHD 患者应谨慎使用，因其可增加局部感染和缺血的风险。

4. 减少泪液引流　使用胶原蛋白（临时）或硅胶（永久性）泪点栓子有助于减少泪液引流。

5. 减少泪液蒸发　对由 MGD 引起的泪膜不稳定和蒸发过强型干眼，可进行热敷、睑缘清洁，局部应用红霉素眼膏，口服四环素抗生素（如多西环素和米诺环素）及大环内酯类抗生素（阿奇霉素），有助于减轻睑板腺炎症，改善睑板腺分泌，提高泪膜质量。此外，营养补充剂如鱼肝油（ω-3 脂肪酸）和亚麻籽油（2 000mg/d）可能有助于改善炎症。

6. 手术干预　手术干预作为最后的手段。对上方边缘性角结膜炎和睑球粘连的病例可行羊膜移植术。对严重的干眼患者可行部分睑板修补术、临时或长期睑缘缝合术以减少眼表暴露。应密切关注患者眼睑瘢痕变化、睑内翻、外翻等情况，并根据情况进行手术矫正。由于这些患者常伴有倒睫，对于接触角膜的睫毛需要定期拔除，及时处理。角膜缘干细胞移植术、板层角膜移植术、穿透性角膜移植术可作为治疗局部溃疡或穿孔的最终手段，但由于预先存在的严重眼表炎症，移植物预后存活较差。

（苑克兰　晋秀明）

第十一节　瘢痕性类天疱疮眼部表现

瘢痕性类天疱疮（cicatricial pemphigoid）是一种罕见的慢性进展的、具有致盲性的瘢痕化自身免疫性疾病，主要以自身抗体沿黏膜上皮下及上皮下连接处基底层沉积为特征，约 30%~80% 累及眼部。

眼瘢痕性类天疱疮（ocular cicatricial pemphigoid，OCP）主要累及眼表结膜组织。OCP 病程以慢性进展性为特点，可呈现慢性结膜炎症、上皮下纤维化、穹窿部缩短、睑球粘连和睑缘粘连，甚至眼表角质化，早期诊断相对困难，病程迁延，最终致盲。

一、病因与流行病学

目前，OCP 被认为是一种具有遗传易感性的自身免疫性疾病，其主要的发病机制包括抗原抗体反应、炎症反应、细胞因子异常和易感基因等内在因素，也包括外部环境因素刺激。

在 OCP 病程中，亦发现多种细胞因子异常，TGF-β1、干扰素 γ、TNF-α、迁移抑制因子、白介素系列因子，以及巨噬细胞集落刺激因子等在 OCP 活动期明显富集。环境因素也是 OCP 发病机制中不可忽略的因素，主要包括：微生物感染，可引起特发性 OCP；某些全身或局部药物（如普拉洛尔、格列齐特、左旋咪唑、抗菌药物和非甾体抗炎药物等）可引起药物性 OCP。以上内外因素的联合作用，异常的细胞因子刺激与持续的炎症反应恶性循环，在 OCP 发病过程扮演了关键角色。

目前，OCP 的发生率为 1/（50 000~80 000），病例主要分布在 60~80 岁，亦有少数低龄报道（12~19 岁），其发病率尚无种族和地域差异报道，女性患者为男性 2~3 倍。

二、发病机制

OCP 的主要发病机制是自身基底膜特异性抗原抗体反应，介导Ⅱ型超敏反应及补体级联反应，其中，基底膜层整合素 α6β4 的 β4 亚基是其主要攻击靶点。有研究显示，OCP 患者眼表及泪腺组织中性粒细胞、T 细胞及嗜酸性粒细胞浸润聚积明显活化。

在 OCP 炎症期，上皮基底膜自身抗体抗原结合，促发免疫级联反应，淋巴细胞、嗜酸性粒细胞、中性粒细胞及肥大细胞活化迁移，进一步促进结膜慢性炎症反应。持续的炎症细胞浸润，导致结膜成纤维细胞增殖活化，胶原生成及瘢痕化。在组织病理中可见无棘层松解现象的结膜上皮下水泡，伴有炎症细胞浸润。OCP 结膜病变表现为以下特点：黏膜下瘢痕化、慢性炎症反应、血管周围炎症、上皮细胞鳞状化生、结膜杯状细胞丧失，以及肥大细胞活化等。同时，泪腺导管的损害亦可伴随 OCP 的发展，泪腺中大量中性粒细胞浸润，导致相关炎症因子（IL8、MMP-8/9 及 MPO）释放，进一步加剧 OCP 伴发严重干眼表现。

三、临床表现

（一）全身表现

OCP 除主要累及眼部黏膜外，亦会出现口腔黏膜及皮肤损害。口腔黏膜损害表现为黏膜水疱溃破后形成的溃疡和瘢痕。另外，食管、气管、咽喉、肛门、阴道和尿道也有少数波及，表现为黏膜萎缩性瘢痕。

（二）眼部表现

OCP 眼部典型表现为慢性、进展性、反复性结膜炎症，初始可为单眼或双眼发病，但最终累及双眼。OCP 通常以下穹窿首先受累，后发展为睑球黏连。在发病初期主要表现为非特异性慢性结膜炎，后病程逐渐加重，出现结膜下瘢痕化，结膜穹窿缩短，睑球粘连，伴随严重干眼，泪液质量异常，睑板腺功能障碍，角膜上皮损伤，角膜溃疡，角膜新生血管及眼表角化等（图 3-2-11-1）。

严重累及眼睑时，出现眼睑结构畸形，倒睫、双行睫、睑内翻，眼睑闭合不全，睑缘粘连（图 3-2-11-2）。

四、诊断与鉴别诊断

（一）OCP 诊断的“金标准”

炎症部位结膜组织免疫组化技术或免疫过氧化物酶技术检测发现基底膜有均一线状免疫复合物（IgG、IgA、IgM 和补体 C3）沉积。OCP 活检阳性率有限，为 20%~67%。

（二）典型临床表现

如上文所述。对活检病理阴性的病例，排除其他瘢痕性结膜炎症的原因，根据临床表现，亦可诊断 OCP。

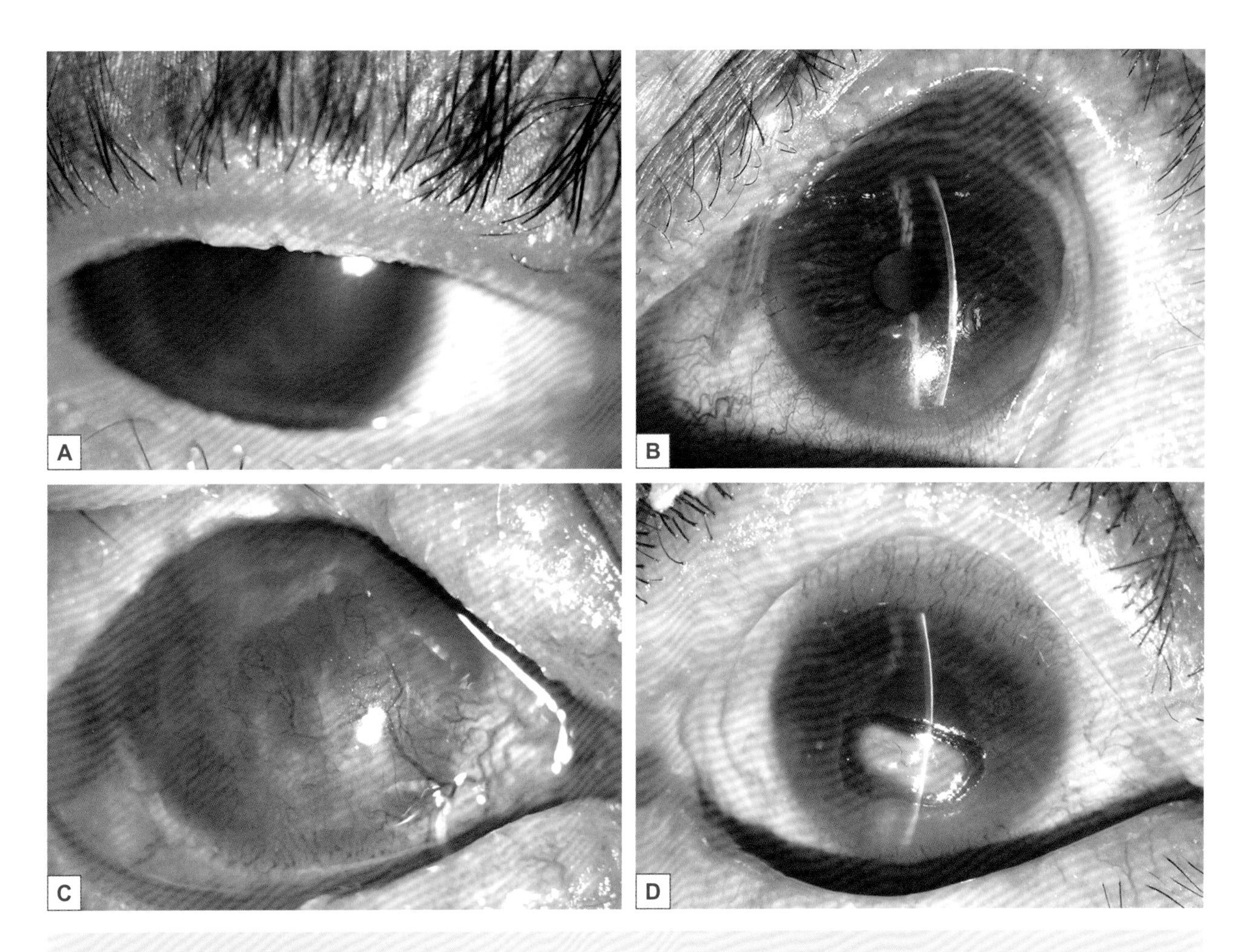

图 3-2-11-1 OCP 临床表现

图 A 可见睑缘瘢痕化，睑板腺开口堵塞所致睑板腺功能障碍
图 B 可见结膜充血，角膜缘新生血管，角膜上皮损伤
图 C 晚期 OCP 患者可见睑缘充血水肿，结构异常，角膜新生血管长入，角膜角化，下穹窿缩短
图 D 结膜慢性炎症，充血，角膜缘新生血管长入，角膜中央溃疡形成

（三）鉴别诊断

OCP 须与其他慢性瘢痕性结膜炎类疾病鉴别，主要包括：

1. 自身免疫性疾病 Stevens-Johnson 综合征、移植物抗宿主病、结节病、多血管炎性肉芽肿、系统性红斑狼疮和干燥综合征等。

2. 结膜性疾病 特应性结膜炎、木样结膜炎、酒渣鼻和睑结膜炎等。

3. 感染性结膜炎 细菌、病毒和衣原体性结膜炎。

4. 药物源性疾病 全身（普拉洛尔和 d-青霉胺等）和局部（肾上腺素、毛果芸香碱、碘乙磷硫胆碱和碘苷）药物。

5. 外伤性疾病 眼部化学伤等。

6. 全身大疱性疾病 中毒性表皮坏死松解

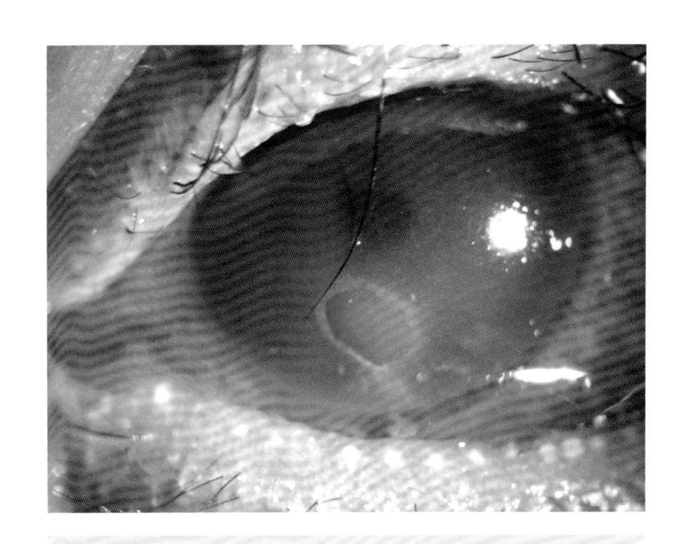

图 3-2-11-2 OCP 可见睑板腺堵塞，伴有上睑倒睫，结膜明显充血、水肿，角膜雾状混浊，下方上皮缺损

症、获得性大疱性表皮松解症和寻常型天疱疮等。

五、治疗

OCP 作为一种全身性免疫疾病,其治疗应关注每位患者的具体病情,以制订全身和局部的治疗方案。目前,OCP 的治疗主要分为药物(全身与局部)和手术治疗:

(一) 药物治疗

1. 全身免疫抑制剂　免疫抑制剂在临床中已被广泛应用于抑制 OCP 的炎症反应。氨苯砜、柳氮磺(胺)吡啶、甲氨蝶呤可抑制轻中度 OCP 炎症;硫唑嘌呤和霉酚酸酯(吗替麦考酚酯)可抑制中度 OCP 炎症;环磷酰胺联合泼尼松龙可作用于中重度 OCP 炎症活动期。以上治疗无效亦可采用静脉滴注免疫球蛋白和单克隆抗体。全身免疫抑制剂应用须由经验丰富的化疗药物专家协同管理,并在治疗过程中,及时关注药物本身引起的并发症。

2. 局部用药　OCP 的局部用药主要针对其并发症:干眼综合征、结膜炎、睑缘炎、睑板腺功能障碍等对症治疗。局部可使用不含防腐剂的人工泪液或胶膏状润滑剂维持眼表湿润(人工泪液每 2~4 小时 1 次,眼胶/膏睡前1次)。局部应用免疫抑制剂(如环孢素A或他克莫司)或糖皮质激素亦可有助于控制眼表炎症。

(二) 手术治疗

1. 倒睫　OCP 患者常出现睫毛乱生,刺激损伤角结膜。清除倒睫的手段包括睫毛直接拔出和毛囊破坏,必要时可考虑巩膜镜或角膜绷带镜保护眼表免受倒睫损害。

2. 眼睑手术　伴随瘢痕性睑内翻的 OCP 患者,在控制炎症的前提下,为纠正睑内翻对眼表的损伤,可考虑行尽量保留结膜的眼睑内翻矫正手术。伴随眼睑闭合不全、角膜上皮持续缺损难以愈合的 OCP 患者,可考虑行睑缘缝合术。

3. 结膜囊重建(羊膜移植或自体口唇黏膜移植术)　OCP 患者的结膜囊重建主要包括睑球粘连分离联合羊膜移植或自体口唇黏膜移植术。但 OCP 晚期病例伴有严重角结膜干燥症或活动性结膜炎症时,唇黏膜移植术手术失败率高,应避免行此手术。

4. 角膜手术　角膜移植仅限于 OCP 伴发角膜穿孔者。

(杨硕)

第十二节　角膜移植术后免疫排斥反应

一、概述

角膜移植是人体成功率最高的组织移植手术。角膜移植手术成功率的提高缘于手术技术的改进,更好的供体组织处理方法及不同临床表现的鉴别。据报道,角膜移植抗排斥药物的不断研发使低危患者移植成活率接近 95%。在美国每年进行的 4 万~5 万例角膜移植手术中,角膜移植免疫排斥反应是角膜移植手术失败的首要原因。在过去的几十年里,角膜植片排斥与角膜移植失败的对比研究表明在移植排斥的治疗水平方面已有所提高,但也揭示了我们仍未充分了解移植排斥的过程,所以不能完全控制其发生。临床面临的挑战仍是如何识别具有高危排斥风险的患者,并对其进行充分的沟通,保持对移植排斥的高度警觉,能够迅速识别早期细微的角膜移植免疫排斥症状并及早制订强化治疗方案。免疫抑制剂和免疫调控剂的不断研发预示着角膜移植排斥有望得到进一步控制,但目前我们在角膜移植中最有效的策略是早期识别排斥反应并积极治疗。

二、高危因素

角膜移植术后免疫排斥反应的发生与众多的术前因素、手术操作及术后处理有直接的关系,以下因素均可诱发免疫排斥发生。

1. 角膜植床新生血管化 普遍认为任何角膜基质新生血管超过两个象限的患者都存在移植排斥的高风险；此外，累及植片边缘的受体角膜新生血管会增加排斥的风险。

2. 大直径角膜植片或偏中心的移植 由于角膜植片供体组织接近角膜缘血管，周边角膜存在朗格汉斯细胞，当供体-受体连接进一步延伸到周边受体角膜时，排斥反应的风险增加。

3. 眼部慢性炎症 炎症性疾病如化学伤或既往的手术干预可能改变高危患者受体角膜的免疫活性细胞的分布，增加免疫排斥的风险。

4. 角膜急性感染 未控制或穿孔在活动性炎症的情况下进行角膜移植手术比无炎症的眼睛更可能排斥。

5. 再次移植 有报道称由排斥而导致移植失败率从初次移植的8%增加到两次或多次移植时的40%。

6. 植片缝线松动或者植床-植片伤口对合不良 可能刺激局部炎症或者诱导新生血管形成，可以增加排斥风险。

7. 年龄 受体年龄年轻（<40岁）被认为可能是移植排斥的高危因素。

8. 虹膜与植片前粘连 可使供体与受体血管系统相接触，增加排斥的风险。

9. 抗青光眼药物或青光眼手术病史的患者。

10. 人工晶状体眼或无晶状体眼。

11. 接受其他异体器官移植或输血病史者。

前部深板层角膜移植没有供体角膜内皮组织移植到宿主，避免了内皮型免疫排斥的风险。这是深板层角膜移植术（DALK）相较于穿透性角膜移植的主要优势之一，但仍有1%~24%基质型免疫排斥反应发生率。而带新鲜干细胞的全板层角膜移植和角膜缘干细胞移植（环状干细胞移植）出现的免疫排斥反应是与传统的角膜移植免疫排斥反应完全不同的临床表现，免疫排斥反应的风险也远远高于未累及角膜缘的板层角膜移植术（图3-2-12-1）。

角膜内皮移植术由于供体细胞极其有限的暴露于宿主免疫应答而降低了移植排斥的风险，移植排斥及随后的植片失败发生率为0~45.5%。角膜后弹力层内皮移植术（DMEK）后角膜内皮排斥发生率明显低于角膜后弹力层剥除角膜内皮移植术（DSEK）和穿透性角膜移植术。

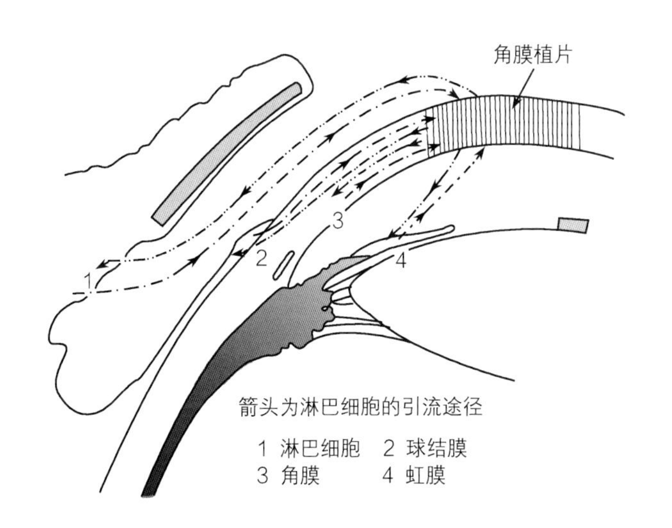

图3-2-12-1 引起角膜移植免疫排斥时免疫细胞攻击角膜植片的示意图

主要有泪液、植床和前房三个途径，基质型免疫排斥最主要的途径是免疫细胞通过植床的角膜基质攻击植片，而穿透性移植的内皮型免疫排斥被认为是通过虹膜睫状体—房水途径输送免疫细胞攻击植片内皮

三、临床特征

（一）上皮型排斥反应

此型的特征为早期自觉症状不明显，不及时治疗后造成持续的上皮排斥线，此线开始从角膜缘部逐渐向中央进展，这个过程从几天到几周不等。排斥线用荧光素染色易发现，上皮排斥周围出现不规则的角膜前基质水肿和混浊。上皮型排斥的发生率为10%左右，发生时通常在术后3个月左右，常见于行新鲜全板层联合角膜缘移植术后或伴有干眼的患者。上皮排斥一般不影响视力，只要及时治疗，也不影响植片的透明。因为上皮型排斥往往是基质或内皮型排斥的一个前奏，不及时处理会诱发或接踵而来的就是基质或内皮型排斥的发生（图3-2-12-2）。

（二）上皮下渗出

也称上皮下排斥。1978年，Krachmer和Alldredge第一次报道上皮下渗出的特征：渗出的表现为前弹力层下方的白色沉着物，直径为0.2~0.5mm，结膜及角膜上皮一般不发生损害，上皮下渗出可发生在移植

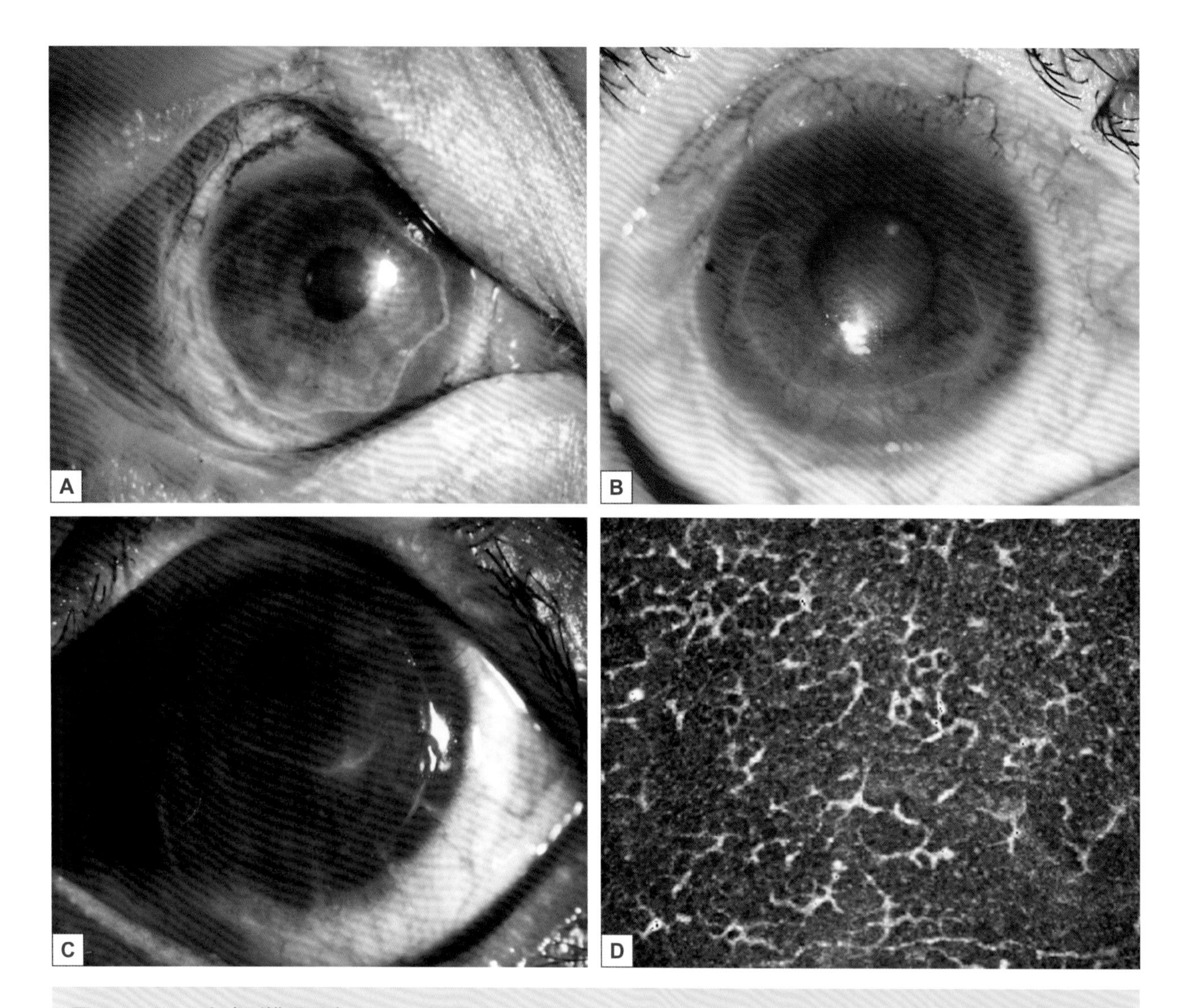

图 3-2-12-2　上皮型排斥反应

图 A、B　常见持续的上皮排斥线，此线由角膜缘部逐渐向中央进展，这个过程从几天到几周不等，常伴有角膜基质新生血管

图 C　上皮排斥线用荧光素钠染色易发现

图 D　共聚焦显微镜可见上皮排斥周围出现大量免疫细胞

片的任何象限，但在边缘较多见，用糖皮质激素滴眼液后很快消失，有时可留下很轻的上皮下混浊，临床上少见此型。

（三）基质型排斥

常有植片水肿、混浊、增厚，并伴有新生血管伸入。术前角膜植床深层血管比表层血管更易出现免疫排斥反应。基质型排斥反应在不同的手术方式术后有不同的临床表现，板层角膜移植术后表现为从周边基质开始出现水肿、混浊，较粗大的新生血管伸入基质。穿透性角膜移植术后的基质型排斥也表现为靠角膜缘近处的植片水肿、混浊，并有大量新生血管长入植片。如不及时抗排斥治疗，极可能发生内皮型排斥（图 3-2-12-3）。

（四）内皮型排斥

临床常有红、痛、视力下降的症状，检查时可发现结膜充血、水肿、房水闪辉、KP。根据角膜植片水肿形态和 KP 的形态不同分为局限型免疫排斥反应和弥漫型内皮型免疫排斥反应。

1. 局限型内皮型免疫排斥反应　多发生于穿透性角膜移植术后半年之后，临床过程中可见到典型

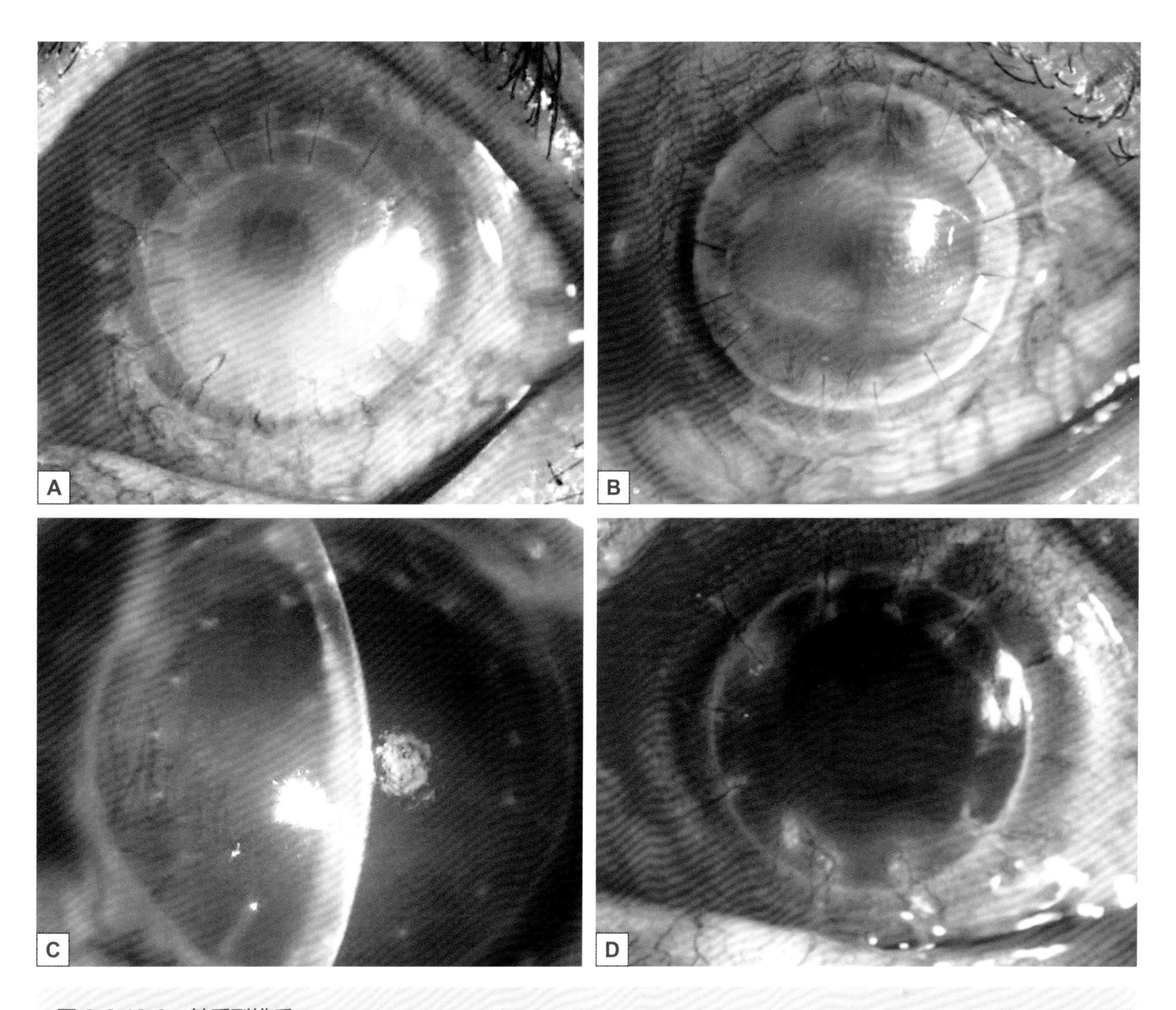

图 3-2-12-3 基质型排斥

图 A、B 常有植片水肿、混浊、增厚，并伴有新生血管伸入

图 C 显示角膜植片水肿，伴有周边较粗大的新生血管伸入基质，呈毛刷状

图 D 缝线松动引起的炎症反应是新生血管长入植片的桥梁，也是诱发免疫排斥的重要原因

的内皮排斥线及排斥线自植片下方向植片上方移动的过程。可见 KP 沿排斥线呈线性排列，由角膜周边部位首先出现，向角膜中央及全角膜进展，在排斥线以外部位角膜植片水肿，排斥线未经过的部位，角膜植片尚透明（图 3-2-12-4）。经正规抗排斥治疗后 1 周内，内皮排斥线模糊，植片水肿区与透明区分界不清。治疗 2 周后，多数植片内皮排斥线消失。1 个月之内角膜植片均可大致恢复透明。内皮细胞失代偿少见，预后较好。根据笔者研究团队研究，约 67.1%（43 例）的患者抗排斥治疗 1 年后植片仍可保持透明。

2. 弥漫型内皮型免疫排斥反应 多发生于穿透性角膜移植术后半年之内，原发病以真菌性角膜溃疡和化学或物理烧伤居多。两者分别占全部病例的 43.7% 和 26.3%。临床过程中不出现内皮排斥线，而直接表现为角膜植片的弥漫水肿和混浊，伴有上皮下水泡。内皮面大量羊脂状或中等大小 KP，睫状充血明显（图 3-2-12-5）。治疗过程中水肿消退缓慢，9 例患者治疗 3 个月后水肿才全部消退。部分患者因内皮细胞无法代偿而留有永久性的角膜植片水肿。随着时间推移，内皮细胞继续衰减，植片出现大泡性角膜病变而需要接受二次角膜移植。少数患者在排斥急性期即可出现内皮细胞失代偿，预后较差。本笔者研究团队发现仅 31.3%（25 例）的患者抗排斥治疗 1 年后植片仍保持透明。

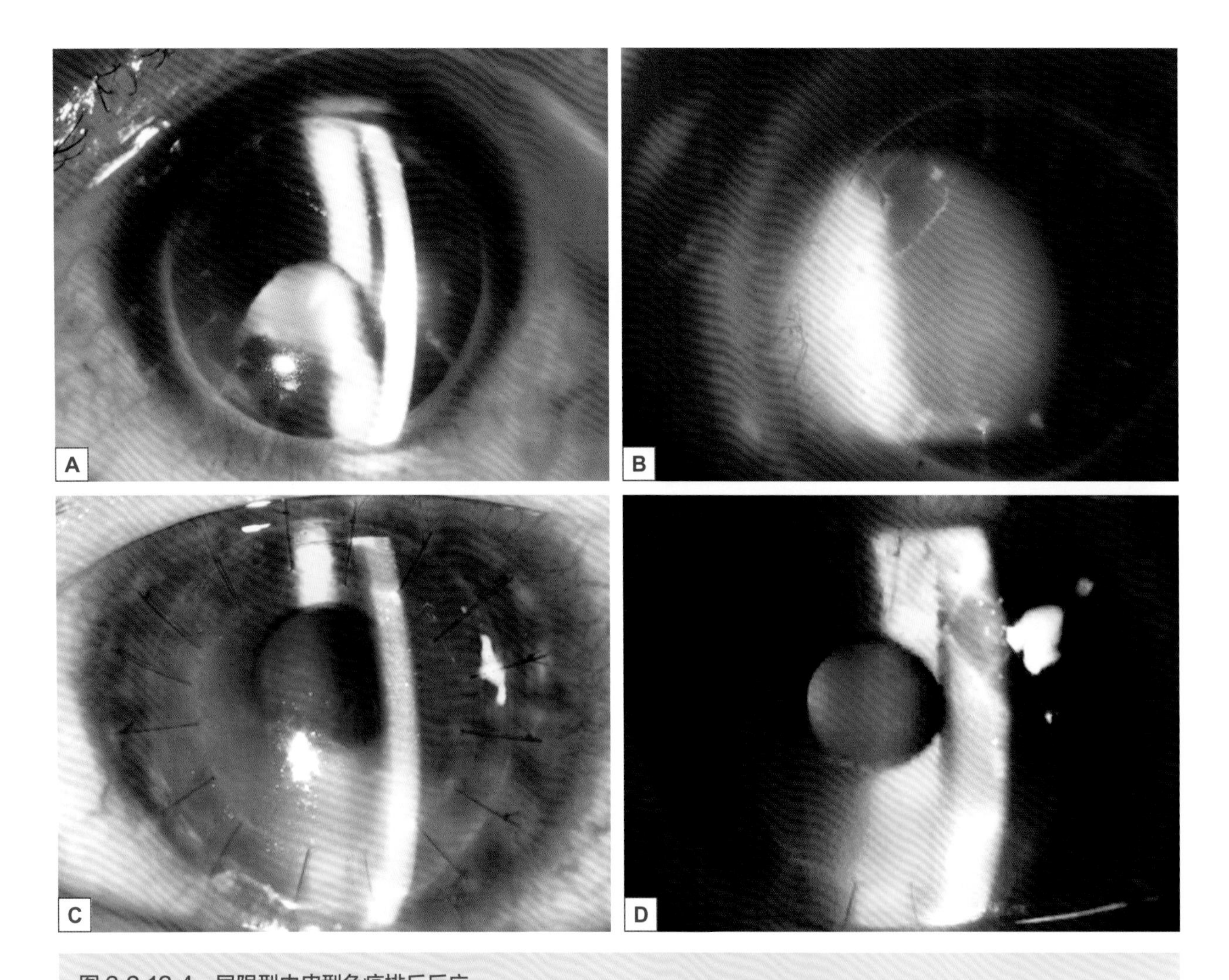

图 3-2-12-4 局限型内皮型免疫排斥反应

图 A~D 可观察到植片典型的内皮排斥线和排斥线移动的过程，即排斥线由植片周边出现，向中央及全角膜植片移动；排斥线以外，角膜植片水肿，排斥线未经过的部位，角膜尚透明

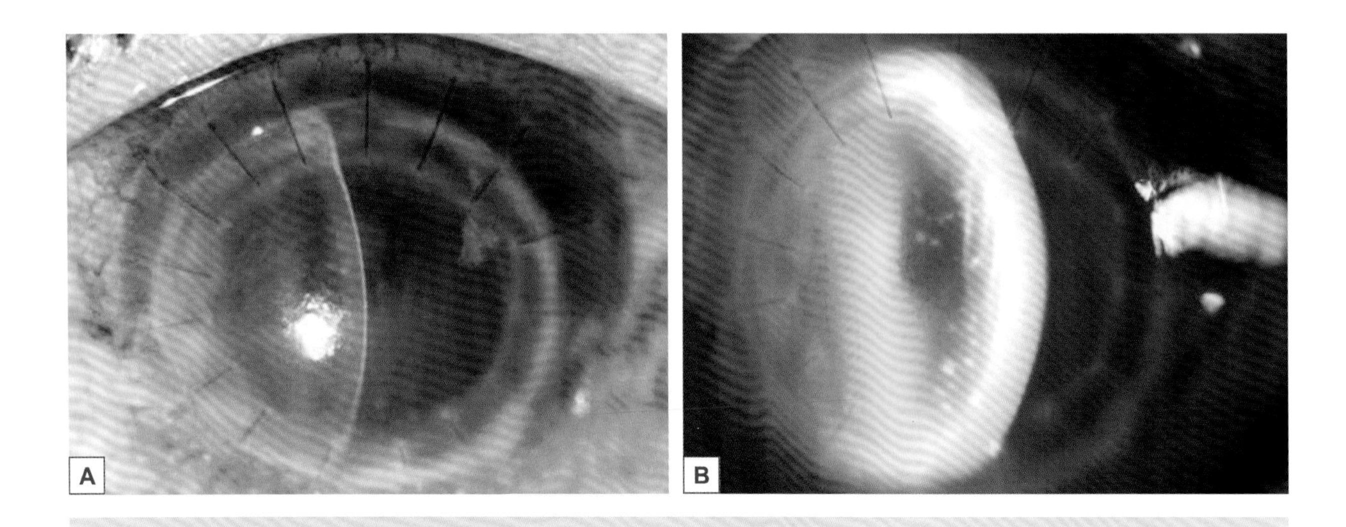

图 3-2-12-5 弥漫型内皮型免疫排斥反应

图 A、B 弥漫型排斥，无典型的内皮排斥线，表现为全角膜植片的弥漫性水肿，伴有内皮面散在不规则排列的粗大 KP 及后弹力层皱褶

Khodadoust 观察 400 个穿透移植术后患者，发现角膜新生血管的多少与内皮排斥率有直接的关系，无血管眼为 3.5%，轻度新生血管眼为 13.3%，中度新生血管眼为 28%，高度新生血管眼为 65% 以上，以后大量研究均证实，角膜的新生血管多少与术后的排斥成正比关系。另外还发现，偏中心移植、双侧移植也增加内皮排斥的发生率。而虹膜前粘连与内皮排斥有很直接的关系。

带新鲜干细胞的全板层角膜移植，如治疗化学烧伤，免疫排斥风险要明显高于未累及角膜缘的板层角膜移植，在发生免疫排斥时会出现角膜植床大量新生血管。

角膜缘干细胞移植发生排斥时，可出现角膜缘高度充血和淤血的急性排斥反应，排斥过后干细胞损伤，可再次出现角膜新生血管化。

四、诊断与鉴别诊断

（一）诊断

1. 症状　角膜移植术后植片恢复透明，但在短短几天内突然眼红、视力下降、畏光或其他不适症状持续时间超过 24 小时不缓解，需要就诊以排除移植排斥的发生。

2. 体征　发生排斥的角膜植片的特定部位：上皮、基质或内皮。据报道，穿透性角膜移植术后发生角膜排斥的患者中上皮型排斥率为 10%，通常在术后早期（1~13 个月）发生。单独发生的基质型排斥并不常见，被认为可能是基质浸润和角膜新生血管形成。发生基质型排斥，典型表现为基质水肿和新生血管形成。穿透性角膜移植术后内皮型排斥是三种排斥类型中最为常见的，据报道其发生率为 8%~37%。角膜内皮面点状沉着物表现为散在病灶或来自周边角膜的白细胞向中央移行而形成线性定向波纹。Khodadoust 线一直被认为是角膜移植排斥的标志，但并不是所有内皮排斥都会出现。

前房闪辉是由于葡萄膜血管渗漏而导致房水中蛋白浓度升高，可能是角膜植片排斥的临床体征。

3. 辅助检查　共聚焦显微镜检查对于角膜移植免疫排斥反应的判断有重要的指导意义。当发生免疫排斥时，共聚焦显微镜检查发现角膜植片上皮细胞排列紊乱，上皮细胞近基底膜处大量树突状细胞浸润，细胞体积大，激活程度高。基质细胞排列紊乱，水肿区基质细胞只有部分可隐约辨识细胞核。角膜内皮细胞均高度肿胀，失去六边形结构，大小差距悬殊，内皮细胞面暗区较多，或成像不清。内皮面大量免疫细胞浸润，多呈分枝状的激活状态，部分免疫细胞聚积成团贴附于内皮面形成 KP，周边多突起（图 3-2-12-6）。

值得一提的还有几种不常见的角膜植片排斥的临床表现。眼压升高可能是排斥的体征，有时可能是早期表现。另一种不常见类型的是发生急性角膜上皮缺损合并眼表炎症是新生儿角膜和儿童植片排斥的主要体征，对前期已愈合的角膜植片突然出现上皮缺损，应高度怀疑为移植排斥。

（二）鉴别诊断

1. 单纯疱疹病毒性角膜炎　角膜移植术后病毒性角膜炎发作需要与免疫排斥相鉴别。病毒内皮型可引起角膜水肿，内皮面 KP 等临床表现，与内皮型免疫排斥很容易混淆。单纯应用糖皮质激素抗排斥治疗，不加用抗病毒药物，可能导致病情加重。

2. 轻度或早期角膜感染　轻度的早期角膜植片感染，如没能明确病原学诊断，误用糖皮质激素治疗后导致角膜浸润溃疡，应当排除感染因素。

五、预防和治疗原则

如果及早积极治疗，大多数角膜植片排斥反应可能被逆转。弥漫型内皮型角膜移植免疫排斥反应引起的角膜损伤较局限型内皮型角膜移植免疫排斥反应更重；无论是低危还是高危免疫排斥，迅速进行局部糖皮质激素治疗，大约 66% 可以逆转，因此，应尽早积极治疗。

（一）免疫排斥反应的治疗

1. 全身药物治疗

（1）糖皮质激素：氢化可的松注射用 2~3mg/（kg·d），静脉滴注 5~7 天，改为泼尼松（泼尼松）1mg/（kg·d），口服，根据病情递减。

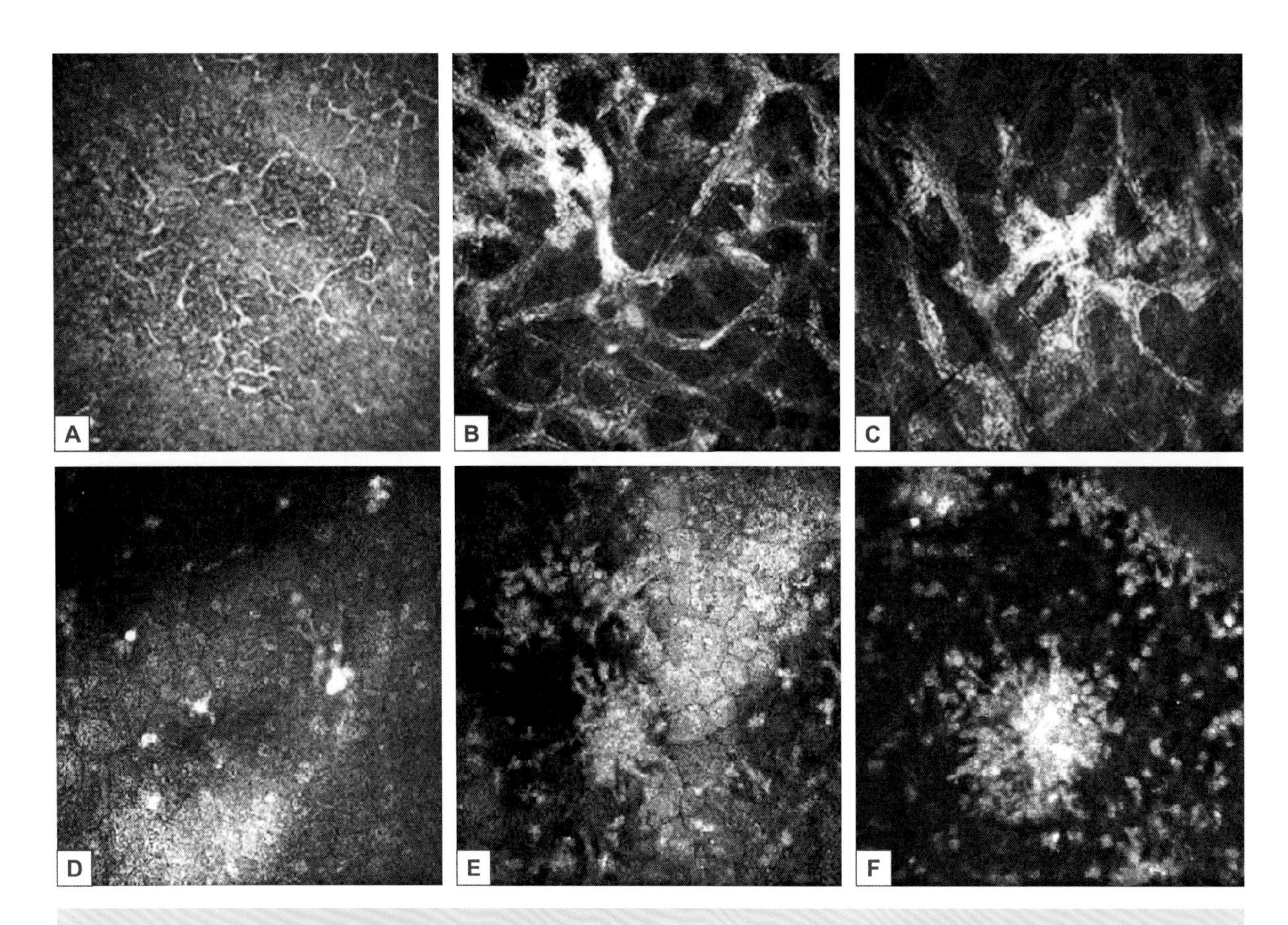

图 3-2-12-6 内皮型排斥共聚焦显微镜检查

图 A 角膜植片上皮细胞排列紊乱，上皮细胞近基底膜处大量树突状细胞浸润，细胞体积大，激活程度高

图 B、C 基质细胞排列紊乱，水肿区基质细胞只有部分可隐约辨识细胞核

图 D~F 大量免疫细胞浸润，多呈分枝状的激活状态，部分免疫细胞聚积成团贴附于内皮面形成 KP，周边多突起

（2）免疫抑制剂：严重的免疫排斥反应可以加用环孢素口服，成人 150mg，每日 2 次口服，1 周后减量至 100mg，每日 2 次，根据病情逐渐减量。

2. 局部药物治疗

（1）糖皮质激素滴眼液及眼膏：1% 醋酸泼尼松龙滴眼液是激素含量最高的滴眼液，故常用于角膜移植术后的免疫排斥反应的控制，早期为每 1 小时 1 次。激素眼膏 1 次/晚。逐渐减量至改为低浓度激素滴眼液，如 0.02% 氟米龙滴眼液 4 次/d 维持，视病情至术后 2~3 个月停用，眼膏可间隔 2~3 日用 1 次，无排斥迹象可术后 2~3 个月停用。免疫排斥控制后依次递减滴眼液和眼膏，糖皮质激素滴眼液，后改为低浓度，并长期维持。

（2）免疫抑制剂滴眼液：0.1% 他克莫司滴眼液或 1% 环孢素滴眼液每日 4 次，使用 2 周至 1 个月后酌情减量。

（二）免疫排斥反应的预防

1. 免疫排斥反应的预防　移植前应确定高危患者并识别易发生移植排斥的临床危险因素。对高危排斥风险的患者，术后可考虑局部使用他克莫司或环孢素。对独眼的高危患者，当患者全身情况能够耐受药物、依从性良好，充分进行风险评估，可考虑全身使用免疫抑制剂。对松线、角膜上皮缺损等可能引起眼部炎症反应的并发症，应当积极治疗，以免炎症刺激诱发免疫排斥反应。临床医生应该保持对移植排斥的高度警惕，应采用积极的治疗措施，局部频繁滴用糖皮质激素，对炎症反应明显者可考虑联合静脉滴注或口服给药方式，并密切监测直至急性排斥反应得以控制。

2. 抗免疫排斥疗效判定　经抗排斥治疗 2 周至 1 个月，理论上，角膜缘充血基本消退，新生血管变细或消失，角膜植片水肿明显减轻或消失，内皮面 KP 减少或消失。如角膜植片持续水肿，则可能因排斥导致植片内皮功能失代偿（图 3-2-12-7~图 3-2-12-10）。

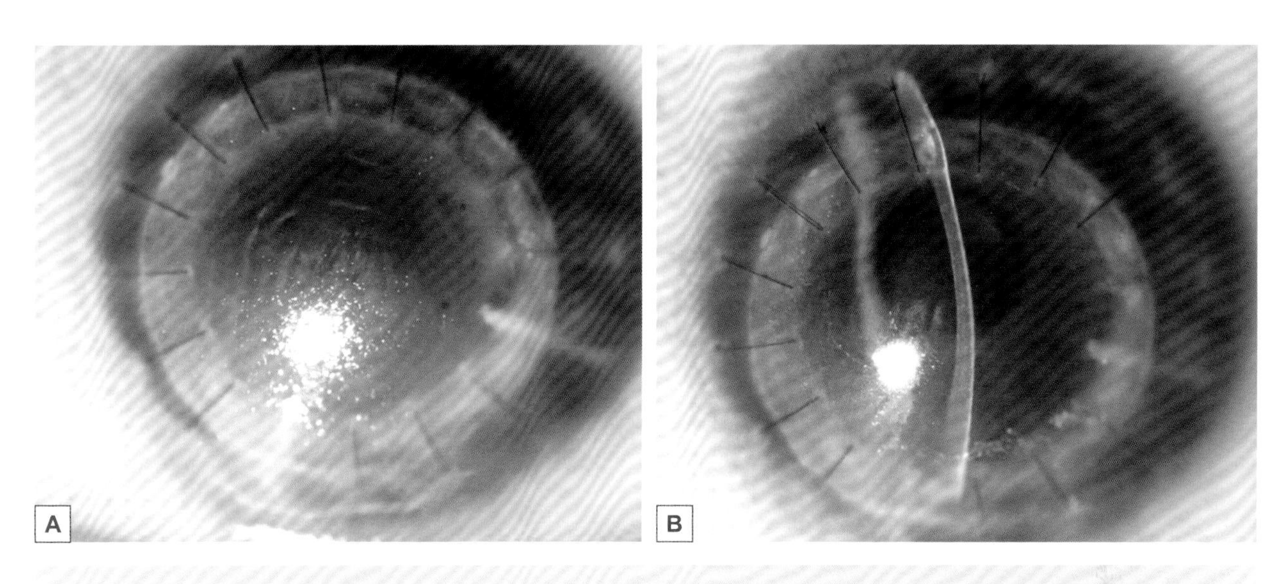

图 3-2-12-7　内皮型排斥的治疗

图 A　局限型内皮型排斥

图 B　药物治疗 1 周植片透明度明显改善

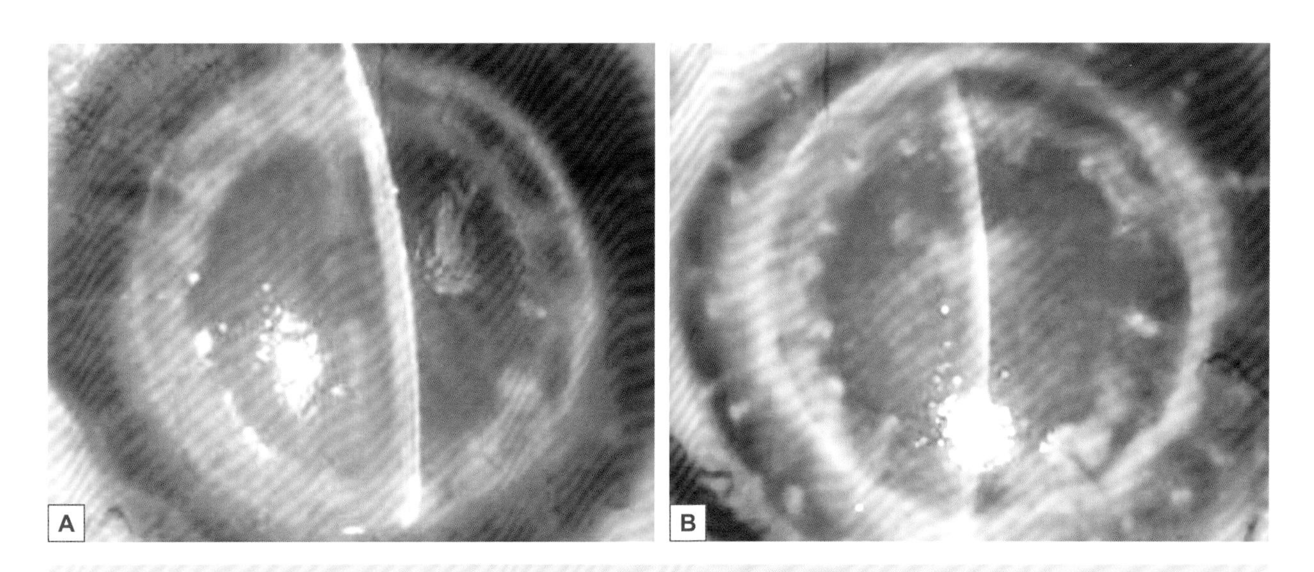

图 3-2-12-8　内皮型排斥的治疗

图 A　内皮型排斥未控制会导致植片内皮功能失代偿，出现角膜植片大泡或持续性角膜混浊水肿

图 B　治疗 1 个月后，角膜植片仍水肿

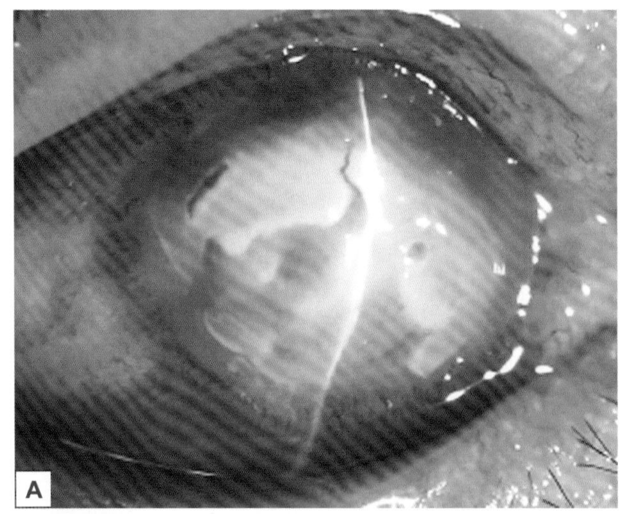

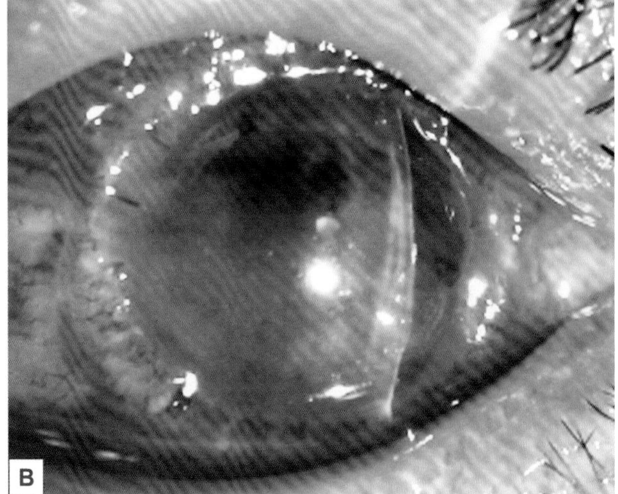

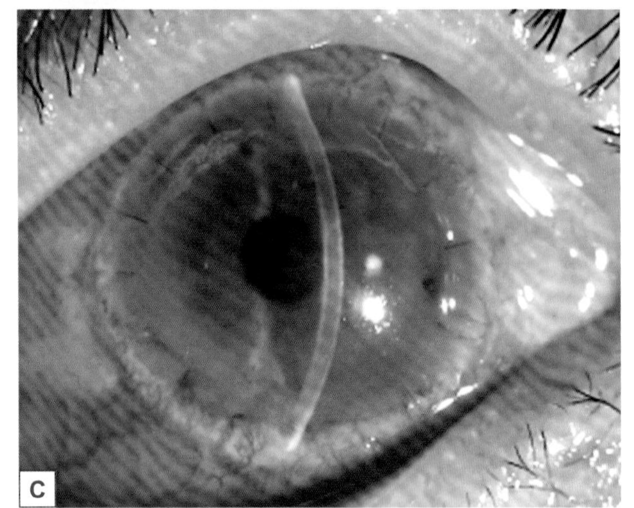

图 3-2-12-9　一例严重的真菌性角膜溃疡的治疗

图 A　感染未累及全层角膜，应用新鲜角膜供体行全板层角膜移植手术治疗，术后角膜植片透明

图 B　术后 21 天，患者突然出现视力下降，角膜缘充血，角膜植片水肿，合并少许层间积液，未见角膜植床浸润，考虑为板层角膜移植术后急性免疫排斥

图 C　应用常规抗排斥治疗 1 周，角膜缘充血减轻，角膜植片水肿消退，角膜恢复透明

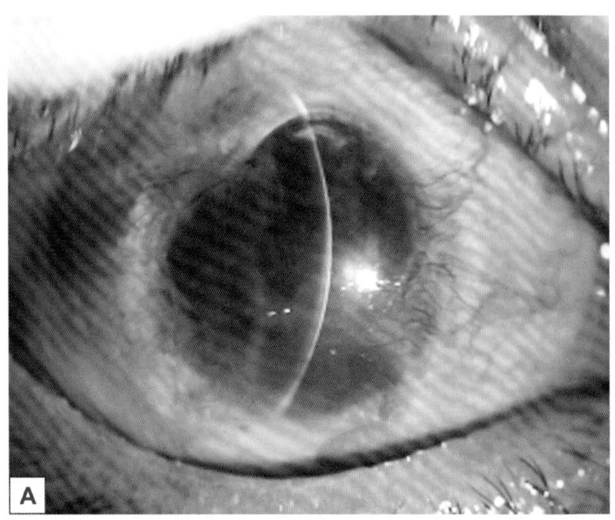

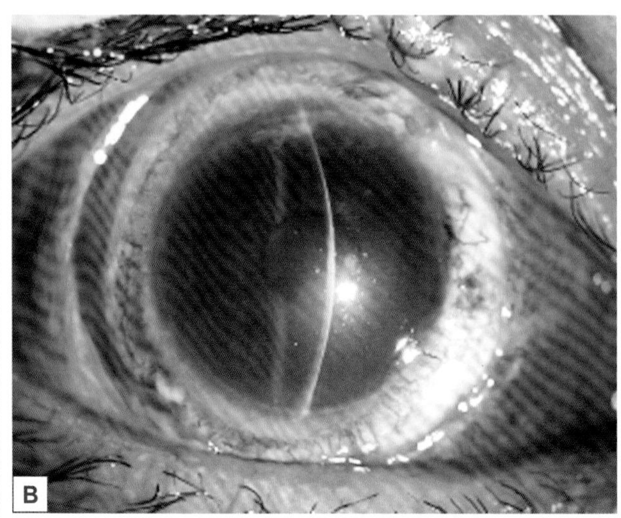

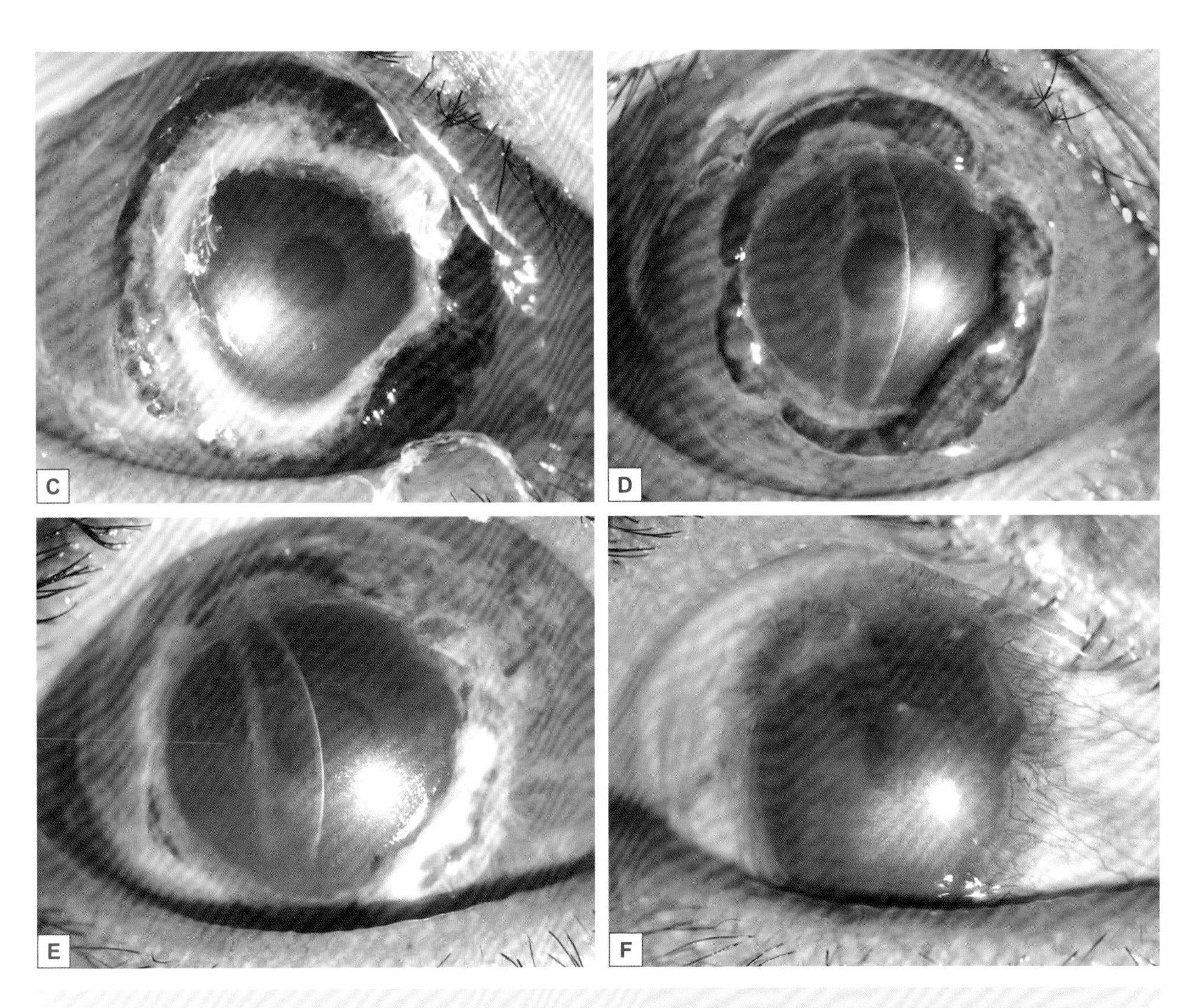

图 3-2-12-10 角膜缘干细胞移植出现的免疫排斥反应是与传统的角膜移植免疫排斥反应完全不同的临床表现

图 A 酸烧伤后角膜假性胬肉

图 B 行同种异体角膜缘干细胞移植术治疗

图 C 术后 1 个月内患者突然出现眼红、畏光，发生急性重度免疫排斥反应，角膜缘干细胞移植处出现严重的充血、隆起，伴有大量白色分泌物附着

图 D 常规给予全身和局部应用免疫抑制剂和糖皮质激素治疗 10 天，角膜缘清洁，充血性隆起仍然存在

图 E 进一步抗排斥治疗 1 个月，角膜充血基本控制，淤血消失

图 F 持续局部应用免疫抑制剂和糖皮质激素治疗，数月后角膜再次出现部分新生血管化

（李素霞）

参考文献

1. MOYSIDOU E，LIOULIOS G，XOCHELLI A，et al. Different types of chronic inflammation engender distinctive immunosenescent profiles in affected patients［J］. Int J Mol Sci，2022，23：14688.
2. WEISS M，MOLINA R，OFOEGBUNA C，et al. A review of filamentary keratitis［J］. Surv Ophthalmol，2022，67：52-59.
3. KEZIC J M，WIFFEN S，DEGLI-ESPOSTI M. Keeping an 'eye' on ocular GVHD［J］. Clinical & experimental optometry，2022，105：135-142.
4. MANNIS M J，HOLLAND E J. 角膜（第 4 版）［M］. 史伟云，译 . 北京：人民卫生出版社，2018.
5. SCHONBERG S，STOKKERMANS T J. Ocular pemphigoid［M］. Treasure Island：StatPearls Publishing，2022.

6. ALRASHDAN M S,KAMAGUCHI M. Management of mucous membrane pemphigoid:a literatu rereview and update [J]. Eur J Dermatol,2022,32:312-321.
7. FAROOQ M M,MILOSLAVSKY E M,KONIKOV N,et al. Use of rituximab in the treatment of mu cous membrane pemphigoid:An analytic review [J]. Autoimmun Rev,2022,21:103119.
8. KRONZER V L,BRIDGES S L Jr,DAVIS J M. Why women have more autoimmune diseases than men:An evolutionary perspective [J]. Evol Appl,2021,14:629-633.
9. TANG X J,LIU Q,PI L H,et al. Thygeson's superficial punctate keratitis(TSPK):A paediatric case report and review of the literature [J]. BMC Ophthalmol,2021,21:64.
10. PRIYADARSHINI S R,ROY A,DAS S. Thygeson's superficial punctate keratopathy:A review and case series [J]. Indian J Ophthalmol,2021,69:806-811.
11. GUPTA Y,KISHORE A,KUMARI P,et al. Peripheral ulcerative keratitis [J]. Surv Ophthalmol,2021,66:977-998.
12. CHI H,HAO W,QI X,et al. A proteomic approach towards understanding the pathogenesis of Mooren's ulcer [J]. Exp Eye Res,2021,205:108509.
13. MARTIN J,KOPPLIN L,COSTAKOS D. Syphilitic interstitial keratitis treated with topical tacrolimus [J]. Am J Ophthalmol Case Rep,2021,23:101175.
14. OWEN C E,JONES J M. Recognition and management of severe cutaneous adverse drug reactions(including drug reaction with eosinophilia and systemic symptoms,stevens-johnson syndrome,and toxic epidermal necrolysis)[J]. Med Clin North Am,2021;105:577-597
15. NEERUKONDA V K,STAGNER A M. Stevens Johnson syndrome:A review of a vision and life-threatening mucocutaneous disease including histopathology with updates on pathogenesis and genetic risk factors [J]. Semin Ophthalmol,2021,36:270-281
16. UETA M. Pathogenesis of Stevens-Johnson syndrome/toxic epidermal necrolysis with severe ocular complications [J]. Frontiers in medicine,2021,8:651247.
17. MAGONE M T,MAIBERGER M,CLAYTON J,et al. Vulvovaginal and ocular involvement and treatment in female patients with Stevens-Johnson syndrome and toxic epidermal necrolysis:A review [J]. Int J Womens Dermatol,2021,7:520-528.
18. KIM M K,YOON K C,YOON S H,et al. Clinical aspects of Stevens-Johnson Syndrome and toxic epidermal necrolysis with severe ocular complications in South Korea [J]. Frontiers in medicine,2021,8:640360.
19. WAKAMATSU T H,DOS SANTOS M S,BARREIRO T P,et al. Clinical aspects of Stevens-Johnson syndrome and toxic epidermal necrolysis with severe ocular complications in Brazil [J]. Frontiers in medicine,2021,8:649369.
20. NAIR S,VANATHI M,MUKHIJA R,et al. Update on ocular graft-versus-host disease [J]. Indian journal of ophthalmology,2021,69:1038-1050.
21. CARRENO-GALEANO J T,DOHLMAN T H,KIM S,et al. A Review of ocular graft-versus-host disease:Pathophysiology, clinical presentation and management [J]. Ocular immunology and inflammation,2021,29:1190-1199.
22. JABBOUR S,PHYLACTOU M,AHMAD S. Ocular mucous membrane pemphigoid:Novel treatment strategies [J]. Curr Opin Allergy Clin Immunol,2021;21:486-492.
23. SMICHOWSKI A M,CAPUTO V D,ROMEO C,et al. Ocular cicatricial pemphigoid:Methotrex ate as an initial treatment? [J]. Reumatol Clin(Engl Ed),2022,18(1):30-32.
24. IGWE C N,ROBINSON F,JONES S M. A novel case of ocular cicatricial pemphigoid induced by levamisole-adulterated cocaine [J]. Eur J Ophthalmol,2021,31:11-15.
25. SCHMIDT E,RASHID H,MARZANO A V,et al. European Guidelines(S3) on diagnosis and management of mucous membrane pemphigoid,initiated by the European Academy of Dermatology and Venereology - Part Ⅱ [J]. J Eur Acad Dermatol Venereol,2021,35:1926-1948.
26. RASHID H,LAMBERTS A,BORRADORI L,et al. European guidelines(S3) on diagnosis and management of mucous membrane pemphigoid,initiated by the European Academy of Dermatology and Venereology - Part I [J]. J Eur Acad Dermatol Venereol,2021,35:1750-1764.
27. DART J,SETTERFIELD J,GROVES R W,et al. Mucous membrane pemphigoid study group 2009-2014. Autoantibody detection for diagnosis in direct immunofluorescence-negative mucous membrane pemphigoid:ocular and other sites compared [J]. Ophthalmology,2021,128:372-382.

28. SHIFERA A S, HONG G H, KHAN I R, et al. Disease relapse after drug-free remission in ocular mucous membrane pemphigoid [J]. Am J Ophthalmol, 2021, 223: 21-27.
29. LEE S M, JUN R M, CHOI K R, et al. Clinical manifestation and risk factors associated with remission in patients with filamentary keratitis [J]. Am J Ophthalmol, 2020, 218: 78-83.
30. DESHMUKH R, STEVENSON L J, VAJPAYEE R B. Techniques of noncircular corneal transplantation [J]. Curr Opin Ophthalmol, 2020, 31: 293-301.
31. LIN C C, CHEN C B, WANG C W, et al. Stevens-Johnson syndrome and toxic epidermal necrolysis: Risk factors, causality assessment and potential prevention strategies [J]. Expert Rev Clin Immunol, 2020; 16: 373-387.
32. NOE M H, MICHELETTI R G. Diagnosis and management of Stevens-Johnson syndrome/toxic epidermal necrolysis [J]. Clin Dermatol, 2020, 38: 607-612.
33. BJÖRK A, MOFORS J, WAHREN-HERLENIUS M. Environmental factors in the pathogenesis of primary Sjögren's syndrome [J]. J Intern Med, 2020, 287: 475-492.
34. 中国医师协会风湿免疫科医师分会干燥综合征学组. 原发性干燥综合征诊疗规范[J]. 中华内科杂志, 2020, 59: 8.
35. KE L, SHEN D, WANG H, et al. Lamellar keratoplasty combined with amniotic membrane transplantation for the treatment of corneal perforations: A clinical and in vivo confocal microscopy study [J]. Biomed Res Int, 2020, 2020: 7403842.
36. HONG Y Q, WAN B, LI X F. Macrophage regulation of graft-vs-host disease [J]. World J Clin Cases, 2020, 8: 1793-1805.
37. BRANISTEANU D C, STOLERIU G, BRANISTEANU D E, et al. Ocular cicatricial pemphigoid (Review) [J]. Exp Ther Med, 2020, 20: 3379-3382.
38. PATEL P M, JONES V A, MURRAY T N, et al. A review comparing international guidelines for the management of bullous pemphigoid, pemphigoid gestationis, mucous membrane pemphigoid, and epidermolysis bullosa acquisita [J]. Am J Clin Dermatol, 2020, 21: 557-565.
39. 董燕玲, 张阳阳, 王晓川, 等. 蚕食性角膜溃疡治疗方式变迁及临床特征与疗效观察[J]. 中华眼科杂志, 2019, 55: 127-133.
40. GAUTHIER A-S, NOUREDDINE S, DELBOSC B. Interstitial keratitis diagnosis and treatment [J]. J Fr Ophtalmol, 2019, 42: e229-e237.
41. INAMOTO Y, VALDES-SANZ N, OGAWA Y, et al. Ocular graft-versus-host disease after hematopoietic cell transplantation: Expert review from the Late Effects and Quality of Life Working Committee of the Center for International Blood and Marrow Transplant Research and Transplant Complications Working Party of the European Society Of Blood And Marrow Transplantation [J]. Biol Blood Marrow Transplant, 2019, 25: e46-e54.
42. GIANNACCARE G, PELLEGRINI M, BERNABEI F, et al. Ocular surface system alterations in ocular graft-versus-host disease: all the pieces of the complex puzzle [J]. Graefes Arch Clin Exp Ophthalmol, 2019, 257: 1341-1351.
43. FREMONT F, PELISSIER-SUAREZ C, FOURNIÉ P, et al. Clinical characteristics and outcomes of ocular cicatricial pemphigoid: A cohort study and literature review [J]. Cornea, 2019; 38: 1406-1411.
44. TAURONE S, SPOLETINI M, RALLI M, et al. Ocular mucous membrane pemphigoid: A review [J]. Immunol Res, 2019, 67: 280-289.
45. MUGHAL J U, MUHAMMAD A J, ERUM U. Ocular cicatricial pemphigoid: Camouflaged as persistent conjunctivitis [J]. J Coll Physicians Surg Pak, 2019, 29: S34-S36.
46. MA L, YOU C, HERNANDEZ M, et al. Management of ocular cicatricial pemphigoid with intravenous immunoglobulin monotherapy [J]. Ocul Immunol Inflamm, 2019, 27: 636-642.
47. BUONAVOGLIA A, LEONE P, DAMMACCO R, et al. Pemphigus and mucous membrane pemphigoid: An update from diagnosis to therapy [J]. Autoimmun Rev, 2019, 18: 349-358.
48. LI L, DONG Y L, LIU T, et al. Increased succinate receptor GPR91 involved in the pathogenesis of Mooren's ulcer [J]. Int J Ophthalmol, 2018, 11: 1733-1740.
49. NAIR S, VANATHI M, MAHAPATRA M, et al. Tear inflammatory mediators and protein in eyes of post allogenic hematopoeitic stem cell transplant patients [J]. The ocular surface, 2018, 16: 352-367.
50. MURRAY J, STRINGER J, HUTT D. Graft-versus-host disease (GvHD) [M]. //KENYON M, BABIC A. The European blood and marrow transplantation textbook for nurses: Under the Auspices of EBMT [J]. Cham (CH), 2018: 221-251.
51. KHEIRKHAH A, COCO G, SATITPITAKUL V, et al. Subtarsal fibrosis is associated with ocular surface epitheliopathy in

graft-versus-host disease [J]. American journal of ophthalmology, 2018, 189: 102-110.
52. WANG K, SEITZMAN G, GONZALES J A. Ocular cicatricial pemphigoid [J]. Curr Opin Ophthalmol, 2018; 29: 543-551.
53. EBRAHIMIADIB N, HERNANDEZ M, MODJTAHEDI B S, et al. Atopy in patients with ocular cicatricial pemphigoid [J]. Cornea, 2018, 37: 436-441.
54. YOU C, MA L, ANESI S D, et al. Long-term remission of ocular cicatricial pemphigoid off immunomodulatory therapy [J]. Eur J Ophthalmol, 2018, 28: 157-162.
55. ONG H S, SETTERFIELD J F, MINASSIAN D C, et al. Mucous Membrane Pemphigoid Study Group 2009-2014. Mucous membrane pemphigoid with ocular involvement: The clinical phenotype and its relationship to direct immunofluorescence findings [J]. Ophthalmology, 2018, 125: 496-504.
56. SHARON Y, CHU D S. Adrenocorticotropic hormone analogue as novel treatment regimen in ocular cicatricial pemphigoid [J]. Am J Ophthalmol Case Rep, 2018, 10: 264-267.
57. WANG Q, WEI C, MA L, et al. Inflammatory cytokine TNF-α promotes corneal endothelium apoptosis via upregulating TIPE2 transcription during corneal graft rejection [J]. Graefes Arch Clin Exp Ophthalmol, 2018, 256: 709-715.
58. FERDI A, KOPSACHILIS N, PARMAR D, et al. Phlyctenulosis: a systemic diagnosis made or missed in the blink of an eye [J]. Clin Exp Optom, 2017, 100.
59. LI Z, WEI C, WANG S, et al. Upregulation of NLRP3 inflammasome components in Mooren's ulcer [J]. Graefes Arch Clin Exp Ophthalmol, 2017, 255: 607-612.
60. DONG Y, ZHANG Y, XIE L, et al. Risk factors, clinical features, and treatment outcomes of recurrent Mooren ulcers in China [J]. Cornea, 2017, 36: 202-209.
61. 张娜,李素霞,史伟云,等. 0.1% 他克莫司滴眼液治疗难治性免疫相关性角膜病疗效观察[J]. 临床眼科杂志, 2017, 25: 197-201.
62. SANDHYA P, KURIEN B T, DANDA D, et al. Update on pathogenesis of Sjogren's syndrome. Curr Rheumatol Rev, 2017, 13: 5-22.
63. BRITO-ZERÓN P, ACAR-DENIZLI N, ZEHER M, et al. EULAR-SS task force Big Data Consortium. Influence of geolocation and ethnicity on the phenotypic expression of primary Sjögren's syndrome at diagnosis in 8310 patients: A cross-sectional study from the Big Data Sjögren Project Consortium [J]. Ann Rheum Dis, 2017, 76: 1042-1050.
64. SHIBOSKI C H, SHIBOSKI S C, SEROR R, et al. International Sjögren's Syndrome Criteria Working Group. 2016 American College of Rheumatology/European League Against Rheumatism classification criteria for primary Sjögren's syndrome: A consensus and data-driven methodology involving three international patient cohorts [J]. Ann Rheum Dis, 2017, 76: 9-16.
65. KUSNE Y, TEMKIT M, KHERA N, et al. Conjunctival subepithelial fibrosis and meibomian gland atrophy in ocular graft-versus-host disease [J]. The ocular surface, 2017, 15: 784-788.
66. GAM R, SHAH P, CROSSLAND R E, et al. Genetic association of hematopoietic stem cell transplantation outcome beyond histocompatibility genes [J]. Front Immunol, 2017, 8: 380.
67. MUNIR S Z, AYLWARD J. A review of ocular graft-versus-host disease [J]. Optometry and vision science: Official publication of the American Academy of Optometry, 2017, 94: 545-955.
68. TUNG C I. Graft versus host disease: what should the oculoplastic surgeon know [J]? Curr Opin Ophthalmol, 2017, 28: 499-504.
69. DULZ S, WAGENFELD L, RICHARD G, et al. A case of a bilateral cicatricial upper eyelid entropion after hematopoietic stem cell transplantation in mucopolysaccharidosis type I [J]. Ophthalmic Plast Reconstr Surg, 2017, 33: S75-S77.
70. BUSIN M, GIANNACCARE G, SAPIGNI L, et al. Conjunctival and limbal transplantation from the same living-related bone marrow donor to patients with severe ocular graft-vs-host disease [J]. JAMA ophthalmology, 2017, 135: 1123-1125.
71. LABOWSKY M T, STINNETT S S, LISS J, et al. Clinical implications of direct immunofluorescence findings in patients with ocular mucous membrane pemphigoid [J]. Am J Ophthalmol, 2017, 183: 48-55.
72. 张鲁天,李素霞,张娜,等. 他克莫司滴眼液预防高危角膜移植免疫排斥反应的研究[J]. 临床眼科杂志, 2017, 25: 193-196.
73. KiM Y, YU S Y, KWAK H W. Non-human immunodeficiency virusrelated ocular syphilis in a Korean population: Clinical manifestations and treatment outcomes [J]. Korean J Ophthalmol, 2016, 30: 360-368.

74. SAEED H N, CHODOSH J. Ocular manifestations of Stevens-Johnson syndrome and their management [J]. Curr Opin Ophthalmol, 2016, 27: 522-529.
75. GREGORY D G. New grading system and treatment guidelines for the acute ocular manifestations of Stevens-Johnson syndrome [J]. Ophthalmology, 2016, 123: 1653-1658.
76. KOHANIM S, PALIOURA S, SAEED H N, et al. Acute and chronic ophthalmic involvement in Stevens-Johnson syndrome/toxic epidermal necrolysis - A comprehensive review and guide to therapy. Ⅱ. Ophthalmic disease [J]. The ocular surface, 2016, 14: 168-188.
77. SHARMA N, THENARASUN S A, KAUR M, et al. Adjuvant role of amniotic membrane transplantation in acute ocular stevens-johnson syndrome: A randomized control trial [J]. Ophthalmology, 2016, 123: 484-491.
78. AKI S Z, INAMOTO Y, CARPENTER P A, et al. Confounding factors affecting the National Institutes of Health (NIH) chronic Graft-Versus-Host Disease Organ-Specific Score and global severity [J]. Bone marrow transplant, 2016, 51: 1350-1353.
79. SIVARAMAN K R, JIVRAJKA R V, SOIN K, et al. Superior limbic keratoconjunctivitis-like inflammation in patients with chronic graft-versus-host disease [J]. The ocular surface, 2016, 14: 393-400.
80. 耿雯雯, 王婷. 细胞凋亡与角膜移植排斥和免疫耐受诱导的研究进展[J]. 国际眼科纵览, 2016, 40: 352-356.
81. WANG T, LI S, GAO H, et al. Therapeutic dilemma in fungal keratitis: administration of steroids for immune rejection early after keratoplasty [J]. Graefes Arch Clin Exp Ophthalmol, 2016, 254: 1585-1589.
82. 中华医学会眼科学分会角膜病学组. 我国角膜移植手术用药专家共识(2016年)[J]. 中华眼科杂志, 2016, 52: 733-737.
83. LIU J, SHI W, LI S, et al. Modified lamellar keratoplasty and immunosuppressive therapy guided by in vivo confocal microscopy for perforated Mooren's ulcer [J]. Br J Ophthalmol, 2015, 99: 778-783.
84. COHEN E J. Management and prevention of herpes zoster ocular disease [J]. Cornea, 2015, 34: S3-S8.
85. FOULKS G N, FORSTOT S L, DONSHIK P C, et al. Clinical guidelines for management of dry eye associated with Sjögren disease [J]. Ocul Surf, 2015, 13: 118-132.
86. JAGASIA M H, GREINIX H T, ARORA M, et al. National Institutes of Health Consensus Development Project on criteria for clinical trials in chronic graft-versus-host disease: I. The 2014 Diagnosis and Staging Working Group report [J]. Biol Blood Marrow Transplant, 2015, 21: 389-401.
87. NA K S, YOO Y S, MOK J W, et al. Incidence and risk factors for ocular GVHD after allogeneic hematopoietic stem cell transplantation [J]. Bone marrow transplant, 2015, 50: 1459-1464.
88. KHAN R, NAIR S, SETH T, et al. Ocular graft versus host disease in allogenic haematopoetic stem cell transplantation in a tertiary care centre in India [J]. The Indian journal of medical research, 2015, 142: 543-548.
89. FASCIANI R, MOSCA L, GIANNICO M I, et al. Subconjunctival and/or intrastromal bevacizumab injections as preconditioning therapy to promote corneal graft survival [J]. Int Ophthalmol, 2015, 35: 221-227.
90. 中华医学会眼科学分会角膜病学组. 我国角膜移植术专家共识(2015年)[J]. 中华眼科杂志, 2015, 51: 888-891.
91. LI J, QIAO J, CAI M, et al. Laser confocal microscopy findings of Thygeson superficial punctate keratitis [J]. Chin Med J, 2014, 127: 597-598.
92. LIM K S, KIM K W, CHUN Y S, et al. The difference in filaments between corneal occlusion and kerato conjunctivitis sicca [J]. J Korean Ophthalmol Soc, 2014, 55: 498-505.
93. GAO H, WANG X, ECHEGARAY J J, et al. Partial lamellar keratoplasty for peripheral corneal disease using a graft from the glycerin-preserved corneoscleral rim [J]. Graefes Arch Clin Exp Ophthalmol, 2014, 252: 963-968.
94. COMARMOND C, CACOUB P. Granulomatosis with polyangiitis (Wegener): Clinical aspects and treatment [J]. Autoimmun Rev, 2014, 13: 1121-1125.
95. ALHASSAN M B, RABIU M, AGBABIAKA I O. Interventions for Mooren's ulcer. Cochrane Database [J]. Syst Rev, 2014, CD006131.
96. VANATHI M, KASHYAP S, KHAN R, et al. Ocular surface evaluation in allogenic hematopoietic stem cell transplantation patients [J]. European journal of ophthalmology, 2014, 24: 655-666.
97. MONNEREAU C, BRUINSMA M, HAM L, et al. Endothelial cell changes as an indicator for upcoming allograft rejection following Descemet membrane endothelial keratoplasty [J]. Am J Ophthalmol, 2014, 158: 485-495.

98. 王婷,刘军彩,史伟云. 丝状角膜炎角膜丝状物构成分析[J]. 中华实验眼科杂志,2013,32:1061-1064.
99. 王婷,王姝婷,史伟云. 丝状角膜炎的个体化治疗[J]. 中华眼视光学与视觉科学杂志,2013,15:500-503.
100. DOAN S,GABISON E,CHIAMBARETTA F,et al. Efficacy of azithromycin 1.5% eye drops in childhood ocular rosacea with phlyctenular blepharokeratoconjunctivitis [J]. J Ophthalmic Inflamm Infect,2013,3:38.
101. CHOI D S,DJALILIAN A. Oral azithromycin combined with topical antiinflammatory agents in the treatment of blepharokeratoconjunctivitis in children [J]. J AAPOS,2013,17:112-113.
102. 刘明娜,孙秀丽,史伟云. 难治性蚕蚀性角膜溃疡合并坏死性巩膜炎的临床治疗[J]. 中华眼视光学与视觉科学杂志,2013,15:475-478.
103. SHIKARI H,ANTIN J H,DANA R. Ocular graft-versus-host disease:a review [J]. Survey of ophthalmology,2013,58:233-251.
104. NASSIRI N,ESLANI M,PANAHI N,et al. Ocular graft versus host disease following allogeneic stem cell transplantation:a review of current knowledge and recommendations [J]. Journal of ophthalmic & vision research,2013,8:351-358.
105. ESPANA E M,SHAH S,SANTHIAGO M R,et al. Graft versus host disease:Clinical evaluation,diagnosis and management [J]. Graefes Arch Clin Exp Ophthalmol,2013,251:1257-1266.
106. OGAWA Y,KIM S K,DANA R,et al. International Chronic Ocular Graft-Vs-Host-Disease (GVHD) Consensus Group:proposed diagnostic criteria for chronic GVHD (Part I) [J]. Scientific reports,2013,3:3419.
107. NASSAR A,TABBARA K F,ALJURF M. Ocular manifestations of graft-versus-host disease [J]. Saudi J Ophthalmol,2013,27:215-222.
108. QI X,XIE L,CHENG J,et al. Characteristics of immune rejection after allogeneic cultivated limbal epithelial transplantation [J]. Ophthalmology,2013,120:931-936.
109. SHI W,CHEN M,XIE L,et al. A novel cyclosporine a drug-delivery system for prevention of human corneal rejection after high-risk keratoplasty:A clinical study [J]. Ophthalmology,2013,120:695-702.
110. KLEIN S L. Sex influences immune responses to viruses,and efficacy of prophylaxis and treatments for viral diseases [J]. Bioessays,2012,34:1050-1059.
111. 王秀先,史伟云,李素霞,等. 部分环状板层角膜移植治疗蚕蚀性角膜溃疡[J]. 中华眼视光学与视觉科学杂志,2012,14:749-752.
112. MATHUR A,ASHAR J,SANGWAN V. Mooren's ulcer in children [J]. Br J Ophthalmol,2012,96:796-800.
113. RAMOS-CASALS M,STONE J H,Moutsopoulos H M. Sjgren's syndrome:Diagnosis and therapeutics [M]. London:Springer,2012.
114. BRITO-ZERÓN P,RETAMOZO S,GANDÍA M,et al. Monoclonal gammopathy related to Sjögren syndrome:a key marker of disease prognosis and outcomes [J]. J Autoimmun,2012,39:43-48.
115. HESSEN M,AKPEK E K. Ocular graft-versus-host disease [J]. Curr Opin Allergy Clin Immunol,2012,12:540-547.
116. UCHINO M,OGAWA Y,UCHINO Y,et al. Comparison of stem cell sources in the severity of dry eye after allogeneic haematopoietic stem cell transplantation [J]. The British journal of ophthalmology,2012,96:34-37.
117. ANSHU A,PRICE M O,PRICE F W. Descemet's stripping endothelial keratoplasty:Long-term graft survival and risk factors for failure in eyes with preexisting glaucoma [J]. Ophthalmology,2012,119:1982-1987.
118. LI J Y,TERRY M A,GOSHE J,et al. Graft rejection after Descemet's stripping automated endothelial keratoplasty:graft survival and endothelial cell loss [J]. Ophthalmology,2012,119:90-94.
119. LYHNE N M,MORTENSEN M V. Cogan's syndrome-An interdisciplinary diagnostic challenge [J]. Ugeskr Laeger,2011,173:2503-2504.
120. DAPENA I,HAM L,NETUKOVA M,et al. Incidence of early allograft rejection after Descemet membrane endothelial keratoplasty [J]. Cornea,2011,30:1341-1345.
121. LI J,YU L,DENG Z,et al. Deep anterior lamellar keratoplasty using acellular corneal tissue for prevention of allograft rejection in high-risk corneas [J]. Am J Ophthalmol,2011,152:762-770.
122. 岳文杰,史伟云,李素霞,等. 共聚焦显微镜对角膜移植术后内皮型免疫排斥反应观察[J]. 中国实用眼科杂志,2011:363-367.
123. PAWELEC G,LARBI A,DERHOVANESSIAN E. Senescence of the human immune system [J]. J Comp Pathol,2010,142:39-44.

124. ERVIN A M, WOJCIECHOWSKI R, SCHEIN O. Punctal occlusion for dry eye syndrome [J]. Cochrane Database Syst Rev, 2010, 8: 1-30.
125. ÖZCURA F. Successful treatment of staphylococcus-associated marginal keratitis with topical cyclosporine [J]. Graefes Arch Clin Exp Ophthalmol, 2010, 248: 1049-1050.
126. 刘军彩, 史伟云, 李素霞. 蚕蚀性角膜溃疡角膜移植术后复发原因及治疗方法的初步研究[J]. 临床眼科杂志, 2010, 18: 289-292.
127. WESTENENG A C, HETTINGA Y, LOKHORST H, et al. Ocular graft-versus-host disease after allogeneic stem cell transplantation [J]. Cornea, 2010, 29: 758-763.
128. MILOSEVIC S, BACHNICK B, KARIM K, et al. Identification of MHC Ⅱ-restricted minor histocompatibility antigens after HLA-identical stem-cell transplantation [J]. Transplantation, 2010, 90: 1030-1035.
129. LASS J H, SUGAR A, BENETZ B A, et al. Endothelial cell density to predict endothelial graft failure after penetrating keratoplasty [J]. Arch Ophthalmol, 2010, 128: 63-69.
130. TANIOKA H, YOKOI N, KOMURO A, et al. Investigation of the corneal filament in filamentary keratitis [J]. Invest Ophthalmol Vis Sci, 2009, 50: 3696-3702.
131. 肖璇, 赵靖, 王殿强, 等. 双层羊膜移植治疗蚕蚀性角膜溃疡的显微技术探讨[J]. 中华显微外科杂志, 2009, 32: 205-206.
132. KNICKELBEIN J E, HENDRICKS R L, CHARUKAMNOETKANOK P. Management of herpes simplex virus stromal keratitis: an evidence-based review [J]. Surv Ophthalmol, 2009, 54: 226-234.
133. NAGPAL A, VORA R, MARGOLIS T P, et al. Interstitial keratitis followingvaricella vaccination [J]. Arch Ophthalmol, 2009, 127: 222-223.
134. LABBE A, KHAMMARI C, DUPAS B, et al. Contribution of in vivo confocal microscopy to the diagnosis and management of infectious keratitis [J]. Ocul Surf, 2009, 7: 41-52.
135. JORDAN C S, PRICE M O, TRESPALACIOS R, et al. Graft rejection episodes after Descemet stripping with endothelial keratoplasty: part one: clinical signs and symptoms [J]. Br J Ophthalmol, 2009, 93: 387-390.
136. HU Y, MATSUMOTO Y, ADAN E S, et al. Corneal in vivo confocal scanning laser microscopy in patients with atopic keratoconjunctivitis [J]. Ophthalmology, 2008, 115: 2004-2012.
137. GALOR A, JABS D A, LEDER H A, et al. Comparison of antimetabolite drugs as corticosteroid-sparing therapy for noninfectious ocular inflammation [J]. Ophthalmology, 2008, 115: 1826-1832.
138. AL-AMRY M A, AL-AMRI A, KHAN A O, et al. Resolution of childhood recurrent corneal phlyctenulosis following eradication of an intestinal parasite [J]. J AAPOS, 2008, 12: 89-90.
139. ZELEFSKY J R, TAYLOR C J, SRINIVASAN M, et al. HLA-DR17 and Mooren's ulcer in South India [J]. Br J Ophthalmol, 2008, 92: 179-181.
140. SHI W, WANG T, ZHANG J, et al. Clinical features of immune rejection after corneoscleral transplantation [J]. Am J Ophthalmol, 2008, 146: 707-713.
141. CONNELL P, O'REILLY J, COUGHLAN S, et al. The role of common viral ocular pathogens in Thygeson's superficial punctate keratitis [J]. Br J Opthalmol, 2007, 91: 1038-1041.
142. SRINIVASAN M, ZEGANS M E, ZELEFSKY J R, et al. Clinical characteristics of Mooren's ulcer in South India [J]. Br J Ophthalmol, 2007, 91: 570-575.
143. DOGRU M, KATO N, MATSUMOTO Y, et al. Immunohistochemistry and electron microscopy of retrocorneal scrolls in syphilitic interstitial keratitis [J]. Curr Eye Res, 2007, 32: 863-870.
144. EFRON N, MORGAN P B, CAMERON I D, et al. Oxygen permeability and water content of silicone hydrogel contact lens materials [J]. Optometry and vision science: Official publication of the American Academy of Optometry, 2007, 84: 328-337.
145. KAWASE T, MORISHIMA Y, MATSUO K, et al. High-risk HLA allele mismatch combinations responsible for severe acute graft-versus-host disease and implication for its molecular mechanism [J]. Blood, 2007, 110: 2235-2241.
146. 史伟云, 王婷, 高华, 等. 带巩膜环全角膜移植术后免疫排斥反应特征的临床观察[J]. 中华眼科杂志, 2007: 589-593.
147. CARLSON E C, DRAZBA J, YANG X, et al. Visualization and characterization of inflammatory cell recruitment and migration through the corneal stroma in endotoxin-induced keratitis [J]. Invest Ophthalmol Vis Sci, 2006, 47: 241-248.

148. KIM E C, FOSTER C S. Immunomodulatory therapy for the treatment of ocular inflammatory disease: evidence-based medicine recommendations for use [J]. Int Ophthalmol Clin, 2006, 46: 141-164.
149. DOAN S, GABISON E, GATINEL D, et al. Topical cyclosporine A in severe steroid-dependent childhood phlyctenular keratoconjunctivitis [J]. Am J Ophthalmol, 2006, 141: 62-66.
150. TSATSOS M, MACGREGOR C, ATHANASIADIS I, et al. Herpes simplex virus keratitis: an update of the pathogenesis and current treatment with oral and topical antiviral agents - response [J]. Clin Experiment Ophthalmol, 2017, 45: 317.
151. FERNANDEZ DE CASTRO L E, SARRAF O A, Hawthorne K M, et al. Ocular manifestations after primary varicella infection [J]. Cornea, 2006, 25: 866-867.
152. 史伟云,谢立信. 重视角膜移植术后免疫排斥反应的防治[J]. 中华眼科杂志, 2006, 42: 3-5.
153. THORNE J E, JABS D A, QAZI F A, et al. Mycophenolate mofetil therapy for inflammatory eye disease [J]. Ophthalmology, 2005, 112: 1472-1477.
154. KISS S, DAMICO F M, YOUNG L H. Ocular manifestations and treatment of syphilis [J]. Semin Ophthalmol, 2005, 20: 161-167.
155. VALLEJO A N, WEYAND C M, GORONZY J J. T-cell senescence: A culprit of immune abnormalities in chronic inflammation and persistent infection [J]. Trends Mol Med, 2004, 10: 119-124.
156. NAGRA P K, RAPUANO C J, COHEN E J, et al. Thygeson's superficial punctate keratitis. Ten years' experience [J]. Ophthalmol, 2004, 111: 34-37.
157. NETTO M V, CHALITA M R, KRUEGER R R. Thygeson's superficial punctate keratitis recurrence after laser in situ keratomileusis [J]. Am J Ophthalmol, 2004, 138: 507-508.
158. TABERY H M. Corneal surface changes in Thygeson's superficial punctate keratitis: a clinical and non-contact photomicrographic in vivo study in the human cornea [J]. Eur J Ophthalmol, 2004, 14: 85-93.
159. ANDERSON N G, REGILLO C. Ocular manifestations of graft versus host disease [J]. Curr Opin Ophthalmol, 2004, 15: 503-507.
160. RAZZAQUE M S, FOSTER C S, AHMED A R. Role of macrophage migration inhibitory factor in conjunctival pathology in ocular cicatricial pemphigoid [J]. Invest Ophthalmol Vis Sci, 2004, 45: 1174-1181.
161. WATSON S L, HOLLINGSWORTH J, TULLO A B. Confocal microscopy of Thygeson's superficial punctate ker atopathy [J]. Cornea, 2003, 22: 294-299.
162. LIANG C K, CHEN K H, HSU W M, et al. Association of HLA type and Mooren's ulcer in Chinese in Taiwan [J]. Br J Ophthalmol, 2003, 87: 797-798.
163. GOEGEBUER A, AJAY L, CLAERHOUT I, et al. Results of penetrating keratoplasty in syphilitic interstitial keratitis [J]. Bull Soc Belge Ophtalmol, 2003, 290: 35-39.
164. REINHARD T, REIS A, MAYWEG S, et al. Topical FK506 in inflammatory corneal and conjunctival diseases. A pilot study [J]. Klin Monatsbl Augen heilkd, 2002, 219: 125-131.
165. VITALI C, BOMBARDIERI S, JONSSON R, et al. European Study Group on Classification Criteria for Sjögren's Syndrome: A revised version of the European criteria proposed by the American-European Consensus Group [J]. Ann Rheum Dis, 2002, 61: 554-558.
166. SAITO T, SHINAGAWA K, TAKENAKA K, et al. Ocular manifestation of acute graft-versus-host disease after allogeneic peripheral blood stem cell transplantation [J]. Int J Hematol, 2002, 75: 332-334.
167. GUIDERA A C, LUCHS J I, UDELL I J. Keratitis, ulceration, and perforation associated with topical nonsteroidal anti-inflammatory drugs [J]. Ophthalmology, 2001, 108: 936-944.
168. JABS D A, MUDUN A, DUNN J P, et al. Episcleritis and scleritis: Clinical features and treatment results [J]. Am J Ophthalmol, 2000, 130: 469-476.
169. RALPH R A. Tetracyclines and the treatment of corneal stromal ulceration: A review [J]. Cornea, 2000, 19: 274-277.
170. TAYLOR C J, SMITH S I, MORGAN C H, et al. HLA and Mooren's ulceration [J]. Br J Ophthalmol, 2000, 84: 72-75.
171. CLAES K, KESTELYN P. Ocular manifestations of graft versus host disease following bone marrow transplantation [J]. Bull Soc Belge Ophtalmol, 2000, 21-26.
172. CHER I. Superior limbic keratoconjunctivitis: Multifactorial mechanical pathogenesis [J]. Clin Exp Ophthalmol, 2000, 28: 181-184.

173. MESSMER E M, HINTSCHICH C R, PARTSCHT K, et al. Ocular cicatricial pemphigoid. Retrospective analysis of risk factors and complications [J]. Ophthalmologe, 2000, 97: 113-120.

174. TANZER D J, SMITH R E. Superficial punctate keratitis of Thygeson: The longest course on record? [J] Cornea, 1999, 18: 729-730.

175. 陈家祺, 谢汉平, 龚向明, 等. 蚕蚀性角膜溃疡的临床特点分析[J]. 中华眼科杂志, 1999, 35: 125-128.

176. ROUJEAU J C. Stevens-Johnson syndrome and toxic epidermal necrolysis are severity variants of the same disease which differs from erythema multiforme [J]. J Dermatol, 1997, 24: 726-729.

177. LEONARDI A, ABATANGELO G, CORTIVO R, et al. Collagen types I and in giant papillae of vernal keratoconjunctivitis [J]. Br J Ophthalmol, 1995, 79: 482-485.

178. ABELSON M B, LEONARDI A A, SMITH L M, et al. Histamine activity in patients with vernal keratoconjuncitivitis [J]. Ophthalmology, 1995, 102: 1958-1963.

179. CULBERTSON W W, HUANG A J, MANDELBAUM S H, et al. Effective treatment of phlyctenular kerato conjunctivitis with oral tetracycline [J]. Ophthalmology, 1993, 100: 1358-1366.

180. TROCOME A D, RAIZMAN A M, BARTLEY G B. Medical therapy for ocular allergy [J]. Mayo Clin Proc, 1992, 67: 557-565.

181. HOLLAND E J, MAHANTI R L, BELONGIA E A, et al. Ocular involvement in an outbreak of herpes gladiatorum [J]. Am J Ophthalmol, 1992, 114: 680-684.

182. FOSTER C S, KEMENY D M, DART J K, et al. Clinical features of atopic keratoconjunctivitis [J]. Ophthalmology, 1991, 98: 435-437.

183. HUSSEIN A A, NASR M E. The role of parasitic infection in the etiology of phlyctenular eye disease. J Egypt Soc Parasitol [J], 1991, 21: 865-868.

184. MONDINO B J. Inflammatory disease of the peripheral cornea. Ophthalmology, 1988, 95: 463-472.

185. 朱志忠. 角膜病学[M]. 北京: 人民卫生出版社, 1986: 67-71, 127-137.

186. FOSTER C S. Cicatricial pemphigoid [J]. Trans Am Ophthalmol Soc, 1986, 84: 527-663.

187. ALLANSMITH M R. The eye and immunology [M]. London: Mosby, 1982.

188. MONDINO B J, BROWN S I. Ocular cicatricial pemphigoid [J]. Ophthalmology, 1981, 88: 95-100.

189. WOOD T O, KAUFMAN H E. Mooren's ulcer [J]. Am J Ophthalmol, 1971, 71: 417-422.

190. THYGESON P. The etiology and treatment of phlyctenular keratoconjunctivitis [J]. Am J Ophthalmol, 1951, 34: 1217-1236.

图书在版编目（CIP）数据

角膜病学 / 谢立信，史伟云主编．—2 版．—北京：人民卫生出版社，2023.8
ISBN 978-7-117-35169-0

Ⅰ.①角… Ⅱ.①谢…②史… Ⅲ.①角膜疾病－诊疗 Ⅳ.①R772.2

中国国家版本馆 CIP 数据核字（2023）第 147220 号

人卫智网 www.ipmph.com 医学教育、学术、考试、健康，购书智慧智能综合服务平台
人卫官网 www.pmph.com 人卫官方资讯发布平台

角膜病学
Jiaomobingxue
（上、下册）
第 2 版

主　　编　谢立信　史伟云
出版发行　人民卫生出版社（中继线 010-59780011）
地　　址　北京市朝阳区潘家园南里 19 号
邮　　编　100021
E - mail　pmph @ pmph.com
购书热线　010-59787592　010-59787584　010-65264830
印　　刷　天津市银博印刷集团有限公司
经　　销　新华书店
开　　本　889×1194　1/16　　总印张：76
总 字 数　2408 千字
版　　次　2007 年 4 月第 1 版　　2023 年 8 月第 2 版
印　　次　2023 年 8 月第 1 次印刷
标准书号　ISBN 978-7-117-35169-0
定价（上、下册）　568.00 元

打击盗版举报电话：010-59787491　E-mail：WQ @ pmph.com
质量问题联系电话：010-59787234　E-mail：zhiliang @ pmph.com
数字融合服务电话：4001118166　E-mail：zengzhi @ pmph.com